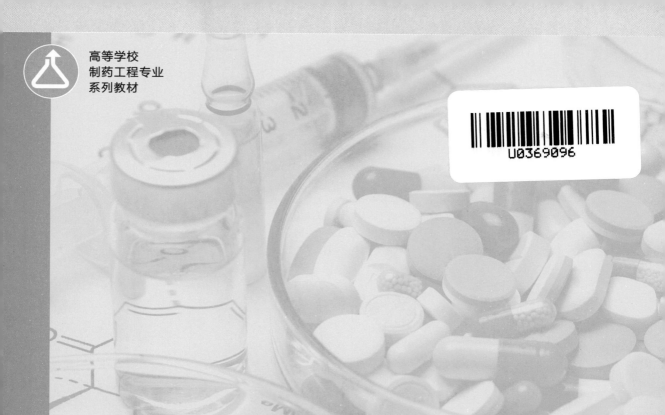

高等学校
制药工程专业
系列教材

U0369096

基础药理学

（第三版）

主　编　张庆柱

副主编　郭秀丽　刘培庆　胡长平

JICHU YAOLIXUE

中国教育出版传媒集团

高等教育出版社·北京

内容简介

　　本书为高等学校制药工程专业系列教材之一,是在 2011 年出版的《基础药理学》(第二版)的基础上修订而成的。

　　全书共 8 篇 50 章,分别为总论、传出神经系统药物药理、中枢神经系统药物药理、内脏系统药物药理、激素类药物药理、抗病原微生物药物药理、抗寄生虫药物药理及抗肿瘤药物与影响免疫功能药物药理。扩展阅读和电子课件以扫描二维码方式呈现。每章后有本章小结和思考题。本书适合 48~80 学时、3~5 学分教学使用,各校可根据自己的学时数和实际情况自行安排教学内容。

　　本书可作为高等医药院校、综合性大学制药工程专业"药理学"课程的教材,也可供其他专业的学生和工作者学习参考。

图书在版编目（ＣＩＰ）数据

　　基础药理学 / 张庆柱主编；郭秀丽,刘培庆,胡长平副主编.－－3版.－－北京：高等教育出版社,
2023.3

　　ISBN 978-7-04-059478-2

　　Ⅰ.①基…　Ⅱ.①张…②郭…③刘…④胡…　Ⅲ.①药理学－高等学校－教材　Ⅳ.① R96

　　中国版本图书馆CIP数据核字（2022）第191695号

Jichu Yaolixue

| 策划编辑 | 刘　佳 | 责任编辑 | 刘　佳 | 封面设计 | 姜　磊 | 版式设计 | 杨　树 |
| 责任绘图 | 邓　超 | 责任校对 | 刘丽娴 | 责任印制 | 高　峰 | | |

出版发行	高等教育出版社		网　　址	http://www.hep.edu.cn
社　　址	北京市西城区德外大街4号			http://www.hep.com.cn
邮政编码	100120		网上订购	http://www.hepmall.com.cn
印　　刷	廊坊十环印刷有限公司			http://www.hepmall.com
开　　本	787mm×1092mm　1/16			http://www.hepmall.cn
印　　张	37		版　　次	2006 年 6 月第 1 版
字　　数	910千字			2023 年 3 月第 3 版
购书热线	010-58581118		印　　次	2023 年 3 月第 1 次印刷
咨询电话	400-810-0598		定　　价	68.00 元

编委会成员

主编　张庆柱

副主编　郭秀丽　刘培庆　胡长平

编　委(以姓氏笔画为序)

左代英（沈阳药科大学）　　　　刘培庆（中山大学）

孙　懿（北京大学）　　　　　　季　辉（中国药科大学）

杨　波（浙江大学）　　　　　　胡长平（中南大学）

张庆柱（山东大学）　　　　　　郭秀丽（山东大学）

彭维杰（赣南医学院）　　　　　窦建卫（西安交通大学）

睢大筼（吉林大学）

编写人员（以编写章节顺序排序）

张庆柱（山东大学　药学院）

左代英（沈阳药科大学　生命科学与生物制药学院）

胡长平（中南大学　湘雅药学院）

彭维杰（赣南医学院　药学院）

刘圣兰（赣南医学院　药学院）

郭秀丽（山东大学　药学院）

刘培庆（中山大学　药学院）

李卓明（中山大学　药学院）

睢大筼（吉林大学　药学院）

徐华丽（吉林大学　药学院）

窦建卫（西安交通大学　药学院）

贺建宇（西安交通大学　基础医学院）

孙　懿（北京大学　药学院）

季　辉（中国药科大学　药学院）

李婷婷（中国药科大学　药学院）

杨　波（浙江大学　药学院）

丁　玲（浙江大学　药学院）

第三版前言

作为高等学校制药工程专业系列教材之一，《基础药理学》自出版以来，颇受教学双方好评。第二版于 2011 年 8 月出版，已历 10 年之久，其间数次讨论修订事宜，但由于种种原因，编写工作延宕至今。此次再版的定位，仍然是供制药工程专业四年制本科生"药理学"课程教学之用。编写内容秉持第二版要求，理论密切联系实际，尽量符合当前临床用药的现状，避免"用的未写，写的不用"之弊端。在第二版的基础上，淘汰过时内容，更新知识点；有些经典药物，尽管临床应用较少，但从药物发现脉络、药理作用及不良反应等方面均具有代表性，为了体现叙事的连贯性和完整性、启发学生的新药研发思路，仍予以保留；增加一些新形态内容，比如以二维码方式呈现书本上"放不下"的内容，适当选取一些短视频、动画、电子课件等，以适应当今数字化时代的发展变化，打造一本崭新的制药工程专业精品教材。需要特别指出的是，本书注重发掘中华传统文化"中医药学宝库"，将有关药理学发展的"中国元素"融入其中，如麻黄碱和青蒿素的发现与应用，以增强学生文化自信。

本书读者对象设定为制药工程专业的学生，他们缺少系统的基本医学知识，学习药理学课程有较大困难，故在每章的第一节有相应的医学基础知识介绍；其培养对象是将来从事药品研制、生产和管理的专业技术人员，不直接参与药物的临床使用，故较少涉及临床药理学和药物治疗学的有关内容。全书的编写体例和基本内容未作大的改动，仍为八篇 50 章。全书双色印刷，选修部分以楷体字排版，扩展阅读及电子课件以扫描二维码方式呈现，每章后有本章小结和思考题，书后附中、英文索引。本书适合 48~80 学时、3~5 学分教学使用，各校可根据自己的学时数和实际情况自行安排教学内容。宗旨是延续本书"简明精练"的原则，不增加课业负担，尽量便于老师"教"和学生"学"。

为保证本书编写工作的延续性，增加了郭秀丽、刘培庆、胡长平三位副主编，均为前两版编委，年富力强，协助主编工作。由于退休等原因，第三版编委会组成有所改变，沈阳药科大学左代英接替吴英良，北京大学药学院孙懿接替崔景荣，其他成员无变动。一些编委推荐了本单位的青年教师作为助手，参与本书编写，增加了新生力量，故本书将编写人员单独列出。在主编、副主编、编委与出版社的积极努力与通力合作下，《基础药理学》(第三版)得以尽快付梓，使用效果如何，还有待教学实践检验。我们将虚心接受批评意见，不断总结经验，提高编写水平。

张庆柱

2021 年 10 月

第二版前言

　　《基础药理学》是受教育部"制药工程专业"教学指导委员会委托编写、高等教育出版社组织出版的系列规划教材之一，主要供四年制制药工程专业本科生《药理学》课程教学用，也可作为其它相关专业的教科书或学习参考书。该教材的特点是，针对制药工程专业的培养目标，将药理学教学与其它相关知识的学习融为一体，定位准确，内容得当，出版五年来，颇受广大师生的好评。

　　此次再版，秉持上述原则，并根据学科的发展和专业教学的需要，做了适当的调整和修改，主要体现在以下三方面。一是对目前临床用药的现状进行了全面调研，并参考当前《国家基本药物目录》以及国外最新版本的权威著作，使教材所述内容（包括药物的种类和应用）更加符合临床实际情况，尽量避免理论和实践脱节，改变"学非所用"和"用非所学"的状况，这是国内许多药理学教科书一脉相承、因循守旧的通病。二是着眼于新药研制和开发的需要，增加了"新药的药理学研究"一章，而将原来第四章《影响药物效应的因素》整合到第三章《药效学》。三是根据学科进展和专业特点，内容有增有减，量出为入，不增加教学负担。比如在编排上将原来的 49 章改为 50 章，而相关学科基础知识进行了精简与合并，联系更加紧凑；出自于对制药工程专业重在"制药"而非"用药"的考虑，临床用药部分做了适当删减。

　　全书的编写体例和基本内容未有大的改变。仍分为药理学总论(1~4 章)、外周神经系统药理(5~10 章)、中枢神经系统药理(11~19 章)、内脏系统药理(20~30 章)、激素类药理(31~35 章)、抗病原微生物药理(36~44 章)、抗寄生虫病药理(45~48 章)、以及抗肿瘤和免疫药理(49~50 章)。每章正文后有"本章小结"和 3~10 道"思考题"，尽量便于老师"教"和学生"学"。选学和自学部分以楷体字排版。总字数仍为 80 万字左右，32~64 学时，2~4 学分，各校可根据自己的学时数和实际情况自行安排教学内容。

　　本书第二版增加了中国药科大学季晖和南昌大学彭维杰两位教授为编委。主编、编写人员与出版社通力合作，基本达到了预期目标。但使用效果如何，还望读者提出宝贵意见，与时俱进，不断提高。

张庆柱

2010 年 10 月

第一版前言

本教材是受教育部"制药工程专业"教学指导委员会委托编写、高等教育出版社组织出版的系列规划教材之一,主要供四年制制药工程专业本科生《药理学》课程教学用,也可作为其他相关专业的教科书或学习参考书。

制药工程专业是随着医药工业的发展而出现和发展的,是一个以培养从事药品制造工程技术人才为目标的化学、药学和工程学交叉的宽口径工科专业。因为属于新上专业,全国尚未形成完整的教学体系,更无适合该专业所用的教材。该专业药学的知识领域由药理学、药物化学、药剂学、药物分析及药事管理学等知识单元组成。药理学的学习目标在于掌握药物分子与机体生物靶点之间相互作用规律。内容分为药理学总论、外周神经系统药理、中枢神经系统药理、内脏系统药理、激素类药理、抗病原微生物药理、抗寄生虫病药理、以及抗肿瘤和免疫药理等,此外还包括药物代谢动力学、药物相互作用等知识点。总学时 32~64 学时,2~4 学分。由于制药工程专业的学生基本上没有医学的知识,缺乏学习药理学的基础。作为"制药工程"的一门专业基础课,本教材的编写既不同于医学,又区别于药学专业。我们将涉及医学的基本知识融入其中,如解剖学、组织胚胎学、生理学、生物化学、病理学、病理生理学、微生物学、寄生虫学、细胞生物学、免疫学、甚至临床医学的相关学科,使之与药理学内容紧密结合,使教学过程更加顺畅。每章正文后有"本章小结"和 3~10 道"思考题",尽量便于老师"教"和学生"学"。选学和自学部分以 * 标出或小号字排版,各校可根据自己的学时数和实际情况自行安排教学内容。

本书编写人员层次较高,均为部属重点大学的教授或副教授,全部为博士生或硕士生导师,大多具有博士学位,拥有本学科的高校教龄 10 年以上。编写过程得到了教育部"制药工程专业"教学指导委员会和高等教育出版社的大力支持,并承蒙山东大学医学院药理学研究所周序斌教授精心审阅,在此表示真诚的谢意。书中疏漏和不足之处在所难免,还请药理学界同行赐教,广大师生提出批评意见,教学相长,共同提高。

张庆柱

2005 年 12 月

目　　录

第四篇 内脏系统药物药理

第五篇　激素类药物药理

第六篇 抗病原微生物药物药理

第七篇 抗寄生虫病药物药理

第八篇 抗肿瘤药物与影响免疫功能药物药理

第一篇

总　论

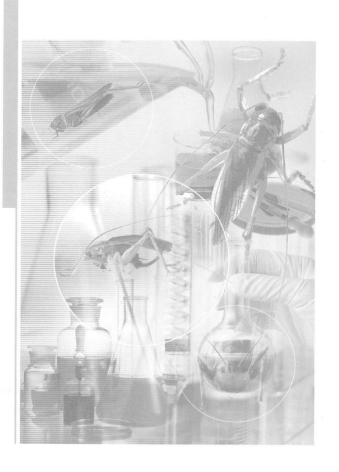

第一章　绪　言

第一节　药理学的性质和任务

一、药理学的基本概念

（一）药物

药物（drug）是指能影响机体生理、生化和病理过程，用于治疗、预防、诊断疾病和控制生育的化学物质，是人类与疾病作斗争的重要武器。我国临床应用的药物有两大类。

1. 西药（western drug，现代药）　包括自然界的天然产物、人工合成化合物、半合成品及生物工程技术产品。

（1）自然界的天然产物：如吗啡、阿托品、奎宁、肝素等；

（2）化学方法制备的合成化合物：麻黄碱、尼可刹米、磺胺药、氯霉素等；

（3）生物工程技术获得的产品：如胰岛素、白介素–2（interleukin–2，IL–2）、干扰素类（interferons，IFNs）、肿瘤坏死因子（tumor necrosis factor，TNF）等。

2. 中药（Chinese herbs；traditional Chinese medicine，传统中药）　按其来源可分为植物（中草药）、动物、矿物质药物。

（二）毒物

毒物（poison，toxicant）指损害机体的一类化学物质。毒物与药物之间并无绝对的界限，绝大多数药物都有一定的毒性。毒物使用恰当可治疗疾病，是药物；药物用之不当引起毒性而成为毒物，两者仅存在着剂量的差别。

（三）药理学

"药理"者，药物治病之道理也。即药理学（pharmacology）是研究药物与机体之间相互作用机制和规律的一门学科。包括药物和机体两个方面，而且是两者（药物小分子和生物大分子）之间的相互作用。因此药理学主要研究药物的效应动力学和代谢动力学，两个过程同时进行，并且相互联系。

1. 药物效应动力学（pharmacodynamics，简称药效学）　主要研究药物对机体的作用及其规律，阐明药物防治疾病的机制。

2. 药物代谢动力学（pharmacokinetics，简称药动学或药代学）　主要研究机体对药物处置

(drug disposition)的过程。包括药物在机体内的吸收(absorption)、分布(distribution)、生物转化(biotransformation,或称代谢 metabolism)和排泄(excretion)四个基本过程,以及血药浓度随时间而变化的规律。

二、药理学的性质和任务

药理学是一门连接基础医学与临床医学、药学与医学、化学与生命科学的桥梁学科。它的主要任务和内容是运用医学及药学的基础理论和知识,阐明药物对机体(包括病原体)的作用(action)和作用机制(mechanism of action),临床应用(适应证,indication),不良反应(adverse reaction)和禁忌证(contraindication),以及药物在体内的过程和用法用量等。药理学是临床防病治病及合理用药的理论基础,是研制新药的主要手段,也为其他生命学科的发展提供科学依据和研究方法。

(一)药理学相关基础学科

药理学属生命科学范畴,以各种生物体(包括人体)为研究对象。因此,需要具有医学相关学科的基本知识,如解剖学、组织胚胎学、生理学、生物化学、病理学、病理生理学、微生物学、免疫学、寄生虫学等基础医学,以及内、外、妇、儿科学等临床学科;也需要药剂学、药物分析化学、合成药物化学、天然药物化学等药学学科的基础理论和知识。

(二)药理学分支学科

药理学为药学的二级学科,研究内容广泛,学科发展迅速,近几十年来派生出了众多的三级分支学科。

1. 临床药理学(clinical pharmacology) 是一门以人体和药物为研究对象的新兴学科,即研究药物与人体之间的相互作用规律,属药理学的一个分支。它将药理学和临床医学紧密结合,吸收和利用相关学科的进展,使基础理论与方法直接用于临床,为研制开发新药或提高治疗水平服务,推动医学和药学的发展。

2. 药物毒理学(drug toxicology) 作为药理学的一个分支,主要研究药物的毒性、入侵途径、中毒机制、病理过程,为诊断、治疗、预防中毒及制定有关卫生标准提供依据。

3. 分子药理学(molecular pharmacology) 是随着分子生物学发展起来的一门新兴学科,是药理学的一个重要分支。它以分子为基本功能单位,用分子生物学的理论和技术,对药物－机体间的相互作用进行分析研究,并从分子水平上阐明药物影响整体功能及机体处理药物的作用原理。

4. 时间药理学(chronopharmacology) 生物体昼夜不同时间对药物的处置和敏感性不同,即存在着昼夜节律(circadian rhythm)。研究药物与生物周期相关规律的药理学分支称为时间(时辰)药理学。根据时间药理学原理设计的用药方案(如糖皮质激素的隔日疗法),可以提高药效或降低不良反应。

5. 遗传药理学(pharmacogenetics) 一些个体对药物特别敏感,有些则能耐受较大剂量的药物,个体之间药物反应量的差异与遗传因素有关。研究遗传因素对药物反应影响及其防治规律的科学称遗传药理学(或药物遗传学)。遗传因素对药物影响主要通过药动学和药效学而发生。

对药动学影响主要是基因变异引起药物代谢酶的异常,从而影响血药浓度。如慢乙酰化型者由于产生 *N*- 乙酰转移酶的一个染色体异常,使肝脏生成 *N*- 乙酰转移酶减少,对异烟肼、磺胺二甲嘧啶等药物乙酰化速率减慢,半衰期延长,药效增强或毒性加大。对药效的影响是在不改变血药浓度的情况下,因受体部位、细胞代谢或解剖结构异常而影响机体与药物反应。如由 X 染色体异常致葡萄糖 –6– 磷酸脱氢酶(glucose–6–phosphate dehydrogenase,G–6–PD)缺陷者,在应用具有强氧化作用的药物时可发生溶血性贫血和高铁血红蛋白症。

　　6. 其他　按系统划分,又有心血管药理学(cardiovascular pharmacology)、神经药理学(neuropharmacology)、呼吸药理学(respiratory pharmacology)、生殖药理学(reproductive pharmacology)、激素药理学(hormone pharmacology)、抗微生物药理学(antimicrobial pharmacology)、抗肿瘤药理学(antitumor pharmacology);另外,还有生化药理学(biochemical pharmacology)、免疫药理学(immunopharmacology)、老年药理学(geriatric pharmacology)、围生期药理学(perinatal pharmacology)等分支。

　　(三)药理学研究方法

　　药理学是一门实验性学科,其研究方法随着现代科学技术及各基础学科的进步而发展,由整体动物→离体器官→细胞水平→分子水平,逐步深入。常用的药理学研究方法包括:

　　1. 实验药理学方法(methodology of experimental pharmacology)　利用正常生物体,包括整体动物、麻醉动物、离体器官、组织、细胞或微生物培养等方法,在严格控制实验条件下,观察药物的作用、不良反应及药动学过程等。

　　2. 实验治疗学方法(methodology of experimental therapeutics)　制备病理模型,可在整体动物进行,也可用培养细胞、细菌、寄生虫或肿瘤细胞等体外方法,研究药物的治疗作用。

　　3. 临床药理学方法(methodology of clinical pharmacology)　以健康志愿者或患者为试验对象,观察药物的药效学、药动学和药物的不良反应,并对药物的疗效和安全性作出评价,以确保临床用药安全有效。

三、学习方法和要求

　　(一)专业特点

　　制药工程是理工科交叉专业,该专业以药学学科和药学工程技术为基础,培养面向化学制药、生物制药工程方向的开发、生产与管理的高级复合型人才。药理学作为一门专业基础课,既不同于临床医学,又区别于临床药学和药学专业。根据其专业特点和学时安排,将涉及医学和药学的有关内容融入药理学教学之中,既使学生学习了相关的基础知识,又与药理学内容紧密结合,便于学生理解和掌握,使教学过程更加流畅。由于受学时的限制,分为必修(讲课 32~64 学时)、选修(自学 16~48 学时)和扩展阅读(二维码方式)三部分学习内容。

　　(二)学习方法

　　本书由总论和各论两大部分组成。总论主要是药理学的基本概念、定义或名词解释。各论(第五章以后)讲述各类具体药物。

（1）要在掌握药物基本作用规律以后，熟悉药物按药理作用的分类。

（2）在分析每类药物共性的基础上，以各类代表药物为学习重点，全面掌握其药动学特点、作用、用途、比较明确的作用机制、主要不良反应和禁忌证。达到触类旁通，举一反三。

（3）通过比较鉴别，了解同类的其他药物的特性。

（4）了解常用的体内（in vivo）动物实验、体外（in vitro）实验方法的原理及基本操作，提高分析问题和解决问题的能力。

（5）学会查阅药理学文献和参考书的方法，以便及时进行知识更新，适应药理学迅速发展的需要。

（三）总体要求

分为掌握（占 60%）、熟悉（占 30%）、了解（占 10%）和扩展阅读（二维码方式）四个层次。

（1）掌握：药效学和药动学的基本理论、基本概念和基本内容；各类代表药的药理作用、作用机制、药动学特点、临床应用、主要不良反应及其用药注意事项。

（2）熟悉：药理学的性质和任务；药物的分类及其各类常用药物的药理作用、作用特点、临床应用及主要不良反应。

（3）了解：药理学的发展历程；各类相关药物的药理作用特点及其应用；影响药物效应的因素。

（4）扩展阅读：学有余力或感兴趣者，可扫描二维码阅读相关内容，触类旁通，扩展药理学知识。

第二节　药理学的发展简史

一、中药药理学

药理学是在药物学（materia medica）的基础上发展而来的。药物的历史可追溯到五六千年以前，是从人们尝试各种食物时遇到毒性反应，寻找解毒药而开始的，这是药物发现的最初阶段。此后，人类在数千年文明史发展过程中逐渐认识和发现了许多天然药物，取得了辉煌成就。我国早在公元前就出现了《神农本草经》，全书收载药物 365 种，其中不少药物沿用至今。唐代的《新修本草》是我国第一部由政府颁发的药典，收载药物 884 种。明朝医药学家李时珍倾其毕生精力，广收博采，历时 27 载，三易其稿，于公元 1578 年完成了《本草纲目》这一巨著，成为药物学的集大成者。全书约 190 万字，共 52 卷，收载药物 1 892 种，方剂 11 000 多条，插图 1 160 幅，已译成英、日、俄、法、德、朝及拉丁七种文字，在世界药学史上影响极大，为药物学的发展做出了杰出贡献，也为现代药理学提供了大量有用的知识和需要进一步研究的课题。中医药学已成为我国传统文化的宝库，是四大国粹之一。中药在人类防治疾病的历史上起到了巨大作用，如何将中药研究现代化则是当代药理学面临的重大任务。

二、现代药理学

现代药理学产生于 19 世纪初，与现代科学技术的发展密切相关，随着化学、生物学、实验医学及生理学的发展而发展。1803 年,德国药师 Serturner 从阿片中提取吗啡,用狗做实验证明有镇痛作用。1823 年从金鸡纳树皮中分离出奎宁,1833 年从颠茄及洋金花中提取得到阿托品。法国 Magendi(1819 年)和 Bernald(1856 年)用青蛙做实验,分别确定了士的宁作用于脊髓,筒箭毒碱作用于神经肌肉接头。德国 Buchheim 及 Schmiedberg(1832—1921 年)创立了实验药理学。英国 Langley(1878 年)根据阿托品和毛果芸香碱对猫唾液分泌的拮抗作用提出了接受物质(receptive substance)的概念,为受体学说(receptor theory)的建立奠定了基础。德国 Ehrlich(1909 年)发现肿凡纳明(606)能治疗锥虫病和梅毒,提出受体学说。德国 Domagk(1935 年)发现磺胺类可治疗细菌感染。英国 Florey 和 Chain(1940 年)在 Fleming(1928 年)研究的基础上,从青霉菌培养液中分离出青霉素,开创了抗感染化学治疗学(chemotherapy)的先河。

20 世纪中叶起,由于自然科学各学科的蓬勃发展,以及新技术在药理学研究中的应用,药理学进入空前发展时期。突出表现在新药层出不穷,老药发现新用途。现在临床上广泛使用的几大类药物都是在这一时期研制开发的,如抗生素、合成抗菌药物、抗疟药、各种维生素及激素类药物、抗组胺药、镇痛药、抗精神失常药、抗癌药等,尤其是受体阻断剂(β 受体拮抗剂)、通道拮抗剂(钙通道阻断剂)和血管紧张素转化酶抑制剂等,在各种疾病的临床治疗中发挥着极其重要的作用。近几十年来,应用 DNA 重组技术生产基因工程药物的异军突起,如重组链激酶、人胰岛素、人生长素、干扰素类及白介素类等,极大地加快了新药上市的速度,降低了生产成本。目前,国际上已取得的生物技术研究成果有 60% 以上集中在医药工业,这种趋势仍将延续,会有更多的生物制品被研制和开发,用于临床治疗。

第三节 药理学研究的前景展望

一、构效关系与新药设计

根据构效关系(structure-activity relationship,SAR)设计合成新型化合物并进行筛选,是现代研制新药的主要手段。近年发展起来的量子药理学(quantum pharmacology)和药物分子的定量构效关系(quantitative structure-activity relationship,QSAR),借助计算机可较精确地掌握规律,以便较准确地设计新药。组合化学(combinatorial chemistry)则是用于新药合成和筛选的一种全新的方法,它打破了逐一合成、逐一筛选的模式,把化学合成、电脑设计、计算机技术联结为一体,同时产生许多种结构相关但有序变化的化合物,然后用高度灵敏的生物学方法对这些化合物同时进行筛选,从中确定具有生物活性的物质,再经结构测定,以期找到全新的先导化合物(lead compound)。近年来,由于自动化技术,特别是机器人的应用,在新药研究中出现了高通量筛选(high throughput screening,HTS)体系,将组合化学、基因组研究、生物信息和自动化仪器、机器人等先进技术进行了有机组合,创造了一套发现新药的新程序。以上手段的应用,大大加快了新药研发的速度。

二、分子药理学与作用机制

自 20 世纪 60 年代以来,以 Crick 和 Watson 解析 DNA 双螺旋结构为标志,随着分子生物学

(molecular biology)、功能基因组学(functional genomics)和蛋白质组学(proteomics)等前沿交叉学科的迅猛发展,特别是分子克隆技术(molecular cloning technique)的应用,对受体及细胞内信号转导的研究帮助极大,作用机制的研究普遍深入分子水平,大大促进了药理学基本理论的进展。如 Numa 首先对乙酰胆碱受体亚基(subunit)克隆成功,阐明了其 α-、β-、γ-、δ- 亚基的氨基酸序列,推动了整个受体蛋白分子结构研究的进展。通过定点突变技术,还可以确定这些蛋白质上的某一或几个氨基酸残基是药物的作用点。受体克隆的速度已超过了药理学能发现受体的速度,因而出现了孤儿受体(orphan receptor),这又推动了孤儿受体内源性配体的寻找,这一现象称为反向药理学(reverse pharmacology)。对细胞内信号级联反应(signaling cascade)的深入研究,发现了药物作用的新靶点,使许多药物的作用机制在分子水平上得以阐明,并研发出不少有用的新药。

目前,对药物进行简单的药效学研究(是什么)已远远不够,必须深入作用机制(为什么)的层次,即由原来的系统、器官水平,深入细胞、亚细胞、受体、分子和量子水平。这是人类社会文明进步的必然要求,也是科技发展的重要标志。预计随着分子药理学的发展,药理学研究将会取得更深层次的成就,其研究热点领域包括受体的三级结构、受体及其亚型的克隆和结构研究、受体与配体结合位点的三维构象及结合机制研究、高选择性受体及其亚型的配体研究和基因敲除(gene knockout)技术研究等。这种概念和技术与药理学研究相结合只有 40 多年历史,已经取得了惊人成就,这个趋势在 21 世纪会越来越明显。另外,随着药理学研究的深入和发展,出现了许多药理学的分支和边缘学科,它们分别从不同方面研究药物作用的基础,大大充实与丰富了药理学的研究内容,促进了药理学的迅速发展。

扩展阅读	三、药物基因组学与药物代谢组学	

扩展阅读	四、转化医学	

本章电子课件		

 本章小结

本章的重点是药理学的概念和相关定义,具体要求如下:① 掌握:药物、毒物、药理学、药效学、药动学、临床药理学、药物毒理学、分子药理学、遗传药理学、反向药理学、高通量筛选等定义,药物来源,药理学任务。② 熟悉:药理学研究方法及药理学研究内容。③ 了解:药理学发展史,药理学发展动向,学习药理学的方法和基本要求。

？思考题

1. 试述药理学的性质和任务。

2. 药理学研究方法有哪些?

3. 新药药理学研究包括哪些内容?

4. 现代药理学最重要的理论基础是什么?

5. 未来药理学发展主要表现在哪些方面?

6. 解释下列概念:① 药物;② 毒物;③ 药理学;④ 药动学;⑤ 药效学;⑥ 临床药理学;⑦ 药物毒理学;⑧ 分子药理学;⑨ 时间药理学;⑩ 遗传药理学;⑪ 实验药理学方法;⑫ 实验治疗学方法;⑬ 临床药理学方法;⑭ 定量构效关系;⑮ 高通量筛选;⑯ 反向药理学;⑰ 药物基因组学;⑱ 药物代谢组学;⑲ 转化医学。

[张庆柱(山东大学)]

第二章　机体对药物的作用——药动学

机体对药物的作用,包括药物在体内吸收(absorption)、分布(distribution)、代谢(metabolism)及排泄(excretion)的动态变化。上述诸过程也称为药物的体内过程,并常用其英文单词的首字母 ADME 表示。药物在体内的吸收、分布及排泄过程称为药物转运(transportation of drug),代谢变化过程也称为生物转化(biotransformation)。药物的代谢和排泄过程合称为消除(elimination)。药物代谢动力学简称药代动力学或药动学(pharmacokinetics),是定量研究药物(包括外来化学物质)在生物体内吸收、分布、代谢及排泄过程规律的一门学科。

第一节　药物的跨膜转运

一、生物膜的基本结构

药物在体内的转运与转化均需通过生物膜(biomembrane)。生物膜是细胞膜(cell membrane,又称质膜,plasma membrane)和细胞内各种细胞器膜(如内质网膜、高尔基复合体膜、线粒体膜、溶酶体膜、核膜等)的总称。生物膜以流动的脂质双分子层为基本架构,其中镶嵌着表在蛋白和内在蛋白。表在蛋白可伸缩活动,具吞噬、胞饮作用;内在蛋白贯穿整个脂质双分子层,组成生物膜的受体、酶、载体和离子通道等,参与细胞和周围环境之间的物质交换和信息传递。膜的随机运动,使膜的疏水区出现暂时性间隙——微孔,其平均直径约为 0.8 nm,可允许水溶性小分子物质通过。

二、药物的跨膜转运及其影响因素

药物的吸收、分布、代谢及排泄与物质的跨膜转运密切相关。根据药物跨膜转运的特点,可分为被动转运(passive transport)、主动转运(active transport)和膜动转运(cytosis)三种主要方式(见图 2-1)。

(一) 被动转运

被动转运是指药物分子顺浓度差进行的跨膜转运,其转运速度与膜两侧的药物浓度差(浓度梯度)成正比,浓度梯度越大扩散越容易,当膜两侧的药物浓度达到平衡时就无净转运。脂质双分子层的内部是疏水性的,带电荷的物质(如离子)极难通过。药物跨膜转运的扩散速率主要取决于其相对分子质量的大小、在脂质中的相对可溶性和膜的通透性。被动转运不需消耗 ATP,只能顺浓度差进行,它包括简单扩散、滤过和易化扩散三种形式。

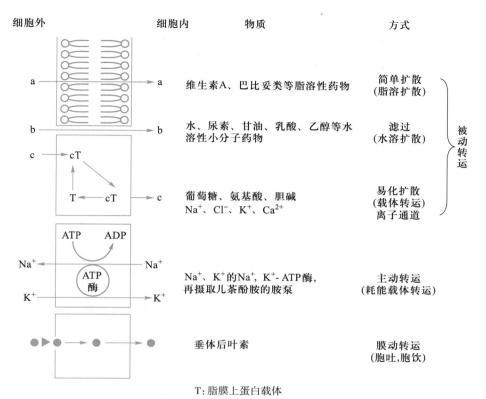

T: 脂膜上蛋白载体

图 2-1 药物转运方式模式图

1. 简单扩散（simple diffusion） 又称脂溶扩散（lipid diffusion），脂溶性药物可溶于脂质而通过细胞膜。药物的脂 / 水分配系数（lipid/aqueous partition coefficient）越大，在脂质层的浓度越高，则跨膜转运速度越快。大多数药物的转运方式属简单扩散。其扩散速率 R 与药物的扩散常数 D'、膜面积 A 及膜两侧药物的浓度梯度（C_1-C_2）成正比；而与膜的厚度 X 成反比。其中，最主要的因素是浓度梯度。

$$R=D'A(C_1-C_2)/X$$

多数药物属弱有机酸或弱有机碱类化合物，在体液中可部分解离，其解离度对简单扩散的影响很大。解离型药物极性大，脂溶性小，难以扩散；非解离型药物极性小，脂溶性大，容易跨膜扩散。非解离型药物的多少，取决于药物的解离常数（K_a）和体液的 pH，可用 Henderson–Hasselbalch 公式说明。

弱酸性药物在体液中解离度的计算公式：

$$pK_a=pH+lg^{-1}(非解离型酸 / 解离型酸)$$

弱碱性药物在体液中解离度的计算公式：

$$pK_a=pH+lg^{-1}(解离型碱 / 非解离型碱)$$

式中 pK_a 是解离常数的负对数值，等于弱酸性或弱碱性药物 50% 解离时溶液的 pH。根据药物的 pK_a 和其周围环境体液的 pH 之差，可由上面的公式算出简单扩散达到动态平衡时，解离型与非解离型药物的比值。

如阿司匹林为弱酸,pK_a 为 3.5,在 pH 1.4 的胃液中约解离 0.8%；在 pH 7.4 的血浆中约解离 99.99%。说明弱酸性药物在酸性环境中,解离型少,可通过胃黏膜吸收到血浆中。又如利血平为弱碱,pK_a 为 6.6,由上式求得其在胃液(pH 1.4)和肠液(pH 7.4)中的解离型与非解离型药物之比分别为 $10^{5.2}$: 1 和 0.16 : 1,说明利血平在胃液中的非解离型含量极少,而在肠液中的非解离型含量较高。

由此可见,弱酸性药物在酸性环境中不易解离,在碱性环境中易解离。弱碱性药物则相反,在酸性环境中大部分解离,在碱性环境中不易解离。每种药物都有其特定的 pK_a。酸性或碱性药物的 pK_a 与其酸(碱)性强度的关系为:对于酸性药物,其 pK_a 越小酸性越强；对于碱性药物,其 pK_a 越大碱性越强。

在生理 pH 变化范围内,弱酸性或弱碱性药物的大部分呈非解离型,被动扩散较快。一般来说,pK_a 3~7.5 的弱酸性药物及 pK_a 7~10 的弱碱性药物在体液中受周围环境 pH 的影响较大。强酸、强碱,以及极性强的季铵盐因可全部解离,故不易透过生物膜,而难以吸收。

2. 滤过(filtration) 又称水溶扩散(aqueous diffusion),是指直径小于膜孔的水溶性的极性或非极性药物,借助膜两侧的流体静压和渗透压差被水携带到低压侧的过程,如肾小球滤过等。其相对扩散速率与该物质在膜两侧的浓度差成正比。相对分子质量小于 100 和不带电荷的极性分子等水溶性药物可通过水溶扩散跨膜转运。

3. 易化扩散(facilitated diffusion) 又称载体转运(carrier transporation),借助细胞膜上的某些特异性载体蛋白质——通透酶(permease)而扩散,其速率比简单扩散快得多,且不需消耗 ATP。如葡萄糖进入红细胞需要葡萄糖通透酶；铁剂转运需要转铁球蛋白；胆碱进入胆碱能神经末梢、甲氨蝶呤进入白细胞等均分别通过其特异性通透酶。每种通透酶只能转运一种分子或离子,或与这种分子或离子结构非常相似的物质。当药物浓度过高时载体可被饱和,转运率达最大值。载体可被类似物占领,表现为竞争性抑制作用。

此外,膜上还存在多种离子通道蛋白(ion channel protein),可分别选择性地与 Na^+、K^+、Ca^{2+} 结合形成通道,允许相应的离子迅速地顺着浓度差移动。各种离子通道可被特异性阻断剂抑制,如局部麻醉药利多卡因、普鲁卡因可阻断 Na^+ 通道；抗心律失常药奎尼丁、普鲁卡因胺等除了阻断 Na^+ 通道外,还同时抑制 K^+ 通道；硝苯地平、维拉帕米等可阻断 Ca^{2+} 通道等。

(二)主动转运

主动转运又称逆流转运(countercurrent transport),其特点是分子或离子可由低浓度或低电位差的一侧转运到较高的一侧,转运需要膜上的特异性载体蛋白,如 Na^+,K^+-ATP 酶(钠泵)、Ca^{2+},Mg^{2+}-ATP 酶(钙泵)、质子泵(氢泵)和再摄取儿茶酚胺的胺泵等,需要消耗 ATP。其转运能力都有一定的限度,可发生饱和现象；且由同一载体转运的两个药物间可出现竞争性抑制现象。另外,缺氧或抑制能量产生的药物可抑制主动转运。

(三)膜动转运

大分子物质的转运伴有膜的运动,称膜动转运。

1. 胞饮(pinocytosis) 又称吞饮或入胞。某些液态蛋白质或大分子物质可通过生物膜的内陷形成吞噬小泡而进入细胞内,如垂体后叶粉剂可从鼻黏膜给药吸收。

2. 胞吐（exocytosis）　又称胞裂外排或出胞。某些液态大分子物质可从细胞内转运到细胞外,如腺体分泌及递质的释放等。

第二节　药物的体内过程

任何一种药物要产生药效或毒性,必须先从给药部位吸收进入血液,随血流分布到靶器官(组织)中,同时发生生物转化;药物及其代谢物经胆汁、肾脏等途径排出体外,这些动态变化如图 2-2 所示。

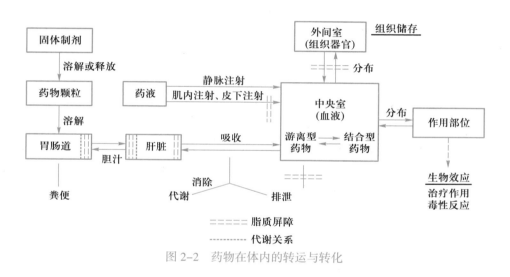

图 2-2　药物在体内的转运与转化

一、药物的吸收及其影响因素

（一）药物的吸收

药物从用药部位进入血液循环的过程称为吸收。除静脉注射无吸收过程外,其他血管外给药途径均存在吸收过程。药物吸收的快慢和多少常与给药途径、药物的剂型、药物的理化性质和吸收环境等密切相关。

1. 消化道吸收　药物分子从胃肠道黏膜的吸收主要通过被动转运,其相对分子质量越小、脂溶性越大、非解离型比例越高越易吸收。胃液 pH 为 0.9~1.5,弱酸性药物可从胃中吸收,但因胃内吸收表面积小,且药物在胃内滞留的时间较短,所以许多药物在胃内的吸收有限。因小肠黏膜表面有大量微绒毛,吸收面积大,肠蠕动快,血流量大,肠腔内 pH 为 4.8~8.2,肠段越往下 pH 越高,对弱酸性及弱碱性药物均易溶解吸收,所以小肠是吸收的主要部位。除简单扩散外,还有易化扩散、主动转运等方式,这些均有利于药物的吸收。

药物从胃肠道吸收后,都要经过门静脉进入肝脏,再进入血液循环。首过消除（first pass elimination）或称首关效应（first-pass effect）,是指口服药物在胃肠道吸收后,首先进入肝门静脉系统,某些药物在通过肠黏膜及肝脏时,部分可被代谢灭活而使进入体循环的药量减少,药效降低。硝酸甘油、氯丙嗪、阿司匹林、吗啡、哌替啶、异丙肾上腺素、普萘洛尔、可乐定等都有明显的首过消除。也有一些药物首先进入肝脏被代谢而活化。

除口服外,有些药物还可经舌下给药或直肠给药,分别通过口腔、直肠和结肠的黏膜吸收。虽然这些部位吸收表面积小,但因血流供应丰富,吸收也较迅速,并可避免首关效应。对于在胃肠道中易遭破坏或在肝脏中被迅速代谢的药物,可用这两种途径给药。如硝酸甘油、异丙肾上腺素或甲基睾丸素等,可采用舌下给药。

2. 注射部位吸收 皮下注射或肌内注射时,药物先沿结缔组织扩散,然后经毛细血管和淋巴管内皮细胞进入血液循环。毛细血管壁上具有微孔,药物常以简单扩散及滤过方式转运。药物的吸收速率常与注射部位的血流量及药物的剂型有关。肌肉组织的血流量比皮下组织丰富,故肌内注射比皮下注射吸收快。水溶液吸收迅速,油剂、混悬剂或植入片可在局部滞留,吸收慢,故作用持久。

3. 呼吸道吸收 小分子脂溶性、挥发性药物或气体可从肺泡上皮细胞迅速吸收。气雾剂(aerosol)为分散在载气中的微细气体或固体颗粒,颗粒直径在 $3\sim10\ \mu m$ 时可到达细支气管,如异丙肾上腺素气雾剂可用于治疗支气管哮喘;小于 $2\ \mu m$ 的微粒可进入肺泡,但粒径过小又可随气体排出;粒径过大则大多滞留在上呼吸道,可用于鼻咽部炎症的局部治疗,如抗菌、消炎、祛痰、消除鼻塞等。

4. 皮肤吸收 完整的皮肤吸收能力差,外用药物时主要发挥局部作用。如对表皮浅表层,可将药物混合在赋形剂中敷在皮肤上,待药物溶出即可进入表皮。近年来,有许多促皮吸收剂可与药物制成贴皮剂,经皮给药吸收后可发挥全身疗效,如硝苯地平贴皮剂、硝酸甘油缓释贴皮剂等。

另外,有机磷酸酯类杀虫剂等可从皮肤及呼吸道黏膜吸收,应加强防护,注意防止吸收中毒。

(二)影响药物吸收的因素

1. 给药途径 一般来说,不同血管外给药途径的吸收速率顺序为:吸入给药>舌下给药>直肠给药>肌内注射>皮下注射>口服给药>皮肤给药。

2. 药物的剂型 药物制剂中的药物释放速率和在胃肠中的溶解速率可影响药物的吸收速率和程度。当口服给药时,被吞服的片剂和胶囊剂在吸收之前须在消化道内崩解,释放出药物结晶,结晶必须被消化液溶解后才能通过胃肠道黏膜吸收;而溶液剂不需崩解和释放过程,所以溶液剂的吸收速率大于胶囊剂和片剂。

3. 药物的理化性质 一般来说,水和脂均不溶的物质很难吸收。如硫酸钡口服时不溶解,不被吸收,可用作造影剂;而水溶性钡盐口服可吸收,有剧毒。硫酸镁水溶液难吸收,常用作泻药。

4. 吸收环境 胃的排空、肠蠕动的快慢、胃内容物的多少和性质都可影响口服药物的吸收。排空快、蠕动增加或肠内容物多,可阻碍药物与吸收部位的接触,使吸收减慢和减少;油及脂肪等食物可促进脂溶性药物的吸收。

5. 肠上皮存在的外排机制 近年的研究发现,在肠黏膜细胞上存在一些外排机制,如 P- 糖蛋白(P-glycoprotein,P-gp)、乳腺癌耐药蛋白(breast cancer resistance protein,BCRP)和多药耐药相关蛋白(multidrug resistance-associated protein,MRP)等,可将一些药物外排至肠腔。

6. 疾病的影响 胃肠疾病可能会影响药物的吸收,与疾病的严重程度有关。

7. 药物相互作用 当两药或多药合用时,可通过改变肠腔 pH、改变药物溶解度、形成复合物、影响胃肠道蠕动和排空等方式影响药物的吸收。

二、药物的分布及其影响因素

药物吸收后,通过各种生理屏障经血液转运到组织器官的过程称分布。大多数药物在体内的分布是不均匀的,这主要取决于药物与血浆蛋白的结合率、各器官的血流量、药物与组织的亲和力、体液的 pH 和药物的理化性质,以及体内屏障等因素。药物的体内分布不仅影响药物的储存及消除速率,也影响药效和毒性。

1. 与血浆蛋白结合 药物与血浆蛋白结合率的高低是影响药物在体内分布的一个重要因素。大多数药物可与血浆蛋白呈可逆性结合,仅游离型药物才能转运到作用部位产生效应,与药理作用强度密切相关。结合型药物由于相对分子质量增大,不能跨膜转运,又不能被代谢或排泄,仅暂时储存在血液中。结合型药物与游离型药物处于动态平衡之中,当游离型药物被分布、代谢或排泄,血中游离型药物浓度降低时,结合型药物可随时释出游离型药物,从而达到新的动态平衡。蛋白结合率高的药物在体内消除较慢,作用维持时间较长。

与药物结合的血浆蛋白以白蛋白为主,也有少量 α- 球蛋白和 β- 球蛋白。各种药物与血浆蛋白的结合率不同,如图 2-3 所示。血浆蛋白与药物的结合具有饱和性,当血药浓度过高,血浆蛋白结合率达饱和时,血浆内游离型药物突然增多,可引起药效加强,甚至出现毒性反应。如同时应用两种与血浆蛋白结合率很高的药物时,应注意药物之间的相互作用,如磺胺类可在血浆蛋白结合部位竞争性置换出降血糖药甲苯磺丁脲,使后者游离型药物骤增,可诱发低血糖。

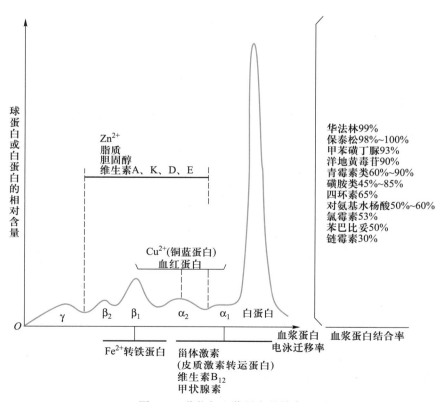

图 2-3 药物与血浆蛋白的结合

2. 局部器官血流量　人体脏器的血流量以肝脏最大,肾脏、脑、心脏次之。药物吸收后往往在这些器官迅速达到较高浓度,并建立动态平衡。脂肪组织的血流量虽少,但因容积很大,是脂溶性药物的巨大储库。如静脉注射硫喷妥钠后,因其脂溶性高,首先分布到富含类脂质的脑组织,迅速产生全身麻醉作用。随后,由于药物迅即自脑向脂肪组织转移,麻醉作用很快消失。这种情况称为药物在体内的重分布或再分布(redistribution)。

3. 组织的亲和力　某些药物对特殊组织有较高的亲和力,如碘主要集中在甲状腺;钙沉积于骨骼中;汞、砷、锑等重金属和类金属在肝脏、肾脏中分布较多,中毒时可损害这些器官。有时药物分布多的一些组织并不一定是它们发挥疗效的靶器官,如硫喷妥钠重分布到脂肪组织,钙沉积在骨组织,这种分布实际为一种储存(storage)。

4. 体液的 pH 和药物的理化性质　在生理情况下细胞内液 pH 约 7.0,细胞外液 pH 约 7.4。弱酸性药物在较碱的细胞外液中解离增多,易自细胞内向细胞外转运,细胞外液浓度较高;弱碱性药物则相反,在细胞内浓度较高。口服碳酸氢钠可使血浆及尿液碱化,既可促进弱酸性药物由脑组织向血浆转运,又可使肾小管重吸收减少,加速药物自尿排出,这是抢救巴比妥类药物中毒的措施之一。

5. 体内屏障

(1) 血脑屏障(blood-brain barrier):脑是血流量较大的器官,但药物在脑组织浓度一般较低,这是存在血脑屏障所致。在组织学上,血脑屏障是血-脑、血-脑脊液及脑脊液-脑三种屏障的总称,而实际上能阻碍药物穿透的主要是前两者。脑毛细血管内皮细胞间紧密连接,基底膜外还有一层星状细胞包围,药物较难穿透。脑脊液不含蛋白质,即使少量未与血浆蛋白结合的脂溶性药物可以穿透进入脑脊液,其后药物进入静脉的速度也较快,故脑脊液中药物浓度总是低于血浆浓度,这是大脑的自我保护机制。

治疗脑部疾病可以选用极性低的脂溶性药物,例如磺胺药中的磺胺嘧啶,因它与血浆蛋白结合较少,易进入脑脊液,可用于治疗化脓性脑脊髓膜炎。为了减少中枢神经不良反应,对于生物碱可将之季铵化以增加其极性,例如阿托品被季铵化为甲基阿托品后不能通过血脑屏障,即不至于发生中枢兴奋反应。

(2) 胎盘屏障(placenta barrier):是胎盘绒毛与子宫血窦间的屏障。由于孕妇与胎儿间交换营养成分与代谢废物的需要,其通透性与一般毛细血管无显著差别,只是到达胎盘的母体血流量少,进入胎儿循环较慢。例如孕妇注射磺胺嘧啶 2 h 后才能与胎儿达到平衡。利用这一原理可以在预期胎儿娩出前的短时间内注射镇静、镇痛药,而新生儿不致遭受影响。应该注意的是,几乎所有药物都能穿透胎盘屏障进入胎儿循环,所以在妊娠期间应禁用对胎儿发育有影响的药物。

(3) 血眼屏障(blood-eye barrier):是血液与视网膜、血液与房水、血液与玻璃体屏障的总称。脂溶性药物及相对分子质量小于 100 的水溶性药物容易通过。由于血眼屏障的存在,全身给药很难在眼睛局部发挥药效,因此需要采用局部滴眼、结膜下注射和球后注射等给药方式。

三、药物的代谢及其影响因素

药物代谢是指药物在体内发生的结构变化,也称为生物转化。大多数药物主要在肝脏被代谢,部分药物也可在其他组织被有关的酶催化而进行化学变化。

（一）药物代谢的意义

药物作为外源性物质（xenobiotics），机体首先要将之灭活，同时还要促使其自体内消除。能大量吸收进入体内的药物多是极性低的脂溶性药物，在排泄过程中易被重吸收，不易消除。体内的药物主要在肝脏经生物转化而失去药理活性，并转化为极性高的水溶性代谢物而利于排出体外。

药物经代谢使药理活性发生改变。由活性药物转化为无活性的代谢物，称灭活（inactivation）；由无活性或活性较低的药物转化为有活性或活性强的药物，称活化（activation）。大多数脂溶性药物在体内经生物转化变成极性大或解离型的代谢物，使其水溶性加大，不易被肾小管重吸收，以利于从肾脏排出。某些水溶性高的药物在体内也可不转化，以原形从肾脏排泄。药物转化的最终目的是促使药物排出体外。

（二）药物代谢的过程

药物在体内的代谢常分为两个时相进行，第一相为氧化、还原或水解反应，第二相为结合反应。第一相反应使多数药物灭活，但少数例外，反而活化，故生物转化不能称为解毒过程。第二相反应使代谢物与体内物质结合后使药物活性降低或灭活，并使极性增加。各药在体内转化过程不同，有的只经一步转化，有的完全不变自肾脏排出，有的经多步转化生成多个代谢产物。

多数经过氧化反应的药物再经肝微粒体的葡萄糖醛酸转移酶作用与葡萄糖醛酸结合。有些药物还能和乙酰基、甘氨酸、硫酸等结合。这些结合反应都需要供体参加，例如二磷酸尿嘧啶是葡萄糖醛酸的供体。

（三）药物代谢酶

1. 肝微粒体细胞色素 P450 酶系　是促进药物生物转化的主要酶系，简称肝药酶。此酶系存在于肝细胞内质网上，微粒体是肝细胞匀浆超速离心时内质网碎片形成的微粒。其中，主要的氧化酶系是细胞色素 P450，其结构与血红蛋白相似，有以 Fe^{2+} 为中心的血红素，由于与 CO 结合后的吸收主峰在 450 nm 处，故名 P450 酶系。微粒体内还存在水解酶及葡萄糖醛酸转移酶。

（1）P450 酶系的构成：P450 酶系成员众多，是一个超家族，依次分类为家族、亚（次）家族和酶个体 3 级。其命名一般统称为细胞色素 P450，缩写成 CYP；家族用阿拉伯数字表示，如 CYP2；亚家族用大写英文字母表示，如 CYP2C；不同的酶个体用阿拉伯数字排序，如 CYP2C19。在人类肝 P450 酶系中，各种主要 P450 酶的相对含量已查明，其中 CYP3 和 CYP2C 两大亚家族是临床常用药物的主要代谢酶，据统计有 1/3 的药物可被 CYP3A4 代谢。因为遗传多态性和其他因素的影响，酶水平或活性个体差异较大的是 CYP2D6 和 CYP2C。

（2）P450 酶系的反应过程：细胞色素 P450 酶系的基本作用是从辅酶 Ⅱ 及细胞色素 b_5 获得两个 H^+，另外接受一个氧分子，其中一个氧原子使药物羟化，另一个氧原子与两个 H^+ 结合成水（$RH+NADPH+O_2+H^+ \longrightarrow ROH+NADP^++H_2O$），没有相应的还原产物，故又名单加氧酶，能对数百种药物起反应（图 2-4）。

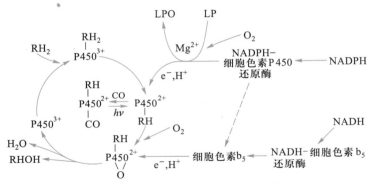

图 2-4　细胞色素 P450 酶系对药物氧化过程的示意图

(3) P450 酶系的特性：此酶系选择性低，又不稳定，个体差异大，且易受药物的诱导或抑制。该酶系在缺氧条件下可对偶氮及芳香硝基化合物产生还原反应，生成氨基(图 2-5)。

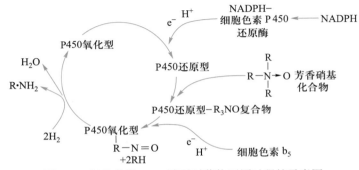

图 2-5　细胞色素 P450 酶系对药物还原过程的示意图

2. 非微粒体酶系　　醇或醛的脱氢、单胺类的脱氨氧化等反应是经非微粒体酶系催化的。醇或醛的脱氢都依赖于辅酶 I(NAD$^+$)。醇脱氢酶存在于多种哺乳动物的肝脏、肾脏和肺等组织细胞的可溶性部分，主要催化伯醇的氧化，如乙醇的脱氢氧化。对于仲醇，因有空间位阻，氧化要慢得多。醛脱氢酶存在于肝脏组织细胞的可溶性部分，在肝脏中把醛氧化成相应的酸。单胺氧化酶(MAO)是一种线粒体酶，属于黄素蛋白，主要分布于肝脏、肾脏、肠和神经组织的线粒体外膜中。它可催化烷胺和 N- 甲基取代的烷胺进行脱氨氧化反应，其底物包括生物胺类和许多药物，如儿茶酚胺(多巴胺、肾上腺素、去甲肾上腺素)、酪胺、5- 羟色胺以及 N- 甲基组胺等。此外，一些嘌呤类药物的氧化以及醛或酮的还原也是经非微粒体酶催化的。药物生物转化类型举例见表 2-1。

(四) 药物对肝微粒体酶系的影响

某些药物可使肝微粒体酶系的活性增强或受到抑制，因而影响该药本身或其他药物的作用，在临床合并用药时应注意。

1. 酶的诱导(induction of microsomal enzyme activity)　有些药物可使滑面内质网的肝药酶合成加速或降解减慢，P450 酶系活性增强，加速药物生物转化，称为酶诱导作用。酶诱导作用可解释连续用药产生的自身耐受性、交叉耐受性、停药敏化现象、药物相互作用、个体差异及性别差异等。如乙醇可诱导药酶,使其活性增高,可使同时服用的苯巴比妥或甲苯磺丁脲的代谢加速。苯巴比妥、水合氯醛、卡马西平、苯妥英钠、利福平等均有药酶诱导作用。特别是苯巴比妥的药酶诱导作用很强,当连续用药时可使共用的抗凝血药双香豆素破坏加速,使凝血酶原时间缩短;突然停用苯巴比妥后,又可使双香豆素血药浓度升高(图2-6)。

表 2-1　药物生物转化类型举例

转化类型	转化反应通式	酶系	药物举例
1. 氧化			
脂肪族羟化	$R \longrightarrow ROH$	微粒体酶	司可巴比妥
芳香族羟化	$Ar \longrightarrow ArOH$	微粒体酶	苯妥英
N 去烷基	$\overset{\text{CH}_3}{R_1 - N - R_2} \longrightarrow R_1 - NH - R_2$	微粒体酶	地西泮
O 去烷基	$R - O - CH_3 \longrightarrow ROH$	微粒体酶	可待因
硫氧化	$R_1 - S - R_2 \longrightarrow R_1 - \overset{O}{\underset{\parallel}{S}} - R_2$	微粒体酶	氯丙嗪
醇类氧化	$R - CH_2OH \longrightarrow RCHO$	非微粒体酶	乙醇
醛类氧化	$RCHO \longrightarrow RCOOH$	非微粒体酶	乙醛
胺类氧化	$RCH_2NH_2 \longrightarrow RCHO + NH_3$	非微粒体酶	肾上腺素、组胺
嘌呤氧化	$Ar(N) \longrightarrow Ar(O)$	非微粒体酶	茶碱
2. 还原			
硝基还原	$RCHO \longrightarrow RCH_2OH$	非微粒体酶	水合氯醛
酮类还原	$R_1 - \overset{O}{\underset{\parallel}{C}} - R_2 \longrightarrow R_1 - \overset{OH}{\underset{\vert}{CH}} - R_2$	非微粒体酶	纳洛酮
3. 水解			
酰胺键水解	$R_1 - CONH - R_2 \longrightarrow R_1COOH + R_2NH$	微粒体酶	利多卡因、普鲁卡因胺
酯键水解	$R_1COOR_2 \longrightarrow R_1COOH + R_2OH$	非微粒体酶	乙酰胆碱、普鲁卡因
4. 结合			
葡萄糖醛酸结合	载体:UDP- 葡糖醛酸	微粒体酶	氯霉素、吗啡
乙酰化	载体:乙酰辅酶 A	非微粒体酶	异烟肼

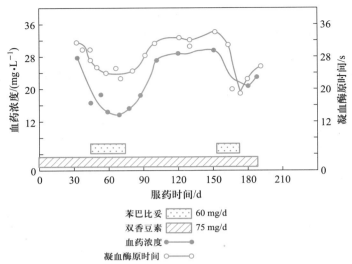

图 2-6 苯巴比妥诱导肝药酶活性,使双香豆素血药浓度及凝血酶原时间下降

此外,巴比妥类、卡马西平、氯氮䓬等连续用药,也能加速自身的代谢,而产生耐受性。孕妇在产前两周服用苯巴比妥 60 mg/d,可诱导新生儿肝微粒体酶,促进血中游离胆红素与葡糖醛酸结合后从胆汁排出,可用于预防新生儿的脑核性黄疸。

2. 酶的抑制(inhibition of microsomal enzyme activity) 药物(如氯霉素、红霉素、西咪替丁、对氨基水杨酸、异烟肼、保泰松等)能抑制肝药酶活性,可使其他药物的效应敏化。如氯霉素与苯妥英钠合用,可使苯妥英钠在肝脏内的生物转化减慢,血药浓度升高,甚至可引起毒性反应(图 2-7)。

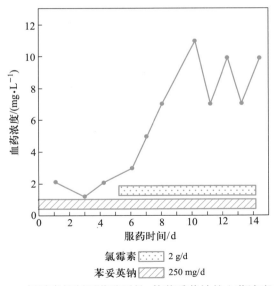

图 2-7 氯霉素抑制肝药酶活性,使苯妥英钠的血药浓度上升

四、药物的排泄及其影响因素

药物在体内经吸收、分布、代谢后，最终以原形或代谢物的形式经不同途径排出体外的过程称为排泄。挥发性药物及气体可从呼吸道排出，而非挥发性药物主要经由肾脏排泄。

1. 肾脏排泄　药物在肾脏的排泄有三种形式。

(1) 肾小球滤过：肾小球毛细血管的膜孔较大，滤过压也较高，故通透性大。除了与血浆蛋白结合的药物外，解离型药物及其代谢物可经水溶扩散，其过滤速度受肾小球滤过率及分子大小的影响。

(2) 近曲小管分泌：在近曲小管内已滤过的葡萄糖和氨基酸可分别与 Na^+ 同向转运重吸收，也可经易化扩散而重吸收。有些弱酸性药物(如丙磺舒、青霉素、氢氯噻嗪等)或弱酸性物质(如尿酸、氨基马尿酸、酚红等)，以及弱碱性药物(如普鲁卡因胺、奎宁等)或弱碱性物质(如胆碱、肌酐等)，可分别通过两种不同的非特异性转运体从近曲小管分泌排出。这些转运体的选择性不高，当两个弱酸性药物合用时，可发生竞争性抑制。如丙磺舒与青霉素合用时，丙磺舒的转运较慢，可抑制青霉素的分泌，提高青霉素的血药浓度。

(3) 肾小管重吸收：非解离型的弱酸性药物和弱碱性药物在肾小管内可通过简单扩散而重吸收。弱酸性药物在碱性尿中的解离度增大，脂溶性减小，不易被肾小管重吸收，排泄加快。因此，尿液的 pH 能影响这些药物从肾脏排泄。如苯巴比妥为弱酸性药物，应用碳酸氢钠后，由于尿液碱化，解离度增大，脂溶性减小，在肾小管中不能被重吸收，从而加速排泄，达到解毒目的。

2. 胆汁排泄　胆汁排泄是药物的另一个重要排泄途径。许多药物经肝脏分泌而排入胆汁中，再随胆汁排入肠腔，然后随粪便排出。药物及其代谢物经胆汁排泄往往是主动过程，目前已发现了有机酸、有机碱和中性有机物的三个转运系统，在类似物的转运过程中存在有竞争性拮抗作用。

有些药物经胆汁排泄入肠腔后又被重吸收，称为肝肠循环(hepatoenteral circulation)。如洋地黄毒苷在体内可形成肝肠循环，使药物作用持续时间延长；口服消胆胺与洋地黄毒苷结合成复合物，可以阻断肠肝循环，减少药物的吸收而缓解过量中毒。也有一些结合型药物经胆汁排泄入肠腔后，在肠道菌群的作用下水解释放出原形药物，再次吸收形成肝肠循环。

虽然胆汁分泌是持续的，但因为胆囊排空是间断的，所以药物的再次吸收可能导致血药浓度呈双峰或多峰现象。因为大鼠无胆囊，肝脏中分泌的胆汁可直接进入十二指肠，所以药动学常用其研究药物的胆汁分泌过程，药效学用其研究利胆药的药理作用。

3. 乳腺排泄　药物从乳腺排出属被动转运。乳汁偏酸性，一些弱碱性药物(如吗啡、阿托品等)易自乳汁排出。哺乳期妇女应用此类药物时应慎重，以免对哺乳儿引起不良反应。

4. 其他　有些药物可从肠液、唾液、泪液或汗液中排泄。某些药物在唾液中的浓度与血药浓度有一定相关性，如茶碱等。当确定这种相关性后，可通过测定唾液药物浓度代替检测血药浓度。

第三节　药动学基本概念

体内药量随时间而变化的过程是药动学研究的中心问题，其与药物作用开始的快慢、作用持续时间的长短、药物的治疗效果或毒副反应密切相关。

一、房室模型

在药物代谢动力学研究中,常用房室模型(compartment model)描述药物在体内变化的规律。药物进入血液循环后快速向组织分布,首先进入血流量大的心脏、肝脏、脑、肺、肾脏等器官,然后再向其他组织分布,最后达到平衡(假平衡)。因此设想机体由几个互相连通的房室(compartment)组成。这个房室不是解剖学上分隔体液的房室,而是按药物分布速度以数学方法划分的药动学概念。

多数药物按二房室模型转运(少数为单房室或多房室),中央室大致包括血浆及那些血流量多的器官,周边室包括机体其余部分,界限并不明确。用同一药物试验,在某些人呈二房室模型,另一些人可能呈一房室或三房室模型。同一药物静脉注射时呈二房室模型,而口服则呈一房室模型。因此,房室模型逐渐被放弃,转而采用适用于所有药物的无房室方法(non-compartmental method)。

二、血药浓度 – 时间曲线

在给药后不同时间采血,测定 c_p,以 c_p 为纵坐标、时间(t)为横坐标,可绘出血药浓度 – 时间曲线(drug concentration-time curve),简称药 – 时曲线或时量曲线。通过时量曲线可定量地分析药物在体内的动态变化。整体动物一次血管外给药的时量曲线如图 2–8 所示。

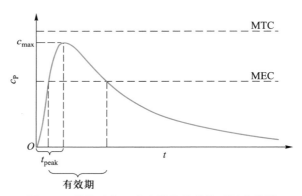

图 2–8　整体动物一次血管外给药的时量曲线图

按一房室模型理解,曲线升段主要是吸收过程(此时消除过程已经开始)。曲线在峰值浓度(peak concentration, c_{max})时吸收速率与消除速率相等。从给药至达到峰值浓度的时间称为达峰时间(peak time, t_{peak})。曲线降段主要是药物消除过程,血药浓度下降一半所需的时间称为消除半衰期(elimination half-life time, $t_{1/2}$)。最小有效浓度(minimum effective concentration, MEC)是指能产生药理效应所需的最小血药浓度。最小中毒浓度(minimum toxic concentration, MTC)是指能够产生中毒效应所对应的最小血药浓度。血药浓度超过 MEC,低于 MTC 的时间称为有效期(effective period)。当血药浓度低于 MEC 时不能产生治疗作用,而高于 MTC 时则会产生毒副作用。因此,选择药物治疗剂量时,应使血药浓度尽量控制在 MEC 和 MTC 之间。

时量曲线下面积(area under the curve, AUC)与吸收进入体循环的药量成正比,反映进入体循环药物的相对量。AUC 是血药浓度(c)随时间(t)变化的积分值,即

$$AUC = \int_{t_1}^{t_2} ct \cdot \mathrm{d}t = \int_{t_1}^{t_2} c_0 \cdot \mathrm{e}^{-k_e t} \cdot \mathrm{d}t$$

当 t_1 为 0，t_2 为 ∞ 时，$AUC = c_0/k_e$，单位是 $g \cdot h \cdot L^{-1}$。其中 k_e 是消除速率常数。

在二房室模型中，时量曲线也只能大致分为分布相及消除相两个指数衰减区段（图 2-9）。

在分布相时实际上药物已开始消除，到达消除相时可能已有相当分量的药物被消除。如果用血管外给药（口服、肌内注射等），分布相常被吸收相掩盖。如果给药早期（此时血药浓度变化较快）取样间隔过疏，则很难仅靠血药浓度的测定准确划分这些时相。二房室模型的药动学规律与单房室不同，如 $c = Ae^{-\alpha t} + Be^{-\beta t}$，$\alpha$ 及 β 分别为分布相（A）及消除相（B）的消除速率常数。而且在分布相中 V_d（表观分布容积）逐渐增大，$k_e(\alpha)$ 逐渐减小，$t_{1/2}$ 逐渐延长，因此药动学计算需要特殊处理。即使在消除相，血药浓度线性稳定下降，各组织浓度及其下降速度也不尽相等，故称假平衡。

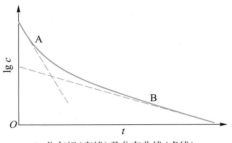

A. 分布相（实线）及分布曲线（虚线）；
B. 消除相（实线）及消除曲线（虚线）

图 2-9　二房室模型时量曲线图

三、生物利用度

生物利用度（bioavailability）是指血管外给药后，药物被吸收进入体循环的速度和程度，用 F 表示为

$$F = A/D \times 100\%$$

式中，D 为服药剂量；A 为进入体循环的药量。

绝对生物利用度是非血管途径给药的时量曲线下面积与该药参比制剂静脉注射给药的时量曲线下面积的比值。绝对生物利用度的计算为

$$F = （非血管途径给药的 AUC/ 静脉注射等剂量药物后的 AUC）\times 100\%$$

由于药物制剂不同，吸收程度可能不同，故可以某一制剂为标准（参比制剂），将受试制剂与其比较，称为相对生物利用度，是评价药物制剂质量的指标。相对生物利用度的计算为

$$F = （受试制剂 AUC/ 参比制剂 AUC）\times 100\%$$

生物利用度还反映药物吸收速度对药效的影响。图 2-10 是口服相等剂量的某药三种制剂后测得的量效曲线，其 AUC 相等（表示 F 值相等），但 t_{peak} 及 c_{max} 不等，吸收快的 c_{max} 可能已超过最低中毒浓度，吸收慢的 c_{max} 可能还在有效浓度以下。所以，生物利用度是衡量药物制剂质量的一个重要指标。

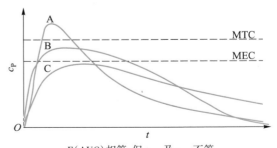

F（AUC）相等，但 t_{peak} 及 c_{max} 不等

MTC：最小中毒浓度；MEC：最小有效浓度

图 2-10　某药剂量相等的三种制剂的生物利用度比较

药物的制剂因素和人体的生物因素都可影响生物利用度，从而影响临床疗效。有许多化学含量相等的药物制剂的生物利用度常有差异，如苯妥英钠、地高辛或阿昔洛韦等制剂。因为药物颗粒的大小、晶形、充填剂的紧密度、

赋形剂的差异及生产工艺的不同,均可影响药物制剂的生物利用度。所以,为保证用药的有效性和安全性,在药物的质量标准中,有不少药物制剂已将生物利用度列为质量控制标准。

四、表观分布容积

表观分布容积(apparent volume of distribution, V_d)是药物在体内分布达到动态平衡后,体内药量(A)与血药浓度(c)的比值。V_d 是表观数值,不是实际的体液容积大小。通过 V_d 可计算达到期望血药浓度时的给药剂量,也可推测药物在体内的分布程度和组织中的摄取程度。除少数不能透出血管的大分子药物外,多数药物的 V_d 值均大于血浆容积。与组织亲和力大的脂溶性药物其 V_d 可能比实际体重的容积还大。

五、清除率

药物自体内消除的一个重要指标是血浆清除率(plasma clearance, CL),它是肝脏、肾脏等药物消除率的总和,即单位时间内多少容积血浆中的药物被消除干净,单位用 $L \cdot h^{-1}$(也有人用 $mL \cdot min^{-1}$,和肌酐清除率一致),或按体重计算 $L \cdot kg^{-1} \cdot h^{-1}$。按定义有

$$CL = RE/c_p$$

RE 是消除速率(rate of elimination),即单位时间内被机体消除的药量,c_p 为当时的血浆药物浓度。由于 RE 是非固定值,也不易检测,故常用 V_d 计算。按 $RE = k_e A$,$c_p = A/V_d$,故,

$$CL = k_e V_d$$

CL 值实际上常用静脉或肌内注射药物 A 后测定 c_p,绘出时量曲线,算出 AUC,再按 $CL = A/AUC$ 求得。因为 $AUC = c_0/k_e$,代入得

$$CL = k_e V_d = c_0 V_d /AUC = A/AUC$$

CL 也不是药物的实际排泄量,它反映肝和(或)肾功能,在肝和(或)肾功能不足时,CL 值会下降,因为 CL 是肝、肾等消除能力的总和。肝清除率虽然难测,但有重要的理论意义。肝清除率小的药物首过消除少,其口服生物利用度大,但易受肝功能、血浆蛋白结合率及肝药酶诱导或抑制药的影响;肝清除率大的药物首过消除多,其口服生物利用度小。有些药物的肝清除率很高,接近肝血流量,称为灌流限制性清除,其肝清除率受肝血流量影响较大。药物以原形自肾脏消除的百分数比较容易测定。自肾脏排泄多的药物易受肾功能影响,自肾脏排泄少的药物易受肝功能影响。医生可以据此对肝或肾功能不足病人适当调整剂量。

第四节　药物消除动力学

药物自血浆的消除是指进入血液循环的药物由于分布、代谢和排泄,其血药浓度不断衰减的过程。在药物消除过程中,血药浓度衰减的规律可用简单的数学公式表示如下:

$$dc/dt = -kc^n$$

式中,c 为血浆药物浓度;k 为常数;t 为时间。由于 c 为单位血浆容积中的药量(A),故 c 也可用 A 代替:$dA/dt = -kc^n$,式中 $n = 0$ 时为零级动力学(zero-order kinetics),$n = 1$ 时为一级动力学(first-order kinetics)。在临床实践中,药物消除动力学公式比较常用,故以此为例加以推导和说明。

一、零级动力学消除

当 $n=0$ 时，$-dc/dt=Kc^0=K$（为了和一级动力学中消除速率常数区别，用 K 代替 k），将上式积分得

$$c_t=c_0-K_t$$

式中，c_0 为初始血药浓度；c_t 为 t 时的血药浓度。以 c 为纵坐标、t 为横坐标作图呈直线（图 2-11），斜率为 K，当 $c_t/c_0=1/2$ 时，即体内血药浓度下降一半（或体内药量减少一半）时，t 为药物消除半衰期（half-life time，$t_{1/2}$）。

按公式 $1/2c_0=c_0-Kt_{1/2}$ 有

$$t_{1/2}=0.5c_0/K$$

可见按零级动力学消除的药物血浆半衰期随 c_0 下降而缩短，不是固定数值。零级动力学公式与酶学中的 Michaelis–Menten 公式相似，即

$$-\frac{dc}{dt}=\frac{V_{max}\cdot c}{K_m+c}$$

式中，V_{max} 为最大催化速度；K_m 为米氏常数。当 $c\gg K_m$ 时，K_m 可略去不计，$dc/dt=V_{max}$，即酶以其最大速度催化。零级动力学公式与此一致，说明当体内药物过多时，机体只能以最大能力将体内药物消除。因消除速度与 c_0 高低无关，因此是恒速（等量）消除。例如饮酒过量时，一般常人只能以每小时 10 mL 的速度恒速消除乙醇。当血药浓度下降至最大消除能力以下时，则按一级动力学消除。

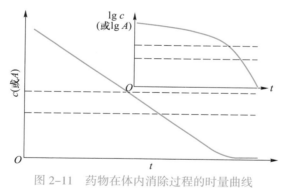

图 2-11　药物在体内消除过程的时量曲线

体内药物过多，超过机体最大消除能力（虚线）时为零级动力学恒速消除；
体内药物降至虚线以下时为一级动力学恒比消除。插图纵坐标为常用对数标尺。

二、一级动力学消除

一级动力学消除是指血中药物消除速率与血中药物浓度成正比，血药浓度高，单位时间内消除的药量也就多，当血药浓度降低后，药物消除速率也按比例下降，也称为等比消除。当 $n=1$ 时，

$$-dc/dt=k_ec^1=k_ec$$

式中，消除速率常数（elimination rate constant）k 用 k_e 表示。

将上式积分得

$$c_t=c_0e^{-k_et}$$

取自然对数，有

$$\ln c_t = \ln c_0 - k_e t$$

换成常用对数，有

$$\lg c_t = \lg c_0 - \frac{k_e}{2.303}t$$

$$t = \lg \frac{c_0}{c_t} \times \frac{2.303}{k_e}$$

当 $c_t = 1/2\ c_0$ 时，t 为药物消除半衰期 $(t_{1/2})$，有

$$t_{1/2} = \lg 2 \times \frac{2.303}{k_e} = 0.301 \times \frac{2.303}{k_e} = \frac{0.693}{k_e}$$

可见，按一级动力学消除的药物半衰期与 c 高低无关，是恒定值。体内药物按瞬时血药浓度（或体内药量）以恒定的百分数消除，单位时间内实际消除的药量随时间递减。消除速率常数 (k_e) 的单位是 h^{-1}，它不表示单位时间内消除的实际药量，而是体内药物瞬时消除的百分数。例如 $k_e = 0.5\ h^{-1}$ 不是说每小时消除 50%（如果 $t_{1/2} = 1\ h$，则表示每小时消除 50%）。按 $t_{1/2} = 0.693/k_e$ 计算，$t_{1/2} = 1.39\ h$，即需 1.39 h 才消除 50%。绝大多数药物都按一级动力学消除。这些药物在体内经过时间 t 后尚存：

$$A_t = A_0 e^{-k_e t}, \quad k_e = \frac{0.693}{t_{1/2}}$$

t 以 $t_{1/2}$ 为单位计（即 $t = n \cdot t_{1/2}$），有

$$A_t = A_0 e^{-0.693 \cdot n} = A_0 \left(\frac{1}{2}\right)^n$$

当 $n = 5$ 时，$A_t \approx 3\% A_0$，即经过 5 个 $t_{1/2}$ 后体内药物已基本消除。与此相似，如果每隔一个 $t_{1/2}$ 给药一次 (A_0)，则体内药量（或血药浓度）逐渐累积，经过 5 个 $t_{1/2}$ 后，消除速度与给药速度相等，达到稳态（steady state），即

$$A_t = A_0 (1 - e^{-k_e t})$$
$$= A_0 (1 - e^{-0.693 \cdot n})$$
$$= A_0 \left[1 - \left(\frac{1}{2}\right)^n\right]$$

当 $n = 5$ 时，$A_t \approx 97\% A_0$。这一时间（即 5 个 $t_{1/2}$）不因给药剂量多少而改变（表 2-2）。

表 2-2　单次给药或多次给药后不同时间体内的药量

$t_{1/2}$ 数 (n)	体内剩余量 $A_t = A_0 e^{-k_e t}$ $= A_0 \left(\frac{1}{2}\right)^n$	消除总量 $\sum A_0 e^{-k_e t}$ $= \sum A_0 \left(\frac{1}{2}\right)^n$	反复用药累计量 $A_0 (1 - e^{-k_e t})$ $= A_0 \left[1 - \left(\frac{1}{2}\right)^n\right]$
1	50% A_0	50% A_0	50% A_0
2	25% A_0	75% A_0	75% A_0
3	12.5% A_0	87.5% A_0	87.5% A_0
4	6.25% A_0	93.8% A_0	93.8% A_0
5	3.13% A_0	96.9% A_0	96.9% A_0
6	1.56% A_0	98.4% A_0	98.4% A_0
7	0.78% A_0	99.2% A_0	99.2% A_0

三、连续多次给药

临床治疗中常需连续给药以维持有效血药浓度。在一级动力学消除的药物中,开始恒速给药时药物吸收快于药物消除,体内药物蓄积。按计算约需 5 个 $t_{1/2}$ 达到稳态血药浓度(steady state plasma concentration,c_{ss})或坪浓度(plateau concentration)(图 2-12),此时给药速度(RA)与消除速度(RE)相等。

$$c_{ss} = \frac{RE}{CL} = \frac{RA}{CL} = \frac{D_m/\tau}{CL} = \frac{D_m/\tau}{k_e V_d}$$

式中,D_m 为维持剂量;τ 为给药间隔时间。可见,c_{ss} 随给药速度(RA=D_m/τ)快慢而升降,到达 c_{ss} 的时间不因给药速度加快而提前,它取决于药物的 k_e 或 $t_{1/2}$。据此,可以用药物的 $k_e V_d$ 或 CL 计算给药速度以达到所需的有效药物浓度。静脉恒速滴注时血药浓度可以平稳地到达 c_{ss}。分次给药时虽然平均血药浓度上升与静脉滴注相同,但实际上血药浓度上下波动(图 2-12)。给药间隔时间越长波动越大,则有

$$\text{峰值浓度} \ c_{ss-max} = \frac{A/V_d}{1-e^{-k_e t}}, \text{谷值浓度} \ c_{ss-min} = c_{ss-max} e^{-k_e t}$$

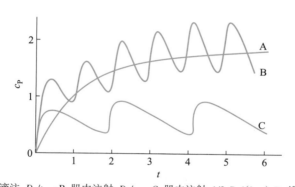

A. 静脉滴注,$D_m/t_{1/2}$;B. 肌内注射,$D_m/t_{1/2}$;C. 肌内注射,1/2 $D_m/(2t_{1/2})$;D_m 维持剂量

图 2-12　连续恒速给药时的时量曲线
约经 5 个半衰期血药浓度达到稳态。给药间隔越短,血药浓度波动越小。
给药剂量越大,血药浓度越高。

如果实际 c_{ss} 过高或过低,可以按已达到的 c_{ss} 与需要达到的 c_{ss} 比值调整给药速度,即 c_{ss}(已达到的)/c_{ss}(需要的)=RA(现用的)/RA(将调整的),但从调整剂量时开始需再经过 5 个 $t_{1/2}$ 方能达到需要的 c_{ss}。

在病情危重需要立即达到有效血药浓度时,可于开始给药时采用负荷剂量(loading dose,A_{ss}),因为,

$$A_{ss} = c_{ss} V_d = \frac{RA}{k_e} = \frac{RA}{0.693/t_{1/2}} = 1.44 t_{1/2} RA$$

可将第一个 $t_{1/2}$ 内静脉滴注量的 1.44 倍,在静脉滴注开始时推注入静脉,即可立即达到坪浓度。当口服给药而需很快产生药效时,可在首次服用负荷剂量,使血药浓度迅速达到坪浓度,以后改用维持量。当给药间隔时间 τ 等于或接近药物的半衰期时,采用首次剂量加倍的给药方案,

可在一个半衰期达到坪浓度。

在零级动力学消除中,体内药量超过机体最大消除能力。如果连续恒速给药,RA>RE,体内药量蓄积,血药浓度将无限增高。停药后消除时间也较长,超过 5 个 $t_{1/2}$。因为 $t_{1/2}=0.5c_0/K$,达到的 c_0 越高 $t_{1/2}$ 越长。

临床用药可根据药动学参数(如 V_d、CL、k_e、$t_{1/2}$ 及 AUC 等)按以上各公式计算剂量及设计给药方案,以达到并维持有效血药浓度。除了少数 $t_{1/2}$ 特长或特短,或零级动力学消除的药物外,一般采用每隔一个半衰期给予半个有效量(half dose at half life interval),并将首次剂量加倍的给药方法,可达到安全而快速起效的用药目的。

有些药物在体内可转化为活性产物,此时则需注意此活性产物的药动学,如果活性产物的消除是药物消除的限速步骤的话,则应按该活性产物的药动学参数计算剂量及设计给药方案。

本章电子课件	

本章小结

本章主要讲述了药动学的基本概念和常用术语,学习的重点在于准确地理解其定义和内涵。具体要求如下:① 掌握:药物的跨膜转运方式与影响因素,药物吸收、分布、代谢与排泄的基本过程,首过消除、肝肠循环、肝药酶、半衰期、表观分布容积、生物利用度、血浆清除率和稳态血药浓度等基本概念,零级动力学和一级动力学消除的意义及特点。② 熟悉:影响药物吸收、分布、代谢与排泄的主要因素,以及联合用药时在各环节发生的药物相互作用。③ 了解:多次恒速给药时稳态血药浓度、负荷量的计算方法以及房室模型。

思考题

1. 试述药物主动转运和被动转运的特点。
2. 试述体液 pH 对酸性药物被动转运的影响。
3. 简述药物的吸收途径及其影响因素。
4. 影响药物分布的因素有哪些?
5. 试述肝药酶在药物转化中的作用以及与药物间相互作用的关系。
6. 何谓酶的诱导或酶的抑制,举例说明其临床意义。
7. 药物经由肾脏排泄的方式及主要影响因素是什么?
8. 试述口服制剂绝对生物利用度和相对生物利用度的计算方法或公式。
9. 简述 k_e、$t_{1/2}$、V_d 及 c_{ss} 的意义。
10. 解释下列名词:① ADME;② 药物转运;③ 消除;④ 生物膜;⑤ 被动转运;⑥ 易化扩散;⑦ 主动转运;⑧ 首过消除;⑨ 血浆蛋白结合率;⑩ 重(再)分布;⑪ 血脑屏障;⑫ 胎盘屏障;⑬ 灭活;⑭ 第二相反应;⑮ 细胞色素 P450 酶系;⑯ 酶的诱导;⑰ 酶的抑制;⑱ 肾小管重吸收;

⑲肝肠循环;⑳生物利用度;㉑表观分布容积;㉒峰值浓度(c_{max});㉓达峰时间(t_{peak});㉔半衰期($t_{1/2}$);㉕曲线下面积(AUC);㉖分布相;㉗消除相;㉘二房室模型;㉙血浆清除率;㉚一级动力学消除;㉛零级动力学消除;㉜稳态血药浓度(c_{ss});㉝负荷剂量(A_{ss})。

[左代英(沈阳药科大学)]

第三章 药物对机体的作用——药效学

第一节 药物的基本作用

一、药物作用的性质和方式

(一) 药物作用的性质

药物作用（drug action）是指药物与机体组织间的原发（初始）作用。药物效应（drug effect）是指药物原发作用所引起机体器官原有功能的改变。如去甲肾上腺素激活血管平滑肌 α 受体为其作用，而引起的血管收缩和血压升高则为效应。实际上，二者相互通用。

药物对机体的作用是引起机体器官原有功能的改变，而不可能产生新的功能。凡能使机体生理、生化功能加强的药物作用称为兴奋（excitation or stimulation），引起兴奋的药物称兴奋药（stimulator or excitant）；引起功能活动减弱的药物作用称抑制（depression or inhibition），引起抑制的药物称抑制药（depressant or inhibitor）。化疗药物如抗生素、抗代谢药物等可抑制或杀灭病原体及肿瘤细胞，称为化学治疗（chemotherapy），简称化疗。维生素和激素等可补充机体的不足，称为补充治疗（supplement therapy）或替代疗法（replacement therapy）。

(二) 药物作用的方式

1. 局部作用（local action） 无须药物吸收而在用药部位发挥的直接作用。如局部麻醉药引起局麻作用，咪康唑霜剂或洗剂外用治疗皮肤黏膜真菌感染等。

2. 全身作用（general action） 是指药物吸收入血液循环后分布到机体各组织器官而发挥的作用，又称吸收作用（absorptive action）或系统作用（systemic action）。如地高辛治疗心衰，卡托普利治疗高血压，氯氮平治疗精神分裂症等。

二、药物作用的选择性和两重性

(一) 药物作用的选择性

药物对某些组织器官有作用或作用强，而对另外一些组织器官无作用或作用弱，称为药物作用的选择性（selectivity）。它是药物分类的依据。选择性高是由于药物与组织的亲和力大，且组织细胞对药物的反应性高。但选择性是相对的，而不是绝对的。选择性高的药物，大多数药理活性也较高，使用时针对性强；选择性低的药物，作用范围广，应用时针对性不强，不良反应较多。

（二）药物作用的两重性

用药的目的在于防病治病。由于药物的选择性是相对的，一些与治疗无关的作用有时会引起对患者不利的反应，多数情况下治疗作用（therapeutic effect）与不良反应（untoward reaction or adverse drug reaction，ADR）会同时发生，这是药物两重性（drug duality）的表现。临床用药时应充分发挥药物的治疗作用，而尽量减少不良反应。

1. 治疗作用　凡能达到防治效果的作用称为治疗作用。

（1）对因治疗（etiological treatment）：针对病因的治疗称对因治疗，也称治本。如抗生素杀灭体内致病菌治疗各种感染。

（2）对症治疗（symptomatic treatment）：能改善疾病症状，但不消除病因称对症治疗，也称治标。如镇痛、退热、平喘、降压等都属对症治疗。对症治疗虽不能根除病因，但对病因未明或无法根治的疾病，尤其是某些危重急症是非常重要的。正所谓"急则治其标，缓则治其本"，最后达到"标本兼治"。

2. 不良反应　与治疗目的无关，对患者不利的作用。严重的不良反应较难恢复，称为药源性疾病（drug-induced disease），如链霉素引起的神经性耳聋，肼屈嗪引起的红斑狼疮等。

（1）副作用（side effect or side reaction）：药物治疗量时出现的与治疗无关的不适反应，称副作用或副反应。副作用一般都可预料且较轻微，是可逆性的功能变化。产生的原因是由于药物的选择性低，作用范围广，治疗时利用了其中一种或两种作用，其他作用则成为副作用。但随着治疗目的的不同，副作用有时可成为治疗作用。如阿托品阻断 M– 胆碱受体，对心脏、血管、平滑肌、腺体、眼及中枢神经系统都有影响，当用其缓解胃肠道痉挛时，可引起心率加快、口干等副作用，而用于治疗心动过缓时，则导致口干、视力模糊、腹气胀、便秘或尿潴留等副作用。由于副作用是在治疗时出现，通常难以避免，但可设法纠正。如用麻黄碱治疗支气管哮喘时有中枢神经兴奋作用，可引起患者失眠，若同时服用催眠药可纠正。

（2）毒性反应（toxic reaction）：用药剂量过大或时间过长而对机体产生有害的反应，称毒性反应。因服用剂量过大而立即发生的毒性，称急性毒性（acute toxicity）；因长期用药后逐渐发生的毒性，称慢性毒性（chronic toxicity）。毒性反应可引起全身各系统的功能性或器质性的损害，甚至危及生命。

（3）变态反应（allergic reaction）：又称过敏反应（hypersensitive reaction），指机体受药物刺激，发生异常的免疫反应，而引起生理功能的障碍或组织损伤。这种反应只发生在少数过敏体质的患者，与用药剂量无关，反应性质也各不相同。最典型的例子是青霉素引起的过敏性休克。对于易引起过敏反应的药物，用药前应进行过敏试验，阳性反应者禁用。

（4）继发反应（secondary reaction）：药物发挥治疗作用后引起的不良后果。如长期应用广谱抗生素，敏感的细菌被消灭，不敏感的细菌（如葡萄球菌或真菌）乘机大量繁殖，导致葡萄球菌（伪膜性）肠炎或念珠菌病（如鹅口疮），也称菌群交替症（modification of the flora）或二重感染（suprainfection or superinfection）。

（5）后遗效应（after effect or residual effect）：指停药后血药浓度虽已降至最低有效浓度以下，但仍残存生物效应。如苯巴比妥的宿醉现象（hangover phenomenon）。

（6）停药反应（withdrawal reaction or withdrawal syndrome）：指长期用药突然停药后原有疾病

重新出现或加剧,又称停药症状(withdrawal symptom or symptom in discontinuation of drug)或反跳现象(rebound phenomenon)。如长期使用糖皮质激素、可乐定或普萘洛尔突然停药,都可引起反跳现象。

(7) 特异质反应(idiosyncratic reaction):某些药物使少数特异质(idiosyncrasy)患者出现的特异性不良反应,其性质与大多数人不同。如先天性缺乏葡萄糖-6-磷酸脱氢酶(glucose-6-phosphate dehydrogenase,G-6-PD),造成还原性谷胱甘肽减少,应用某些具有氧化性作用的药物(如伯氨喹、磺胺药等)可发生溶血性贫血及高铁血红蛋白血症,出现紫绀、胸闷、缺氧等严重反应。

(8) 三致作用(致畸、致癌、致突变):有些药物能影响胚胎的正常发育而引起畸胎,称致畸(teratogenesis)作用。目前认为胎儿在开始发育的最初三个月内,细胞有丝分裂处于活跃阶段,胚胎发育分化很快,最易受药物的影响,故在妊娠的最初三个月用药应特别谨慎。致畸与致癌(carcinogenesis)、致突变(mutagenesis)合称三致作用,均属于慢性毒性范畴。对于一类新药,需进行三致试验(特殊毒理研究),以保证用药的安全性。

第二节 受体理论和信号转导

一、受体的基本概念

受体(receptor)是存在于细胞膜、细胞质或细胞核上的大分子化合物(如蛋白质、核酸、脂质等),能与特异性配体(药物、递质、激素、内源性活性物质)结合并产生效应。与受体结合的特异性物质称为配体或配基(ligand)。而受体上能与配体相结合的活性基团,称为受点或结合位点(receptor site or binding site)。

受体理论的确立经过了"接受物质(receptive substance)→受体假说(receptor hypothesis)→受体理论(receptor theory)"的漫长阶段。随着现代科学技术的发展,人们通过药物与受体相互作用的定量研究,测定了受体的结合性能。在20世纪70年代即已证明N–胆碱受体的存在,后又陆续分离、提纯到N–胆碱受体蛋白,并精确地测定了N–胆碱受体的氨基酸序列,阐明了受体的立体构象、离子通道、受体亚型、分布和功能等。1972年Sutherland发现环磷酸腺苷(cyclic adenosine monophosphate,cAMP)及其与β–肾上腺素受体之间的关系,创立了第二信使(second messenger)学说,使受体理论日臻完善。而今,受体理论已成为阐明生命现象的生理和病理过程,解释药物的药理作用、作用机制、构效关系的一种基本理论,是药理学、生理学、病理生理学、生物化学和分子生物学中取得突飞猛进研究成果的领域之一。

二、受体特性

目前认为一个真正的受体具有饱和性、特异性、可逆性、高亲和力、结构专一性、立体选择性、区域分布性、亚细胞或分子特征、配体结合试验资料与药理活性的相关性、生物体存在内源性配体(表3–1)。

表 3-1　受体的特征

特征	说明
1. 饱和性 （saturality）	每一细胞或每一定量组织内，受体的数量是有限的。当配体达到某一浓度时，最大结合值不再随配体浓度增加而加大
2. 特异性 （specificity）	一种特定受体只与它的特定配体结合，产生特定的生理效应，而不被其他生理信号干扰
3. 可逆性 （reversibility）	配体与受体的结合是可逆的。从配体–受体结合物中解离出的配体仍为原来的形式，且配体与受体的结合可被其他特异性配体置换
4. 高亲和力 （high affinity）	受体对其配体的高亲和力应相当于内源性配体的生理浓度，其表观解离常数 K_d 值一般在 $nmol \cdot L^{-1}$ 水平
5. 结构专一性 （structural specificity）	受体对其配体具有高度识别能力，只与其结构相适应的配体结合
6. 立体选择性 （stereo selectivity）	受体与配体的结合对双方均有严格的构象要求。同一化合物的不同旋光异构体与受体的亲和力相差很大
7. 区域分布性 （regional distribution）	不同组织或同一组织的不同区域，受体密度不同
8. 亚细胞或分子特征 （subcellular or molecular characterization）	同类受体不同亚型的分子质量、亚细胞或分子各有特性
9. 配体结合试验资料与药理活性的相关性 （binding data vs pharmacological activity relationship）	受体与药物结合的强度与产生生物效应的药效强度相关
10. 生物体存在内源性配体 （endogenous ligand）	如内源性递质、激素、自身活性物质或化学结构特异性物质

三、受体学说

药物与受体是如何相互作用产生效应，有诸多学说。其中以占领学说（occupation theory）提出最早，较为公认。

（一）占领学说

该学说认为药物与受体相互作用是可逆性的，药理效应的大小与药物占领的受体数量成正比。被占领的受体数量增多时，药物效应会相应增加，当全部受体被占领时，药物效应达到最大值。药物至少具备两种特性即亲和力（affinity）和内在活性（intrinsic activity），才能引起生物效应。

1. 亲和力　是指药物与受体结合的能力。不同药物与受体的亲和力不同。
2. 内在活性　或称效能（efficacy），是指药物激动受体产生最大效应的能力。具有内在活性的药物可以产生类似递质激动受体的效应。激动剂的内在活性可能小于或等于 1。

受体占领学说适用于激动剂。然而却无法解释一些药物占领受体后，为什么不产生效应的现象；也不能解释某些药物在发生最大效应时，靶器官尚有 95%~99% 受体未被占领的事实。20 世纪 50 年代 Arien 和 Stephenson 修正占领学说，认为药物产生最大效应不一定占领全部受体,不同药物与受体的亲和力不同,亲和力大结合多,亲和力小则结合少。但药物与受体复合物引起生物效应的大小,则取决于药物的内在活性。而且药物产生最大效应(maximum effect,E_{max})不需要占领全部受体,多余的受体称备用受体或储备受体(spare receptor)。另外,药物占领受体引起的效应,有一定阈值。对部分被占领而不能引起效应的受体,称静息受体(silent receptor)。

(二)速率学说

1961 年 Paton 主张药物作用的速率学说(rate theory),认为药物的作用并不与被占领的受体数量成正比,而是和单位时间内药物的结合速率常数 k_1 及解离速率常数 k_2 有关。激动剂与拮抗剂的区别主要在于 k_2。如果 k_2 大,则药物与受体复合物迅速解离。激动剂的 k_2 值大,作用较快而短。部分激动剂或拮抗剂的 k_2 值小,解离速率慢,偶尔有自由的受体可供新的结合,故本身仅有微弱激动作用或完全没有作用。但由于占领受体,阻断了激动剂的作用,故表现为拮抗作用。

$$D+R \underset{k_2}{\overset{k_1}{\rightleftharpoons}} DR$$

(三)变构学说

变构学说(allostearic theory)又称二态模型学说(two state model theory),该学说认为受体本身至少有两种构象状态,即无活性的静息态(resting state,R)和有活性的活化态(active state,R*),两者可互变,即 $R \rightleftharpoons R*$。药物小分子可诱导生物大分子蛋白质的构象变化,使其立体构象更适宜与药物分子结合,即诱导契合(induced fit)。

激动剂 A 可与 R* 结合引起生物效应;拮抗剂 B 对 R 亲和力较大,结合后不产生生物效应。部分激动剂与 R* 及 R 都有一定的亲和力,饱和时部分 R* 产生效应,但内在活性低,作用微弱。

四、受体调节

细胞和受体蛋白都在不断地更新,其合成和降解速率影响着受体的数目和构象。生理和病理情况的改变,也可对其发生影响。受体与配体作用,其有关的受体数目和亲和力的变化称受体调节(receptor regulation)。

1. 向下调节和向上调节 长期使用激动剂,如用异丙肾上腺素治疗哮喘,可使受体数目减少,疗效逐渐下降,称向下调节(衰减性调节,down regulation)。长期使用拮抗剂,如用普萘洛尔可出现受体数目增加,突然停药,可引起反跳现象,表现为敏感性增高,称向上调节(上增性调节,up regulation)。

2. 同种调节和异种调节 根据被调节的受体种类是否相同,又可分为同种调节和异种调节。

(1)同种调节(homospecific regulation):指配体作用于其特异性受体,使自身的受体发生变化。如 β- 肾上腺素受体、乙酰胆碱受体、胰岛素受体、生长激素受体、促甲状腺素释放激素受体、黄体生成素受体、血管紧张素Ⅱ受体等肽类配体的受体都存在同种调节。

(2)异种调节(heterospecific regulation):指配体作用于其特异性受体,对另一种配体的受体产生调节作用。如 β- 肾上腺素受体可被甲状腺素、糖皮质激素和性激素所调节;α- 肾上腺素受体可被氨甲酰胆碱调节;M 受体可被血管活性肽调节;γ- 氨基丁酸(γ-aminobutyric acid,GABA)受体可受苯二氮䓬调节;苯二氮䓬受体又可被 GABA 调节;胰岛素受体和表皮生长因子受体可被 β- 肾上腺素类药物调节,磺酰脲类使胰岛素受体产生向上调节,维生素 A 使胰岛素受体产生向下调节。

五、受体类型

（一）根据受体在靶细胞上存在位置或分布进行分类

1. 细胞膜受体（receptors on the cell surface） 位于靶细胞膜上，如胆碱受体、肾上腺素受体、多巴胺受体、阿片（内阿片肽）受体、组胺受体及胰岛素受体等。受体除分布于突触后膜（postsynaptic membrane）外，有些也分布于突触前膜（presynaptic membrane）。突触前膜与突触后膜受体对药物的亲和力、敏感性和生理功能不同。

2. 胞浆受体（receptors in the cytoplasm） 位于靶细胞的胞浆内，如肾上腺皮质激素受体、性激素受体等。

3. 胞核受体（receptors in the nucleus） 位于靶细胞的细胞核内，如甲状腺素受体。

胞浆受体和胞核受体合称为细胞内受体（intracellular receptors）。某些脂溶性小分子物质（如甾体激素、一氧化氮）容易透过胞浆膜进入细胞内，作用于细胞内受体。

（二）根据受体结构和信号转导机制进行分类

1. 配体门控离子通道型受体（channel-linked receptor or direct ligand-gated channel type receptor） 位于细胞膜上，调控细胞膜上的离子通道。受体直接与离子通道耦联，配体与其结合后数毫秒内引起细胞膜的电位变化而产生效应。该型受体的共同结构特点是由均一或不均一的亚基在细胞膜上构成一寡聚体，每个亚基有 4~6 个跨膜区。受体（寡聚体）在细胞膜上形成阴或阳离子通道，从而控制突触反应的膜电位，产生动作电位或引起膜超极化。如烟碱型乙酰胆碱受体（nicotinic acetylcholine receptor，N-AChR，图 3-1）、GABA 受体等。

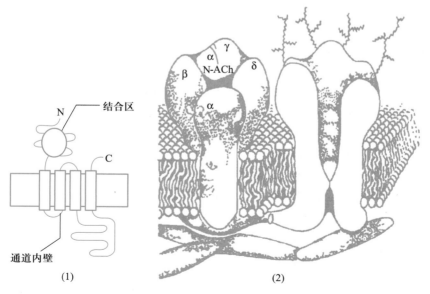

(1) (2)

(1)为图（2）中 N-ACh 受体 α 亚基的结构模式图。N-ACh 受体的 β、γ、δ 等亚基
以及其他配体门控离子通道型受体的亚基也具有类似 α 亚基的结构模式

图 3-1 离子通道型受体及其亚基的结构模式图

2. G 蛋白耦联受体（G protein-linked receptor or G protein-coupled receptor） 受体与配体结合后，通过 G 蛋白改变细胞内第二信使的浓度，将信号传递至效应器而产生生物效应。这类受体是跨膜 7 次的 G 蛋白耦合受体。递质与这类受体结合后，要经过 G 蛋白的介导激活细胞内信使，通过蛋白磷酸化发挥作用，或由 G 蛋白本身影响离子通道。G 蛋白耦联受体家族成员最多，包括多数神经递质和肽类激素的受体。该型受体的配体结合区不是在细胞膜外，而是在跨膜区的 α 螺旋片段上（图 3-2）。其肽链 C 末端的丝氨酸和苏氨酸残基为磷酸化部位，在蛋白激酶催化时可结合磷酸基团。如去甲肾上腺素（noradrenaline, NA）受体、5- 羟色胺（5-hydroxytryptamine, 5-HT）受体和多巴胺（dopamine, DA）受体等。

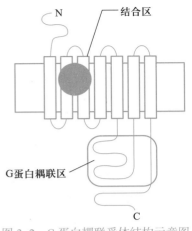

图 3-2 G 蛋白耦联受体结构示意图

G 蛋白全称 GTP 结合蛋白（GTP binding protein），即三磷酸鸟苷（guanosine triphosphate, GTP）结合蛋白、鸟嘌呤核苷调节蛋白（guanine nucleotide binding regulatory protein）或鸟苷酸结合蛋白质（guanylate binding protein）的简称，是一类非常重要的信号转导蛋白，参与许多受体的信号转导过程。它是一种膜蛋白，位于胞浆面，是细胞外受体与胞内效应器的耦联体。G 蛋白主要有两种构象状态：与 GTP 结合的激活态和与二磷酸鸟苷（guanosine diaphosphate, GDP）结合的失活态，G 蛋白通过这两种状态的转化来调节其下游效应分子的功能。G 蛋白的 α 亚基含受体作用部位、鸟苷酸结合部位及 GTP 酶活性。静态时，G 蛋白的 α、β、γ 三个亚基形成异聚体。此时，亚基与 GDP 相结合，整个 G 蛋白不表现活性；激活态的受体与失活态的 G 蛋白三聚体有很高的亲和力，当激活的受体与 G 蛋白 α 亚基一过性接触时，G 蛋白变构释放 GDP 而结合 GTP，GTP 与 G 蛋白结合后就激活了 G 蛋白，当即引起 β、γ 亚基的脱落和 α 亚基的活化。活化的 α 亚基可将受体信号传递给多种效应蛋白质。由于 α 亚基本身带有 GTP 水解酶活力，在这同时，其 GTP 酶活性也激活，通常在 3~15 s 之后就能将 GTP 水解为 GDP，使结合的 GTP 转变成 GDP，继而使 α 亚基失活并恢复到静态（图 3-3）。

根据 G 蛋白的功能和 α 亚基的不同，G 蛋白可分为刺激（兴奋）性 G 蛋白（stimulatiory G protein, Gs）、抑制性 G 蛋白（inhibitory G protein, Gi）、转导蛋白（transducin, Gt）、离子通道 G 蛋白（ion channel G protein, Go）及磷脂酶 C–G 蛋白（phospholipase C G protein, Gq）等。

3. 酪氨酸激酶受体（tyrosine kinase receptor） 该受体为跨膜蛋白，胞外部分与配体结合，胞内部分与酪氨酸激酶耦联。当配体与细胞膜外的识别部位结合后，启动胞内级联蛋白磷酸化反应，调节细胞内信号转导和基因的转录。该受体的细胞内部分具有酪氨酸激酶（tyrosine kinase）活性，受体本身就是受体调节的蛋白激酶，因此属催化受体（catalytic receptor）。配体与该类受体结合后可催化效应蛋白质或直接使自身的酪氨酸磷酸化，从而产生生物效应，通常非常缓慢。胰岛素、生长因子、神经营养因子等与此类受体结合而产生效应（图 3-4）。

4. DNA 转录调节型受体（DNA transcription regulated type receptor or regulate gene transcription receptor） 这类受体在细胞质或细胞核内，因而称之为细胞内受体，也称核受体（nuclear receptor）。其配体多为亲脂性小分子化合物，如甾体激素（肾上腺皮质激素、性激素）、甲状腺素、维生素 D_3 以及一氧化氮（nitric oxide, NO）等，以简单扩散的方式穿过细胞膜与细胞内或核内的相应受体结合,通过调节基因转录而影响某些特异性蛋白质的合成,产生效应(图3-5)。

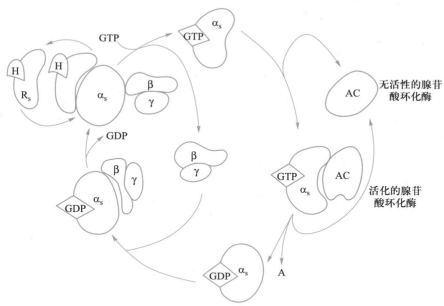

H:受体;R_s:激动型受体;α_s:激动型G蛋白的α亚基;AC:腺苷酸环化酶

图3-3 Gs蛋白调节腺苷酸环化酶活性的分子机制

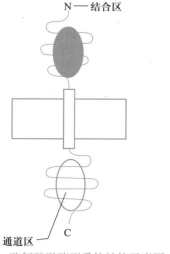

图3-4 酪氨酸激酶型受体结构示意图

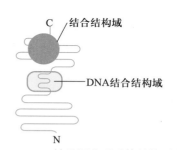

图3-5 DNA转录调节型受体结构示意图

六、细胞内信号转导

药物作用于受体,在细胞内经过多级转导,将信号逐级放大、传递并激活细胞的效应系统而产生效应,这一过程称为级联反应(cascade)。细胞内信号转导(signal transduction)的方式有如下几种：① 配体跨膜调节细胞质基因表达,如肾上腺皮质激素；② 配体激活跨膜的酪氨酸蛋白激酶,如胰岛素；③ 配体耦联闸门通道,如乙酰胆碱、γ- 氨基丁酸；④ 通过 G 蛋白中介。

在跨膜信号传导(transmembrane signaling)中,G 蛋白是联系受体和效应蛋白质的“中继站”,许多效应蛋白质,如腺苷酸环化酶(adenylate cyclase,AC)、磷脂酶 C(phospholipase C,PLC)、磷脂酶 A₂(phospholipase A$_2$,PLA$_2$)和磷酸二酯酶(phosphodiesterase,PDE)等的活性受 G 蛋白的调节。由于 GTP 置换 GDP 的过程很快,所以每个与递质结合的受体能激活很多 G 蛋白,细胞中 G 蛋白的数量通常远远大于受体的数量,所以细胞外信使在经过 G 蛋白中继后就得到了放大。此外,G 蛋白的中继还能起到信号通路选择的作用,不同的受体能选择性作用于不同的 G 蛋白,G 蛋白中的 α 亚基随其种类不同能激活或抑制不同的效应分子(图 3-6)。G 蛋白通过以下的方式实现细胞内的信号转导功能：① 激活腺苷酸环化酶,如 β 受体激动剂；② 抑制腺苷酸环化酶,如 α$_2$ 受体激动剂；③ 激活钙和肌醇磷脂代谢,通过三磷酸肌醇(inositol triphosphate,IP$_3$)和甘油二酯(diacylglycerol,DAG)实现信号的转导,如 α$_1$ 受体激动剂；④ 调节离子通道,如乙酰胆碱激动心肌 M 受体；⑤ 激活鸟苷酸环化酶(guanylate cyclase,GC),如 M 受体激动剂(表 3-2)。

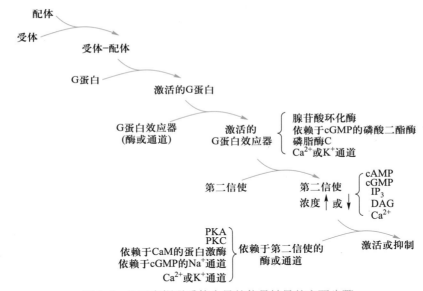

图 3-6　G 蛋白耦联受体介导的信号转导的主要步骤

表 3-2　肾上腺素受体及其效应

受体	耦联 G 蛋白	基本效应
β$_1$	Gs	腺苷酸环化酶激活,L 型 Ca^{2+} 通道激活
β$_2$	Gs	腺苷酸环化酶激活
β$_3$	Gs	腺苷酸环化酶激活

受体	耦联 G 蛋白	基本效应
α_1	Gq	磷脂酶 C 激活
	Gq	磷脂酶 D 激活
	Gq,Gi/Go	磷脂酶 A_2 激活
α_2	Gi	腺苷酸环化酶活性降低
	Gi($\beta\gamma$ 亚单位)	K^+ 通道开放
	Go	抑制 Ca^{2+} 通道（L 型;N 型）

在细胞内信号传递(级联反应)的过程中,配体作用于受体后,可诱导产生一些细胞内的化学物质,作为细胞内信号的传递物质,将信号进一步传递至下游的信号转导蛋白,称之为第二信使(second messenger)。现已确定的第二信使主要有 cAMP、环磷酸鸟苷(cyclic guanosine monophosphate,cGMP)、IP_3、DAG 和细胞内外的钙离子(calcium ion,Ca^{2+})。

第三节　药效学概述

一、药物作用机制

（一）非特异性药物作用

非特异性药物作用(nonspecific drug action)主要与药物的理化性质有关,通过改变细胞周围的理化条件而发挥作用。

(1) 改变渗透压等,如甘露醇脱水,硫酸镁导泻。

(2) 改变 pH,如抗酸药治疗溃疡病。

(3) 脂溶性,如乙醚麻醉。

(4) 络合作用,如二巯基丁二酸钠等络合剂(complexing agent)解救重金属中毒。

(5) 补充机体所缺乏的物质,如维生素、微量元素或其他营养物质。

（二）特异性药物作用

结构特异性药物通过与机体生物大分子(如酶和受体)功能基团结合而发挥作用,称为特异性药物作用(specific drug action),大多数药物属于此类。

二、作用于受体的药物

（一）激动剂和部分激动剂

1. 激动剂(agonist)　也称完全激动剂(full agonist),有很大的亲和力和内在活性,能与受体结合并产生效应。如以[D]表示药物浓度(mol·L⁻¹),E表示效应,则可得到激动剂的量效曲线(图3-7)。图(1)为双曲线。如将纵坐标改为最大效应的百分数,横坐标改为lg[D],则得到一条左右对称的S形曲线[图(2)]。如将纵坐标改为效应百分数的倒数,横坐标改为药物浓度的倒数,则得到一条直线[图(3)]。

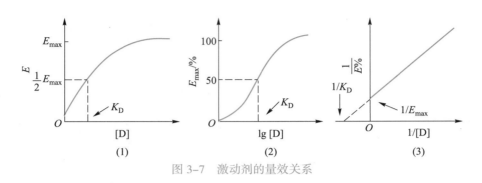

图3-7 激动剂的量效关系

pD₂(亲和力参数,affinity parameter):激动剂达最大效应一半时所需浓度的负对数值称为pD₂。此值越大,亲和力越大,与实际浓度成反比。如 $-\lg 10^{-7}=7$, $-\lg 10^{-4}=4$,实际浓度分别为 10^{-7} 和 10^{-4}。

2. 部分激动剂(partial agonist) 具有一定的亲和力,但内在活性低,与受体结合后只能产生较弱的效应。即使浓度增加,也不能达到完全激动剂那样的最大效应,与激动剂合用,却因占据受体而能拮抗激动剂的部分生理效应。如激动剂A的内在活性 $\alpha=1$,部分激动剂B的内在活性 $\beta=0.25$。当[B]恒定在不同浓度时,激动剂A的量效曲线平行右移(图3-8),说明A在低浓度时两药的作用相加,曲线的交叉点说明A在该点的效应 E_A 不受[B]的影响。此时A所产生的效应相当于B的最大效应,即 $E_A=E_{AB}$。以后随着[B]的再增加,对A出现竞争性拮抗。这种小剂量激动、大剂量拮抗的作用,称为两重性(dualism)。

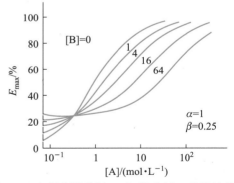

图3-8 有部分激动剂B时,激动剂A的量效曲线

(二)竞争性拮抗剂和非竞争性拮抗剂

1. 竞争性拮抗剂(competitive antagonist) 虽具有较强的亲和力,能与受体结合,但缺乏内在活性,结合后非但不能产生效应,同时由于占据受体而拮抗激动剂的效应,但可通过增加激动剂浓度使其达到单用激动剂时水平,称竞争性拮抗剂。竞争性拮抗剂特点:① 拮抗剂B与激动剂A竞争相同的受体;② 竞争性拮抗剂其拮抗作用是可逆的;③ 与激动剂合用时的效应取决于两者的浓度和亲和力,随拮抗剂浓度增加,激动剂A的量效曲线(A+B)平行右移;④ 斜率和最大效应不变(图3-9)。

pA₂(拮抗参数,parameter of antagonism):激动剂与竞争性拮抗剂合用时,激动剂浓度加倍,其量效曲线方能达到单用激动剂的最大效应,此时所需拮抗剂浓度的负对数值称为 pA₂。此值越大,拮抗力越大,但与实际浓度成反比。如 $-lg10^{-7}=7$,$-lg10^{-4}=4$,实际浓度分别为 10^{-7} 和 10^{-4}。

2. 非竞争性拮抗剂(non-competitive antagonist) 特点为:① 拮抗剂 B 与激动剂 A 虽不争夺相同的受体,但它与受体结合后可妨碍激动剂 A 与特异性受体结合;② 非竞争性拮抗剂 B 与激动剂 A 争夺同一受体,但共价键作用,与受体结合比较牢固,呈不可逆性,妨碍激动剂 A 与特异性受体结合;③ 不断提高 A 浓度,也不能达到单独使用 A 时的最大效应;④ 非竞争性拮抗剂 B 可使激动剂 A 的量效曲线(A+B)右移,斜率减小,最大效应降低(图 3–10)。

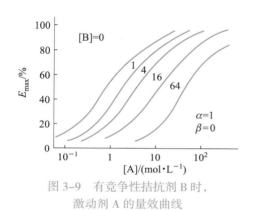

图 3–9 有竞争性拮抗剂 B 时,
激动剂 A 的量效曲线

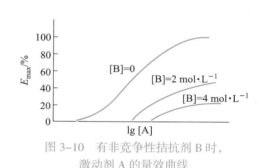

图 3–10 有非竞争性拮抗剂 B 时,
激动剂 A 的量效曲线

三、药物的构效关系

化学结构相似的药物可通过同一机制发挥作用,引起相似或相反的效应。药物结构的改变,包括其基本骨架、侧链长短、立体异构(手性药物)、几何异构(顺式或反式)的改变均可影响药物的理化性质,进而影响药物的体内过程、药效乃至毒性。药物作用的特点取决于药物小分子与生物大分子之间生化反应的专一性,而后者又取决于药物的化学结构,药物的结构与药理活性或毒性之间的这种关系称为构效关系(structure-activity relationship,SAR)。了解药物的构效关系不仅有利于深入认识药物的作用,指导临床合理用药,而且在定向设计药物结构,研制开发新药方面都具有重要意义。

(1) 结构相似的化合物,能与同一酶或受体结合,产生相似或相反的作用。一般来说,随着取代基团逐渐增大,内在活性减弱,乃至变成部分激动剂或拮抗剂,如儿茶酚胺类衍生物(图 3–11,表 3–3)。

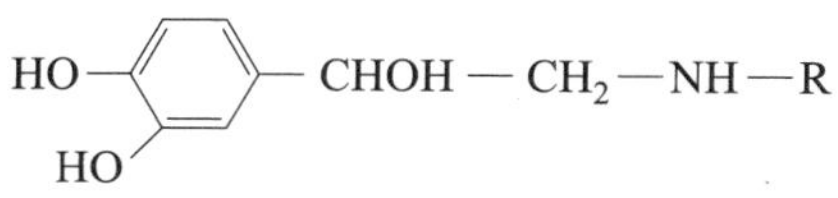

$$HO-\bigcirc-CHOH-CH_2-NH-R$$
$$HO$$

图 3–11 儿茶酚胺类衍生物的化学结构

(2) 立体构象相似的药物其作用可能相似,如己烯雌酚的化学结构比较简单,但其立体构象与雌二醇相似,因此也具有雌激素样作用(图 3–12)。

表 3-3 儿茶酚胺类衍生物的内在活性和亲和力的比较

药物	R	内在活性			亲和力		
		α作用特异性	非特异性	激动	拮抗	部分激动
去甲肾上腺素	H	1		5.1		
肾上腺素	—CH$_3$	1		5.6		
异丙肾上腺素	—CH(CH$_3$)$_2$	0.4		4.5		
衍生物 1	—C$_4$H$_9$		−1			2.0
衍生物 2	—CH·CH$_2$·C$_6$H$_3$CH$_3$	0			5.0	

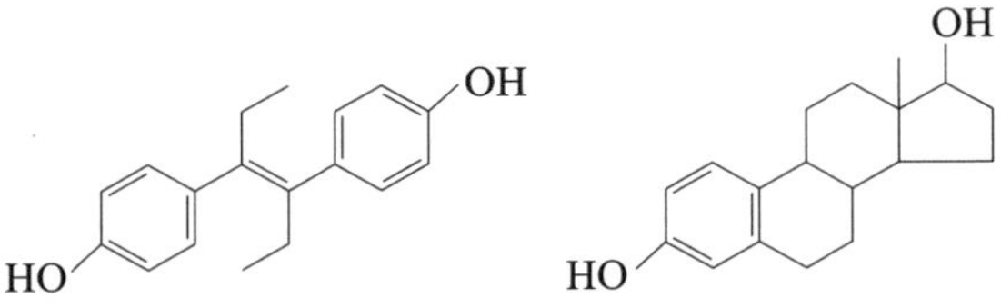

已烯雌酚的结构　　　　　雌二醇的结构

图 3-12　已烯雌酚与雌二醇的结构比较

(3) 药物的结构式相同,但旋光活性不同而成为旋光异构体,它们的药理作用既可表现有量(作用强度)的差异,也可发生质(作用性质)的变化。如抗炎镇痛药萘普生为 2-芳基丙酸结构,其丙酸的 α-碳原子为手性中心,带有四个不同的取代基,由于各基团在空间的排列不同,其与受体的契合程度即有差异,因而(S)-萘普生的抗炎作用是(R)-萘普生的 28 倍,这是量(作用强度)的差异(图 3-13)。奎宁(左旋体)有抗疟作用,而其右旋体(奎尼丁)则有抗心律失常作用;左旋的氯霉素有抗菌作用,右旋体无抗菌活性,消旋氯霉素(合霉素)的抗菌效力仅为左旋氯霉素的一半。后两者表现为质(作用性质)的变化。

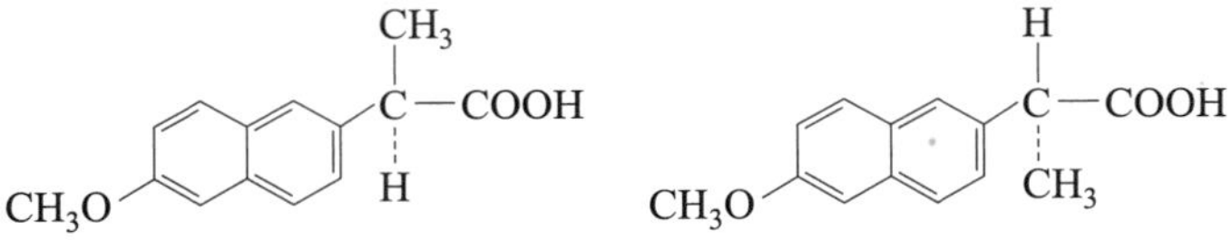

(R)-萘普生　　　　　　　(S)-萘普生

图 3-13　萘普生的对映体

20 世纪 30 年代磺胺药物被发现以后,进入了药物迅猛发展的时期,科学家们合成并试验了大量结构类似的化合物,认识到分子结构与药理活性之间的关系有一定的规律性,开始定性地认识药物的构效关系。自 20 世纪 60 年代起出现了定量构效关系(quantitative structure-activity relationship, QSAR)研究,即运用数学方法计算一系列类似化合物的生物学活性与化学结构之间的关系,并通过一系列化合物的生物效应与理化参数间的回归分析推算未知化合物的生物效应,找出最佳化合物应具备的化学结构,从而设计新药的分子结构。近年来,人们注意到分子空间构象的三维定量构效关系(3D-QSAR),运用分子形状分析、距离几何、比较分子力场分析等方法,分析药物分子三维结构与受体作用的相互关系,深入地揭示了药物与受体相互作用的机制。构效关系研究已在计算机辅助药物设计中发挥作用,应用受体的结构信息,指导药物设计趋于合理,药物的计算机辅助设计已成为新药研究中的热点之一。

四、药物的量效关系

在一定剂量范围内,药物剂量的大小与血药浓度的高低成正比,亦与药效的强弱有关。即血药浓度高低与药效的强弱有关,这种剂量与效应的关系称量效关系(dose-effect relationship or dose-response relationship)。量效关系可用量效曲线(dose-effect curve)表示(图 3–14)。用药的剂量太小往往无效,剂量太大又会出现中毒症状。通过量效关系的研究,可定量地分析药物剂量与效应之间的规律,有助于了解药物作用的性质,也可为临床用药提供参考。

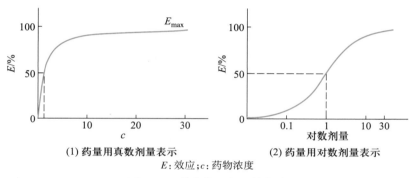

E:效应;c:药物浓度

图 3–14　药物作用的量效曲线

1. 最小有效量(minimal effective dose 或 minimal effective concentration)　能引起药理效应的最小剂量(或最小浓度)称最小有效量或阈剂量(threshold dose or threshold concentration)。

2. 极量(maximal dose)　随着剂量的增加,效应也相应加大,直到出现最大效应(maximum effect,E_{max})。以后,若再增加剂量并不能使效应进一步增加,反而会出现毒性反应。出现疗效的最大剂量称极量,是安全用药的最大限度。

3. 最小中毒量(minimal toxic dose)　出现中毒症状的最小剂量称最小中毒量。

4. 常用量(治疗量,therapeutic dose)　比最小有效量大,而比极量小,比最小中毒量更小。

五、量反应和质反应

由于所观察的药理效应指标不同,可分为量反应和质反应的量效关系。

(一)量反应

药理效应的高低或多少,可用数字或量的分级表示,如心率、血压、血糖浓度、尿量、平滑肌收缩或松弛的程度等,这种反应类型称量反应(graded response)。若以剂量为横坐标,以效应为纵坐标作图,其量效曲线为一先陡后平的曲线[图 3–15(1)]。在量效曲线的中段,斜率(slope)最大,显示剂量稍有增减,效应会明显加强或减弱。如将剂量转换成对数剂量,将效应转换成最大效应百分数,则量效曲线成为一条左右对称的 S 形曲线[图 3–15(2)]。

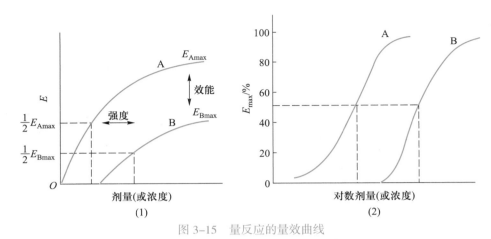

图 3-15　量反应的量效曲线

1. 半数有效量（median effective dose 或 50% effective dose，ED_{50}）　量反应指标的 ED_{50} 是指最大效应一半所用的药物剂量。在 S 形曲线中，为 50% 效应处所对应的剂量，此处斜率最大，结果比较精确可靠。

2. 药物的强度或效价（potency）　指产生相等效应时药物剂量的差别。

3. 药物的效能（efficacy）　指药物所能产生的最大效应。

药物的强度与效能含义不同。强度（或效价）是指两药产生相等效应时各药的用量，前提是"等效"，比较的是药物剂量的差别，反映药物与受体的亲和力，所用剂量越小，则强度越大。药物的效能是指药物所能达到的最大效应，前提是不限定剂量，比较的是效应的差别，反映药物的内在活性。增加剂量效应不再增高，即为该药的效能，也称最大效应或最大效能（maximal efficacy，E_{max}）。

如图 3-15 所示，A、B 两药的最大效应不同，E_{Amax} 大于 E_{Bmax}。A、B 两药相比，A 药的效能高。在相互比较药物的作用时，产生相等效应如 1/2 E_{max} 所需剂量或浓度的大小，是与药物的强度或效价成反比。如图 3-16 所示，100 mg 氢氯噻嗪与 1 g 氯噻嗪的排钠利尿作用大致相同，则氢氯噻嗪的强度（或效价）约为氯噻嗪的 10 倍，而从最大效应（效能）上来比较，则呋塞米最高。当两药亲和力相等时，其效应强弱取决于内在活性高低；当内在活性相等时，则取决于亲和力大小（图 3-17）。

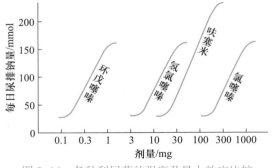

图 3-16　各种利尿药的强度及最大效应比较

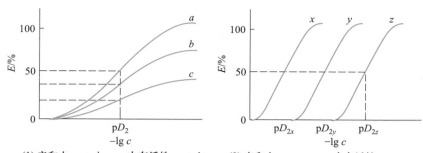

(1) 亲和力：$a=b=c$；内在活性：$a>b>c$ (2) 亲和力：$x>y>z$；内在活性：$x=y=z$

图 3-17 三种激动药与受体亲和力及内在活性的比较

（二）质反应

观察的药理效应是用阳性或阴性来表示。如死亡、睡眠、麻醉、惊厥等出现不出现，结果以反应的阳性率或阴性率作为统计量，这种反应类型称质反应（qualitative response）（图 3-18）。质反应的量效曲线是以药物浓度为横坐标，反应率为纵坐标，得到的是一条对称的 S 形曲线。通过该曲线可求得 50% 反应的剂量（半数有效量）。根据所采用的指标不同，可分别称半数有效量或半数致死量等（图 3-19）。

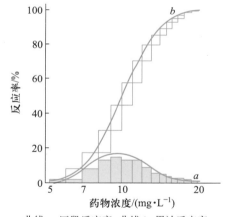

曲线 a：区段反应率；曲线 b：累计反应率

图 3-18 质反应的量效曲线

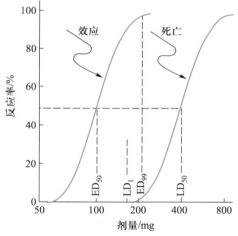

图 3-19 药物效应和毒性的量效曲线

1. 半数有效量（median effective dose 或 50% effective dose，ED_{50}）　指半数实验动物出现阳性反应的药物剂量。注意质反应和量反应的半数有效量的概念不同。

2. 半数致死量（median lethal dose 或 50% lethal dose，LD_{50}）　指半数实验动物死亡的药物剂量。

3. 治疗指数（therapeutic index，TI）　用 LD_{50}/ED_{50} 表示。可用 TI 来估计药物的安全性，通常此数值越大表示药物越安全。

4. 安全指数（safety index）　用 LD_5/ED_{95} 表示。

5. 安全界限（safety margin） 用（$LD_1 - ED_{99}$）/ED_{99} 表示。

鉴于治疗指数未考虑到药物最大有效量时的毒性，若以后两者(安全指数和安全界限)评价药物的安全性，比用治疗指数评价更为可靠。

6. 安全范围（margin of safety） 在临床上，有时也用药物的最小有效量和最小中毒量之间的距离表示药物的安全性，称安全范围。其距离越大越安全，但为了保证临床用药的安全，选用药物时必须一并考虑其治疗指数或安全范围值的大小。

第四节 影响药物效应的因素

药理效应是药物与机体之间相互作用的结果，因此影响药物作用的因素不外乎机体和药物两个方面。在临床上，常需要联合用药（drug combination），故应了解药物的相互作用，做到既保证疗效，又尽量减少不良反应。

一、机体方面的因素

（一）年龄

药物在体内的表观分布容积（apparent volume of distribution，V_d）与体重、体液和脂肪含量密切有关。不同年龄和体型的人，其体液、脂肪含量和生理特点与成人不同（表 3-4），药物在体内的药动学和药效学有差别，即使按体重给药，儿童或老年人对药物的反应仍与成人不同。另外，儿童和老年人用药的依从性（compliance）较差，应予注意。

表 3-4 年龄、性别及体型对体液总量和脂肪含量的影响

	年龄/岁	平均体重/kg	体液总量占体重百分数/%	脂肪占体重百分数/%
婴儿	<3 个月	3.5~3.3	70	
婴儿	1	10	57	
男	20~30	72	58	19
男(胖)	31	100	49	33
男(瘦)	26	69	70	7
男	60~70	77	54	25
女	16~30	58	52	29
女	60~70	64	42	45

1. 儿童 婴儿对影响水盐代谢和酸碱平衡的药物敏感。新生儿的血浆蛋白总量和白蛋白含量比幼儿少，因此，与药物的血浆蛋白结合率较低，再加之新生儿和早产儿的肝肾功能未发育完全，药物消除能力低，这些因素都使血中游离型药物及进入组织的药量增多。幼儿处于生长发

育时期,常用中枢抑制药可影响智力发育。由于幼儿生理特点与成人不同,即使按体重给药,儿童对药物的反应仍与成人不同。因此,对婴幼儿用药,必须考虑他们的生理特点。

2. 老年人　60 岁以上老年人的生理功能逐渐减退,器官代偿适应能力较差,对药物的耐受性相应也较差,因而对药物的敏感性增加。因此老年人的用药剂量,一般为成年人剂量的 3/4 左右。另外,还要考虑到老年人的疾病影响,如患动脉硬化,就应慎用升压药和剧泻药。

(二) 性别

在生理功能方面,妇女有月经期、妊娠期、分娩期、哺乳期等。如在月经期和妊娠期,禁用剧泻药和抗凝血药,以免引起月经过多、流产、早产或出血不止;在妊娠期的最初三个月,用药应特别谨慎,禁用抗代谢药、激素等能使胎儿致畸的药物;临产前禁用吗啡等可抑制胎儿呼吸的镇痛药。哺乳期用药也应注意,因有些药物可进入乳汁影响婴儿。

(三) 功能状态

患者的功能状态可影响药物的作用。如解热镇痛药只对发热患者有退热作用,对正常体温无影响等。

(四) 病理状态

1. 肝功能不全　严重肝功能不全者如用甲苯磺丁脲、氯霉素等,由于肝的生物转化速率减慢,因而作用加强,持续时间延长;相反,对可的松、泼尼松等需在肝脏经生物转化后始有效的药物,则作用减弱。某些不经肝脏转化的药物使用不受影响,如在肝功能不全时可用氢化可的松或氢化泼尼松。

2. 肾功能不全　肾功能不全者可使卡那霉素、庆大霉素等主要经肾脏排泄的药物排出减慢,$t_{1/2}$ 延长,易引起积蓄中毒,造成对第八对脑神经的损害,引起听力减退,甚至导致药源性耳聋。

3. 心功能不全　心衰时药物在胃肠道的吸收下降,分布容积减少,消除速率减慢。如普鲁卡因胺的达峰时间由正常时的 1 h 延长至 5 h,生物利用度减少 50%,分布容积减少 25%,血药浓度相对升高。清除率由正常时的 400~600 mL/min 降至 50~100 mL/min,$t_{1/2}$ 由 3 h 延长至 5~7 h。

4. 胃肠道疾病　胃肠 pH 改变可对弱酸性和弱碱性药物的吸收带来影响。胃排空时间延长或缩短也可使在小肠吸收的药物延长或缩短。腹泻时常使药物吸收减少,而便秘可使药物吸收增加。

5. 营养不良　营养不良者不仅体重较轻,且由于蛋白质、维生素、钙、镁等缺乏,使蛋白质合成减少,药物与血浆蛋白结合率降低,血中游离型药物增多;由于肝微粒体酶活性降低,使药物代谢减慢;因脂肪组织较少,可影响药物的储存。其综合结果使药物的半衰期延长,药物作用增强,易引起毒副反应。

6. 其他病理状态　电解质紊乱影响药物的效应。如 Ca^{2+} 在心肌细胞内减少时,使用强心苷类药物加强心肌收缩能力的作用降低,若 Ca^{2+} 浓度过高时该类药物易致心脏毒性;当心肌细胞内缺 K^+ 时则对强心苷类药物最易产生心律失常,胰岛素也需要 K^+ 协助使血中葡萄糖易于进入细胞内而降低血糖。酸碱平衡失调主要影响药物在体内的分布。当呼吸性酸中毒时血液 pH 下降,可使血中苯巴比妥(弱酸性药)解离度减小,易于进入细胞内液。内分泌功能失调等也可影响药物的作用。

(五) 精神因素

主要指心理活动变化对药物治疗效果产生的影响。精神因素的影响不仅发生在人,动物身上也存在类似的现象。在临床上,精神因素对药物治疗效果的影响相当普遍,占 35%~40%。它的显著特点如下。

(1) 患者受外界环境、医生和护士的语言、表情、态度、信任程度、技术操作熟练程度、工作经验、暗示性言行等的影响产生心理活动变化,从而影响药物治疗效果。另外,患者与医护人员的合作是否良好对药物治疗也有着重要影响。

(2) 精神因素的影响主要发生在慢性病、功能性疾病及较轻的疾病中,在重症和急症治疗中影响程度很小。例如对轻微疼痛采用一般的安慰性措施效果明显,而对剧烈疼痛无效。

(3) 精神因素的影响往往与心理承受能力有关。心理承受能力强的其影响相对较小,心理承受能力弱的影响则较大。

(4) 精神因素还有先入为主的特点。如果一个医生告诉他的患者某药物对他的病情治疗效果不理想时,无论其他医生如何反复说明也不容易被接受,从而影响该药的效果。

(5) 除了心理活动变化以外,患者对药物效应的反应能力、敏感程度、耐受程度也对药物治疗效果产生一定的影响。如对疼痛敏感者和不敏感者在应用镇痛药后所产生的效果就有很大差异。

为了排除精神因素对药物效应的影响,在进行新药临床试验时,常采用安慰剂(placebo)对照的双盲研究方法。安慰剂是指不含任何药理活性成分,仅含赋形剂,外观上(形状、颜色、大小)与所试验的药物完全一样的制剂;双盲则是指医患双方都不知情。安慰剂产生的作用称为安慰作用(placebo action)。

(六) 个体差异和遗传因素

1. **个体差异**   有些个体对药物特别敏感,有些则能耐受较大剂量的药物。在基本条件相同的情况下,多数患者对药物的反应是相似的,但也有少数患者有所不同,称个体差异(individual variation)。个体差异主要为量的差别,甚或有质的不同。在临床前药理研究中,同一剂量组动物的实验结果基本相似但并不完全相同,表明个体之间对药物的反应存在着差异,在统计学上常用平均数加减一个标准差(standard deviation,SD,s)来表示。

(1) 量的差别:人群中对药物的敏感性个体间差别很大。少数人对药物特别敏感,称高敏性(hypersensitivity)。另有少数人对药物特别不敏感,称耐受性(tolerance),如图 3-20 所示。对作用强、安全范围较小的药物,应根据患者情况及时调整剂量,实施给药方案的用药个体化。

(2) 质的差异:如变态反应(allergy),这是由免疫反应异常所引起的一种特殊类型的过敏反应(hypersensitive reaction or anaphylaxis)。对极少数过敏体质的患者,即使用几微克的青霉素,就可引起剧烈的变态反应,甚至诱发过敏性休克。

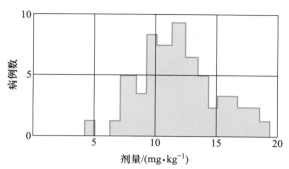

图 3-20　55 例妇女缓慢静注异戊巴比妥的麻醉剂量

2. 遗传因素　个别患者用治疗量的药物后,出现极敏感或极不敏感的反应,或出现与往常性质不同的反应称特异质(idiosyncrasy)。现知某些药物的异常反应与遗传有关。

(1) 药物吸收和分布异常:① 吸收障碍:如少年型恶性贫血是由于胃内缺乏内在因子,使维生素 B_{12} 在肠内不能吸收。② 分布异常:如果组织中运铁蛋白过饱和,使铁蛋白在组织内积蓄,皮肤出现色素沉着,称原发性血色素沉着病。

(2) 代谢过程异常:乙酰化代谢是许多药物,如异烟肼、对氨基水杨酸、肼苯哒嗪、普鲁卡因胺、磺胺类等在体内的重要代谢途径,其消除速度和能力取决于肝脏的乙酰基转移酶。不同种族的人群存在着差异,有快代谢型和慢代谢型之分。

(3) 遗传性高铁血红蛋白血症:此类患者因缺乏高铁血红蛋白还原酶,不能使高铁血红蛋白还原成血红蛋白而出现紫绀。

(4) 药物引起溶血性贫血:由于先天性红细胞缺乏 G-6-PD,可引起还原性谷胱甘肽减少,这种患者对治疗量的乙酰水杨酸、奎宁、伯氨喹、磺胺类药、呋喃妥因、维生素 K、蚕豆等可引起溶血。

(七) 种属差异

1. 动物种属差异(species variation)　不同种属的动物对同一药物的反应,在大多数情况下表现为量的差异,即作用强弱与维持时间长短不同(表 3-5),有时也可表现为质的差异,这种差异称种属差异。药物研究结果应考虑到种属差异,决不能把动物实验资料任意推广应用到人,仅供临床参考。

表 3-5　环己巴比妥(100 mg/kg)对不同种类动物睡眠时间的影响

动物	睡眠时间 /min	半衰期 $t_{1/2}$/min	清醒时血药浓度 $\mu g \cdot mL^{-1}$	药酶相对活性 $\mu g \cdot g^{-1} \cdot h^{-1}$
小鼠	12 ± 8	19 ± 7	89 ± 31	598 ± 184
兔	49 ± 12	61 ± 11	57 ± 12	196 ± 28
大鼠	90 ± 15	140 ± 50	64 ± 8	134 ± 61
犬	315 ± 105	260 ± 20	19 ± 4	36 ± 30
人		360	20	

2. 人种或民族差异（racial/ethnic difference）　不同种族具有不同的遗传背景和生活环境,对药物代谢酶的活性和作用靶点的敏感性有显著影响。我国是一个多民族的国家,不同种族的人群对药物的代谢就存在着种族差异。但是,与种族之间的药物代谢及反应差异相比较,同一种族内的个体差异更为重要。例如,口服同一剂量的普萘洛尔后,黄种人和白种人产生的血药浓度平均值相差不到一倍,而同一种族之间的个体差异却可达 10 倍。

二、药物方面的影响

（一）剂型

药物的剂型（preparation,dosage form）可影响药物的体内过程,主要表现在吸收和消除方面。口服给药的吸收速率顺序为:水溶液＞散剂＞片剂。散剂或胶囊、片剂、糖衣片、肠溶片或肠溶胶囊,可减少药物对胃的刺激。缓释制剂（slow release formulation）可使药物按一级速率缓慢释放,吸收时间较长,药效维持时间也延长。控释制剂（controlled release formulation）是指药物按零级速率缓慢释放,使血药浓度稳定在有效浓度水平,产生持久药效。

（二）剂量

同一药物在不同剂量（dosage,dose）或浓度时,作用强度不一样,有时可作不同的用途。如催眠药小剂量可产生镇静作用,增加剂量有催眠作用,剂量再增大可出现抗惊厥作用。

（三）给药途径

不同给药途径可影响药物的作用。依药效出现时间从快到慢,其顺序为:静脉注射＞吸入＞肌内注射＞皮下注射＞口服＞皮肤。就作用性质而言,如口服硫酸镁可作剧泻药,肌内注射则有降压和抗惊厥作用。

（四）给药的时间和间隔

一般来说,饭前服药吸收较好,且发挥作用较快;饭后服药吸收较差,显效也较慢。有刺激性的药物,宜饭后服用,可减少对胃肠道的刺激。催眠药宜在临睡前服用。

由于机体对药物的敏感性存在昼夜间的差别,呈现出昼夜节律（circadian rhythm）变化。肾上腺皮质激素分泌,以清晨为分泌高峰期,午夜为分泌低值期。将此激素一日量早晨一次服用,可减轻对垂体前叶抑制的副作用。

给药间隔时间短易致蓄积中毒（cumulative intoxication）,反之,给药间隔时间延长使血药浓度波动加大。给药间隔应根据病情需要,以及药物的消除速度而定。一般以药物的半衰期为参考依据,对 $t_{1/2}$ 短的药物,给药次数要相应增加。但有些药物例外,如青霉素的 $t_{1/2}$ 为 30 min,由于该药对人毒性极低(只要患者不过敏),大剂量给药后经过数个 $t_{1/2}$ 后血药浓度仍在有效范围以内,加之抗菌药物都有一个抗生素后效应（post antibiotic effect,PAE）,在此时间内细菌尚未恢复活力,因此其给药间隔可适当延长。长期用药应注意避免蓄积中毒。对毒性大或消除慢的药物,应规定每日的用量和疗程。在肝、肾功能不全时,为防止蓄积中毒,可适当减少用量或延长给药间隔时间。

（五）反复用药

1. 耐受性　在连续用药过程中，有的药物的药效会逐渐减弱，需加大剂量才能显效，称耐受性。若在短时间内连续用药数次后，立即产生的耐受性称快速耐受性（acute tolerance/tachyphylaxis）。有时机体对某药产生耐受性后，对另一药的敏感性也降低，称交叉耐受性（cross tolerance）。

2. 抗药性　在化学治疗中，病原体或肿瘤细胞对药物的敏感性降低称为抗药性或耐药性（drug resistance）。主要是由于病原体通过基因变异而产生。

3. 药物依赖性　是指某些麻醉药品（narcotic）或精神药品（psychotropic substance），直接作用于中枢神经系统，使之兴奋或抑制，连续应用使机体产生药物依赖性（drug dependence）。对此类药品应根据医疗需要，必须严格控制，合理使用，严禁滥用。依据药物使人体产生的依赖性和危害人体健康的程度，通常分为以下两种。

（1）躯体依赖性（physical dependence）：又称生理依赖性（physiological dependence）或成瘾性（addiction）。这是由于反复用药造成身体适应状态，产生欣快症（euphoria），一旦中断用药，可出现强烈的戒断综合征（abstinence syndrome）：出汗、哈欠、思睡、腹痛、腹泻、背部和肢体疼痛、肌肉抽动等。

（2）精神依赖性（psychic dependence）：又称心理依赖性（psychological dependence），曾称习惯性（habituation）。这是指用药后产生愉快满足的感觉，使用药者在精神上渴望周期性或连续用药，以达到舒适感。

（六）药物相互作用

两种或多种药物合用或先后序贯应用，引起药物作用和效应的变化，称药物相互作用（drug interaction）。药物相互作用可使药效加强，也可使药效降低或不良反应加重，故应加以注意。药物相互作用的可能部位如图 3-21 所示。

1. 药动学方面

（1）妨碍药物的吸收：如胃肠道 pH 改变、形成络合物、影响胃排空和肠蠕动。

（2）影响药物分布和转运：如两药竞争与血浆蛋白结合。

（3）影响药物代谢：① 加速药物代谢：如苯巴比妥可诱导肝微粒体 P450 酶系，使口服降血糖药、可的松类、保泰松或苯妥英钠等的代谢加速，$t_{1/2}$ 缩短，作用减弱；② 减慢药物代谢：如氯霉素或异烟肼能抑制肝药酶，可使同用的巴比妥类、苯妥英钠、甲苯磺丁脲或双香豆素类的药理作用和毒性增加。

（4）影响药物排泄：如相同分泌机制的两药合用时会发生竞争性抑制；影响尿液 pH 的药物可以改变另一药物的解离度而加速或减慢其排泄。

2. 药效学方面

（1）协同作用：合并用药作用增加总称协同作用（synergism）。① 相加作用（additive effect or addition/summation）：两药合用的效应是两药分别作用的代数和，称相加作用（1+1=2）；② 增强作用（potentiation）：两药合用的效应大于两药个别效应的代数和，称增强作用（1+1>2）；③ 增敏作用（sensitization）：是指一药可使组织或受体对另一药的敏感性增强，称增敏作用或敏化作用，如胰岛素增敏剂。

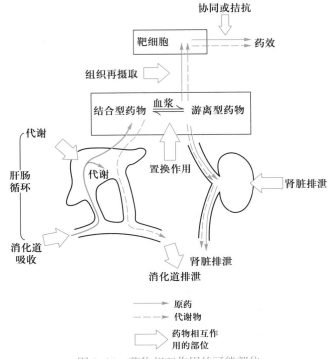

图 3-21 药物相互作用的可能部位

(2) 拮抗作用(antagonism):合并用药效应减弱,两药合用的效应小于它们分别作用的总和,称拮抗作用(1+1<2)。① 药理性拮抗(pharmacological antagonism):当一药物与特异性受体结合,阻止另一激动剂与其受体结合。如酚妥拉明与去甲肾上腺素竞争 α 受体,使血管扩张。② 生理性拮抗(physiological antagonism):两个激动剂分别作用于生理作用相反的两个特异性受体。如组胺激动 H_1 受体,使支气管收缩,肾上腺素激动 β_2 受体,使支气管扩张。③ 生化性拮抗(biochemical antagonism):如肝药酶诱导剂苯巴比妥与双香豆素合用,使后者药物代谢加快,血药浓度降低,抗凝作用减弱。④ 化学性拮抗(chemical antagonism):肝素是一大分子多糖硫酸酯,带强大的阴电荷,过量可引起出血,静脉注射鱼精蛋白注射液可解救。因后者是带强大阳电荷的蛋白,能与肝素形成稳定的复合物,使肝素的抗凝血作用迅速消失,属化学性拮抗。二巯基丙醇解救重金属中毒也是化学性拮抗,又称络合作用(chelation)。

扩展阅读 **三、临床用药的基本概念**

本章电子课件

◆ **本章小结**

本章主要讲述了药效学的基本概念、常用术语和影响因素,学习的重点在于准确地理解其定义和内涵。具体要求如下:① 掌握:药物作用与选择性,治疗作用与不良反应,受体概念与特性,受体类型,受体调节,激动剂与拮抗剂,药物作用机制,构效关系,量效关系,量反应和质反应;以及安慰剂、个体差异、耐受性、耐药性(抗药性)、药物依赖性、成瘾性、协同作用、拮抗作用的定义。② 熟悉:受体占领学说,跨膜信息传递,以及药物相互作用的后果。③ 了解:受体学说,受体药物反应动力学,以及影响疗效的药物和机体两方面的因素。

? 思考题

1. 药物的治疗作用和不良反应有哪些类型?

2. 试述特异性和非特异性药物作用的原理。

3. 试述药物的效能与强度概念的区别。

4. 简述受体的分类及信号转导理论。

5. 从药物与受体作用角度简述激动剂与拮抗剂的特点。

6. 试述药物的构效关系在新药研制中的应用。

7. 药物相互作用的可能后果有哪些?

8. 药物依赖性有哪些类型?

9. 解释下列名词:① 药物作用;② 兴奋药;③ 抑制药;④ 化学治疗;⑤ 补充治疗;⑥ 局部作用;⑦ 全身作用;⑧ 药物作用的选择性;⑨ 对因治疗;⑩ 对症治疗;⑪ 不良反应;⑫ 副作用;⑬ 毒性反应;⑭ 变态反应;⑮ 继发反应;⑯ 后遗效应;⑰ 停药反应;⑱ 特异质反应;⑲ 三致作用;⑳ 受体;㉑ 亲和力;㉒ 内在活性;㉓ 最大效应;㉔ 受体调节;㉕ 细胞内受体;㉖ G 蛋白;㉗ 催化性受体;㉘ 级联反应;㉙ 第二信使;㉚ 激动剂;㉛ pD_2;㉜ 部分激动剂;㉝ 竞争性拮抗剂;㉞ pA_2;㉟ 定量构效关系;㊱ 量效关系;㊲ 常用量;㊳ 强度;㊴ 效能;㊵ 半数致死量;㊶ 安全指数;㊷ 安慰剂;㊸ 个体差异;㊹ 耐受性;㊺ 抗药性;㊻ 依赖性;㊼ 协同作用;㊽ 拮抗作用;㊾ 临床药学;㊿ 循证药学;51 个体化用药;52 精准医学。

[张庆柱(山东大学)]

第四章　新药的药理学研究

第一节　新药研究的基本概念

新药(new drug)是指未曾在中国境内上市销售的药品。已上市药品改变剂型、改变给药途径、增加新的适应证或制成新的复方制剂,也属于新药的范畴,也按新药进行管理。

一、新药的注册分类

根据 2020 年国家发布的《药品注册管理办法》第一章第四条之规定,新药按照中药、化学药和生物制品等进行分类注册管理。

(一) 中药

中药即中草药(Chinese herbs,Chinese medicine),也称传统中药(traditional Chinese medicine),是指在我国传统医药理论指导下使用的药用物质及其制剂。中药注册按照中药创新药、中药改良型新药、古代经典名方中药复方制剂、同名同方药等进行分类。天然药物(natural drug,natural medicine)是指在现代医药理论指导下使用的天然药用物质及其制剂,参照中药注册分类。

1 类(中药创新药)　指处方未在国家药品标准、药品注册标准及国家中医药主管部门发布的《古代经典名方目录》中收载,具有临床价值,且未在境外上市的中药新处方制剂。一般包含以下情形:

(1) 中药复方制剂,系指由多味饮片、提取物等在中医药理论指导下组方而成的制剂。

(2) 从单一植物、动物、矿物等物质中提取得到的提取物及其制剂。

(3) 新药材及其制剂,即未被国家药品标准、药品注册标准以及省、自治区、直辖市药材标准收载的药材及其制剂,以及具有上述标准药材的原动、植物新的药用部位及其制剂。

2 类(中药改良型新药)　指改变已上市中药的给药途径、剂型,且具有临床应用优势和特点,或增加功能主治等的制剂。一般包含以下情形:

(1) 改变已上市中药给药途径的制剂,即不同给药途径或不同吸收部位之间相互改变的制剂。

(2) 改变已上市中药剂型的制剂,即在给药途径不变的情况下改变剂型的制剂。

(3) 中药增加功能主治。

(4) 已上市中药生产工艺或辅料等改变引起药用物质基础或药物吸收、利用明显改变的。

3 类(古代经典名方中药复方制剂)　古代经典名方是指符合《中华人民共和国中医药法》规定,至今仍广泛应用、疗效确切、具有明显特色与优势的古代中医典籍所记载的方剂。古代经典名方中药复方制剂是指来源于古代经典名方的中药复方制剂。包含以下情形:

（1）按古代经典名方目录管理的中药复方制剂。

（2）其他来源于古代经典名方的中药复方制剂。包括未按《古代经典名方目录》管理的古代经典名方中药复方制剂和基于古代经典名方加减化裁的中药复方制剂。

国家有关部门已发布《古代经典名方目录（第一批）》。申请人应当按照《古代经典名方目录》公布的处方、制法研制"标准煎液"，并根据"标准煎液"开展经典名方制剂的研究，证明二者质量的一致性。

4类（同名同方药）　指通用名称、处方、剂型、功能主治、用法及日用饮片量与已上市中药相同，且在安全性、有效性、质量可控性方面不低于该已上市中药的制剂。

5类（其他情形）　主要指境外已上市境内未上市的中药、天然药物制剂。

（二）化学药

化学药（chemicals）是指用于治疗、预防、诊断疾病和控制生育的化学物质，即西药（western drug），也称现代药（modern drug）。化学药注册按照创新药、改良型新药、仿制药、境外已上市境内未上市药，分为5个类别。创新药是指未在中国境内外上市销售的药品，将境外上市境内未上市药品纳入仿制药。

1类：未在中国境内外上市销售的创新药品。指含有新的结构明确、具有药理作用的化合物，且具有临床价值的药品。

2类：境内外均未上市的改良型新药。指在已知活性成分的基础上，对其结构、剂型、处方工艺、给药途径、适应证等进行优化，且具有明显临床优势的药品。

（1）含有用拆分或者合成等方法制得的已知活性成分的旋光异构体，或者对已知活性成分成酯、成盐（包括含有氢键或配位键的盐），或者改变已知盐类活性成分的酸根、碱基或金属元素，或者形成其他非共价键衍生物（如络合物、螯合物或包合物），且具有明显临床优势的药品。

（2）含有已知活性成分的新剂型（包括新的给药系统）、新处方工艺、新给药途径，且具有明显临床优势的药品。

（3）含有已知活性成分的新复方制剂，且具有明显临床优势。

（4）含有已知活性成分的新适应证的药品。

3类：境内申请人仿制境外上市但境内未上市原研药品的药品。该类药品应与参比制剂的质量和疗效一致。

4类：境内申请人仿制已在境内上市原研药品的药品。该类药品应与参比制剂的质量和疗效一致。

原研药品是指境内外首个获准上市，且具有完整和充分的安全性、有效性数据作为上市依据的药品。参比制剂是指经国家药品监督管理部门评估确认的仿制药研制使用的对照药品。

5类：境外上市的药品申请在境内上市。

（1）境外上市的原研药品和改良型药品申请在境内上市。改良型药品应具有明显临床优势。

（2）境外上市的仿制药申请在境内上市。

（三）生物制品

生物制品（biological product，biologicals）是应用普通的或以基因工程、细胞工程、蛋白质工程、发酵工程等生物技术获得的微生物、细胞及各种动物和人源的组织和液体等生物材料制品，用于人类疾病预防、治疗和诊断的药品。生物制品注册按照生物制品创新药、生物制品改良型新药、已上市生物制品(含生物类似药)等进行分类。按照临床用途，生物制品又分为预防用生物制品、治疗用生物制品和按生物制品管理的体外诊断试剂。

1. **预防用生物制品** 是指为预防、控制疾病的发生、流行，用于人体免疫接种的疫苗类生物制品，包括免疫规划疫苗和非免疫规划疫苗。

1类(创新型疫苗)：境内外均未上市的疫苗。

(1) 无有效预防手段疾病的疫苗。

(2) 在已上市疫苗基础上开发的新抗原形式，如新基因重组疫苗、新核酸疫苗、已上市多糖疫苗基础上制备的新的结合疫苗等。

(3) 含新佐剂或新佐剂系统的疫苗。

(4) 含新抗原或新抗原形式的多联/多价疫苗。

2类(改良型疫苗)：

对境内或境外已上市疫苗产品进行改良，使新产品的安全性、有效性、质量可控性有改进，且具有明显的优势，包括：

(1) 在境内或境外已上市产品基础上改变抗原谱或型别，且具有明显临床优势的疫苗。

(2) 具有重大技术改进的疫苗，包括对疫苗菌毒种/细胞基质/生产工艺/剂型等的改进。如更换为其他表达体系或细胞基质的疫苗；更换菌毒株或对已上市菌毒株进行改造；对已上市细胞基质或目的基因进行改造；非纯化疫苗改进为纯化疫苗；全细胞疫苗改进为组分疫苗等。

(3) 已有同类产品上市的疫苗组成的新的多联/多价疫苗。

(4) 改变给药途径，且具有明显临床优势的疫苗。

(5) 改变免疫剂量或免疫程序，且新免疫剂量或免疫程序具有明显临床优势的疫苗。

(6) 改变适用人群的疫苗。

3类(境内或境外已上市的疫苗)

(1) 境外生产的境外已上市、境内未上市的疫苗申报上市。

(2) 境外已上市、境内未上市的疫苗申报在境内生产上市。

(3) 境内已上市疫苗。

2. **治疗用生物制品** 是指用于人类疾病治疗的生物制品，如采用不同表达系统的工程细胞(如细菌、酵母、昆虫、植物和哺乳动物细胞)所制备的蛋白质、多肽及其衍生物；细胞治疗和基因治疗产品；变态反应原制品；微生态制品；人或者动物组织或者体液提取或者通过发酵制备的具有生物活性的制品等。生物制品类体内诊断试剂按照治疗用生物制品管理。

1类(创新型生物制品)：境内外均未上市的治疗用生物制品。

2类(改良型生物制品)：对境内或境外已上市制品进行改良，使新产品的安全性、有效性、质量可控性有改进，且具有明显优势的治疗用生物制品。

(1) 在已上市制品基础上，对其剂型、给药途径等进行优化，且具有明显临床优势的生物制品。

(2) 增加境内外均未获批的新适应证和/或改变用药人群。

(3) 已有同类制品上市的生物制品组成新的复方制品。

（4）在已上市制品基础上，具有重大技术改进的生物制品，如重组技术替代生物组织提取技术；较已上市制品，改变氨基酸位点或表达系统、宿主细胞后具有明显临床优势等。

3 类（境内或境外已上市生物制品）

（1）境外生产的境外已上市、境内未上市的生物制品申报上市。

（2）境外已上市、境内未上市的生物制品申报在境内生产上市。

（3）生物类似药。

（4）其他生物制品。

3. 按生物制品管理的体外诊断试剂　包括用于血源筛查的体外诊断试剂、采用放射性核素标记的体外诊断试剂等。

1 类：创新型体外诊断试剂。

2 类：境内外已上市的体外诊断试剂。

扩展阅读　**附录一《药品注册管理办法》**

二、新药的研究内容

新药研究由药学研究（pharmaceutical research）和药理学研究（pharmacological research）两部分组成，其中药理学研究占有相当大的比重，是新药研究的主要内容。药理学研究又分为临床前药理学研究（pre-clinical pharmacological research）和临床药理学研究（clinical pharmacological research）两个阶段。临床前药理学研究以动物为实验对象，充分了解新药的药效学、药动学及毒性后，才能申请进行临床药理学研究。

第二节　临床前药理学研究

新药的临床前药理学研究包括主要药效学（principal pharmacodynamics）、一般药理学（general pharmacology）、药动学（pharmacokinetics）和毒理学（toxicology）研究。

一、基本要求

（1）实验主要负责人应具有药理毒理专业高级技术职称和较高的理论水平、工作经验及资历，确保实验设计合理，数据可靠，结果可信，结论判断准确，实验报告应有实验负责人签字及单位盖章。

（2）受试药物应处方固定，制备工艺及质量基本稳定。复方新药制剂须做多种组分药效、毒性以及药动学相互影响的试验。

（3）从事新药安全性研究的实验室应符合国家《药物非临床研究质量管理规范》（good laboratory practice，GLP）的要求。

二、主要药效学研究

主要药效学研究是指与该新药防治作用有关的主要药理作用研究,应根据该新药的分类及药理作用特点,按照《新药药效学研究技术指导原则》进行试验。

(一) 试验方法的选择

1. 中药新药实验设计　由于中药常具有多方面的药效或通过多种方式发挥作用,故应根据其多组分、多靶点、多用途的特点,选择相应的实验方法进行主要药效学研究。

2. 主要药效学研究方法　应针对临床主要适应证,选用体内($in\ vivo$)、体外($in\ vitro$)两种以上实验方法,以证明其作用强度、特点、机制以及与老药相比所具有的优点等。其中,以动物体内实验为主,可以是整体的正常动物或复制的动物病理模型,实验模型必须能反映新药的药理作用及治疗指征。必要时配合体外实验,从不同层次证实其药效。所谓体内实验看"现象",体外实验看"机制",即整体的动物实验主要观察机体对药物的反应(药理作用,是什么?),而体外的细胞培养或分子生物学实验则主要用于探讨药理作用的本质(作用机制,为什么?)。

(二) 观测指标

应选用特异性强、敏感性高、重现性好、客观、定量或半定量的指标进行观测。

(三) 实验动物

根据各种实验的具体要求,合理选择动物,对其种属、性别、年龄、体重、健康状态、饲养条件、动物来源及合格证号等,应有详细记录。

(四) 给药剂量及途径

1. 实验分组　各种实验至少应设三个剂量组,剂量选择应合理,尽量反映量效和/或时效关系,大动物(猴、狗等)实验或在特殊情况下,可适当减少剂量组。

2. 给药途径　应与临床相同,如确有困难,也可选用其他给药途径进行实验,但应说明原因。中药注射剂需与口服给药途径比较作用强度和时效关系等。

(五) 对照组

主要药效学研究应设对照组,包括:① 正常动物空白对照组;② 模型动物对照组;③ 阳性药物对照组(必要时增设溶媒或赋形剂对照组)。阳性对照药应选用正式批准生产的药品,根据需要设一个或多个剂量组。

三、一般药理学研究

一般药理学研究是指对新药主要药效作用以外的广泛药理作用进行研究。通过一般药理学研究,除了较全面地了解新药对机体重要生理功能的影响外,还可能对发现药物的新用途、探讨药物的作用机制以及毒理学研究有所帮助。因此,一般药理学实验的观察指标应尽可能广泛些。

一般药理学研究须设 2~3 个剂量组,低剂量应相当于药效学的有效剂量;给药途径应与主要药效学实验相同,主要观察给药后对动物以下三个系统的影响:① 神经精神系统:活动情况、行为变化及对中枢神经系统的影响;② 心血管系统:对心电图及血压等的影响;③ 呼吸系统:对呼吸频率、节律及幅度的影响。

四、药动学研究

药动学研究的目的在于了解新药在动物体内的动态变化规律和特点,对新药的给药方案设计、制剂改革、药效提高或毒性降低等临床合理用药提供参考依据。对有效成分明确的中药、天然药物 1 类新药,可参照化学药的药动学方法,研究其在动物体内的吸收、分布、代谢及排泄,并根据数学模型计算各项药动学参数,如生物利用度(bioavailability)、曲线下面积(area under the curve,AUC)、消除半衰期(elimination half-life time,$t_{1/2}$)等。

五、毒理学研究

毒理学研究是新药安全性评价的主要内容和手段,目的是发现新药的毒性靶器官,毒性反应的特点,测出最大耐受量,确定临床试验的剂量,预测对于患者的潜在毒性,并探讨毒性表现的可恢复性及防治措施,以保证临床用药的安全有效。

毒理学研究包括:① 全身毒性实验:包括急性毒性实验、长期毒性实验、全身用药的过敏性实验、溶血性实验和血管刺激性实验;② 局部用药毒性实验;③ 特殊毒性实验:包括致突变实验、生殖毒性实验和致癌实验;④ 药物依赖性实验。

(一) 一般毒理学

一般毒理学主要包括对药物的急性毒性、长期毒性、靶器官毒性等的考察。对可能影响胎儿或子代发育以及产生机体依赖性的药物,除按一般毒理学要求进行实验外,还应增做相应的生殖毒性实验和药物依赖性实验。

1. 急性毒性(acute toxicity) 是指动物一次接受单剂量或在 24 h 内接受多次剂量受试物,在短期内出现毒性反应的实验,包括中毒症状、中毒程度和死亡与否。目的是为长期毒性实验、特殊毒性实验和临床研究的剂量设置提供参考资料,并提供可能进一步深入观察的靶器官。急性毒性实验方法如下。

(1) 半数致死量(median lethal dose 或 half(50%)lethal dose,LD_{50}) 测定:选用拟推荐临床试验的给药途径,观察一次给药后动物的毒性反应并测定其 LD_{50}。水溶性好的化学药 1 类、2 类新药应测定两种给药途径的 LD_{50}。给药后至少观察 7 天,记录动物毒性反应情况、体重变化及动物死亡时间分布。对死亡动物应及时进行肉眼尸检,当尸检发现病变时应对该组织进行镜检。

(2) 最大给药量(maximum dose)实验:如因受试药物的浓度或体积限制,无法测出 LD_{50} 时,可做最大给药量实验。实验应选用拟推荐临床试验的给药途径,以动物能耐受的最大浓度、最大体积的药量一次或一日内 2~3 次给予(如用小白鼠,动物数不得少于 20 只,雌雄各半)。连续观察 7 天,详细记录动物反应情况,计算出总给药量(折合生药量 g/kg)。

(3) 其他急性毒性实验:如近似致死量(approximate lethal dose)实验,固定剂量法(fixed dose procedure)实验等。

2. 长期毒性(chronic toxicity) 在急性毒性实验所获资料的基础上,观察动物长期连续多次用药产生的毒性反应及其严重程度,以及停药后的发展和恢复情况,为临床研究提供依据。

(1) 动物:应选用两种动物(啮齿类和非啮齿类),雌雄各半,啮齿类常用大白鼠,每组 20~40 只(视实验周期长短而定);非啮齿类常用狗或猴等,每组至少 6 只。

(2) 剂量:一般应设三个剂量组。原则上,低剂量应略高于主要药效学研究的有效剂量,此剂量下动物应不出现毒性反应,高剂量力求部分动物出现明显毒性反应。

(3) 给药途径及方法:给药途径应与推荐临床试验途径相一致。口服药应采用灌胃法。非啮齿类动物也可采用掺食法。应每天定时给药,如实验周期在 90 天以上者,可每周给药 6 天。

(4) 实验周期:① 给药期一周以上者,应为临床试验用药期的两倍以上;② 对需长期反复应用的药物,应按最长实验周期要求执行;③ 中药注册的 1 类品种(新成品、新药材、有效成分、有效部位或新复方制剂)及含有毒药材、非法定标准药材或有十八反、十九畏等配伍禁忌的 2 类品种(改变给药途径、改变剂型),应做两种动物(啮齿类和非啮齿类)的长期毒性实验,实验周期应为临床疗程的 3~4 倍。啮齿类一般最长不超过 6 个月,非啮齿类不超过 9 个月。此种情况也可先提交三个月的长期毒性实验报告,申请临床研究,在临床研究期间继续完成实验的全过程。

中药注册的 2 类和 3 类品种,如处方中各味药材均符合法定标准,无毒性药材,无十八反、十九畏等配伍禁忌,又未经化学处理(水、乙醇粗提除外),难以测出 LD_{50},而给药剂量大于 20 g 生药 /kg 以上,及临床用药期为一周以内者,可免做长期毒性实验。治疗局部疾患且方中不含毒性药材或有毒成分的 2 类或 3 类品种的外用药,一般可不做长期毒性实验,但需做局部刺激实验、过敏实验,必要时须做光敏实验。

(二) 特殊毒理学

新药在实际应用之前,均要做"三致"实验:致突变(mutagenesis)、生殖毒性(reproductive toxicity)、致癌(carcinogenesis)实验,以此作为评价其安全性的初步依据。然而,某一化合物经实验证明被疑为有致癌、致畸(teratogenesis)或致突变作用,对其利弊关系的最后评价,还要依据经济和社会等因素进行综合平衡,以该药物的可用性来判断其取舍。此外,对于那些有可能产生依赖性的中枢神经系统药物还要进行药物依赖性(drug dependence)实验。

第三节 临床药理学研究

新药临床药理学研究须经有关部门批准后实施,要在国家药品临床研究基地(医院)中进行。临床研究单位及个人应严格执行《药物临床试验质量管理规范》(good clinical practice, GCP),即按照 GCP 进行设计、实施和总结,以确保在科学和伦理道德两方面都符合要求。临床药理学研究包括新药各期临床试验(clinical trial)和生物等效性试验(bioequivalence test),最后根据新药临床试验结果,对其安全有效性作出评价。

一、新药临床试验分期

新药临床试验分为 Ⅰ、Ⅱ、Ⅲ、Ⅳ 期。

Ⅰ 期临床试验:对已经通过临床前研究的新药,在人体观察其安全性。Ⅰ 期临床试验主要在健康志愿者中进行,包括药物耐受性试验和药代动力学研究,目的在于确定适合于 II 期临床试验的安全有效剂量和合理给药方案。所需人数为 20~50 例。

II 期临床试验:在选定的适应证患者,用较小规模的病例数对新药的有效性及安全性作出初步评价,并进行药动学和生物利用度研究,观察患者与健康人的药动学差异。一般采用随机双盲对照试验(randomized double blind control trial),观察的患者数不少于 100 例。此期主要是为 III 期临床试验做准备,以确定临床适应证、用药剂量和治疗方案。

III 期临床试验:为扩大的临床试验,在多个国家药品临床研究基地进行。III 期试验必须有严格的入选标准,合格者才可进入临床治疗。要求完成药品试验的病例数在 300 例以上,并且须用相当数量的同种病例,与现有的已知活性药物(参比阳性对照药),乃至无药理活性的安慰剂(placebo)进行对比试验,要求对照组病例数应符合统计学要求,一般不得少于 100 例。此期试验有明确的疗效标准和安全性评价标准,以全面评价新药的有效性、安全性和药物相互作用,决定是否值得批准生产上市。

IV 期临床试验:也称新药上市后监测。新药批准上市后,在临床广泛使用条件下进一步考察疗效和不良反应。如果发现疗效不理想,不良反应发生率高而严重,仍然可以被淘汰。

二、生物等效性试验

所谓生物等效(bioequivalence)是指试验制剂与标准制剂的吸收速率及吸收程度无显著性差异,则可认为该试验制剂与某一已知标准制剂为生物等效。生物等效性试验包括生物利用度比较试验和随机对照试验(盲法),适用于化学药 2 类(新剂型)新药研究。评价新制剂的生物等效性,可参照国家药品监督管理局药品审评中心颁布的《创新药人体生物利用度和生物等效性研究技术指导原则》。

三、新药上市后再评价

新药的临床研究是一项长期而复杂的过程。根据医药学的最新学术水平,从药理学、药剂学、临床医学、药物流行病学、药物经济学及药物政策等方面,对已批准上市的药品是否符合安全、有效、经济的合理用药原则做出临床评价(clinical evaluation),包括在社会人群中的疗效、用药方案、稳定性及费用等。

本章电子课件

◆ 本章小结

新药的药理学研究分为临床前研究和临床研究两个阶段,临床前药理学研究包括主要药效学、一般药理学、药动学和毒理学四个方面,临床药理学研究包括新药各期临床试验和生物等效性试验。具体要求如下:① 掌握:临床前药理学研究的实验动物选择、给药剂量及途径、对照组设置、急性毒性实验、长期毒性实验、各期临床试验和生物等效性试验的含义和概念。② 熟悉:

主要药效学和毒理学研究的实验设计和主要方法,临床药理研究的内容和要求。③ 了解:一般药理学、药动学、特殊毒理学研究的意义和内容,以及 GLP 和 GCP 的含义。

？思考题

1. 何谓新药,新药研发的过程由哪些阶段构成?
2. 主要药效学实验设计包括哪些方面?
3. 一般药理学研究包括哪些内容?
4. 长期毒性研究包括哪些内容?
5. 四期临床试验的含义是什么?
6. 解释下列名词:① 生物制品;② GLP;③ GCP;④ 阳性药物对照组;⑤ 急性毒性实验;⑥ 长期毒性实验;⑦ 特殊毒性实验;⑧ 药物依赖性实验;⑨ 最大给药量实验;⑩ LD_{50} 测定;⑪ 生物等效性试验;⑫ 安慰剂;⑬ 临床前药理试验;⑭ 临床药理试验;⑮ 上市后再评价。

[张庆柱(山东大学)]

第二篇

传出神经系统药物药理

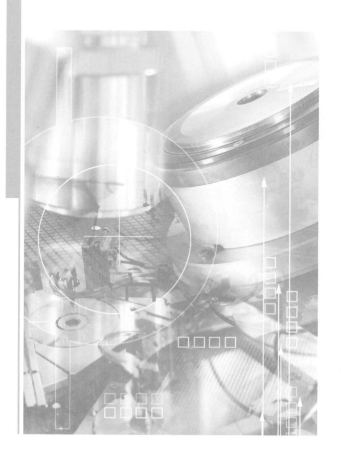

第五章　传出神经系统药理概论

第一节　传出神经系统的结构与功能

一、传出神经系统的分类

传出神经系统包括自主神经系统（autonomic nervous system）和运动神经系统（somatic motor nervous system）。前者主要支配心肌、平滑肌及腺体等效应器，后者则支配骨骼肌。自主神经系统也称植物神经系统（vegetative nervous system），实际上还应包括传入神经，但主要是指传出神经。根据形态结构和生理功能不同，自主神经系统又分为交感神经和副交感神经两部分，这两部分神经共同构成了心脏、血管、腺体、内脏器官和平滑肌的神经支配。交感神经和副交感神经从中枢发出后，在外周神经节换元后到达效应器，因此又有节前纤维和节后纤维之分。

二、交感与副交感神经的结构与功能

交感神经系统（sympathetic nervous system）和副交感神经系统（parasympathetic nervous system）二者在解剖学有下列区别（图5-1）。

（1）交感神经起源于脊髓胸腰段灰质侧角，交感神经节多数离效应器官较远；而副交感神经起源于脑干内第Ⅲ、Ⅶ、Ⅸ、Ⅹ对脑神经的神经核及脊髓骶段，副交感神经节多在效应器官附近或在其内。

（2）交感神经在全身分布广泛，而副交感神经分布相对较为局限。例如汗腺、竖毛肌、肾上腺髓质、皮肤和肌肉血管只有交感神经支配。此外，交感神经兴奋时，反应较弥散，而副交感神经则反应局限，可能是由于交感神经节前纤维可与神经节内多个节后纤维接替，副交感神经却相对较少。

大部分内脏器官及其组织一般都接受交感与副交感神经纤维的双重支配，而交感神经与副交感神经的作用往往呈现生理性拮抗效应，通过调节的机制，达到对立统一的协调一致（表5-1）。

三、运动神经的结构与功能

运动神经自中枢发出后，直接到达所支配的骨骼肌，中间不更换神经元，因此无节前和节后纤维之分。机体的运动功能从简单的膝反射和肌紧张，到复杂的随意运动，都在中枢神经系统的调控下由支配骨骼肌的运动神经系统调节完成。

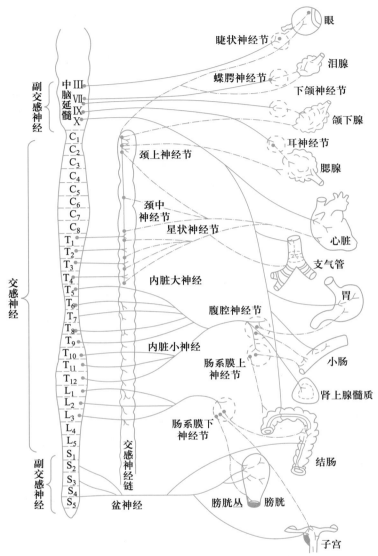

实线及虚线:胆碱能神经;点划线:去甲肾上腺素能神经;
实线:节前纤维;虚线及点划线:节后纤维

图 5-1 自主神经系统分布示意图

表 5-1 自主神经系统功能

器官	交感神经系统作用	副交感神经系统作用
循环器官	心率加快,心肌收缩能力增强,冠状血管血流量增多,内脏与皮肤血管收缩,储血库(肝脏)收缩,骨骼肌血管舒张,血压升高	心率减慢,心肌收缩能力减弱,冠状血管血流量减少,血压降低
呼吸器官	支气管舒张	支气管收缩,黏膜分泌增多

续表

器官	交感神经系统作用	副交感神经系统作用
消化器官	抑制胃肠运动,促进括约肌收缩,抑制胆囊收缩	唾液分泌增加,促进胃液和胰液的分泌,促进胃肠运动,促进括约肌舒张及胆囊收缩
泌尿、生殖器官	肾血管收缩,膀胱逼尿肌舒张,括约肌收缩,外生殖器官血管收缩,子宫收缩(有孕子宫)或松弛(无孕子宫)	膀胱逼尿肌收缩,括约肌舒张,外生殖器官血管舒张
眼	瞳孔开大肌收缩,瞳孔散大	瞳孔括约肌收缩,瞳孔缩小
皮肤	竖毛肌收缩,汗腺分泌	
代谢	促进糖原分解及肾上腺素分泌	促进胰岛素分泌

第二节　传出神经系统的递质与受体

一、传出神经的递质

传出神经系统通过神经递质(neurotransmitter)完成神经冲动在神经元之间或神经元与效应器之间的传递,传递过程的实现由其局部结构特征所决定。

(一)传出神经突触及其超微结构

突触(synapse)是指神经元与次一级神经元之间的衔接处或神经末梢与效应器之间的接头(neuroeffector junction)。运动神经末梢和骨骼肌连接处称为神经肌肉接头(neuromuscular junction),即运动终板(motor end plate)。突触由突触前膜、突触间隙和突触后膜三部分组成。突触部位神经末梢与次一级神经元或效应器细胞之间的间隙,称为突触间隙(synaptic cleft),宽15~1 000 nm;构成突触间隙的传出神经末梢细胞膜称为突触前膜,构成突触间隙的次一级神经元或效应器的细胞膜称为突触后膜。

传出神经末梢分成许多细微的神经纤维,后者均有稀疏串珠状的膨胀部分,称为膨体(varicosity),膨体与效应器细胞膜之间形成突触,其亚细胞结构主要含线粒体和囊泡(vesicle)等。线粒体内含有合成和代谢递质的酶。一个膨体内含囊泡1 000 个左右,其直径为20~50 nm,内含高浓度的神经递质。

(二)神经冲动的化学传递学说

早在100 多年前,科学家对于神经与神经间或神经与肌肉间的冲动传递就有争论,其焦点是上述神经传递是电传递还是化学物质传递。1921 年德国科学家 Loewi 在进行离体双蛙心灌流实验时发现,刺激甲蛙心迷走神经时可抑制心肌收缩能力、减慢心率,用甲蛙心冠脉流出液灌注乙蛙心时后者心肌收缩能力减弱、心率减慢。此实验提示迷走神经兴奋时释放了一种抑制心脏的物质,后来证明这种物质是乙酰胆碱。1946 年又发现了哺乳类交感神经及其效应器内存在的拟交感物质为去甲肾上腺素。因此确定,神经冲动的传递是化学传递。

当神经冲动到达传出神经末梢时,在突触部位引起囊泡向突触前膜运动,外排释放传递神经冲动的化学物质——递质(transmitter)。递质作用于次一级神经元或效应器细胞突触后膜上的受体,引起离子通道开放和离子流的改变或其他作用,产生电冲动或生物学效应,实现神经元之间或神经元与效应器之间的神经冲动化学传递。

(三) 传出神经按神经递质分类

按传出神经末梢释放的递质不同,可将传出神经分为胆碱能神经和去甲肾上腺素能神经两大类。

1. 胆碱能神经 当神经兴奋时,其末梢主要释放乙酰胆碱(acetylcholine,ACh),称为胆碱能神经(cholinergic nerve)。胆碱能神经包括:① 全部交感神经和副交感神经的节前纤维;② 副交感神经的节后纤维;③ 极少数交感神经的节后纤维,如支配汗腺分泌和骨骼肌血管舒张的交感神经;④ 运动神经。

此外,肾上腺髓质受交感神经支配,但此神经属胆碱能神经,兴奋时神经末梢释放乙酰胆碱,促使肾上腺髓质释放肾上腺素(adrenaline,Adr;epinephrine,Epi)和少量去甲肾上腺素(noradrenalin,NA)。

2. 去甲肾上腺素能神经 当神经兴奋时,其末梢主要释放去甲肾上腺素,称为去甲肾上腺素能神经(noradrenergic nerve)。大多数交感神经节后纤维均属此类神经(图 5-2)。

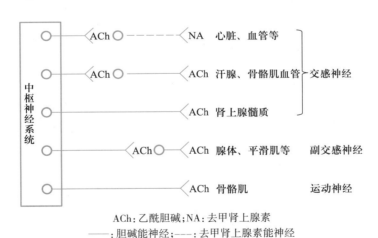

ACh:乙酰胆碱;NA:去甲肾上腺素
——:胆碱能神经;---:去甲肾上腺素能神经

图 5-2 传出神经系统分类模式图

除上述两种经典的传出神经外,还存在其他神经。近年来,肠神经系统(enteric nervous system,ENS)已受到人们关注。该神经系统由感觉神经元、运动神经元和中间神经元组成。其细胞体位于肠壁的壁内丛,神经元和神经纤维之间构成复杂的神经网络,按分布部位分为黏膜下神经丛和肌间神经丛。黏膜下神经丛与胃肠道上皮的分泌、吸收功能以及局部血流和神经免疫活动有关;肌间神经丛在胃肠道平滑肌的收缩、舒张活动中起重要调节作用。ENS 神经元既可与自主神经末梢形成突触联系,接受自主神经的冲动信息,并反馈至交感神经节和中枢神经系统,也可通过局部反射途径调控胃肠功能。介导局部反射途径的递质有 P 物质(substance P,SP)、血管活性肠肽(vasoactive intestinal peptide,VIP)和三磷酸腺苷(adenosine triphosphate,ATP)等。

(四)递质的合成、释放和消除

1. 乙酰胆碱

(1)合成与储存:在胆碱能神经末梢胞浆中,胆碱和乙酰辅酶 A 在胆碱乙酰化酶(choline acetylase)催化下,合成 ACh。ACh 形成后,即进入囊泡并与 ATP 和囊泡蛋白(蛋白聚糖,proteoglycan,PG)共同储存于囊泡中。在合成过程中,胆碱可从细胞外由钠依赖性载体主动摄入胞质液中,此摄取过程为 ACh 合成的限速因素。胆碱能神经的囊泡在神经末梢形成,而胆碱乙酰化酶在细胞体合成后通过轴浆转运到达末梢。

(2)释放:在静息状态下,少量的 ACh 缓慢释放,在突触后膜产生电反应以维持效应器的生理反应性,如保持肌紧张。当神经冲动传导到神经末梢时,神经末梢产生去极化,细胞膜上的电压依赖性钙通道开放,Ca^{2+} 内流,胞浆内 Ca^{2+} 浓度升高,导致囊泡向突触前膜靠近并与突触前膜融合形成裂孔,囊泡中的递质及内容物排入突触间隙,此过程称为胞裂外排(exocytosis)。囊泡量子式释放 ACh,每一个囊泡的一次 ACh 释放量就是一个量子。神经冲动所致的胞裂外排可有 200~300 个囊泡同时释放 ACh。合成后未被囊泡摄取的游离 ACh 也有可能直接释出,进入突触间隙。

(3)消除:释放入突触间隙的 ACh 一方面作用于相应的胆碱受体产生效应,另一方面被突触间隙中的乙酰胆碱酯酶(acetyl cholinesterase,AChE)水解,生成乙酸和胆碱,作用消失(图 5-3)。乙酰胆碱水解速率很快(小于 1×10^{-6} s),以保证冲动能以每秒钟几百次通过突触传递。部分水解生成的胆碱和乙酸(1/3~1/2)通过神经末梢的主动转运过程再摄取入胞浆,供 ACh 合成之用。

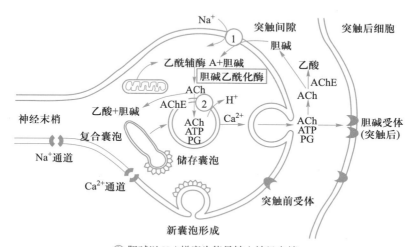

① 胆碱以 Na^+ 梯度为能量转入神经末梢;
② ACh 通过以质子外流为能量的载体转入储存囊泡中

图 5-3 突触结构与 ACh 的合成、储存、释放和消除过程示意图

2. 去甲肾上腺素

(1)合成与储存:主要合成部位是神经末梢的膨体,末梢内 NA 含量为细胞体内的 3~300 倍。

NA 前体为酪氨酸,在酪氨酸羟化酶催化下生成多巴(dopa),再经多巴脱羧酶催化生成多巴胺(dopamine,DA),上述步骤在胞浆中进行。多巴胺进入囊泡后,经多巴胺 –β– 羟化酶(DβH)催化,生成 NA。在肾上腺髓质嗜铬细胞中,去甲肾上腺素在苯基乙醇胺 –N– 甲基转移酶(PNMT)催化下,进一步生成肾上腺素。

在去甲肾上腺素能神经末梢,囊泡自细胞体形成后,通过轴浆转运(axoplasmic transport)沿轴突中的神经微管向末梢膨体运行。同时转运到末梢膨体的还有合成 NA 所必需的酶,如酪氨酸羟化酶、多巴脱羧酶和多巴胺 –β– 羟化酶等。酪氨酸羟化酶是儿茶酚胺递质生物合成过程中的限速酶。NA 合成后,与 ATP 和嗜铬颗粒蛋白结合储存于囊泡中,可免遭线粒体单胺氧化酶(monoamine oxidase,MAO)的破坏。

(2)释放:当神经冲动到达末梢时,Ca^{2+} 进入神经末梢,囊泡与突触前膜融合,囊泡内容物(NA、ATP、DA、DβH 等)一并排出至突触间隙。释放到突触间隙中的递质与突触后膜上的受体结合,引起次一级神经元或效应器细胞的功能改变,产生生理效应;也可与突触前膜上的受体结合,反馈性调节递质释放。

(3)灭活:NA 与突触后膜的受体结合发挥生理效应后,通过摄取和降解两种方式而失活。突触前膜通过耗能的胺泵(amine pump),将突触间隙的 NA 主动转运至神经末梢,使之作用消失,称为摄取 1(uptake 1),其摄取量为释放量的 75%~95%。摄入神经末梢的 NA 可进入囊泡储存,以供再次释放;胞浆内部分未进入囊泡的 NA 可被线粒体膜上 MAO 破坏。非神经组织(如心肌、平滑肌及肝脏等)也能摄取 NA,称为摄取 2(uptake 2),摄入后的 NA 被细胞内的儿茶酚氧位甲基转移酶(catechol–O–methyltransferase,COMT)和 MAO 所破坏(图 5-4)。此外,尚有少部分 NA 释放后从突触间隙扩散到血液中,被肝脏、肾脏等组织的 COMT 降解。

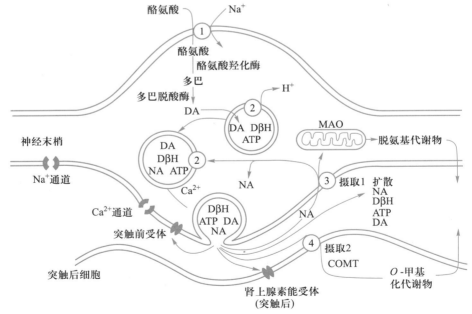

① 酪氨酸经 Na^+ 相关载体摄入膨体;② 将多巴胺、去甲肾上腺素及其他
胺类摄入囊泡的载体;③ 摄取 1;④ 摄取 2

图 5-4 去甲肾上腺素的合成、储存、释放和灭活过程示意图

二、传出神经的受体

传出神经递质的受体根据受体分布的部位可分为突触后膜受体和突触前膜受体,根据受体选择性结合的递质或激动剂主要分为胆碱受体和肾上腺素受体。依据阻断剂对受体的选择性作用以及近年来分子克隆技术在受体研究中的应用,又可将受体分成不同亚型。

(一)胆碱受体

能与 ACh 结合的受体,称为胆碱受体(cholinoceptor)。胆碱受体分为两大类:M 胆碱受体和 N 胆碱受体。M 胆碱受体(M 受体,也称毒蕈碱型胆碱受体)对毒蕈碱(muscarine)敏感;N 胆碱受体(N 受体,也称烟碱型胆碱受体)对烟碱(nicotine)敏感。

1. M 受体　属于 G 蛋白耦联受体,主要分布于胆碱能神经节后纤维所支配的效应器,如心脏、胃肠平滑肌、膀胱逼尿肌、瞳孔括约肌和各种腺体。M 受体家族可分为 5 种亚型,较为公认的是 M_1、M_2、M_3 三种亚型。不同组织可有几种 M 受体亚型同时存在。

(1)M_1 受体:主要分布于胃壁细胞、神经节和中枢神经系统(大脑皮质、海马、纹状体等),又称"神经外壁"受体(neuroparietal receptor),其特异性阻断药为哌仑西平(pirenzepine)。

(2)M_2 受体:主要分布于心肌和外周神经元,又称"神经心脏"受体(neurocardiac receptor),其特异性阻断药为加拉碘铵(gallamine triethiodide)。

(3)M_3 受体:主要分布于外分泌腺、平滑肌、血管内皮,又称"平滑肌 – 腺体"受体(smooth muscle-glandular receptor),其特异性阻断药为 hexahydrosiladifenidol(HHSD)。

(4)M_4 受体:外周主要分布于眼部,又称"眼"受体(eye receptor)。中枢存在于黑质和海马,尤其在纹状体分布较多。

(5)M_5 受体:主要分布于中枢神经系统,参与多巴胺能黑质 – 纹状体通路的调节;以及通过促进脑内的 NO 合成,调控胆碱能神经血管,参与大脑的认知、记忆和血运等重要生理功能的调节。

2. N 受体　根据分布不同,分为 N_N 受体和 N_M 受体,两者均为配体门控型阳离子通道受体,当 ACh 与 N 受体结合后,N 受体空间构象发生改变,通道开放,Na^+、Ca^{2+} 进入细胞产生局部去极化。当去极化水平达到钠通道开放阈值时,钠通道开放,引发动作电位。

(1)N_N 受体:主要分布于神经节,兴奋 N_N 受体表现为神经节次一级神经元冲动的继续传递。

(2)N_M 受体:主要分布于神经肌肉接头(骨骼肌细胞膜运动终板),激动 N_M 受体表现为细胞外钙内流和细胞内钙释放,骨骼肌收缩。

(二)肾上腺素受体

能与 NA 或肾上腺素相结合的受体,称为肾上腺素受体(adrenoceptor)。肾上腺素受体属于 G 蛋白耦联受体,根据其对拟肾上腺素类药物敏感性的不同及阻断剂的不同,又可分为 α- 肾上腺素受体(简称 α 受体)和 β- 肾上腺素受体(简称 β 受体)。

1. α 受体　分为 α_1 受体和 α_2 受体。

(1)α_1 受体:主要分布于血管平滑肌、瞳孔开大肌、心脏及肝脏,可被去氧肾上腺素或甲氧胺激动,被哌唑嗪阻断。

（2）α_2 受体：主要存在于去甲肾上腺能及胆碱能神经末梢的突触前膜，其功能主要是负反馈性抑制神经末梢内 NA 等递质的释放，间接影响效应器的反应，调节神经和组织的反应。但是在肝细胞、血小板、脂肪细胞和血管平滑肌，α_2 受体则存在于突触后膜。α_2 受体可被可乐定激动，被育亨宾阻断。

2. β 受体　分为 β_1、β_2、β_3 三种亚型。

（1）β_1 受体：主要分布于心脏、肾小球旁细胞。心脏 β_1 受体占心脏 β 受体总数的 80% 左右。

（2）β_2 受体：主要分布于平滑肌、骨骼肌和肝脏。此外，还分布于突触前膜，激动后可正反馈性促进神经末梢内递质的释放。

（3）β_3 受体：主要分布于脂肪细胞，可能对脂肪分解有调节作用。包括普萘洛尔在内的多数 β 受体阻断药不能阻断 β_3 受体。

（三）多巴胺受体

能与多巴胺结合的受体称多巴胺受体（dopamine receptor），简称 DA 受体。DA 受体除存在于中枢外，外周也有分布。DA_1 主要位于肾血管平滑肌，而 DA_2 受体则分布于突触前膜和平滑肌效应器细胞上。

第三节　传出神经受体的生物效应

了解传出神经受体的分布及其效应对于学习传出神经系统药物有很大的帮助。传出神经系统药物可激动或阻断受体，因此，药物的作用总是类似于胆碱能神经或去甲肾上腺素能神经兴奋或抑制时的效应。不同的受体及其亚型，被递质、药物激动或阻断时的效应与其组织器官的分布有关，表 5-2 为传出神经系统的受体分布及激动效应。

表 5-2　传出神经系统的受体分布及激动效应

效应器	肾上腺素受体	效应	胆碱受体	效应
眼睛				
瞳孔开大肌	α_1	收缩（散瞳）		
瞳孔括约肌			M_3	收缩（缩瞳）
睫状肌	β_2	松弛（远视）	M_3	收缩（近视）
心脏				
窦房结	β_1、β_2	自律性增高,心率加快	M_2	自律性降低,心率减慢
房室结	β_1、β_2	传导加快	M_2	传导减慢
传导系统	β_1、β_2	传导加快	M_2	传导减慢
心肌	β_1、β_2	收缩增强	M_2	收缩减弱

效应器	肾上腺素受体	效应	胆碱受体	效应
血管平滑肌/血管内皮				
皮肤、黏膜	α_1, α_2	收缩	M_3	舒张
腹腔内脏	α_1；β_2	收缩；舒张	M_3	舒张
冠状血管	α_1, α_2；β_2	收缩；舒张	M_3	舒张
骨骼肌	α；β_2	收缩；舒张	M_3	舒张
脑	α_1	收缩	M_3	舒张
肾脏	α_1, α_2；β_1, β_2	收缩；舒张		
静脉	α_1, α_2；β_2	收缩；舒张		
肺				
支气管平滑肌	β_2	舒张	M_3	收缩
支气管腺体	α_1；β_2	分泌减少；分泌增加	M_3	分泌增加
唾液腺	α_1	K^+和水分泌	M_3	K^+和水分泌
	β	淀粉酶分泌		
胃				
运动和张力	α_1, α_2；β_1, β_2	减弱	M_3	增强
括约肌	α_2；β_2	收缩	M_3	松弛
分泌			M_1	兴奋
肠				
运动和张力	α_1, α_2；β_1, β_2	减弱	M_3	增强
括约肌	α_1	收缩	M_3	松弛
分泌	α_1	抑制	M_3	兴奋
胆囊与胆道	β_2	舒张	M	收缩
膀胱				
逼尿肌	β_2	松弛	M_2	收缩
括约肌	α_1	收缩	M	松弛
子宫				
	α_1；β_2	妊娠：收缩(α_1)；松弛(β_2) 未妊娠：松弛(β_2)	M	未定
皮肤汗腺	α_1	局部分泌(手足心)	M	分泌
代谢				
肝糖原异生	α_1, β_2	增加		
肝糖原分解	β_2	增加		
脂肪分解	β_3	增加		
肾上腺髓质			N_N	分泌
骨骼肌	β_2	收缩	N_M	收缩

第四节 传出神经系统的药物作用方式和分类

一、药物作用方式

作用于传出神经系统的药物,都是通过选择性干预神经冲动传递过程的不同环节以及相应受体,从而模拟或拮抗特定递质的作用,拟似或阻断传出神经效应,最终改变内脏器官或骨骼肌功能。

1. 直接与受体结合 许多药物能直接与胆碱受体结合如毛果芸香碱,或与肾上腺素受体结合如异丙肾上腺素,产生与相应递质相似的作用,分别称为胆碱受体激动药、肾上腺素受体激动药。而有些药物则发挥阻断或拮抗作用,如 α 受体阻断药酚妥拉明,产生与 NA 递质相反的作用。

2. 影响递质的生物合成 有些药物可抑制递质合成,但影响这一环节的药物不仅数量少,而且目前尚无临床应用价值,仅作为药理研究的工具药使用。

3. 影响递质转化 有些药物可抑制胆碱酯酶活性,妨碍 ACh 水解,使突触间隙 ACh 浓度增加而间接产生胆碱受体激动作用,称为间接拟胆碱药,如新斯的明和有机磷酸酯类农药。

4. 影响递质的储存和释放 有些药物影响递质的储存,如利血平抑制去甲肾上腺素能神经末梢对 NA 的主动摄取,使囊泡递质的储存减少甚至耗竭,而产生抗去甲肾上腺素能神经作用,是一类传统的抗高血压药物。还有些药物可促进递质的释放,如麻黄碱、间羟胺等可促进 NA 的释放,卡巴胆碱可促进 ACh 的释放,因递质释放增加而对相应受体产生激动作用。

二、传出神经系统药物分类

根据传出神经系统药物的作用方式和受体选择性,可将传出神经系统药物进行分类(表 5-3)。

表 5-3 传出神经系统药物分类

拟似药	拮抗药
胆碱能神经	
1. 直接激动胆碱受体的药物	1. 直接阻断胆碱受体的药物
M、N 受体激动药(卡巴胆碱)	M 受体阻断药(阿托品)
M 受体激动药(毛果芸香碱)	N_N 受体阻断药(美加明)
N 受体激动药(烟碱)	N_M 受体阻断药(筒箭毒碱、琥珀胆碱)
2. 抗胆碱酯酶药(新斯的明、有机磷酸酯类)	2. 胆碱酯酶复活药(氯解磷定)
去甲肾上腺素能神经	
1. 直接激动肾上腺素受体的药物	1. 直接阻断肾上腺素受体的药物
α_1、α_2 受体激动药(去甲肾上腺素)	α_1、α_2 受体阻断药(酚妥拉明)

续表

拟似药	拮抗药
α_1 受体激动药(去氧肾上腺素)	α_1 受体阻断药(哌唑嗪)
α_2 受体激动药(可乐定)	α_2 受体阻断药(育亨宾)
β_1、β_2 受体激动药(异丙肾上腺素)	β_1、β_2 受体阻断药(普萘洛尔)
β_1 受体激动药(地诺帕明)	β_1 受体阻断药(阿替洛尔)
β_2 受体激动药(羟甲叔丁肾上腺素)	β_2 受体阻断药(布他沙明)
	α_1、α_2、β_1、β_2 受体阻断药(拉贝洛尔)
2. 间接作用的拟似药(麻黄碱)	2. 其他机制(利血平)

本章电子课件

本章小结

本章主要从递质和受体的角度讲述了传出神经药物的解剖和生理学基础,学习的重点在于从神经生理学意义方面理解不同药物、递质以及受体的效应。具体要求如下:① 掌握:突触结构、传出神经递质和受体的分类与功能,按照递质的不同进行传出神经的分类以及传出神经药物的分类。② 熟悉:传出神经的生理功能,传出神经受体信号转导机制,传出神经药物的作用方式。③ 了解:冲动的电化学传递学说,递质的合成、储存与消除过程。

思考题

1. 传出神经按神经递质分类有哪些?
2. 简述传出神经受体的分型与功能。
3. 简述传出神经药物的主要作用方式及分类。
4. 名词解释:① 传出神经系统;② 突触;③ 运动终板;④ 膨体;⑤ 递质;⑥ 胆碱能神经;⑦ 胞裂外排;⑧ 摄取1;⑨ 摄取2;⑩ M 受体;⑪ N 受体;⑫ α 受体;⑬ β 受体。

[胡长平(中南大学)]

第六章 胆碱受体激动药和作用于胆碱酯酶药

第一节 胆碱受体激动药

胆碱受体激动药(cholinoceptor agonist)是一类选择性地与胆碱受体结合,激动胆碱受体,产生与递质乙酰胆碱相似作用的药物。按其对胆碱受体亚型选择性的不同又分为三类:① M、N 胆碱受体激动药;② M 胆碱受体激动药;③ N 胆碱受体激动药。

一、M、N 胆碱受体激动药

M、N 胆碱受体激动药包括乙酰胆碱和几种合成的胆碱酯类药物。由于本类药物对 M、N 型胆碱受体没有选择性,作用广泛、不良反应多,临床应用较少。

(一) 乙酰胆碱

乙酰胆碱(acetylcholine, ACh)为胆碱能神经末梢释放的递质,现已人工合成。属季铵类化合物,极性较大,不易通过生物膜和血脑屏障。在水溶液中极不稳定,可自行分解,在体内可迅速被组织中的胆碱酯酶破坏而失活,作用维持时间极为短暂。因其作用过于广泛,引起较多不良反应,故无临床意义。目前仅作为实验研究的工具药。

【药理作用】 ACh 可直接激动 M 受体和 N 受体,产生 M 和 N 样作用。

1. M 样作用 静脉注射小剂量 ACh 即可激动 M 受体,产生与兴奋胆碱能神经节后纤维相似的效应。

(1) 心血管系统:ACh 激动心脏 M_2 受体,产生负性肌力、负性频率和负性传导作用。但在整体情况下,以上作用可因反射性兴奋交感神经而减弱。小剂量 ACh 静脉注射,可产生一过性血压下降,伴随反射性心率加快;大剂量可引起心率减慢和房室传导减慢。ACh 可引起血管扩张,主要是由于激动血管内皮细胞的 M_3 受体,内皮细胞内一氧化氮(nitric oxide, NO)合成与释放增加,NO 扩散至邻近的血管平滑肌细胞内,激活鸟苷酸环化酶(guanylate cyclase, GC),提高平滑肌细胞内的 cGMP 浓度,引起血管平滑肌松弛,血管扩张。如果血管内皮受损,ACh 的舒张血管作用消失,反而引起血管收缩。此外,ACh 通过激动交感神经末梢突触前膜 M_1 受体,抑制去甲肾上腺素能神经末梢释放 NA,也间接参与 ACh 的血管扩张效应和心脏抑制效应。

(2) 平滑肌:ACh 对胃肠道、泌尿道、支气管和子宫等平滑肌均有兴奋作用,其作用强度与组织敏感性和剂量有关。ACh 可使胃肠道平滑肌张力增高,收缩幅度和蠕动频率增加,并可促进胃肠分泌,导致恶心、呕吐、腹痛、腹泻等症状;使泌尿道平滑肌兴奋,膀胱逼尿肌收缩,尿道括约肌松弛,促进膀胱排空。

（3）腺体：ACh 可使泪腺、呼吸道腺体、唾液腺、消化道腺体和汗腺分泌增加。

（4）眼：ACh 使瞳孔括约肌收缩，缩瞳，降低眼内压；睫状肌收缩，晶状体变凸，调节痉挛。

2. N 样作用　大剂量 ACh 可激动神经节 N_N 受体，引起节后胆碱能神经和去甲肾上腺素能神经同时兴奋，结果通常由占支配地位的神经决定。例如胃肠道、膀胱平滑肌和腺体以胆碱能神经支配占优势，而心肌和小血管以去甲肾上腺素能神经占优势，故大剂量 ACh 的 N_N 受体兴奋效应是胃肠道、膀胱等器官平滑肌收缩，腺体分泌增加，小血管收缩，血压升高。ACh 兴奋肾上腺髓质嗜铬细胞的 N_N 受体，可引起肾上腺素释放。此外 ACh 还能激动运动神经终板上的 N_M 受体，引起骨骼肌弥漫性收缩、肌肉痉挛等现象。

（二）氨甲酰胆碱

氨甲酰胆碱（卡巴胆碱，carbamylcholine）属季铵类化合物，口服吸收可直接激动 M 和 N 受体，产生与 ACh 相似的作用。此外，还能促进胆碱能神经末梢释放 ACh 而间接发挥拟胆碱作用。但其不易被胆碱酯酶水解，作用时间较长。该药副作用多，阿托品对其解毒效果差，故已基本不作全身用药。因可兴奋瞳孔括约肌引起缩瞳，降低眼内压，临床主要用于局部滴眼治疗青光眼。

（三）醋甲胆碱

醋甲胆碱（methacholine）经胆碱酯酶水解的速率较慢，作用时间比 ACh 长，具有选择性 M 样作用，N 样作用很弱。小剂量可产生明显的心血管作用，使血压下降，心率减慢。临床上主要用于口腔黏膜干燥症。禁忌证为支气管哮喘、甲状腺功能亢进、冠状动脉缺血和溃疡病患者。

二、M 胆碱受体激动药

（一）毛果芸香碱

毛果芸香碱（匹罗卡品，pilocarpine）是从美洲芸香科植物毛果芸香（*Pilocarpus jaborandi*）叶子中提出的一种生物碱，现已人工合成。为叔胺类化合物，在水溶液中稳定。

【药理作用】　直接激动 M 胆碱受体，产生 M 样作用，对眼和腺体的选择性作用最明显。滴眼后易透过角膜，0.5 h 达高峰，维持数小时甚至一天。

1. 眼

（1）缩瞳（miosis）：虹膜内存在两种平滑肌，一种围绕瞳孔呈环形排列的叫瞳孔括约肌，位于虹膜层，受动眼神经的副交感纤维支配。动眼神经兴奋时，激动瞳孔括约肌的 M 受体，瞳孔括约肌向中心方向收缩，瞳孔变小。另一种呈辐射状排列的称瞳孔开大肌，受去甲肾上腺素能神经支配，神经兴奋时激动瞳孔开大肌的 α 受体，瞳孔开大肌向外周收缩，瞳孔散大。毛果芸香碱滴眼后，可直接兴奋瞳孔括约肌上的 M 受体，引起瞳孔缩小。

（2）降低眼内压：房水是由睫状体上皮细胞分泌及血管渗出而产生，经瞳孔流入前房，再经前房角间隙的小梁网（滤帘）流入巩膜静脉窦，最后进入血循环。青光眼时房水回流障碍，导致眼内压升高。毛果芸香碱可通过缩瞳作用，使虹膜向中心方向收缩，虹膜根部变薄，前房角间隙扩大，房水易于通过小梁网及巩膜静脉窦而进入循环，房水回流通畅，使眼内压降低（图 6-1）。

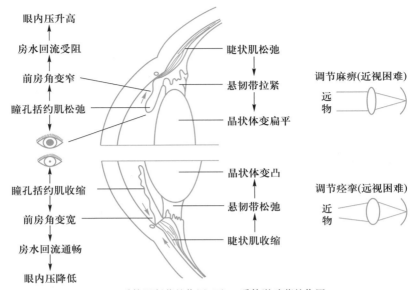

上：M 受体阻断药的作用；下：M 受体激动药的作用

图 6-1 M 受体激动药和 M 受体阻断药对眼的调节作用

（3）调节痉挛（spasm of accommodation）：眼在视近物时，通过晶状体变凸而聚焦，使物体成像于视网膜，从而看清物体，此为眼的调节作用。眼的调节主要取决于晶状体的曲度变化，晶状体囊富有弹性而有凸起倾向，但因悬韧带向外牵拉，使晶状体保持相对扁平状态。悬韧带受睫状肌控制，睫状肌由环状和辐射状两种平滑肌组成，其中以动眼神经支配的环状肌为主。毛果芸香碱兴奋睫状肌上的 M 受体，使睫状肌的环形肌纤维向虹膜中心方向收缩，悬韧带松弛，晶状体变凸，屈光度增加，远距离物体不能成像于视网膜上而在视网膜前，因而视远物模糊，只能看近物，这一作用称为调节痉挛（图 6-1）。此外，睫状肌还受去甲肾上腺素能神经支配，但对眼的调节功能很弱，故拟肾上腺素药一般不影响眼的调节作用。

2. 腺体 毛果芸香碱可兴奋腺体的 M 受体，使腺体分泌增加，其中汗腺和唾液腺最为显著。

3. 平滑肌 毛果芸香碱激动消化道平滑肌 M 受体后可增加其收缩力和张力，大剂量可致痉挛；激动呼吸道平滑肌 M 受体，可引起气管或支气管收缩。

4. 心血管系统 毛果芸香碱静脉注射时，可使心率和血压短暂下降。

【临床应用】 全身用药不良反应较多，除作为阿托品类抗胆碱药的解毒药外，一般不作全身给药，常用于眼科。

1. 青光眼 青光眼是眼球内压升高的一种眼病，分为闭角型和开角型两种，表现为眼内压升高、头痛、视力减退等，严重时可致失明。闭角型青光眼（急性或慢性充血性青光眼）眼内压升高主要由于前房角狭窄，房水回流障碍所致。开角型青光眼者（慢性单纯性青光眼）主要是小梁网及巩膜静脉窦发生变性或硬化，阻碍房水循环，引起眼内压升高。毛果芸香碱对闭角型青光眼疗效较好，通过其缩瞳作用使前房角间隙扩大，房水回流通畅，眼内压迅速下降，从而缓解青光眼的各种症状。但高浓度药物可造成患者症状加重，故一般使用低浓度（<2%）滴眼。毛果芸香碱对开角型青光眼也有一定疗效，可能是通过扩张巩膜静脉窦周围的小血管，有利于房水循环而使

眼压下降。

2. 虹膜炎 与扩瞳药交替应用,可防止虹膜与晶状体粘连。

【不良反应和应用注意】 全身给药或滴眼吸收入血后可引起汗腺分泌、流涎、哮喘、恶心、呕吐、视力模糊、头痛等,阿托品可拮抗之。滴眼时应压迫内眦,避免药液经鼻泪管流入鼻腔吸收而产生副作用。

(二)丁公藤碱

丁公藤(*Erycibe obtusifolia* Benth)的有效成分为丁公藤碱Ⅱ,激动 M 胆碱受体,作用与毛果芸香碱相似,具有较好的缩瞳和降眼内压作用。副作用少,可作为毛果芸香碱的代用品。该药滴眼后 3~4 h 达高峰,持续 8 h 左右,少数患者滴眼后有充血、视物模糊等,20 min 内自行消失。

(三)氨甲酰甲胆碱

氨甲酰甲胆碱(carbamylmethylcholine,bethanechol;乌拉胆碱,urecholine)化学结构与氨甲酰胆碱相似,稳定,不易被胆碱酯酶破坏,仅作用于 M 受体,作用时间长。对胃肠道及膀胱平滑肌的选择作用明显,对心血管几无作用,故较安全。口服或皮下注射,用于术后腹气胀与尿潴留。

三、N 胆碱受体激动药

除对 N_N、N_M 胆碱受体均有兴奋作用,尚能作用于中枢神经系统,具有小剂量激动、大剂量阻断受体的特点。该类药物有烟碱、洛贝林等。

(一)烟碱

烟碱(nicotine)是烟叶的主要成分之一,为无色、挥发性油样液体。小剂量激动神经节,大剂量阻断神经节。烟碱还能通过血脑屏障进入中枢,在中枢神经系统内产生激动作用。烟碱的作用广泛而复杂,仅有毒理学意义,无临床应用价值。

(二)山梗菜碱

山梗菜碱(洛贝林,lobeline)与烟碱有相似的作用,为 N_N 胆碱受体激动药,主要作用于主动脉体和颈动脉窦的化学感受器,兴奋呼吸中枢和迷走中枢,作为呼吸兴奋药应用。

第二节 抗胆碱酯酶药与胆碱酯酶复活药

一、胆碱酯酶

胆碱酯酶分为真性胆碱酯酶和假性胆碱酯酶,前者也称乙酰胆碱酯酶(acetylcholinesterase,AChE),主要存在于胆碱能神经元、神经肌肉接头、红细胞及其他组织中,是水解 ACh 所必需的酶,对其他胆碱酯类药物的水解作用较弱,通常所说的胆碱酯酶即指此酶。假性胆碱酯酶(pseudocholinesterase)又叫丁酰胆碱酯酶(butyrocholinesterase,Bu-ChE),该酶主要存在于神经胶质细胞、血浆、肠、肝脏和肾脏中，因其对 ACh 的特异性较低，故此酶又叫非特异性胆碱酯酶。

　　AChE 是一类相对分子质量为 80 000 Da（道尔顿）的糖蛋白，结构复杂，其基本单位为同一亚单位组成的四聚体，每个亚单位含有一个活性部位。活性部位有两个 ACh 结合点，即带负电荷的阴离子部位和酯解部位。阴离子部位由二羧基氨基酸构成，酯解部位含有一个由丝氨酸的羟基构成的酸性作用点和一个由组氨酸咪唑环构成的碱性作用点，后者通过氢的转移，增强前者的亲核性，使之易与 ACh 结合。

　　ACh 为季铵类化合物，由季铵基团、烃基和酯基三部分组成。AChE 水解 ACh 的过程分为三步：① AChE 的阴离子部位通过静电引力与 ACh 分子中的季铵阳离子结合，同时酯解部位丝氨酸的羟基与 ACh 的羧基以共价键形式结合，形成 ACh-AChE 复合物；② ACh 的酯键断裂，生成胆碱和乙酰化胆碱酯酶；③ 乙酰化胆碱酯酶迅速水解，解离出乙酸，AChE 的活性恢复（图 6-2）。

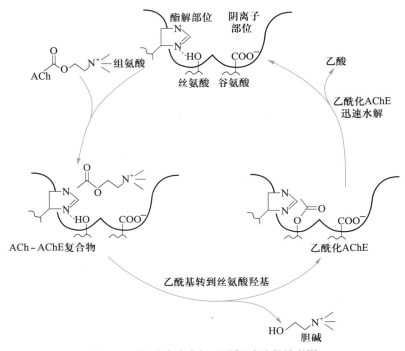

图 6-2　胆碱酯酶水解乙酰胆碱过程示意图

二、抗胆碱酯酶药

　　抗胆碱酯酶药（anticholinesterase drug）是一类能与胆碱酯酶结合，抑制胆碱酯酶活性的药物，亦称胆碱酯酶抑制药。胆碱酯酶抑制药多属酯类化合物，与胆碱酯酶的亲和力较 ACh 更为强大。药物与胆碱酯酶结合牢固、持久，结合物水解较慢甚至难以水解，使酶长时间失活，造成胆碱能神经末梢处堆积大量 ACh 而激动 M、N 受体，产生 M 样和 N 样作用。抗胆碱酯酶药物根据其与胆碱酯酶结合的复合物水解的难易程度，又分为易逆性抗胆碱酯酶药和难逆性抗胆碱酯酶药。

(一)易逆性抗胆碱酯酶药

1. 新斯的明(neostigmine,prostigmine) 为人工合成的二甲氨基甲酸酯类化合物。

【体内过程】 该药化学结构中具有季铵基团,脂溶性低,不易通过血脑屏障,故无中枢作用。其溶液滴眼时不易透过角膜进入前房,故对眼的作用较弱。口服吸收少且不规则,因此临床口服用药剂量较大。口服给药后 0.5 h 起效,维持 2~3 h;注射给药 5~15 min 起效,维持 0.5~1 h。进入体内的新斯的明可部分被血浆中的胆碱酯酶水解而失活。

【作用机制】 新斯的明分子中的季铵阳离子通过静电引力与胆碱酯酶的阴离子部位结合,分子中的羰基碳与酶酯解部位丝氨酸的羟基形成共价键结合,生成新斯的明 – 胆碱酯酶复合物。此复合物进一步裂解成 3– 羟苯三甲铵和二甲氨基甲酰化胆碱酯酶。后者水解速率较慢,胆碱酯酶较长时间受抑制,造成内源性 ACh 大量积聚而产生明显的 ACh 生物学效应。因此,新斯的明的作用时间较长。二甲氨基甲酰化胆碱酯酶经水解后脱掉二甲氨基甲酸,并使胆碱酯酶活性得以恢复(图 6–3)。因此,新斯的明的抗胆碱酯酶作用是可逆的,属易逆性抗胆碱酯酶药。

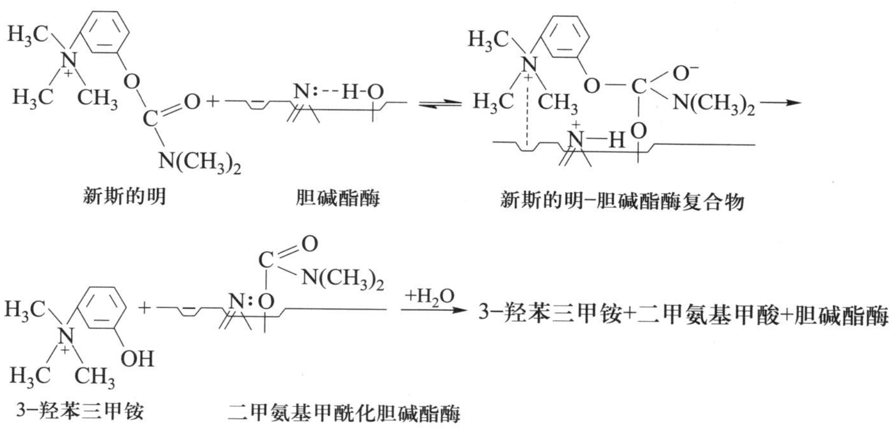

图 6–3 新斯的明抑制胆碱酯酶作用示意图

【药理作用】 新斯的明可逆性地抑制胆碱酯酶活性,减少 ACh 的灭活而表现出 ACh 的 M、N 样作用。对心血管、腺体、眼和支气管平滑肌的作用较弱,对胃肠道和膀胱平滑肌的兴奋作用较强,能促进胃、小肠和大肠的蠕动。对骨骼肌的兴奋作用最强,这一作用除了与其抑制胆碱酯酶作用有关,还与其促进运动神经末梢释放 ACh 以及直接兴奋 N_M 受体有关。

【临床应用】

(1)重症肌无力:重症肌无力是一种神经肌肉接头传递功能障碍的自身免疫性疾病,主要症状为骨骼肌呈进行性收缩无力,表现为眼睑下垂、肢体无力、咀嚼和吞咽困难,休息后可以恢复,但严重者可致呼吸困难。患者的血清中有抗 N_M 胆碱受体的抗体存在,与胆碱受体结合后,抑制 ACh 与受体结合,导致胆碱受体减少,发生神经肌肉传递功能障碍,降低骨骼肌兴奋性。应用本药能迅速改善上述症状。临床一般采用口服给药,紧急情况时,可皮下或肌内注射以迅速控制症状,但应注意掌握剂量,以防因用药剂量过大,引起"胆碱能危象(cholinergic crisis)",表现出 M 样和 N 样作用,并使肌无力加重,此时应停药。

（2）腹气胀和尿潴留：本药能明显增强肠蠕动和膀胱逼尿肌张力，促使排气和排尿，疗效显著，适用于术后腹气胀和尿潴留。

（3）阵发性室上性心动过速：可先采用压迫眼球或颈动脉窦等兴奋迷走神经措施，无效时可应用新斯的明，通过其对心脏的 M 样作用而治疗阵发性室上性心动过速。

（4）肌松药过量中毒的解救：用于非去极化型骨骼肌松弛药如筒箭毒碱过量中毒的解救。注意不能用于去极化型骨骼肌松弛药的中毒解救。

【不良反应与禁忌证】　治疗量不良反应较轻。过量可产生恶心、呕吐、腹痛、腹泻，甚至"胆碱能危象"。口服过量时应洗胃，及早维持呼吸功能。为迅速控制胆碱症状，应立即静脉注射阿托品，必要时可重复肌内注射阿托品，直至症状缓解。禁用于机械性肠梗阻、尿路梗塞和支气管哮喘患者。

2. 毒扁豆碱（physostigmine；依色林，eserine）　是从西非出产植物毒扁豆（*Physostigma venenosum* Balf）种子中提出的一种生物碱，现可人工合成。

毒扁豆碱水溶液不稳定，遇光易氧化变质，疗效降低，刺激性增强，故应储存在棕色瓶内；为叔胺类化合物，脂溶性高，口服、注射和黏膜给药均易吸收，也易透过血脑屏障进入中枢神经系统。吸收后通过抑制胆碱酯酶活性而产生拟胆碱作用。其中枢拟胆碱作用表现为小剂量引起中枢兴奋，大剂量产生中枢抑制，中毒量引起呼吸麻痹，甚至死亡，阿托品的解毒效果差。也具有增强学习记忆，改善脑功能作用，故亦曾用于阿尔茨海默病（Alzheimer's disease，AD）的治疗。

毒扁豆碱主要局部应用治疗青光眼。临床通常滴眼后约 5 min 使瞳孔变小，眼内压降低，维持 1~2 天。局部滴眼治疗青光眼，其作用较毛果芸香碱强而持久，但刺激性较毛果芸香碱强。调节痉挛作用短暂，但因强烈的睫状肌收缩而引起头痛、眼痛和视物模糊等作用，患者常难以耐受。毒扁豆碱也用于阿托品等抗胆碱药中毒的解救及中药麻醉催醒。由于本药选择性低、毒性大，故除用于治疗阿托品类中毒外，一般不作全身应用。滴眼时，应注意压迫内眦，避免药液经鼻腔吸收而引起毒性反应。

3. 吡斯的明（pyridostigmine）　结构和药理作用均与新斯的明相似，主要用于治疗重症肌无力。比新斯的明起效慢，作用弱但持久，且不良反应少。

4. 安贝氯铵（ambenonium chloride，酶抑宁）　对胆碱酯酶有选择性抑制作用，作用较新斯的明强，主要用于治疗重症肌无力。其优点是可口服给药，作用维持时间长达 7 h 左右。

5. 加兰他敏（galantamine）　为石蒜科植物中所含生物碱，已人工合成。其抗胆碱酯酶活性仅为毒扁豆碱的 1/10，可直接激动骨骼肌运动终板上的 N_M 受体。用于治疗重症肌无力，疗效不如新斯的明。也有用于脊髓前角灰白质炎（小儿麻痹症）后遗症的治疗。由于能穿过血脑屏障，亦可用于 AD 的治疗。不良反应同新斯的明，但较轻，可用阿托品对抗，偶见过敏反应。

6. 他克林（tacrine）　易进入中枢神经系统，可逆性抑制中枢 AChE，临床主要用于 AD 的治疗，可使患者的认知能力改善，亦可改善定向能力。最常见和最严重的不良反应为肝毒性，约有 50% 接受低剂量治疗的患者出现转氨酶升高，应每周测定血清转氨酶，如升高幅度太大，则应停药。

7. 多奈哌齐（donepezil）　具有可逆性的抑制中枢胆碱酯酶作用，临床上用于治疗 AD。其耐受性较好，不良反应较少，主要是胆碱神经过度兴奋的表现，如恶心、呕吐、腹泻等。

（二）难逆性抗胆碱酯酶药——有机磷酸酯类

有机磷酸酯类（organophosphates）是一类人工合成的具有持久作用的难逆性抗胆碱酯酶药，

对人、动物和昆虫产生强烈的毒性作用,用作农业或环境卫生杀虫剂或军事化学毒剂。

【体内过程】 有机磷酸酯类药物脂溶性高,可由胃肠道和呼吸道黏膜吸收,甚至可透过皮肤吸收而引起中毒。多数有机磷酸酯类在高温环境中容易挥发,所以在农业生产过程中多数患者是经皮肤和呼吸道黏膜吸收而中毒。吸收后6~12 h血药浓度达高峰,并分布全身许多器官,肝脏中含量最高,也可透过血脑屏障。

【急性中毒机制】 有机磷酸酯类进入机体后,其含磷基团中亲电性的磷与胆碱酯酶酯解部位丝氨酸羟基中的亲核性氧进行共价键结合,生成磷酰化胆碱酯酶复合物(图6-4)。该复合物结合牢固而持久,不易水解,胆碱酯酶活性难以恢复,从而导致ACh在突触间隙内大量积聚,产生一系列中毒症状。早期用胆碱酯酶复活药可部分恢复胆碱酯酶的活性,若抢救不当或中毒时间过长,磷酰化胆碱酯酶磷酰基团的一个烷基或一个烷氧基断裂,生成更加稳定的单烷基或单烷氧基磷酰化胆碱酯酶,此过程称为"老化"。胆碱酯酶一旦"老化",再用胆碱酯酶复活药也难以奏效,必须待新生的胆碱酯酶出现才能水解ACh,此过程需要5~30天。因此一旦中毒,必须迅速抢救并尽早使用胆碱酯酶复活药。

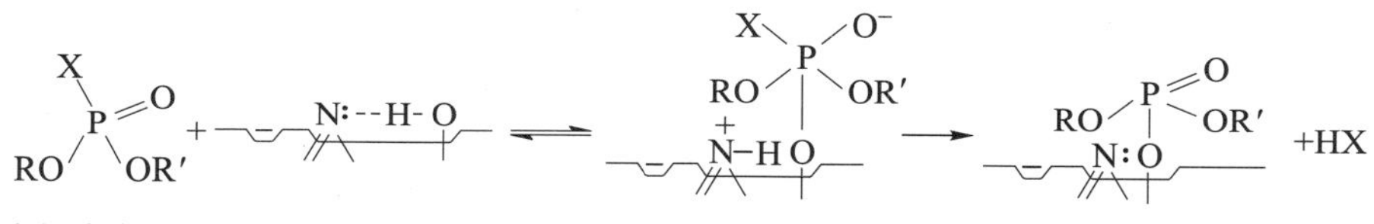

图6-4　有机磷酸酯类抗胆碱酯酶作用示意图

【急性中毒症状】 有机磷酸酯类急性中毒表现多样,临床表现有M样症状、N样症状及中枢神经系统症状三方面(表6-1)。轻度中毒以M样症状为主,中度中毒表现为M样和N样症状,重度中毒除M样和N样症状外,还出现中枢神经系统症状。急性中毒死亡可发生在5 min至24 h内,取决于摄入体内的毒物种类、剂量、途径及其他因素等,中毒严重者最后因循环衰竭和呼吸中枢麻痹而死亡,表现为支气管痉挛、肺水肿、呼吸困难以及循环衰竭。

表6-1　有机磷酸酯类的急性中毒表现

	作用	中毒表现
M样症状	睫状肌、虹膜括约肌收缩	瞳孔缩小、视物模糊、眼痛
	腺体分泌增加	流涎、流泪、出汗、呼吸道分泌物增加
	呼吸道平滑肌收缩	胸闷、气短、呼吸困难
	胃肠道平滑肌收缩	恶心、呕吐、腹痛、腹泻
	膀胱括约肌松弛	尿失禁
	心脏抑制	心动过缓
	血管扩张	血压下降
N样症状	激动骨骼肌N受体	肌肉震颤、抽搐、肌无力、麻痹
中枢神经系统症状	先激动后抑制中枢N受体	不安、惊厥、头痛、头晕、昏迷

【中毒防治】

1. **预防**　对生产和使用有机磷酸酯类的人员应采取必要的防护措施,以减少从呼吸道吸入,同时严格加强管理及安全知识教育,防止接触性吸收及误服大量有机磷酸酯类而引起的急性中毒。

2. **急性中毒的治疗**

(1) 清除毒物避免继续吸收:发现中毒时,应立即将患者移出有毒场所。对经皮肤和黏膜吸收者,应用温水或肥皂水清洗染毒皮肤;对经口中毒者,可用 2% 碳酸氢钠溶液或 0.9% 生理盐水反复洗胃,直至洗出液不再有特殊气味为止,然后再用硫酸镁导泻,促进毒物排出。

(2) 对症治疗减轻中毒症状:除一般对症治疗如吸氧、人工呼吸、补液等处理外,须及早、足量、反复地注射阿托品以缓解中毒症状。足量的阿托品使某些 M 样症状迅速缓解,但对 N_M 受体样作用(如肌肉震颤及呼吸肌麻痹)无效,因此需尽早合用胆碱酯酶复活药。

3. **慢性中毒**　多发生于长期生产和使用农药的工人或农民,应加强劳动保护,防止接触性吸入等预防措施。对长期接触有机磷酸酯的人员要定期测定血中胆碱酯酶活性,当该酶活力下降达正常值 50% 以下时,应脱离相关工作岗位,避免接触,防止继续中毒。

三、胆碱酯酶复活药

胆碱酯酶复活药(cholinesterase reactivator)是一类能使已被有机磷酸酯类抑制不久的胆碱酯酶恢复活性的药物。该类药物在化学结构上属于肟类(＝NOH)化合物。目前临床常用的胆碱酯酶复活药有碘解磷定和氯磷定等。

肟类胆碱酯酶复活药化学结构中含有两个不同的功能基团:肟基和季铵基。当肟类化合物(氯磷定和碘解磷定)进入中毒机体后,其带正电荷的季铵阳离子能与磷酰化胆碱酯酶的阴离子部位以静电引力相结合,而其肟基部位与磷酰化胆碱酯酶的磷酰基团的磷原子进行共价键结合,形成肟类磷酰化胆碱酯酶复合物。后者再经裂解,生成磷酰化肟类复合物,并使胆碱酯酶游离出来而恢复其水解 ACh 的活性(图 6-5)。但对已经"老化"的酶,解毒效果较差。故在有机磷酸酯类中毒时,应及早使用胆碱酯酶复活药。另一方面胆碱酯酶复活药也能与体内游离的有机磷酸酯类直接结合,形成无毒的磷酰化肟,然后由尿排出,从而阻止有机磷酸酯类继续与胆碱酯酶结合,避免中毒继续发展。

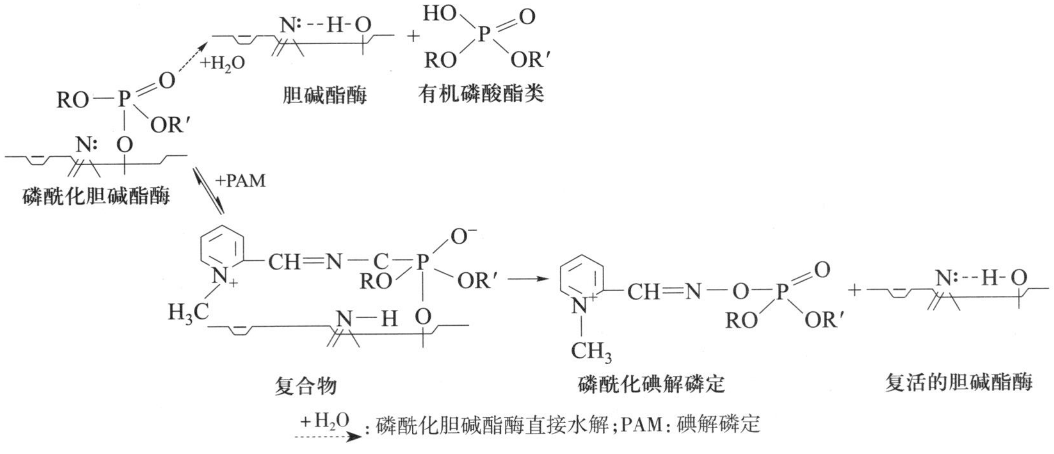

图 6-5　碘解磷定复活胆碱酯酶过程示意图

（一）碘解磷定

碘解磷定（碘化醛肟吡胺，pralidoxime iodide；派姆，PAM）是首先用于临床的胆碱酯酶复活药。水溶性低，水溶液不稳定，碱性溶液中易被破坏，久置可释出游离碘，故临用时新鲜配制。因含碘，刺激性大，故须静脉注射给药。

【体内过程】　静脉注射后，在肝脏、肾脏、脾、心脏等组织的含量较高，血液、骨骼肌、肺中次之，不易通过血脑屏障。主要在肝脏代谢，经肾脏排泄，$t_{1/2}$不到 1 h，故需重复用药。

【临床应用】　静脉注射碘解磷定可在几分钟内迅速消除中毒所致的肌束颤动，但对 M 样症状作用较弱。碘解磷定不易透过血脑屏障，解除中枢神经系统症状作用不明显，但对中枢神经系统的昏迷有一定改善作用，可使昏迷患者迅速苏醒，停止抽搐。由于碘解磷定对 M 样症状无直接对抗作用，因而必须合用阿托品，以便及时控制症状。碘解磷定用于治疗内吸磷、马拉硫磷和对硫磷中毒疗效较好，对敌百虫、敌敌畏中毒疗效较差，对乐果中毒无效。由于乐果中毒时形成的磷酰化胆碱酯酶比较稳定，几乎是不可逆的，加之乐果乳剂中含有苯，故可同时有苯中毒，而碘解磷定对苯无解毒作用，故抢救乐果中毒应以阿托品为主。对已经老化的胆碱酯酶几乎无复活作用，故早期应用疗效较佳。

【不良反应】　较少见。但静脉注射速度过快可引起轻度乏力、视觉模糊、复视、眩晕、头痛、恶心和心动过速等。剂量过大时，碘解磷定本身也能抑制胆碱酯酶，加重毒性反应，应予以注意。由于含碘，可引起咽痛、腮腺肿大及碘过敏反应等。

（二）氯解磷定

氯解磷定（氯化醛肟吡胺，pralidoxime chloride，PAM-Cl）的作用和用途与碘解磷定相似，其特点是水溶性高，水溶液中稳定，无刺激性，可静脉注射，也可肌内注射，其肌内注射的效果并不亚于静脉注射。氯解磷定从肾脏排泄较快，$t_{1/2}$为 1.5 h。偶见轻度头痛、头晕、恶心、呕吐等不良反应。由于本品使用方便，不良反应少，价格低廉，现已替代碘解磷定成为有机磷酸酯类中毒时的首选药。

（三）双复磷

双复磷（obidoxime chloride，toxogonin）的作用同碘解磷定，由于具有两个肟基，故作用强而持久，并具有阿托品样作用。对有机磷酸酯类中毒所致 M 样和 N 样症状均有效。其脂溶性高，易通过血脑屏障，对中枢神经系统症状改善较明显。不良反应较多，常见的有发绀、口唇和四肢麻木、恶心、呕吐、颜面潮红、心率加快及血压波动等，不需处理，数小时即可消失。剂量过大除引起神经肌肉传导阻滞外，还可引起室性早搏和传导阻滞，甚至心室纤颤。偶可引起中毒性黄疸，应予重视。

本章电子课件

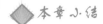 **本章小结**

本章主要介绍了胆碱受体激动药、胆碱酯酶抑制药和胆碱酯酶复活药,分别以毛果芸香碱、新斯的明和碘解磷定为代表。具体要求如下:① 掌握:毛果芸香碱、新斯的明的药理作用、临床应用与不良反应,胆碱酯酶复活药治疗有机磷酸酯类中毒的作用机制。② 熟悉:ACh 的 M 样和N 样症状,胆碱酯酶水解 ACh 与胆碱酯酶抑制药的作用机制。③ 了解:有机磷酸酯类中毒的机制和防治。

思考题

1. 论述毛果芸香碱对眼的药理作用和临床应用。
2. 简述新斯的明的临床应用及其机制。
3. 碘解磷定解救有机磷酸酯类中毒的机制是什么? 对中毒的哪些症状最有效?
4. 阿托品和解磷定合用治疗有机磷酸酯类中毒的机制及其使用原则是什么?

[彭维杰,叶和杨(赣南医学院)]

第七章　胆碱受体阻断药

胆碱受体阻断药(cholinoceptor blocking drug)能与胆碱受体结合,但不产生或极少产生拟胆碱作用,从而抑制乙酰胆碱(ACh)或胆碱受体激动药与胆碱受体结合,产生抗胆碱作用。按其对 M 和 N 受体选择性,分为 M 胆碱受体阻断药和 N 胆碱受体阻断药。

第一节　M 胆碱受体阻断药

M 胆碱受体阻断药包括阿托品类生物碱、阿托品类生物碱的半合成衍生物、人工合成的选择性 M_1 受体阻断药(pirenzepine,哌仑西平,吡疡平)。

一、阿托品类生物碱

阿托品类生物碱主要包括阿托品(atropine)、东莨菪碱(scopolamine)、山莨菪碱(anisodamine,654-2)和樟柳碱(anisodine,703,AT_3)等,都是从茄科植物中提取的生物碱,其来源见表 7-1。

表 7-1　阿托品类生物碱及其来源

植物名称	主要生物碱
颠茄(*Atropa belladonna*)	莨菪碱
曼陀罗(*Datura stramonium*)	莨菪碱
洋金花(*Datura metel*)	东莨菪碱
莨菪(*Hyoscyamus niger*)	莨菪碱、东莨菪碱
唐古特莨菪(*Scopolia tangutica*)	山莨菪碱、樟柳碱

M 胆碱受体阻断药的作用与其化学结构有关,通常左旋体较右旋体的作用强。在上述药物中,樟柳碱和东莨菪碱均有氧桥存在,故中枢镇静作用较强,而樟柳碱在托品环上多一个羟基,其镇静作用弱于东莨菪碱;阿托品和山莨菪碱均无氧桥存在,中枢镇静作用甚弱,山莨菪碱的托品环上多一个羟基,几乎无中枢镇静作用。因此东莨菪碱的镇静作用最强,樟柳碱次之,阿托品和山莨菪碱甚弱。

(一)阿托品

阿托品是托品酸和莨菪碱所构成的酯。天然存在于植物中的左旋莨菪碱是不稳定的,提取过程中经化学处理后得到稳定的消旋莨菪碱,即阿托品。

【体内过程】　口服迅速吸收,生物利用度为 50%,1 h 达血药峰浓度,$t_{1/2}$ 约为 4 h,作用可维持 3~4 h,对虹膜及睫状肌的作用可长达 72 h。吸收后体内分布广泛,可通过胎盘及血脑屏障。消除迅速,经肾脏排泄,约 1/3 为原形,其余为代谢物与葡萄糖醛酸结合形式;在粪便及其他分泌物(包括乳汁)中也可检出少量阿托品。

【药理作用】 阿托品竞争性阻断 M 受体,对 M_1、M_2、M_3 受体都有作用。治疗量对 N 胆碱受体无影响,较大剂量和中毒剂量也能阻断 N_N 胆碱受体。不同器官上的 M 受体对阿托品的敏感性不同,随剂量增加,可依次出现腺体分泌减少、瞳孔散大和调节麻痹、胃肠道及膀胱平滑肌抑制、心率加快等作用,大剂量时还可出现中枢不良反应(表 7-2)。

表 7-2   阿托品作用与剂量的关系

剂量 /mg	作用
0.5	轻度口干、心率减慢、汗腺分泌减少
1.0	口干、心率加快、轻度扩瞳
2.0	明显口干、心悸、扩瞳、调节麻痹
5.0	上述症状加重,说话和吞咽困难、不安、头痛、皮肤干热、排尿困难、肠蠕动减弱
10.0	症状进一步加重,脉细速、运动失调、激动、幻觉、谵妄、昏迷

1. 腺体   抑制腺体分泌,其中唾液腺和汗腺对阿托品最敏感,小剂量(0.5 mg)就可抑制分泌,引起口干和皮肤干燥,较大剂量也抑制泪腺及呼吸道腺体的分泌,但对胃酸分泌的影响较小,因为胃酸的分泌尚受组胺、胃泌素等多种体液因素的影响。阿托品对胰液、肠液分泌基本无作用。

2. 眼   对眼的作用正好与毛果芸香碱相反(图 6-1),维持时间长。局部给药或全身用药均可出现。

(1) 扩瞳(mydriasis):阻断瞳孔括约肌的 M 胆碱受体,使瞳孔括约肌松弛,而瞳孔开大肌保持原有张力,使其向外缘收缩,引起瞳孔散大。

(2) 升高眼内压:由于瞳孔散大,虹膜退向外缘,虹膜根部变厚,使前房角间隙变窄,阻碍房水回流入巩膜静脉窦,房水积聚引起眼内压升高。因此,青光眼患者及眼内压升高者禁用阿托品。

(3) 调节麻痹(paralysis of accommodation,cycloplegia):由于阿托品阻断睫状肌的 M 胆碱受体,使睫状肌松弛而退向外缘,致使悬韧带拉紧,晶状体变扁平,屈光度变小,近距离的物体聚焦成像于视网膜后,故视近物模糊、视远物清楚,这一作用称为调节麻痹(图 6-1)。

3. 平滑肌   可松弛多种内脏平滑肌,尤其当平滑肌处于过度活动或痉挛状态时,松弛作用更为明显。其中,对胃肠道平滑肌的解痉作用最为明显,可降低肠蠕动的幅度和频率,能迅速解除胃肠平滑肌痉挛性绞痛。阿托品对膀胱逼尿肌与痉挛的输尿管有一定松弛作用,但对胆管、子宫平滑肌和支气管影响较小。

4. 心血管系统

(1) 心脏:① 心率:治疗量(0.4~0.6 mg)阿托品可使部分患者心率轻度短暂地减慢,可能是阻断副交感神经节后纤维突触前膜的 M_1 受体,ACh 释放增加所导致的。较大剂量(1~2 mg)的阿托品阻断窦房结的 M_2 受体,从而解除迷走神经对心脏的抑制作用,引起心率加快。其加快心率程度取决于迷走神经张力的高低,迷走神经张力高的青壮年心率增加作用明显,对幼儿及老年人心率的影响则较小。②房室传导:阿托品拮抗迷走神经过度兴奋所致的房室交界区和心房的传导阻滞,使房室和心房的传导加快。

（2）血管与血压:治疗量对血管与血压无明显影响,这可能与多数血管缺乏胆碱能神经支配有关。大剂量阿托品可扩张皮肤血管,表现为皮肤潮红、温热,面颈部尤为明显。阿托品的扩张血管机制不明,但与其抗 M 胆碱作用无关。当病理情况下微循环小血管痉挛时（如感染性休克）,大剂量阿托品可解除微血管痉挛,增加组织灌注,改善微循环,恢复重要器官的血供,缓解组织缺氧等休克症状。这种作用可能是由于阿托品可提高细胞对缺血、缺氧及内毒素的耐受力,稳定溶酶体和线粒体等亚细胞结构,减少溶酶体的释放和休克因子的产生,对抗多种炎性细胞因子引起的微循环障碍等,而并非直接作用于血管所致。

5. 中枢神经系统　可兴奋延髓和高级大脑中枢。治疗量对中枢神经系统的作用不明显,较大剂量（1~2 mg）可兴奋延脑呼吸中枢。更大剂量（2~5 mg）则能兴奋大脑,引起烦躁不安、谵妄等反应。中毒剂量（10 mg 以上）常产生幻觉、定向障碍、运动失调和惊厥等。严重中毒时,则由兴奋转入抑制,出现昏迷、呼吸麻痹而死亡。阿托品的中枢神经兴奋效应可能与其阻断 M_2 受体及促进突触前膜 ACh 释放有关。

【临床应用】

1. 解除平滑肌痉挛　用于各种内脏绞痛,能使胃肠绞痛迅速缓解,对膀胱刺激症状（如尿频、尿急等）疗效较好。其松弛膀胱逼尿肌作用可用于治疗小儿遗尿症。对幽门梗阻、胆绞痛及肾绞痛的疗效较差,常需与镇痛药哌替啶合用。阿托品虽扩张支气管平滑肌,但由于其抑制呼吸道腺体分泌,使呼吸道分泌物黏稠而难以清除,易引起继发感染,故不宜用于平喘。其合成衍生物异丙托品有显著平喘作用,且气雾吸入后不良反应少。

2. 抑制腺体分泌　用于全身麻醉前给药,皮下注射阿托品可减少呼吸道腺体及唾液腺分泌,防止分泌物阻塞呼吸道而发生吸入性肺炎,但随着新型高效、非刺激性吸入麻醉药的应用,M 受体阻断药的使用逐渐减少。也可用于严重的盗汗（如肺结核）和流涎症（如重金属中毒和帕金森病）。常用量阿托品虽对胃酸分泌影响较小,但因其抑制胃肠平滑肌痉挛,有助于缓解溃疡病的症状,可作为溃疡病的辅助用药。胰腺分泌过程主要受局部激素影响而非迷走神经抑制,因此阿托品对其影响甚小,但阿托品可减弱消化道蠕动,延迟胃内酸性物进入十二指肠,降低胰液分泌量和胰蛋白酶活性,减少肠促胰液肽释放,临床试用于治疗急性胰腺炎。

3. 眼科

（1）虹膜睫状体炎:可用 0.5%~1% 阿托品溶液滴眼,松弛瞳孔括约肌和睫状肌使之充分休息,利于消炎止痛。为防止虹膜与晶状体粘连,可与缩瞳药毛果芸香碱等交替使用。

（2）验光配镜、检查眼底:阿托品的调节麻痹作用可使晶状体固定,能准确测定晶状体的屈光度,可用于验光。局部滴眼后瞳孔散大,用于检查眼底。但阿托品的扩瞳作用可维持 1~2 周,调节麻痹作用可维持 2~3 天,视力恢复较慢,故已被作用时间较短的后马托品（homatropine）取代。

4. 抗心律失常　阿托品能阻断迷走神经对心脏的作用,用于治疗迷走神经过度兴奋所致的窦性心动过缓、房室传导阻滞等缓慢型心律失常,也可用于治疗窦房结功能低下而出现的室性异位节律。但注意阿托品的应用剂量过大可引起心率加快,使心肌氧耗量增加,并有引发室颤的危险。

5. 抗休克　在补充血容量的基础上,大剂量阿托品有助于休克的好转。主要用于暴发型流行性脑脊髓膜炎、中毒性菌痢、中毒性肺炎等所致的感染脓毒性休克。对休克伴有心动过速或高热者不宜使用阿托品。通常小儿用量较大。由于阿托品的不良反应较多,目前多用山莨菪碱取代。

6. 解救有机磷酸酯类中毒　主要用来对抗有机磷酸酯类中毒时的 M 样症状(见第六章)。

【不良反应和禁忌证】　阿托品因作用广泛,不良反应也较多。常见的副作用有口干、视力模糊、心悸、皮肤干燥潮红、排尿困难、便秘等,一般在停药后消失,无需特殊处理。剂量超过 5 mg 时,可出现言语不清、不安、皮肤干热、发热、排尿困难、肠蠕动减弱;10 mg 以上时,出现脉细速、呼吸加深加快、谵妄、幻觉、惊厥等现象;严重中毒时,则由兴奋转入抑制,产生昏迷和呼吸麻痹等。误服中毒量的颠茄果、曼陀罗果、洋金花或莨菪根茎等,也可逐次出现上述症状。阿托品的最小致死量成人为 80~130 mg,儿童约为 10 mg。

大剂量阿托品由于抑制汗腺分泌可引起体温升高,天气炎热时容易导致中暑。酸中毒能影响机体对阿托品的敏感性与耐受性,在酸中毒未纠正前,患者可耐受极大剂量的阿托品,同时不易显效;当纠正酸中毒后,较小剂量即可显效。因此在具体使用时必须特别注意防止发生毒性反应。

解救阿托品中毒主要为对症治疗。除洗胃、导泻等措施外,可注射拟胆碱药如新斯的明、毒扁豆碱或毛果芸香碱等,其中毒扁豆碱可透过血脑屏障对抗其中枢症状。中枢兴奋症状明显时,可适当用地西泮,但不可过量,以避免与阿托品类药物的中枢抑制作用产生协同作用。

青光眼、幽门梗阻及前列腺肥大患者禁用。

(二)东莨菪碱

东莨菪碱主要是从洋金花和莨菪等植物中提取的生物碱,为左旋体。能通过血脑屏障,作用于中枢 M 胆碱受体产生较强抑制作用,小剂量镇静,大剂量催眠,剂量更大甚至引起意识消失,进入浅麻醉状态。个别患者出现不安、激动等类似阿托品的兴奋症状。该药尚能产生欣快感,可成瘾。伴有严重疼痛者,大剂量东莨菪碱可产生激动、不安、幻觉或谵妄等类似阿托品的中枢兴奋症状,兴奋过后患者即进入睡眠状态。东莨菪碱抑制腺体分泌作用较阿托品强,扩瞳与调节麻痹作用较阿托品迅速,但作用消失快,对心血管系统及胃肠道、支气管平滑肌作用弱。此外,东莨菪碱能扩张小血管,改善微循环,有一定抗休克作用。

东莨菪碱具有镇静、兴奋呼吸及减少唾液腺和支气管腺体分泌的作用,适合用作麻醉前给药。东莨菪碱有较强的抗晕动病作用,其机制可能与抑制胃肠道运动和大脑皮质及前庭神经内耳功能有关,临床主要用于晕动病、妊娠呕吐和放射病呕吐,与苯海拉明合用可增强其效果,预防性用药效果好,如已发生呕吐再用药则疗效较差。此外,该药还具有中枢抗胆碱作用,可缓解帕金森病引起的流涎、震颤和肌肉强直。该药口服易吸收,可通过血脑屏障及胎盘屏障。常见不良反应为口干、偶见视力模糊。禁忌证同阿托品。

(三)山莨菪碱

山莨菪碱是从茄科植物唐古特莨菪中提取的生物碱,其人工合成消旋品称 654-2。山莨菪碱的药理作用与阿托品相似,对平滑肌痉挛的解痉作用和对心血管的抑制作用稍弱于阿托品,但胃肠道平滑肌解痉作用的选择性相对较高,也能解除小血管痉挛而改善微循环。其抑制唾液分泌和散瞳作用仅为阿托品的 1/20~1/10。不易通过血脑屏障,极少引起中枢兴奋。因不良反应较阿托品少,已代替阿托品用于胃肠绞痛及感染脓毒性休克。副作用与阿托品相似。青光眼患者禁用。

(四)樟柳碱

樟柳碱亦是从唐古特莨菪中提取的生物碱,现已人工合成。其中枢抑制作用仅次于东莨菪碱,外周抗胆碱作用与山莨菪碱近似,但弱于阿托品,毒性较低。临床主要用于血管神经性头痛、脑血管病引起的急性瘫痪、帕金森病等。

二、阿托品的合成代用品

由于阿托品作用广泛,不良反应较多。为提高选择性,降低不良反应,通过对其化学结构进行改造,现已合成了一系列阿托品的合成代用品,主要有扩瞳药、解痉药和选择性 M_1 受体阻断药。

(一)人工合成扩瞳药

临床常用的人工合成扩瞳药有后马托品、托吡卡胺(tropicamide)、环喷托酯(cyclopentolate)和尤卡托品(eucatropine),均为短效 M 受体阻断药。后马托品对儿童的作用较明显,但不如阿托品作用完全,只适用于一般眼底检查。目前临床上常用于眼底检查和诊断时扩瞳的托吡卡胺制剂是由 0.5% 托吡卡胺和 0.5% 去氧肾上腺素配制而成,局部滴眼,5~15 min 即可产生扩瞳和调节麻痹作用,维持 1~1.5 h。

(二)合成解痉药

合成解痉药包括季铵类和叔胺类两种。

1. **季铵类解痉药**　含有季铵基团,有如下特点:① 脂溶性低,口服吸收差;② 不易通过血脑屏障,故少有中枢神经系统的作用;③ 对胃肠道解痉作用较强;④ 具有神经节阻断作用,可致直立性低血压、阳痿等不良反应;⑤ 中毒量可致神经肌肉阻断,引起呼吸麻痹。常用药物有溴丙胺太林(propantheline bromide,普鲁本辛)、曲美布汀(trimebutine)、奥芬溴铵(oxyphenonium bromide)等,均可用于缓解内脏平滑肌痉挛,作为消化性溃疡的辅助用药。

(1)溴丙胺太林:具有与阿托品相似的 M 受体阻断作用,且对胃肠道的 M 受体选择性较高。治疗量时胃肠道平滑肌的解痉作用较强且持久,也能抑制胃酸和多种腺体分泌。主要用于胃与十二指肠溃疡、胃炎、胰腺炎、胃肠痉挛、泌尿道痉挛、妊娠呕吐及遗尿症。主要不良反应有轻度口干、视力模糊、排尿困难、便秘、心悸等。

(2)曲美布汀:与新斯的明合用治疗各种腹部外科手术后的消化不良,有一定的镇痛和局麻作用。主要不良反应为轻微眩晕。

2. **叔胺类解痉药**　含叔胺基团,有如下特点:① 脂溶性高,口服易吸收;② 具有阿托品样胃肠道解痉作用,还可抑制胃酸分泌;③ 易于通过血脑屏障,故有中枢神经系统作用。常用药物有贝那替嗪(benactyzine,胃复康),能缓解平滑肌痉挛,抑制胃酸分泌,还具有安定作用,适用于伴有焦虑症的溃疡病患者。另外还有双环维林(双环胺,dicyclomine)、羟苄利明(oxyphencyclimin)等。

(三) M₁胆碱受体阻断药

哌仑西平可选择性阻断胃壁细胞上的 M₁ 受体,抑制胃酸与胃蛋白酶的分泌,主要用于胃、十二指肠溃疡的治疗。该药口服吸收差,生物利用度约为 26%,与食物同服可减少其吸收,故应在餐前服用。不易通过血脑屏障,故无阿托品样中枢神经系统兴奋作用。青光眼及前列腺肥大患者慎用,妊娠期内禁用。

第二节　N 胆碱受体阻断药

N 胆碱受体阻断药(N-cholinoceptor blocker)是一类能与 N 胆碱受体结合,竞争性阻断 ACh 与 N 胆碱受体结合,从而拮抗拟胆碱作用的药物。根据药物阻断 N 胆碱受体的亚型不同,又分为 N_N 胆碱受体阻断药和 N_M 胆碱受体阻断药。

一、N_N 胆碱受体阻断药

N_N 胆碱受体阻断药能选择性地与神经节细胞的 N_N 胆碱受体结合,竞争性阻断 ACh 与 N_N 胆碱受体结合,使节前纤维末梢释放的 ACh 不能引起节后神经细胞去极化,从而阻断神经冲动在神经节的传递,故又称为神经节阻断药(gangliomic blocking drug)。代表性的药物有:六甲双铵(hexamethonium)、美加明(mecamylamine)和咪噻吩(trimethaphan;阿方那特,arfonad)等。因本类药物对交感神经节和副交感神经节均有阻断作用,故作用广泛而复杂,不良反应较多,现已少用。

二、N_M 胆碱受体阻断药

N_M 胆碱受体阻断药能选择性地与骨骼肌运动终板上的 N_M 胆碱受体结合,阻断神经冲动向骨骼肌的正常传递,导致肌张力下降、肌肉松弛。因此,N_M 胆碱受体阻断药亦称骨骼肌松弛药(skeletal muscular relaxant),简称肌松药。骨骼肌松弛药主要用作全身麻醉的辅助药。根据其作用特点,又分为非去极化型肌松药(nondepolarizing muscular relaxant)和去极化型肌松药(depolarizing muscular relaxant)两大类。

(一) 非去极化型肌松药

非去极化型肌松药又称竞争型肌松药(competitive muscular relaxant),能竞争性地与运动终板后膜上 N_M 胆碱受体结合,无内在活性,从而妨碍运动神经末梢释放的 ACh 与 N_M 胆碱受体结合,终板膜不能发生去极化,引起骨骼肌松弛。本类药物的作用特点是:① 不引起终板电位,骨骼肌松弛前无肌肉兴奋现象;② 肌肉松弛作用可被抗胆碱酯酶药所拮抗,过量时可用新斯的明解救;③ 吸入性全麻药和氨基糖苷类抗生素能增强和延长本类药物的作用;④ 肌肉松弛作用可被同类药物所增强；⑤ 可有程度不等的神经节阻断作用和组胺释放作用。

1. 筒箭毒碱（D-tubocurarine）　是从南美洲的马钱子科和防己科植物中分离出的生物碱。箭毒是将相应的植物浸膏涂于箭头上，使动物中箭后出现四肢麻痹而得名。本药属于季铵类化合物，右旋体有较强的药理活性。

【体内过程】　口服难吸收，静脉注射后 2~3 min 即产生肌松作用，5 min 达高峰，可维持 80~120 min。除小部分药物在肝脏代谢经胆汁排出，大部分以原形从肾脏排出。肾功能不全时药物排出受阻，作用时间延长。较多药物可在体内再分布，故重复用药需减量，以避免蓄积中毒。

【药理作用】

（1）肌松作用：其肌肉松弛作用从眼和头面部小肌肉开始，表现为眼睑下垂、斜视、失语、咀嚼和吞咽困难等，继之为颈部、躯干和四肢，最后是肋间肌松弛，可出现腹式呼吸，如剂量过大累及膈肌，可因呼吸肌麻痹导致死亡。停药后肌松恢复的顺序与肌松开始的顺序相反，即膈肌首先恢复，最后恢复的是头颈部肌群。

（2）神经节阻断作用和组胺释放作用：大剂量能阻断 N_N 胆碱受体，促进组胺释放，引起血压短暂下降、心率减慢、支气管痉挛、组胺样疹块和唾液分泌等症状。

【临床应用】　作为全身麻醉的辅助用药，适用于胸腹部手术及气管插管等，以获得满意的肌肉松弛效果，便于手术。由于药源有限和剂量不易控制，不良反应较多，已被其他不良反应小的非去极化型肌松药所取代。

【不良反应及禁忌证】　常用量有心率加快、血压下降、支气管痉挛和唾液分泌过多，过量可致呼吸肌麻痹，可用人工呼吸及注射新斯的明进行抢救。10 岁以下儿童对本药敏感，不宜使用。禁用于重症肌无力、严重休克、呼吸肌功能不良或肺部疾病患者，有过敏史者慎用。

2. 加拉碘铵（gallamine triethiodide，三碘季铵酚）　是人工合成的肌松药，作用和筒箭毒碱相似，肌松作用仅为筒箭毒碱的 1/5，持续时间较短。无组胺释放和神经节阻断作用。能解除迷走神经张力，引起心率加快，心排出量增加，血压上升。禁用于高血压、心动过速、重症肌无力和肾功能不全者。过敏性体质和支气管哮喘者可选用本药。

3. 泮库溴铵（pancuronium bromide，本可松）　是人工合成不具有性激素作用的雄甾烷。肌松作用较筒箭毒碱快而强，促组胺释放和抑制胆碱酯酶的作用甚弱。本药能抑制心肌摄取儿茶酚胺，并有阿托品样作用，较大剂量时出现心率加快。不易透过胎盘屏障，尤适用于产科患者。

其他新型非去极化 / 竞争型库铵类肌松药还有：① 短效类：米库氯铵（mivacurium chloride）；② 中效类：维库溴铵（vecuronium bromide，去甲本可松）、阿曲库铵（atracurium）/ 顺阿曲库铵（cisatracurium）、罗库溴铵（rocuronium；爱可松，esmeron）、雷帕库溴铵（rapacuronium bromide）；③ 长效类：哌库溴铵（pipecuronium bromide，哌可松）。临床上以中短效的单季铵甾类肌松药应用较多，几乎所有的该类药物均有变态反应的报告。

（二）去极化型肌松药

去极化型肌松药与运动终板后膜上的 N_M 胆碱受体结合后，使终板产生与 ACh 相似的作用，因不易被胆碱酯酶破坏，作用持久，使肌细胞膜持久去极化而对 ACh 反应降低，引起骨骼肌松弛。此类药物的作用特点为：① 肌松前常先出现短时间的肌束颤动，不同部位的骨骼肌去极化出现的时间先后不同，故出现不协调的肌束颤动，而后处于麻痹状态；② 连续用药可产生快速耐受性;③ 抗胆碱酯酶药不能拮抗其肌松作用,甚至使之加剧;④ 治疗量时,无神经节阻断作用,相反有兴奋作用。

琥珀酰胆碱或称琥珀胆碱(suxamethonium,succinylcholine;司可林,scoline),是临床上常用的去极化型肌松药,由琥珀酸和两分子胆碱组成。在碱性溶液中易破坏,与硫喷妥钠混合,活性迅速下降。

【体内过程】 口服不吸收,注射后绝大部分琥珀胆碱可迅速被血浆和肝脏中的假性胆碱酯酶水解成琥珀酰单胆碱,后者肌松作用明显减弱,并进一步被水解成琥珀酸和胆碱,肌松作用完全消失。仅有不足 2% 的药物以原形从尿液中排出。新斯的明能抑制假性胆碱酯酶活性,可加强和延长琥珀胆碱的作用,甚至有中毒的危险。因此,琥珀胆碱过量中毒时,禁用新斯的明抢救。

【作用与用途】 作用特点是起效快,维持时间短,剂量易于控制。给患者注射琥珀胆碱 10~30 mg,首先出现短暂的肌束颤动。1 min 内产生肌肉松弛,2 min 时肌松作用最强,5 min 后作用消失。肌肉松弛的顺序是从颈部肌肉开始,逐渐波及肩胛及四肢。其中四肢和颈部肌肉所受影响最大,而舌、咽喉及咀嚼肌次之,呼吸肌松弛作用最弱。由于作用快而短,对喉肌的麻痹力强,故静脉注射给药适用于气管内插管、气管镜、食管镜和胃镜等需短时肌松作用的操作,一般用氯化琥珀胆碱静脉注射。如需进行较长时间肌松作用的手术,可采用静脉滴注,常用 5% 葡萄糖液将其稀释至 0.1% 浓度静脉滴注。由于本药个体差异较大,应视患者对药物的反应情况调整给药剂量和静脉滴注速度,以获最佳肌松效果。

【不良反应及禁忌证】 过量可引起呼吸肌麻痹,遗传性胆碱酯酶活性低下者可出现严重窒息,故在临床应用时需备有人工呼吸机。静脉连续滴注或剂量较大时可兴奋迷走神经及副交感神经节,引起心率减慢,甚至血压下降和心脏停搏,故用前应常规给予阿托品。与氨基糖苷类抗生素合用可增强肌松作用,易引起肌肉麻痹,应予注意。本药持久地使骨骼肌去极化,释放出大量钾离子,可引起高血钾,因而禁用于血钾较高的患者,如广泛软组织损伤、烧伤、恶性肿瘤、脑血管意外和肾功能不全等疾患,以免产生高血钾性心搏骤停。

本药还能引起眼内压升高、恶性高热、腺体分泌增加、促进组胺释放等反应。故青光眼及有眼内压升高倾向的患者禁用,严重肝功能不全、电解质紊乱的患者禁用,有过敏史者慎用。

本章电子课件

◆◆ 本章小结

本章主要介绍 M、N 型胆碱受体阻断药,代表药物有阿托品、筒箭毒碱和琥珀胆碱。具体要求如下:① 掌握:阿托品的药理作用、临床应用和不良反应,筒箭毒碱和琥珀胆碱的作用特点、用途及主要不良反应。② 熟悉:东莨菪碱、山莨菪碱以及阿托品合成代用品的作用特点。③ 了解:阻断 N_N 受体的药物及其作用后果。

?思考题

1. 阿托品的临床应用有哪些？
2. 简述阿托品治疗感染脓毒性休克的机制。
3. 东莨菪碱、山莨菪碱与阿托品的作用有何异同？
4. 比较非去极化型肌松药和去极化型肌松药的药理作用特点。
5. 筒箭毒碱和琥珀胆碱过量中毒能否用新斯的明抢救，为什么？

[彭维杰,刘圣兰(赣南医学院)]

第八章　肾上腺素受体激动药

肾上腺素受体激动药(adrenoceptor agonist)是能够与肾上腺素受体结合,激动受体产生肾上腺素样作用的药物。因其作用类似交感神经兴奋引起的效应,且化学结构均属胺类,故又称拟交感胺类(sympathomimetic amines)。此类药物的基本结构是 β- 苯乙胺,在其苯环、末端氨基酸或烷胺侧链 α- 和 β- 碳原子上进行不同取代即可产生不同拟交感活性的药物(表 8-1)。根据结构中是否具有儿茶酚胺环(即苯环的 3、4 位均被羟基取代),又可分为儿茶酚胺类(catecholamines)和非儿茶酚胺类(noncatecholamines)。根据药物对肾上腺素受体的选择性,可将肾上腺素受体激动药分为 α 受体激动药、β 受体激动药以及 α、β 受体激动药(表 8-2)。

表 8-1　肾上腺素受体激动药的化学结构及其受体选择性

类别	名称	苯环取代	β	α	末端氨基取代	受体选择性
儿茶酚胺类	去甲肾上腺素	3-OH,4-OH	OH	H	H	α_1、α_2
	肾上腺素	3-OH,4-OH	OH	H	CH_3	α、β
	多巴胺	3-OH,4-OH	H	H	H	α、β
	异丙肾上腺素	3-OH,4-OH	OH	H	$CH(CH_3)_2$	β_1、β_2
	多巴酚丁胺	3-OH,4-OH	H	H	$CHCH_2CH_2$—〈 〉—OH / CH_3	β
非儿茶酚胺类	间羟胺	3-OH	OH	CH_3	H	α_1、α_2
	甲氧明	2-OH,5-OCH$_3$	OH	CH_3	H	α_1
	去氧肾上腺素	3-OH	OH	H	CH_3	α_1
	麻黄碱		OH	CH_3	CH_3	α、β
	沙丁胺醇	3-CH$_2$OH,4-OH	OH	H	$C(CH_3)_3$	β_2

表 8-2　肾上腺素受体激动药的分类及其受体选择性

分类	受体选择性
α 受体激动药	
去甲肾上腺素	$\alpha_1, \alpha_2, \beta_1$
多巴胺	α_1, β_1, DA
去氧肾上腺素,甲氧明	α_1
可乐定	α_2
β 受体激动药	
异丙肾上腺素	β_1, β_2
多巴酚丁胺	β_1
沙丁胺醇	β_2
α、β 受体激动药	
肾上腺素	$\alpha_1, \alpha_2, \beta_1, \beta_2$
麻黄碱	$\alpha_1, \alpha_2, \beta_1, \beta_2$

第一节　α 受体激动药

一、α_1、α_2 受体激动药

(一) 去甲肾上腺素

去甲肾上腺素(noradrenaline,NA;norepinephrine,NE)是去甲肾上腺素能神经末梢释放的主要递质,也可由肾上腺髓质少量分泌,占成人肾上腺髓质中儿茶酚胺含量的 10%~20%。药用为人工合成品,临床常用其重酒石酸盐。去甲肾上腺素性质不稳定,遇光或空气极易氧化失效。在酸性溶液中较稳定,禁与碱性药物配伍。

【体内过程】 口服后因收缩胃黏膜血管而极少被吸收,在肠内又易被碱性肠液破坏,故口服无效。皮下注射或肌内注射时,因血管剧烈收缩而吸收很少,且易造成局部组织坏死,因此,禁止采用上述两种注射途径给药。可静脉注射,因药物作用持续时间短暂,为维持有效血药浓度,临床常用静脉滴注法给药。

外源性去甲肾上腺素进入体内后,大部分被去甲肾上腺素能神经末梢主动摄取,血中浓度较高时,也可被非神经组织如心肌和平滑肌所摄取。未被摄取部分主要在肝脏内经儿茶酚氧位甲基转移酶(catechol-O-methyltransferase,COMT)和单胺氧化酶(monoamine oxidase,MAO)催化代谢失活,从尿中排出。外源性去甲肾上腺素很难通过血脑屏障,几乎无中枢神经系统作用。

【药理作用】 去甲肾上腺素主要激动 α_1、α_2 受体,对心脏 β_1 受体有较弱激动作用,对 β_2 受体几无作用。

1. 血管、血压   激动血管的 α_1 受体,表现出血管收缩效应。除冠状血管外,去甲肾上腺素几乎使所有小动脉和小静脉均呈收缩反应,其中以皮肤黏膜血管收缩最为明显,肾血管次之,但肾小球滤过率可维持不变,若肾血流显著减少,则肾小球滤过率下降;脑、肝脏、肠系膜甚至骨骼肌血管也出现收缩反应。对冠状血管的舒张作用,主要与心脏兴奋使心肌代谢物腺苷增加有关,同时血压升高也可提高冠状血管的灌注压,引起冠脉流量增加。人静脉滴注去甲肾上腺素 10 μg/min,使收缩压、舒张压上升,脉压差加大,总外周阻力加大(图 8-1)。

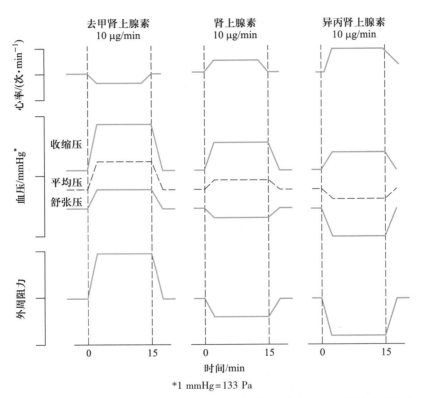

图 8-1   静脉注射去甲肾上腺素、肾上腺素、异丙肾上腺素对心血管系统的影响

2. 心脏   激动心脏 β_1 受体,使心率加快,收缩力增强,心排出量增加,但兴奋心脏作用较肾上腺素弱。在整体情况下,由于其强烈的血管收缩作用,使外周阻力明显增大,同时由于反射性迷走神经兴奋所致的心率减慢,结果每分排出量无变化或略下降,使去甲肾上腺素加速心率的直接作用转为减慢心率(图 8-1)。当剂量过大或静脉注射过快时,可引起心律失常,但较肾上腺素为少见。

3. 其他   去甲肾上腺素不具有肾上腺素体内"激素"效应,故对代谢影响小,仅在大剂量时出现血糖升高。可增加孕妇子宫收缩频率,而对其他平滑肌作用较弱。

【临床应用】

1. 抗休克   休克是因血压降低后微循环血液灌注不足和有效血容量急剧下降而导致重要器官代谢紊乱的临床综合征。去甲肾上腺素仅用于早期神经源性休克、嗜铬细胞瘤切除术、交感神经切除术、败血症、药物反应等所引起的低血压,以维持心脏、脑等重要器官的血流供应。

2. 心脏复苏　在心脏骤停的心脏复苏过程中,采用有效恢复心跳、呼吸措施情况下,静脉给予去甲肾上腺素可作为辅助用药,以恢复和维持适当的血压。

3. 上消化道止血　用于食管静脉扩张破裂出血及胃出血等。1~3 mg 去甲肾上腺素适当稀释后口服,因局部收缩食管或胃黏膜血管而产生止血效果。

【不良反应及禁忌证】

1. 局部组织缺血性坏死　静脉滴注时浓度过高、时间过长或药液外漏,可使血管强烈而持续收缩,引起皮肤苍白、发凉、疼痛等症状,甚至出现组织缺血性坏死。因此需注意检查和更换注射部位,必要时用局麻药普鲁卡因或 α 受体阻断药酚妥拉明进行局部浸润注射,以扩张血管。

2. 急性肾功能衰竭　用药剂量过大或时间过久,可因肾血管强烈收缩,肾血管流量严重减少,导致急性肾功能衰竭,出现少尿、无尿和肾实质损伤。因此,用药期间应使尿量保持在每小时 25 mL 以上,否则应减量使用或停用,必要时可用甘露醇等脱水药利尿。

3. 停药后的血压下降　长时间静脉滴注后突然停药,可出现血压骤降,因此应逐渐减少剂量或减慢滴注速度,避免血压突然下降。

禁用于动脉粥样硬化、高血压、器质性心脏病及少尿、无尿、严重微循环障碍的患者。孕妇禁用。

(二) 间羟胺

间羟胺(阿拉明,aramine)为人工合成品。主要是直接激动 α 受体,对 β₁ 受体作用较弱。可被去甲肾上腺素能神经末梢摄取,进入囊泡后通过置换作用促进去甲肾上腺素释放,从而间接发挥作用。可增强心肌收缩能力、收缩血管、升高血压。其升高血压作用可引起反射性心率减慢。

短时间内连续使用,可产生快速耐受性,这是因为囊泡内去甲肾上腺素减少,使作用逐渐减弱。不易被单胺氧化酶破坏,升压作用比去甲肾上腺素持久,但较弱。主要代替去甲肾上腺素用于预防或治疗脊椎麻醉时低血压,也可用于出血、外科手术、脑外伤等引起的休克和阵发性室上性心动过速。因收缩肾血管作用较弱,对心率影响不明显,有时甚至反射性减慢心率,故较少引起少尿和心悸等不良反应。

二、α₁ 受体激动药

(一) 去氧肾上腺素

去氧肾上腺素(苯肾上腺素,phenylephrine;新福林,neosynephrine)系人工合成品。主要激动 α₁ 受体,收缩血管,增加外周阻力,使舒张压显著增高,但作用比去甲肾上腺素弱而持久。在较高浓度时激动 β 受体,使心脏兴奋性增加,收缩压升高。由于其升压作用可反射性引起心率减慢,故可用于阵发性室上性心动过速。治疗休克时,其收缩肾血管作用强于去甲肾上腺素,可使肾血流量明显减少,现已少用。局部滴眼可激动瞳孔开大肌 α₁ 受体,使瞳孔开大肌收缩而扩瞳,具有起效迅速、维持时间短暂等特点,故可作为快速短效扩瞳药用于眼底检查。此外,本药滴鼻尚可收缩鼻黏膜血管,以解除鼻黏膜充血。禁用于严重动脉粥样硬化、严重高血压、甲状腺功能亢进、心肌病、闭角型青光眼的患者。

(二) 甲氧明

甲氧明(甲氧胺,methoxamine,vasoxyl)为人工合成品。能选择性激动 α_1 受体,其缩血管作用与剂量相关。不激动 β 受体,但高浓度时却表现出某些 β 受体阻断作用。对心血管系统的作用和用途类似于去氧肾上腺素。主要用于麻醉、手术等所引起的低血压及其他治疗无效的室上性心动过速。大剂量可引起血压过高、头痛、恶心、呕吐等症状。禁用于动脉粥样硬化、器质性心脏病、甲状腺功能亢进、严重高血压等患者。

三、α_2 受体激动药

(一) 可乐定

可乐定(clonidine)抑制交感神经中枢,使中枢向外发放的冲动减少而发挥降压作用。此外,还可激动外周交感神经突触前膜的 α_2 受体,引起负反馈,减少去甲肾上腺素的释放。临床用其治疗高血压(见第二十四章 抗高血压药)。

(二) 右美托咪定

右美托咪定(dexmedetomidine)是一种新型 α_2 受体激动药,对 α_2 受体的亲和力比可乐定高8倍。消除半衰期约 2 h,分布半衰期约 5 min,因此作用维持时间短。兼具有镇静、镇痛作用,且无呼吸抑制作用。小剂量右美托咪定($10\sim300$ μg/kg)对 α_2 受体具有选择性,但在较高剂量下($\geqslant 1\,000$ μg/kg)对 α_1 和 α_2 受体均有作用。不良反应少,适用于重病监护治疗期间开始插管和使用呼吸机患者的镇静。

第二节 α、β 受体激动药

(一) 肾上腺素

肾上腺素(adrenaline,Adr)是肾上腺髓质释放的主要激素,药用肾上腺素为家畜肾上腺提取或人工合成品。性质极不稳定,遇光、遇热易分解,在中性尤其在碱性溶液中迅速氧化,变为粉红色或棕色而失效,在酸性溶液中较稳定。

【体内过程】 口服易在消化道内被破坏,故口服无效。皮下注射吸收缓慢,作用可维持 1 h 左右。肌内注射吸收较为迅速,作用可维持 10~30 min。在体内一部分被 COMT 和 MAO 代谢,从尿中排出,部分被非神经组织再摄取。

【药理作用】 激动 α、β 受体,主要作用部位为心脏、血管及平滑肌。

1. 心血管系统

(1) 心脏:肾上腺素是强效心脏兴奋药。激动心肌、窦房结和传导系统的 β_1 受体,使心肌收缩能力加强,心率加快,传导加速,心肌兴奋性提高。由于强烈兴奋心脏,使心排出量增多,加之冠脉血管扩张,故能增加心肌血液供应,且作用迅速。但能使心肌代谢提高,心肌氧耗量增加。较大剂量

或静脉给药太快可因心脏自律性升高而引起心律失常,出现期前收缩,严重时甚至发生心室纤颤。

(2) 血管:激动血管平滑肌的 α_1、β_2 受体,由于不同部位血管上的受体种类和密度不同,其血管效应也不一致。激动血管上的 α_1 受体使血管收缩,激动血管上的 β_2 受体则产生舒血管作用,所以对血管作用取决于各类受体分布密度。显著收缩小动脉和毛细血管前括约肌,对大动脉和静脉作用较弱。皮肤和黏膜血管 α_1 受体密度高,该部位血管收缩明显;对内脏血管,尤以肾血管收缩作用显著;对肺和脑血管仅呈轻微收缩作用;对骨骼肌血管和冠状血管则通过激动 β_2 受体产生舒张作用。其增加冠脉血流的机制包括:① 心收缩力明显增强,从而提高冠脉的灌注压;② 冠脉上 β_2 受体兴奋,冠脉舒张;③ 心肌代谢加强,产生大量扩张冠脉的代谢物,如腺苷等。

(3) 血压:对血压的影响与用药剂量和给药速度,以及不同部位 α_1、β_2 受体发生作用的比例有关。因为扩血管效应的 β_2 受体对肾上腺素的敏感性大于缩血管效应的 α_1 受体,小剂量肾上腺素(0.1 μg/kg)主要舒张骨骼肌血管,抵消或超过对皮肤黏膜血管的收缩作用,舒张压不变或下降,脉压差增大;大剂量肾上腺素强烈兴奋心脏,收缩皮肤、黏膜、肾脏和肠系膜血管,使外周阻力显著增高,收缩压和舒张压均升高。肾上腺素对血压、心率的影响如图 8-1 所示。

2. 平滑肌　激动 β_2 受体,使平滑肌舒张。

(1) 支气管:除松弛支气管平滑肌外,肾上腺素尚能激动支气管黏膜 α 受体,使黏膜血管收缩,毛细血管通透性降低,减轻或消除支气管黏膜的充血和水肿;同时激动支气管肥大细胞上的 β_2 受体,抑制肥大细胞释放组胺和其他炎症介质,这些作用均有利于缓解哮喘症状。

(2) 胃肠道:松弛胃肠道平滑肌,使其张力、自发性收缩频率和收缩幅度均下降。

(3) 泌尿道:激动膀胱逼尿肌 β_2 受体,使逼尿肌松弛,同时兴奋 α_1 受体,使膀胱三角肌与括约肌收缩,引起排尿困难和尿潴留。

(4) 子宫:在妊娠末期和临产时,对子宫张力和收缩有抑制作用。

3. 代谢　通过激动 α_2 受体,抑制胰岛素分泌;激动 β 受体,增加胰高血糖素分泌;同时降低外周组织对葡萄糖的摄取并促进肝糖原分解(β_2 效应),导致血糖升高。也能使脂肪组织中 β_3 受体激活,促进脂肪分解,血液中游离脂肪酸增加。

【临床应用】

1. 心脏骤停　因麻醉过量、药物中毒、溺水、传染病、心脏传导阻滞引起的心脏骤停,可心室内注射肾上腺素,同时须配合人工呼吸和心脏按压进行抢救。对电击引起的心脏骤停可用肾上腺素配合心脏除颤器或利多卡因等进行抢救。一般采用心室内注射法给药。

2. 过敏性休克　用于药物(如青霉素、链霉素、普鲁卡因等)及异种蛋白(如免疫血清等)引起的过敏性休克。青霉素等药物引起的过敏性休克,因小血管扩张,血管通透性增加,引起循环血量不足,血压下降;同时伴有喉头水肿、支气管平滑肌痉挛,出现呼吸困难等症状。肾上腺素能明显收缩小动脉和毛细血管前括约肌,降低毛细血管通透性,改善心脏功能和缓解呼吸困难等症状。一般采用皮下或肌内注射给药,危急时也可缓慢静脉滴注。

3. 支气管哮喘　作用快而强,皮下或肌内注射能于数分钟内起效。由于不良反应严重,仅用于控制哮喘的急性发作。

4. 局部应用　将少量肾上腺素加入局麻药普鲁卡因溶液中,使注射局部血管收缩,延缓局麻药吸收,延长局麻药作用时间,并可降低吸收中毒的可能性。肾上腺素在局麻药中的浓度一般为 1 : 250 000,一次用量不得超过 0.3 mg。也可用纱布或棉花浸于 0.1% 盐酸肾上腺素溶液中,用于创面止血。

【不良反应及禁忌证】 一般不良反应有心悸、不安、面色苍白、恐慌、焦虑等,停药后上述症状可自行消除。用量过大或滴注过快可出现搏动性头痛、胸骨后痛、血压急剧升高,有诱发脑溢血的危险。肾上腺素还可诱发冠状动脉疾病患者心绞痛发作。禁用于高血压、器质性心脏病、冠状动脉粥样硬化、甲状腺功能亢进及糖尿病患者等。

(二) 多巴胺

多巴胺(dopamine,DA)是去甲肾上腺素合成的前体,也是脑内多巴胺能神经释放的递质。药用多巴胺为人工合成品。

【体内过程】 口服无效,主要通过静脉滴注给药。在体内迅速为 COMT 与 MAO 代谢而失效,代谢快,作用维持时间短。不易透过血脑屏障,故无明显中枢神经系统作用。

【药理作用】 主要激动 β_1 受体、多巴胺受体(D_1 受体)和 α 受体,也促使神经末梢释放去甲肾上腺素,其激动受体作用与血药浓度有关。

1. 心脏 较高浓度的多巴胺能激动心脏 β_1 受体和促进神经末梢释放去甲肾上腺素,使心肌收缩能力加强,心排出量增加。一般剂量对心率无显著影响,但大剂量可使心率加快。多巴胺的心脏作用较异丙肾上腺素弱,故较少引起心律失常。

2. 血管和血压 小剂量多巴胺可激动分布于血管床的 D_1 受体,引起冠状血管、肾血管和肠系膜血管等扩张,与激活腺苷酸环化酶、增加细胞内 cAMP 浓度有关。大剂量多巴胺则激动血管 α_1 受体,引起血管收缩,外周血管阻力增高,血压明显上升。

3. 肾脏 激动肾血管上 D_1 受体,使肾血管扩张,增加肾血流量和肾小球滤过率,也能抑制肾小管对 Na^+ 的再吸收,引起排钠利尿。大剂量时由于肾血管 α_1 受体兴奋而收缩,肾血流减少。

【临床应用】 用于治疗心源性休克、感染性休克和出血性休克。尤其适用于伴有心收缩力减弱和尿量减少的休克患者,但必须补足血容量,同时纠正酸中毒。也可与利尿药合用治疗急性肾功能衰竭。

【不良反应及禁忌证】 治疗量时不良反应较轻。静滴速度过快或用药剂量过大时,可出现心绞痛、血压升高、头痛以及心律失常。由于多巴胺作用短暂,滴注速度减慢或停药,以上症状可消失。剂量过大偶可发生指(趾)端坏死,注射时应避免外漏。高血压及器质性心脏病患者慎用。

(三) 麻黄碱

麻黄碱(ephedrine)又称麻黄素,是从中药麻黄中提取的生物碱,于 20 世纪 20 年代由时任北京协和医学院药理学讲师的陈克恢和他的助手冯志东发现,具有拟交感神经作用。1926 年,我国学者赵承嘏用草酸盐法将左旋麻黄碱和右旋麻黄碱(伪麻黄碱)分离。现已能人工合成,化学性质稳定,药用品为左旋体或消旋体,可用于治疗心血管和呼吸系统疾病。

【体内过程】 口服易吸收且完全,也可皮下注射或肌内注射给药,可通过血脑屏障。大部分以原形经肾脏排泄,小部分在体内被 MAO 代谢。消除缓慢,故作用较肾上腺素持久,一次给药作用可持续 3~6 h。

【药理作用】 既可直接激动 α、β 受体,又可间接促进去甲肾上腺素能神经末梢释放去甲肾上腺素。与肾上腺素相比,其特点是:① 化学性质稳定,口服有效;② 拟肾上腺素作用弱而持久；③ 中枢兴奋作用较显著；④ 易产生快速耐受性（tachyphylaxis），但停药一周后可恢复。

1. 心血管系统　激动心脏的 β_1 受体，使心肌收缩能力加强，心率加快，心排出量增加。由于血压升高反射性引起迷走神经兴奋，抵消了其直接加快心率的作用，所以心率变化不大。一般剂量下内脏血流量减少，但冠脉、脑血管和骨骼肌血流量增加。升高血压较缓慢，但维持时间较久，收缩压升高较舒张压明显，脉压差加大。

2. 支气管平滑肌　激动支气管平滑肌 β_2 受体，使支气管平滑肌松弛，作用较肾上腺素弱且起效慢，但维持时间长。

3. 中枢神经系统　具有明显的中枢神经系统兴奋作用，剂量过大可兴奋大脑皮层和皮层下中枢而引起兴奋不安、焦虑、震颤、失眠和呼吸兴奋。

【临床应用】

1. 支气管哮喘　用于预防发作或治疗轻度支气管哮喘，但因有明显的中枢神经系统兴奋作用，故不推荐作为长期用药。对哮喘性支气管炎也有效。与氨茶碱合用能提高疗效，但不良反应也增加。两药交替使用，可防止产生快速耐受性。

2. 低血压　可用于防治蛛网膜下腔和硬脊膜外麻醉所引起的低血压。也用于治疗慢性体位性低血压。

3. 鼻黏膜充血　用 0.5%~1% 溶液滴鼻，使黏膜血管收缩，减轻因过敏性鼻炎或感冒引起的鼻塞症状。

4. 尿失禁和遗尿　由于能使膀胱括约肌收缩加强，又有中枢神经系统兴奋作用，在膀胱充盈时易醒，可防止尿床。

5. 过敏反应　缓解荨麻疹和血管神经性水肿等过敏反应引起的皮肤黏膜症状。

【不良反应及禁忌证】　由于中枢神经系统兴奋作用，常有失眠、不安、头痛和心悸等反应，较肾上腺素弱而持久。注射给药可能出现高血压、心律失常。短期内反复用药，作用逐渐减弱，表现出快速耐受性。高血压、动脉粥样硬化、甲状腺功能亢进及冠心病患者均应慎用或禁用。

第三节　β 受体激动药

一、β_1、β_2 受体激动药

异丙肾上腺素

异丙肾上腺素（isoprenaline, isoproterenol）系人工合成品，常用其盐酸盐。

【体内过程】　口服不易吸收，气雾剂吸入用药，吸收较快，舌下含服因能舒张局部血管，少量可经口腔黏膜迅速吸收。吸收后主要经肝脏和其他组织中 COMT 代谢失活，少量被 MAO 代谢，作用时间较肾上腺素长，维持时间 0.5~2 h。如反复应用，药效减弱，可能是因其代谢物 3- 甲氧异丙肾上腺素具有 β 受体阻断作用。

【药理作用】　为非选择性受体 β 激动药，对 β_1、β_2 受体均有强大的激动作用。

1. **心脏**　激动心脏 β_1 受体,增加心肌收缩能力,加快心率,加速传导,增加心排出量。可引起心悸、窦性心动过速等症状。与肾上腺素相比,其影响心率和传导的作用较强,对窦房结比对异位起搏点作用更强,故过量可致心律失常,但较肾上腺素为少。

2. **血管、血压**　激动 β_2 受体产生扩血管作用,主要是骨骼肌血管显著舒张,冠脉血管舒张,对肾血管和肠系膜血管舒张作用较弱。由于血管扩张,外周阻力下降,舒张压下降。适量静脉注射,收缩压升高,舒张压略下降,脉压差明显增大。大剂量也使静脉强烈扩张,有效血容量下降,回心血量减少,心排出量减少,导致血压下降,此时收缩压和舒张压均降低(图 8-1)。

3. **平滑肌**　激动支气管平滑肌 β_2 受体,使支气管平滑肌松弛,作用较肾上腺素为强;也可抑制肥大细胞释放炎性介质,但对支气管黏膜血管无收缩作用,故消除黏膜水肿效果不如肾上腺素。对于其他平滑肌也有舒张作用。

4. **代谢**　促进糖原和脂肪分解,使血糖、血中游离脂肪酸升高。促进游离脂肪酸释放和能量产生作用与肾上腺素相似,但升高血糖作用较弱。

【临床应用】

1. **支气管哮喘**　舌下给药或喷雾吸入可迅速控制支气管哮喘的急性发作,维持疗效约 1 h,但易引起心悸,长期反复使用可产生耐受性,现已改用其他选择性 β_2 受体激动药。

2. **房室传导阻滞**　舌下或静脉滴注给药,治疗 Ⅱ、Ⅲ 度房室传导阻滞。

3. **心脏骤停**　用于溺水、手术意外、药物中毒和电击等引起的心脏骤停。为防止因舒张压下降而减少冠脉灌注压,常与去甲肾上腺素或间羟胺合用,进行心室腔内注射给药。

4. **感染性休克**　异丙肾上腺素扩张血管,降低舒张压,增加心排出量,改善微循环,适用于中心静脉压高、心排出量低的感染性休克,但要注意补液及心脏毒性。目前临床因其强烈兴奋心脏,增加心肌氧耗量,产生心律失常,已较少应用。

【不良反应及禁忌证】　常见心悸、头晕、心动过速、头痛、面色潮红等症,可诱发心律失常或心绞痛。冠心病、糖尿病、甲状腺功能亢进患者禁用。

二、β_1 受体激动药

多巴酚丁胺(dobutamine)化学结构与多巴胺相似,为人工合成品。因存在手性中心,故有旋光性,临床应用消旋体。口服无效,必须静脉滴注。

多巴酚丁胺选择性激动 β_1 受体,对 β_2 受体激动作用较弱,对 α 受体激动作用微弱。主要增强心肌收缩能力和增加心排出量,对心率影响较小。短期用于治疗心肌梗死伴有心衰的患者。不良反应表现为少数患者出现恶心、头痛、心悸、血压增高、心绞痛等症状。因其增加房室传导速度,有使房颤发展为室速的危险,故房颤患者禁用。禁用于梗阻型肥厚型心肌病患者。

三、β_2 受体激动药

本类药物有沙丁胺醇(salbutamol,羟甲叔丁肾上腺素)、特布他林(terbutaline,间羟叔丁肾上腺素)、奥西那林(orciprenaline,间羟异丙肾上腺素)等。由于对 β_2 受体有选择性激动作用,故对支气管平滑肌有强而较持久的舒张作用,对心血管系统和中枢神经系统的影响较小。是临床上治疗支气管哮喘的一类药物(见第二十八章　呼吸系统药理)。

本章电子课件	

◆ **本章小结**

本章主要介绍了三种肾上腺素受体激动药,分别以去甲肾上腺素、肾上腺素和异丙肾上腺素为代表。具体要求如下:① 掌握:去甲肾上腺素、肾上腺素、异丙肾上腺素的作用、作用机制、用途和不良反应。② 熟悉:多巴胺、麻黄碱、多巴酚丁胺的作用特点。③ 了解:其他有关药物的归类和主要用途。

? 思考题

1. 试述去甲肾上腺素、肾上腺素、异丙肾上腺素对血压的影响及其机制。
2. 简述多巴胺的药理作用特点及临床应用。
3. 简述麻黄碱的作用特点和临床应用。
4. 试比较去甲肾上腺素、肾上腺素、异丙肾上腺素对心脏作用的异同。
5. 试述肾上腺素、异丙肾上腺素对支气管作用的区别。

[彭维杰,刘圣兰(赣南医学院)]

第九章　肾上腺素受体阻断药

肾上腺素受体阻断药(adrenoceptor blocking drug)与肾上腺素受体有较强的亲和力,但缺乏或仅有微弱的内在活性,不产生或很少产生拟肾上腺素作用,却能阻断去甲肾上腺素能神经递质或外源性拟肾上腺素药与受体结合,从而产生拮抗作用。按照药物对 α、β 受体的选择性,本类药物可分为 α 受体阻断药、β 受体阻断药和 α、β 受体阻断药三大类。

第一节　α 受体阻断药

α 肾上腺素受体(α 受体)介导内源性儿茶酚胺的多种重要功能。激动 $α_1$ 受体引起动脉、静脉收缩;激动交感神经末梢突触前膜 $α_2$ 受体,通过负反馈调节,减少去甲肾上腺素释放;激动延髓孤束核及侧网状核 $α_2$ 受体,使外周交感神经活性降低。α 受体尚参与代谢过程调节。根据对 $α_1$、$α_2$ 受体选择性不同,可将 α 受体阻断药(α-adrenoceptor blocking drug)分为非选择性 α 受体阻断药($α_1$、$α_2$ 受体阻断药)、选择性 $α_1$ 受体阻断药和选择性 $α_2$ 受体阻断药三类。

一、$α_1$、$α_2$ 受体阻断药

本类药物对 α 受体亚型选择性不高,且不同药物与受体结合牢固程度不同。根据作用时间不同,可分为短效、长效两类。

(一)短效 $α_1$、$α_2$ 受体阻断药

短效 α 受体阻断药都是咪唑啉衍生物,以氢键、离子键和范德华引力与受体结合,结合力弱,容易解离,故维持时间短,作用温和。由于能与儿茶酚胺竞争受体,故又称竞争性 α 受体阻断药。常用的药物有酚妥拉明(phentolamine;立其丁,regitine)和妥拉苏林(tolazoline,苄唑啉)。

1. 酚妥拉明　为人工合成品,常用其甲磺酸盐。

【体内过程】　口服吸收很差,吸收后迅速代谢与排泄,生物利用度低,故口服疗效仅为注射给药的 20%,宜肌内或静脉注射。通常口服后 30 min 达血药峰浓度,作用持续 3~6 h;静注后 2~5 min 起效,作用仅维持 1.5 h。大部分药物以无活性的代谢物形式从尿中排出。

【药理作用】　选择性阻断 α 受体,与 $α_1$ 受体和 $α_2$ 受体的亲和力相似,作用较弱。

(1)心血管系统:既能阻断血管平滑肌 $α_1$ 受体,又能直接舒张血管平滑肌,同时还有组胺样作用,使小动脉和静脉扩张,外周阻力下降,血压下降。由于引起反射性交感神经兴奋,加之阻断神经末梢突触前膜 $α_2$ 受体可以促进去甲肾上腺素的释放,激动心肌 $β_1$ 受体,使心率加快,心肌收缩能力增强,心排血量增加。但一般剂量对正常人心率和血压影响较小,较大剂量或患者心血管系统处于交感神经紧张状态,则可出现血压明显下降及心率加快,甚至心律失常。

酚妥拉明能使肾上腺素的升压作用翻转为降压作用,该现象称为"肾上腺素作用翻转 (adrenaline reversal)"。这是因为肾上腺素与血管收缩有关的 α_1 受体被阻断,而仅表现激动 β_2 受体的血管舒张作用。对于主要作用于血管 α 受体的去甲肾上腺素,该类药物只能取消或减弱其升压效应而无"翻转作用"。对于主要作用于 β 受体的异丙肾上腺素的降压作用则无影响(图 9-1)。

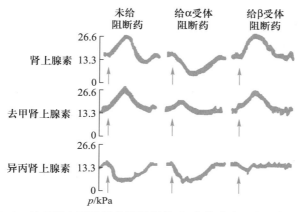

图 9-1　给予肾上腺素受体阻断药前后,儿茶酚胺对犬血压的作用

(2)其他:具有拟胆碱作用,可使胃肠道活动增强。组胺样作用使胃酸分泌增多、皮肤潮红等。尚有阻滞 K^+ 通道作用。

【临床应用】

(1)肾上腺嗜铬细胞瘤高血压的治疗和诊断:用于控制嗜铬细胞瘤分泌大量肾上腺素所致的高血压或高血压危象。至于肾上腺嗜铬细胞瘤高血压的诊断,因可靠性和安全性较差,故以直接测定尿中儿茶酚胺及其代谢物为宜。

(2)局部组织缺血性坏死:静脉滴注去甲肾上腺素发生外漏时,可皮下浸润注射酚妥拉明,防止组织缺血性坏死。

(3)交感神经功能亢进所致高血压:抗高血压药可乐定突然停药引起的高血压危象和心悸、出汗等交感神经功能亢进症状,可用酚妥拉明阻断。也可用于肾上腺素等拟交感胺药物过量所致的高血压。

(4)外周血管痉挛性疾病:如肢端动脉痉挛性疾病(雷诺病)、血栓闭塞性脉管炎及冻伤后遗症等,可用酚妥拉明治疗。

(5)休克:舒张血管,增加心排血量,从而改善微循环,使休克得以纠正,但给药前必须补足血容量。与去甲肾上腺素联合使用,既可以对抗去甲肾上腺素激动 α 受体的收缩血管作用,又可以保留其激动 β_1 受体的兴奋心脏作用。适用于感染性、心源性和神经性休克。

(6)急性心肌梗死和顽固性充血性心力衰竭:能扩张小动脉和静脉,降低外周阻力,减少回心血量,减轻心脏前后负荷,从而使心排血量增加,改善心衰症状。

(7)男性勃起功能障碍(erectile dysfunction,ED):通过扩张阴茎动脉血管,使阴茎海绵体血流量增加,从而改善阴茎勃起功能,使阴茎硬度增强,勃起持续时间延长。

【不良反应及禁忌证】 主要为 α 受体阻断后引起的直立性低血压和心动过速。其他还有恶心、呕吐、腹痛、乏力、头晕、鼻塞等,可加剧消化性溃疡。冠心病、胃十二指肠溃疡患者慎用。

2. 妥拉苏林 系酚妥拉明同类物,α 受体阻断作用与后者相似,但较弱,而拟胆碱作用和组胺作用较强,能兴奋胃肠道平滑肌,可促进胃酸、肠液、唾液腺、泪腺、汗腺等分泌。口服和注射均易吸收,主要以原形经肾脏排出。因能有效降低肺动脉压,临床用于治疗新生儿持续性肺动脉高压,也用于外周血管痉挛性疾病,或局部浸润注射以防止去甲肾上腺素滴注外漏引起的局部组织坏死。不良反应同酚妥拉明,但发生率较高。

(二) 长效 α_1、α_2 受体阻断药

本类药物以酚苄明为代表,能与 α 受体牢固结合,不易解离,α 受体阻断作用较强而持久。在离体实验时,即使加入较高浓度的儿茶酚胺,也难与之竞争,故又称非竞争性 α 受体阻断药。

酚苄明(phenoxybenzamine,苯氧苄胺) 系人工合成品,化学结构为氯化烷基胺。

【体内过程】 口服吸收量仅 20%~30%,局部刺激性大,不能肌内或皮下注射,只能静脉注射。在体内环化成乙撑亚胺基才有效,故起效慢,静脉注射后 1 h 方达最大效应。药物脂溶性大,多蓄积于脂肪组织,而后缓慢释放。经肝脏代谢,随尿液和胆汁排出,排泄缓慢,12 h 排泄 50%,24 h 排泄 80%,1 周后仍有少量残留体内。用药一次,作用可维持 3~4 日。

【药理作用】 酚苄明进入体内后,分子中的氯乙胺基环化形成乙撑亚胺基,然后与 α 受体形成牢固的共价键,故起效缓慢,但作用强大而持久。因阻断 α_1 受体,降低外周血管阻力,血压下降,其降压作用强度与交感神经对血管张力控制的程度有关,对于伴有代偿性血管收缩的患者(如血容量减少或直立体位)可使血压显著下降。由于血压下降而反射性引起心率加快;又因阻断突触前膜 α_2 受体,促进去甲肾上腺素释放,并且抑制摄取 1、摄取 2 的作用,使心率加快更为明显。较大剂量还有抗组胺、抗 5-HT 的作用。

【临床应用】 用于外周血管痉挛性疾病,由于作用强而久,疗效优于酚妥拉明等短效 α 受体阻断药。也用于肾上腺嗜铬细胞瘤术前准备或不能施行手术的患者,以控制过量儿茶酚胺释放引起的严重高血压。酚苄明也可用于良性前列腺肥大,通过阻断前列腺、膀胱等部位 α_1 受体,减轻尿路阻塞症状和减少夜尿次数,但作用出现缓慢。还可用于治疗休克,但因起效缓慢,故不如酚妥拉明常用。

【不良反应】 常见体位性低血压、心悸、鼻塞和中枢抑制(如嗜睡、乏力等)。大剂量口服(尤其空腹时)引起恶心、呕吐。应缓慢静脉注射,严密监测血压等,治疗休克时注意充分补液。

二、选择性 α_1 受体阻断药

哌唑嗪(prazosin)及同类药物特拉唑嗪(terazosin)、布那唑嗪(bunazosin)、坦舒洛辛(tamsulosin)及多沙唑嗪(doxazosin)等能选择性阻断 α_1 受体,对突触前膜 α_2 受体阻断作用极弱,因此不促进神经末梢释放递质去甲肾上腺素,降压时心脏兴奋副作用较轻,现已成为一类新型抗高血压药。

三、选择性 α_2 受体阻断药

育亨宾(yohimbine)为吲哚烷基胺生物碱,能选择性阻断外周神经突触前膜 α_2 受体,可通过

血脑屏障进入中枢神经系统,阻断中枢神经 α_2 受体。育宾亨也是 5-HT 的拮抗药。药理作用复杂,无临床意义,只作为工具药使用。

<h2 align="center">第二节 β 受体阻断药</h2>

β 受体阻断药能竞争性阻断 β 肾上腺素受体,从而拮抗去甲肾上腺素能神经递质或肾上腺素 β 受体激动药作用。自 20 世纪 60 年代中期投入临床使用以来,该类药物迅速发展,现已广泛用于治疗心血管疾病和其他系统疾病。根据对 β 受体的选择性,可分为非选择性 β 受体阻断药和选择性 β_1 受体阻断药。

【药理作用】

(一) β 受体阻断作用

1. 血管系统

(1)心脏:减弱或取消儿茶酚胺对 β 受体的激动作用,减慢心率,降低心肌收缩能力。在整体情况下,β 受体阻断药的作用取决于机体交感神经张力,对于休息时正常人的心脏几无影响,但当交感神经张力增强(如运动、应激等状态)时,则明显抑制心脏。除减慢窦性心律外,也能减低异位起搏点的自动去极化速度,并减慢心房和房室结的传导,延长房室结的有效不应期。β 受体阻断药减慢心率和减弱心肌收缩能力的作用可降低心肌氧耗量,但因抑制心肌收缩而增大心室容积,延长射血时间,又相对增加心肌氧耗量,其净效应是改善心肌供氧与需氧之间的关系,使心绞痛患者运动耐量增加。

(2)血管和血压:非选择性 β 受体阻断药对血管 β_2 受体具有较弱的阻断作用,加之心排血量减少而反射性兴奋交感神经,使血管收缩,外周阻力增加,肝脏、肾脏和骨骼肌等器官组织的血流量均减少;冠状血管的血流量也降低,其中以心外膜下血流量降低较为明显,且在血压变化不大时,冠脉流量已见减少,是冠状血管 β_2 受体阻断后增加冠脉阻力的结果。长期用药对高血压患者有降压作用,表现为收缩压和舒张压均显著下降,其降压机制比较复杂(见第二十四章 抗高血压药)。

2. 支气管平滑肌 非选择性 β 受体阻断药阻断支气管平滑肌 β_2 受体,引起支气管平滑肌收缩,此作用对正常人影响较小,但对支气管哮喘或慢性阻塞性肺疾病患者,可诱发或加剧哮喘。选择性 β_1 受体阻断药或有内在拟交感活性的 β 受体阻断药增加呼吸道阻力作用较小,但仍需谨慎。

3. 代谢

(1)葡萄糖:β_2 受体兴奋使肝糖原分解,α_2 受体激动抑制胰岛素分泌,导致血糖升高。当 β 受体阻断药与 α 受体阻断药合用时,可拮抗肾上腺素的升高血糖作用。β 受体阻断药对正常人血糖水平和胰岛素的降糖作用没有直接影响,但能延缓用胰岛素后血糖水平的恢复,这可能由于其抑制低血糖引起儿茶酚胺释放所致的糖原分解。由于 β 受体阻断药能掩盖心悸等低血糖反应症状,接受胰岛素治疗的糖尿病患者若同时应用 β 受体阻断药,可能使低血糖反应不易被及时察觉。

（2）脂肪：一般认为 α_1 和 β_1/β_3 受体介导脂肪细胞的脂肪分解。非选择性 β 受体阻断药减少非酯化脂肪酸从脂肪组织释放，降低游离脂肪酸含量，选择性 β_1 受体阻断药和有内在活性的 β 受体阻断药对脂类代谢影响较小。

（二）内在拟交感活性

某些 β 受体阻断药除能阻断 β 受体外，尚对 β 受体具有部分激动作用，称为内在拟交感活性（intrinsic sympathomimetic activity）。该作用较弱，一般被其 β 受体阻断作用所掩盖。内在拟交感活性较强的药物在临床应用时，其抑制心肌收缩能力、减慢心率和收缩支气管作用较不具内在拟交感活性的药物为弱，但在应用此类药物时也有发生心力衰竭的报告，故不应因其有内在拟交感活性而失去对此类药物可能诱发心力衰竭的警惕性。普萘洛尔（propranolol，心得安）无内在拟交感活性，吲哚洛尔（pindolol，心得静）内在拟交感活性最强。

（三）膜稳定作用

某些 β 受体阻断药能稳定神经细胞膜产生局部麻醉样作用，稳定心肌细胞膜产生奎尼丁样作用。这两种作用都由其降低细胞膜对离子的通透性所致，故称膜稳定作用（membrane-stabilizing activity）。然而，其对人离体心肌细胞产生膜稳定作用所需浓度比临床有效血浓度高几十倍；此外，无膜稳定作用的 β 受体阻断药仍然对心律失常有效，因此认为一般情况下这种膜稳定作用与其抗心律失常作用无关。

（四）其他

某些 β 受体阻断药局部使用可减少房水生成，降低眼内压。此外，β 受体阻断药尚有抗血小板聚集作用。

【临床应用】

1. 心律失常　主要用于室上性心律失常。还可用于运动或情绪激动所引发的室性心律失常（详见第二十章　抗心律失常药）。

2. 心绞痛和心肌梗死　对心绞痛有良好的疗效。长期应用可降低心肌梗死复发和猝死率（详见第二十二章　抗心绞痛药）。

3. 高血压　是治疗高血压的常用药物。能使高血压患者的血压下降，伴有心率减慢。较少发生体位性低血压（详见第二十四章　抗高血压药）。

4. 慢性心功能不全　β 受体阻断药可抑制心肌收缩能力，因而禁用于急性心衰。但可显著改善慢性心力衰竭症状，降低猝死和心律失常发生率，其机制可能与抑制交感神经活性，上调心肌 β 受体数量并改善其敏感性有关（详见第二十一章　抗慢性心功能不全药）。

5. 其他　① 用于焦虑状态。普萘洛尔可作为甲状腺功能亢进的辅助用药，控制激动不安、心动过速等症状，也可抑制甲状腺素（T_4）转变为三碘甲状腺原氨酸（T_3），并能降低基础代谢率。② 普萘洛尔也用于嗜铬细胞瘤、肥厚型心肌病以及预防偏头痛。③ 噻吗洛尔（timolol，噻吗心安）局部用药治疗青光眼，降低眼内压。

【不良反应】

1. 一般不良反应　恶心、呕吐、轻度腹泻等，停药后迅速消失。偶见变态反应如皮疹、血小板减少等。严重的不良反应常与用量不当有关。

2. 心血管反应 对心脏活动中交感神经占优势的心功能不全、窦性心动过缓、房室传导阻滞患者，本类药物敏感性提高，可使病情加剧，出现重度心功能不全、肺水肿、房室完全传导阻滞以致心脏骤停等严重后果。具有内在拟交感活性的 β 受体阻断药较少引起心动过缓、负性肌力作用等心功能抑制。同时服用维拉帕米或其他抗心律失常药时应特别注意出现缓慢型心律失常。由于 β₂ 受体阻断作用引起外周血管收缩，可引起四肢发冷，皮肤苍白或发绀，造成间歇性跛行、雷诺症等，甚至造成脚趾溃烂和坏死。

3. 诱发或加剧支气管哮喘 由于非选择性 β 受体阻断药对支气管平滑肌的 β₂ 受体的阻断作用，可使呼吸道阻力增加，诱发或加剧哮喘；选择性 β₁ 受体阻断药及具有内在拟交感活性的药物，引起支气管平滑肌收缩作用虽然较弱，仍应尽量避免应用。

4. 反跳现象 长期应用 β 受体阻断药突然停药，常使原来的病情加重，导致血压上升、心律失常，心绞痛发作加剧，增加猝死危险性。其机制与 β 受体向上调节有关。在停药前应缓慢减量，持续数周以上。

5. 其他 可出现疲劳、幻觉、睡眠障碍（失眠、噩梦等）、精神抑郁等中枢神经系统症状。糖尿病患者使用胰岛素同时应用 β 受体阻断药，可加强降血糖作用，但掩盖低血糖时出汗、心率加快等症状，应慎重选用 β₁ 受体选择性药物。

【禁忌证】 禁用于严重左室心功能不全、窦性心动过缓、重度房室传导阻滞和支气管哮喘患者。慎用于心肌梗死患者及肝功能不良者。

一、非选择性 β 受体阻断药

目前，对传统的 β 受体阻断药除按其对受体的选择性分类外，尚可根据是否具有内在拟交感活性进一步划分为无内在拟交感活性的 β₁、β₂ 受体阻断药及有内在拟交感活性的 β₁、β₂ 受体阻断药两个亚类。

（一）无内在拟交感活性的 β₁、β₂ 受体阻断药

1. 普萘洛尔 是最早应用于临床的 β 受体阻断药的典型代表。有旋光性，药用普萘洛尔是等量的左旋和右旋异构体的混合物，仅左旋体有 β 受体阻断活性。

【体内过程】 口服吸收快而完全，因存在首过效应而生物利用度低，仅 25% 左右进入血液循环，血浆蛋白结合率约为 90%。脂溶性大，易通过血脑屏障，也可通过胎盘屏障和分泌于乳汁之中。主要在肝脏代谢，其代谢物中的 4-羟基普萘洛尔仍有一定的 β 受体阻断作用，大部分代谢物从尿中排出。血浆 $t_{1/2}$ 约为 4 h。个体差异大，血药浓度相差可达 20 倍之多，可能是肝脏消除功能不同所致的，故临床用药应注意剂量个体化。

【作用与用途】 具有较强的 β 受体阻断作用，对 β₁ 和 β₂ 受体的选择性很低，没有内在拟交感活性，有膜稳定作用。用药后使心率减慢，心肌收缩能力和心排血量降低，冠脉流量下降，心肌氧耗量明显减少，血压下降；并收缩支气管平滑肌，增加呼吸道阻力。主要治疗高血压、心绞痛和心律失常及甲状腺功能亢进等。此外，临床也使用其治疗焦虑症、肌颤动及预防偏头痛等。

【不良反应】 由于 β 受体被阻断，或 α 受体相对占优势而引起。

（1）一般不良反应：恶心、呕吐、轻度腹泻、便秘及疲乏、失眠等，停药后自动消失。偶见皮疹、药物热和血小板减少等变态反应。

（2）严重不良反应：可见房室传导阻滞、支气管痉挛、呼吸困难及雷诺病症状如肢冷等。普萘洛尔可抑制糖原分解，与降血糖药合用，可发生严重低血糖，并要注意普萘洛尔掩盖低血糖时的出汗、心率加快等症状。

（3）反跳现象：突然停药有反跳现象，故要逐渐减量。

【禁忌证】　禁用于窦性心动过缓、重度房室传导阻滞、急性心功能不全和支气管哮喘患者。肝功能不全者慎用。

2. 纳多洛尔（nadolol，萘羟心安）　是作用时间较长的非选择性 β 受体阻断药，阻断 β 受体的作用强度是普萘洛尔的 2~9 倍，无膜稳定作用。口服吸收不完全，生物利用度约为 35%，口服后 3~4 h 达血药峰浓度，个体差异较普萘洛尔小。吸收量的 70% 以原药形式由尿排出，20% 经胆管从粪便中排出。血浆 $t_{1/2}$ 为 12~24 h，是现有 β 受体阻断药中半衰期最长的药物。肾功能不全患者半衰期更长，应注意减量。主要用于高血压、心绞痛及心律失常，也可用于甲状腺功能亢进和预防偏头痛等。此外，尚可口服降低青光眼患者的眼内压。不良反应与普萘洛尔类似。

3. 噻吗洛尔　心血管效应与普萘洛尔相似，阻滞 β 受体作用较普萘洛尔强 5~10 倍，无膜稳定作用。青光眼或眼内压增高的患者，局部滴噻吗洛尔 4 h 眼内压开始降低，作用持续 12~24 h。其降低眼内压的机制主要是减少睫状体中房水的产生。疗效与毛果芸香碱相近或较优，且无缩瞳和调节痉挛等不良反应。局部滴眼时仍可吸收至全身，故哮喘及心衰患者慎用。

（二）有内在拟交感活性的 $β_1$、$β_2$ 受体阻断药

本类药物包括吲哚洛尔、阿普洛尔（alprenolol，心得舒）和氧烯洛尔（oxprenolol，心得平）等，其中以吲哚洛尔的内在拟交感活性最强。

吲哚洛尔　对 $β_1$、$β_2$ 受体无选择性，但作用强度为普萘洛尔的 6~15 倍，也有膜稳定作用，但较弱。其特点是内在拟交感活性较强，而且主要表现在激动 $β_2$ 受体方面，其激动血管平滑肌上的 $β_2$ 受体而致的舒张血管作用有利于高血压的治疗。吲哚洛尔吸收良好，其生物利用度为 90%~100%，但血药浓度变化很大。口服 1~2 h 后达血药峰浓度，血浆蛋白结合率为 40%~60%。约有一半药物在肝脏中代谢，代谢物及原形药物从尿中排出，血浆 $t_{1/2}$ 为 3~4 h，老年高血压患者或肝肾功能不全时，血浆半衰期可被延长。临床用于心律失常、高血压、心绞痛和甲状腺功能亢进等，疗效与普萘洛尔基本相当。但吲哚洛尔对静息心率和心肌收缩功能的抑制作用以及引起肺功能的损害较普萘洛尔为少。虽然具有内在拟交感活性，但仍需警惕心力衰竭发生。

二、$β_1$ 受体阻断药

$β_1$ 受体阻断药与 $β_1$ 受体的结合能力大于 $β_2$ 受体，但这种选择性阻断作用是相对的，在较高浓度时 $β_1$ 选择性消失。$β_1$ 受体阻断药可能较少发生支气管痉挛，但支气管哮喘患者仍需慎用。糖尿病患者使用非选择性 β 受体阻断药可延缓低血糖的恢复，而选择性 $β_1$ 受体阻断药则无此作用。常用选择性 $β_1$ 受体阻断药有阿替洛尔（atenolol，氨酰心安）、美托洛尔（metoprolol，美多心安；倍他乐克，betaloc）、艾司洛尔（esmolol）、醋丁洛尔（acebutolol，醋丁酰心安）等。

（一）无内在拟交感活性的 β_1 受体阻断药

1. 美托洛尔　可选择性阻断 β_1 受体,几无膜稳定作用。口服吸收完全,有首过效应,生物利用度为 40%。用药后 1.5 h 达血药峰浓度,不同个体血药浓度可相差 17 倍。血浆蛋白结合为 12%,可通过血脑屏障和胎盘屏障。药物大部分在肝脏内代谢,约 90% 从尿中排出,也可从乳汁中分泌。血浆 $t_{1/2}$ 为 3~4 h。

临床用于各型高血压、心绞痛及室上性心律失常,也用于甲状腺功能亢进和偏头痛等。静脉给药可用于急性心肌梗死患者的初期治疗,但禁用于心率较慢、房室传导阻滞或较严重心衰的急性心肌梗死患者。不良反应较少,部分患者可出现胃部不适、困倦及多梦等。

2. 阿替洛尔　对 β_1 受体有选择性阻断作用。口服吸收快但不完全,生物利用度为 50%~60%,用药后 2~4 h 达血药峰浓度。广泛分布于各组织,但进入脑内很少。大多以原形从肾脏排泄,$t_{1/2}$ 为 6~7 h。主要治疗高血压、心律失常和心绞痛等,尚可用于甲状腺功能亢进、偏头痛及肌震颤等。虽然增加呼吸道阻力作用较轻,但哮喘患者仍需慎用。

3. 艾司洛尔　是一种超短效的 β 受体阻断药,对心脏 β_1 受体有选择性阻断作用,无膜稳定作用。静脉滴注用药起效迅速,6~10 min 达到最大效应,停药后 20 min 大部分作用消失。其化学结构中的酯键易被红细胞中酯酶迅速水解,$t_{1/2}$ 仅为 8 min 左右。优点是剂量易于控制与调节,主要用于室上性快速型心律失常的紧急状态,可迅速有效控制麻醉、插管、术中及术后出现的心动过速和高血压。也适用于急性不稳定型心绞痛。常见不良反应为低血压状态,也见轻度头晕、头痛和恶心等。

（二）有内在拟交感活性的 β_1 受体阻断药

醋丁洛尔　选择性阻断 β_1 受体,具有膜稳定作用。口服易吸收,首过效应较强,生物利用度约为 40%,用药后 2 h 达血药峰浓度,体内分布广泛,但不易通过血脑屏障。血浆 $t_{1/2}$ 为 3~4 h。其主要代谢物二醋洛尔亦具有活性,$t_{1/2}$ 为 8~13 h。二者均自尿及胆汁中排泄,并具有肠肝循环。用于治疗高血压、心绞痛和心律失常。一般不良反应同普萘洛尔。

第三节　α、β 受体阻断药

α、β 受体阻断药对 α、β 受体选择性不强,但对 β 受体的阻断作用强于 α 受体。临床主要用于治疗高血压。代表药为拉贝洛尔(labetalol,柳胺苄心定),其他还有卡维地洛(carvedilol)、布新洛尔(bucindolol)、阿罗洛尔(arotinolol)和氨磺洛尔(amosulalol)等。

1. 拉贝洛尔　可阻断 α_1 受体和 β 受体,β 受体阻断作用是 α 受体阻断作用的 10~15 倍。口服可吸收,存在首过效应,生物利用度仅为 20%~40%,个体差异大。用药后 1~2 h 达血药峰浓度,血浆蛋白结合率为 50%。主要在肝脏内代谢,$t_{1/2}$ 为 8 h。临床用于中重度原发性高血压、肾性高血压、妊娠高血压,静脉注射可用于高血压危象。此外,亦可用于治疗心绞痛。

不良反应较少,主要表现为体位性低血压、眩晕、乏力、恶心、呕吐、出汗和皮疹等,少数患者可发生肝损害。其注射液不能与葡萄糖盐水混合滴注。

2. 卡维地洛　是一种同时具有 α_1、β_1 和 β_2 受体阻断作用的药物,无内在拟交感神经活性。高浓度时有钙拮抗作用。还具有抗氧化、抑制心肌细胞凋亡、抑制心肌重构等多种作用。口服首过消除显著,生物利用度为 22%,药效维持可达 24 h。

卡维地洛在心血管疾病的治疗中有着重要的临床地位。① 本药是第一个被正式批准用于治疗充血性心力衰竭的 β 受体阻断药,可以明显改善症状,提高射血分数,防止和逆转心力衰竭进展过程中出现的心肌重构,提高生活质量,降低心衰患者的住院率和病死率。② 用于治疗心绞痛,不影响血脂代谢。③ 也用于治疗轻、中度高血压,疗效与其他 β 受体阻断药、钙拮抗药硝苯地平等类似。

本药是左旋体和右旋体的混合物,前者具有 α_1 和 β_1 受体阻断作用,后者只具有 α_1 受体阻断作用,整体 α_1 和 β 受体阻断作用的比例为 1:10,因此阻断 α_1 受体引起的不良反应明显减少。

本章电子课件

◆ 本章小结

肾上腺素受体阻断药分为 α 受体阻断药、β 受体阻断药和 α、β 受体阻断药三大类。α 受体阻断药中短效类以酚妥拉明为代表,长效类以酚苄明为代表;β 受体阻断药分为非选择性 β 受体阻断药和选择性 β_1 受体阻断药,分别以普萘洛尔和美托洛尔为代表;兼有 α、β 受体阻断作用的药物以拉贝洛尔和卡维地洛为代表,临床主要用于治疗高血压。具体要求如下:① 掌握:酚妥拉明和普萘洛尔的药理作用、临床应用和不良反应。② 熟悉:酚苄明、拉贝洛尔和卡维地洛的作用与用途。③ 了解:其他 α 受体阻断药及其他 β 受体阻断药的作用特点和用途。

？思考题

1. 何谓肾上腺素的"翻转作用",其机制是什么?
2. 试述 α 受体阻断药酚妥拉明对去甲肾上腺素、肾上腺素和异丙肾上腺素血压作用的影响。
3. β 受体阻断药的药理作用和临床应用有哪些?
4. 支气管哮喘患者为什么不能使用普萘洛尔?
5. 糖尿病患者为什么不宜将胰岛素与 β 受体阻断药合用?
6. 普萘洛尔为什么会出现停药反跳现象,怎样避免?
7. 试述卡维地洛的作用与用途。

[彭维杰,刘圣兰(赣南医学院)]

第十章　局部麻醉药

局部麻醉药(local anesthetic)简称局麻药,是一类局部应用于神经末梢或神经干周围,能可逆性地阻断神经冲动的产生和传导,在意识清醒的状态下,使局部的感觉(痛觉、压觉、温觉等)暂时丧失的药物。高浓度时也可麻痹运动神经,导致运动功能丧失。吸收后产生吸收作用,可影响重要器官的功能。

第一节　局麻药的一般特性

一、构效关系与分类

局麻药在化学结构上由三部分组成,即芳香族环、胺基团和中间链。芳香族环具有疏水亲脂性;胺基团属弱碱性,也具有疏水亲脂性,但与氢离子结合后具有疏脂亲水性,因此局麻药具有亲脂疏水和亲水疏脂的双重性。亲脂基团(或亲脂性)可增强其局麻作用,有利于药物作用于相应位点和从作用位点的分离。中间链可直接影响本类药物的作用强度,为两个以上碳原子组成的酯或酰胺,局麻药据此可分为两类:

(1)酯类局麻药:具有—COO—基团,毒性较大,治疗指数低,变态反应的发生率高于酰胺类,主要由组织和血浆中假性胆碱酯酶水解失活。如普鲁卡因、丁卡因等。

(2)酰胺类局麻药:含有—CONH—基团,具有起效快、弥散广、作用时间长等特点,主要经肝微粒体混合功能酶系代谢转化。如利多卡因、布比卡因、罗哌卡因等,临床应用较多。常用局麻药的比较见表10-1。

表 10-1　常用局麻药的比较

分类	化学结构			pK_a	相对强度（比值）	相对毒性（比值）	作用持续时间 /h	一次极量 /mg
	亲脂基团	中间链	亲水基团					
酯类								
普鲁卡因	H_2N—[苯环]—$COCH_2CH_2N(C_2H_5)_2$			8.90	1	1	1	1 000
丁卡因	H_9C_4HN—[苯环]—$COCH_2CH_2N(CH_3)_2$			8.45	10	10	2~3	100

续表

分类	化学结构			pK_a	相对强度（比值）	相对毒性（比值）	作用持续时间 /h	一次极量 /mg
	亲脂基团	中间链	亲水基团					
酰胺类								
利多卡因				7.90	2	2	1~1.5	500
布比卡因				8.20	6.50	>4	5~10	150

二、药理作用与机制

（一）局麻作用

局麻药作用于神经，提高神经冲动产生所需的阈电位，抑制动作电位去极化上升的速度，延长不应期，甚至丧失兴奋性及传导性。

1. 作用规律　局麻作用与神经细胞或神经纤维的直径大小及神经组织的解剖特点有关。一般规律是神经纤维末梢、神经节及中枢神经系统的突触部位对局麻药最为敏感，细神经纤维比粗神经纤维更易被阻断，无髓鞘的交感、副交感神经节后纤维在低浓度即可显效，有髓鞘的感觉和运动神经纤维需高浓度才能产生作用。对混合神经产生作用时，首先痛觉消失，依次为冷觉、温觉、触觉、压觉消失，最后是运动麻痹。行蛛网膜下腔麻醉时，首先阻断植物神经，继之按上述顺序产生麻醉作用。

2. 作用机制　局麻药主要作用于神经细胞膜。在正常情况下神经细胞膜的去极化有赖于 Na^+ 内流，局麻药可直接与电压门控的 Na^+ 通道相互作用而抑制 Na^+ 内流，阻止动作电位的产生和神经冲动的传导，产生局麻作用。

目前公认的学说是局麻药主要作用于 Na^+ 通道上一个或多个特殊结合位点。Na^+ 通道是杂三聚体的大分子糖基蛋白，有 α、$β_1$、$β_2$ 三个亚单位。最大的 α 亚基是其主要功能单位，包括四个重复的同源结构域（Ⅰ~Ⅳ），每个区域又由六个螺旋结构的跨膜片段组成（S_1~S_6）。细胞外使用的局麻药必须通过神经细胞膜，在 Na^+ 通道细胞膜内侧作用于 α 亚单位第Ⅳ区 S_6 节段上的氨基酸残基，封闭 Na^+ 通道的内口（而非膜表面的外口）才能发挥局麻作用。

局麻药阻滞 Na^+ 内流的作用具有使用依赖性（use dependence），即开放的通道数目越多，其阻滞作用越大。因此，处于兴奋状态的神经开放的通道数目较多，较之静息的神经对局麻药更为敏感。

（二）吸收作用

局麻药的剂量或浓度过高，或误将药物注入血管，血中药物达到一定浓度时，即可产生吸收作用，对全身神经、肌肉等产生影响。因此，吸收作用实际上是局麻药的毒性反应。

1. 中枢神经系统　中枢抑制性神经元对局麻药比较敏感，最先被抑制，以致出现兴奋性神经元占优势,引起脱抑制而出现中枢神经系统兴奋现象。常表现为先兴奋后抑制:初期表现为眩晕、烦躁、肌肉震颤、焦虑等,进而发展为神经错乱甚至全身性强直–阵挛性惊厥,最后转入昏迷、呼吸麻痹,可因呼吸衰竭而死亡。局麻药引起的惊厥是由边缘系统兴奋性扩散所致,苯二氮革类能加强边缘系统 GABA 能抑制性神经元的功能,可对抗局麻药中毒引起的惊厥。

2. 心血管系统　可降低心肌兴奋性,使心肌收缩能力减弱、传导减慢、不应期延长。大多数局麻药亦能扩张小动脉。通常在血药浓度较高时才发生心血管反应,表现为血压下降,但有极少数人应用小剂量局麻药进行浸润麻醉时即可引起心血管事件和死亡,常因突发的心室纤颤、心搏骤停所致。非中毒剂量的局麻药有不同程度的抗心律失常作用,以利多卡因抗室性心律失常作用最为明显。

三、局麻方法与应用

局部麻醉是指患者在不伴有意识消失或重要生命体征损害的情况下使部分身体失去感觉的一种麻醉方法,适用于较表浅、局限的手术。

(一)表面麻醉

表面麻醉(surface anesthesia)是将穿透性强的局麻药涂于黏膜表面,使黏膜下神经末梢麻醉。适用于鼻、口腔、喉、气管、支气管、食管、生殖泌尿道等黏膜部位的浅表手术。常用 2% 丁卡因、2%~10% 利多卡因和 1%~4% 可卡因。由于局麻药黏膜吸收的速度不亚于静脉注射,因此强调分次给药,用量不得超过常用量。

(二)浸润麻醉

浸润麻醉(infiltration anesthesia)是将局麻药注入皮下或手术切口部位,使局部的神经末梢麻醉。常用药为 0.5%~1.0% 利多卡因、0.5%~1.0% 普鲁卡因和 0.125%~0.25% 布比卡因。

(三)传导麻醉

传导麻醉(conduction anesthesia)是将局麻药溶液注射到外周神经干附近,阻断神经冲动传导,使该神经支配的区域麻醉。阻断神经干所需的局麻药浓度较麻醉神经末梢所需的浓度高,但用量较少,麻醉区域较大。常用药为 0.5%~2% 普鲁卡因、1%~2% 利多卡因或 0.25%~0.5% 布比卡因。

(四)蛛网膜下腔麻醉

蛛网膜下腔麻醉(subarachnoidal anaesthesia)又称脊椎麻醉或腰麻(spinal anesthesia),是将局麻药溶液注入腰椎蛛网膜下腔,麻醉该部位的脊神经根。首先被阻断的是交感神经纤维,其次是感觉纤维,最后被麻醉的是运动纤维。用于下腹部、下肢和会阴部手术,常用药为利多卡因、丁卡因、普鲁卡因。

药物在椎管内的扩散受患者体位、姿势、药量、注药速度和相对密度的影响。为了控制药物扩散,通常配成高相对密度或低相对密度溶液。如用放出的脑脊液溶解或在局麻药中加 10% 的葡萄糖溶液时,其相对密度高于脑脊液,用蒸馏水溶解时相对密度低于脑脊液。普鲁卡因溶液通常比脑脊液相对密度大。患者取坐位或头高位时,高相对密度溶液可扩散到硬脊膜腔的最低部位;相反,如采用低相对密度溶液有扩散到颅腔的危险。

蛛网膜下腔麻醉的主要危险是呼吸麻痹和血压下降，后者主要是由于失去神经支配的静脉和小静脉显著扩张所致，其扩张的程度由管腔的静脉压决定，静脉血容量增大时会引起心排出量和血压的显著下降，因此维持足够的回心血量至关重要。亦可取轻度的头低位(10°~15°)或事先应用麻黄碱预防。

(五) 硬膜外麻醉

硬膜外麻醉(epidural anesthesia)是将药液注入硬膜外腔，麻醉药沿着神经鞘扩散，穿过椎间孔阻断神经根。硬膜外腔终止于枕骨大孔，不与颅腔相通，药液不扩散至脑组织，无腰麻时头痛或脑脊膜刺激现象。

临床上常插入硬膜外导管以便反复多次给药。对于肌肉松弛要求高的腹部手术，常用浓度较高的局麻药液，如 0.3% 丁卡因、0.5%~0.75% 布比卡因，可以产生交感、躯体感觉和运动神经的阻滞。对于肌肉松弛要求不高的下肢、腰部手术，可用中等浓度的局麻药，如 0.2% 丁卡因、1.6% 利多卡因、0.375% 布比卡因，此时主要产生躯体感觉神经阻滞。

硬膜外血液供应较丰富，故可引起局麻药血药浓度明显升高而产生中毒症状，加入微量的肾上腺素(浓度为 5 μg/mL，总量不超过 0.3~0.5 mg)后，可减慢局麻药从作用部位的吸收并延长局麻有效时间。

第二节　常用局麻药

(一) 普鲁卡因

普鲁卡因(procaine)的盐酸盐又称奴佛卡因(novocaine)，属短效酯类局麻药。本药对黏膜的穿透力弱，需注射给药方可产生局麻作用。注射给药后在 1~3 min 内起效，作用维持 30~45 min，溶液中加入少量肾上腺素能使作用时间延长至 1~2 h。主要用于浸润麻醉、传导麻醉、腰麻和硬膜外麻醉。普鲁卡因在血浆中被酯酶水解，转变为对氨基苯甲酸和二乙氨基乙醇，前者能对抗磺胺类药物的抗菌作用，故应避免与磺胺类药物同时应用。本药可出现过敏症状，过量能引起中枢神经系统及心血管反应。

(二) 丁卡因

丁卡因(tetracaine)又称地卡因(dicaine)或潘妥卡因(pontocaine)，属长效局麻药。化学结构与普鲁卡因相似，是对氨苯甲酸衍生物。局麻作用比普鲁卡因强约 10 倍，1~3 min 显效，持续 2 h 以上。优点是作用迅速，黏膜穿透力强，既有麻醉作用又有缩血管作用，能减少手术创面的出血。最常用于黏膜表面麻醉，也可用于传导麻醉、腰麻和硬膜外麻醉。因吸收后毒性也相应增加，一般不用于浸润麻醉。

(三) 利多卡因

利多卡因(lidocaine)又称昔罗卡因(xylocaine)，属中效局麻药。与相同浓度的普鲁卡因相比,利多卡因起效快,作用强而持久,黏膜穿透力也较强。局麻时间和效应与药液浓度有关,一般在 1.5 h 左右,加入血管收缩药如肾上腺素,可延缓其吸收,延长作用时间。主要用于传导麻醉和硬膜外麻醉,也可用于其他局麻方法,有全能局麻药之称。本药对组织无刺激性,局部血管扩张作用不明显,安全范围较大。因其为酰胺类药物,对酯类局麻药过敏者可改用此药。

(四) 布比卡因

布比卡因(bupivacaine)又称麻卡因(marcaine),属长效酰胺类局麻药,局麻作用比利多卡因强 3~4 倍,持续时间可达 5~10 h。可用于浸润麻醉、传导麻醉和硬膜外麻醉,也常用于分娩和术后镇痛。本药毒性大于利多卡因。

左旋布比卡因(levobupivacaine)的麻醉作用与布比卡因相似,但神经和心脏毒性均明显降低,使用更安全。

(五) 罗哌卡因

罗哌卡因(ropivacaine)化学结构类似布比卡因,为新型长效酰胺类局麻药。局麻作用比布比卡因强,对感觉神经的阻滞作用大于运动神经,术后运动障碍迅速消失。用于急性疼痛(如分娩和术后镇痛等)以及硬膜外麻醉和传导麻醉。中枢神经系统毒性、心脏毒性均比布比卡因弱。

本章电子课件

◆ 本章小结

局麻药能使用药局部痛觉暂时消失,便于手术。机制是直接作用于电压门控的 Na^+ 通道而抑制 Na^+ 内流,阻止动作电位的产生和神经冲动的传导,产生局麻作用。吸收后还可以产生吸收作用,引起中枢神经系统毒性和心血管系统毒性。局麻药中加微量肾上腺素可减少其吸收,降低毒性,并延长局麻时间。普鲁卡因作用较弱,适用于浸润麻醉、传导麻醉、腰麻和硬膜外麻醉。利多卡因作用强,安全范围较大,可用于各种麻醉方法。丁卡因作用强大,但毒性也大,故一般不作浸润麻醉,主要用于表面麻醉。布比卡因、罗哌卡因作用强,维持时间长,可用于传导麻醉和硬膜外麻醉。

? 思考题

1. 简述局麻药的作用和作用机制。
2. 局麻药吸收后的毒性反应有哪些?
3. 试比较普鲁卡因、丁卡因、利多卡因、布比卡因的作用特点、用途和不良反应。

[**胡长平(中南大学)**]

第三篇

中枢神经系统
药物药理

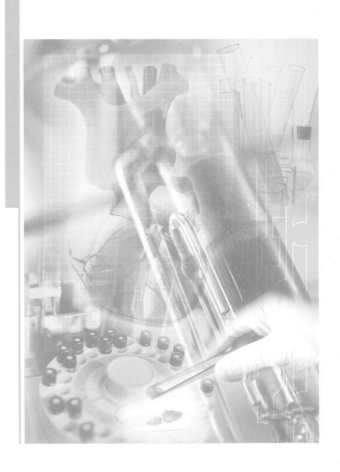

第十一章　全身麻醉药

全身麻醉药（general anesthetic）简称全麻药，是指能使外科手术患者产生镇痛、意识丧失、感觉和自主反射被抑制的药物。理想的全麻药除具备上述作用外，还应具有麻醉诱导期短、停药后从麻醉状态的恢复平稳而快速、一定的骨骼肌松弛作用、麻醉深度易于控制、无明显局部刺激和其他严重不良反应，以及安全范围大等特点。目前临床上使用的全麻药单独应用都不够理想，为增强麻醉效果和安全性，常采用复合麻醉。复合麻醉是指同时或先后应用两种以上麻醉药物或其他辅助药物，以达到满意的术中和术后镇痛效果。全麻药通常分为吸入性麻醉药和静脉麻醉药两大类。

第一节　吸入性麻醉药

吸入性麻醉药（inhalational anaesthetic）是指通过呼吸道吸入而达到麻醉效果的药物，包括挥发性液体（如异氟烷、恩氟烷、七氟烷及地氟烷等）和气体（如氧化亚氮）两类。

一、共同特性

（一）药理作用与机制

1. 中枢神经系统作用　吸入麻醉药的中枢神经系统作用主要取决于脑内药物浓度。不同神经元和神经通路对药物敏感性有较大差异。脊髓背角胶质细胞对药物最敏感，因而首先出现该区域脊髓丘脑束感觉传递阻断，痛刺激反射减弱或消失；较高浓度抑制许多脑区小的抑制性神经元，导致受其控制的其他神经元释放兴奋性神经递质，产生"去抑制效应"；网状激活系统升支通路的进行性抑制使脊髓反射活动减弱或消失；延髓呼吸中枢和血管运动中枢对全麻药最不敏感，高浓度才能导致呼吸和循环衰竭。除氧化亚氮外，各药不同程度地降低脑代谢，扩张脑血管，增加脑血流和升高颅内压。

全麻药作用机制尚未完全阐明。目前认为全麻药分子溶解在神经细胞膜脂质中，干扰脂质及镶嵌在脂质双分子层中的某些膜蛋白通道功能，从而抑制神经细胞轴突传递，尤其是突触传递而发挥作用。重组受体的电压钳研究也提示，除氧化亚氮外，几乎所有全麻药的麻醉机制均与干扰递质门控的抑制性或兴奋性氨基酸受体 – 离子通道复合物功能有关，其中对 $GABA_A$ 受体、甘氨酸受体、N- 甲基 –D– 天冬氨酸（N-methyl-D-aspartate，NMDA）受体、N 胆碱受体和离子通道复合物的作用，易化了中枢抑制性突触传递。

2. 心血管系统作用　除氧化亚氮外，含氟麻醉药均不同程度地抑制心肌收缩能力，扩张外周血管，降低心肌氧耗量和血压，并降低压力感受器的敏感性，使内脏血流量减少。这些作用常受到多种因素的干扰,如患者手术前的精神状况、手术刺激、麻醉深度、麻醉辅助药的使用以及患者血氧情况等。高碳酸血症促进体内儿茶酚胺释放,使药物的心血管效应减弱。七氟烷和地氟烷的心血管抑制效应相对较小。

3. 呼吸系统作用　全麻药能扩张支气管和降低呼吸中枢对 CO_2 的敏感性。除氧化亚氮外,各药均降低潮气量,增加呼吸频率,降低每分通气量,并可抑制缺氧所致代偿性换气增加。对支气管黏膜纤毛功能也有抑制作用,可致黏液蓄积,引起肺不张和术后呼吸道感染。含氟吸入麻醉药在麻醉诱导期对呼吸道有不同程度的刺激,引起咳嗽甚至气道平滑肌痉挛,以地氟烷刺激性最大而七氟烷最小。

4. 骨骼肌松弛作用　除氧化亚氮外,含氟麻醉药均有不同程度的骨骼肌松弛作用。此作用与非去极化型骨骼肌松弛药相协同。机制可能与中枢神经系统抑制以及使神经肌肉接头对肌肉松弛药敏感性增加有关。

5. 子宫平滑肌松弛作用　除氧化亚氮外,各药均明显松弛子宫平滑肌,使产程延长和产后出血增多。

(二) 药动学及影响因素

1. 吸收　吸入性麻醉药都是挥发性液体或气体,脂溶性高,易透过生物膜,经肺泡膜扩散而吸收入血。吸收速度受下列因素的影响:

(1) 吸入气中药物浓度:提高吸入气中药物浓度可缩短麻醉诱导期。由于达到麻醉稳定状态时脑内麻醉药浓度相当于肺泡内药物浓度,故可用使患者不产生手术疼痛反应的最低肺泡有效浓度(minimum alveolar concentration,MAC)来代表各药的麻醉效价强度。MAC 是指在一个大气压下,能使 50% 患者痛觉消失的肺泡气体中药物的浓度。MAC 越小,麻醉药效价强度越高。吸入性麻醉药的特性见表 11-1。

表 11-1　吸入性麻醉药的特性

	MAC/%	最大蒸气浓度 /% (20℃)	分配系数(37℃)			代谢量 /%
			血 / 气	脑 / 血	油 / 水	
氟烷	0.75	32	2.30	2.90	224	20.0
异氟烷	1.20	33	1.40	2.60	98	0.20
恩氟烷	1.60	23	1.80	1.40	99	2.40
地氟烷	6.00	87	0.45	1.30	19	0.02
七氟烷	2.00	21	0.65	1.70	42	3.00
氧化亚氮	105.0	—	0.47	1.10	1.4	0.004

(2) 药物在血中的溶解度:通常以血 / 气分配系数来表示,是指血中药物浓度与吸入气中药物浓度达到平衡时的比值。血 / 气分配系数大的药物在血中溶解度大,血中药物分压升高较慢,即达到血 / 气分压平衡状态较慢,诱导期长。

(3) 肺通气量、肺血流量:肺通气量和肺血流量与药物吸收速率呈正相关。

吸入气中药物浓度越高、药物在血中的溶解度越小、肺通气量越大,则药物在动脉血中分压上升越快,进入脑内并达到平衡的速度也越快,麻醉诱导期较短。

2. 分布　影响吸入性麻醉药分布的因素有:

(1) 脂溶性:吸入性麻醉药脂溶性较高,易通过血脑屏障进入脑组织发挥作用。油/气(水)分配系数是指麻醉药物在气(水)相和油性液体间达到平衡时的浓度比值,与药物脂溶性有关。药物脂溶性越大,油/气分配系数越高,脂肪组织对该药物的摄取越高,蓄积越多。当长时间给药后停药,消除时间也延长。油/气分配系数可作为反映苏醒时间的指标,即值越小苏醒越快。

(2) 脑/血分配系数:吸入性麻醉药进入脑组织的速度与脑/血分配系数成正比。脑/血分配系数是指脑中药物浓度与血中药物浓度达到平衡时的比值。该系数大的药物易进入脑组织,麻醉作用强,诱导期短。

(3) 血流速度:药物在各特殊组织中的分布快慢主要取决于血流速度。在血流快而血供丰富的组织如脑、心脏、肺和肝脏则分布快,在皮肤和肌肉中分布所需的时间居中,而在脂肪、骨、软骨及韧带等组织的分布最慢。

3. 消除　本类药主要经肺呼出而消除,因此,影响药物吸收的因素也影响药物消除。血/气和脑/血分配系数越小的药物消除越快,患者从麻醉状态苏醒的时间越短。除氧化亚氮外,其他吸入性麻醉药也经肝脏代谢,代谢物大多由肾脏排泄。

二、常用药物

(一) 麻醉乙醚

麻醉乙醚(anesthetic ether)是近代医学史上第一个公认的麻醉药,1846 年由美国牙医 Morton 应用于临床,开创了吸入麻醉历史,成为现代麻醉的标志。该药对呼吸和循环功能无明显影响,对心脏、肝脏、肾脏的毒性小,有箭毒样作用,肌肉松弛作用较强。缺点是对呼吸道有刺激性,分泌物增多,可导致窒息及术后呼吸道感染。另外,诱导期和苏醒期均较长,易发生意外,临床已不用。但其使用简便,在野战、救灾等方面仍有重要价值。

(二) 氟烷

氟烷(fluothane,halothane)是临床最早使用的含氟吸入性麻醉药,麻醉作用强,诱导期短,苏醒快。但对心血管系统有影响,可致心律失常、血管扩张及颅内压升高,反复使用对肝脏有损害。另外对子宫平滑肌有松弛作用,可致产后出血,禁用于剖宫产患者。麻醉深度较易调节,但麻醉分期不明显,安全范围小,现已少用。

(三) 恩氟烷和异氟烷

恩氟烷(enflurane)和异氟烷(isoflurane)两者为同分异构体,与氟烷有相似特性,是目前广泛使用的吸入性麻醉药。麻醉效价强度稍低于氟烷,但麻醉诱导期平稳快速,麻醉深度易于调整,主要用于麻醉维持。对心血管系统抑制作用比氟烷弱,不增加心肌对儿茶酚胺的敏感性;肌肉松弛作用大于氟烷,但要达满意肌松效应仍需加用肌肉松弛药;均有中等程度的镇痛作用。两药体内代谢量远低于氟烷,肝毒性罕见。异氟烷在麻醉诱导期对呼吸道刺激较大,可致咳嗽、分泌物增加和喉头痉挛。恩氟烷浓度过高可致惊厥,有癫痫史者应避免使用。

(四)地氟烷

地氟烷(desflurane)结构与异氟烷相似,仅异氟烷分子中的 Cl 被 F 取代。特点为低脂溶性和低代谢性,麻醉效价强度为异氟烷的 1/5,麻醉诱导期极短、苏醒快(停药后 5 min 患者即可苏醒)。因麻醉诱导期浓度过大刺激呼吸道引起咳嗽、呼吸停顿和喉头痉挛,仅用于成人及儿童的麻醉维持,尤其是需要较长时间手术的麻醉维持。也可用于成人诱导麻醉。

(五)七氟烷

七氟烷(sevoflurane)麻醉诱导期短、平稳、舒适,麻醉深度易于控制,患者苏醒快,对心脏功能影响小,无呼吸道刺激性。能增强和延长非去极化肌肉松弛药的作用。目前广泛用于儿童及成人诱导麻醉和维持麻醉,对严重缺血性心脏病而施行高危心脏手术者尤为适合。

(六)氧化亚氮

氧化亚氮(nitrous oxide,N_2O;笑气,laughing gas)为无色、味甜、无刺激性气体,性质稳定,不燃不爆,对呼吸道无刺激性,诱导期短,苏醒快,麻醉效价强度低,镇痛作用较强。其作用机制不同于其他吸入麻醉药,与抑制中枢 NMDA 受体有关。主要用于诱导麻醉或作为麻醉辅助药与其他吸入麻醉药合用,可减少后者用量 50% 以上。

第二节　静脉麻醉药

静脉麻醉药(intravenous anesthetic)是指经静脉途径给药产生全身麻醉作用的药物,主要包括以硫喷妥钠为代表的超短效巴比妥类、苯二氮䓬类、氯胺酮、丙泊酚、选择性 α_2 受体激动药等。静脉麻醉药用于麻醉,方法简便易行,麻醉速度快,药物经静脉注射后到达脑内即产生麻醉,故诱导期不明显。因麻醉深度不易控制,主要用于诱导麻醉。若单独应用只适用于小手术及某些外科处理。

(一)硫喷妥钠

硫喷妥钠(thiopental sodium)属超短效巴比妥类(barbiturates),脂溶性高,静脉注射后几秒钟即可进入脑组织,诱导期短,无兴奋期。在体内迅速再分布,从脑组织和血流丰富的组织扩散到脂肪和肌肉等组织,因此作用时间短,终止给药后患者在 10 min 内苏醒。要维持麻醉状态需持续给药或改用吸入麻醉药。主要优点是起效快,能降低脑血流、脑代谢和脑耗氧量,麻醉期间不升高颅内压。临床上主要用于诱导麻醉和基础麻醉。

主要缺点是:① 抑制呼吸,过量易致呼吸停止;② 麻醉时各种反射依然存在,镇痛和肌肉松弛作用弱,难以完成一般手术;③ 亦可造成喉头和支气管痉挛(用药前皮下注射硫酸阿托品可预防);④ 给药时间过长则麻醉恢复期延长,造成护理困难。

（二）苯二氮䓬类

苯二氮䓬类（benzodiazepines）中地西泮（diazepam，安定）、劳拉西泮（lorazepam）和咪达唑仑（midazolam）也用于静脉麻醉，因无明显镇痛作用，可用于不需镇痛的手术，如内窥镜检查、心脏复律术和心导管术及诱导麻醉。

本类药静脉给予诱导麻醉时间比硫喷妥钠长，但安全范围大，呼吸抑制轻微，能产生明显镇静、嗜睡和抗焦虑作用，50% 以上患者出现记忆缺失（amnesia），可持续 6 h。

（三）氯胺酮

氯胺酮（ketamine）是 NMDA 受体阻断药，主要抑制丘脑和新皮质系统，选择性阻断痛觉冲动的传导，同时又能兴奋脑干及边缘系统，可产生明显的分离麻醉（dissociation anesthesia），即患者意识和感觉分离，出现意识模糊，短时记忆缺失，痛觉完全消失，梦幻和肌张力增加等。注射药物后 15 s 内出现感觉分离，45 s 内出现明显意识丧失、镇痛和记忆缺失。单次给药意识丧失长达 10~15 min，镇痛达 40 min，记忆缺失达 1~2 h，数小时后患者才从麻醉状态下完全恢复。适用于短时的体表小手术和烧伤清创、切痂、植皮等，也用作麻醉诱导剂或与地西泮合用。

在给药初期对心脏有兴奋作用，使心率加快、心排出量增加、血压升高，脑血流、脑代谢和颅内压也增加。麻醉时对体表的镇痛作用明显，对内脏的镇痛作用差。诱导期短，对呼吸影响轻微。

（四）依托咪酯

依托咪酯（etomidate）为强效超短时非巴比妥类催眠药，无明显镇痛作用。生效快，强度为硫喷妥钠的 12 倍。静脉注射后约 20 s 即产生麻醉，持续时间短，约 5 min，可用于诱导麻醉。用药后可出现阵挛性肌收缩，恢复期出现恶心、呕吐症状。大剂量快速静脉注射时可抑制呼吸。对心血管系统影响小。

（五）丙泊酚

丙泊酚（propofol）又称异丙酚，是目前临床上常用的一种新型静脉麻醉药，起效快，作用时间短，可快速苏醒，作用强度为硫喷妥钠的 1.8 倍。无呼吸道刺激性，醒后精神错乱发生率低，可降低脑代谢和颅内压。用于全麻诱导、维持麻醉及作为镇静催眠辅助用药。主要不良反应为心血管和呼吸系统的抑制作用，注射过快可致呼吸和 / 或心脏暂停、血压下降等。

（六）羟丁酸钠

羟丁酸钠（γ- 羟基丁酸钠，sodium γ-hydroxybutyrate）是 GABA 的中间代谢物，有镇静、催眠作用，无明显镇痛、肌肉松弛作用，不影响脑血流量和颅内压。静脉注射后血压常升高，心率减慢，心排血量无变化或稍增加，同时增加心肌对缺氧的耐受力。不抑制呼吸中枢对 $PaCO_2$ 变化的反应性，使潮气量稍增加，呼吸频率稍减慢，每分钟通气量不变或者略增加，但注射太快，剂量较大时，也可明显抑制呼吸。静脉注射约 10 min 即可产生麻醉，一次注射可维持 1~3 h。用于老人、儿童及神经外科手术以及外伤、烧伤患者的静脉诱导麻醉。由于肌肉松弛效果不好，需与肌松药、地西泮合用。可出现谵妄和肌肉抽动等不良反应。

（七）α₂肾上腺素受体激动药

可乐定（clonidine）为 α_2 肾上腺素受体激动药。成人手术前 90 min 口服 200~300 μg 可出现镇静和抗焦虑作用，从而减少阿片类药物和麻醉药物的用量，并能改善心血管系统的稳定性。

右美托咪定（dexmedetomidine）是一种新型的选择性 α_2 受体激动药，对 α_2 受体的亲和力比可乐定高 8 倍。临床上适用于重症监护以及全身麻醉的手术患者，进行气管插管或机械通气时的镇静。该药经皮下或肌内注射后快速吸收，达峰值时间为 1 h，消除半衰期约为 2 h。静滴后，分布半衰期约为 6 min，稳态分布容积约为 118 L。在体内广泛代谢，代谢物主要随尿液排出。不良反应包括低血压及心动过缓，甚至导致心脏停搏。使用过程中，应特别注意监测患者的生命体征。一般只在短时间内使用，如果使用超过 24 h，突然停止，有可能发生停药反应。

本章电子课件

◆ 本章小结

全身麻醉药可分为吸入性麻醉药和静脉麻醉药两类。常用的吸入性麻醉药有异氟烷、恩氟烷、七氟烷、地氟烷，作用机制均为干扰递质门控的抑制性或兴奋性氨基酸受体 – 离子通道复合物功能；氧化亚氮则与抑制中枢 NMDA 受体有关，主要用于诱导麻醉。静脉麻醉药使用方法简便，但不易控制麻醉深度，且易影响呼吸和血管运动中枢，主要作为诱导麻醉剂使用。常用的静脉麻醉药有硫喷妥钠，作用迅速、短暂，常用于诱导麻醉和基础麻醉。氯胺酮则可产生明显的分离麻醉状态。丙泊酚是目前临床上常用的一种新型静脉麻醉药，用于全麻诱导、维持麻醉及作为镇静催眠辅助用药。

？思考题

1. 目前认为吸入性全麻药的作用机制是什么？
2. 常用的吸入性麻醉药和静脉麻醉药各有何特点？
3. 理想的全身麻醉药应具有什么特点？

［胡长平（中南大学）］

第十二章　镇静催眠药

镇静催眠药(sedative-hypnotic)是一类中枢神经系统抑制药。能轻度抑制中枢神经系统,缓和激动、消除躁动、恢复安静情绪的药物称为镇静药(sedative);能促进和维持近似生理睡眠的药物称为催眠药(hypnotic)。镇静药和催眠药之间并无明显界限,同一药物小剂量时表现为镇静作用,较大剂量时表现为催眠作用,因此统称为镇静催眠药。按化学结构分为苯二氮䓬类、巴比妥类和其他类。由于苯二氮䓬类有较好的抗焦虑和镇静催眠作用,安全范围大,目前临床上几乎取代了巴比妥等传统的镇静催眠药。

理想的催眠药应该具有吸收快,使人较快地产生困倦感而加速进入睡眠,作用时间短,在体内消除快,无蓄积作用,清醒后不遗留药物的延续作用等特点,使患者异常的睡眠时相恢复正常,并能保持近似自然生理状态的睡眠。目前已有的镇静催眠药引起的睡眠,其时相参数与生理性睡眠有所不同,且大都有一些不良反应,有些还会产生耐受性或药物依赖性。因此,镇静催眠药应该只是治疗失眠的辅助手段,以缓解严重失眠症状为目的。对于失眠的治疗还要从消除病因、加强体育锻炼、注意心理治疗、调整精神因素,以及改善环境等多方面来综合治疗。

第一节　睡眠和觉醒

睡眠和觉醒(sleep and wakefulness)呈现昼夜周期性交替变化,即昼夜节律(circadian rhythm)。这种节律是人类和哺乳动物的生理现象和生存的必要条件。觉醒状态下,机体能很好地适应环境的变化,进行完善的行为反应;通过睡眠得到体力和精力的恢复。大脑皮质活动失常,可引起睡眠障碍;反过来,持续的睡眠障碍可影响中枢神经系统的正常活动。

一、睡眠的时相及其生物学意义

睡眠是中枢神经系统睡眠中枢主动活动的结果。睡眠具有两种不同的时相:一是脑电波呈现同步化慢波的时相,称为慢波睡眠(slow wave sleep,SWS),又称非快速眼球运动(non-rapid-eye movement,NREM)睡眠;二是脑电波呈现去同步化快波的时相,称为快波睡眠(fast wave sleep,FWS),又称快速眼球运动(rapid-eye-movement sleep,REM)睡眠或异相睡眠(paradoxical sleep,PS)。在一夜睡眠的过程中,这两种不同时相呈现周期性交替。

(一)慢波睡眠

根据脑电波的特征,可将慢波睡眠分为Ⅰ~Ⅳ期。Ⅰ~Ⅱ期是浅度慢波睡眠,Ⅲ~Ⅳ期是深度慢波睡眠(图12-1)。成年人的全夜睡眠中,绝大部分的深度慢波睡眠在上半夜,而下半夜则以浅度慢波睡眠为主。由于慢波睡眠是以同步化脑电为特征,表现为脑电频率逐渐减慢、幅度逐渐增高、δ波所占比例逐渐增多，故又称同步化睡眠（synchronized sleep）。

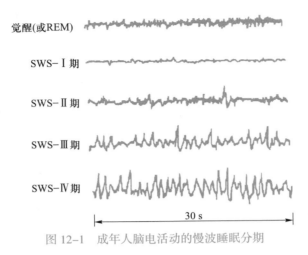

图 12-1　成年人脑电活动的慢波睡眠分期

慢波睡眠的一般表现为：① 嗅、视、听、触等感觉功能暂时减退；② 骨骼肌反射活动和肌紧张减弱；③ 伴有一系列自主神经功能的改变，如血压下降、心率减慢、瞳孔缩小、尿量减少、体温降低、代谢率降低、呼吸变慢、胃液分泌增多而唾液分泌减少、发汗功能增强等。慢波睡眠时相内无眼球快速运动表现，因此又称为非快速眼球运动睡眠。

（二）快波睡眠

在慢波睡眠之后，脑电的渐进性变化发生倒转，重新回到低幅快频时期，此时的脑电形式与觉醒时相似，显示皮质活动的去同步化，因此称为快波睡眠或去同步化睡眠（desynchronized sleep）或称异相睡眠。成年人的全夜睡眠中，开始首先进入慢波睡眠，持续 80~120 min 后转入快波睡眠，后者持续 20~30 min，又转入慢波睡眠。整个睡眠过程中，这种反复转化 4~5 次，越接近睡眠后期，快波睡眠持续时间越长。成年人，慢波睡眠和快波睡眠均可直接转为觉醒状态，但在觉醒状态下只能进入慢波睡眠，而不能直接进入快波睡眠。在快波睡眠期间，若被唤醒，被试者会报告他正在做梦。因此，一般认为做梦是快波睡眠的特征之一。这期间的快速动眼和呼吸、循环等功能的变化可能与梦境有关，肌张力和反射活动的极度减弱，可解释噩梦时常出现的无法动弹或叫喊的麻痹感。

快波睡眠的表现为：各种感觉功能进一步减退，以致唤醒阈提高，骨骼肌反射活动和肌紧张进一步减弱，肌肉几乎完全松弛。此外，快波睡眠期间还有间断的阵发性表现，例如出现眼球快速运动、部分躯体抽动，还伴有血压升高和心率加快、呼吸加快而不规则等。快波睡眠对婴儿和新生哺乳类动物脑的发育十分重要，而对成熟机体来说，这种"微觉醒"的存在，对保持成年人和动物睡眠中的健康和"警戒"水平也很重要。

二、睡眠障碍

临床上最常见的睡眠障碍是失眠，表现为入睡困难、睡眠片段化和早醒等。持续较长时间的失眠，能影响躯体生长发育，影响正常脑功能和精神活动，并影响觉醒后的行为和工作效率，必须给予适当治疗。引起失眠的原因很多，严重程度不一，最常见的是忧虑。临床上常见的失眠大致可分为三类：

1. 应激状态或环境改变破坏了机体的正常生物学节律 如情绪应激、变换工作时间及旅行时差等可引起短时程或暂时性失眠，这类失眠一般只需作情绪调整、环境安排等非药物治疗。失眠严重时可短时间、间断性辅助使用小剂量催眠药。

2. 精神性或躯体性疾病 慢性失眠(超过3周)一般均伴有其他疾病，除内、外各科病痛外还应注意潜在的精神病学异常，其中尤以抑郁症为多。临床处理以治疗原发病为主，辅以镇静催眠药。

3. 不适当的药理学影响(药物性失眠) 通常包括两类情况：一种是其他药物的中枢兴奋性不良反应，另一种是镇静催眠药应用不当或滥用。前者停药后会自行恢复，后者则须医患双方都提高认识，加以预防。

第二节 苯二氮䓬类

苯二氮䓬类(benzodiazepines，BZ)多为1,4-苯二氮䓬衍生物，临床常用药物包括地西泮(diazepam，安定)、氟西泮(flurazepam，氟安定)、氯氮䓬(chlordiazepoxide，利眠宁)、硝西泮(nitrazepam)、奥沙西泮(oxazepam)以及三唑仑(triazolam)等。根据各药及其活性代谢物的消除半衰期的长短，可将苯二氮䓬类药物分为三类：短效类、中效类和长效类，作用时间分别为3~8 h、10~20 h和24~72 h。

【体内过程】

(1) 吸收：口服吸收快而完全，t_{max}约1 h，其中三唑仑吸收最快，硝西泮、奥沙西泮及氯氮䓬口服和肌内注射均吸收较慢且不规则，欲快速显效时，需静脉注射。

(2) 分布：血浆蛋白结合率较高，其中地西泮高达99%，但因脂溶性高，静脉注射后可迅速分布于脑和其他血流丰富的组织和器官(脑脊液中浓度约与血清游离药物浓度相等)，随后进行再分布而蓄积于脂肪和肌肉组织，故中枢抑制作用出现快且维持时间短。

(3) 代谢与排泄：主要经肝药酶代谢，多数药物可转化为去甲地西泮，最后转为奥沙西泮，其活性与母体相似，而其半衰期却延长，如氟西泮$t_{1/2}$为2~3 h，但其主要活性代谢物去烷基氟西泮$t_{1/2}$却明显延长为50 h。连续应用长效药物，要注意防止药物及代谢物在体内蓄积。代谢物最终与葡萄糖醛酸结合为无活性产物，经肾脏排出。结构中含羟基者可直接与葡萄糖醛酸结合而失活，这一途径较少受其他因素影响。结构上7位有硝基者(如硝西泮)在生物转化时，硝基还原为氨基，进一步乙酰化为乙酰氨基，两种代谢物均无生物活性，且此代谢途径也较少受其他因素影响。

本类药物在体内的氧化代谢过程则易受肝功能影响，老年人和饮酒者服用本类药物时$t_{1/2}$延长。图12-2显示几种苯二氮䓬类药物的生物转化过程。本类常用药物的药代动力学特点及作用见表12-1。

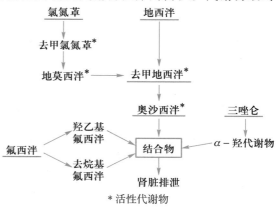

图12-2 几种苯二氮䓬类药物的生物转化过程

表 12-1　苯二氮䓬类药物药代动力学参数及作用

药名	口服生物利用度 /%	尿排泄 /%	血浆蛋白结合率 /%	分布容积 L·kg⁻¹	清除率 / (mL·min⁻¹·kg⁻¹)	半衰期 /h	活性代谢物	作用
氯氮䓬 (chlordiazepoxide)	100	1	96.5 ± 1.8	0.30 ± 0.03	0.54 ± 0.49	10 ± 3.4	去甲氯氮䓬、奥沙西泮	抗焦虑、镇静、催眠、抗惊厥、中枢性肌肉松弛
地西泮 (diazepam)	100 ± 14	1	98.7 ± 0.2	1.1 ± 0.3	0.38 ± 0.06	44 ± 13	去甲地西泮、奥沙西泮	抗焦虑、肌肉松弛作用比氯氮䓬强5倍,抗惊厥作用强10倍
硝西泮 (nitrazepam)	78 ± 15	1	87 ± 1	1.9 ± 0.3	0.86 ± 0.12	26 ± 3	—	催眠作用显著,抗惊厥作用较强
氯硝西泮 (clonazepam)	98 ± 31	1	86 ± 0.5	3.2 ± 1.1	1.55 ± 0.28	23 ± 5	—	抗惊厥作用比地西泮及硝西泮强
氟西泮 (flurazepam)	—	1	95.5	22 ± 7	4.5 ± 2.3	74 ± 24	N_1-去烷基氟西泮	催眠作用强
劳拉西泮 (lorazepam)	93 ± 10	1	91 ± 2	1.3 ± 0.2	1.1 ± 0.4	14 ± 5	—	抗焦虑作用较强
三唑仑 (triazolam)	55	2	90.1 ± 1.5	1.1 ± 0.4	8.3 ± 1.8	2.3 ± 0.4	—	催眠作用比硝西泮及氟西泮强
氟硝西泮 (flunitrazepam)	85	1	77 ± 79	3.3 ± 0.6	3.5 ± 0.4	15 ± 5	去甲氟硝西泮	催眠作用似硝西泮
奥沙西泮 (oxazepam)	90	1	97.8 ± 2.3	1.0 ± 0.3	1.2 ± 0.4	7.6 ± 2.2	—	抗焦虑抗惊厥作用较强

　　【药理作用与临床应用】　本类药物具有相似的作用,但又各有特点,临床应用上也有所区别。

　　1. 抗焦虑作用　焦虑患者常表现出紧张、忧虑、恐惧和激动等。本类药物在小于镇静剂量时就显著改善上述症状,可能与选择性抑制边缘系统有关。主要用于焦虑症,常选用地西泮、阿普唑仑(alprazolam)及三唑仑。对持续性焦虑状态宜选用长效类药物,如地西泮和氟西泮;对间歇性严重焦虑者则宜选用中效类药物,如硝西泮和奥沙西泮及短效类药物如三唑仑等。

　　2. 镇静和催眠作用　缩短睡眠诱导时间,显著延长睡眠持续时间,减少觉醒次数。临床上用于失眠、麻醉前给药和心脏电击复律或内镜检查前给药。催眠作用优于巴比妥类,主要表现在:① 对 REM 睡眠影响较小,停药后代偿性反跳较轻,故减少梦魇发生;② 治疗指数高,对呼吸影响小,不引起麻醉,安全范围大;③ 对肝药酶几无诱导作用,不影响其他药物的代谢;④ 依赖性、戒断症状轻。但近年发现,本类药物连续应用,亦可引起明显的依赖性而致停药困难。

3. 抗惊厥和抗癫痫作用　本类药物均有抗惊厥作用,其中地西泮和三唑仑的作用尤为明显,临床用于辅助治疗破伤风、子痫、小儿高热惊厥和药物中毒性惊厥。地西泮静脉注射是目前治疗癫痫持续状态的首选药,对失神性发作、肌阵挛性发作、幼儿痉挛类型的癫痫则以硝西泮和氯硝西泮的疗效为好。

4. 中枢性肌肉松弛作用　有较强的肌肉松弛作用和降低肌张力作用,能缓解大脑麻痹患者的肌肉强直。肌肉松弛作用与本类药物能抑制脊髓多突触反射,抑制中间神经元的传递有关,但大剂量对神经肌肉接头也有阻断作用。临床用于治疗脑血管意外、脊髓损伤等引起的中枢性肌强直,缓解局部关节病变、腰肌劳损所致的肌肉痉挛。

【作用机制】　BZ 主要通过作用于脑内不同部位 GABA$_A$ 受体,加强 γ- 氨基丁酸(γ-aminobutyric acid,GABA)能神经元的抑制效应而起作用。GABA 是中枢神经系统主要的抑制性神经递质。GABA 受体与 Cl⁻ 通道相耦联,是 Cl⁻ 通道的配体门控受体(ligand-gated Cl⁻ channel)。当 GABA 与受体结合后,Cl⁻ 通道开放,Cl⁻ 内流,使神经细胞超极化,产生抑制性效应。在 Cl⁻ 通道周围有 5 个位点,分别与 GABA、BZ、巴比妥类、印防己毒素和神经甾体结合(图 12-3)。

GABA$_A$ 受体有 16 个不同的亚单位,分为 7 个亚家族。克隆 GABA$_A$ 受体研究显示,1 个 α、1 个 β 和 1 个 γ 亚单位是本类药物结合位点的基本需要。本类药物与其高亲和力位点结合后,易化 GABA 与 GABA$_A$ 受体结合,增加 GABA 控制性 Cl⁻ 通道的开放频率,促进 GABA 诱导的 Cl⁻ 内流,加强 GABA 对中枢神经系统的抑制性效应。

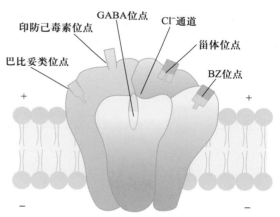

图 12-3　GABA 受体 -Cl⁻ 通道大分子复合物在细胞膜上的模式图

一般认为本类药物抗焦虑作用部位主要在调节情绪反应的边缘系统,低剂量地西泮即可抑制边缘系统中海马和杏仁核神经元电活动的发放和传递。镇静催眠作用则是与脑干核内受体作用的结果。抗惊厥、抗癫痫作用与促进中枢抑制性递质 GABA 的突触传递功能有关。

【不良反应】
本类药物治疗量连续用药可出现头昏、嗜睡、乏力和精细运动不协调等反应。大剂量致共济失调、运动功能障碍、言语含糊不清甚至昏迷和呼吸抑制。偶有皮疹和白细胞减少等。静脉注射过快对心血管和呼吸系统有抑制作用。长期服用本类药物有耐受性、依赖性和成瘾性。停药可出现失眠、焦虑、兴奋、心动过速、呕吐、震颤等,但戒断症状比巴比妥类轻。同时应用其他中枢抑制药、吗啡和乙醇等可显著增强毒性。

老年患者、肝肾功能不全者、驾驶员和高空作业者以及青光眼和重症肌无力患者慎用;可透过胎盘屏障和随乳汁分泌,故孕妇和哺乳期妇女忌用。

扩展阅读　苯二氮䓬受体拮抗药——氟马西尼

第三节　巴比妥类

巴比妥类(barbiturates)为巴比妥酸(图 12-4)在 C_5 位上进行取代而得到的一类中枢抑制药。C_5 位取代基长而有分支(如异戊巴比妥,amobarbital)或双键(如司可巴比妥,secobarbital)则作用强而短;若一个氢原子被苯环取代(如苯巴比妥,phenobarbital),则具有较强的抗癫痫和抗惊厥作用;如 C_2 位上氧被硫取代(如硫喷妥钠,thiopental sodium),则脂溶性高,作用更快,维持时间很短。

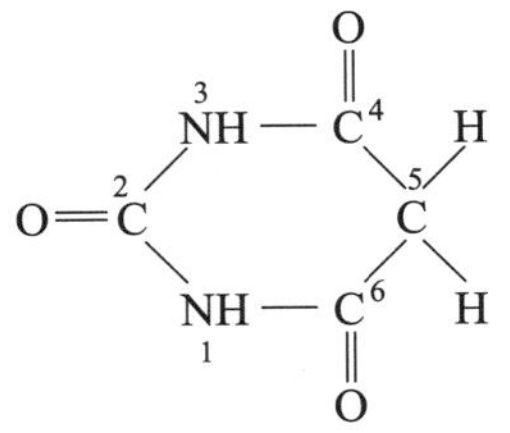

按作用维持时间将该类药物分为长效、中效、短效和超短效。作用时间长短既与药物的理化性质有关,又可随着药物剂量及患者的生理、病理状况而改变。常用巴比妥类药物作用与用途比较见表 12-2。

图 12-4　巴比妥酸的化学结构

表 12-2　常用巴比妥类药物作用与用途比较表

亚类	药物	显效时间 /h	作用维持时间 /h	主要用途
长效	苯巴比妥	0.5~1	6~8	抗惊厥
	巴比妥	0.5~1	6~8	镇静催眠
中效	戊巴比妥	0.25~0.5	3~6	抗惊厥
	异戊巴比妥	0.25~0.5	3~6	镇静催眠
短效	司可巴比妥	0.25	2~3	抗惊厥,镇静催眠
超短效	硫喷妥	iv 立即	0.25	静脉麻醉

【体内过程】　巴比妥类为弱酸性药物,各药进入脑组织的速度、血浆蛋白结合率、消除方式均与其脂溶性密切相关。

(1) 吸收与分布:口服或肌内注射后均易吸收,迅速分布于体内各组织及体液中,也易进入胎盘分布到胎儿体内。脂溶性高的药物如硫喷妥钠,易于通过血脑屏障,静脉注射后立即生效,但作用时间很短,仅维持 15 min 作用;脂溶性低的药物如苯巴比妥,不易通过血脑屏障,由血液进入脑组织甚慢,静脉注射后 15~30 min 才起效。脂溶性高者血浆蛋白结合率高,反之则低。

(2) 消除方式:为肝微粒体酶代谢和肾脏排泄。脂溶性高的药物(如戊巴比妥和硫喷妥)主要经肝脏代谢,作用时间短;脂溶性低的药物(如苯巴比妥)部分肝脏代谢、部分肾脏排泄,经肾脏排泄时部分可被肾小管重吸收,故作用时间长。尿液 pH 对苯巴比妥的排泄影响较大,碱化尿液时,该药解离增多,肾小管再吸收减少,排出增加。故在苯巴比妥中毒时,可用碳酸氢钠碱化尿液以促进药物的排泄。

【药理作用与临床应用】 随剂量由小到大,中枢抑制作用相继增强,依次表现为镇静、催眠、抗惊厥和麻醉作用。大剂量对心血管系统有明显的抑制作用,过量因呼吸中枢麻痹而致死。

1. 镇静和催眠作用 小剂量(催眠量的 1/4~1/3)可产生镇静作用,缓解焦虑、烦躁不安状态;中剂量可催眠,即缩短入睡时间,减少觉醒次数和延长睡眠时间。巴比妥类可缩短 REM 睡眠,引起非生理性睡眠。当久用停药后,REM 睡眠时相可"反跳性"地显著延长,伴有多梦而引起睡眠障碍,导致患者不愿停药,可能是该类药物产生精神依赖性和躯体依赖性的重要原因之一。因此,巴比妥类已不作镇静催眠药常规使用。

2. 抗惊厥和抗癫痫作用 大于催眠剂量的巴比妥类有抗惊厥作用,主要用于小儿高热、破伤风、子痫、脑膜炎、脑炎等引起的惊厥。一般肌内注射苯巴比妥钠,危急病例则用起效迅速的异戊巴比妥钠等中短效药物,但后者维持时间较短。苯巴比妥还有较强的抗癫痫作用,临床可用于强直-阵挛性发作和癫痫持续状态的治疗。在控制癫痫持续状态时,临床更倾向于用戊巴比妥钠静脉注射。

3. 静脉麻醉及麻醉前给药 一些短效及超短效巴比妥类,如硫喷妥钠可用于静脉麻醉。长效及中效巴比妥类可作麻醉前给药,以消除患者手术前紧张情绪,但效果不及地西泮。

4. 增强中枢抑制药的作用 镇静剂量的巴比妥类与解热镇痛药合用能加强后者的镇痛作用(故复方止痛片中常含有巴比妥类),也能增强其他药物的中枢抑制作用。

【作用机制】 巴比妥类在非麻醉剂量时主要抑制多突触反应,减弱易化,增强抑制,此作用主要见于 GABA 能神经传递的突触。巴比妥类的中枢作用与激活 GABA$_A$ 受体有关。与苯二氮䓬类药物增加 Cl$^-$ 通道的开放频率不同,巴比妥类主要延长 Cl$^-$ 通道的开放时间,从而增强 GABA 的抑制性效应。较高浓度时,则抑制 Ca^{2+} 依赖性动作电位,抑制 Ca^{2+} 依赖性递质释放,并且呈现拟 GABA 作用,即在无 GABA 时也能直接增加 Cl$^-$ 内流。此外,还能减弱或阻断谷氨酸介导的去极化,产生中枢抑制作用。

【不良反应】 巴比妥类为传统催眠药,但临床应用已逐渐减少,主要缺点有:① 易产生耐受性和依赖性,可产生严重的戒断症状;② 诱导肝药酶活性而影响其他药物的代谢;③ 不良反应多见,过量可产生严重中毒。

1. 后遗效应 服用催眠剂量的巴比妥类后,次晨可能出现困倦、头昏、嗜睡等后遗效应,亦称"宿醉"(hangover)现象。这与巴比妥类消除缓慢,作用延缓至次晨有关。驾驶员或从事高空作业者服用巴比妥类后应警惕后遗效应。

2. 耐受性 短期内反复使用巴比妥类可产生耐受性,表现为药效逐渐降低,需加大剂量才能维持原来的预期作用。耐受性产生的主要原因是神经组织对巴比妥类产生适应性和其诱导肝药酶加速自身代谢所致。

3. 依赖性 长期连续服用巴比妥类可使患者产生对该药的精神依赖性和躯体依赖性。形成躯体依赖性后,一旦突然停药,可在停药后 12~16 h 出现严重的戒断症状,表现为兴奋、失眠、焦虑、震颤、肌肉痉挛甚至惊厥发作。

4. 对呼吸系统的影响 巴比妥类抑制呼吸中枢的程度与剂量成正比。中等剂量的巴比妥类可轻度抑制呼吸中枢,对正常人呼吸影响不明显,但对已有呼吸功能不全者(如严重肺气肿或哮喘者)则可显著降低每分钟呼吸量及动脉血氧饱和量。大剂量的巴比妥类对呼吸中枢有明显抑制作用,呼吸深度抑制是巴比妥类药物中毒致死的主要原因。

巴比妥类可透过胎盘并经乳汁分泌,故分娩期和哺乳期妇女应慎用;肝肾功能不良时慎用。严重肺功能不全、支气管哮喘和颅脑损伤所致的呼吸抑制患者等禁用。

5. **药物相互作用** 苯巴比妥是肝药酶诱导剂,提高药酶活性,不仅加速自身代谢,还可加速其他药物(如中短效巴比妥类、双香豆素、皮质激素类、性激素、口服避孕药、强心苷、苯妥英钠、氯霉素及四环素等)的肝脏代谢。与上述药物合用可降低其作用强度,缩短其作用时间,故需加大剂量。反之,当停用苯巴比妥时,又必须适当减少这些药物的剂量,以防发生中毒反应。

【急性中毒和解救】 口服 10 倍催眠剂量的巴比妥类可引起中度中毒,15~20 倍出现严重中毒。急性中毒主要表现为深度昏迷、高度呼吸抑制、瞳孔散大、血压下降、休克及肾功能衰竭。一旦发生,应根据服药时间的长短,针对中毒症状,减少药物吸收并加速排泄,维持呼吸与循环功能,保持呼吸道通畅。解救措施包括催吐、洗胃和导泻,吸氧或人工呼吸,同时应用呼吸兴奋药及碳酸氢钠或乳酸钠碱化血液和尿液,促进药物自脑、血液和尿液的排出。

第四节 其他镇静催眠药

(一) 水合氯醛

水合氯醛(chloral hydrate)是氯醛的水合物,常用 10% 口服液,性质较稳定,易从消化道吸收,催眠作用较强,入睡快(约 15 min),持续时间 6~8 h。主要在肝脏还原成中枢抑制作用更强的三氯乙醇,然后与葡萄糖醛酸结合由肾脏排出。催眠作用温和,不缩短 FWS 睡眠,可用于顽固性失眠或对其他催眠药效果不佳者,无宿醉现象。大剂量有抗惊厥作用,可用于子痫、破伤风和小儿高热惊厥等。对胃肠道有刺激性,消化性溃疡患者禁用。也可经直肠(灌肠)给药,减少刺激反应。大剂量对心脏、肝脏、肾脏有一定毒性,故对严重的心脏、肝脏、肾脏疾病患者禁用。久用可产生耐受性、依赖性,戒断症状较严重,应防止滥用。

(二) 唑吡坦

唑吡坦(zolpidem)是新型非苯二氮䓬类镇静催眠药,属咪唑并吡啶类化合物。口服吸收迅速,存在首过消除,生物利用度约 70%,血浆蛋白结合率约 92%,$t_{1/2}$ 约 2 h。可选择性激动 $GABA_A$ 受体上的苯二氮䓬类结合位点,调节 Cl^- 通道。药理作用与苯二氮䓬类相似,但镇静催眠作用更强,抗焦虑、肌肉松弛和抗惊厥作用较弱。主要用于原发性失眠症和精神分裂症、躁狂症等引起的睡眠障碍。具有起效快,不产生成瘾性及戒断症状,对循环和呼吸系统的不良反应少等特点。不良反应有眩晕、头痛、恶心、呕吐,有时引起步态不稳。中毒时也可用氟马西尼解救。

(三) 佐匹克隆

佐匹克隆(zopiclone)为环吡咯环酮类镇静催眠药,与 BZ 相比具有高效、低毒、成瘾性小的特点。口服后吸收迅速,生物利用度为 75%~80%,1.5~2 h 达 c_{max},可迅速分布于全身组织,血浆蛋白结合率约为 45%。经肝细胞色素 P450 代谢成有活性的 N-氧化物和无活性的 N-脱甲基物。7%~10% 经尿液和粪便以原形排出,约 30% 以 N-氧化物或 N-脱甲基物经尿液排出,部分从乳汁排出。$t_{1/2}$ 约 5 h。

该药通过激动 BZ 受体,增强 GABA 抑制作用,缩短入睡潜伏期,延长睡眠时间,提高睡眠质量,对记忆功能几乎无影响。对精神分裂症患者的睡眠改善作用比 BZ 更好。催眠时主要延长 SWS 睡眠时相,对 FWS 时相无明显作用。本药亦有抗焦虑、抗惊厥和肌肉松弛作用,但其肌肉松弛作用较 BZ 弱。不良反应有嗜睡、头昏、口苦、口干、肌肉无力、健忘等。长期应用后突然停药可出现反跳现象。对本品过敏、呼吸功能不全者及妊娠和哺乳期妇女禁用。

艾司佐匹克隆(esopiclone,右佐匹克隆)是佐匹克隆的右旋异构体,对 BZ 受体的亲和力是佐匹克隆的 50 倍,较佐匹克隆疗效强、不良反应少、用量小。艾司佐匹克隆能有效地缩短睡眠潜伏期、改善睡眠维持和提高睡眠质量、延长总睡眠时间,无明显后遗效应和精神运动性损害,临床用于各种类型失眠。

(四)扎来普隆

扎来普隆(zaleplon)是新型的非 BZ 短效镇静催眠药。由胃肠道迅速吸收,主要被肝醛氧化酶代谢,部分被肝细胞色素 P450 异型 CYP3A4 所代谢,其代谢物无药理活性,主要从尿液和粪便中排泄。消除 $t_{1/2}$ 为 0.9~1.1 h。长期用药在体内无蓄积现象。代谢受西咪替丁抑制,而诱导肝 CYP3A4 的药物则增加其消除。

本药可选择性结合 BZ 受体,通过 GABA-BZ 受体复合物产生中枢抑制作用。具有镇静催眠作用,能缩短睡眠潜伏期,作用出现快,持续时间短,对于入睡困难者更为适合。也具有肌肉松弛、抗焦虑和抗惊厥作用。主要用于成年人及老年人失眠的短效治疗。本药的主要不良反应为头痛、嗜睡、眩晕,无后遗宿醉效应,其成瘾性比苯二氮䓬类药物弱。肝功能减退者及老年人应减量,肾功能不全者及孕妇慎用。

(五)其他

甲丙氨酯(meprobamate,眠尔通)、格鲁米特(glutethimide)和甲喹酮(methaqualone)也都有镇静催眠作用,久服均可成瘾。

扩展阅读 眠纳多宁	

本章电子课件	

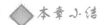本章小结

　　镇静催眠药可分为苯二氮䓬类、巴比妥类和其他类。其中以苯二氮䓬类最为常用,其代表药物为地西泮;该药有抗焦虑、镇静催眠、中枢性肌肉松弛、抗惊厥和抗癫痫作用,作用机制与增强GABA能神经抑制作用有关,用于焦虑症、麻醉前给药、失眠、肌肉痉挛、惊厥及癫痫持续状态;不良反应少,久用可成瘾,但发生率低。巴比妥类药物随剂量增加,中枢抑制作用加强,依次出现镇静、催眠、抗惊厥和麻醉作用,过量则抑制呼吸中枢而致死;由于不良反应多,长期用药较易产生耐受性和成瘾性,临床应用日渐减少。两类药物的中枢作用均与激活 $GABA_A$ 受体有关,与苯二氮䓬类药物增加氯通道的开放频率不同,巴比妥类主要延长氯通道的开放时间,从而增强 GABA 的抑制性效应。其他药物有水合氯醛、佐匹克隆、扎来普隆等。

❓思考题

1. 地西泮有哪些作用、用途? 其作用机制是什么?
2. 巴比妥类药物有哪些作用和用途?
3. 苯巴比妥产生耐受性的机制是什么?
4. 巴比妥类药物过量中毒如何救治?
5. 水合氯醛催眠作用的特点是什么? 适用于哪些类型的失眠?
6. 新型镇静催眠药有哪些? 各有哪些特点?

[胡长平(中南大学)]

第十三章　抗癫痫药及抗惊厥药

第一节　癫痫的发病机制与临床类型

一、发病机制

癫痫(epilepsy)是由于大脑病灶神经元异常放电并向周围正常脑组织扩散,引起的短暂中枢神经系统功能失常,是一组以突然性和反复发作为特点,具有不同程度的运动、感觉、意识、行为和自主神经障碍等症状的慢性脑部疾病,任何导致大脑神经元高频率过度放电的致病因素均可能诱发癫痫。

二、病因分类

癫痫不是一个独立的疾病,而是一组疾病或综合征。按病因可分为原发性(特发性)和继发性(症状性)两大类。

(一)原发性癫痫

原发性癫痫或称真性癫痫,是指病因尚未清楚,暂时未能确定脑内有器质性病变者。原发性癫痫主要是由遗传因素所致,可为单基因或多基因遗传;可以表现为部分性发作,也可表现为全面性发作,药物治疗效果较好。

(二)继发性癫痫

继发性癫痫是指脑内已有明确的致病因素,也称症状性癫痫,主要是由各种原因的脑损伤所致,遗传也可能起一定的作用,药物疗效较差。例如,颅脑外伤、颅内感染所致各种炎症、颅内肿瘤、脑血管病和寄生虫病等颅脑疾病,以及CO中毒、尿毒症、酒精中毒、铅中毒、儿童急性感染、妇女内分泌改变等。当病因消除后,一般不再出现癫痫发作。

三、临床类型

癫痫发作的临床表现主要因脑内神经元异常放电部位及扩散范围而定,其主要分型见表13-1。

表 13-1 癫痫发作分型表

发作类型	临床特征	有效药物
局限性发作		
1. 单纯局限性发作	多种临床表现,与发作时被激活的皮质部位有关。主要特征是不影响意识,每次发作持续 20~60 s	卡马西平、苯妥英、苯巴比妥、扑米酮、丙戊酸钠、抗痫灵
2. 复合性局限性发作(颞叶性、精神运动性)	发作时影响意识,常伴有无意识的活动,如唇抽动、摇头等。每次发作持续 30 s~2 min	卡马西平、苯妥英、苯巴比妥、扑米酮、丙戊酸钠
3. 局限性发作继发全身强直-阵挛性发作	上述两种局限性发作可发展为伴有意识丧失的强直-阵挛性发作和全身肌肉处于强直收缩状态,而后进入收缩-松弛(阵挛性)状态,可持续 1~2 min	卡马西平、苯妥英、苯巴比妥、扑米酮、丙戊酸钠
全身性发作		
1. 失神发作(小发作)	短暂的意识突然丧失。常伴有对称的阵挛性活动。EEG 呈 3 Hz/s 高幅、左右相称的同步化棘波,每次发作约持续 30 s	乙琥胺、氯硝西泮、丙戊酸钠、三甲双酮
2. 非典型失神发作	与典型的失神发作相比,发作和停止过程较慢,EEG 呈多样化	乙琥胺、氯硝西泮、丙戊酸钠、三甲双酮
3. 肌阵挛发作	肢体部分肌群或全身部分肌群发生短暂的(约 1 s)休克样抽动,EEG 伴有短暂爆发的多棘波	丙戊酸钠
4. 幼儿肌阵挛发作	发生于幼儿。全身肌肉节律性阵挛性收缩,意识丧失和明显的自主神经症状	糖皮质激素、丙戊酸钠、氯硝西泮
5. 强直阵挛发作(大发作)	强烈的强直性痉挛,而后进入匀称的阵挛性抽搐,继之较长时间的中枢神经系统功能全面抑制,而后恢复	卡马西平、苯妥英、苯巴比妥、扑米酮、抗痫灵、丙戊酸钠
6. 癫痫持续状态	指大发作持续状态,反复抽搐,持续昏迷,不及时解救会危及生命	地西泮、奥拉西泮、苯妥英钠、苯巴比妥

第二节 抗 癫 痫 药

抗癫痫药(antiepileptic)发展较慢,自 1912 年发现苯巴比妥(phenobarbital;鲁米那,luminal)

后,直到 1938 年才发现了苯妥英钠(phenytoin sodium),1964 年发现了丙戊酸钠(sodium valproate)。1987 年以来,又合成了许多疗效好、不良反应少、抗癫痫谱广的药物。临床常用的抗癫痫药有苯妥英钠、卡马西平(carbamazepine)、苯巴比妥、扑米酮(primidone)、丙戊酸钠和乙琥胺(ethosuximide)等,抗癫痫作用见表 13-2。

表 13-2 抗癫痫药的抗癫痫作用表

药物	癫痫发作类型及选药					
	强直阵挛发作	复合性局限性发作	失神发作	单纯局限性发作	肌阵挛发作	癫痫持续状态
苯妥英钠	+*	+		+		+(静脉注射)
苯巴比妥	+*	+				+(钠盐)
扑米酮	+					
卡马西平	+	+*		+		
丙戊酸钠	+		+*			
乙琥胺			+*			
加巴喷丁		+		+		
拉莫三嗪		+	+	+		
氯硝西泮	+		+		+	
地西泮						+*(静脉注射)

注:+ 表示有效,但不代表强度;+* 可作该型的首选药物。

(一) 苯妥英钠

苯妥英钠又名大仑丁(dilantin),为二苯乙内酰脲的钠盐。

【体内过程】

(1) 吸收:呈碱性,有刺激性,不宜肌内注射。口服吸收慢且不规则,需连服数日才开始出现疗效,有效血药浓度为 10~20 μg/mL。静脉注射后血药浓度可在 15 min 内达高峰。

(2) 分布:脂溶性高,吸收后可在 15 min 内达到最大分布容积,易透过血脑屏障,脑中浓度高。游离型药物可通过胎盘屏障。血浆蛋白结合率约 90%,新生儿及老年人血浆蛋白结合率较低。在脑、肝脏和肌肉组织内总浓度高于血浆。

(3) 消除:60%~70% 在肝脏中经羟化酶代谢为羟基苯妥英,再与葡萄糖醛酸结合后经肾脏排出,其中原形占 5%,$t_{1/2}$ 为 6~24 h。肝脏代谢药物能力与遗传因素有关,人群中约 9% 羟基化能力较差,使药物代谢速率减慢。

消除速度与血药浓度有关,血药浓度低于 10 μg/mL 时,按一级动力学方式消除,$t_{1/2}$ 约 20 h。

血药浓度增高时,则按零级动力学方式消除,$t_{1/2}$为 20~60 h。苯妥英钠血药浓度有明显的个体差异,故临床应注意剂量个体化。血药浓度为 10 μg/mL 时可控制癫痫发作,20 μg/mL 则出现轻度毒性反应。

【作用机制】

1. 抑制强直后增强　不能抑制癫痫病灶异常放电,但可阻止异常放电向病灶周围的正常脑组织扩散,可能与其抑制突触传递的强直后增强(post-tetanic potentiation,PTP)有关。PTP 是指反复高频电刺激突触前神经纤维,引起突触传递易化,使突触后纤维反应增强的现象。PTP 在癫痫病灶异常放电的扩散过程中起易化作用。

2. 膜稳定作用　对细胞膜具有稳定作用(包括神经细胞膜和心肌细胞膜),能阻滞电压依赖性钠通道和电压依赖性钙通道(L 型和 N 型),降低细胞膜对 Na^+ 和 Ca^{2+} 的通透性,抑制 Na^+ 和 Ca^{2+} 的内流,降低细胞膜的兴奋性,使动作电位不易产生,从而稳定膜电位。此外,通过抑制钙调素激酶的活性,影响突触传递功能;通过抑制突触前膜的磷酸化过程,使 Ca^{2+} 依赖性递质释放过程减弱,减少谷氨酸等兴奋性神经递质释放;通过抑制突触后膜的磷酸化过程,减弱递质与受体结合后引起的去极化反应,加上对钙通道的阻滞作用,共同产生膜稳定作用。

3. 增强 GABA 的作用　能增强 GABA 的功能,延长 GABA 所引起的 Cl^- 通道开放的时间或降低 Cl^- 通道的阻力,从而增加 Cl^- 内流,促进细胞膜的超极化,抑制异常放电的发生和扩散。

【药理作用与临床应用】

1. 抗癫痫作用　对癫痫强直阵挛发作(大发作)疗效好,为首选药。由于起效慢,故常先用苯巴比妥等作用较快的药物控制发作,在改用本药前,应逐步撤除前用的药物,不宜长期合用。对复合性局限性发作(精神运动性发作)和单纯局限性发作有一定疗效。对丘脑神经元的 T 型钙通道无阻滞作用,因此对失神发作(小发作)无效。

2. 治疗外周神经痛　对三叉神经、舌咽神经及坐骨神经痛均有一定疗效,可使疼痛减轻,发作次数减少,机制可能与其稳定神经细胞膜有关。

3. 抗心律失常　用于治疗强心苷过量中毒所致室性心律失常,为首选药(详见第二十章 抗心律失常药)。

【不良反应与注意事项】

1. 局部刺激　苯妥英钠为强碱性,局部刺激大,口服易引起食欲减退、恶心、呕吐、腹痛等症状,宜饭后服用。静脉注射可致静脉炎。

2. 长期应用可引起牙龈增生　多见于儿童及青少年,发生率约 20%,这与部分药物从唾液排出刺激胶原组织增生有关。轻者不影响继续用药,应注意口腔卫生以防止齿龈炎,经常按摩牙龈可以减轻牙龈增生,服用维生素 C 有一定的预防作用。

3. 神经系统反应　药量过大可致急性中毒,导致小脑 – 前庭系统功能障碍,表现为眼球震颤、复视、共济失调等。剂量减少时这些症状在 1~2 周内可以消失。严重者可出现语言障碍、精神错乱,甚至昏睡、昏迷等。

4. 造血系统反应　最常见是白细胞减少,长期服用可致巨幼红细胞性贫血、粒细胞和血小板减少以及再生障碍性贫血,可能与本药抑制叶酸吸收和代谢,引起叶酸缺乏有关,用甲酰四氢叶酸治疗有效。

5. 过敏反应　少数患者出现皮疹、剥脱性皮炎和肝坏死,长期用药者应定期检查肝功能,如有异常应及早停药。

6. 骨骼系统　本药能诱导肝药酶,加速维生素 D 代谢,长期应用可致低血钙症。儿童患者可发生佝偻病样改变。少数成年患者可出现骨软化症。必要时应用维生素 D 预防。

7. 其他　偶见男性乳房增大、女性多毛症、淋巴结肿大等。妊娠早期用药可致畸胎,故孕妇慎用。久用骤停可致癫痫发作加剧,甚至诱发癫痫持续状态。

【药物相互作用】

(1) 保泰松、磺胺类、水杨酸类、苯二氮䓬类和口服抗凝血药等可与苯妥英钠竞争血浆蛋白结合部位,使后者游离型血药浓度增加。

(2) 苯妥英钠主要经肝药酶代谢,如与肝药酶抑制剂(如异烟肼、氯霉素、保泰松、氯丙嗪等)合用,可使其血药浓度升高,使药效增加;与肝药酶诱导剂(如乙醇、卡马西平、苯巴比妥、酰胺咪嗪等)合用,可加速苯妥英钠的代谢,则使其血药浓度降低,药效下降。

(3) 苯妥英钠本身为肝药酶诱导剂,能加速多种药物代谢,例如使皮质类激素和避孕药疗效下降。

(二) 苯巴比妥

苯巴比妥除镇静催眠外,还有抗癫痫作用,是巴比妥类中最有效的一种抗癫痫药物。既能降低病灶内细胞的兴奋性,抑制病灶的异常放电,又能提高病灶周围正常组织的兴奋阈值,限制异常放电扩散。具有起效快、疗效好、毒性低和价格低廉等优点,用于防治强直阵挛发作(大发作)疗效最好,与苯妥英钠并列为首选药,肌内或静脉注射可用于治疗癫痫持续状态,也是小儿癫痫发作和预防高热惊厥复发的首选药物之一。对单纯局限性发作及复合性局限性发作(精神运动性发作)也有效,但对失神发作(小发作)和婴儿痉挛效果差。

(三) 扑米酮

扑米酮又名扑痫酮、去氧苯比妥或麦苏林,化学结构类似苯巴比妥。

【体内过程】　口服吸收迅速、完全,3 h 血药浓度达峰值,血浆 $t_{1/2}$ 为 7~14 h,血浆蛋白结合率低于 2%。在肝中转化成苯巴比妥和苯乙基丙二酰胺,药物原形及其代谢物均有抗癫痫作用,且消除较慢,长期服用本药有蓄积作用。

【作用与用途】　对全身性强直阵挛发作(大发作)及单纯局限性发作疗效好,也可作为复合性局限性发作(精神运动性发作)的辅助药。与苯妥英钠和卡马西平合用有协同作用,但不与苯巴比妥合用。与苯巴比妥相比无特殊优点,且价格较贵,临床上只用于其他药物不能控制的患者。

【不良反应】　主要由代谢物苯巴比妥引起,有镇静、嗜睡、眩晕、恶心、呕吐、共济失调、复视、眼球震颤等;偶有粒细胞减少、巨幼红细胞性贫血、血小板减少及皮疹,用药期间应定期检查血象。严重肝肾功能不全者禁用,孕妇慎用。

(四) 卡马西平

卡马西平又名酰胺咪嗪,结构类似三环类抗抑郁药,是一种广谱抗癫痫药,已成为治疗癫痫的一线药物,有取代苯妥英钠的趋势。

【体内过程】　为难溶于水的中性化合物,口服吸收缓慢而不规则,2~6 h 血药浓度达峰值,食物可增加吸收。脂溶性高,吸收后迅速分布各组织,在脑、肝脏、肾脏内浓度最高。约有 80%与血浆蛋白结合。在肝脏中代谢为环氧化物,仍有抗癫痫作用。单次给药的 $t_{1/2}$ 约为 36 h,长期服药后,由于自身诱导肝药酶,使半衰期缩短为 10~20 h。

【作用机制】　可降低神经细胞膜对 Na^+ 和 Ca^{2+} 的通透性,降低神经元的兴奋性和延长不应期;亦可能与增强 GABA 神经元的突触传递功能有关。

【作用与用途】

(1) 抗癫痫:对各类癫痫均有不同程度的疗效,其中对复合性局限性发作(精神运动性发作)疗效最好,为首选药;对强直阵挛发作(大发作)也有效,对小发作效果差。

(2) 对三叉神经痛和舌咽神经痛疗效优于苯妥英钠。

(3) 抗躁狂作用:可用于锂盐无效的躁狂症患者,副作用比锂盐小而疗效好。

【不良反应】　常见的有眩晕、嗜睡、视力模糊、恶心、呕吐等,少数患者会出现共济失调、手指震颤、皮疹、粒细胞和血小板减少。

(五) 丙戊酸钠

丙戊酸钠是一种广谱抗癫痫药,化学名为 2- 丙基戊酸钠。

【体内过程】　口服吸收迅速、完全,钠盐生物利用度接近 100%。1~4 h 血药浓度达峰值。血浆蛋白结合率约为 90%,$t_{1/2}$ 为 8~15 h。在体内代谢为丙戊二酸,与葡萄糖醛酸结合由肾脏排泄。能提高苯妥英钠、苯巴比妥、氯硝西泮和乙琥胺的血药浓度和抗癫痫作用,而苯妥英钠、苯巴比妥、扑米酮和卡马西平则能降低丙戊酸钠的血药浓度和抗癫痫作用。

【作用与用途】　不抑制癫痫病灶放电,但能阻止病灶异常放电的扩散。作用机制与增加脑内 GABA 含量有关。能提高谷氨酸脱羧酶活性,使 GABA 形成增多;同时抑制脑内 GABA 转氨酶和琥珀酸半醛脱氢酶,使 GABA 降解减少,突触间隙 GABA 含量增高。此外,还能抑制电压敏感性 Na^+ 通道和 T 型 Ca^{2+} 通道。

对各类癫痫都有一定疗效,对失神发作(小发作)疗效最好,优于乙琥胺,但因其肝毒性,一般不作首选用药。对复合性局限性发作(精神运动性发作)疗效与卡马西平相似,对肌阵挛发作和难治性癫痫也有一定疗效,对全身强直阵挛发作(大发作)疗效也很好,但不及苯妥英钠和苯巴比妥。

【不良反应】　轻微而短暂,治疗早期多见恶心、呕吐、嗜睡和震颤等。严重毒性为肝损害,故在用药期间应定期检查肝功能。

(六) 乙琥胺

【体内过程】　口服吸收迅速、完全,1~4 h 达峰浓度,较少与血浆蛋白结合。可通过胎盘屏障迅速进入胎儿体内。肝脏内代谢为羟乙基衍化物,与葡萄糖醛酸结合后由尿液排出。血浆 $t_{1/2}$ 为 30~60 h。

【作用与用途】　对失神发作(小发作)有效,疗效虽不及氯硝西泮,但不良反应及耐受性的产生较后者为少,故为治疗失神发作的首选药,对其他型癫痫无效。其作用机制与选择性抑制丘脑神经元 T 型 Ca^{2+} 通道有关。

【不良反应】　常见恶心、呕吐、嗜睡、眩晕、头痛及欣快等,偶见嗜酸性粒细胞增多症、粒细胞减少或粒细胞缺乏症。

(七) 苯二氮䓬类

苯二氮䓬类(benzodiazepines)有抗惊厥及抗癫痫作用,临床常用于癫痫治疗的药物有地西泮(diazepam)、硝西泮(nitrazepam)、氯硝西泮(clonazepam)和氯巴占(clobazam,氧异西泮)。

1. **地西泮**　是癫痫持续状态的首选药,静脉注射显效快,且较其他药物安全。

2. **硝西泮**　主要用于失神发作,特别是肌阵挛发作及幼儿痉挛。

3. **氯硝西泮**　是苯二氮䓬类中抗癫痫谱较广的抗癫痫药。用于各型癫痫发作,对失神发作疗效比地西泮好,静脉注射也可治疗癫痫持续状态。对肌阵挛发作、幼儿痉挛也有良效。

4. **氯巴占**　抗癫痫谱较广,可用于治疗其他抗癫痫药无效的各种癫痫,尤其对失神发作和肌阵挛发作疗效突出。其作用机制是通过与脑内的 $GABA_A$ 受体复合物中 γ 亚单位相结合,活化 $GABA_A$ 受体,促进 GABA 诱导的 Cl^- 内流,增强 GABA 对神经系统的抑制效应(请见第十二章　图 12-3)。不良反应少,有与剂量相关的一过性镇静、嗜睡、倦怠等副作用。

(八) 加巴喷丁

加巴喷丁(gabapentin)口服易吸收,生物利用度约 60%。易通过血脑屏障。在人体内不被代谢,以原形从尿液中排出,$t_{1/2}$ 为 5~7 h。抗癫痫机制可能与改变 GABA 代谢有关。适用于单纯局限性发作、全身强直阵挛发作及失神发作,与其他一线抗癫痫药合用时安全有效。此外,还用于治疗偏头痛和慢性钝痛。常见不良反应有嗜睡、头晕、共济失调、疲劳等。

(九) 拉莫三嗪

拉莫三嗪(lamotrigine)口服吸收完全,生物利用度为 100%。单用时血浆 $t_{1/2}$ 为 24~35 h。肝脏代谢。其抗癫痫机制可能与阻断 Na^+ 通道及抑制兴奋性神经递质谷氨酸释放有关。主要用于治疗成人单纯局限性发作、全身强直阵挛发作及失神发作等。不良反应较少,可见皮疹、头晕、复视、恶心。

(十) 托吡酯

托吡酯(topiramate,妥泰)为新型抗癫痫药。其抗癫痫机制可能与抑制神经细胞电压依赖性 Na^+ 内流,促进 GABA 功能有关。用于难治性单纯局限性发作和继发性全身强直阵挛发作(大发作)疗效显著。多作为辅助用药。

(十一) 非氨酯

非氨酯(felbamate)是一种安全有效的新型广谱抗癫痫药,可单用或与其他抗癫痫药合用治疗局限性癫痫发作、失神发作和强直阵挛发作。不良反应较轻,单用可有味觉异常、厌食、体重减轻、失眠等;与其他抗癫痫药合用可见复视、共济失调、头痛、恶心等。

第三节　抗惊厥药

惊厥是中枢神经过度兴奋所致,表现为全身骨骼肌不自主的强烈收缩,呈强直性或阵挛性抽搐,常见病因有小儿高热、破伤风、强直阵挛发作、癫痫持续状态、子痫和中枢兴奋药中毒等。常用的抗惊厥药(anticonvulsant)有巴比妥类、地西泮、水合氯醛等,前已述及,本节只介绍硫酸镁(magnesium sulfate)。

镁离子(Mg^{2+})是细胞内重要的阳离子,是磷酸盐转移酶和需要 ATP 参加的酶的辅基或激活剂,在神经冲动的传递和神经肌肉应激性的维持方面发挥着重要的抑制性作用。Mg^{2+} 低于正常值时,出现神经及肌肉组织的兴奋性升高,而 Mg^{2+} 浓度升高时可致中枢抑制和肌肉松弛。体内的镁离子主要存在于细胞内液,细胞外液仅占 5%。

【作用与用途】
硫酸镁口服有导泻和利胆作用(详见第二十七章　消化系统药理)。注射给药有如下作用:

1. 中枢神经系统　产生镇静作用。

2. 抗惊厥作用　产生箭毒样骨骼肌松弛作用。其作用机制除中枢抑制作用外,主要由于 Mg^{2+} 与 Ca^{2+} 性质相似,可特异性地竞争 Ca^{2+} 结合部位,抑制 ACh 释放,降低 ACh 致运动终板去极化作用并降低骨骼肌的兴奋性,从而阻断神经肌肉接头的传递过程。此作用可被 Ca^{2+} 拮抗。硫酸镁主要用于缓解子痫、破伤风等引起的惊厥。

3. 心血管系统　高浓度 Mg^{2+} 对心肌有抑制作用以及直接舒张外周血管平滑肌,使血压下降,主要用于治疗高血压危象。

【不良反应】　过量可引起呼吸抑制、腱反射消失、心肌抑制、血压骤降而死亡。肌腱反射消失是呼吸抑制的先兆。缓慢静注氯化钙或葡萄糖酸钙可立即消除 Mg^{2+} 的作用。

本章电子课件

◆ 本章小结

抗癫痫药的品种很多,不同类型的癫痫需选用不同的药物进行治疗。① 癫痫强直阵挛发作:首选苯妥英钠或苯巴比妥。② 失神发作:首选乙琥胺或丙戊酸钠。③ 复合性局限性发作:首选卡马西平。④ 单纯局限性发作:可选用苯妥英钠、拉莫三嗪或加巴喷丁。⑤ 癫痫持续状态:首选地西泮静脉注射以控制症状,然后用苯巴比妥维持疗效。

硫酸镁不同的给药途径所产生的作用不同。注射给药有降压、中枢抑制和肌肉松弛作用,用于治疗子痫和破伤风等引起的惊厥以及高血压危象。过量可用钙剂对抗。

?思考题

1. 癫痫可分为几种类型？各型癫痫的首选药是什么？
2. 苯妥英钠有哪些作用、用途及不良反应？
3. 苯妥英钠抗癫痫作用的机制是什么？
4. 试比较卡马西平、丙戊酸钠作用和用途上的异同点。
5. 以硫酸镁为例，说明给药途径对药物作用和用途的影响。

[**胡长平(中南大学)**]

第十四章 抗精神失常药

精神失常(psychiatric disorder)是由多种原因引起的精神活动障碍的一类疾病,包括精神病、躁狂症、抑郁症和焦虑症。治疗这类疾病的药物统称为抗精神失常药,也称为精神药物(psychotropic drug)。根据临床用途分为四类:即抗精神分裂症药(antischizophrenic drug)、抗抑郁药(antidepressive drug)、抗双相障碍药(antibipolar disorder drug)及抗焦虑药(anxiolytic drug)。

第一节 抗精神分裂症药

一、精神分裂症的发病机制与药物作用原理

精神分裂症(schizophrenia)又称精神病(psychosis),是一类以思维、情感、行为之间不协调,精神活动与现实分离为主要特征的最常见的一类精神疾病。根据临床症状,将精神分裂症分为Ⅰ型和Ⅱ型,前者以阳性症状(精神运动性兴奋和幻觉妄想)为主,后者则以阴性症状(情感淡漠、主动性缺乏等)为主。

精神分裂症的发病机制众说纷纭,至今尚未完全阐明,但多倾向于多巴胺(dopamine,DA)功能亢进学说,即认为精神分裂症是中脑边缘系统和中脑皮质系统DA功能亢进,抗精神病药物通过阻断该部位DA受体而发挥治疗作用,阻断其他部位的DA受体则产生副作用。除多巴胺功能亢进学说外,还有神经发育障碍学说、神经生化学说等,认为精神分裂症与遗传因素、环境因素、脑结构改变等有关;近年来还提出了感染机制即脑外慢性隐性细菌感染假说,仅处于研究阶段。

(一)脑内多巴胺系统

多巴胺能神经元在中枢神经系统分布较广,主要集中在黑质致密部(substantia nigra pars compacta,SNc)、腹侧被盖区(ventral tegmental area,VTA)和下丘脑,并形成以下四条主要的多巴胺能神经通路:

1. 黑质－纹状体通路　多巴胺能神经元的细胞体起源于基底神经节的黑质,其轴突投射到尾状核和壳核(合称纹状体),与锥体外系的运动功能有关。黑质多巴胺神经元退化将导致帕金森病(Parkinson's disease,PD)。抗精神病药物阻断该通路DA受体,则引起锥体外系反应(帕金森综合征,Parkinson's syndrome,Parkinsonism)。

2. 中脑－边缘系统和中脑－皮质系统通路　此两条通路的细胞体位于中脑VTA,神经纤维主要投射到边缘前脑和额叶的广泛区域以及大脑皮层,也称为中脑－皮层－边缘多巴胺系统。这一复杂的投射系统具有许多不同的功能,如参与认知、思维、感觉、理解、推理能力以及情绪反

应的调节。该通路 DA 功能活动亢进则产生精神分裂症,抗精神病药物阻断该通路中的 DA 受体而发挥治疗作用。

3. 结节 - 漏斗通路　神经元的细胞体从下丘脑弓状核和室周核投射到垂体漏斗核,与垂体前叶内分泌机能活动有关。多巴胺能神经元兴奋可促使下丘脑分泌催乳素释放抑制因子(prolactin release inhibiting factor,PIF)、卵泡刺激素释放因子(follicle stimulating hormone releasing factor)、黄体生成素释放因子(luteinizing hormone releasing factor)和促肾上腺皮质激素(adrenocorticotropic hormone,ACTH)等,从而调控相应垂体前叶激素的分泌。抗精神病药物阻断该部位 DA 受体,可引起内分泌机能紊乱。

4. 延脑催吐化学感受区(chemoreceptor trigger zone,CTZ)　此部位也有 D_2 受体,兴奋该受体有催吐作用(如去水吗啡),抗精神病药物阻断后则有镇吐作用。

(二)多巴胺受体

DA 受体存在于外周神经系统和中枢神经系统,根据对药物不同的选择性以及与第二信使的耦联可分为 D_1 和 D_2 两种。已证实脑内存在 5 种 DA 亚型受体(D_1、D_2、D_3、D_4 和 D_5),其中 D_1 和 D_5 亚型受体在药理学特征上符合 D_1 亚型受体,称为 D_1 样受体(D_1-like receptor),与 G_S 蛋白相耦联,激动时可经 G_S 蛋白激活腺苷酸环化酶(AC),使细胞内 cAMP 增加而产生效应;而 D_2、D_3、D_4 受体符合 D_2 亚型受体,称为 D_2 样受体(D_2-like receptor),与 Gi/o 蛋白相耦联,激动时抑制 AC,使胞浆内 cAMP 浓度下降;另外还能开放钾通道。

黑质 - 纹状体通路存在 D_1 样受体(D_1 和 D_5 亚型)和 D_2 样受体(D_2 和 D_3 亚型),中脑 - 边缘系统和中脑 - 皮质系统通路主要存在 D_2 样受体(D_2、D_3 和 D_4 亚型),结节 - 漏斗通路主要存在 D_2 样受体中的 D_2 亚型。值得注意的是,D_4 亚型受体特异地存在于中脑 - 边缘系统和中脑 - 皮质系统通路,与精神分裂症的发生和发展密切相关,非典型抗精神病药氯氮平对 D_4 受体具有高亲和力,抗精神病作用强而锥体外系反应轻微。

(三)药物分类

抗精神分裂症药主要是针对多巴胺受体、5- 羟色胺受体两种靶点,分为典型抗精神分裂症药和非典型抗精神分裂症药两类。典型抗精神分裂症药主要阻断中枢 DA 受体,特别是 D_2 亚型受体,这类药物根据化学结构又分为吩噻嗪类(phenothiazines)、硫杂蒽类(thioxanthenes)、丁酰苯类(butyrophenones)、二苯丁哌啶类(diphenylbutylpiperidines)及苯酰胺类(benzamides)。非典型抗精神分裂症药可同时作用于 DA 受体和 5-HT 受体,属第二代或第三代新型抗精神分裂症药,包括氯氮平、奥氮平、利培酮、喹硫平、阿立哌唑、卢美哌隆等。

二、典型抗精神分裂症药

(一)吩噻嗪类

吩噻嗪类是由硫、氮联结着两个苯环的一种三环化合物,其 2,10 位被不同基团取代获得不同的吩噻嗪类抗精神病药。其抗精神病作用主要与侧链有关,根据其侧链基团不同,分为脂肪胺类、哌嗪类及哌啶类(表 14-1)。此三类药物中,以哌嗪类抗精神病作用最强,其次是脂肪胺类,哌啶类最弱。目前国内临床应用的有氯丙嗪(chlorpromazine;冬眠灵,wintermin)、奋乃静(perphenazine)、氟奋乃静(fluphenazine)及三氟拉嗪(trifluoperazine)等,以氯丙嗪为代表药。

表 14-1　常用吩噻嗪类药的化学结构

类别	药物	R_1	R_2
脂肪胺类	氯丙嗪	$-(CH_2)_3-N(CH_3)_2$	$-Cl$
哌嗪类	奋乃静	$-(CH_2)_3-N$⟨piperazine⟩$N-CH_3$	$-Cl$
	氟奋乃静	$-(CH_2)_3-N$⟨piperazine⟩$N-CH_2OH$	$-CF_3$
	三氟拉嗪	$-(CH_2)_3-N$⟨piperazine⟩$N-CH_2CH_2OH$	$-CF_3$
哌啶类	硫利达嗪	$-(CH_2)_2$⟨piperidine, H_3C⟩	$-SCH_3$

1. 氯丙嗪

【体内过程】

(1)吸收:口服或注射均易吸收,但吸收速度受剂型、胃内食物的影响,同时服用抗胆碱药可显著延缓其吸收。口服 2~4 h 血药浓度达峰值,具有首过消除(first pass elimination),不同个体口服相同剂量,血药浓度相差可达 10 倍以上,故临床用药应个体化。肌内注射吸收迅速,但因刺激性强应深部注射,其生物利用度比口服高 3~4 倍。

(2)分布:90% 以上与血浆蛋白结合。具有高亲脂性,分布于全身,易透过血脑屏障,脑组织中分布较广,以下丘脑、基底神经节、丘脑和海马等部位浓度最高,脑内浓度可达血药浓度的 10 倍。

(3)消除:主要经肝微粒体酶代谢为多种产物后再与葡萄糖醛酸结合,原药及其代谢物经肾脏排泄。老年患者消除速率减慢,应调整用药剂量。因脂溶性高,易蓄积于脂肪组织,排泄缓慢,停药后数周乃至半年后,尿中仍可检出。

【药理作用与临床应用】 对中枢许多部位的 DA 受体都有阻断作用,也阻断 α 受体和 M 受体,药理作用广泛而复杂。

1)中枢神经系统:有较强的中枢抑制作用,也称神经安定作用(neuroleptic effect)。

(1)抗精神病作用:主要是阻断中脑 – 边缘叶及中脑 – 皮质通路中的 D_2 样受体而发挥抗精神病作用。能减少动物的攻击行为,明显控制自发活动和躁狂状态而不损伤感觉能力;易诱导入睡,但对刺激有良好的觉醒反应,与巴比妥类不同,加大剂量也不引起麻醉。① 正常人:一次口服氯丙嗪 100 mg 后,出现安定、镇静、感情淡漠和对周围事物反应性降低,在安静环境中易诱导入睡。连续用药后,安定及镇静作用逐渐减弱,出现耐受性。② 精神病患者:用药后,在不引起过分镇静的情况下,可迅速控制兴奋躁动。大剂量连续用药可使幻觉、妄想、躁狂及精神运动性兴奋逐渐消失,理智恢复,情绪安定,生活自理。抗幻觉及抗妄想作用一般需连续用药 6 周至 6 个月才充分显效,且无耐受性。

临床上主要用于 I 型精神分裂症的治疗,尤其对急性患者效果显著,但不能根治,需长期用药,甚至终身治疗;对慢性精神分裂症患者疗效较差。对 II 型精神分裂症患者无效甚至加重病情;对其他精神疾病伴有的兴奋、躁动、紧张、幻觉和妄想等症状也有显著疗效;对各种器质性(如脑动脉硬化性、感染中毒性)精神病和症状性精神病的兴奋、幻觉和妄想症状也有效,但剂量要小,症状控制后须立即停药。

(2) 镇吐作用:氯丙嗪有强大镇吐作用,小剂量即可对抗去水吗啡的催吐作用,是其阻断延脑第四脑室底部极后区 CTZ 的 D_2 受体所致。大剂量也直接抑制呕吐中枢。临床用于治疗多种疾病引起的呕吐,如癌症、放射病及某些药物引起的呕吐。但对刺激前庭引起的呕吐无效。对顽固性呃逆也有效,其机理是氯丙嗪抑制了位于延脑与 CTZ 旁的呃逆中枢调节部位。

(3) 对体温调节的影响:氯丙嗪抑制下丘脑体温调节中枢,使体温调节失灵,机体体温随外界环境温度变化而升降,环境温度越低降温作用越明显。与解热镇痛药不同,氯丙嗪不但能降低发热患者的体温,也能降低正常体温。

临床上与物理降温配合有协同作用,用于低温麻醉。合用某些中枢抑制药(如异丙嗪和哌替啶等)组成冬眠合剂,可使患者处于深睡,体温、代谢及组织耗氧量均降低的状态,称为人工冬眠,多用于严重创伤、感染性休克、中毒性高热、高热惊厥及甲状腺危象等危重病症的辅助治疗,有利于机体度过危险的缺氧缺能阶段,为进行其他有效的治疗争取时间。

(4) 加强中枢抑制药的作用:氯丙嗪可加强全身性麻醉药、镇静催眠药、镇痛药及乙醇的作用。上述药物与氯丙嗪合用时,应适当减量,以免加深对中枢神经系统的抑制。

(5) 对锥体外系的影响:氯丙嗪阻断黑质 – 纹状体通路的 D_2 受体,导致胆碱能神经功能占优势。在长期大量应用时,锥体外系反应的发生率较高。

2) 自主神经系统:① 具有明显的 α 受体阻断作用,可翻转肾上腺素的升压效应,同时还能抑制血管运动中枢,并有直接舒张血管平滑肌的作用,因而扩张血管、降低血压。但反复用药可产生耐受性,降压作用减弱,且有较多副作用,故不适于高血压病的治疗。② 可阻断 M 胆碱受体,产生较弱的阿托品样作用,引起口干、便秘、视力模糊。

3) 内分泌系统:阻断结节 – 漏斗通路的 D_2 受体。① 增加催乳素分泌,引起乳房肿大及泌乳。② 抑制促性腺释放激素分泌,使卵泡刺激素和黄体生成素释放减少,引起排卵延迟。③ 抑制促皮质激素和生长激素的分泌,可用于治疗巨人症。

【不良反应】 氯丙嗪安全范围大,但长期大量应用,不良反应较多。

1) 一般不良反应:① 中枢抑制症状:嗜睡、淡漠、无力等。② M 受体阻断症状:视力模糊、口干、无汗、便秘、眼压升高等。③ α 受体阻断症状:鼻塞、血压下降、体位性低血压及反射性心悸等;为防止体位性低血压,注射给药后应立即卧床休息 2 h 左右方可缓慢起立。必要时选用去甲肾上腺素或间羟胺等药物治疗,但禁用肾上腺素,因可发生肾上腺素升压作用翻转。④ 长期应用可致乳房肿大、闭经及生长减慢等。⑤ 局部刺激性较强,不作皮下注射,可采用深部肌内注射;静脉注射可致血栓性静脉炎,应以生理盐水或葡萄糖溶液稀释后缓慢注射。

2）锥体外系反应：是长期大量应用氯丙嗪治疗精神分裂症时最常见的副作用，其发生率与药物剂量、疗程和个体因素有关。

（1）帕金森综合征（Parkinsonism）：表现为肌张力增高、面容呆板（面具脸）、动作迟缓、肌肉震颤、流涎等。

（2）急性肌张力障碍（acute dystonia）：多出现于用药后 1~5 天，由于舌、面、颈及背部肌肉痉挛，患者出现强迫性张口、伸舌、斜颈、呼吸运动障碍及吞咽困难。

（3）静坐不能（akathisia）：患者坐立不安，反复徘徊。

以上三种症状是由于氯丙嗪阻断了黑质 – 纹状体通路的 D_2 受体，使 ACh 功能增强而引起，可用胆碱受体阻断药苯海索缓解，不能使用拟多巴胺药左旋多巴治疗。

（4）迟发性运动障碍（tardive dyskinesia，TD）：或称迟发性多动症，是由于长期（通常 1 年以上）和大量服药所致的一种特殊而持久的运动障碍，表现为口面部不自主、有节律的刻板运动，出现口 – 舌 – 颊三联症，如吸吮、舐舌、咀嚼等及广泛性舞蹈样徐动症，停药后仍长期不消失。其机理可能是 DA 受体长期被阻断、受体敏感性增加或反馈性促进突触前膜 DA 释放增加所致。用抗胆碱药反使症状加重，抗 DA 药可使此反应减轻。

3）过敏反应：常见皮疹、光敏性皮炎、皮肤色素沉着。少数患者出现肝损害、肝内微胆管阻塞性黄疸，也可出现粒细胞减少、溶血性贫血和再生障碍性贫血等，应立即停药。

4）药源性精神异常：氯丙嗪本身可以引起精神异常，如意识障碍、萎靡、淡漠、兴奋、躁动、消极、抑郁、幻觉、妄想等，应与原有疾病加以鉴别，一旦发生应立即减量或停药。

【急性中毒】　一次吞服超大剂量（1~2 g）后，可发生急性中毒，出现昏睡、血压下降甚至休克，并出现心动过速、心肌损害及心电图异常（P–R 间期或 Q–T 间期延长，T 波低平或倒置），应立即进行对症治疗。

【禁忌证】　氯丙嗪能降低惊厥阈，诱发癫痫，有癫痫史者禁用；能升高眼压，青光眼患者禁用；昏迷患者（特别是应用中枢抑制药后）禁用；伴有心血管疾病的老年患者慎用，冠心病患者易致猝死，应加注意；严重肝功能损害者禁用；乳腺增生症和乳腺癌患者禁用。

2. 其他吩噻嗪类

奋乃静、氟奋乃静及三氟拉嗪是吩噻嗪类中的哌嗪衍生物，其共同特点是抗精神病作用强，锥体外系副作用也很显著，而镇静作用弱。其中以氟奋乃静和三氟拉嗪疗效较好，适用于精神分裂症偏执型和慢性精神分裂症。奋乃静作用缓和，对慢性精神分裂症疗效较好。

硫利达嗪（thioridazine，甲硫达嗪）是吩噻嗪类的哌啶衍生物，此药有明显的镇静作用，抗幻觉妄想作用不如氯丙嗪，优点是作用缓和，锥体外系副作用小，老年人易耐受，但可引起心律失常。各药作用比较见表 14–2。

表 14–2　吩噻嗪类抗精神病药作用比较

药物	剂量 /(mg·d^{-1})	副作用		
		镇静作用	锥外体系反应	降压作用
氯丙嗪	300~800	+++	++	+++
氟奋乃静	1~20	+	+++	+

续表

药物	剂量 /(mg·d⁻¹)	副作用		
		镇静作用	锥外体系反应	降压作用
三氟拉嗪	6~20	+	+++	+
奋乃静	8~32	++	+++	+
硫利达嗪	200~600	+++	+	+

注：+++ 强；++ 次强；+ 弱。（引自：金有豫．药理学．5 版．北京：人民卫生出版社，2001：124。）

（二）硫杂蒽类

基本化学结构与吩噻嗪类相似，药物包括氯普噻吨（chlorprothixene；泰尔登，tardan）、氟哌噻吨（flupenthixol，三氟噻吨）和氨砜噻吨等。

1. 氯普噻吨　结构与三环类抗抑郁药相似，故有较弱的抗抑郁作用。其镇静作用强，调整情绪、控制焦虑和抑郁的作用较氯丙嗪强，但抗幻觉妄想作用比氯丙嗪弱。适用于带有强迫状态或焦虑抑郁情绪的精神分裂症患者、焦虑性神经官能症以及更年期抑郁症。由于其抗肾上腺素与抗胆碱作用较弱，故不良反应较轻，锥体外系反应也较少。

2. 氟哌噻吨　抗精神病作用与氯丙嗪相似，镇静作用弱，有特殊的兴奋效应，禁用于躁狂症病人。该药低剂量具有一定的抗焦虑抑郁作用，也用于治疗抑郁症或伴焦虑的抑郁症。锥体外系反应常见，偶有猝死的报道。

（三）丁酰苯类

1. 氟哌啶醇（haloperidol）　化学结构与氯丙嗪完全不同，作用机制却相似，能选择性阻断 D_2 样受体，有很强的抗精神病作用。因抗躁狂、抗幻觉、抗妄想作用显著，常用于治疗以兴奋躁动、幻觉妄想为主的精神分裂症及躁狂症。镇吐作用较强，用于多种疾病及药物引起的呕吐，对持续性呃逆也有效。锥体外系反应高达 80%，常见急性肌张力障碍和静坐不能；大量长期应用可致心肌损伤；抗胆碱作用和降压作用较弱；对肝脏功能影响小。

2. 氟哌利多（droperidol，氟哌啶）　作用与氟哌啶醇相似，可消除精神紧张，还有抗焦虑、镇吐及抗休克作用。临床常与强效镇痛药芬太尼合用，产生一种特殊麻醉状态：精神恍惚、活动减少、痛觉消失但不进入睡眠，称为"神经安定镇痛术（neuroleptanalgesia）"，可进行小手术、各种内窥镜检查、造影及严重烧伤的清创和换药等。

（四）二苯丁哌啶类

该类药物作用时间长，对急性和慢性、阳性症状和阴性症状均有效，具有选择性阻断中枢多巴胺受体及 Ca^{2+} 通道的双重作用，无明显 α 受体阻断作用。

1. 五氟利多（penfluridol）　为长效口服抗精神病药。一次用药疗效可维持一周。其长效原因与贮存于脂肪组织，缓慢释放入血及入脑组织有关。有较强的抗精神病作用，也可镇吐。但无明显镇静作用。适用于急、慢性精神分裂症，尤适用于慢性患者维持与巩固疗效。副作用以锥体外系反应常见。

2. 氟司必林（fluspirilene）　为长效微粒结晶制剂，一次注射用药，疗效可维持一周。对急、慢性精神分裂症的幻觉、妄想、退缩、淡漠有较好疗效，镇静作用弱，锥体外系反应轻。

（五）苯酰胺类

1. 舒必利（sulpiride，止呕灵）　系选择性 D_2 受体拮抗剂，对紧张型精神分裂症疗效高、起效快，镇吐作用比氯丙嗪强 150 倍，无明显镇静作用，对自主神经系统几无影响。主要用于精神分裂症妄想型、紧张型。对慢性精神分裂症有较好疗效，对情绪低落、忧郁等症状也有治疗作用，对长期用其他药物无效的难治病例也有一定疗效。因对中脑 – 边缘系统的 D_2 受体有高度亲和力，对纹状体的亲和力较低，故锥体外系反应轻微。

2. 泰必利（tiapride，硫必利）　系 D_2 受体拮抗剂。主要用于各种神经痛和运动障碍，如舞蹈症、肌阵挛、抽搐、多发性抽动、秽语综合征等。

三、非典型抗精神分裂症药

（一）氯氮平

氯氮平（clozapine）化学结构属于二苯氧氮平类，是一种非典型或混合型的新型抗精神分裂症药，抗精神病作用和镇静作用强，是目前临床治疗精神分裂症的首选药物。

【药理作用】　能特异性阻断中脑 – 边缘系统和中脑 – 皮质系统 D_4 亚型受体，而对黑质 – 纹状体系统的 D_2 和 D_3 亚型受体亲和力小，故锥体外系反应轻。另外，也可阻断 $5-HT_{2A}$ 受体，协调 5–HT 和 DA 系统的相互作用，与其抗精神病作用也有关系。

【临床应用】　该药为一广谱神经安定剂，对精神分裂症的疗效与氯丙嗪接近，但起效快，多在一周内见效。抗精神病作用强，对其他药无效的病例仍有效；也适用于慢性患者；对其他抗精神病药无效的精神分裂症的阴性和阳性症状都有治疗作用，能很好地控制幻觉、妄想、思维障碍和行为紊乱等症状。

【不良反应】　可有低血压、自主神经功能紊乱、体温升高、腹胀、心动过速、视物模糊等。引起粒细胞减少甚至粒细胞缺乏，是限制其临床应用的主要原因，因此用药前及用药期间应做白细胞计数检查。亦有引起染色体畸变的报道。

（二）奥氮平

奥氮平（olanzapine）分子结构与氯氮平相似，既可阻断 DA 受体，又可阻断 5–HT 受体，与 $5-HT_{2A}$ 受体的结合力强于与 D_2 受体的结合力，具有良好的抗焦虑作用。该药选择性作用于中脑 – 边缘系统 DA 能神经通路，而对黑质 – 纹状体通路的作用较弱，故锥体外系反应轻。适用于用典型抗精神病药物治疗无效而又对氯氮平有不良反应的患者。该药不引起粒细胞缺乏症，最常见的不良反应是嗜睡和体重增加。

（三）利培酮

利培酮（risperidone；瑞司哌酮，risperdal）化学结构属于苯并异噁唑类，为新一代非典型抗精神病药。自 20 世纪 90 年代应用于临床以来，很快在全球推广应用，已成为治疗精神分裂症的一线药物。

【体内过程】 口服后 t_{max} 1~2 h，食物不影响其吸收，首关消除明显，生物利用度约 60%，血浆蛋白结合率约 88%，血浆代谢物 9-羟基利培酮也有抗精神病作用。

【药理作用】 该药与 5-HT$_2$ 受体和 D$_2$ 受体有很高的亲和力，也可与 α_1、H$_1$ 受体结合，抗胆碱样作用及镇静作用弱。可改善精神分裂症的阳性症状如幻觉、妄想、思维障碍等，也可改善阴性症状。

【临床应用】 适用于首发急性和慢性精神分裂症以及其他各种精神病状态，具有明显阳性和阴性症状的患者，也可减轻与精神分裂症有关的情感症状如抑郁、焦虑等。患者易耐受，治疗依从性优于其他抗精神病药。

【不良反应与应用注意】 常见的有失眠、焦虑、头痛、头晕、口干。锥体外系反应轻，降低剂量或给予抗帕金森病药可消除之。偶见嗜睡、疲劳、注意力下降、体位性低血压、反射性心动过速、皮疹等。本药对需要警觉性的活动有影响，治疗期间避免驾驶及其他精密操作。老年人和肝脏、肾脏疾病患者剂量减半。妊娠、哺乳期妇女及儿童禁用。帕金森病、癫痫、心血管疾病患者慎用。

(四）喹硫平

喹硫平（quetiapine）属于二苯并硫氮杂䓬类的新一代非典型抗精神分裂症药，对 5-HT、D$_2$、H$_1$、α_1 和 α_2 受体均有亲和力。口服后易于吸收，广泛分布于全身。用于治疗精神分裂症，特别是减轻幻觉、妄想等阳性症状。最常见不良反应为嗜睡，锥体外系反应发生率低。硫利达嗪可增加喹硫平的消除。

(五）阿立哌唑

阿立哌唑（aripiprazole）属于新型非典型抗精神分裂症药，与 D$_2$、D$_3$、5-HT$_{1A}$ 和 5-HT$_{2A}$ 受体均有很高的亲和力，对 D$_2$ 和 5-HT$_{1A}$ 受体具有部分激动作用，对 5-HT$_{2A}$ 受体产生拮抗作用。用于治疗各种类型的精神分裂症，对阳性和阴性症状均有明显疗效，也能改善伴发的情感症状，并降低精神分裂症的复发率。

(六）卢美哌隆

卢美哌隆（lumateperone）为新型多靶点抗精神分裂症药，可协同作用于 5-羟色胺、多巴胺及谷氨酸能系统，但对不同受体表现出差异性亲和力，对 5-HT$_{2A}$ 受体亲和力最高，对 D$_2$ 受体、D$_1$ 受体、5-HT 转运体及 α_1 肾上腺素受体有中等亲和力，对 5-HT$_{2c}$、H$_1$、M 受体亲和力低。对 5-HT$_{2A}$ 受体的亲和力约为 D$_2$ 受体的 60 倍，因此低剂量卢美哌隆表现为选择性 5-HT$_{2A}$ 受体拮抗，可促进睡眠、减少敌意及攻击行为；随着剂量的增加，对 DA 受体及 5-HT 转运体的作用逐渐显现，发挥抗精神病及抗抑郁症疗效。该药安全性良好，几无锥体外系不良反应。最常见的不良反应是嗜睡及口干。

第二节 抗 抑 郁 药

一、抑郁症的发病机制与药物分类

情感性精神障碍（mood disorder, affective disorder）是一种以情感病态变化为主要症状的精神疾病，可以为抑郁或躁狂两者之一反复发作（单相型），或两者交替发作（双相型）。大多数学者认为，抑郁是一种症状而不是疾病，故称之为抑郁症（depression）。抑郁症是由各种原因引起的以抑郁为主的心境障碍或情感紊乱，主要临床表现为情绪低落或悲痛欲绝，对日常生活丧失兴趣，精神萎靡不振，食欲减退，言语减少，精神运动迟缓，常自责自罪，严重者甚至企图自杀或自残。

（一）发病机制

抑郁症的发病机制有多种学说。"单胺假说（monoamine hypothesis）"认为，抑郁症与大脑中单胺类递质的功能关系尤为密切。这些递质在大脑中分布广泛，控制着睡眠、食欲、情绪和性欲等生理活动，而递质的改变影响其相应功能，从而导致各种抑郁症状的出现。抑郁症的生物学基础是脑内单胺类递质 5-羟色胺（5-HT）和/或去甲肾上腺素（NA）以及多巴胺（DA）缺乏。有研究证明，抑郁症患者尿液中 NA 代谢物 3-甲氧基 -4-羟基苯乙二醇（MHPG）含量降低，5-HT 及其代谢物 5-羟吲哚乙酸（5-HIAA）的水平比正常低，DA 功能降低。多数抗抑郁药通过升高突触部位单胺递质的水平发挥治疗作用。

尽管抗抑郁药能够在短期内（数小时）抑制 5-HT、NA 等递质的重摄取，增加神经递质在突触间隙的浓度，但其治疗作用仍需长期给药（2~4 周）才能实现，提示抑郁症的发病机制不单单涉及单胺类神经递质含量的减少，还涉及神经传递功能的多个环节。除单胺假说外，抑郁症的发病机制还有神经可塑性假说（即"抑郁海马神经元再生障碍"假说）、下丘脑 - 垂体 - 肾上腺轴（HPA）亢进学说、下丘脑 - 垂体 - 甲状腺轴（HPT）功能减退学说以及肠道菌群学说等，还与神经细胞的线粒体功能障碍、神经炎性反应等密切相关。

（二）药物分类

抗抑郁药的共同特点是增强中枢 5-HT 能和/或 NA 能突触传递，临床常用药物可分为以下几类（见表 14-3）。

表 14-3 常见抗抑郁药物分类及应用

分类	药物名称	药理作用及临床应用
选择性 5-HT 再摄取抑制剂（selective serotonin reuptake inhibitor, SSRI）	氟西汀 舍曲林 帕罗西汀	选择性地抑制 5-HT 的再摄取，适用于各型、不同严重程度的抑郁障碍

续表

分类	药物名称	药理作用及临床应用
5-HT 和 NA 再摄取抑制剂(5-HT/NA reuptake inhibitor,SNRI)	文拉法辛 度洛西汀	抑制 5-HT 和 NA 再摄取,适用于各种抑郁症、伴有焦虑症状的抑郁症及广泛性焦虑障碍
去甲肾上腺素能与特异性 5-HT 能抗抑郁症药(noradrenergic and specific serotonergic antidepressant,NaSSA)	米氮平	为中枢突触前 α_2 受体拮抗药,并作用于中枢 5-HT$_2$ 和 5-HT$_3$ 受体,适用于重度抑郁和明显焦虑、失眠的抑郁症患者
5-HT 受体拮抗和再摄取抑制剂(5-HT receptor antagonist and reuptake inhibitor,SARI)	曲唑酮	阻断中枢突触前膜 5-HT$_{2A}$ 受体,也可抑制 5-HT 的再摄取,适用于伴有焦虑和失眠性的抑郁症
三环类抗抑郁药(tricyclic antidepressive agent,TCA)	阿米替林 米帕明	非选择性阻断 5-HT 和 NA 再摄取,适用于各种抑郁症
NA 再摄取抑制剂(NA reuptake inhibitor,NRI)	马普替林 米安舍林	选择性地抑制 NA 再摄取,适用于各型抑郁症及精神分裂症后抑郁
单胺氧化酶抑制剂(monoamine oxidase inhibitor,MAOI)	吗氯贝胺	选择性地抑制 MAO-A,特别适用于老年期抑郁症,对精神运动和识别功能无影响

二、选择性 5-HT 再摄取抑制剂

该类抗抑郁药可高度选择性地阻断 5-HT 的再摄取而发挥作用,对 NA、DA、组胺及胆碱能神经影响较小,并具有口服吸收好、生物利用度高、耐受性良好以及不良反应较少等特点。

(一)氟西汀

氟西汀(fluoxetine)为强效选择性 5-HT 再摄取抑制剂,比抑制 NA 摄取作用强 200 倍。用于各型抑郁症和不同严重程度的抑郁障碍,还可治疗强迫症、贪食症等。口服吸收良好,达峰时间 6~8 h,血浆蛋白结合率 80%~95%,$t_{1/2}$ 为 48~72 h,经肝脏代谢为去甲氟西汀,活性与母体相同。偶有消化道症状、头痛头晕等,肝病患者服用后可有 $t_{1/2}$ 延长,应慎用,心血管疾病、糖尿病患者慎用。

(二)舍曲林

舍曲林(sertraline)为第三代新型抗抑郁药,口服易吸收,但较慢。可选择性抑制 5-HT 再摄取,使突触间隙中 5-HT 含量升高而发挥作用,可用于治疗和预防抑郁症发作。本品无抗胆碱作用,副作用较少。偶见恶心、呕吐、射精困难和消化不良等,不宜与 MAOI 合用。对本品高度敏感、肾功能不良、孕妇、哺乳期妇女禁用,有癫痫病史者慎用。

(三)帕罗西汀

帕罗西汀(paroxetine)为强效 5-HT 再摄取抑制剂,阻断 5-HT 摄取比舍曲林强 7 倍,是氟西

汀的 23 倍。对其他中枢神经受体亲和力极小,故镇静、抗胆碱作用轻。对患者的抑郁症状有明显改善作用。该药口服吸收良好,但个体差异极大,主要经肝脏代谢,当肝药酶饱和时,易出现蓄积现象。主要不良反应为口干、便秘、视力模糊、震颤等。

三、5-HT 和 NA 再摄取抑制剂

(一)文拉法辛

文拉法辛(venlafaxine)是一种安全有效的新型抗抑郁药,主要通过阻断 5-HT 和 NA 的再摄取而发挥作用。以治愈率作为衡量长期疗效的标准,文拉法辛明显优于 SSRI。对各种抑郁症,包括单相抑郁、伴焦虑的抑郁、双相抑郁、难治性抑郁及广泛性焦虑症均有较好疗效。常见不良反应有恶心、呕吐、腹泻、便秘等胃肠道症状及嗜睡、失眠、头晕、头痛等中枢神经系统症状。偶见粒细胞缺乏、紫癜等。

(二)度洛西汀

度洛西汀(duloxetine)通过抑制 5-HT 和 NA 的再摄取,增强中枢神经系统 5-HT 能和 NA 能神经功能,发挥抗抑郁和中枢镇痛作用。该药对 DA 再摄取、DA 受体、肾上腺素受体、胆碱受体等无明显亲和力。临床用于治疗抑郁症和广泛性焦虑障碍。常见不良反应有恶心、呕吐、头晕失眠和性功能障碍等。

四、去甲肾上腺素能与特异性 5-HT 能抗抑郁药

米氮平(mirtazapine)为中枢突触前 α_2 受体拮抗药,并作用于中枢 5-HT$_2$ 和 5-HT$_3$ 受体而调节 5-HT 的功能,适用于重度抑郁和明显焦虑、失眠的抑郁症患者。治疗儿童和青少年抑郁症的效率高,起效快,安全性好,不良反应较少。

五、5-HT 受体平衡拮抗剂

曲唑酮(trazodone,曲拉唑酮)可阻断中枢突触前膜 5-HT$_{2A}$ 受体,也可抑制 5-HT 的再摄取,具有广谱抗抑郁作用。口服吸收快,具有镇静、催眠作用,对伴有焦虑和失眠性抑郁症较好。对心脏功能无影响,也无抗胆碱副作用。

六、三环类抗抑郁药

(一)米帕明

【体内过程】 米帕明(imipramine,丙咪嗪)口服吸收良好,但个体差异大。血药浓度于 2~8 h 达峰值,50% 经肝肠循环,血浆 $t_{1/2}$ 为 10~20 h。约 90% 与血浆蛋白结合,分布于脑、肝脏、肾脏及心肌等组织。主要在肝脏代谢,侧链 N 脱甲基转化为地昔帕明(desipramine,去甲丙咪嗪),后者有显著抗抑郁作用。米帕明及地昔帕明最终被氧化成无效的羟化物或与葡萄糖醛酸结合,从尿中排泄。

【药理作用与机制】

1. 中枢神经系统　正常人口服后,出现困倦、头晕、口干、视力模糊及血压稍降等,若连续用药数天,以上症状加重,并出现注意力不集中,思维能力下降。相反,抑郁症患者连续服药后,情绪提高、精神振奋、焦虑缓解、食欲增进、睡眠改善,出现明显抗抑郁作用。但米帕明起效缓慢,连续用药 2~3 周后才见效,故不作应急药物使用。

米帕明抗抑郁作用机制尚不确定。可能通过抑制神经元突触前膜对 NA 及(或)5-HT 的再摄取,使突触间隙的 NA 浓度升高,促进突触传递功能而发挥抗抑郁作用。但近年出现的非典型抗抑郁药(如伊普吲哚,iprindole),并不抑制或仅微弱抑制 NA 及 5-HT 的再摄取,却仍有较强的抗抑郁作用。此外,米帕明虽可迅速抑制脑内单胺类递质再摄取,但抗抑郁作用的出现却需几周之久,故认为米帕明增强脑内单胺类递质的作用是其复杂作用机制中的一个早期环节,还可能与阻断突触前膜 α_2 受体,使交感神经末梢释放 NA 增加,并使 α_2 受体数目下调有关。

2. 自主神经系统　治疗量米帕明能阻断 M 胆碱受体,引起阿托品样作用。

3. 心血管系统　能抑制多种心血管反射,易致低血压和心律失常,这与它抑制心肌中 NA 再摄取有关。此外还可以引起体位性低血压及心动过速,心电图中 T 波倒置且低平。

【临床应用】　用于各型抑郁症的治疗。对内源性、反应性及更年期抑郁症疗效较好,而对精神分裂症的抑郁状态疗效较差。

【不良反应】

1. 阿托品样副作用　最为常见,如口干、便秘、视力模糊、心悸、定向障碍等。

2. 中枢神经系统　可引起震颤、头晕和失眠。某些患者用药后可自抑制状态转为躁狂兴奋状态,长期大剂量用药时尤易发生,出现焦虑、失眠、恶心、呕吐、兴奋等症状。

3. 心血管系统　可引起窦性心动过速、直立性低血压和心律失常。对心肌有奎尼丁样作用,心血管疾病患者慎用。

4. 因易致尿潴留及升高眼内压,故前列腺肥大及青光眼患者禁用。

5. 极少数患者出现皮疹、粒细胞缺乏及黄疸等过敏反应。

【药物相互作用】　三环类药物能增强中枢抑制药的作用以及对抗可乐定的降压作用。与苯海索等抗帕金森病药或抗精神病药合用,抗胆碱效应可能相互增强。

(二) 阿米替林

【体内过程】　阿米替林(amitriptyline)口服吸收好,生物利用度为 31%~61%,血浆蛋白结合率为 82%~96%,$t_{1/2}$ 为 31~46 h。主要在肝脏代谢为活性代谢物去甲替林,自肾脏排泄。也可分泌入乳汁。

【药理作用与临床应用】　可抑制 5-HT 和 NA 的再摄取,对 5-HT 再摄取的抑制作用更强。用于各种抑郁症的治疗。由于具有较强的镇静和抗胆碱作用,主要用于治疗焦虑性或激动性抑郁症。

【不良反应与应用注意】　治疗初期出现抗胆碱能反应,如口干、视物模糊、排尿困难、便秘等。中枢神经系统可出现嗜睡,震颤、眩晕。也可发生体位性低血压。偶见癫痫发作、骨髓抑制及中毒性肝损害等。严重心脏病、近期有心肌梗死发作史、癫痫、青光眼、尿潴留、甲状腺功能亢进、肝功能损害以及对三环类药物过敏者禁用。

(三) 去甲替林

去甲替林 (nortriptyline) 为阿米替林的去甲基代谢物,具有较强的抗抑郁作用。用于各种抑郁症,尤其对伴有睡眠障碍的抑郁症效果良好。

(四) 多塞平

多塞平 (doxepin) 也是抑制中枢神经系统对 5-HT 及 NA 的再摄取而发挥抗抑郁作用,还具有抗焦虑和镇静作用。其抗抑郁作用较弱,而抗焦虑作用强于米帕明。用于治疗抑郁症及焦虑性神经症。主要不良反应为嗜睡和抗胆碱作用,偶见癫痫发作、骨髓抑制或中毒性肝损害。

七、NA 再摄取抑制剂

(一) 马普替林

【体内过程】 马普替林 (maprotiline) 口服吸收缓慢,生物利用度为 65%。体内广泛分布,血浆蛋白结合率为 88%。主要经肝脏代谢,大部分自尿液中排出,少部分由粪便排出。

【药理作用与临床应用】 为选择性 NA 再摄取抑制剂,对 5-HT 的摄取几乎没有影响,有强抗组胺和弱抗胆碱作用,故抗胆碱作用和心血管作用弱,镇静作用较强。具有广谱、奏效快的特点。临床用于各型抑郁症,老年期抑郁症患者尤为适用。对精神分裂症后抑郁也有效。

【不良反应】 较少。过量可致惊厥及中毒性肝损害。

(二) 米安舍林

米安舍林 (mianserin, 米塞林) 不阻滞 NA、5-HT 和 DA 的摄取,而是抑制突触前膜 α_2 受体,有镇静和抗焦虑作用。对伴有抑郁的焦虑症有效。无抗胆碱作用,无心脏毒性。

八、单胺氧化酶抑制药

单胺氧化酶抑制药 (MAOI) 是第一个被发现的抗抑郁药,但因有明显不良反应,很快被三环类抗抑郁药取代。20 世纪 80 年代对该药又引起兴趣,再次肯定 MAOI 治疗抑郁症的疗效。此类药物主要抑制单胺氧化酶 (monoamine oxidase, MAO),使 NA、5-HT 和 DA 等胺类不被降解,故突触间隙的胺类升高。MAO 可分为 MAO-A 和 MAO-B 两型,其中 MAO-A 选择性使 NA 和 5-HT 脱胺,MAO-B 可使苯乙胺脱胺。

MAOI 包括非选择性和 MAO-A 抑制剂两类:前者有苯乙肼 (phenelzine)、异唑肼 (isocarboxazid, 异羧肼,异卡波肼) 和反苯环丙胺 (tranylcypromine),因酪胺高敏感性,用药后引起高血压及肝毒性,临床已少用;后者包括吗氯贝胺 (moclobemide) 和溴法罗明 (brofaromine),能选择性、可逆性抑制 MAO-A,影响 5-HT 和 NA 代谢,抗抑郁作用起效快,疗效与丙咪嗪相当,又无三环类抗胆碱所致不良反应,临床上应用较为广泛。

第三节 抗双相障碍药

一、双相障碍的概念与发病机制

双相障碍(bipolar disorder)也称双相情感障碍,指既有躁狂又有抑郁发作的一类心境障碍,临床特点是反复出现心境和活动水平明显紊乱的发作,有时表现为心境高涨、活动增加(躁狂),有时表现为心境低落、活动减少(抑郁)。双相障碍之躁狂发作称为双相躁狂(bipolar mania)。脑内单胺类功能失衡学说认为,5-HT 缺乏是情感性精神障碍的共同生化基础,在此基础上,NA、DA 功能亢进为躁狂。此外,还与 cAMP 和磷脂酰肌醇(phosphatidylinositol,PI)系统不平衡有关,cAMP 功能增强,PI 系统功能降低则导致躁狂症。

二、治疗药物

双相障碍常采用心境稳定剂(mood stabilizer)进行治疗,应用较早的是碳酸锂(lithium carbonate)。近年来,治疗双相障碍的药物还有抗精神病药氯丙嗪、氟哌啶醇及抗癫痫药卡马西平等,都有一定疗效,联合治疗效果较好。

碳酸锂

【体内过程】 口服吸收快而完全,2~4 h 血药浓度达峰值。锂离子先分布于细胞外液,然后逐渐蓄积于细胞内。锂虽吸收快,但通过血脑屏障进入脑组织和神经细胞需要一定时间,因此显效较慢。主要自肾脏排泄,约 80% 由肾小球滤过的锂在近曲小管与钠竞争重吸收,故增加钠摄入可促进其排泄,而缺钠或肾小球滤出减少时,可导致体内锂潴留,引起中毒。

【药理作用与机制】 治疗量锂盐对正常人精神活动几无影响,但对躁狂症发作者则有显著疗效,使言语、行为恢复正常。作用机制为:① 抑制脑内 NA 及 DA 的释放,并促进其再摄取,使突触间隙 NA 浓度降低,而产生抗躁狂作用。② 近来发现,锂盐能抑制肌醇磷酸酶,此酶催化 PI 系统中三磷酸肌醇(inositol triphosphate,IP_3)的脱磷酸化反应,从而阻止肌醇的生成。所以锂盐能抑制脑组织中肌醇的生成,减少磷脂酰肌醇 4,5- 二磷酸(phosphatidylinositol 4,5-bisphosphate,PIP_2)的含量,因而认为锂盐是通过干扰脑内 PI 系统第二信使的代谢,从而发挥其抗躁狂作用。

【临床应用】 主要用于治疗躁狂症。对精神分裂症的兴奋躁动也有效,与抗精神病药合用疗效较好,可减少抗精神病药的剂量;同时抗精神病药还可缓解锂盐所致恶心、呕吐等副作用。

【不良反应】 较多,有个体差异性。

1. 用药初期有恶心、呕吐、腹泻、疲乏、肌肉无力、肢体震颤、口干、多尿。常在继续治疗 1~2 周内逐渐减轻或消失。

2. 有抗甲状腺作用,可引起甲状腺功能低下或甲状腺肿,一般无明显自觉症状,停药后可恢复。

3. 锂盐中毒主要表现为中枢神经系统症状,如意识障碍、昏迷、肌张力增高、深反射亢进、共济失调、震颤及癫痫发作。静脉注射生理盐水可加速锂的排泄。为确保用药安全，对服用锂盐患者，应每日测定血锂浓度，当血锂浓度高至 1.6 mmol/L 时，应立即减量或停药。

第四节　抗焦虑药

焦虑症（anxiety）是以广泛和持续焦虑或反复发作的惊恐不安为主要特征的神经精神性障碍，常伴有头晕、胸闷、心悸、呼吸急促、口干、尿频尿急、出汗、震颤等自主神经症状和运动性紧张。抗焦虑药是用以减轻焦虑症状兼有镇静催眠作用的一类药，常用药物有苯二氮䓬类（benzodiazepine，BZ）、巴比妥类、抗抑郁药等（详见相关章节）。此外，尚有丁螺环酮。

丁螺环酮（buspirone）属于氮杂螺环癸烷二酮化合物，在化学结构上与其他精神药物无任何相似之处，是一类选择性较高的新型非 BZ 抗焦虑药。

【体内过程】　口服吸收快而完全，0.5~1 h 达血药峰浓度，$t_{1/2}$ 为 2.6 h。

【药理作用与机制】　中枢神经系统 5-HT 是参与焦虑紊乱的重要递质，抑制中枢 5-HT 系统具有抗焦虑作用。5-HT$_{1A}$ 受体位于 5-HT 能神经元的突触前膜，丁螺环酮为 5-HT$_{1A}$ 受体的部分激动药，激活中枢 5-HT 神经元突触前膜的 5-HT$_{1A}$ 受体，反馈性抑制 5-HT 释放，从而降低 5-HT 神经系统功能，产生抗焦虑作用。此外，丁螺环酮对中枢 DA 受体和 α_2 受体的拮抗作用也可能参与其抗焦虑作用。本药无显著镇静催眠、肌肉松弛和抗惊厥作用，在不引起明显镇静或欣快作用时就能够缓解焦虑，疗效与 BZ 相当。

【临床应用】　与 BZ 不同，其抗焦虑疗效要在用药 1 周后才会显效，主要适用于急慢性焦虑，如焦虑性激动、内心不安和紧张状态，对伴有恐惧症状的严重焦虑症无效。

【不良反应】　较少。可有眩晕、头痛、腹泻、感觉异常、兴奋、出汗等，较大剂量时可出现烦躁不安。无明显依赖性和成瘾性。

本章电子课件

◆ 本章小结

本章主要介绍精神分裂症、抑郁症、躁狂症等精神疾病的发病机制；常用抗精神分裂症药氯丙嗪、氟哌啶醇、五氟利多、舒必利、氯氮平、利培酮等，常用抗抑郁药氟西汀、文拉法辛、米氮平、曲唑酮、米帕明和马普替林等，以及心境稳定剂碳酸锂的药理作用、作用机制、临床应用及主要不良反应。具体要求如下：① 掌握：氯丙嗪、氯氮平、氟西汀、文拉法辛、米氮平、曲唑酮的作用、作用机制、临床应用及主要不良反应。② 熟悉：氟哌啶醇、舒必利、利培酮、阿米替林、米帕明、碳酸锂的作用及应用特点。③ 了解：精神疾病的发病机制，抗精神分裂症及抗抑郁药的分类与代表药物。

? 思考题

1. 试述氯丙嗪的中枢神经系统作用及其机制。
2. 简述氯丙嗪的临床应用及主要不良反应的发生机制及其处理措施。
3. 试述非典型抗精神分裂症药与典型抗精神分裂症药的异同点。
4. 试述氯氮平、利培酮、喹硫平、阿立哌唑抗精神病作用的特点。
5. 抗抑郁药的分类及每类的常用药物有哪些?
6. 试述氟西汀、文拉法辛、曲唑酮、米氮平的临床应用及不良反应。
7. 试述碳酸锂抗躁狂作用机制及应用注意事项。

[**郭秀丽**(山东大学)]

第十五章　抗帕金森病药

第一节　帕金森病的发病机制与药物作用环节

帕金森病(Parkinson's disease,PD)是一种进行性神经系统退行性疾病,主要病变是中脑黑质致密部多巴胺神经元退行性变,导致黑质－纹状体通路多巴胺(dopamine,DA)与乙酰胆碱(acetylcholine,ACh)平衡失调。临床主要表现为静止性震颤、肌强直、运动迟缓和姿势步态异常,还可出现认知功能下降及情绪障碍等非运动症状。

一、锥体外系与帕金森病

(一) 锥体外系的结构与功能

基底神经节的新纹状体是锥体外系的重要组成部分,负责协调随意运动、肌紧张等运动及技能的学习。黑质 DA 能神经元发出的纤维通过黑质－纹状体束作用于纹状体壳核和尾状核细胞(图 15-1),对脊髓前角运动神经元发挥抑制作用,尾状核中的胆碱能神经元则发挥兴奋作用,二者处于平衡协调状态。

帕金森患者黑质 DA 能神经元变性,黑色素细胞大量缺失,或者使用抗精神病药时 DA(D_2)受体被阻断,导致多巴胺能神经元通路中抑制性 DA 功能减低,兴奋性 ACh 功能相对亢进,引起锥体外系症状,即 PD 或震颤麻痹综合征(帕金森综合征,Parkinsonian syndrome,Parkinsonism)。早在 1961 年 Ehringer 等人就发现,PD 患者脑内 DA 减少 60%,当壳核中 DA 浓度减少到 80%,即出现震颤麻痹的临床症状。相反,如果抑制性 γ- 氨基丁酸(γ-aminobutyric acid,GABA)和 ACh神经元退行性变性,DA 兴奋作用增强,则导致亨廷顿病(Huntington disease,HD)。

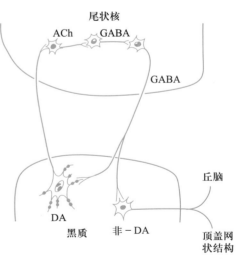

DA 能神经元胞体在黑质,末梢支配尾状核;尾状核内有 ACh 和 GABA 神经元,GABA 的末梢支配黑质内的 DA 能神经元

图 15-1　黑质－纹状体通路示意图

(二) 发病机制

帕金森病的发病机制复杂,是遗传因素、环境因素以及人口老龄化共同作用的结果。目前提

出的发病机制主要包括线粒体功能缺陷、氧化应激、神经炎症、兴奋性毒性、免疫异常及细胞凋亡等学说，它们之间相互关联和影响，可能存在一个共同的通路，最终导致 DA 能神经元死亡。

1. 线粒体功能缺陷　是 PD 发病的关键因素。该学说认为线粒体呼吸链酶复合体存在缺陷，导致细胞内糖的无氧分解，合成 ATP 数量减少，细胞发生酸中毒，导致细胞膜内外离子失衡，一方面自由基产生增多，另一方面使具有兴奋性神经毒性的氨基酸增加，加重黑质多巴胺能神经元的损伤；同时细胞内 α- 突触核蛋白（α-synuclein）聚集和线粒体功能障碍可构成恶性循环。因此，损害线粒体的毒素、α- 突触核蛋白的异常聚集、线粒体自噬功能低下、线粒体基因组异常变化等因素，均可导致或加重线粒体功能障碍。

2. 自由基损伤　是导致 PD 患者黑质神经元退行性变性的重要原因。氧化应激 – 自由基学说（oxidative stress–free radical theory）认为，正常生理状态下，DA 通过氧化脱胺途径代谢为双羟苯乙酸（dihydroxyphenylacetic acid, DOPAC）、高香草酸（homovanillic acid, HVA）和过氧化氢（H_2O_2）。H_2O_2 可被体内三种抗氧化酶，分别是触媒（催化剂, catalyst）、谷胱甘肽过氧化物酶（glutathione peroxidase, GSH–Px）和超氧化物歧化酶（superoxide dismutase, SOD）转化为 H_2O 和 O_2。但在氧化应激条件下，DA 的代谢还包括氧化成醌的途径，这一途径产生大量的 H_2O_2 和超氧阴离子，尤其在黑质部位，铁离子进一步催化 H_2O_2 和超氧阴离子生成毒性更大的羟自由基。高浓度的自由基可导致神经细胞膜脂质过氧化及 DNA 和蛋白质受损，破坏多巴胺能神经细胞膜的功能。

3. 神经炎症　也是 PD 发病和进展的重要因素之一。中枢神经系统炎症的特点是小胶质细胞和星形胶质细胞的激活，产生大量炎症因子（IL–6、IL–8、TNF–α 等）、趋化因子和神经调节素等，既破坏血脑屏障，又促进多巴胺能神经元的退行性变性、缺失和坏死，推动 PD 病理进程。

4. 兴奋性氨基酸　谷氨酸作为一种典型的兴奋性氨基酸，在 NMDA 受体的介导下产生兴奋性神经毒性，参与多巴胺能神经元的变性。NMDA 受体活化，钙离子大量内流，快速堆积在线粒体内，引发线粒体功能紊乱。同时，NMDA 受体兴奋还会增强一氧化氮合酶活性，从而产生神经性毒性。

二、药物治疗

帕金森病的药物治疗一般是对症治疗，常用的抗帕金森病药（antiparkinsonian drug）主要有拟多巴胺药（dopaminergic drug）和抗胆碱药（anticholinergic drug）两类。

1. 拟多巴胺药　直接补充 DA 的前体物或抑制 DA 降解，常用的有 DA 前体药、DA 受体激动剂、单胺氧化酶 –B（monoamine oxidase B, MAO–B）抑制剂和儿茶酚氧位甲基转移酶（catechol–*O*–methyltransferase, COMT）抑制剂等。

2. 抗胆碱药　主要是通过对抗相对增高的胆碱能神经的活性而发挥治疗作用，常用中枢 M 受体阻断药。

扩展阅读　帕金森病其他治疗药物研究进展

第二节 拟多巴胺类药

一、多巴胺前体药

（一）左旋多巴

左旋多巴（levodopa，L-dopa）又名左多巴、3,4- 二羟基苯丙氨酸，为酪氨酸的羟化物，在体内是左旋酪氨酸合成儿茶酚胺的中间产物。

【体内过程】

1. 吸收 口服左旋多巴后，通过芳香族氨基酸的主动转运系统从小肠迅速吸收，0.5~2 h 血药浓度达峰值，血浆 $t_{1/2}$ 为 1~3 h。其吸收速率受多种因素影响，如胃排空延缓（同服胆碱受体阻断药）、胃液酸度高或小肠中有与之竞争主动转运系统的其他氨基酸（如高蛋白饮食）等，均可降低其生物利用度。

2. 分布 该药被吸收后，首次通过肝时大部分即被脱羧，转变成多巴胺；也有相当部分在肠、心、肾中被脱羧生成多巴胺，而多巴胺不易透过血脑屏障。由于进入中枢神经系统的左旋多巴不到用量的 1%，因而在外周组织中形成大量多巴胺，是造成不良反应的主要原因。同时服用外周脱羧酶抑制剂可减少不良反应。

3. 消除 小部分左旋多巴转变为黑色素（melanin），另有一部分左旋多巴经 COMT 而甲基化，转变为 3- 甲氧基多巴，以上代谢物均由肾脏迅速排泄。这种代谢过程消耗较多的 COMT，而 COMT 反应中的甲基主要来自食物中的蛋氨酸，故长期服用左旋多巴可导致蛋氨酸缺乏。

【药理作用与临床应用】

1. 抗帕金森病 PD 患者黑质 – 纹状体通路中残存的 DA 能神经元仍有储存 DA 的能力，其纹状体多巴脱羧酶仍有足够的活性使左旋多巴转变为 DA。因而透过血脑屏障的左旋多巴在脑内转变为 DA，补充纹状体中 DA 的不足，发挥抗 PD 作用。左旋多巴是治疗 PD 最有效的药物，用药后约 75% 的患者获得较好疗效，且治疗初期疗效更优。左旋多巴的作用特点是：

（1）对轻症及较年轻患者疗效较好，而重症及年老衰弱患者疗效差；

（2）对肌肉僵直及运动困难疗效较好，而对肌肉震颤症状疗效差，如长期及较大剂量用药对后者仍可见效；

（3）作用较慢，常需用药 2~3 周才出现客观体征的改善，1~6 个月以上才获得最大疗效，但作用持久，且随用药时间延长而递增；

（4）对其他原因引起的帕金森综合征也有效，但对抗精神病药阻断中枢多巴胺受体引起的帕金森综合征无效。

2. 治疗肝昏迷 肝昏迷发病中的伪递质学说认为，正常机体蛋白质代谢物苯乙胺和酪胺都在肝脏内被氧化解毒。肝功能障碍时，血中苯乙胺和酪胺升高，在神经细胞内经 β- 羟化酶分别生成伪递质苯乙醇胺和羟苯乙醇胺（鳝胺），它们取代了正常递质去甲肾上腺素，妨碍神经功能。左旋多巴能在脑内转变为 DA，进而生成去甲肾上腺素，有利于中枢神经功能的恢复，患者可由昏迷转为苏醒。但左旋多巴不能改善肝功能,所以作用只是暂时性的。

【不良反应】　左旋多巴的不良反应较多,主要是因其在体内转变为多巴胺所致。

1. 胃肠道反应　治疗初期约 80% 患者出现恶心、呕吐、食欲减退等,用量过大或加量过快更易引起,继续用药可以消失。偶见胃溃疡出血或穿孔。

2. 心血管反应　治疗初期约 30% 患者出现轻度体位性低血压,原因未明。少数患者头晕,继续用药可减轻。多巴胺对 β 受体有激动作用,可引起心动过速或心律失常。

3. 不自主异常运动　为长期用药所引起的不随意运动,多见于面部肌群,如张口、咬牙、伸舌、皱眉、头颈部扭动等。也可累及肢体或躯体肌群,偶见喘息样呼吸或过度呼吸。另外还可出现"开 – 关现象(on-off phenomenon)",患者突然多动不安(开),而后又出现全身性或肌强直性运动不能(关),严重妨碍患者的正常活动。疗程延长,其发生率也相应增加,此时宜适当减少左旋多巴的用量。

4. 精神障碍　出现失眠、焦虑、噩梦、狂躁、幻觉、妄想、抑郁等,这些反应可能与多巴胺作用于大脑边缘叶有关,需减量或停药。

【药物相互作用】

(1) 维生素 B_6 是多巴脱羧酶的辅基,能加速左旋多巴在外周组织转化为 DA,降低其疗效,并加重左旋多巴的外周副作用。

(2) 抗精神病药能引起帕金森综合征,又能阻断中枢多巴胺受体,所以能对抗左旋多巴的作用。

(3) 利舍平可耗竭黑质 – 纹状体中的 DA,降低左旋多巴的疗效。

(二) 芳香氨基酸脱羧酶抑制剂

L– 芳香氨基酸脱羧酶(L–aromatic amino acid decarboxylase)抑制剂不易通过血脑屏障,与左旋多巴合用时,仅抑制外周多巴脱羧酶活性,减少外周组织中 DA 的生成,同时提高脑内 DA 的浓度。

1. 卡比多巴(carbidopa;α– 甲基多巴肼,α–methyldopahydrazine)　有两种异构体,其左旋体称卡比多巴,是较强的 L– 芳香氨基酸脱羧酶抑制剂,既能提高左旋多巴的疗效,又能减轻其外周的副作用,是左旋多巴的重要辅助药。卡比多巴单独应用基本无药理作用,与左旋多巴组成的复方制剂称为卡比双多巴,混合比例为 1∶10,可使左旋多巴的用量减少 75%。

2. 苄丝肼(benserazide,三羟苄基丝氨酰肼)　药理作用和临床应用类似卡比多巴。它与左旋多巴按 1∶4 制成的复方制剂称多巴丝肼(美多巴,madopa)。

二、DA 受体激动剂

DA 受体激动剂有麦角类衍生物和非麦角类两类。麦角类衍生物包括溴隐亭(bromocriptine)、培高利特(pergolide)、麦角乙脲(lisuride)和卡麦角林(cabergoline),因可能引起心瓣膜病变等严重不良反应,临床已不主张使用;非麦角类包括罗匹尼罗(ropinirole)、普拉克索(pramipexole)、吡贝地尔(piribedil)和罗替高汀(rotigotine),用于 PD 治疗有以下优点。

(1) 不需经过代谢转化,其作用不受 DA 能神经元变性的影响,不但可作为左旋多巴的辅助药,还可单独用于 PD 的治疗。

（2）DA 受体有多种亚型，选择性作用于 DA 受体亚型的激动剂可增加疗效，减少不良作用。

（3）半衰期较长，较少产生因浓度波动带来的运动并发症。

（4）左旋多巴在代谢过程中会产生自由基，对神经细胞起毒性作用。DA 受体激动剂无上述作用，某些甚至有抗氧化和神经保护作用。

（一）罗匹尼罗

罗匹尼罗为选择性 D_2 受体激动剂，是第一个用于临床的非麦角生物碱类药物。对早期 PD 患者单用本品可明显减轻症状；作为辅助药与左旋多巴合用，可减少左旋多巴的用量，延长症状波动患者"开"的时间。服药期间禁止从事驾驶和高警觉性工作。

（二）普拉克索

普拉克索为选择性 D_2 样受体激动剂，对 D_2 样受体家族的亲和力依次为 $D_3>D_2>D_4$，对 D_3 受体的亲和力是 D_2 受体的 7 倍，对 D_1 样受体几无作用，对肾上腺素或 5-HT 受体的作用很小。亦通过抗氧化作用对 PD 患者发挥神经保护作用。不但能改善 PD 症状，而且由于对 D_3 受体的作用，能有效地控制 PD 的精神症状。

（三）吡贝地尔

吡贝地尔可直接兴奋黑质 - 纹状体神经元的 D_2 受体和中脑 - 皮质、中脑 - 边缘系统的 D_3 受体。可单用或与左旋多巴合用改善 PD 的症状，对震颤改善明显，对部分患者的抑郁症状也有改善作用，可能与激动 D_3 受体有关。不良反应与罗匹尼罗相似。

（四）溴隐亭

溴隐亭又称溴麦角隐亭，主要激动 D_2 受体，对 D_1 样受体（D_1 和 D_5 受体）和 α 受体作用较弱。还具有一定的抗氧化作用。① 小剂量激动结节 - 漏斗通路的 D_2 受体，抑制催乳素和生长激素释放，临床用于催乳素分泌过多症、肢端肥大症和女性不孕症。② 大剂量激动黑质 - 纹状体通路的 D_2 受体，用于治疗 PD，对震颤的疗效明显，对少动、强直远不及复方美多巴。因不良反应较多，现已少用于 PD。

三、单胺氧化酶 -B 抑制剂

（一）司来吉兰

司来吉兰（selegiline）又名丙炔苯并胺，为第一代选择性单胺氧化酶 -B 抑制剂（monoamine oxidase-B inhibitor，MAO-BI）。通过抑制 DA 的再摄取及其突触前受体，可以延长外源性和内源性 DA 的作用时间，增加左旋多巴的疗效，促进脑内 DA 功能。还可减少氧自由基的产生，具有神经保护作用。临床上可单用于早期 PD 的治疗，也可作为左旋多巴的辅助用药。不良反应有口干、恶心、低血压、肝转氨酶暂时性增高，偶有焦虑、幻觉、运动障碍等。与左旋多巴合用时易出现上述现象。

（二）雷沙吉兰

雷沙吉兰（rasagiline）为第二代 MAO-BI，可明显改善 PD 患者的运动症状，用于治疗早期 PD 患者，特别是早发型或者初治的 PD 患者。在改善运动并发症方面优于司来吉兰。

四、儿茶酚氧位甲基转移酶抑制剂

参与左旋多巴代谢的酶主要有芳香氨基酸脱羧酶和儿茶酚氧位甲基转移酶（COMT）两种，它们既存在于中枢，也存在于外周。左旋多巴可在外周 COMT 作用下，降解为 3-氧-甲基多巴（3-OMD），使进入脑内的左旋多巴减少。COMT 抑制剂则可抑制左旋多巴在外周的降解，使其原形透过血脑屏障的量增多，合用时能延长左旋多巴在体内的半衰期，提供一个稳定持久的左旋多巴血药浓度，改善左旋多巴浓度波动所致的运动并发症。

（一）托卡朋

托卡朋（tolcapone）能同时抑制外周和中枢 COMT，与左旋多巴、苄丝肼合用能够使左旋多巴血药浓度提高 3~4 倍，并且完全阻止 3-OMD 的生成。主要用于重症 PD 患者长期使用左旋多巴后疗效下降以及出现"开-关现象"的辅助治疗，可使左旋多巴的疗效平稳，延长症状波动患者"开"的时间。因具有肝毒性，需严密监测肝功能。

（二）恩他卡朋

恩他卡朋（entacapone）仅发挥外周抑制 COMT 的作用，因作用时间短，常与复方左旋多巴组合为恩他卡朋双多巴（恩他卡朋 / 左旋多巴 / 卡比多巴复合制剂），首选用于改善 PD 症状。

五、其他

金刚烷胺（amantadine，金刚胺）原为抗病毒药，后发现也有抗帕金森病的作用，机制可能在于促使纹状体中残存的完整的 DA 能神经元释放多巴胺，并能抑制 DA 的再摄取，还有直接激动 DA 受体的作用及较弱的抗胆碱作用。该药见效快而持续时间短，用药数天即可获最大疗效，但连用 6~8 周后疗效逐渐减弱。疗效不及左旋多巴，但优于胆碱受体阻断药。与左旋多巴合用有协同作用。

长期用药后，常见下肢皮肤出现网状青斑，可能是由儿茶酚胺释放引起外周血管收缩所致。偶致惊厥，故癫痫患者禁用。每日剂量超过 300 mg，可致失眠、精神不安及运动失调等。

第三节　中枢性抗胆碱药

可阻断中枢胆碱受体，减弱纹状体中 ACh 的作用。其疗效不如左旋多巴，临床可用于：① 轻症患者；② 不能耐受左旋多巴或禁用左旋多巴的患者；③ 与左旋多巴合用，可使 50% 患者症状得到进一步改善；④ 治疗抗精神病药引起的帕金森综合征。

传统胆碱受体阻断药阿托品、东莨菪碱抗帕金森病有效，但因外周抗胆碱引起的副作用大，因此治疗 PD 常用合成的中枢性胆碱受体阻断药。

（一）苯海索

苯海索（trihexyphenidyl；安坦，artane）外周抗胆碱作用仅为阿托品的 1/10~1/2，对心脏的影响比阿托品弱，故应用较安全。抗震颤疗效好，但改善僵直及动作迟缓较差，对某些继发性症状（如过度流涎）有改善作用。不良反应似阿托品，仍有口干、扩瞳、尿潴留、便秘等副作用。窄角型青光眼、前列腺肥大者慎用。

（二）其他中枢性抗胆碱药（见表 15-1）。

表 15-1　中枢性抗胆碱药比较表

药名	药理作用	用途	注意
丙环定 procyclidine（卡马特灵）	中枢性抗胆碱作用与苯海索相似，另外具有松弛平滑肌作用	用于帕金森病及药物所致帕金森综合征	① 老年人比较敏感 ② 3 岁以上儿童用药剂量随病程确定
吡哌立登 biperiden	类似苯海索	同上	同上
普罗盼胺 profenamine	具有抗胆碱作用	帕金森病及脑炎、动脉硬化后引起的帕金森综合征。对僵直效果好，对震颤、流涎也有效	① 青光眼、前列腺肥大者禁用 ② 口干、恶心、呕吐、困倦、乏力等为常见不良反应

本章电子课件

◆ 本章小结

　　本章主要介绍帕金森病的发病机制，抗帕金森病药的分类，常用抗帕金森病药左旋多巴、罗匹尼罗、雷沙吉兰、恩他卡朋、金刚烷胺及苯海索的药理作用、作用机制、临床应用及主要不良反应。具体要求如下：① 掌握：左旋多巴和苯海索的药理作用、作用机制、临床应用及主要不良反应，左旋多巴与卡比多巴的合用。② 熟悉：溴隐亭、罗匹尼罗、金刚烷胺、雷沙吉兰、恩他卡朋的药理作用与临床应用特点。③ 了解：帕金森病的发病机制、抗帕金森病药的分类及其代表药物。

？ 思考题

　　1. 试述帕金森病的发病机制。

2. 抗帕金森病药的主要分类及其代表药物有哪些?

3. 试述左旋多巴与卡比多巴合用的机理。

4. 比较左旋多巴和苯海索的作用和用途有何不同?

5. 抗精神病药物引起的帕金森综合征用何药治疗,为什么?

[**郭秀丽(山东大学)**]

第十六章 抗老年性痴呆药

老年性痴呆（senile dementia）大致分为原发性痴呆、血管性痴呆（vascular dementia, VD）及二者的混合型。原发性痴呆又称早老性痴呆，即老年性痴呆或阿尔茨海默病（Alzheimer's disease, AD），是以进行性记忆和认知功能障碍为主要临床特征的中枢神经系统退行性变性疾病。

第一节 老年痴呆症的发病机制与药物分类

（一）病理学改变

AD 患者的特征性病理学改变包括：弥漫性脑萎缩、选择性神经细胞丢失、神经细胞内的神经原纤维缠结（neurofibrillary tangle, NFT）、神经细胞外的老年斑（senile plaque, SP）和脑动脉淀粉样变性等。其中，NFT 的主要成分是聚集成双螺旋细丝、过度磷酸化的微管相关 Tau 蛋白，SP 的主要成分是由 β- 淀粉样前体蛋白（β-amyloid precursor protein, β-APP）水解生成的 β- 淀粉样肽（β-amyloid peptide, Aβ）。

（二）发病机制

AD 的发病机制复杂多样，尽管研究颇多，但尚不十分明确。目前有胆碱能神经丢失、氧化应激损伤、糖皮质激素 / 脑老化、钙离子平衡失调、基因突变、兴奋性氨基酸毒性和神经炎症学说。另外，AD 的发生还与遗传因素有关，研究较多的有载脂蛋白 E4（ApoE4）基因、早老素 1 和早老素 2 基因、淀粉样前体蛋白基因、Tau 蛋白基因、A_2 巨球蛋白基因等。

1. 胆碱能神经丢失学说　大脑皮层中的大多数胆碱能神经末梢起源于内侧前脑的迈氏（Meynert）底核，胆碱功能缺陷与这些细胞群的神经元丢失有关。有研究证明，AD 患者 Meynert 底核的胞体丢失达 25%~95%，对皮层的胆碱能神经支配显著减少，而且在存活的细胞中有空泡样异常和神经元纤维变性。

2. 兴奋性氨基酸毒性学说　谷氨酸在传递兴奋信息的过程中起重要作用，与中枢神经细胞的存活、突触形成、可塑性、学习记忆等有密切关系。衰老过程中，特别是 AD 患者，脑血流量显著降低，造成脑缺血缺氧，脑中可提供能量的底物减少，谷氨酸释放增加，再摄取能力降低，导致突触间隙谷氨酸大量堆积，激活谷氨酸受体门控的离子通道，引起毒性反应，进一步加重 AD 的症状。脑内最为重要的离子型谷氨酸受体是 N- 甲基 -D- 天冬氨酸（N-methyl-D-aspartate, NMDA）受体，其拮抗药具有良好的抗 AD 作用。

3. 神经炎症学说　AD 患者脑中，特别是 β- 淀粉样蛋白（β-amyloid protein, β-AP）中存在急性期反应物和免疫反应标志物。脑中的 β-AP 能结合补体 C1q 并完全激活不依赖抗体形成的经典途径。另外,AD 患者脑中普遍有胶质细胞增生,而小胶质细胞经 Aβ 刺激后可诱导促炎因子的合成和分泌,包括 IL-1β、IL-6、TNG-α、TGF-β 等,这些炎症因子可启动导致神经元变性或脑组织修复的瀑布式神经免疫反应,导致神经毒性并进一步增加 Aβ 沉积,因而 AD 被认为是一种类似于关节炎的慢性炎症疾病。

4. 氧化应激损伤学说　氧化应激与 AD、帕金森病、肌萎缩侧索硬化症等多种神经变性疾病的发病密切相关。AD 患者脑内显示明显的过氧化表现,发病早期神经细胞内未形成 NFT 时,即可观察到 DNA 氧化损伤标志物 8- 羟基脱氧鸟苷(8-hydroxyl deoxyguanosine,8-OHdG)和 RNA 氧化损伤标志物 8-OHG 的增高。在 AD 患者脑脊液、血液和尿液中,体内脂质过氧化的特异性标记物异前列烷(isoprostanes)的含量明显增高。另外,氧化应激可引起神经元内 Aβ 的沉积及 Tau 蛋白的聚合,促进 AD 的发生与发展。

5. 基因突变学说　环境或基因突变导致 β-APP 代谢异常,在脑血管和神经元细胞外产生 β-AP,再转变为 Aβ。凝聚态的 Aβ 在脑实质中沉积启动病理级联反应,继而 NFT 形成,神经元损伤、丢失,神经递质耗竭,导致 AD 发生(图 16-1)。

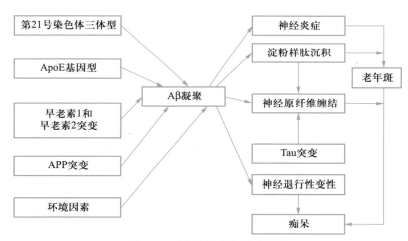

图 16-1　淀粉样肽假说示意图

(三) 药物分类

治疗 AD 的药物主要有胆碱功能增强药、NMDA 受体拮抗药、脑细胞代谢增强药、脑血管扩张药、钙拮抗药、β 或 γ 分泌酶抑制药和抗炎药等。针对痴呆伴发的精神行为症状可应用抗精神分裂症药(利培酮、奥氮平、喹硫平等)、抗抑郁药(曲唑酮、舍曲林、米氮平等)以及心境稳定剂(丙戊酸钠等)。

1. 胆碱功能增强药　目前临床主要使用胆碱酯酶抑制药,但是随着病情加重,释放乙酰胆碱(acetylcholine,ACh)的神经元越来越少,药物的效果降低;而突触后膜 M_1 受体的数目仍变化不大,故选择性 M_1 受体激动药呈现良好的应用前景。

2. NMDA 受体拮抗药　美金刚(memantine)是第一个被研发成功并用于治疗晚期 AD 的 NMDA 受体非竞争性拮抗药。

3. 神经保护药　某些具有抗氧化和神经保护作用的药物,可以延缓 AD 的进展。神经营养因子(neurotrophic factor,NTF)不能通过血脑屏障,临床应用存在困难。使用小分子药物来促进体内 NTF 的合成、释放和表达,或利用小分子介导 NTF 信号传导以及模拟 NTF 的作用,是一条值得探索的 AD 治疗途径。

4. 综合治疗　AD 治疗可配合使用促脑功能恢复药(如胞磷胆碱和吡拉西坦)、改善脑循环药(如双氢麦角碱和尼莫地平)等。

第二节　中枢性拟胆碱药

在 AD 早期,胆碱功能下降早于其他任何症状,其特征之一的神经元凋亡也主要发生在胆碱神经元。从治疗角度看,早期美国 FDA 批准上市的 AD 治疗药物均为胆碱酯酶抑制药。从建立 AD 模型看,无论化学或手术的方法都是以损毁胆碱能神经元或切断胆碱神经通路来建立 AD 模型。现用于治疗 AD 的药物主要是胆碱酯酶抑制药(如多奈哌齐、卡巴拉汀、石杉碱甲和加兰他敏等),此外,选择性 M_1 受体激动药和 ACh 前体及促释放剂也已在临床广泛使用。

(一) 多奈哌齐

多奈哌齐(donepezil,安理申)为第二代可逆性胆碱酯酶抑制剂,对中枢神经系统乙酰胆碱酯酶(AChE)选择性高,对丁酰胆碱酯酶无作用。口服吸收完全,主要由肝药酶代谢,代谢物中 6-O-脱甲基衍生物的体外抗 AChE 活性与母体药物相同。代谢物主要经肾脏排泄。半衰期长,约为 70 h,故每日服用一次即可。临床用于轻、中度 AD 患者,可改善认知功能,延缓病情发展。常见不良反应是腹泻、肌肉痉挛、疲乏、恶心、呕吐、失眠和头晕,较严重的不良反应是心动过缓,少数患者可出现血肌酸激酶轻微增高。

(二) 卡巴拉汀

卡巴拉汀(rivastigmine,利凡斯的明)属第二代氨基甲酸类 AChE 抑制剂,对大脑皮层和海马的 AChE 具有选择性抑制作用,而对纹状体和心脏的 AChE 几无影响。尚可减少 β-AP 和 β-APP 片段的形成。口服迅速吸收,约 1 h 达到 c_{max},血浆蛋白结合率约 40%,易透过血脑屏障。临床用于治疗轻、中度 AD 患者,可以改善 AD 患者胆碱能介导的认知功能障碍,提高记忆力、注意力和方位感,目前已有透皮贴剂上市。主要不良反应有恶心、呕吐、乏力、眩晕、精神错乱、嗜睡、腹痛和腹泻等,继续用药或减量可消失。严重肝肾功能损害及哺乳期妇女禁用。

(三) 石杉碱甲

石杉碱甲(huperzine A,哈伯因)系从石杉科植物千层塔(*Huperzia serrata*)中提取的生物碱,是我国首创的可逆性 AChE 抑制剂,对 AChE 具有高选择性,兼有抗氧化应激和抗细胞凋亡作用,保护神经细胞。口服吸收迅速,生物利用度为 96.9%,易透过血脑屏障。临床用于老年性记忆功能减退及各型 AD 患者,可显著改善记忆和认知功能,效果优于国外同类产品。少数患者用药后有恶心、出汗、腹痛、肌肉震颤、视力模糊、瞳孔缩小等不良反应。心绞痛、哮喘、肠梗阻、重症心动过缓和低血压患者慎用。

（四）加兰他敏

加兰他敏（galantamine）对神经元的 AChE 具有高选择性，用于治疗轻、中度 AD 患者，有效率 60%，用药后 6~8 周疗效显著。治疗初期有恶心、呕吐及腹泻等不良反应，连续用药可逐渐消失。

（五）占诺美林

占诺美林（xanomeline）为选择性 M_1 受体激动剂，对 M_2、M_3 和 M_4 受体作用很弱。口服吸收良好，易透过血脑屏障，大脑皮质和纹状体中药物分布较多。大剂量用药可明显改善 AD 患者的认知功能和动作行为。大剂量口服时易引起消化道和心血管系统的不良反应，如恶心、呕吐、消化不良、晕厥和出汗等，部分患者不能耐受而中断治疗。新研制的透皮吸收贴剂可避免消化道不良反应。

（六）乙酰左旋肉毒碱

乙酰左旋肉毒碱（acetyl-L-carnitine）可促进 ACh 生成，提高脑内 ACh 水平，改善 ACh 受体功能，并可促进神经生长因子的生成，提高学习记忆能力。

第三节　NMDA 受体拮抗药

美金刚又名易倍申，化学名为盐酸 1- 氨基 -3,5 二甲基金刚烷，是第一个被用于治疗中度至重度 AD 的 NMDA 受体拮抗药。

【体内过程】

1. 吸收　口服吸收迅速而完全，生物利用度为 100%，6~8 h 血药浓度达峰值，食物、年龄和性别对药物吸收无影响。

2. 分布　与血浆蛋白结合率为 45%，分布容积为 10 L/kg。能透过血脑屏障，脑脊液浓度是血药浓度的 1/20。

3. 消除　很少经过肝脏代谢，57%~82% 的药物以原形从尿液排泄，其余以 3 种代谢物（6- 羟基美金刚、4- 羟基美金刚、1- 硝基 - 脱甲基美金刚）从尿液排出，这三种代谢物也有较低的 NMDA 受体拮抗活性。消除半衰期为 67~104 h。

【药理作用】　美金刚为可逆性、非竞争性、低中度亲和力的 NMDA 受体拮抗剂，可与 NMDA 受体上的苯环己哌啶（phencyclidine）位点结合，对抗谷氨酸的兴奋性毒性。该药主要作用于脑内谷氨酸神经递质系统，能增强正常的突触传递，取代镁离子短时占据 NMDA 通道，增加动作电位而有利于记忆过程。作用优于镁离子，对 NMDA 受体的阻断作用持续时间更长。

【临床应用】　美金刚能改善中晚期 AD 患者的认知功能及延迟日常生活能力的退化，不仅对 AD 有效，且可改善轻中度血管性痴呆的认知功能。对于应用胆碱酯酶抑制药后病情复发，或无法耐受胆碱酯酶抑制药的中、重度 AD 患者提供了新的治疗机会。与多奈哌齐合用治疗中、重度 AD，有更好的疗效且耐受性良好。

【不良反应与应用注意】　较轻微，常见的有眩晕（7%）、头痛（6%）、便秘（6%）。其他不良反应有恶心、呕吐、疲倦、头晕、焦虑、肌张力增加、膀胱炎、性欲增强等,个别病例发现癫痫阈值下降。严重的朦胧状态、肾功能不全、有癫痫史者慎用,意识紊乱以及孕妇、哺乳期妇女禁用。

【药物相互作用】

(1) 可使左旋多巴、多巴胺受体激动剂和抗胆碱药的作用增强,巴比妥类和神经阻滞药的作用减弱,故应避免与苯海索等同时使用。

(2) 因同属 NMDA 受体拮抗剂,不应与金刚烷胺、氯胺酮、右美沙芬合用。

(3) 与雷尼替丁、西咪替丁、普鲁卡因酰胺、奎尼丁、奎宁、尼古丁共用肾脏阳离子转运系统,合用时可能使血浆水平升高。

(4) 与苯妥英合用使风险增加。与氢氯噻嗪合用会使其血浆水平下降。

第四节 其他抗老年性痴呆药

一、脑细胞代谢增强药

脑细胞代谢增强药又称大脑功能恢复药,为吡咯烷酮衍生物,如吡拉西坦、奥拉西坦(oxiracetam)、茴拉西坦(aniracetam)、奈非西坦(nefiracetam)等。本类药物直接作用于大脑皮质,其机制与正向调节另一个离子型谷氨酸受体——α- 氨基 -3- 羟基 -5- 甲基 -4-异噁唑丙酸(α–amino–3–hydroxyl–5–methyl–4–isoxazolepropionic acid,AMPA)受体有关,AMPA 受体在学习与记忆过程中长时程增强(long-term potentiation,LTP)的维持期中起关键作用。该类药物对由于衰老、脑血管意外、一氧化碳中毒等引起的记忆、思维障碍和中风偏瘫均有一定疗效。

(一)吡拉西坦

【体内过程】 吡拉西坦(piracetam)口服吸收快,t_{max} 为 30~45 min。血浆蛋白结合率为 30%,半衰期为 5~6 h。能透过血脑屏障到达脑和脑脊液,大脑皮层和嗅球的浓度较高。也易通过胎盘屏障。不被肝脏代谢,以原形从尿液和粪便中排泄。

【药理作用】 本品属于 γ- 氨基丁酸(γ–aminobutyric acid,GABA)的环形衍生物,可对抗由物理、化学因素所致的脑功能损伤,改善缺氧所致的逆行性健忘。作用机制包括:① 促进脑内 ATP 合成,增强脑细胞代谢功能;② 促进 ACh 合成,增强神经兴奋传导功能。

【临床应用】 适用于急慢性脑血管病、脑外伤、各种中毒性脑病等多种原因所致的记忆减退及轻、中度脑功能障碍。也可用于儿童智能发育迟缓。

【不良反应与应用注意】 主要有消化道症状,如恶心、腹部不适等,轻重与服药剂量直接相关;中枢神经系统症状如兴奋、头晕、头痛和失眠等,但较轻微,且与服药剂量无关;停药后上述症状消失。偶见轻度转氨酶升高,与服药剂量无关。与华法林合用时,可延长凝血酶原时间,诱导血小板聚集的抑制。

(二)其他

黄嘌呤衍生物丙戊茶碱(propentofylline)、登布茶碱(denbufylline)等为磷酸二酯酶抑制剂,亦具有增强脑细胞代谢的作用。其他具有类似作用的药物尚有二苯美仑(bifemelane)、吡硫醇(pyritinol)、脑活素(cerebrolysin)等。

二、其他药物

1. 脑血管扩张药　可增强脑血液供应,改善 AD 患者的认知功能。代表药物如麦角碱类衍生物二氢麦角碱(hydergine,喜得镇)、尼麦角林(nicergoline)等;其他同类药物都可喜(duxil)等。

2. 钙离子拮抗药　尼莫地平(nimodipine)、氟桂利嗪(flunarizine)等可阻滞细胞膜二氢吡啶受体,降低细胞内钙浓度,并可选择性地扩张脑血管、增加脑血流供应。尼莫地平曾试用于早老性痴呆、血管性痴呆和其他类型痴呆以及各种原因引起的记忆障碍患者,疗效评价不一。

3. 抗自由基药　抗氧化剂和自由基清除剂可预防和保护神经细胞免受损伤,延缓 AD 发展进程。药物有司来吉兰(selegiline)、维生素 E(vitamine E)等。

4. 神经生长因子　神经生长因子(nerve growth factor,NGF)和脑源性神经营养因子(brain derived neurotrophic factor,BDNF)对基底节脑胆碱能神经元的调节和存活起重要作用,可促进神经细胞生长。需脑内注射用药。

5. 抗炎药　非甾体抗炎药在 AD 防治中发挥一定作用,双氯芬酸钠、罗非考昔及尼美舒利可减缓 AD 导致的认知功能损害,吲哚美辛可延缓 AD 发病进程。

6. 抗 β-AP 药　β-AP 是 AD 的重要病理改变,根据相应的生化机制,研制抗 β-AP 药,如 β-分泌酶抑制剂(肽类抑制剂、非肽类抑制剂及他汀类似物抑制剂等),也是 AD 治疗的一个发展方向。

本章电子课件	

◆ **本章小结**

本章主要介绍老年性痴呆的发病机制、临床应用的抗老年性痴呆药及其发展方向。具体要求如下:① 掌握:多奈哌齐、卡巴拉汀、石杉碱甲及美金刚的药理作用、临床应用及主要不良反应。② 熟悉:抗老年性痴呆药的分类及其代表药物。③ 了解:老年性痴呆的发病机制及药物研究进展。

？思考题

1. 老年性痴呆的发病机制有哪些学说?
2. 治疗老年性痴呆的药物主要有哪几类? 试列举每类的代表药物。
3. 试述多奈哌齐、卡巴拉汀及美金刚的药理作用及作用机制。
4. 试述抗老年性痴呆药的研发思路和方向。

[郭秀丽(山东大学)]

第十七章 镇 痛 药

疼痛(pain)是许多疾病的症状,是机体受到伤害性刺激时的一种保护性反应,也是诊断疾病的重要依据。缓解疼痛的药物,按其作用机制可分为两大类:一是作用于中枢神经系统,选择性消除或缓解痛觉的药物,称为镇痛药(analgesic),其特点是镇痛作用强大,反复应用易于成瘾,故又称为成瘾性镇痛药或麻醉性镇痛药,临床上主要用于剧痛;二是具有镇痛、解热、抗炎作用的非甾体抗炎药,对各种钝痛有效。

第一节 痛觉及内源性调制系统

一、疼痛信号的传递

(一)痛觉感受器和致痛物质

痛觉感受器在形态上是游离的神经末梢,是专门传递关于损伤信息的特殊纤维,也称伤害性感受器(nociceptor)。它们广泛分布于皮肤、肌肉、关节和内脏器官,特异性不如其他感受器,对各种强烈刺激如温热性刺激、电刺激也能起反应。此外,痛觉感受器还具有不易产生适应、容易引起敏感性增强的特点,具有明显的保护性意义。

痛觉感受器换能机制中最有说服力的是化学感受器假说。伤害性刺激使损伤的组织释放致痛化学物质,包括:① 损伤细胞溢出的 K^+、H^+、组胺、5-HT、ACh 和 ATP 等;② 细胞损伤后生成的缓激肽和前列腺素 E_2 等;③ 伤害性感受器释放的 P 物质等。这些致痛物质可以激活不同的受体,使伤害性感受器去极化,产生传入冲动。

(二)皮肤痛

当伤害性刺激作用于皮肤时,可先后出现两种性质不同的痛觉,即快痛和慢痛。快痛是受到刺激时立即发生的尖锐而定位明确的"刺痛",撤除刺激后便很快消失;慢痛是一种定位不明确的"烧灼痛",一般在刺激后 0.5~1.0 s 才被感觉到,疼痛强烈而难以忍受,撤除刺激后还持续几秒钟,并伴有情绪反应及心血管和呼吸等内脏反应,也可引起同一脊髓节段支配的骨骼肌发生紧张性反射。例如,骨折时可以引起周围肌肉的痉挛,这种局部制动具有一定的保护性。

(三)内脏痛

内脏痛是内脏器官受到伤害性刺激时产生的疼痛感觉。与皮肤痛相比,它具有如下特征:① 发生缓慢、疼痛持续、定位不精确。例如,腹痛时不易明确分清疼痛发生的确切部位;② 对于机械性牵拉、痉挛、缺血、炎症和化学刺激十分敏感,而对于切割、烧灼等刺激不敏感。如心肌缺血产生的心绞痛、胃肠痉挛引起的腹痛等;③ 常伴有不愉快或不安等精神感觉和出汗、恶心、血压降低等自主神经反应。

二、阿片受体与内阿片肽

1962 年我国药理学家邹冈研究发现,将微量吗啡注入兔脑室内或第三脑室周围灰质可消除疼痛反应,并率先提出吗啡镇痛的作用部位在第三脑室周围灰质(图 17-1)。1973 年 Snyder 等采用配体结合技术和放射自显影技术证实了阿片受体的存在及其与镇痛药的关系。20 世纪 90 年代阿片受体克隆成功。

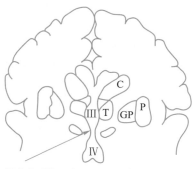

箭头表示第三脑室(Ⅲ)尾端、导水管周围灰质及第四脑室(Ⅳ)头端;C:尾核;T:丘脑;P:壳核;GP:苍白球

图 17-1　脑内吗啡镇痛作用的部位

(一) 阿片受体

阿片受体在脑内分布广泛而不均匀,受体密度较高的部位如脊髓胶质区、丘脑内侧、脑室及导水管周围灰质都是和疼痛刺激的传入、痛觉的整合及感受有关的神经结构;而受体密度最高的边缘系统以及蓝斑核,则多是与情绪及精神活动有关的脑区。中脑盖前核的阿片受体可能与缩瞳有关。延脑的孤束核处的阿片受体与药物引起的镇咳、呼吸抑制、中枢交感张力降低有关。脑干极后区、孤束核、迷走神经背核等部位的阿片受体与胃肠活动有关。肠肌本身也有阿片受体。

阿片受体包括 μ、δ、κ 三种受体,可能还包括 ε 受体和 σ 受体。每种受体又有不同的亚型,如 μ_1、μ_2、δ_1、δ_2、κ_1、κ_2、κ_3 亚型。阿片受体分类及生理效应见表 17-1。

表 17-1　阿片受体分类及生理效应

受体分类	镇痛作用部位	效应						配体的受体选择性			
		呼吸抑制	缩瞳	抑制胃肠蠕动	欣快	镇静	躯体依赖	β内啡肽	亮氨酸脑啡肽	强啡肽	吗啡、可待因
μ	脑、脊髓、外周	+++	++	++	+++	++	+++	+++	+	++	+++
δ	脊髓	++	−	++	−	−	−	+++	+++	+	+
κ	外周、脊髓	−	+	+	++	+	++	+++	+	+++	+

(二) 内阿片肽及其痛觉调制作用

阿片受体的发现提示脑内可能存在相应的内源性阿片样活性物质(endogenous opioid substance),不久即自脑内分离出两种五肽,即甲硫氨酸脑啡肽(M-enkephalin)和亮氨酸脑啡肽(L-enkephalin),它们在脑内的分布与阿片受体的分布相似,并能与阿片受体呈立体特异性结合而产生吗啡样作用,这种作用可被阿片受体拮抗剂纳洛酮所拮抗。继发现脑啡肽之后,又自垂体中分离出多种吗啡样多肽,如 β- 内啡肽(β-endorphin)、α- 内啡肽及 γ- 内啡肽等,统称为内啡肽(endorphin)。后又从脑内分离出另一类阿片肽,即强啡肽(dynorphin)。迄今已发现近 20 种作用与阿片生物碱相似的肽类,统称为内源性阿片样肽或内阿片肽(endogenous opioid peptide)。

内阿片肽可能是神经递质或神经调质(即调节神经递质释放的物质)或神经激素,在机体内起着痛觉感受的调控或内源性镇痛系统以及调节心血管及胃肠功能的生理作用。例如,在脊髓感觉神经末梢已发现阿片受体,实验资料提示伤害性刺激使脊髓初级感觉神经的传入纤维释放兴奋性递质(P 物质、谷氨酸等),激动突触后膜的相应受体,引起疼痛。另一方面,作为脑内抗痛系统的脑啡肽神经元,其末梢释放脑啡肽,作用于初级感觉神经元末梢的阿片受体,产生突触前抑制,从而减少递质释放,或作用于突触后膜阿片受体,阻止痛觉冲动传入脑内(图 17-2)。

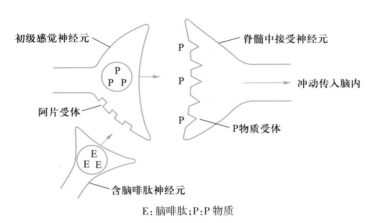

E:脑啡肽;P:P 物质

图 17-2　痛觉神经元的冲动传导及脑啡肽的抗痛机制模式图

第二节　阿片生物碱类镇痛药

阿片(opium)为罂粟科植物罂粟(*Papaver somniferum*)未成熟蒴果浆汁的干膏,含吗啡、可待因、罂粟碱等 20 余种生物碱,化学结构上分别属于菲类和异喹啉类。菲类中的吗啡在阿片中约含 10%,可待因约含 0.5%,二者均可激动阿片受体,产生镇痛作用。异喹啉类中的罂粟碱(papaverine)约占 1%,具有松弛平滑肌作用。本类镇痛药均具有吗啡的基本结构,属吗啡的衍生物,其中包括天然品和半合成药物。

(一) 吗啡

【化学结构及构效关系】　吗啡(morphine)的分子结构由四部分组成:① 保留四个双键的氢化菲核(环 A、B、C);② 与菲核环 B 相稠合的 *N*- 甲基哌啶环;③ 连接环 A 与环 C 的氧桥;④ 环 A 上的一个酚羟基与环 C 上的醇羟基。酚羟基氢原子被甲基取代,则镇痛作用减弱,如可待因;叔胺氮被烯丙基取代,则不仅镇痛作用减弱,而且成为吗啡的拮抗药,如烯丙吗啡和纳洛酮(表 17-2)。

表 17–2 吗啡及其衍生物的构效特点

药物	3 位	6 位	14 位	17 位	作用特点
吗啡	—OH	—OH		—CH$_3$	镇痛,易成瘾(激动药)
可待因	—OCH$_3$	—OH		—CH$_3$	镇痛和成瘾性减弱,镇咳(激动药)
乙基吗啡	—OC$_2$H$_5$	—OH		—CH$_3$	镇痛和成瘾性减弱(激动药)
海洛因	—OCOCH$_3$	—OCOCH$_3$		—CH$_3$	镇痛和成瘾性增强(激动药)
烯丙吗啡	—OH	—OH	—OH	—CH$_2$CH=CH$_2$	吗啡受体部分激动药
纳洛酮	—OH	=O	—OH	—CH$_2$CH=CH$_2$	吗啡受体拮抗药
纳曲酮	—OH	=O	—OH	—CH$_2$◁	吗啡受体拮抗药

【体内过程】 口服后易自胃肠道吸收,但首关消除明显,生物利用度低,故常采用注射给药。皮下注射后 30 min 已有 60% 吸收。约 1/3 与血浆蛋白结合,未结合型吗啡迅速分布于全身,仅有少量通过血脑屏障,但足以发挥中枢性药理作用。主要在肝脏内与葡萄糖醛酸结合而失效,其结合物及小量未结合的吗啡于 24 h 内大部分自肾脏排泄。血浆 $t_{1/2}$ 为 2.5~3 h。吗啡有小量经乳腺排泄,也可通过胎盘进入胎儿体内。

【药理作用】 吗啡是镇痛药的代表,主要作用于中枢神经系统及胃肠平滑肌。

1. 中枢神经系统

(1) 镇痛、镇静:吗啡模拟内阿片肽兴奋阿片受体,激活脑内"抗痛系统",阻断痛觉传导,产生强大的中枢性镇痛作用。皮下注射 5~10 mg 即能明显减轻或消除疼痛,但意识及其他感觉不受影响。吗啡对各种疼痛都有效,而对持续性慢性钝痛的效力大于间断性锐痛。吗啡还有明显镇静作用,并能消除由疼痛所引起的焦虑、紧张、恐惧等情绪反应,因而显著提高对疼痛的耐受力。随着疼痛的缓解以及对情绪的影响,可出现欣快症(euphoria)。如外界安静,则可使患者入睡。大剂量(15~20 mg)时镇痛镇静作用更明显。一次给药,镇痛作用可持续 4~5 h。

(2) 抑制呼吸:治疗量吗啡即可抑制呼吸,使呼吸频率减慢、潮气量降低;剂量增大,则抑制增强。急性中毒时呼吸频率可减慢至 3~4 次 /min。吗啡可降低延髓呼吸中枢对 CO_2 的敏感性,同时,对脑桥内呼吸调整中枢也有抑制作用。

(3) 镇咳:吗啡抑制咳嗽中枢,有镇咳作用。

(4) 催吐:吗啡兴奋延脑催吐化学感受区(CTZ),可引起恶心、呕吐。

(5) 缩瞳:吗啡可兴奋动眼神经缩瞳核,引起瞳孔缩小。针尖样瞳孔是吗啡中毒的特征。

2. 平滑肌

(1) 消化道:吗啡可兴奋胃肠平滑肌,提高其张力,甚至达到痉挛的程度。由于胃窦部及十二指肠上部张力提高,蠕动受抑制,胃排空延迟;小肠及大肠平滑肌张力提高,使推进性蠕动减弱,食糜通过延缓;回盲瓣及肛门括约肌张力提高,肠内容物通过受阻;此外,吗啡抑制消化液的分泌,使食物消化延缓;加上吗啡对中枢的抑制,使患者便意迟钝,因而可止泻和引起便秘。

(2) 胆道:治疗量吗啡引起胆道奥迪括约肌痉挛性收缩,使胆道排空受阻,胆囊内压力明显提高,可导致上腹不适甚至胆绞痛,阿托品可部分缓解之。

(3) 其他平滑肌:治疗量吗啡能提高膀胱括约肌张力,导致尿潴留;对输尿管和支气管平滑肌也有收缩作用;可降低子宫平滑肌收缩幅度和频率,延长产妇分娩产程。

3. 心血管系统   吗啡扩张阻力血管及容量血管,引起体位性低血压。其降压作用是由于使中枢交感张力降低,外周小动脉扩张所致。降压作用可部分地被抗组胺药所对抗,因而该作用可能部分地与吗啡释放组胺有关。吗啡抑制呼吸,使体内 CO_2 蓄积,故致脑血管扩张而颅内压增高。

4. 免疫系统   吗啡对免疫系统有抑制作用,可抑制淋巴细胞增殖,减少细胞因子的分泌,减弱自然杀伤细胞的细胞毒作用,抑制人类免疫缺陷病毒(HIV)蛋白诱导的免疫反应等。长期药物滥用者机体免疫功能低下,易患感染性疾病。

【临床应用】

1. 镇痛   吗啡对各种疼痛都有效,但久用易成瘾,所以除癌症剧痛可长期应用外,一般仅短期用于其他镇痛药无效时的急性锐痛,如严重创伤、烧伤等。对于心肌梗死引起的剧痛,如果血压正常,可用吗啡止痛;此外,由于吗啡有镇静及扩张血管作用,可减轻患者的焦虑情绪及心脏负担,更有利于治疗。

2. 心源性哮喘   对于左心衰竭突然发生急性肺水肿而引起的呼吸困难(心源性哮喘),除应用强心苷、氨茶碱及吸入氧气外,静脉注射吗啡常可产生良好效果。其作用机制是由于吗啡扩张外周血管,降低外周阻力,同时其镇静作用有利于消除患者的焦虑、恐惧情绪,因而可减轻心脏负荷。此外,吗啡降低呼吸中枢对 CO_2 的敏感性,使急促浅表的呼吸得以缓解。但对于休克、昏迷及严重肺功能不全者禁用。

3. 止泻   适用于急、慢性消耗性腹泻以减轻症状,可选用阿片酊或复方樟脑酊。如为细菌感染,应同时服用抗菌药。

【不良反应】

(1) 治疗量吗啡有时可引起眩晕、恶心、呕吐、便秘、排尿困难、胆绞痛、呼吸抑制、嗜睡等副作用。对支气管哮喘患者,治疗量吗啡可诱发哮喘,禁用。

(2) 连续反复多次应用吗啡易产生耐受性及成瘾,一旦停药即出现戒断症状,表现为兴奋、失眠、流泪、流涕、出汗、震颤、呕吐、腹泻,甚至虚脱、意识丧失等。若给以治疗量吗啡,则症状立即消失。成瘾者为追求吗啡的欣快症及避免停药所致戒断症状的痛苦,常不择手段获取吗啡(称为"强迫性觅药行为"),危害极大。故对吗啡等成瘾性药物应严格控制使用,并按国家颁布的《麻醉药品和精神药品管理条例》严格管理。

吗啡耐受性与成瘾性的产生主要由于神经组织对吗啡的适应性。与吗啡成瘾及戒断症状有直接联系的是蓝斑核。该神经核由去甲肾上腺素能神经元组成,且阿片受体密集;吗啡或脑啡肽均可抑制蓝斑核放电,当动物对吗啡耐受或成瘾后,该核放电也出现耐受,一旦停用吗啡则放电加速,同时出现戒断症状,提示戒断症状与蓝斑核去甲肾上腺素能神经元活动增强有关。据报道,能抑制蓝斑核放电的可乐定可缓解吗啡戒断症状。

【急性中毒】　吗啡急性中毒表现为昏迷、瞳孔极度缩小（严重缺氧时则瞳孔散大）、呼吸高度抑制、血压降低甚至休克,呼吸麻痹是致死的主要原因。吗啡所致急性中毒需用人工呼吸、给氧抢救;阿片受体拮抗剂纳洛酮对吗啡急性中毒引起的呼吸抑制有显著效果,如用药无效,则吗啡中毒的诊断可疑。

【禁忌证】　吗啡能通过胎盘或乳汁抑制胎儿或新生儿呼吸,同时能对抗催产素对子宫的兴奋作用而延长产程（原因未明）,故禁用于分娩止痛及哺乳妇女止痛。由于抑制呼吸及抑制咳嗽反射以及释放组胺而致支气管收缩,故禁用于支气管哮喘及肺心病患者。颅脑损伤所致颅内压增高的患者、肝功能严重减退患者禁用。

（二）可待因

可待因（codeine;甲基吗啡,methylmorphine）口服易吸收,大部分在肝脏内代谢,有 10% 可待因脱甲基后转变为吗啡而发挥作用。可待因的镇痛作用仅为吗啡的 1/12,镇咳作用为其 1/4,持续时间则与吗啡相似。镇静作用不明显,欣快症及成瘾性也弱于吗啡。在镇咳剂量时,对呼吸中枢抑制轻微,又无明显便秘、尿潴留及体位性低血压的副作用。临床上,可待因用于中等程度疼痛的止痛,与解热镇痛药合用有协同作用。可待因也是典型的中枢性镇咳药,用于无痰干咳及剧烈频繁的咳嗽。

第三节　人工合成镇痛药

易成瘾是吗啡的严重缺点,因此限制了其在临床上的应用。为了寻找更好的代用品,合成了哌替啶（pethidine;度冷丁,dolantin）、曲马多（tramadol）、芬太尼（fentanyl）、美沙酮（methadone）、喷他佐辛（pentazocine;镇痛新,talwin）、二氢埃托啡（dihydroetorphine）等药,它们的成瘾性均较吗啡轻。

（一）哌替啶

哌替啶为苯基哌啶衍生物,是目前我国临床最常用的人工合成镇痛药之一。

【体内过程】　口服易吸收,皮下或肌内注射后吸收更迅速,起效更快,故临床常用注射给药。血浆蛋白结合率约 60%,主要在肝脏代谢为哌替啶酸及去甲哌替啶,再以结合型或游离型自尿液排出。去甲哌替啶有中枢兴奋作用,中毒时发生惊厥可能与此有关。哌替啶血浆 $t_{1/2}$ 约 3 h。

【药理作用】

1. 中枢神经系统　与吗啡相似,作用于中枢的阿片受体而发挥作用。皮下或肌内注射后 10 min 可产生镇静、镇痛作用,但持续时间比吗啡短,为 2~4 h。镇痛效力弱于吗啡,注射 80~100 mg 哌替啶约相当于 10 mg 吗啡的镇痛效力。10%~20% 患者用药后产生欣快感。哌替啶与吗啡在等效镇痛剂量时,抑制呼吸的程度相等。对延脑 CTZ 有兴奋作用,并能增加前庭器官的敏感性,易致眩晕、恶心、呕吐。

2. 平滑肌　能中度提高胃肠道平滑肌及括约肌张力,减少推进性蠕动,但因作用时间短,故不引起便秘,也无止泻作用。能引起胆道括约肌痉挛,提高胆道内压力,但比吗啡弱。治疗量对支气管平滑肌无影响,大剂量则引起收缩。对妊娠末期子宫,不对抗催产素兴奋子宫的作用,故不延缓产程。

3. 心血管系统   治疗量可致体位性低血压,原因同吗啡。由于抑制呼吸,也能使体内 CO_2 蓄积、脑血管扩张而致颅内压升高。

【临床应用】

1. 镇痛   哌替啶对各种剧痛如创伤性疼痛、手术后疼痛、内脏绞痛、晚期癌痛都有止痛效果。但对慢性钝痛则不宜使用,因仍有成瘾性。新生儿对哌替啶抑制呼吸的作用极为敏感,故产妇于临产前 2~4 h 内不宜使用。

2. 麻醉前给药及人工冬眠   哌替啶的镇静作用可消除患者手术前紧张、恐惧情绪,减少麻醉药用量;与氯丙嗪、异丙嗪合用组成冬眠合剂,用于人工冬眠疗法。

【不良反应】   治疗量哌替啶与吗啡相似,可致眩晕、出汗、口干、恶心、呕吐、心悸及因体位性低血压而发生晕厥等。久用也可成瘾。剂量过大可明显抑制呼吸。偶可致震颤、肌肉痉挛、反射亢进甚至惊厥,中毒解救时可配合抗惊厥药。禁忌证与吗啡同。

(二) 曲马多

【体内过程】   口服吸收迅速而完全,绝对生物利用度可达 90%。口服给药后 20~30 min 起效,t_{max} 为 2 h。在肝脏内代谢,24 h 约有 80% 的本药及代谢物从肾脏排出,$t_{1/2}$ 为 6 h。

【药理作用】   该药为非阿片类中枢性镇痛药,虽也可与阿片受体结合,但其亲和力很弱,对 μ 受体的亲和力相当于吗啡的 1/6 000,对 κ 和 δ 受体的亲和力仅为 μ 受体的 1/25。曲马多为外消旋体,其(+)对映体作用于阿片受体,而(−)对映体则抑制神经元突触对去甲肾上腺素的再摄取,并增加神经元外 5- 羟色胺浓度,从而影响痛觉传递而产生镇痛作用,作用强度是吗啡的 1/10~1/8。本药无抑制呼吸作用,长期应用依赖性小。有镇咳作用,强度为可待因的 1/2。不影响组胺释放。

【临床应用】   广泛用于各种术后痛、癌痛、分娩痛等的治疗,也用于剧烈的关节痛、神经痛。

【不良反应】   治疗剂量无呼吸抑制、便秘、欣快感或心血管反应发生。长期大剂量服用可成瘾,停药后的戒断反应非常强烈,已列为二类精神药品管理,故不用于一般性疼痛。禁止与酒精、镇静药或单胺氧化酶抑制药合用,孕妇与哺乳期妇女不宜使用。

(三) 芬太尼

芬太尼的镇痛作用较吗啡强 100 倍(治疗量为吗啡 1/100),一次肌内注射 0.1 mg,15 min 起效,维持 1~2 h。可用于各种剧痛。与全身麻醉药或局部麻醉药合用可减少麻醉药用量,与氟哌利多合用有安定镇痛作用,适用于某些小手术或医疗检查。不良反应有眩晕、恶心、呕吐及胆道括约肌痉挛。大剂量产生明显肌肉僵直,纳洛酮能对抗之。静脉注射过速易抑制呼吸,应加注意。禁用于支气管哮喘、颅脑肿瘤或颅脑外伤引起昏迷的患者以及两岁以下小儿。本药成瘾性小。

(四) 美沙酮

美沙酮有左旋体和右旋体之分,左旋体较右旋体效力强 8~50 倍,药用为其消旋体。本药药理作用性质与吗啡相似,镇痛作用强度与吗啡相当,但作用持续时间明显长于吗啡。其口服与注射同样有效(吗啡口服生物利用率低)。耐受性与成瘾性发生较慢,戒断症状出现较慢而轻,且易于治疗。一次给药后，镇静作用较弱，但多次用药有显著镇静作用。抑制呼吸、缩瞳、引起便秘及升高胆道内压力都较吗啡轻。适用于创伤、手术及晚期癌症等所致剧痛，也广泛用于吗啡和海洛因成瘾者的脱毒治疗。

（五）喷他佐辛

喷他佐辛为苯并吗啡烷类衍生物，系哌啶环中 N 上甲基为异戊烯基取代而成的合成镇痛药。主要激动 κ、σ 受体，对 μ 受体表现为部分激动作用（或称为轻度阻断作用）。

【体内过程】 口服及注射后吸收均良好，肌内注射后 0.25~1 h 达血药浓度峰值。口服后，在肝脏中的首过消除显著，进入全身循环的不到 20%，故口服后需 1~3 h 才达血药浓度峰值。本药主要在肝脏内代谢，代谢速率个体差异较大，这可能是其镇痛效果个体差异大的原因。肌内注射后 $t_{1/2}$ 约 2 h；口服后作用持续 5 h 以上。

【药理作用与临床应用】 按等效剂量计算，本药的镇痛效力为吗啡的 1/3，一般皮下或肌内注射 30 mg 的镇痛效果与吗啡 10 mg 相当。其呼吸抑制作用约为吗啡的 1/2，增加剂量至 30 mg 以上呼吸抑制作用并不按比例增强；用量达 60~90 mg 时可产生精神症状，大剂量纳洛酮可对抗之。本药可减慢胃排空并延缓肠管运送肠内容物的时间，但对胆道括约肌的兴奋作用较弱，胆道内压力上升不明显。对心血管系统的作用不同于吗啡，大剂量反而增快心率，升高血压。对冠心病患者，静脉注射能提高平均主动脉压、左室舒张末期压，因而增加心脏做功量。本药能提高血浆中去甲肾上腺素水平，这与它兴奋心血管系统的作用有关。由于本药尚有一定拮抗 μ 受体的作用，因而成瘾性很小，在药政管理上已列入非麻醉品。本药能减弱吗啡的镇痛作用；对吗啡已成瘾的患者，可促进戒断症状的产生。它拮抗吗啡类抑制呼吸的作用不明显。适用于各种慢性剧痛。

【不良反应】 常见眩晕、恶心、呕吐、出汗等，剂量过大能引起呼吸抑制、血压升高、心率增快。纳洛酮能对抗其呼吸抑制的副作用。

（六）二氢埃托啡

吗啡受体激动药，为我国生产的强镇痛药。其镇痛作用是吗啡的 12 000 倍。用量小，一次 20~40 μg。镇痛作用短暂，仅 2 h 左右。小剂量间断用药不易产生耐受性，但大剂量持续用药则易出现耐受性。它也可成瘾，但较吗啡轻。常用于重度癌痛的镇痛或吗啡类毒品成瘾者的戒毒。

第四节　其他镇痛药

（一）延胡索乙素及罗通定

延胡索（*Corydalis ambigua*）为罂粟科草本植物，又名玄胡索、元胡，药用其块茎。能活血散瘀、行气止痛。《本草纲目》中曾记载"治一身上下诸痛，用之中的，妙不可言"。经研究发现所含延胡索乙素（消旋四氢巴马汀，dl-tetrahydropalmatine）有镇痛作用，有效部分为其左旋体，即罗通定（rotundine）。

口服延胡索乙素及罗通定吸收良好，镇痛作用较解热镇痛药强。研究证明其镇痛作用与脑内阿片受体无关。口服延胡索乙素 100~200 mg，10~30 min 出现镇痛作用，维持 2~5 h。对慢性持续性钝痛效果较好,对创伤或手术后疼痛或晚期癌症的止痛效果较差。可用于治疗胃肠及肝胆系统等内科疾病所引起的钝痛、一般性头痛以及脑震荡后头痛等。也可用于痛经及分娩止痛,对产程及胎儿均无不良影响。

(二) 奈福泮

奈福泮(nefopam)为一种新型的非麻醉性镇痛药,既没有非甾体抗炎药的特性,亦非阿片受体激动药。对中、重度疼痛有效,肌内注射本药 20 mg 相当于 12 mg 吗啡的效应。兼有轻度的解热和中枢性肌肉松弛作用。呼吸抑制作用较轻,对循环系统无抑制作用,无耐受和依赖性。用于术后止痛、癌痛、急性外伤痛。亦用于急性胃炎、胆道蛔虫病、输尿管结石等内脏平滑肌绞痛,局部麻醉、针麻等麻醉辅助用药。产生作用时常有瞌睡、恶心、出汗、口干、头晕、头痛等不良反应,但一般持续时间不长。过量可引起兴奋,宜用地西泮解救。心血管疾病、心肌梗死或惊厥者禁用,严重肝肾功能不全患者慎用。

(三) 高乌甲素

高乌甲素(lannaconitine,拉巴乌头碱)是由高乌头的根中分离得到的生物碱,无成瘾性,属非麻醉性镇痛药。镇痛效果与哌替啶相当,而维持时间更长。具有较强的局部麻醉、解热和抗炎作用,为轻、中度疼痛的备选药物。

第五节   阿片受体拮抗剂

(一) 纳洛酮

纳洛酮(naloxone)化学结构与吗啡极相似,主要区别为叔氮上以烯丙基取代甲基,6 位羟基变为酮基(见表 17-2)。纳洛酮对 μ、κ、δ 受体均具有竞争性阻断作用,其本身并无明显药理效应及毒性,给人注射 12 mg 后不产生任何症状,注射 24 mg 只引起轻微困倦。但对吗啡中毒者,小剂量(0.4~0.8 mg)肌内或静脉注射能迅速翻转吗啡的作用,1~2 min 就可消除呼吸抑制现象,增加呼吸频率。对吗啡成瘾者可迅速诱发戒断症状,表明纳洛酮在体内与吗啡竞争同一受体。临床适用于吗啡类镇痛药急性中毒,解救呼吸抑制及其他中枢抑制症状,可使昏迷者迅速复苏。在镇痛药的作用机制研究中,纳洛酮是重要的工具药。

(二) 纳曲酮

纳曲酮(naltrexone)的作用与纳洛酮相同,但口服生物利用度较高,作用维持时间较长。

本章电子课件

本章小结

　　本章主要介绍了以吗啡为代表的常用麻醉性镇痛药的作用、临床应用及不良反应；阿片受体拮抗药纳洛酮的作用特点及临床应用。具体要求如下：① 掌握：吗啡与哌替啶的作用、机制、临床应用、主要不良反应、急性中毒与禁忌证，可待因的临床应用。② 熟悉：曲马多、罗通定、芬太尼、美沙酮、喷他佐辛及阿片受体拮抗剂纳洛酮的作用特点及应用。③ 了解：痛觉的产生机制、阿片受体分型及内源性痛觉调制系统。

思考题

　　1. 试述吗啡的药理作用及临床用途。

　　2. 简述吗啡的镇痛作用机制及成瘾性产生的机制。

　　3. 简述吗啡治疗心源性哮喘的机制。

　　4. 与吗啡相比哌替啶的药理作用及临床用途有哪些不同？

　　5. 吗啡中毒的表现有哪些？有哪些抢救措施？

　　6. 试述喷他佐辛、曲马多的镇痛作用特点。

［**左代英（沈阳药科大学）**］

第十八章　中枢兴奋药

中枢兴奋药(central stimulants)是能提高中枢神经系统机能活动的一类药物。根据其主要作用部位可分为三类：① 主要兴奋大脑皮质的药物,如咖啡因、哌醋甲酯等；② 促脑功能恢复药物,如吡拉西坦、胞磷胆碱、甲氯芬酯等；③ 主要兴奋延脑呼吸中枢的药物,又称呼吸中枢兴奋药,如尼可刹米、二甲弗林、山梗菜碱、贝美格等。但这种分类是相对的。随着剂量的增加,其中枢作用部位也随之扩大,过量均可引起中枢各部位广泛兴奋而导致惊厥。

第一节　主要兴奋大脑皮质的药物

(一) 咖啡因

咖啡因(caffeine)为咖啡豆和茶叶的主要生物碱。此外,茶叶还含茶碱(theophylline)。咖啡因和茶碱均属黄嘌呤类,药理作用相似,但咖啡因的中枢兴奋作用较强,临床主要用作中枢兴奋药；茶碱的舒张平滑肌作用较强,主要用作平喘药。

【药理作用】

1. 中枢神经系统　对大脑皮质有兴奋作用,人服用小剂量(50~200 mg)即可使睡意消失、疲劳减轻、精神振奋、思维敏捷、工作效率提高,因此咖啡和茶叶早就成为世界性的兴奋性饮料成分。较大剂量时则直接兴奋延脑呼吸中枢和血管运动中枢,使呼吸加深加快、血压升高,在呼吸中枢受抑制时尤为明显。中毒剂量时则可兴奋脊髓,使动物发生阵挛性惊厥。与苯丙胺类药物不同,咖啡因不产生欣快感和刻板动作,戒断症状轻微,故未列入麻醉药品管理范围。

2. 心血管系统　可直接兴奋心脏、扩张血管(冠状血管、肾血管等),但此外周作用常被兴奋迷走神经及血管运动神经的中枢作用所掩盖,故无治疗意义。此外,尚可收缩脑血管,减少脑血管搏动幅度而缓解偏头痛。

3. 平滑肌　舒张支气管平滑肌和胆道平滑肌,但作用较弱。

4. 其他　尚有利尿及刺激胃酸分泌作用。

【作用机制】　咖啡因抑制磷酸二酯酶,使中枢神经、心肌、血管平滑肌和支气管平滑肌细胞内 cAMP 水平升高,而产生上述作用。也有报道称治疗量咖啡因和茶碱能在体内竞争性拮抗腺苷受体,而腺苷有镇静、抗惊厥及收缩支气管平滑肌等作用,提示咖啡因的中枢兴奋及舒张平滑肌作用可能与阻断腺苷受体有关。

【临床应用】

1. 对抗中枢抑制状态　如严重传染病、镇静催眠药过量引起的昏睡及呼吸、循环抑制等,可肌内注射苯甲酸钠咖啡因。

2. 加强药物止头痛效果　咖啡因常配伍麦角胺临床治疗偏头痛;配伍解热镇痛药治疗一般性头痛。

【不良反应】　一般少见,但剂量较大时可致激动、不安、失眠、心悸、头痛;剂量过大也可引起惊厥。婴幼儿高热时易致惊厥,应选用无咖啡因的复方解热药。

(二)哌醋甲酯

哌醋甲酯(methylphenidate;利他林,ritalin)系苯丙胺类似物,属一类精神药品。

【药理作用】　拟交感作用很弱,中枢兴奋作用较温和,能改善精神活动,解除轻度抑制及疲乏感,大剂量也能引起惊厥。

【临床应用】

1. 轻度抑郁及小儿遗尿症　因它可兴奋大脑皮质使之易被尿意唤醒。

2. 儿童多动综合征　该病是由于脑干网状结构上行激活系统内去甲肾上腺素、多巴胺、5-HT 等递质中某一种缺乏所致,哌醋甲酯能促进这类递质的释放。

【不良反应】　治疗量时较少,偶有失眠、心悸、焦虑、厌食、口干。大剂量时可使血压升高而致眩晕、头痛等。癫痫、高血压患者禁用。久用可产生耐受性,并可抑制儿童生长发育。

第二节　促脑功能恢复的药物

(一)吡拉西坦

吡拉西坦(piracetam;脑复康,acetamide pyrrolidone)系 GABA 的衍生物,直接作用于大脑前额叶皮质,提高脑组织对葡萄糖、氨基酸和磷脂的利用,促进蛋白质合成,提高大脑中 ATP/ADP 比值,具有激活、保护和修复脑细胞的作用。动物实验显示,本药能提高学习能力,延缓缺氧性记忆障碍的产生。临床广泛用于脑外伤后遗症、老年精神衰退综合征、阿尔茨海默病、脑血管意外等原因引起的思维与记忆功能减退,也可用于儿童智力低下者。对巴比妥、氰化物、CO、乙醇中毒后的意识恢复有一定疗效。偶见口干、失眠、食欲低下、呕吐等不良反应。

(二)胞磷胆碱

胞磷胆碱(citicoline)又名胞嘧啶核苷二磷酸胆碱、尼可林,为脑代谢激活剂,可作为辅酶参与磷脂酰胆碱的合成,促进卵磷脂的合成,修复受损的神经细胞膜,利于神经细胞再生;并能促进胆碱能神经合成 ACh,而增强学习记忆功能。本品还具有兴奋网状结构上行系统、促进苏醒和大脑功能恢复,降低脑血管阻力、增加脑血流量而促进脑物质代谢的作用。临床主要用于急性颅脑外伤和脑手术后的意识障碍;也适用于脑梗死、急性药物中毒、重症酒精中毒、严重感染等所致的意识障碍;还可用于轻、中度帕金森综合征和老年性痴呆的辅助治疗,改善患者的认知功能;对脑中风所致的偏瘫可逐渐恢复四肢的功能;以及用于耳鸣及神经性耳聋等。

(三) 甲氯芬酯

甲氯芬酯(meclofenoxate;氯酯醒,clophenoxine)能促进脑细胞代谢,增加糖类的利用,对中枢抑制状态的患者有兴奋作用。临床用于颅脑外伤后昏迷、脑动脉硬化及中毒所致意识障碍、儿童精神迟钝、小儿遗尿等。作用出现缓慢,需反复用药。尚未发现不良反应。

第三节　主要兴奋延脑呼吸中枢的药物

呼吸中枢兴奋药主要用于对抗中枢抑制药中毒或某些传染病引起的中枢性呼吸衰竭,选择性一般都不高,兴奋呼吸中枢的剂量与致惊厥剂量之间的安全范围较小,对深度中枢抑制的患者,大多数在不产生惊厥的剂量时往往无效,而且它们的作用时间都很短,需要反复用药才能长时间维持患者呼吸,因而很难避免惊厥的发生。所以临床应用除严格掌握剂量外,宜限于短时就能纠正的呼吸衰竭患者。采用人工呼吸机维持呼吸,远比呼吸兴奋药有效而且安全可靠。

(一) 尼可刹米

尼可刹米(nikethamide;可拉明,coramine)主要直接兴奋延脑呼吸中枢,也可刺激颈动脉窦化学感受器而反射性兴奋呼吸中枢,能提高呼吸中枢对 CO_2 的敏感性,使呼吸加深加快。但一次静脉注射作用仅维持数分钟,过量可致血压上升、心动过速、肌震颤及僵直、咳嗽、呕吐、出汗。临床常用于各种原因所致中枢性呼吸抑制。一般间歇静脉注射给药效果较好。

(二) 二甲弗林

二甲弗林(dimefline;回苏灵,remefline)直接兴奋呼吸中枢,作用强于尼可刹米、贝美格,使肺换气量及动脉 PO_2 提高,PCO_2 降低。临床用于中枢性呼吸抑制。过量可致惊厥。静脉给药需稀释后缓慢注射,并严密观察患者反应。

(三) 山梗菜碱

山梗菜碱(lobeline,洛贝林)系从山梗菜提取的生物碱,现已人工合成。它不直接兴奋延脑,而是通过刺激颈动脉窦和主动脉体的化学感受器,反射性地兴奋延脑呼吸中枢。其作用短暂,仅数分钟,但安全范围大,不易致惊厥。临床常用于治疗新生儿窒息、小儿感染性疾病引起的呼吸衰竭以及一氧化碳中毒。剂量较大可兴奋迷走神经中枢而致心动过缓、传导阻滞。过量时可因兴奋交感神经节及肾上腺髓质而致心动过速。

(四) 贝美格

贝美格(bemegride;美解眠,megimide)中枢兴奋作用迅速,维持时间短,用量过大或注射太快也可引起惊厥。可用作巴比妥类中毒解救的辅助用药。

本章电子课件

◆ *本章小结*

　　本章主要介绍了常用中枢兴奋药的作用、临床应用及不良反应。具体要求如下：① 掌握：咖啡因的作用、应用及不良反应；② 熟悉：吡拉西坦、胞磷胆碱、尼可刹米、二甲弗林、洛贝林的作用、机制及应用。

? *思考题*

　　1. 简述中枢兴奋药的分类及代表药物。
　　2. 试述咖啡因的药理作用及临床应用。
　　3. 试比较尼可刹米、二甲弗林、洛贝林的作用机制及应用特点。

[左代英（沈阳药科大学）]

第十九章　解热镇痛抗炎药与抗痛风药

解热镇痛抗炎药（antipyretic-analgesic and anti-inflammatory drug）是一类具有解热、镇痛作用的药物，其中许多药物兼有抗炎、抗风湿作用。甾体抗炎药（steroidal anti-inflammatory drug，SAID）是指糖皮质激素类药物，无解热、镇痛作用。解热镇痛抗炎药因其化学结构与肾上腺皮质激素不同，故亦称非甾体抗炎药（non-steroidal anti-inflammatory drug，NSAID）。

第一节　发热、疼痛及炎症的产生机制

一、发热及体温调节机制

人和哺乳类动物都具有相对稳定的体温（恒温动物），以适应正常生命活动的需要，而体温的相对稳定是在体温调节中枢的调控下实现的。正常成人体温维持在 37℃ 左右，昼夜上下波动不超过 1℃。当由于致热原的作用使体温调定点上移而引起调节性体温升高（超过 0.5℃）时，就称为发热（fever）。发热通常是由发热激活物（外致热原）作用于机体，激活产内生致热原细胞产生和释放内生致热原（endogenous pyrogen，EP），再经一些后继环节引起体温升高。发热激活物又称 EP 诱导物，包括外致热原和某些体内产物。其中外致热原有细菌、病毒、真菌、螺旋体、疟原虫等，而有致热作用的体内产物有抗原抗体复合物和某些类固醇类物质。

产 EP 细胞在上述发热激活物的作用下，产生和释放能引起体温升高的物质——EP，如白细胞介素 -1（interleukin-1，IL-1）、肿瘤坏死因子（tumor necrosis factor，TNF）、干扰素（interferon，IFN）、白细胞介素 -6（interleukin-6，IL-6）等。这些 EP 可能通过血脑屏障入脑，也可能通过终板血管器（organum vasculosum of lamina terminalis，OVLT）作用于体温调节中枢，或是通过迷走神经向体温调节中枢传递发热信号。但 EP 不是引起调定点上升的最终物质，它可能是首先作用于体温调节中枢，引起发热中枢介质的释放，继而引起调定点的改变。发热中枢介质可分为两类：正调节介质和负调节介质。前者包括前列腺素 E（prostaglandin E，PGE）、Na^+/Ca^{2+} 比值、环磷酸腺苷（cAMP）、促肾上腺皮质激素释放激素（corticotropin releasing hormone，CRH）和一氧化氮（nitric oxide，NO）；后者包括精氨酸升压素（arginine vasopressin，AVP）、黑素细胞刺激素（α-melanocyte-stimulating hormone，α-MSH）和膜联蛋白 A1（annexin A1）等。发热中枢介质中研究较多的是 PGE，内毒素和 EP 都能刺激下丘脑合成和释放 PGE。

发热不是体温调节障碍，而是将体温调节到较高水平。体温调节的高级中枢位于视前区 - 下丘脑前部（preoptic anterior hypothalamus，PO/AH），而延髓、脊髓等部位也对体温信息有一定程度的整合功能，被认为是体温调节的初级中枢所在。另外，大脑皮质也参与体温的行为性调节。至于体温中枢的调节方式，目前大多仍以"调定点（set point，SP）"学说来解释。该学说认为体温

调节类似于恒温器的调节,在体温调节中枢内有一个调定点,体温调节机构围绕着这个调定点来调控体温。当体温偏离调定点时,可由反馈系统(温度感受器)将偏差信息输送到控制系统,后者将这些信息综合分析,与调定点比较,然后通过对效应器(产热和散热)的调控把中心温度维持在与调定点相适应的水平。

调定点的正常设定值在37℃左右。发热时,来自体内外的发热激活物作用于产EP细胞,引起EP的产生和释放,EP再经血液循环到达颅内,在PO/AH或OVLT附近引起中枢发热介质的释放,后者相继作用于相应的神经元,使调定点上移。由于调定点高于中心温度,体温调节中枢乃对产热和散热进行调整,从而把体温升高到与调定点相适应的水平。在体温上升的同时,负调节中枢也被激活,产生负调节介质,进而限制调定点的上移和体温的上升。正负调节相互作用的结果决定体温上升的水平(图19-1)。也正因为如此,发热时体温很少超过41℃,从而避免了高热引起脑细胞损伤。这是机体的自我保护功能和自稳调节机制,具有极其重要的生物学意义。发热持续一定时间后,随着激活物被控制或消失,EP及增多的介质被清除或降解,调定点迅速或逐渐恢复到正常水平,体温也相应被调控下降至正常。

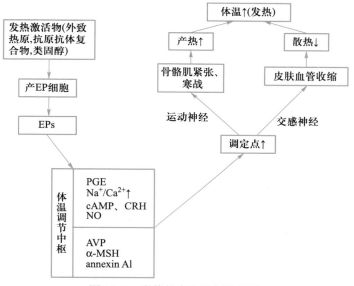

图 19-1　发热的产生机制示意图

二、疼痛的产生机制

疼痛常常是许多疾病的一种症状而被临床医生所重视。长期而剧烈的疼痛还伴有不愉快的情绪反应,并影响食欲和睡眠,必须及时使之缓解。疼痛的产生机制请参见第十七章第一节。

三、炎症反应与前列腺素

炎症是各种致炎性损害因素引起的一种常见病理过程。引起炎症的原因有多种,包括生物性、物理性和化学性等因素,但其所引起的基本病理变化与临床症状则颇相类似。炎症的基本病理变化为变质、渗出和增生,炎症的局部表现有红、肿、热、痛和功能障碍,全身症状有发热和外周血白细胞数目变化等,这些表现在急性炎症更为显著。上述病理变化和症状的出现与炎症时体内神经、体液和组织因素的改变有关,特别是与体液因素中炎症介质的形成和释放密切相关。

炎症介质(inflammatory mediator)是一组参与炎症反应并具有致炎作用的体液性物质。在致炎因素的作用下,体内产生和释放炎症介质,其特点是,它们存在于炎症组织内和炎症渗出液或血液中,将其分离纯化后应用于局部可产生致炎效应,应用抑制剂抑制其产生和释放可减轻炎症反应。已知的炎症介质有多种,前列腺素(prostaglandin,PG)在其中占重要地位。炎症局部产生的PG,其本身是一种致炎剂,除具有扩张血管和增加白细胞趋化性外,还与其他致炎物质如缓激肽、组胺和白三烯(leukotriene,LT)等有协同作用,使炎症进一步加重。

与解热镇痛抗炎药作用机制关系最为密切的是PG。PG是一组具有一个五碳环和两条侧链,共含20个碳原子的不饱和脂肪酸衍生物。根据五碳环结构的不同,可分为PGE、PGF等多种类型,根据侧链上双键数目的不同又有PGE_1和PGE_2等之别,根据主要取代基团在五碳环上位置的不同,则可分为PGα和PGβ两类。PG中与炎症关系密切的为PGE,其次是PGI和PGD。体内细胞不贮存PG,在致炎因素作用下,细胞膜上磷脂酶A_2被激活,在此酶的作用下,细胞膜磷脂被裂解生成含20个碳原子的四烯酸——花生四烯酸(arachidonic acid,AA),AA在环氧合酶(cyclooxygenase,COX)作用下形成PGG_2,PGG_2再经过氧化酶作用而形成PGH_2。PGG_2和PGH_2合称为PG环内过氧化物,两者都有收缩血管和聚集血小板的作用。PGH_2再经各种异构酶或还原酶的作用,分别形成PGD_2、PGE_2和$PGF_{2α}$。由于各种细胞具有的异构酶或还原酶不同,其产生的PG种类也不同。PGH_2在血管内皮细胞前列环素合成酶的作用下形成前列环素(prostacyclin,PGI_2),PGI_2能强烈舒张血管和抑制血小板聚集。PGH_2在血小板内和肺内血栓素合成酶作用下则形成血栓素A_2(thromboxane A_2,TXA_2),TXA_2能强烈收缩血管和聚集血小板。

AA还可在脂氧化酶作用下形成氢过氧花生四烯酸(hydroperoxyeicosate traenoic acid,HPETE),HPETE接着转变为羟化花生四烯酸(hydroxyeicosate traenoic acid,HETE)或氧化花生四烯酸的产物,此产物因主要产生于白细胞,并具有3个共轭双键,故称为白三烯。白三烯分为A、B、C、D、E等类型,在A、B等右下角加数字以表示分子中双键总数目。HPETE首先生成白三烯$-A_4$($LT-A_4$),$LT-A_4$不太稳定,经非酶促反应或酶促反应可生成$LT-B_4$、$LT-C_4$,$LT-C_4$生成$LT-D_4$,$LT-D_4$再生成$LT-E_4$(图19-2)。

已发现在炎症性损伤后不久,炎症组织内就有PG产生,目前认为PG不仅是炎症介质,也是炎症调节介质。在皮肤灼伤和关节炎的炎症渗出液中PGE的含量较高;将PGE注入皮肤后可引起局部红、肿、热、痛等炎症症状;在炎症中,各种炎症细胞特别是中性粒细胞、单核细胞和巨噬细胞都能产生和释放PGE。现在认为,低浓度PGE通过减少细胞内cAMP的含量而具有上述的促炎作用,而高浓度PGE则可通过增加细胞内cAMP的含量而具有抑炎作用。PGE在炎症中有下述作用:

(1)舒张小血管和增加微血管通透性,促成水肿:皮下注射PGE_1后可形成红斑,这是因为PGE能使微动脉舒张、毛细血管开放和血流增加。PGE除直接作用于血管平滑肌使血管舒张外,还能通过抑制交感神经末梢释放去甲肾上腺素和阻断血管α受体对肾上腺素能递质的反应来引起小血管舒张。PGE增加血管通透性的作用虽不及组胺或激肽的强,但作用维持时间较久。所以,在炎性水肿的形成上,PGE与组胺、激肽有协同作用。

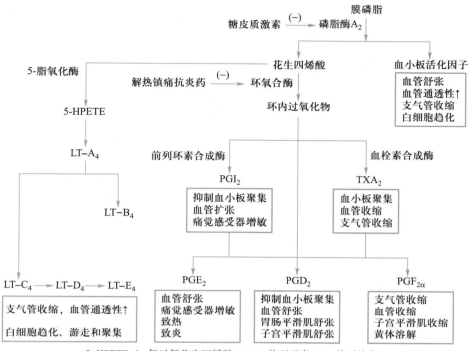

5-HPETE:5-氢过氧花生四烯酸;PGI$_2$:前列环素;PG:前列腺素;
TXA$_2$:血栓素 A$_2$;LT:白三烯

图 19-2　自膜磷脂生成的各种活性物质及抗炎药的作用部位示意图

（2）吸引中性粒细胞：与一般趋化因子相比,PGE 吸引中性粒细胞的作用较弱,只有在较高浓度时才显示趋化作用,所以 PGE 是一种弱趋化因子。

（3）致痛作用：皮下注射 PGE,在局部可产生痛觉。低浓度 PGE 主要增加痛觉感受器对疼痛的敏感性,即降低痛阈。如使低浓度的 PGE 在局部保持一定时间后,再附加本身并不引起疼痛的接触或组胺等刺激,就可产生疼痛。但高浓度 PGE 与低浓度 PGE 的作用不同,可直接刺激痛觉感受器而单独致痛。

（4）引起发热：已发现在炎症性发热时脑脊液内 PGE 含量增多,如将 PGE 直接注入动物的侧脑室内也可引起发热。致炎因素如细菌、病毒、免疫复合物等都能作为外源性致热原激活体内单核细胞、中性粒细胞等吞噬细胞合成和释放白细胞致热原(内源性致热原),后者可能促使下丘脑释放 PGE,再作用于下丘脑前部的体温调节中枢而产生发热反应。

第二节　解热镇痛抗炎药的共同作用机制

一、环氧合酶

目前认为,本类药物解热、镇痛、抗炎作用的共同作用机制是抑制花生四烯酸代谢过程中的环氧合酶(COX),使 PG 合成减少(图 19-2)。COX 有两种同工酶,分别是固有型 COX(COX-1)和诱生型 COX(COX-2)。COX-1 表达于血管、胃、肾和血小板等绝大多数组织,负责细胞间信号传递和维持细胞功能的平衡;COX-2 是在炎症环境中,以 IL-1 和 TNF 为主,刺激炎症相关细胞而诱导产生的。因此,COX-2 涉及炎症反应中炎症介质 PG 的生成。有关 COX-1 和 COX-2 的功能总结于表 19-1。

表 19-1 环氧合酶的生理学和病理学意义

	COX-1	COX-2
亚型	固有型	诱生型
来源	绝大多数组织	炎症反应细胞为主
生成条件	生理条件下	刺激后诱导生成
主要生理功能	保护胃黏膜	细胞间信号传递
	调节血小板功能	骨骼肌细胞生长
	调节外周血管阻力	分娩
	调节肾血流量和肾功能	肾脏发育
病理学	损伤早期的疼痛、风湿病	炎症反应

二、按照对 COX 选择性的药物分类

一般来说,NSAID 抑制 COX-2 产生抗炎作用,抑制 COX-1 产生胃肠道反应等不良作用。近年来,由于选择性 COX-2 抑制药的研制成功,也可依据 NSAID 对 COX-2 的选择性进行分类。有资料显示,COX-2 在分娩、骨骼肌细胞的生长等生理过程中发挥重要作用;对维持胃、肾脏的生理功能也具有一定的作用。此外,COX-1 在炎症反应中的作用尚未完全排除,因此 NSAID 对 COX-2 的选择性抑制并非越强越好。根据药物对 COX-2 和 COX-1 的 IC_{50} 的比值可将 NSAID 进行如下分类。

(1) COX 非选择性抑制药:萘普生(0.6)、氟比洛芬(1.3)、双氯芬酸(0.7)、萘丁美酮(1.4);

(2) COX-1 低选择性抑制药:布洛芬(15)、对乙酰氨基酚(7.5);

(3) COX-1 高选择性抑制药:阿司匹林(166)、吲哚美辛(60)、舒林酸(100)、托美汀(175);

(4) COX-2 选择性抑制药:塞来昔布(0.003)、罗非昔布(0.0018)、尼美舒利(<0.007)。

三、药理作用及作用机制

1. 解热作用 病理条件下,发热激活物如病原微生物(细菌、真菌和病毒)、非微生物抗原、炎症灶渗出物、致热性类固醇等,刺激机体血单核细胞和组织巨噬细胞产生并释放内生致热原(如 IL-1、TNF、IL-6 等),内生致热原在下丘脑引起 PGE 合成和释放增加,PGE 作为中枢性发热介质作用于体温调节中枢,使体温调定点升高,引起发热。NSAID 的解热作用部位是在体温调节中枢,通过抑制下丘脑 COX 而阻断 PGE 合成,使体温调节中枢的体温调定点恢复正常。因此,NSAID 只能降低发热者的体温,但不能降至正常体温以下,也不影响正常人的体温。

2. 镇痛作用　疼痛的病理过程均涉及致痛物质缓激肽、PG 的产生和释放增多。另外，PGI_2 和 PGE_2 可提高痛觉感受器对致痛物质的敏感性，加重疼痛。NSAID 通过抑制外周病变部位的 COX，使 PG 合成减少而减轻疼痛。NSAID 的镇痛作用主要在外周，也可通过脊髓和其他皮质下中枢发挥镇痛作用。该类药物仅有中等程度的镇痛作用，对慢性钝痛有效，对急性锐痛、严重创伤的剧痛、平滑肌绞痛无效。长期应用一般不产生欣快感和成瘾性。

3. 抗炎作用　NSAID 可抑制炎症部位 COX-2，使 PG 合成减少，间接发挥抑制炎症反应中的白细胞游走、聚集，减少缓激肽形成，稳定溶酶体膜并抑制溶酶体酶释放等多种作用，从而使炎症减轻。值得注意是，某些 PG 如 PGI_2 和 PGE_2 本身也具有抑制溶酶体酶释放、抑制氧自由基产生、抑制淋巴细胞激活的作用。

第三节　常用的解热镇痛抗炎药

常用的解热镇痛抗炎药按化学结构可分为水杨酸类、苯胺类、吡唑酮类、其他有机酸类及苯噻嗪类等。

一、水杨酸类

包括乙酰水杨酸（acetylsalicylic acid；阿司匹林，aspirin）和水杨酸钠（sodium salicylate）。水杨酸本身因刺激性大，仅作外用，有抗真菌及溶解角质的作用。本类药物中最常用的是乙酰水杨酸。

（一）乙酰水杨酸

【体内过程】　口服后，小部分在胃吸收，大部分在小肠吸收。0.5~2 h 血药浓度达到峰值。在吸收过程中与吸收后，迅速被胃黏膜、血浆、红细胞及肝脏中的酯酶水解为水杨酸。因此，乙酰水杨酸血药浓度低，血浆 $t_{1/2}$ 短（约 15 min）。水解后以水杨酸盐的形式迅速分布至全身组织，也可进入关节腔及脑脊液，并可通过胎盘。水杨酸与血浆蛋白结合率高，可达 80%~90%。水杨酸经肝药酶代谢，大部分代谢物与甘氨酸结合，少部分与葡萄糖醛酸结合后，自肾脏排泄。服用剂量较小时，尿液中排泄的主要是与甘氨酸或葡萄糖醛酸结合物，也有小部分以水杨酸盐排出。但当剂量大时，结合反应已饱和，就有大量水杨酸盐排出。此时，尿液 pH 的变化对水杨酸盐排泄量的影响很大，在碱性尿时可排出 85%，而在酸性尿时仅 5%。这是由于在碱性尿中水杨酸盐解离增多，重吸收减少而排出增多，尿呈酸性时则相反。故同时服用碳酸氢钠可促进排泄，降低其血中浓度。

肝脏对水杨酸的代谢能力有限。口服小剂量乙酰水杨酸（1 g 以下）时，水解生成的水杨酸量较少，其代谢按一级动力学进行，水杨酸血浆 $t_{1/2}$ 为 2~3 h；但当乙酰水杨酸剂量 ≥ 1 g 时，水杨酸生成量增多，甘氨酸、葡萄糖醛酸的结合反应已达到饱和，水杨酸的代谢即从一级动力学转变为零级动力学进行，水杨酸血浆 $t_{1/2}$ 延长为 15~30 h；如剂量再增大，血中游离水杨酸浓度将急剧上升，可突然出现中毒症状。长期大量用本药治疗风湿性及类风湿性关节炎时，为保证用药的有效性与安全性，剂量应渐增，并应根据患者用药后的反应及血药浓度监测，确定给药剂量及间隔时间,并在治疗过程中经常调整剂量。

【药理作用与临床应用】

1. 解热镇痛及抗风湿 有较强的解热、镇痛作用,常与其他解热镇痛药组成复方,用于头痛、牙痛、肌肉痛、神经痛、痛经及感冒发热等;抗炎抗风湿作用也较强,可使急性风湿热患者于24~48 h 内退热,关节红、肿及剧痛缓解,血沉下降,患者主观感觉好转。由于控制急性风湿热的疗效迅速而确实,故也可用于鉴别诊断。对类风湿性关节炎也可迅速镇痛,消退关节炎症,减轻关节损伤。用于抗风湿时最好用至最大耐受剂量,一般成人每日 3~5 g,分 4 次于饭后服用。由于新型 NSAID 不断上市,目前阿司匹林在临床上作为抗风湿药已很少用。

2. 影响血栓形成 血栓素(TXA$_2$)是强大的血小板聚集及释放 ADP 的诱导剂,口服小剂量乙酰水杨酸(每日 50~100 mg)能选择性抑制血小板中的 COX,因而减少血小板中 TXA$_2$ 的生成而具有抗血小板聚集及抗血栓形成的作用;但在大剂量时,乙酰水杨酸也能抑制血管壁中 COX,减少前列环素(PGI$_2$)的合成。PGI$_2$ 是 TXA$_2$ 的生理性拮抗剂,它的合成减少可能促进血栓形成。实验证明,血小板中 COX 对乙酰水杨酸的敏感性远较血管中 COX 为高,因而采用小剂量用于防止血栓形成。临床用于治疗缺血性心脏病,包括稳定型、不稳定型心绞痛及进展性心肌梗死患者,能降低死亡率及再梗死率。此外,用于防治血管形成术及旁路移植术后的血栓形成也有效。对一过性脑缺血发作者,服用小剂量乙酰水杨酸可防止脑血栓形成。

【不良反应】

1. 胃肠道反应 最为常见。口服可直接刺激胃黏膜,引起上腹不适、恶心、呕吐。血药浓度高则刺激延脑催吐化学感受区(CTZ),也可致恶心及呕吐。较大剂量口服(抗风湿治疗)可引起胃溃疡及不易察觉的胃出血(无痛性出血),原有溃疡患者症状加重。饭后服药、将药片嚼碎、同服抗酸药(如碳酸钙)或服用肠溶片可减轻或避免以上反应。如将 PGE$_2$ 与乙酰水杨酸同服,可减少后者引起的胃出血,其预防胃出血作用与 PGE$_2$ 的剂量成比例,提示乙酰水杨酸致溃疡可能与抑制胃黏膜合成 PG 有关。因此,胃溃疡患者禁用。

2. 凝血障碍 一般剂量乙酰水杨酸就可抑制血小板聚集,延长出血时间。大剂量(5 g/d 以上)或长期服用,还能抑制凝血酶原形成,延长凝血酶原时间,维生素 K 可以预防。严重肝损害、低凝血酶原血症、维生素 K 缺乏等均应避免服用乙酰水杨酸。手术前一周应停用。

3. 过敏反应 少数患者可出现荨麻疹、血管神经性水肿、过敏性休克。某些哮喘患者服乙酰水杨酸或其他解热镇痛药后可诱发哮喘,称为"阿司匹林哮喘(aspirin induced asthma)",它不是以抗原 – 抗体反应为基础的过敏反应,而与其抑制 PG 生物合成有关。因 PG 合成受阻,由花生四烯酸生成的白三烯以及其他脂氧酶代谢物增多,内源性支气管收缩物质居于优势,导致支气管痉挛,诱发哮喘。肾上腺素仅部分对抗"阿司匹林哮喘"。哮喘、鼻息肉及慢性荨麻疹患者禁用。

4. 水杨酸反应 乙酰水杨酸剂量过大(5 g/d)时,可出现头痛、眩晕、恶心、呕吐、耳鸣、视力和听力减退等,称为水杨酸反应,是水杨酸类中毒的表现。严重者可出现过度呼吸、酸碱平衡失调,甚至精神错乱。严重中毒者应立即停药,静脉滴注碳酸氢钠溶液以碱化尿液,加速水杨酸盐自尿液排泄。

5. 瑞氏综合征(Reye's syndrome) 患病毒性感染伴有发热的儿童或青年服用乙酰水杨酸后有发生瑞氏综合征的危险,表现为严重肝功能不良合并脑病,虽少见,但可致死,宜慎用。

【药物相互作用】　本药与双香豆素合用时,因从血浆蛋白结合部位置换后者,提高游离型双香豆素血中浓度,增强其抗凝作用,易致出血。本药也可置换甲磺丁脲,增强其降血糖作用,易致低血糖反应。与肾上腺皮质激素合用,也因蛋白置换而使激素抗炎作用增强,且诱发溃疡的作用也增强。本药妨碍氨甲蝶呤从肾小管分泌而增强其毒性。与呋塞米合用,因竞争肾小管分泌系统而使水杨酸排泄减少,造成蓄积中毒。

（二）二氟尼柳

二氟尼柳(diflunisal)与阿司匹林比较有如下特点:分子结构缺乏乙酰基,消化道刺激及耳鸣等副作用较轻,镇痛、抗炎作用较强而持久,解热作用弱,无明显抗血栓作用。主要用于类风湿性关节炎、骨关节炎以及各种轻、中度疼痛。$t_{1/2}$ 约 8 h,每次用量 500 mg,每日 2 次。

二、苯胺类

对乙酰氨基酚

对乙酰氨基酚(acetaminophen)又名扑热息痛(paracetamol),是非那西丁(phenacetin)的体内代谢物,二者都是苯胺衍生物,具有相同的药理作用。非那西丁因不良反应大,已不再单独使用,仅作为复方制剂的一种成分。

【体内过程】　口服对乙酰氨基酚和非那西丁均易吸收,血药浓度 0.5~1 h 达高峰;70%~80% 非那西丁在肝脏内迅速去乙基生成对乙酰氨基酚,其余部分则去乙酰基生成对氨基苯乙醚;约有 60% 对乙酰氨基酚与葡萄糖醛酸结合、35% 与硫酸结合,失效后经肾脏排泄;较高剂量时,有少部分对乙酰氨基酚可进一步代谢为对肝脏有毒性的羟化物。而对氨基苯乙醚也通过羟化生成某种可使血红蛋白氧化为高铁血红蛋白以及引起溶血的毒性代谢物(图 19-3)。

【药理作用】　对乙酰氨基酚的解热、镇痛作用缓和持久,强度类似乙酰水杨酸,但其抗炎作用很弱,无实际疗效。该药抑制中枢 COX 的作用强度与乙酰水杨酸相似,但在外周对此酶的抑制作用要弱得多,这可能是两种同工酶的敏感性不同所致,也是其几乎无抗炎作用的原因。

【临床应用】　用于感冒发热、关节痛、头痛、神经痛和肌肉痛等。阿司匹林过敏、消化性溃疡病、阿司匹林诱发哮喘的患者可选用对乙酰氨基酚代替阿司匹林。儿童因病毒感染引起发热、头痛需使用 NSAID 时,应首选对乙酰氨基酚,因其不诱发溃疡和瑞夷综合征。

【不良反应】　治疗量偶见过敏反应,如皮疹,严重者伴有药物热及黏膜损害。过量(成人 10~15 g)急性中毒可致肝坏死。非那西丁过量则产生高铁血红蛋白血症,出现紫绀及其他缺氧症状,还可引起溶血性贫血及肾损害。

三、吡唑酮类

本类药物包括氨基比林(aminopyrine)、保泰松(phenylbutazone)及其代谢物羟基保泰松(oxyphenbutazone,羟布宗)。氨基比林可引起致命性粒细胞缺乏症,已不再单独使用,仅用于某些复方制剂。

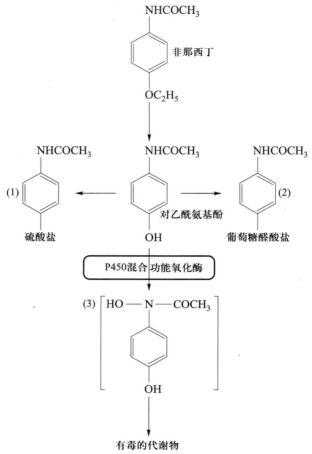

图 19-3   非那西丁及对乙酰氨基酚的体内代谢

保泰松抗炎抗风湿作用强,解热、镇痛作用较弱。较大剂量可减少肾小管对尿酸盐的重吸收,故可促进尿酸排泄。因毒性较大,一般不作解热、镇痛之用。临床主要用于其他药物无效的风湿性及类风湿性关节炎、强直性脊柱炎,对以上疾病的急性进展期疗效很好。不良反应多且严重,如溃疡、剥脱性皮炎、再生障碍性贫血等,故临床少用。

羟基保泰松除无排尿酸作用及胃肠反应较轻外,作用、用途及不良反应同保泰松。

四、吲哚乙酸类

(一) 吲哚美辛

吲哚美辛(indomethacin,消炎痛)为人工合成的吲哚衍生物。口服吸收迅速而完全,3 h 血药浓度达峰值。吸收后 90% 与血浆蛋白结合。主要在肝脏代谢,代谢物从尿液、胆汁、粪便排泄,10%~20% 以原形于尿液中排泄。血浆 $t_{1/2}$ 为 2~3 h。

【药理作用与临床应用】   吲哚美辛是最强的 COX 抑制药之一,有显著抗炎及解热作用,对炎性疼痛有明显镇痛效果。但不良反应多,故仅用于其他药物不能耐受或疗效不显著的病例。对急性风湿性及类风湿性关节炎的疗效与保泰松相似,约 2/3 患者可得到明显改善。如果连用 2~4 周仍不见效者,应改用他药。对强直性脊柱炎、骨关节炎、癌性发热及其他不易控制的发热也有效。

【不良反应】　30%~ 50% 患者用治疗量吲哚美辛后发生不良反应,约 20% 患者必须停药。大多数不良反应与剂量过大有关。

1. 胃肠道反应　见有食欲减退、恶心、腹痛;上消化道溃疡,偶可穿孔、出血;腹泻(有时因溃疡引起);还可引起急性胰腺炎。

2. 中枢神经系统　25%~ 50% 患者有前额头痛、眩晕,偶有精神失常。

3. 造血系统　可引起粒细胞减少、血小板减少、再生障碍性贫血等。

4. 过敏反应　常见皮疹,严重者哮喘。"阿司匹林哮喘"者禁用。

本药禁用于孕妇、儿童、机械操作人员、精神失常、溃疡病、癫痫、帕金森病及肾病患者。

(二) 舒林酸

舒林酸(sulindac,苏林大)的作用及应用均似吲哚美辛,但强度不及后者的一半。其特点是作用较持久,不良反应也较少。

五、邻氨基苯甲酸类

本类药包括甲芬那酸(mefenamic acid, 甲灭酸)、氯芬那酸(clofenamic acid,氯灭酸)和双氯芬酸(diclofenac),均为邻氨基苯甲酸(芬那酸)的衍生物。它们都能抑制 COX 而具有抗炎、解热及镇痛作用。

本类药与其他解热镇痛药相比并无优点。主要用于风湿性及类风湿性关节炎。甲芬那酸常见不良反应有嗜睡、眩晕、头痛、恶心、腹泻,也可发生胃肠溃疡及出血;偶致溶血性贫血及骨髓抑制、暂时性肝肾功能异常。连续用药一般不应超过一周。肝肾功能损害者及孕妇慎用。氯芬那酸不良反应较少,常见头晕及头痛。双氯芬酸的抗炎作用为芬酸类中最强者,副作用最小,偶可使肝功能异常、白细胞减少。

六、芳基烷酸类

(一) 布洛芬

布洛芬(ibuprofen,异丁苯丙酸)是苯丙酸的衍生物。口服吸收迅速,1~2 h 血药浓度达峰值,血浆 $t_{1/2}$ 为 2 h,99% 与血浆蛋白结合,可缓慢进入滑膜腔,并在此保持高浓度。口服剂量的 90% 以代谢物形式自尿液排泄。本药是有效的 COX 抑制药,具有抗炎、解热及镇痛作用,主要用于治疗风湿性及类风湿性关节炎,也可用于一般的解热、镇痛,疗效与乙酰水杨酸相似,主要特点是胃肠反应较轻,易耐受,故应用十分普遍。

不良反应有轻度消化不良、皮疹;胃肠出血不常见,但长期服用者仍应注意;偶见视力模糊及中毒性弱视,出现视力障碍者应立即停药。

(二) 萘普生及酮洛芬

萘普生(naproxen)及酮洛芬(ketoprofen)的作用及用途均与布洛芬相似,$t_{1/2}$ 分别为 12~15 h 和 2 h。

七、昔康类

昔康类属苯噻嗪类新型非甾体抗炎药，主要有吡罗昔康（piroxicam，炎痛喜康）、美洛昔康（meloxicam）和氯诺昔康（lornoxicam）。

（一）吡罗昔康

口服吸收完全，2~4 h 血药浓度达峰值。本药系非选择性 COX 抑制药，在体外抑制 COX 的效力与吲哚美辛相同。对风湿性及类风湿性关节炎的疗效与乙酰水杨酸、吲哚美辛及萘普生相同，不良反应少，患者耐受良好。其主要优点是血浆 $t_{1/2}$ 长（36~45 h），用药剂量小，每日服 1 次（20 mg）即可有效。由于本药为强效抗炎镇痛药，对胃肠道有刺激作用，剂量过大或长期服用可致消化道出血、溃疡，应予注意。

（二）美洛昔康

口服吸收完全，生物利用度达 89%，血浆蛋白结合率高（99.5% 以上），$t_{1/2}$ 约 20 h，在炎症组织中浓度高且维持时间长。本药对 COX-2 具有较高的选择性抑制作用，体外抑制 COX-2 和抑制炎症反应的作用强于吡罗昔康、吲哚美辛和双氯芬酸。与双氯芬酸相似，能缓解骨关节炎症状，对类风湿性关节炎的疗效优于吡罗昔康，且用量小，疗效恒定，作用时间长。也能显著缓解坐骨神经痛。不良反应以腹痛和消化不良为常见，胃肠道和肾功能损害的发生率明显低于常用解热镇痛药。

（三）氯诺昔康

口服本药 4 mg 血药峰浓度可达 270 μg/L，食物能明显延缓和减少其吸收。与已有昔康类药物不同，本药 $t_{1/2}$ 仅 3~5 h，且个体差异较大。与美洛昔康相似，对 COX-2 具有高度选择性抑制作用和很强的镇痛、抗炎作用，但解热作用弱。用于缓解术后疼痛、剧烈坐骨神经痛及强直性脊柱炎的慢性疼痛，其疗效与吗啡、曲马多相当。由于可激活中枢性镇痛系统，诱导体内强啡肽和 β-内啡肽的释放而产生强大镇痛效应，可替代或辅助阿片类药物用于中度至剧烈疼痛时的镇痛，且不产生镇静、呼吸抑制和依赖性等阿片类药物的不良反应。也可替代其他非甾体抗炎药用于关节炎的治疗，8 mg/d 相当于双氯芬酸 150 mg/d 的疗效。

八、选择性 COX-2 抑制剂

传统的 NSAID 可同时抑制 COX-1 和 COX-2，但由于解热、镇痛、抗炎作用主要与抑制 COX-2 有关，而同时抑制 COX-1 可导致不良反应的发生。因此，近年来，选择性 COX-2 抑制剂的开发越来越受到了关注。目前临床常用的选择性 COX-2 抑制剂有塞来昔布（celecoxib）、尼美舒利（nimesulide）等。应该注意的是，与传统的 NSAID 相比，选择性 COX-2 抑制剂对患者依然具有肾毒性，且心血管不良反应风险增大。

（一）塞来昔布

【体内过程】　口服吸收好，血浆蛋白结合率约为 97%，$t_{1/2}$ 为 10 ~12 h。主要在肝脏代谢，随尿液和粪便排泄。

【药理作用与临床应用】　对 COX-2 的抑制作用比 COX-1 高 375 倍,具有较好的解热、镇痛和抗炎作用。治疗量时对体内 COX-1 无明显影响,所以不影响 TXA_2 的合成,对血小板功能无影响,但可抑制 PGI_2 的合成,有促进血栓形成的倾向。临床主要用于风湿、类风湿性关节炎和骨关节炎的治疗,也可用于术后疼痛、痛经、牙痛等。

【不良反应】　胃肠道不良反应、出血、溃疡的发生率比传统的 NSAID 低。但严重心血管血栓事件,如心肌梗死、脑卒中等的发生风险增加,甚至可能导致死亡。此风险随着用药时间的延长而增加,因此,使用时应在最短治疗时间内使用最低有效剂量。还可见水肿、高血压、多尿和肾损害等不良反应。

(二)尼美舒利

对 COX-2 的选择性抑制作用较强,具有较好的解热镇痛抗炎作用。口服吸收迅速完全,血浆蛋白结合率为 99%,$t_{1/2}$ 为 2~3 h,生物利用度高。临床常用于类风湿性关节炎、骨关节炎、术后或创伤后疼痛、上呼吸道感染引起的发热等的治疗。尼美舒利不良反应小,偶见轻微的消化道症状,但连续应用可导致肝损伤,因此用药不应超过 15 天。因尼美舒利对儿童有中枢和肝损伤,有致儿童猝死的报道,目前已禁用于 12 岁以下儿童。

九、解热镇痛药的复方配伍

解热镇痛药复方制剂种类很多,其主要成分可分为 5 大类:① 解热镇痛药对乙酰氨基酚、阿司匹林、非那西丁、氨基比林等;② 中枢兴奋药咖啡因,可解除患者的疲乏感和嗜睡;③ 中枢抑制药苯巴比妥和巴比妥,与小剂量解热镇痛药合用呈现协同作用;④ 抗组胺药苯海拉明、氯苯那敏,可减轻感冒患者的头痛、鼻塞等;⑤ 其他:人工牛黄具解热抗炎作用;右美沙芬具中枢性镇咳作用;金刚烷胺可防治甲型流感病毒引起的呼吸道感染;伪麻黄碱具有选择性的收缩血管、消除鼻咽部黏膜充血、肿胀作用,可减轻感冒患者的鼻充血、鼻塞、流鼻涕等症状。临床常用复方制剂(成药)的组成见表 19-2 和表 19-3。

表 19-2　解热镇痛复方制剂的药物组成(一)　　　　　　　单位:mg/(片,粒)

药品名	成分							
	对乙酰氨基酚	咖啡因	氯苯那敏	人工牛黄	右美沙芬	伪麻黄碱	苯海拉明	金刚烷胺
氨咖黄敏片、胶囊(速效伤风)	250	15	1	10				
酚麻美敏片、胶囊(泰诺感冒片)	325		2		15	30		
美息伪麻(日/夜片)	325				15	30	0	
	325				15	30	25	
复方氨酚烷胺片	250	15	2	10				100
双扑伪麻片	500		2			30		
新速效伤风胶囊	250	15	2	10				100

表19-3 解热镇痛复方制剂的药物组成(二) 单位:mg/(片,粒)

药品名	成分						
	氨基比林	非那西丁	苯巴比妥	对乙酰氨基酚	阿司匹林	咖啡因	氯苯那敏
复方氨基比林片(安痛定片)	20	200	5				
复方阿司匹林片(解热止痛片)		150			220	35	
复方扑尔敏片		162			226.8	32.4	2
氨啡咖片(PPC)	100	150				45	
酚氨咖敏片	100			150		30	2
去痛片	150	150	15			50	

第四节 抗痛风药

痛风(gout)是由于嘌呤代谢紊乱,导致血中尿酸水平增高和/或尿酸排泄减少而导致尿酸盐在组织沉积的疾病,分为原发性痛风和继发性痛风两种类型。其临床特点为由高尿酸血症、尿酸盐沉积所导致反复发作的急、慢性关节炎和软组织损伤,以及尿酸性肾结石所导致的痛风性肾病。患者还可伴发肥胖、高脂血症、糖尿病、高血压病及心血管病等。处理原则是调节饮食、降低血尿酸及对症治疗。抗痛风药主要通过抑制尿酸合成或促进尿酸排泄而发挥作用,急性发作常用秋水仙碱(colchicine)、非甾体抗炎药及糖皮质激素,慢性痛风则选用别嘌醇(allopurinol,别嘌呤醇)、丙磺舒(probenecid,羧苯磺胺)、苯溴马隆(benzbromarone)等。

(一)别嘌醇

为次黄嘌呤的异构体。次黄嘌呤及黄嘌呤可被黄嘌呤氧化酶催化而生成尿酸,别嘌醇也被黄嘌呤氧化酶催化而转变成别黄嘌呤,别嘌醇及别黄嘌呤都可抑制黄嘌呤氧化酶(图19-4)。因此在别嘌醇作用下,尿酸生成及排泄都减少,避免尿酸盐微结晶的沉积,防止发展为慢性痛风性关节炎或肾病变。临床主要用于原发性和继发性高尿酸血症、痛风反复发作或慢性痛风者,也可用于痛风性肾病患者,可使症状缓解,且可减少肾脏尿酸结石的形成。别嘌醇不良反应少,偶见皮疹、胃肠反应、转氨酶升高及白细胞减少等。

(二)丙磺舒

口服吸收完全,血浆蛋白结合率为85%~95%,大部分通过肾近曲小管主动分泌而排泄,因脂溶性大,易被重吸收,故排泄较慢。本药竞争性抑制肾小管对有机酸的转运,抑制肾小管对尿酸的重吸收,增加尿酸排泄,可用于治疗慢性痛风。因无镇痛及消炎作用,故不适用于急性痛风。痛风治疗初期,由于尿酸盐自关节转运入血,可使痛风加重,增加饮水并碱化尿液可促进尿酸排泄。另外,可竞争性抑制青霉素和头孢菌素在肾小管的分泌,提高这些抗生素的血药浓度,产生协同抗菌作用。

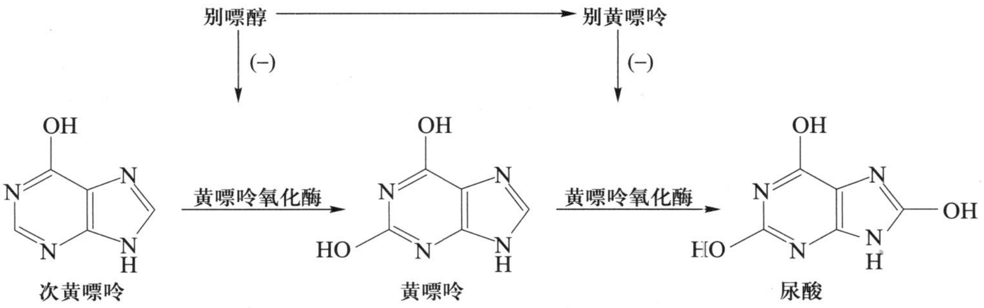

别嘌醇 ⟶ 别黄嘌呤

(−)　　　　　　　　　　　　　　(−)

OH　　　　　　　　　OH　　　　　　　　　OH

次黄嘌呤 — 黄嘌呤氧化酶 → 黄嘌呤 — 黄嘌呤氧化酶 → 尿酸

图 19-4　别嘌醇对黄嘌呤氧化酶的抑制作用

（三）苯溴马隆

口服易吸收，主要在肝脏代谢，代谢物有一定活性。本药主要通过抑制肾小管对尿酸的重吸收、增加尿酸排泄、降低血中尿酸水平而产生抗痛风作用。用药后可缓解关节红、肿、热、痛等症状，并能使痛风结节消散。临床用于治疗慢性痛风、原发性或继发性高尿酸血症。少数患者在治疗初期有头痛、恶心、腹泻等症状，继续用药可自行消失。用药期间应定期检查血常规，因少数患者在用药 3 个月后出现粒细胞减少。

（四）秋水仙碱

抑制痛风急性发作时粒细胞的浸润和吞噬功能，对急性痛风性关节炎有选择性消炎作用，用药后数小时关节红、肿、热、痛即行消退。对血中尿酸浓度及尿酸的排泄没有影响，对慢性痛风、一般性疼痛及其他类型关节炎无效。不良反应较多，常见消化道反应，中毒时出现水样腹泻及血便、脱水、休克；对肾脏及骨髓也有一定损害作用。

本章电子课件

本章小结

本章主要讲述了解热镇痛抗炎药的共同作用、作用机制及不良反应，并介绍了常用的水杨酸类、苯胺类、吡唑酮类、有机酸类、昔康类、选择性 COX-2 抑制剂等解热镇痛抗炎药，以及解热镇痛药的复方配伍规律和抗痛风药。本类药物的共同作用机制是抑制环氧合酶，使 PG 合成减少。它们均具有解热、镇痛作用。解热作用部位在中枢，使体温调节中枢的调定点恢复正常，降低发热患者的体温；镇痛作用是外周性的，无成瘾性，对头痛、牙痛、神经痛、关节痛、肌肉痛及月经痛等中等程度的钝痛效果较好，对外伤性剧痛及内脏平滑肌绞痛无效。但抗炎作用强度相差很大，以阿司匹林、保泰松、吲哚美辛、吡罗昔康、塞来昔布及尼美舒利等较强，临床常用于风湿性和类风湿性关节炎等自体免疫性疾病的对症治疗，可明显缓解红、肿、热、痛等炎症反应，但不能根除病因；而苯胺类药物几无抗炎作用。服用小剂量阿司匹林还能使血栓素 A_2 生成减少，从而抑制血小板聚集,阻止血栓形成,可用于防治心脑血管栓塞性疾病。具体要求如下:① 掌握:NSAID 的解热、镇痛和抗炎、抗风湿作用机制,乙酰水杨酸的体内过程、作用、临床应用及不良反应。② 熟悉:对乙酰氨基酚、吲哚美辛、布洛芬、吡罗昔康和塞来昔布的作用特点、临床应用及主要不良反应,常用抗痛风药的作用和应用。③ 了解:体温调节机制;花生四烯酸的代谢途径及主要代谢物的生物活性,解热镇痛药的复方配伍规律。

? 思考题

1. 简述解热镇痛抗炎药的分类及其代表药。
2. 简述解热镇痛抗炎药的共同药理作用及其作用机制。
3. 比较阿司匹林与氯丙嗪对体温影响的不同。
4. 试述阿司匹林对血栓形成的影响及其原因。
5. 简述阿司匹林有哪些药理作用及不良反应。
6. 简述对乙酰氨基酚的作用特点及不良反应。
7. 常用抗痛风药有哪些? 简述其作用特点和临床应用。

[左代英(沈阳药科大学)]

第四篇

内脏系统药物药理

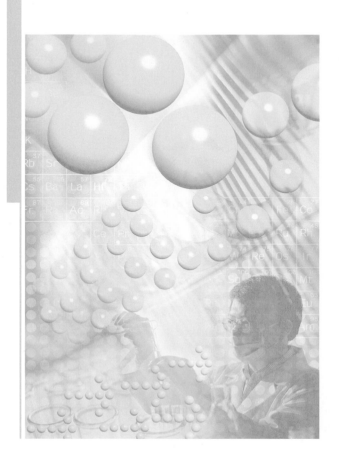

第二十章 抗心律失常药

心律失常(arrhythmia)是指心脏冲动的起源、频率、节律、传导速度的异常,此时心房、心室的正常激活和运动顺序发生障碍,使心脏泵血功能发生障碍。心律失常一般按心动频率分缓慢型和快速型。前者常用异丙肾上腺素或阿托品进行治疗,而后者的发病机制及药物治疗比较复杂,是本章讨论的重点所在。

第一节 心脏的生物电活动

一、心肌细胞的跨膜电位

不同性质不同区域的心肌细胞具有不同种类和特性的离子通道,所以不同的心肌细胞静息电位值,动作电位形状,去极化速度、幅度、持续时间等特征不尽相同(图20-1)。现以心室肌细胞为例,介绍心肌细胞的生物电活动。

1. **静息电位** 心室肌细胞的膜静息电位约 -90 mV,处于极化状态。静息期时心室肌细胞和其他非自律细胞中膜电位维持在静息水平,而在自律细胞(如浦肯野细胞)则为自发性去极,这是在多种离子流共同影响下所致,当去极达到阈电位(threshold potential)就重新激发动作电位。

2. **动作电位** 心肌细胞兴奋时,发生去极和复极,形成动作电位(图20-2)。可分为5个时相:①0相为去极,是 Na^+ 快速内流所致;②1相为快速复极初期,由 K^+ 短暂外流所致;③2相是平台期,复极过程缓慢,由 Ca^{2+} 及少量 Na^+ 内流与 K^+ 外流所致;④3相为快速复极末期,由 K^+ 外流所致;⑤4相为静息期,即复极完毕膜电位恢复后的时期。其中,0相至3相的时程合称为动作电位时程(action potential duration, APD)。

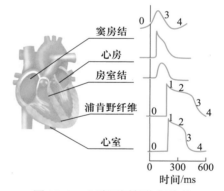

图 20-1 心脏不同部位细胞的动作电位特征

二、心肌的电生理特性

心肌的兴奋性、自律性和传导性是以心肌细胞膜的生物电活动为基础的电生理特性,多种因素能影响心脏的电生理特性而引发心律失常。

(一)心肌的兴奋性

心肌细胞的兴奋产生包括静息电位去极化到阈电位水平及有关离子通道的激活两个基本环

节,影响这两个基本过程的因素都可改变心肌的兴奋性。膜静息电位与阈电位之间的电位差距越小,则引起兴奋所需的刺激强度越小,即兴奋性越高;反之差距越大,则兴奋性越低。心肌细胞在一次兴奋过程中,兴奋性发生一系列周期性变化,这一变化是由于膜电位变化引起离子通道的激活失活状态变化的结果,这种变化在快、慢反应细胞略有不同。以心室肌细胞为例,兴奋性变化可分为以下几个时期。

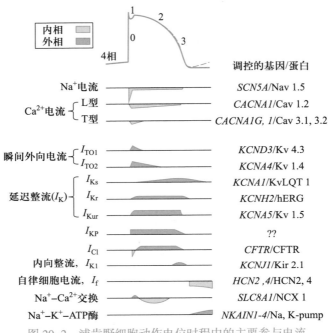

图 20-2   浦肯野细胞动作电位时程中的主要参与电流

1. 有效不应期   从动作电位 0 期去极化开始到 3 期复极至 $-60 \sim -50$ mV 时,钠通道处于完全失活状态,即使给予很强的刺激,心肌也不会产生新的动作电位,称为有效不应期(effective refractory period,ERP)。其时间长短一般与 APD 的长短变化相应,但程度可有不同。一个 APD 中,ERP 数值大,就意味着心肌不起反应的时间延长,不易发生快速型心律失常。

2. 相对不应期   从复极化 -60 mV 到 -80 mV 的时间内,若给予阈上刺激可使膜产生动作电位,该段时间称为相对不应期(relative refractory period,RRP)。在此期内,钠通道已逐渐复活,但开放能力未完全恢复正常,心肌兴奋性仍低于正常水平。

3. 超常期   膜电位由 -80 mV 恢复到 -90 mV 的这段时间内,钠通道已基本复活,由于膜电位的绝对值小于静息电位值,即与阈电位间差距小,用低于正常阈值的刺激就可引起动作电位,兴奋性高于正常,称为超常期(supranormal period)。在慢反应细胞,由于钙通道的复活速度较慢,其 ERP 延续到 4 期内,且无明显的超常期。

(二) 心肌自律性

部分心脏细胞在没有外来刺激的条件下,自动发生节律性兴奋,称为自律性细胞。根据动作电位 4 相去极化的速度,又将其分为快反应自律性细胞和慢反应自律性细胞。前者有心房传导组织、房室束和浦肯野纤维,后者有窦房结和房室结。心肌自律性的高低与以下因素有关。

1. 最大复极电位与阈电位之间的差距　最大复极电位的绝对值变小和(或)阈电位下移,二者差距减小,若4相去极化速度不变,则去极化到达阈电位所需时间缩短,自律性增高;反之则自律性降低。

2. 4相自动去极化速度　4相去极化速度加快,则去极化到达阈电位所需时间缩短,在单位时间内发生的兴奋次数增加,自律性增高;反之则自律性降低。

(三)心肌传导性

心肌细胞间传导速度的快慢取决于细胞的形态结构和电生理特征,浦肯野细胞直径大,细胞间连接紧密,缝隙连接丰富,又属于快反应细胞,所以传导速度快,达 4 m/s。而房室结正好相反,传导速度仅 0.02 m/s。

同一个心肌细胞的传导速度取决于动作电位 0 期最大去极化速度和幅度。0 期去极化的速度越快,则局部电流的形成越快,可使邻近的未兴奋细胞动作电位去极化到阈电位的时间缩短,传导越快。去极化的幅度越大,它与邻近的未兴奋细胞间的电位差越大,局部电流越强,传导速度越快。0 期去极化的速度和幅度在快反应细胞取决于钠通道的开放速度和数量,在慢反应细胞则取决于钙通道的开放速度和数量。影响钠、钙通道性质的因素将影响传导性。

三、心电图

在正常人体的每一个心动周期中,心脏各部分兴奋过程中出现的电变化传播方向、途径、次序和时间等都有一定的规律。这种生物电变化可通过导电组织和体液传播到身体表面,将测量电极放置在人体表面的一定部位能记录出来的心脏电变化曲线,就是临床上记录的体表心电图(electrocardiogram,ECG)。心电图反映心脏兴奋的产生、传导和恢复过程中的生物电变化,而与心脏的机械收缩活动无直接关系。

(一)心电图的波形及其意义

正常人典型的体表心电图由 P 波、QRS 波群和 T 波组成,有时 T 波之后出现小的 U 波(图 20-3)。心电图波形因电极放置的位置和连线方式的不同而不同,临床上对电极的放置部位和导联方式做了统一的规定。

1. P 波(P wave)　反映左右两心房的去极化过程。P 波波形小而圆钝,历时 0.08~0.11 s,波幅不超过 0.25 mV。

2. QRS 波群(QRS complex)　反映左右两心室去极化过程的电位变化。QRS 波群包括三个紧密相连的

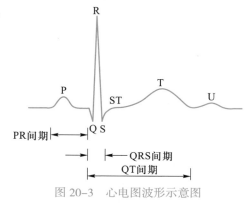

图 20-3　心电图波形示意图

电位波动:第一个向下波为 Q 波,以后是高尖向上的 R 波,最后是一个向下的 S 波。但在不同导联中,这三个波不一定都出现。正常 QRS 波群历时 0.06~0.10 s,代表心室肌兴奋扩布所需的时间;各波波幅在不同导联中变化较大。QRS 波增宽,表明兴奋在心室内传导减慢。

3. T 波（T wave）   反映心室复极过程中的电位变化，波幅一般为 0.1~0.8 mV，历时 0.05~0.25 s，其方向与 QRS 波群的主波方向一致。在 R 波较高的导联中，T 波不应低于 R 波的 1/10。

4. U 波（U wave）   是 T 波后 0.02~0.04 s 可能出现的一个低而宽的波，方向一般与 T 波一致，波宽 0.1~0.3 s，波幅大多在 0.05 mV 以下。U 波的意义和成因尚不十分清楚。

（二）心电图波形之间的时程关系及其意义

在心电图中，除了上述各波的形状有特定的意义之外，各波以及它们之间的时程关系也具有理论和实践意义。其中比较重要的有以下几项。

（1）PR 间期（PR interval）：是指从 P 波起点到 QRS 波群起点之间的时程，正常为 0.12~0.20 s。PR 间期代表由窦房结产生的兴奋经由心房、房室交界和房室束到达心室，并引起心室开始兴奋所需要的时间，故也称为房室传导时间。在房室传导阻滞时，PR 间期延长。

（2）QT 间期（QT interval）：从 QRS 波群起点到 T 波终点的时程，代表心室开始兴奋去极化到完全复极至静息状态的时间，其长短与心率呈负相关。

（3）ST 段（ST segment）：从 QRS 波群终点到 T 波起点之间的与基线平齐的线段，它代表心室各部分心肌细胞均处于动作电位的平台期（2 期），各部分之间没有电位差存在，曲线又恢复到基线水平。正常心电图上 ST 段与基线平齐。

第二节   抗心律失常药的作用机制和分类

一、心律失常的发生机制

心律失常可由心肌兴奋冲动形成障碍或（和）冲动传导障碍所引起。

（一）冲动形成障碍

1. 自律性异常   包括正常自律性改变和异常自律性形成两种情况。在交感神经活性增高、低血钾、机械牵张等条件下，自律细胞 4 相自发去极化速率加快或最大复极电位减小都会引起自律性增加，引起快速型心律失常。此外，自律性的浦肯野细胞和非自律细胞（如心房和心室肌细胞）膜电位减小到 –60 mV 或更小时，就引起 4 相自发去极化而发放冲动，冲动频率可高于窦房结频率，产生异常自律性。

2. 后去极化与触发活动   后去极化是在一个动作电位中，继 0 相去极化后所发生的去极化，其频率较快，振幅较小，膜电位不稳定，容易引起异常冲动发放，称为触发性活动（triggered activity, TA）。后去极化分早后去极化（early after-depolarization）与迟后去极化（delayed after-depolarization）两种（图 20-4）。

（1）早后去极化：发生在完全复极之前的 2 相或 3 相中，APD 过度延长时容易发生。延长 APD 的因素如药物、细胞外低钾都具有诱发早后去极化的危险。

（2）迟后去极化：发生在完全复极之后的 4 相中，是细胞内 Ca^{2+} 超载诱发的钠 – 钙交换电流。这种短暂的内向电流可引起膜去极化,当达到钠通道激活电位时,产生可扩布的动作电位。诱发迟后去极化的因素包括强心苷中毒、心肌缺血、细胞外高钙等。

(二) 冲动传导障碍

1. **单纯性传导障碍**　包括传导减慢、传导阻滞、单向传导阻滞等。单向传导阻滞的发生可能与邻近细胞不应期长短不一或病变心肌引起的传导递减有关。

2. **折返激动**(reentry)　指冲动经传导通路下传后,又可顺另一通路折回,再次兴奋原已兴奋的心肌的现象。如图 20-5 所示,正常时浦肯野纤维 AB 与 AC 两支同时传导冲动到达心室肌 BC,激发心肌兴奋,而后冲动在 BC 段内各自消失在对方的不应期中,一次下传的冲动仅引起一次心肌兴奋。如 AC 支发生病变产生单向传导阻滞,冲动不能下传,只能沿正常的 AB 支经 BC 段而逆行至 AC 支,在此得以逆行通过单向阻滞区而折回至 AB 支,然后冲动继续沿上述通路运行,形成折返。这样,一个冲动就会反复多次激活心肌,引起快速型心律失常。病理情况下的心肌传导障碍是诱发折返的重要原因。

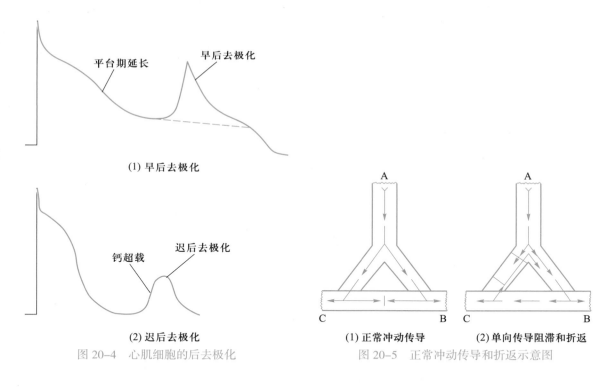

(1) 早后去极化

(2) 迟后去极化

图 20-4　心肌细胞的后去极化

(1) 正常冲动传导

(2) 单向传导阻滞和折返

图 20-5　正常冲动传导和折返示意图

二、抗心律失常药的作用机制

抗心律失常药的基本作用机制是影响心肌细胞膜的离子通道或受体,通过改变离子流等因素而改变细胞的电生理特性,针对心律失常发生的机制,可将药物的基本电生理作用概括如下。

1. **降低自律性**　抗心律失常药可通过降低动作电位 4 相斜率、提高动作电位的发生阈值、增加膜静息电位绝对值、延长 APD 等方式降低异常自律性。自律细胞 4 相斜率主要由 I_f 决定,而细胞内 cAMP 水平升高可引起 I_f 增大。β 受体阻断药可降低细胞内 cAMP 水平而减少 I_f,从而降低 4 相斜率。钠通道阻滞药抑制快反应细胞 4 相 Na^+ 内流,钙通道阻滞药抑制慢反应细胞 4 相 Ca^{2+} 内流,从而提高动作电位的发生阈值,降低自律性。腺苷和乙酰胆碱等药物促进 K^+ 外流而增大最大复极电位,使其与阈电位差距加大。钾通道阻滞药延长 APD,也能降低自律性。

2. 减少后去极化　早后去极化的发生与 APD 过度延长有关,缩短 APD 的药物可减少早后去极化。迟后去极化所致的触发活动与细胞内 Ca^{2+} 超载和短暂 Na^+ 内向电流有关,因此钙通道阻滞药和钠通道阻滞药可减少迟后去极化。

3. 改变传导性　某些促 K^+ 外流而加大最大复极电位的药物,如苯妥英钠能改善传导而取消单向阻滞,消除折返激动。某些钠通道阻滞药能减小动作电位去极化速度和幅度而减慢传导,使单向传导阻滞发展成双向阻滞,从而停止折返激动。钙通道阻滞药和肾上腺素受体阻断药可减慢房室结的传导,消除房室结折返。

4. 延长 ERP　某些钠通道阻滞药能抑制 Na^+ 通道,使其恢复开放的时间延长,使 APD 和 ERP 延长,但 ERP 延长更为明显。钙通道阻滞药和钾通道阻滞药可延长慢反应细胞的 ERP。

三、抗心律失常药的分类

Vaughan Williams 分类法根据药物主要作用通道和电生理效应,将抗心律失常药分为四类。

1. Ⅰ类——钠通道阻滞药　从药物对通道产生阻滞作用到阻滞作用解除的时间用复活时间常数($\tau_{复活}$)来表示,复活时间常数可反映钠通道阻滞药的强度。根据复活时间常数的长短,本类药物分为 A、B、C 三个亚类。

(1) I_A 类:适度阻滞钠通道,$\tau_{复活}$ 1~10 s,此类药有奎尼丁等;

(2) I_B 类:轻度阻滞钠通道,$\tau_{复活}$ <1 s,此类药有利多卡因等;

(3) I_C 类:明显阻滞钠通道,$\tau_{复活}$ >10 s,此类药有氟卡尼等。

2. Ⅱ类——β 肾上腺素受体阻断药　因阻断 β 受体而产生作用,此类药有普萘洛尔等。

3. Ⅲ类——延长 APD 药　延长 APD 及 ERP,此类药有胺碘酮等。

4. Ⅳ类——钙通道阻滞药　阻滞钙通道而抑制 Ca^{2+} 内流,此类药有维拉帕米等。

第三节　Ⅰ类药——钠通道阻滞药

一、I_A 类药

本类药能适度地阻滞 Na^+ 通道,降低 0 相上升最大速率,减慢传导速度;也能减少异位起搏细胞 4 相 Na^+ 内流而降低自律性;还可延长 APD 和 ERP,且延长 ERP 更为显著。此外,这类药还能不同程度地抑制 K^+ 和 Ca^{2+} 通道。

(一) 奎尼丁

奎尼丁(quinidine)是茜草科植物金鸡纳树(*Cinchona ledgeriana*)树皮所含的一种生物碱,是奎宁的右旋体,但无抗疟疾作用。

【药理作用】 基本作用是与 Na^+ 通道蛋白质相结合而阻滞通道,适度抑制 Na^+ 内流,发挥抗心律失常作用;轻度阻断 Ca^{2+} 内流,具有负性肌力作用。此外,奎尼丁还有抗胆碱作用和 α 受体阻断作用。

(1)降低自律性:能降低浦肯野纤维的自律性,对正常窦房结影响较小。对病态窦房结综合征者则明显降其自律性。在自主神经功能正常的条件下,通过抗胆碱作用可使窦率增加。

(2)减慢传导速度:能降低心房、心室、浦肯野纤维等的 0 相上升最大速率,因而减慢传导速度。这种作用可使病理情况下的单向传导阻滞变为双向阻滞,从而取消折返。

(3)延长不应期:阻滞 K^+ 通道,减少 K^+ 外流,延长心房、心室、浦肯野纤维的 APD 和 ERP,ERP 的延长更为明显,因而可以取消折返。该作用在心率减慢和细胞外低钾时容易诱发早后去极化。

【体内过程】 口服后吸收迅速而完全,经 1~2 h 可达血药峰浓度,生物利用度为 70%~80%。在血浆中有 80%~90% 与蛋白相结合,组织中浓度可达血药浓度的 10 倍,心肌浓度尤高。表观分布容积为 2~4 L/kg。在肝脏中代谢成 3– 羟基奎尼丁,仍有一定活性,最后经肾脏排泄。原形排泄 10%~20%。

【临床应用】 为广谱抗心律失常药,对于房性、室性及房室结性心律失常有效,临床上常用于室上性心律失常。对心房纤颤及心房扑动,目前虽多采用电转律术,但奎尼丁仍有应用价值,转律前合用强心苷和奎尼丁可以减慢心室频率,转律后用奎尼丁维持窦性节律。

【不良反应】 用药过程中约有 1/3 的患者出现各种不良反应。早期常见胃肠道反应,长期用药出现金鸡纳反应(cinchonic reaction),表现为头痛、头晕、耳鸣、视力模糊等症状。长期使用还可出现药物热、血小板减少等不良反应。

心脏毒性较为严重,包括心动过缓、房室阻滞、室内阻滞等,严重的心脏毒性为尖端扭转性室性心动过速,可能与早后去极化触发活动有关。有 2%~8% 的患者可出现 QT 间期延长。此外,奎尼丁还可以阻断 α 受体,扩张血管引起低血压。

【药物相互作用】 药物代谢酶诱导剂苯巴比妥能减弱奎尼丁的作用。奎尼丁有 α 受体阻断作用,与其他血管舒张药有相加作用;与双香豆素、华法林合用时,竞争与血浆蛋白结合,可使抗凝血作用加强。

(二)普鲁卡因胺

普鲁卡因胺(procainamide)是局部麻醉药普鲁卡因的酰胺型化合物。对房性心律失常的作用比奎尼丁弱,对室性心律失常的作用优于奎尼丁。

【药理作用】 该药能降低浦肯野纤维自律性,减慢传导速度,延长 APD、ERP。但无明显的抗胆碱作用,不阻断 α 受体。

【体内过程】 口服吸收迅速而完全,生物利用度 80%,血浆蛋白结合率约 20%,$t_{1/2}$ 为 3~6 h。在肝脏中约一半被代谢成 N– 乙酰普鲁卡因胺,30%~60% 以原形经肾脏排泄。

【临床应用】 常用于室性早搏、阵发性室性心动过速。静脉注射可抢救危急病例。

【不良反应】 长期口服较多。可出现胃肠道反应、皮疹、药物热、粒细胞减少等。大剂量有心脏抑制作用,可致窦性停搏,房室阻滞。长期使用有少数患者出现红斑性狼疮样综合征,其发生与肝脏中乙酰化反应的快慢有关,慢者容易发生。少数患者可发生再生障碍性贫血。

（三）丙吡胺

丙吡胺（disopyramide）作用与奎尼丁相似，有较强的抗胆碱作用，但不阻断 α 受体。主要用于治疗室性早搏、室性心动过速、心房颤动和扑动。主要不良反应是由较强的抗胆碱作用所引起，有口干、便秘、尿潴留、视觉障碍及中枢神经系统兴奋等。久用可引起急性心功能不全，宜慎用。

二、I_B 类药

这类药能轻度降低 0 相上升最大速率，略能减慢传导速度，也能抑制 4 相 Na^+ 内流，降低自律性。由于它们还有促进 K^+ 外流的作用，因而缩短复极过程，且以缩短 APD 较显著。本类药物有膜稳定或局麻作用。

（一）利多卡因

利多卡因（lidocaine）为酰胺类化合物，可用于局部麻醉。现介绍其抗心律失常作用。

【药理作用】 对激活和失活状态的 Na^+ 通道都有阻滞作用，当通道恢复到静息状态时，阻滞作用消除。心房肌细胞 APD 短，Na^+ 通道处于失活状态时间短，利多卡因对心房肌作用弱，主要对希 – 浦系统和心室肌发生作用。对心脏的作用是能抑制 Na^+ 内流，促进 K^+ 外流。其主要药理作用如下。

(1) 降低自律性：能降低浦肯野纤维的自律性，对窦房结没有影响，仅在其功能失常时才有抑制作用。

(2) 传导速度：对传导性的影响比较复杂。治疗浓度对浦肯野纤维动作电位 0 相去极化速度影响小，不影响传导速度。但在心肌缺血部位细胞外 K^+ 浓度升高时，利多卡因抑制浦肯野纤维动作电位 0 相去极化速度，有明显的减慢传导作用，这可能是其防止急性心肌梗死后心室纤颤的原因之一。对血 K^+ 降低者，则可以促进 K^+ 外流，使浦肯野纤维超极化而加速传导速度。高浓度（超过 10 μg/mL）则明显抑制 0 相上升速率而减慢传导。

(3) 缩短 APD：抑制参与动作电位复极 2 相的小量 Na^+ 内流，缩短浦肯野纤维及心室肌的 APD 和 ERP，且缩短 APD 更为显著，故为相对延长 ERP。

【体内过程】 口服吸收完全，但肝首关消除明显，仅约 1/3 量进入血液，因此常静脉给药。血浆蛋白结合率约 70%，在体内分布广泛，表观分布容积为 1 L/kg。在肝脏中经脱乙基化而代谢，约 10% 以原形经肾脏排泄，$t_{1/2}$ 约 2 h。静脉注射作用维持时间较短，常用静脉滴注法。

【临床应用】 主要用于室性心律失常。治疗急性心肌梗死及强心苷所致的室性早搏、室性心动过速及心室纤颤有效。

【不良反应】 可见中枢神经系统症状，有嗜睡、眩晕，过量注射引起语言障碍、惊厥，甚至呼吸抑制。剂量过大可引起窦性心动过缓、房室传导阻滞等心脏毒性。

（二）苯妥英钠

【药理作用】 苯妥英钠（phenytoin sodium）对心肌电生理作用与利多卡因相似，也仅影响希 – 浦系统，降低浦肯野纤维自律性。其能与强心苷竞争 $Na^+–K^+–ATP$ 酶，抑制强心苷中毒时迟后去极化所引起的触发活动,能改善强心苷中毒导致的房室传导阻滞。

【体内过程】 口服吸收慢且不规则,不同制剂的生物利用度显著不同,且有明显的个体差异。血浆结合率约 90%,主要在肝脏水解灭活。

【临床应用】 主要用于治疗室性心律失常,对强心苷中毒者引起的室性心律失常有效,是治疗强心苷中毒所致快速型心律失常的首选药物。也常用于心肌梗死、心脏手术、麻醉、电转律术、心导管术等所引发的室性心律失常。

【不良反应】 快速静注可引起低血压,高浓度可引起心动过缓。中枢不良反应有头昏、眩晕、震颤、共济失调等。Ⅱ、Ⅲ 度房室传导阻滞及窦性心动过缓者禁用,孕妇用药可致畸胎。

(三)美西律

美西律(mexiletine)化学结构和细胞电生理效应与利多卡因相似。口服吸收良好,作用维持 6~8 h,用于治疗室性心律失常,特别对心肌梗死急性期有效。

三、I$_C$ 类药

这类药物阻滞 Na$^+$ 通道作用强,能较强降低 0 相上升最大速率而减慢传导速度,主要影响希 - 浦系统;也抑制 4 相 Na$^+$ 内流而降低自律性;对复极过程影响很小。不良反应较严重,仅适用于其他药物无效的重度心律失常。

(一)氟卡尼

氟卡尼(flecainide)吸收迅速完全,生物利用度约 90%,主要在肝脏代谢。氟卡尼抑制希 - 浦系统的传导速度,降低自律性;缩短希氏束和浦肯野纤维的 APD;对 I_{kr}、I_{ks} 有抑制作用,能延长心室肌的 ERP、APD。主要用于室上性和室性心律失常。本药致心律失常发生率高,包括室速或室颤、房室传导阻滞、折返性心律失常和长 QT 间期综合征等,与过度抑制 I_{Na} 和 I_{kr} 有关。

(二)普罗帕酮

普罗帕酮(propafenone)口服吸收完全,用药初期首关消除明显,长期给药后首关消除减弱。$t_{1/2}$ 为 2.4~11.8 h,主要在肝脏中代谢。普罗帕酮减慢心房、心室和浦肯野纤维的传导,降低浦肯野纤维自律性,延长其 APD 和 ERP。还有弱的 β 受体阻断作用,在治疗上发挥一定的效果。不良反应有胃肠道症状,心血管系统可有房室传导阻滞、体位性低血压等,其减慢传导的作用可引发心律失常。当心电图 QRS 波加宽 20% 以上或 QT 间期明显延长者宜减量或停药。

第四节　Ⅱ 类药——β 肾上腺素受体阻断药

β 肾上腺素受体激动可增加 L- 型钙电流、起搏电流(I_f),病理条件下可触发早后去极化和迟后去极化诱导的心律失常。β 受体阻断药主要阻断心脏 β 受体而发生作用,能有效抑制 β 受体激活引起的心脏反应,如心率加快、房室传导加速等。除此之外,部分 β 受体阻断药还有钠通道阻滞作用,或是在高浓度时具有膜稳定作用。

(一) 普萘洛尔

【药理作用】　交感神经兴奋或儿茶酚胺释放增多时,心肌自律性增高,传导速度加快,不应期缩短,易引起快速性心律失常。普萘洛尔(propranolol)则能阻止这些反应。

(1) 降低自律性:降低窦房结、心房传导纤维及浦肯野纤维的自律性。在运动及情绪激动时作用明显。也能降低儿茶酚胺所导致的迟后去极化幅度而防止触发活动。

(2) 传导速度:阻断 β 受体的浓度对传导速度无明显影响。大剂量时(血药浓度达 100 ng/kg 以上)有膜稳定作用,能明显减慢房室结及浦肯野纤维的传导速度。

(3) 不应期:治疗浓度能缩短浦肯野纤维 APD 和 ERP,高浓度则延长之。对房室结 ERP 有延长作用,这和减慢传导作用一起,是普萘洛尔抗室上性心律失常的作用基础。

【临床应用】　主要用于治疗室上性过速型心律失常。对交感神经兴奋性增高、甲状腺功能亢进及嗜铬细胞瘤等引起的窦性心动过速效果好。也可用于运动或情绪变动所引发的室性心律失常。较大剂量对缺血性心脏病患者的室性心律失常有效。

【不良反应】　可致窦性心动过缓、房室传导阻滞,可能诱发心力衰竭、哮喘、低血压等,长期使用对脂质代谢和糖代谢有不良影响。

(二) 艾司洛尔

艾司洛尔(esmolol)为短效 $β_1$ 肾上腺素受体拮抗剂,具有心脏选择性,抑制窦房结和房室结的自律性、传导性。主要用于室上性心律失常,减慢心房扑动、心房颤动时的心室率。本药静脉注射后数秒起效,$t_{1/2}$ 为 9 min。不良反应有低血压、轻度抑制心肌收缩。

第五节　Ⅲ类药——延长 APD 药

Ⅲ类抗心律失常药又称为钾通道阻滞药,减少 K^+ 外流,延长心房肌、心室肌和浦肯野纤维细胞的 APD 和 ERP。

(一) 胺碘酮

【体内过程】　胺碘酮(amiodarone)口服吸收不完全,生物利用度为 40%~50%,血浆蛋白结合率约为 95%,广泛分布于脂肪组织中,半衰期长达数周,主要在肝脏代谢,经胆汁由肠道排泄。

【药理作用】　抗心律失常的作用复杂,对多种离子通道(Na^+、Ca^{2+} 及 K^+ 通道)和受体(α 和 β 受体)有阻断作用。

(1) 自律性:降低窦房结和浦肯野纤维的自律性,可能与其阻滞 Na^+ 通道和 Ca^{2+} 通道及拮抗 β 受体的作用有关。

(2) 传导速度:能减慢浦肯野纤维和房室结的传导速度,也与阻滞 Na^+、Ca^{2+} 通道有关。

(3) 不应期:可抑制多种心肌细胞膜 K^+ 通道,如 I_{Kr}、I_{Ks}、I_{TO}、I_{K1}、$I_{K(Ach)}$ 等,能较明显地抑制复极过程,延长 APD 和 ERP。长期给药可使心房肌、心室肌和浦肯野纤维的 APD 和 ERP 都显著延长。

【临床应用】 可用于各种室上性和室性心律失常。常用于顽固性心律失常,静脉注射用于控制室性心动过速和心室颤动。

【不良反应】 常见的心血管反应有心动过缓、房室传导阻滞和 QT 间期延长等。可引起甲状腺功能亢进或低下。长期用药在角膜可见黄色微粒沉着,一般不影响视力,停药后可逐渐消失。少数患者可引起间质性肺炎,形成肺纤维化。

(二) 索他洛尔

索他洛尔(sotalol)为 β 受体阻断药,因该药能明显延长 APD 而归类为 Ⅲ 类抗心律失常药。它能阻断 β 受体而降低自律性,减慢房室结传导;阻滞 K^+ 通道,明显延长心房肌、心室肌和浦肯野纤维的 APD 和 ERP。用于各种室性心律失常,也可治疗阵发性室上性心动过速及心房颤动。该药口服吸收迅速,生物利用度达 100%,$t_{1/2}$ 为 10~15 h,几乎全部以原形经肾脏排出。不良反应较少。

(三) 伊布利特

伊布利特(ibutilide)能抑制复极时 K^+ 外向电流,可延长 APD、QT 间期和心肌的 ERP。促进平台期缓慢内向 Na^+ 电流,快速转化房扑、房颤为窦性节律。促进平台期内向 Ca^{2+} 电流,也可延长 APD 和 QT 间期。该药是目前所知能使房扑、房颤快速转律的最有效药物之一。口服生物利用度低,故一般以静脉滴注,$t_{1/2}$ 为 3~6 h。用药时应备好除颤器及静脉心内膜起搏器。

第六节 Ⅳ 类药——钙通道阻滞药

本类药通过阻滞钙通道,降低窦房结自律性、减慢房室结的传导速度而发挥抗心律失常作用。

(一) 维拉帕米

【抗心律失常作用】
(1) 自律性:维拉帕米(verapamil)能阻滞 L- 型钙通道,降低窦房结动作电位 4 相去极化速度,降低自律性。
(2) 传导速度:减慢窦房结和房室结的传导速度。该作用可终止房室结折返,能防止房扑、房颤引起的心室率加快。
(3) 不应期:延长窦房结和房室结的 ERP,高浓度也能延长浦肯野纤维的 APD 和 ERP。

【临床应用】 治疗房室结折返导致的阵发性室上性心动过速效果较佳。治疗心房颤动或扑动则能减少室性频率。对心肌梗死、心肌缺血及强心苷中毒引起的室性早搏有效。

【不良反应】 口服给药安全,可出现便秘、腹胀、腹泻、头痛等。静脉给药可引起血压降低,甚至暂时窦性停搏。对窦房结疾病、房室传导阻滞及严重心功能不全者应慎用或禁用。

(二) 地尔硫䓬

地尔硫䓬(diltiazem)电生理作用与维拉帕米相似,能降低自律性,抑制房室传导。口服起效较快。可用于阵发性室上性心动过速,治疗心房颤动或扑动可使心室频率减少。

第七节　其他抗心律失常药

腺苷(adenosine)为内源性嘌呤核苷酸,作用于 G 蛋白耦联的腺苷受体,激活乙酰胆碱敏感的 K^+ 通道,降低窦房结自律性。也有阻滞钙通道的作用,可延长房室结 ERP,抑制交感神经兴奋所致的迟后去极化。静脉注射后迅速起效,$t_{1/2}$ 约 10 s。可被体内大多数组织细胞摄取,并被腺苷脱氨酶灭活,使用时需快速静脉注射给药,否则可在到达心脏前被灭活。临床主要用于终止折返性室上性心律失常。静脉注射过快可致短暂心脏停搏。治疗剂量时,大多数患者会出现胸闷、呼吸困难症状。茶碱和咖啡因能阻断腺苷受体,若合用上述药物需加大腺苷的用量。

本章电子课件	

◆ 本章小结

本章主要讲述了心肌的电生理特性、心律失常的发生机制和抗心律失常药的分类及作用机制,学习的重点在于准确地理解抗心律失常药的分类及作用机制。具体要求如下:① 掌握:抗心律失常药的分类及作用机制,奎尼丁、利多卡因、氟卡尼、普萘洛尔、胺碘酮、维拉帕米抗心律失常的药理作用、作用机制、临床应用和不良反应。② 熟悉:普鲁卡因胺、丙吡胺、苯妥英钠、美西律、普罗帕酮、索他洛尔、地尔硫䓬、腺苷等抗心律失常的药理作用、作用机制、临床应用和不良反应,心律失常的发生机制。③ 了解:心肌的电生理特性,快速型心律失常的药物选用,抗心律失常药的致心律失常作用,参与心肌细胞动作电位形成的主要电流。

？ 思考题

1. 简述参与心肌细胞动作电位形成的主要电流。
2. 简述心律失常的发生机制。
3. 简述抗心律失常药的分类及其药理作用、作用机制。每类举一代表药物说明。
4. 试述奎尼丁、利多卡因、普萘洛尔、胺碘酮、维拉帕米的主要临床应用和不良反应。

[刘培庆,李卓明(中山大学)]

第二十一章　抗慢性心功能不全药

慢性心功能不全又称慢性心力衰竭(chronic heart failure, CHF)或充血性心力衰竭(congestive heart failure),简称心衰,是各种病因引起的心脏疾病的终末阶段,在血流动力学方面表现为心脏排出量绝对或相对不足。CHF 时心脏收缩性减弱,心率加快,前、后负荷增加,氧耗量增加。临床表现为以组织血液灌流不足及肺循环和(或)体循环淤血为主要特征的一种综合征。抗慢性心功能不全药主要通过加强心肌收缩能力(正性肌力药)或减轻心脏的前后负荷(减负荷药)而发挥治疗作用。

第一节　心脏的泵血功能

一、心肌收缩的特点

心脏是一个由心肌组织构成并具有瓣膜结构的空腔器官,心脏通过节律性活动推动血液循环流动。心肌细胞的收缩原理与骨骼肌相似,但其结构和电生理特性与骨骼肌不完全相同,心肌的收缩有以下特点。

1. "全或无"收缩　相邻的心肌细胞间有称作闰盘的特殊结构,产生于心室某一处的兴奋可以在心肌细胞之间通过闰盘迅速传递,引起组成心室的所有心肌细胞几乎同步收缩。从参与活动的心肌细胞数目上看,心肌的收缩是"全或无"的,也就是说,心肌要么不产生兴奋,一旦产生则全部心肌细胞都参与收缩,各个心肌细胞收缩强度的变化是整块心肌收缩强度发生变化的唯一原因。

2. 不发生完全强直收缩　心肌细胞的有效不应期特别长,相当于整个心肌细胞的收缩期和舒张早期。正常生理情况下,心肌不可能在收缩期内再接受刺激产生收缩,即不发生完全强直收缩。心肌一次收缩后紧跟舒张期,保证心脏的泵血功能。

3. 自动节律性　心肌细胞按生理功能可分为工作心肌细胞和特殊分化细胞,特殊分化细胞分布在窦房结、房室交界、希氏束、浦肯野纤维等处,构成特殊传导系统,各部位都具有自动产生节律性兴奋的能力,以窦房结自律性最高,成为正常心脏活动的起搏点。正常生理条件下,窦房结自动去极化,产生冲动沿传导系统下传,激发心脏有规律的搏动。在某些病理状态下潜在起搏点自律性超过窦房结,则出现异常起搏机制,产生心律失常。

二、心脏泵血的机制

心脏的一次收缩和舒张构成的一个机械活动周期称为心动周期。在一个心动周期中,心房和心室均可产生收缩和舒张活动,心室肌的收缩和舒张造成室内压力变化,是导致心房和心室之间以及心室和主动脉之间产生压力梯度的主要原因,而心房的收缩和舒张产生的影响较小。压力梯度是推动血液在相应腔室之间流动的主要动力。室内压力的变化和血液的单方向流动则需要在瓣膜活动的配合下实现,当瓣膜出现功能障碍时,将影响心脏的泵血功能。

三、影响心排血量的因素

心排血量(cardiac output,CO)是指每分钟内一侧心室排血的总血液量,也称每分排血量。心排血量取决于心率和每搏排血量,影响每搏排血量和心率的因素,都将影响心排血量。

(一)影响每搏排血量的因素

1. 前负荷 是指心室舒张期所承受的负荷,可以用心室舒张末期容积来表示。根据 Starling 机制,在一定范围内,心肌收缩能力的大小随着心肌的初长度的增加而增加。心功能曲线表明,在一定范围内心室充盈增加,心肌被拉长,可以增加心肌收缩能力,增加每搏排血量。CHF 时,前负荷增加;但过度充盈时,左室舒张末期压明显升高,不仅增加心肌氧耗量,还导致肺循环及体循环淤血。

2. 心肌收缩能力 是指心肌不依赖前、后负荷而能改变其力学活动的内在特性。心肌收缩能力能受到多个因素的影响,如收缩蛋白和调节蛋白、物质代谢和能量供应、胞浆内的钙离子浓度、ATP 酶的活性等。射血相心室容积变化速率(dV/dt)、心室内压力变化速率(dp/dt)是常用的评定心肌收缩能力的指标。CHF 时心肌收缩能力下降,导致收缩功能障碍。

3. 后负荷 是指动脉血压。在心率、心室容积和收缩力不变的情况下,动脉血压升高,使等容收缩期室内压也增高,射血期缩短,同时心肌缩短的程度和速度减小,射血速度减慢,可使每搏排血量减少。后负荷对心肌收缩活动的上述影响,是一种单纯机械效应,并不是某种功能调节机制进行调节的结果。CHF 时,后负荷增加导致心排血量减少,并加重心肌负担,增加耗氧量。

(二)影响心率的因素

心率受到神经体液因素的影响。交感神经活动增强时,心率加快;迷走神经活动增强时,心率减慢。影响心率的体液因素主要有循环血液中的肾上腺素、去甲肾上腺素以及甲状腺素。此外,体温升高,心率也会加快。

第二节 心衰的病理生理及治疗药物分类

一、心衰时心肌功能和结构的变化

(一)心肌功能的变化

CHF 时由于心肌受损或心肌细胞对能量的利用发生障碍,导致心肌收缩能力下降,心率加快,前、后负荷及氧耗量增加,出现收缩和(或)舒张障碍。

(1)收缩障碍:表现为心搏出量减少,组织器官绝对或相对灌流不足。扩张型心肌病、心肌炎、心肌梗死、冠心病等所致的收缩功能障碍可用正性变力作用药治疗,也可用其他类抗 CHF 药改善收缩功能。

(2) 舒张障碍:主要是心室的充盈异常,心室顺应性降低,心室舒张受限等。高血压性心脏病、二尖瓣狭窄及冠心病所致的舒张功能障碍可用能抑制 / 逆转心肌肥厚、提高心室顺应性的抗 CHF 药物治疗。

(3) 心功能参数变化:CHF 时,多项血流动力学参数有改变,如心排血量(CO)、射血分数(ejection fraction,EF)、心室 dp/dt_{max} 均降低,左室舒张末压(left ventricular end-diastolic pressure, LVEDP)、右室舒张末压(right ventricular end-diastolic pressure,RVEDP)和右房压(right atrial pressure,RAP)升高。

(二)心脏结构的变化

1. 心肌细胞的变化　　CHF 时,多种因素可引发心肌细胞发生凋亡和(或)坏死。

2. 心肌细胞外基质的变化　　CHF 时,心肌细胞外基质(extracellular matrix,ECM)增多、堆积,胶原量增加,心肌组织纤维化,引起心脏的收缩和舒张功能障碍。Ang Ⅱ、去甲肾上腺素、内皮素等有促进 ECM 增生的作用。

3. 心肌肥厚与重构　　心肌超负荷反应的早、中期,在神经体液及其他促生长物质的影响下,出现心肌细胞肥大,细胞内收缩成分代偿性增多,是一种适应性反应。CHF 晚期为进行性恶化的过程,心肌细胞继续肥大乃至凋亡。心肌细胞肥大、成纤维细胞增多、细胞外基质增生、心肌组织纤维化导致心室形态结构改变的过程,定义为心脏重构(cardiac remodeling)。

二、心衰时神经内分泌的变化

CHF 时心脏的神经体液调节和 β 受体信号转导发生的一系列变化,在早期对维持动脉血压,保证心脑循环的正常灌注压有代偿意义,但到后期代偿失效时会使病情恶化。

(一)神经体液调节

CHF 时神经体液变化较复杂,针对这些活性物质及其受体的药物研发,是近年治疗 CHF 药物发展的新趋势。

1. 交感神经系统激活　　这是 CHF 发病过程中早期的代偿机制。患者交感神经活性增高,血中去甲肾上腺素浓度升高,从而使心肌收缩性增高,心率加快,血管收缩以维持血压。但长期的交感兴奋可使心肌氧耗量增加,后负荷增加,促进心肌肥厚,诱发心律失常甚至猝死。

2. 肾素 – 血管紧张素 – 醛固酮系统激活　　CHF 患者肾素 – 血管紧张素 – 醛固酮系统(renin-angiotensin-aldosterone system,RAAS)激活,血浆肾素活性升高,血中血管紧张素 Ⅱ (angiotensin Ⅱ,Ang Ⅱ)含量升高,使血管强烈收缩,醛固酮释放增加,促进水钠潴留。局部 RAAS 激活有促进生长因子产生、促原癌基因表达等作用,从而引起心肌肥厚和心室重构。

3. 内皮素、精氨酸升压素分泌增加　　内皮素(endothelin,ET)、精氨酸升压素(arginine vasopressin,AVP)使血管收缩,加重心脏负担;内皮素还有促生长作用,可引起心室重构。

4. 促炎症细胞因子增加　　如肿瘤坏死因子 –α(tumor necrosis factor–α,TNF–α)、白细胞介素 –1β(interleukin–1β,IL–1β),具有促进心肌肥大、加速细胞凋亡、抑制心肌收缩功能的不利作用。

5. 一氧化氮释放减少   一氧化氮（nitric oxide，NO）释放减少对心脏的保护作用减弱。

6. 保护性因子分泌增多   如心房利尿钠肽（atrial natriuretic peptide，ANP）、脑利尿钠肽（brain natriuretic peptide，BNP）、前列环素 I_2（prostaglandin I_2，PGI_2）、肾上腺髓质素（adrenomedullin，ADM），有排钠利尿、扩张血管作用，能缓解心衰的病理变化。

（二）心肌细胞 β 受体及信号转导

（1）$β_1$ 受体下调：CHF 患者心肌细胞的 $β_1$ 受体下调，是受体长期与较高浓度去甲肾上腺素相接触的结果，能减轻心肌的损害。

（2）G 蛋白耦联受体激酶活性增强：CHF 时 G 蛋白耦联受体激酶（G-protein coupled receptor kinase，GRK）活性增强，能使被激动药占领并与 G 蛋白耦联的受体磷酸化，然后抑制阻遏蛋白（arrestin）结合到磷酸化受体上，使 $β_1$ 受体与 G 蛋白脱耦联而脱敏。同时细胞中 G_s 量减少，G_i 量增多，腺苷酸环化酶（adenylate cyclase，AC）活性下降，细胞内 cAMP 含量减少，心肌收缩功能下降。

三、治疗心衰的药物

药物治疗仍然是控制 CHF 的主要手段，治疗目标在于缓解症状，提高生活质量，防止或逆转心脏重构，延长寿命。CHF 的治疗学观念从 20 世纪 40—60 年代的"心肾模式"到 70—80 年代的"循环模式"，转移到 80 年代末至今的"神经内分泌模式"。当前 CHF 的治疗策略主要是根据 CHF 病理进程中不同的神经内分泌改变环节，进行药物干预（图 21-1）。β 受体阻断药目前已被医学界确认为治疗慢性心力衰竭的基本药物之一；ACE 抑制药面市 40 余年以来，已成为治疗和预防慢性心力衰竭的基石药物；正性变力作用药虽已有 130 多年的应用历史但至今还被公认为心力衰竭治疗的一线药物，尤其适合收缩功能明显下降的心衰；利尿药仍作为心力衰竭的基本治疗药物之一。

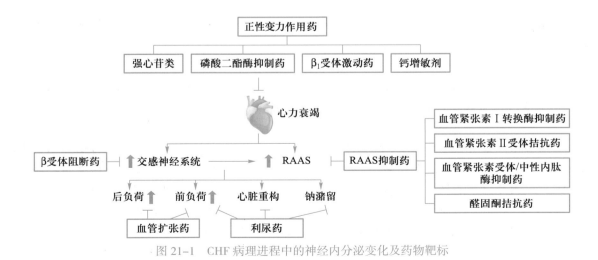

图 21-1   CHF 病理进程中的神经内分泌变化及药物靶标

根据药物的作用机制,治疗 CHF 的药物可分为以下几类:

1. 强心苷类　地高辛等。

2. 非强心苷类正性变力作用药

(1) 磷酸二酯酶抑制药:米力农等。

(2) β₁ 受体激动药:多巴酚丁胺、扎莫特罗等。

(3) 钙增敏剂:左西孟旦等。

3. 减轻负荷药

(1) 利尿药:呋塞米、氢氯噻嗪、螺内酯等。

(2) RAAS 抑制药:① 血管紧张素 I 转化酶抑制药:卡托普利等;② 血管紧张素 II 受体拮抗药:氯沙坦等;③ 醛固酮拮抗药:螺内酯;④ 血管紧张素受体 / 中性内肽酶抑制药:缬沙坦 / 沙库必曲。

(3) β 受体阻断药。

(4) 血管扩张药。

(5) 窦房结起搏电流(I_f)抑制药。

第三节　强心苷类

强心苷(cardiac glycoside)是一类有强心作用的植物来源苷类化合物,能选择性地作用于心肌。临床上主要用于治疗 CHF 及某些心律失常。常用的有地高辛(digoxin)、洋地黄毒苷(digitoxin)、毛花苷 C(lanatoside C)、毒毛花苷 K(strophanthin K)等。

【构效关系】　强心苷由糖基和苷元结合而成。糖的部分由葡萄糖或稀有的糖(如洋地黄毒糖等)组成,对药物的正性变力无根本影响,但能增强苷元的水溶性,增强苷元对心肌的亲和力并延长其作用时间。苷元是强心苷发挥正性变力作用的基本结构,由甾核与不饱和内酯环构成,甾核上 C_3、C_{14}、C_{17} 位都有重要取代基(图 21-2)。C_3 位 β 型的羟基是甾核与糖相结合的位点,脱糖后此羟基转变为 α 构型,苷元即失去强心作用;C_{14} 必须有一个 β 构型羟基,没有此羟基或差向异构为 α 构型则苷元失去强心作用;C_{17} 联结 β 构型的不饱和内酯环,该环若是饱和或被打开,也会减弱或取消苷元的正性变力作用。

【体内过程】　各种强心苷类药物有不同的药代动力学特征,在起效和作用时间上有快慢、长短之分,取决于药物的极性,而极性的高低由糖基决定。

1. 吸收　洋地黄毒苷极性低而脂溶性高,口服吸收稳定完全,生物利用度可达 90%~100%。地高辛极性略高,口服吸收略差,生物利用度 60%~80%,个体差异显著。不同片剂产品的吸收率差异更大,与地高辛原料颗粒大小和药物溶出度有关。毒毛花苷 K 结构中含多个羟基,极性高而脂溶性低,口服吸收差,因此需静脉注射给药。强心苷口服后,部分经肝与胆管进入肠道而被再吸收,形成肝肠循环。洋地黄毒苷肝肠循环较多,与其作用持久有一定关系。

2. 分布　与血浆蛋白结合比例不同。洋地黄毒苷结合较多,在肾脏、心脏、骨骼肌浓度较高。地高辛结合较少,分布于各组织中,以肾脏内浓度最高,心脏、骨骼肌中次之。

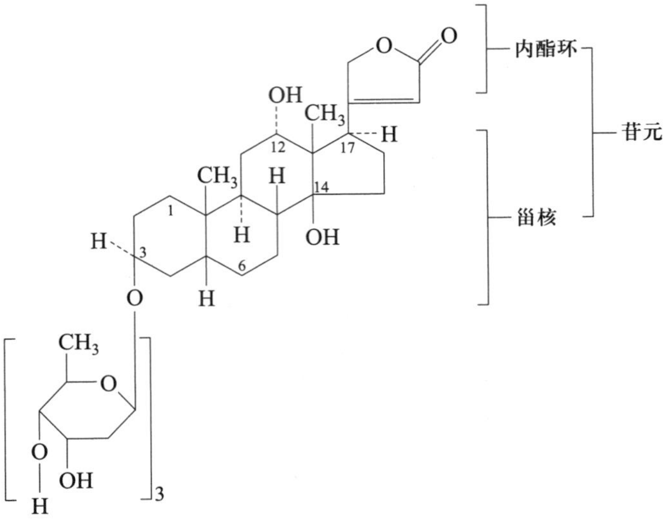

内酯环
苷元
甾核

图 21-2　强心苷化学结构示意图

3. 代谢　洋地黄毒苷脂溶性较高,易进入肝细胞,主要在肝脏代谢。它可经 P450 氧化脱糖成苷元,C_3 位羟基转为 α 构型而失活;部分为 C_{12} 位羟基化转化成地高辛仍保留活性。地高辛的代谢较少,主要被还原成二氢地高辛,继而再被脱糖,内酯环氢化,与葡萄糖醛酸结合后经肾脏排泄。毒毛花苷 K、毛花苷 C 很少在体内代谢。

4. 排泄　洋地黄毒苷的代谢物及少量原形经肾脏排泄,少量经肠道排出,可形成肝肠循环,因而排泄缓慢,作用较持久。地高辛 60%~90% 以原形经肾脏排泄。毒毛花苷 K、毛花苷 C 几乎全部以原形经肾脏排泄。

【药理作用】

1. 正性变力作用(positive inotropic action)　即选择性地加强心肌收缩能力。该作用为剂量依赖性,对心房和心室,对正常心脏和心衰心脏都有效。正性变力作用表现为心肌收缩最大张力和最大缩短速率的提高,使心肌收缩快速而有力。因此,在前、后负荷不变的条件下,心搏出量增加。从心动周期中左心室压力与容积的关系看(图 21-3),CHF 患者压力容积环明显向右上移位,说明其收缩末期和舒张末期容积都增大,压力上升,心搏出量减少。给予强心苷后则见压力容积环向左下移位,说明用药后舒张期压力与容积都下降,心搏出量增加。

强心苷只增加 CHF 患者的心搏出量而不增加正常人的心搏出量,这是因为强心苷对正常人还有收缩血管(如下肢、肠系膜血管及冠状血管等)而增

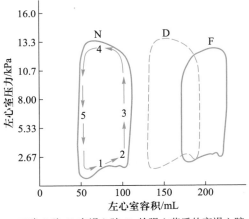

N. 正常心脏;F. 衰竭心脏;D. 给强心苷后的衰竭心脏
1. 舒张期;2. 心房收缩;3. 等容收缩;4. 射血时相;
5. 等容舒张

图 21-3　强心苷对压力容积环的影响

加外周阻力的作用,外周血管阻力的升高限制了心搏出量的增加。而在 CHF 状态下,强心苷通过反射作用使交感神经活性降低,其影响超过收缩血管的效应,因此血管阻力下降,心搏出量及组织灌流增加。

2. 负性变时作用(negative chronotropic action)　即减慢窦性频率。应用强心苷后,心排血量增加,作用于主动脉弓、颈动脉窦的压力感受器,可反射性兴奋迷走神经而使心率下降。心率减慢作用也有交感神经活性反射性降低的因素参与,主要是增敏颈动脉窦和主动脉弓压力感受器的结果。因 CHF 时感受器细胞 Na^+-K^+-ATP 酶活性增高,使细胞内 K^+ 增加,细胞膜超极化,细胞兴奋性降低,颈动脉窦和主动脉弓压力感受器的反射失敏,使交感神经活性提高。强心苷直接抑制感受器 Na^+-K^+-ATP 酶,从而恢复压力感受器的正常敏感性和反射机制。

负性变时作用对 CHF 患者有利,心率减慢可使舒张期延长,使静脉回心血量更充分而能搏出更多血液,又可获得较多的冠状动脉血液供应。但心率减慢作用并非评价疗效的必要条件,临床上常在心率减慢之前或心率并不减慢的情况下,CHF 的一些症状如水肿、呼吸急促等得到缓解。

3. 对心肌氧耗量的影响　强心苷对心肌氧耗量的影响也因心功能状态而异。对正常心脏因加强收缩性而增加氧耗量;对 CHF 患者,因心脏肥厚,心室壁肌张力也已提高,需有较多氧耗以维持较高的心室壁肌张力。强心苷的正性变力作用能使心脏容积缩小,心室壁肌张力下降,可使这部分氧耗明显减少,减少部分常超过收缩力增加所导致的氧耗增加部分,因此总的氧耗量有所降低。

4. 对心脏电生理特性的影响　强心苷类药物随剂量高低,对不同心脏组织及病变情况而有不同,产生的影响比较复杂。其主要电生理特性的影响见表 21-1。

表 21-1　强心苷对心脏的电生理特性的影响

电生理特性	窦房结	心房	房室结	浦肯野纤维
自律性	↓			↑
传导性		↑	↓	↓
有效不应期		↓		↓

(1) 降低窦房结自律性,缩短心房不应期:治疗量强心苷加强迷走神经活性,而迷走神经促进 K^+ 外流,能增加最大复极电位(负值更大),与阈电位距离加大,从而降低自律性。缩短心房不应期也由迷走神经加速 K^+ 外流所引起。

(2) 提高浦肯野纤维自律性,缩短有效不应期:心室迷走神经纤维少而基本不受其影响。强心苷通过抑制膜 Na^+-K^+-ATP 酶,使细胞内失 K^+,最大复极电位减弱(负值减少),与阈电位距离缩短,从而提高自律性。最大复极电位减小使去极化速度、幅度变小,从而缩短有效不应期。

(3) 减慢房室结传导速度:是加强迷走神经活性,减慢 Ca^{2+} 内流的结果。

5. 对心电图的影响　治疗量强心苷最早引起 T 波幅度减小、压低甚至倒置,ST 段降低呈鱼钩状。还见 PR 间期延长,反映房室传导减慢,是窦性频率减低的表现;QT 间期缩短,反映浦肯野纤维和心室肌动作电位时程缩短。中毒量强心苷会引起各种类型的心律失常,心电图检查也会发现相应变化。

　　6. 其他作用

　　(1) 对神经系统的作用:中毒量可兴奋延髓极后区催吐化学感受区而引起呕吐。严重中毒时还引起中枢神经兴奋症状,如行为、精神失常,谵妄甚至惊厥。

　　(2) 对肾脏的作用:对 CHF 患者,强心苷通过加强心肌收缩能力,增加心排血量使肾脏血流增加,产生利尿作用。对正常人或非心性水肿患者也有轻度利尿作用,是抑制肾小管细胞 Na^+-K^+-ATP 酶,减少肾小管对 Na^+ 重吸收的结果。

　　(3) 对 RAAS 的影响:强心苷可降低肾素活性,进而减少 Ang II、醛固酮含量,产生心脏保护作用。

　　【正性变力作用机制】 决定心肌收缩能力的因素包括心肌收缩蛋白及其调节蛋白,心肌能量供应,以及兴奋 – 收缩耦联的关键物质 Ca^{2+}。强心苷对前两方面并无直接影响,却能增加兴奋时心肌细胞内游离 Ca^{2+} 浓度。强心苷对心肌细胞内游离 Ca^{2+} 浓度的影响源于对细胞膜上 Na^+-K^+-ATP 酶的抑制作用,这是强心苷正性变力作用的基本机制。有观点认为 Na^+-K^+-ATP 酶就是强心苷的受体。

　　1. Na^+-K^+-ATP 酶的分子结构　Na^+-K^+-ATP 酶是一个二聚体,由 α 和 β 亚单位组成。α 亚单位是催化亚单位,贯穿膜内外两侧,相对分子质量为 112 000,约含 1 021 个氨基酸残基,有 8 个疏水性跨膜 α 螺旋段(H_1~H_8),分属于 N 端和 C 端各 1/3,中央 1/3 则折叠成巨大的结构域,其中包含 ATP 结合水解部位 501 位赖氨酸,ATP 水解成的磷酸则结合于 369 位天冬氨酸。β 亚单位是糖蛋白,相对分子质量约 35 000,可能与 α 亚单位的稳定性有关。

　　2. 强心苷作用机制　强心苷与酶的结合位点可能在 N 端 H_1-H_2 间的胞外袢上,此胞外袢能影响结合过程中的构象变化,使酶活性下降。治疗量强心苷能抑制 Na^+-K^+-ATP 酶活性约 20%,结果是细胞内 Na^+ 增多,K^+ 减少。胞内 Na^+ 量增多后,再通过 Na^+-Ca^{2+} 双向交换机制,使 Na^+ 内流减少,Ca^{2+} 外流减少,或使 Na^+ 外流增加的同时 Ca^{2+} 内流增加。其结果是细胞内 Ca^{2+} 量增加,肌浆网摄取 Ca^{2+} 也增加,储存增多。此外,细胞内 Ca^{2+} 少量增加时,能使动作电位 2 相内流的 Ca^{2+} 增多,可以促使肌浆网内的 Ca^{2+} 释放,即诱导“以钙释钙”的过程(图 21-4)。这样,在强心苷作用下,心肌细胞内可利用的 Ca^{2+} 量增加,使收缩能力加强。

　　在多种条件下,强心苷的正性变力作用与 Na^+-K^+-ATP 酶的抑制之间表现出相关性。中毒量强心苷则严重抑制 Na^+-K^+-ATP 酶,使细胞内 Na^+、Ca^{2+} 大量增加,也使细胞内 K^+ 量明显减少,可导致心肌细胞自律性增高,传导减慢,产生各种心律失常。

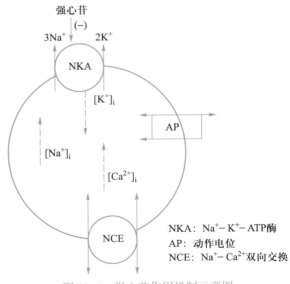

NKA: Na^+– K^+–ATP 酶
AP: 动作电位
NCE: Na^+– Ca^{2+}双向交换

图 21-4　强心苷作用机制示意图

【临床应用】 强心苷主要用于治疗 CHF 和某些心律失常。

1. 治疗 CHF 强心苷对于多种原因导致的 CHF 都有一定疗效,但对不同原因引起的 CHF 在对症治疗的效果上却有差别。它对瓣膜病、高血压、先天性心脏病等所致 CHF 疗效良好;对继发于严重贫血、甲亢及维生素 B_1 缺乏症等由于能量产生障碍导致的 CHF 则疗效较差;对肺源性心脏病、活动性心肌炎所致的 CHF 疗效差;对心肌外机械因素引起的 CHF,如严重二尖瓣狭窄及缩窄性心包炎等疗效不佳或无效,因心室舒张和充盈受阻。

强心苷治疗 CHF 的缺点为缺乏心肌松弛作用,不能纠正舒张功能障碍。

2. 治疗心律失常

(1)心房颤动:心房颤动的危害在于心房过多冲动可下传到达心室,引起心室频率过快,影响心脏的排血,导致严重循环障碍。强心苷抑制房室传导,使较多冲动不能通过房室结下达心室而隐匿在房室结中,使心室率减慢,从而改善循环障碍。因此,虽然强心苷对多数患者并不能消除心房颤动,但仍是临床上治疗心房颤动的常用药物。

(2)心房扑动:与心房颤动相比,心房扑动的冲动较强而规则,易于传入心室,使室率过快而难以控制。强心苷的治疗价值在于,能缩短心房不应期,使心房扑动转为心房颤动,然后再发挥治疗心房颤动的作用。部分病例在转为心房颤动后,停用强心苷,有可能恢复窦性节律,是因为停用后取消了强心苷缩短心房不应期的作用,意味着相对地延长不应期而停止折返,可以恢复窦性节律。

(3)阵发性室上性心动过速:临床有效但已少用。强心苷通过增强迷走神经兴奋性,降低心房自律细胞的自律性来终止室上性心动过速。

【不良反应】 强心苷治疗安全范围小,有效血药浓度接近中毒血药浓度,不良反应发生率较高。而且多种诱发因素可致强心苷中毒,如低血钾、低血镁、高血钙、心肌缺血缺氧、肾功能不全以及药物相互作用等,因此强心苷中毒的发生率较高。中毒症状与心功能不全的症状也容易混淆,给中毒的鉴别增加了难度。

1. 胃肠道反应 在强心苷中毒早期常见厌食、恶心、呕吐、腹泻等胃肠道反应,这是强心苷兴奋延髓催吐化学感受区的结果。应注意与强心苷用量不足未能有效纠正心衰而出现的胃肠道症状相区别。

2. 中枢神经系统反应 有眩晕、头痛、疲倦、失眠、谵妄等。还有黄视症、绿视症等药物中毒特征性视觉障碍。

3. 心毒性反应 可出现不同程度的各种心律失常,是强心苷最严重的中毒反应。常见且发生较早的是室性早搏,约占心脏反应的 1/3;其他依次为房室阻滞、房室结性心动过速、房室结节律、房性过速兼房室阻滞、室性过速、窦性停搏。这些心律失常由药物三方面作用所引起:① 浦肯野纤维自律性增高及迟后去极化所导致的异位节律的出现;② 抑制房室结传导性;③ 降低窦房结自律性。

【毒性作用的防治】 各种强心苷有相似的毒性反应,多为可逆性的,及时停药,血药浓度下降后可消失。根据心电图的变化与临床症状可作出中毒的初步判断,监测强心苷血药浓度则有助于及早发现。地高辛浓度在 3.0 ng/mL,洋地黄毒苷在 45 ng/mL 以上可诊断为中毒。预防措施包括:

(1)警惕中毒的先兆症状,注意避免诱发因素如低血钾、高血钙、低血镁、心肌缺氧等。

(2) 解救强心苷中毒,首先停用强心苷。对强心苷中毒所致的快速型心律失常,可视中毒轻重适量口服或者静脉滴注氯化钾。对严重的快速型心律失常,还应使用苯妥英钠或者利多卡因。苯妥英钠不仅有抗心律失常作用,还能与强心苷竞争 Na^+-K^+-ATP 酶,恢复该酶的活性,因而可作为首选药物。对强心苷中毒引起的缓慢型心律失常,不能补钾盐,否则可致心脏停搏,可用 M 受体阻断药阿托品静脉注射治疗。对危及生命的严重地高辛中毒者,应静脉注射地高辛抗体 Fab 片段。地高辛抗体 Fab 片段对强心苷有高度的选择性和强大的亲和力,能使强心苷自 Na^+-K^+-ATP 酶的结合中解离出来,对严重中毒有明显效果。

【给药方法】

1. 负荷量法　短期内给较大剂量以出现足够疗效,再逐日给维持量以补充每日消除的剂量。此法显效快,但易导致中毒,现已少用。

2. 维持量法　每日给予小剂量维持,经 4~5 个半衰期,血药浓度逐步达到稳态发挥治疗作用。

【药物相互作用】

(1) 消胆胺、新霉素在肠中与地高辛结合,妨碍其吸收,降低血药浓度。

(2) 奎尼丁能使患者的地高辛血药浓度提高,是奎尼丁与地高辛竞争和组织蛋白结合的结果,提高的程度与奎尼丁剂量有关,合并用药时宜酌减地高辛用量。

(3) 维拉帕米能抑制地高辛从肾小管分泌,减少消除,也能升高地高辛的血药浓度。

第四节　非强心苷类正性变力药

一、磷酸二酯酶抑制药

磷酸二酯酶(phosphodiesterase,PDE)是 cAMP 降解酶,PDE-Ⅲ是心脏中降解 cAMP 的主要亚型,抑制酶活性将增加心肌细胞内 cAMP 的含量,并通过蛋白激酶 A 使钙通道磷酸化,促进钙内流,产生正性变力作用。此外 cAMP 堆积具有舒张血管作用,能降低心脏负荷。临床应用已证明 PDE-Ⅲ抑制药能增加心排血量,减轻心脏负荷,降低心肌氧耗量,缓解 CHF 症状。但一些药物经临床试用发现其短期内应用可获得一定的疗效,长期应用不良反应多,甚至可增加死亡率,不宜作为常规治疗用药。

(一) 氨力农

氨力农(amrinone)是最早应用的 PDE-Ⅲ抑制药,临床有效,但长期口服后部分患者出现血小板减少。另出现心律失常、肝功能减退等不良反应。现仅供短期静脉滴注用。

(二) 米力农

米力农(milrinone)抑酶作用较氨力农强 20 倍,临床应用有效,能缓解症状,提高运动耐力,不良反应较少,未见引起血小板减少。但长期使用后疗效并不优于地高辛,并能增加死亡率,也仅供短期静脉给药用。

(三) 依诺昔酮

依诺昔酮(enoximone)治疗中、重度 CHF 疗效与米力农相似,有报道称其死亡率较对照组为高,不作长期口服用。

(四) 维司力农

维司力农(vesnarinone)是口服有效的 PDE-Ⅲ 抑制药,有强效的正性变力作用和适度的血管扩张作用。其作用机制复杂,除抑制 PDE-Ⅲ 外还能激活 Na^+ 通道,抑制 K^+ 通道,抑制 TNF-α 和 IFN-γ 等细胞因子产生。有报道称维司力农能降低 CHF 患者的死亡率。

二、β_1 受体激动药

该类药物激动 β_1 受体,能增加中、轻度 CHF 患者休息时的心排血量及血压,缓解症状,可用于强心苷反应不佳或禁忌者。但 CHF 在发生发展过程中 β_1 受体下调且失敏,β_1 受体激动药的作用难以奏效,且可产生心肌氧耗量增加等不利因素。由于这类药物可能增加 CHF 患者的死亡率,故不宜作常规治疗用药,目前尚未完全摒弃。

(一) 多巴酚丁胺

多巴酚丁胺(dobutamine)主要激动 β_1 受体,对 β_2 受体及 α_1 受体作用弱。激动心脏 β_1 受体,增强心肌收缩能力、心脏指数及心排血量,对心率基本无影响。对血管的 β_2 受体有微弱的激动作用,可降低外周阻力,减轻心脏后负荷。

(二) 扎莫特罗

扎莫特罗(xamoterol)为 β_1 受体部分激动剂,具有双向调节作用。在轻度 CHF 或休息时,交感神经活性较低,它发挥激动药作用;在交感神经活性较高的重症患者,它发挥阻断药作用。临床观察其能增加中、轻度 CHF 患者休息时的心排血量及血压,对重症患者也能缓解症状。

(三) 异波帕胺

异波帕胺(ibopamine)属多巴胺类药物,能激动多巴胺受体,部分作用是激动 β 受体,能增加心排血量,降低外周阻力,促进利尿。治疗 CHF 能缓解症状,提高运动耐力。

三、钙增敏药

钙增敏药(calcium sensitizer)是近年研制的新一代用于 CHF 的药物,可增加肌钙蛋白对 Ca^{2+} 的敏感性,能在不增加细胞内游离 Ca^{2+} 浓度下,加强心肌收缩性,可以避免细胞内游离 Ca^{2+} 过多导致后去极化而引发心律失常,或避免 Ca^{2+} 超载而损伤细胞。但钙增敏剂具有提高舒张期张力的副作用,其疗效有待于大规模的临床研究验证。

常用的药物匹莫苯(pimobenda)、硫马唑(sulmazole),均有钙增敏作用及 PDE-Ⅲ 抑制作用,在 CHF 的治疗中有正性变力和血管舒张作用。但有报道这些药物可增加 CHF 患者的死亡率。

第五节　减负荷药

一、利尿药

利尿药（diuretic）是治疗 CHF 的传统用药之一，也是目前标准辅助用药。利尿药主要用于对抗 CHF 时的水钠潴留，单用并不能降低患者死亡率。

【药理作用】　利尿药促进水、钠排出，减少血容量，减轻心脏前负荷，缓解体循环及肺循环淤血。因排钠使血管壁细胞内 Na^+ 的含量降低，故经 Na^+–Ca^{2+} 交换机制，使细胞内 Ca^{2+} 量减少，因而血管平滑肌舒张，阻力降低，减轻心脏后负荷。CHF 时醛固酮分泌增加，醛固酮有促进心肌纤维化的作用，抗醛固酮作用的保钾利尿药可拮抗醛固酮的作用。

【临床应用】　利尿药适用于各种程度的心功能不全患者，尤其是左、右心室充盈量偏高，伴有水肿或明显充血和淤血的患者。

（1）轻中度的 CHF 可单独选用噻嗪类利尿剂，常用氢氯噻嗪（hydrochlorothiazide），效果良好。

（2）对中度的 CHF 可口服袢利尿药或与噻嗪类、保钾利尿药合用。

（3）对严重 CHF、急性左心功能不全或全身水肿者选用静脉注射袢利尿药，常用药物有呋塞米（furosemide）、布美他尼（bumetanide）等。

（4）CHF 患者常伴有高醛固酮血症，选用有抗醛固酮作用的保钾利尿药，如螺内酯（spironolactone）是辅助治疗 CHF 的常用药物。

【不良反应】　大剂量利尿药可减少有效循环血量，降低心排血量，故大量快速利尿可加重心力衰竭。由于血容量的降低，可能会引起神经内分泌的激活，对 CHF 产生不利影响。长期大量应用利尿药可引起电解质平衡紊乱，还可致糖代谢紊乱、高脂血症等。宜与其他药物一起进行综合治疗。

二、肾素－血管紧张素－醛固酮系统抑制药

RAAS 异常激活在 CHF 发生发展过程中起着重要作用。血管紧张素转化酶抑制药（angiotensin-converting enzyme inhibitor，ACEI）及血管紧张素 II 受体阻断药（angiotensin II receptor blocker，ARB）是目前用于心衰治疗最重要的两类药物。ACEI 和 ARB 不仅能扩张血管、降低血压、缓解心衰症状，而且能逆转心肌肥厚、防止心室重构，降低患者死亡率，在现代心衰治疗中占有重要地位。而醛固酮受体拮抗药（aldosterone antagonist）既作为利尿药用于心衰的治疗，也能改善心功能、抗心肌纤维化，发挥积极的治疗作用。近年上市的血管紧张素受体/中性内肽酶抑制剂（angiotensin receptor/neutral endopeptidase inhibitor，ARNI）因其良好的 CHF 治疗效果，得到多项心衰防治指南的推荐，临床应用前景广阔。

（一）ACEI

常用的有卡托普利（captopril）、依那普利（enalapril）、赖诺普利（lisinopril）、福辛普利（fosinopril）及培哚普利（perindopril）等。本节主要介绍其治疗 CHF 的作用及机制，其他作用将在

抗高血压药章节中介绍。

【治疗 CHF 的作用机制】

1. 扩张血管,改善血流动力学　ACEI 可抑制体循环及局部组织的血管紧张素转化酶(angiotensin-converting enzyme,ACE)活性,使 Ang Ⅱ 产生减少,从而减弱 Ang Ⅱ 的收缩血管作用;还能抑制缓激肽的降解,使血中缓激肽含量增加,缓激肽可促进 NO 及 PGI$_2$ 生成,发挥扩张血管作用。该类药物降低全身血管阻力(对动脉的扩张作用强于静脉),减轻心脏后负荷;降低心室壁肌张力,改善心脏舒张功能;扩张冠脉血管,增加冠状动脉血流量,改善心肌缺血,并由此减少 CHF 时的快速型心律失常。

2. 抑制心肌及血管重构　Ang Ⅱ 能促进心肌细胞与非肌细胞的肥大增生,发生心室及血管重构,醛固酮也具有促心肌纤维化的作用。ACEI 减少 Ang Ⅱ 和醛固酮的生成,能防止和逆转心肌及血管重构。

3. 抑制交感神经活性　Ang Ⅱ 作用于交感神经突触前血管紧张素受体(AT$_1$ 受体),促进去甲肾上腺素的释放,并可促进交感神经节的神经传递功能;还可作用于中枢神经系统的 AT$_1$ 受体促进中枢交感神经的冲动传递,使 CHF 恶化。ACEI 通过减少 Ang Ⅱ 生成,产生抗交感作用,阻止 CHF 的发展。

4. 其他作用　ACEI 尚具有抗氧化作用,因此可保护血管内皮细胞,也有利于 CHF 的治疗;ACEI 提高循环中缓激肽水平,可以增加糖尿病患者对胰岛素的敏感性,有利于并发糖尿病的 CHF 患者的治疗。

(二) ARB

Ang Ⅱ 受体分两型,即 AT$_1$ 受体和 AT$_2$ 受体。Ang Ⅱ 的血管收缩、促细胞生长等作用主要由 AT$_1$ 受体介导,AT$_2$ 受体介导的作用在许多方面与 AT$_1$ 受体相反。该类药物阻断 AT$_1$ 受体而拮抗 Ang Ⅱ 的作用是其治疗 CHF 的主要机制。具体作用包括:① 舒张血管,降低左室舒张末压,改善血流动力学;② 逆转心肌肥厚、心室重构;③ 减少醛固酮的生成。本类药物对 ACE 途径产生的 Ang Ⅱ 及对非 ACE 途径,如糜酶(chymase)途径产生的 Ang Ⅱ 均有拮抗作用,因此不产生 Ang Ⅱ 逃逸现象(即长期使用 ACEI 后,Ang Ⅱ 可通过增加非 ACE 途径生成,恢复到用药前水平)。

常用的药物有氯沙坦(losartan)、缬沙坦(valsartan)、伊贝沙坦(erbesartan)等,对 AT$_1$ 受体具有高度选择性,对 AT$_2$ 受体的拮抗作用很弱。该类药物对 CHF 的治疗作用与 ACEI 相似,而且由于不影响缓激肽的代谢,不易引起干咳、血管神经性水肿等不良反应。

(三) 醛固酮拮抗药

近年来随着对醛固酮在 CHF 发病中重要性的认识,醛固酮拮抗药治疗 CHF 的作用也逐渐受到重视。在 CHF 发病过程中,RAAS 的激活可引起肾上腺皮质释放醛固酮,并且在长期应用 ACEI 及 AT$_1$ 受体阻断剂治疗时,常引起"醛固酮逃逸"的现象,即血中醛固酮浓度升高。醛固酮除了通过肾小管的盐皮质激素受体(mineralocorticoid receptor,MR)发挥保钠保水、排钾的作用外,还通过其他靶组织中 MR 介导 CHF 的病理改变。

目前临床应用的醛固酮拮抗药主要有螺内酯(spironolactone)和依普利酮(eplerenone)。螺内酯为非选择性 MR 拮抗剂,其治疗 CHF 的机制不完全依赖其利尿作用,还可通过在其他组织器官拮抗醛固酮来发挥其治疗作用。依普利酮是一种选择性 MR 拮抗剂,其与螺内酯的结构不同之处在于依普利酮 C_{17} 部位的内酯基被甲酯基取代,因此依普利酮与 MR 的亲和力下降为原来的 1/20~1/10,性激素的作用很轻微。

(四) ARNI

ARB 缬沙坦和中性内肽酶抑制剂沙库必曲(sacubitril)的共晶复合物制剂(诺欣妥,Entresto),2015 年获得 FDA 批准,用于射血分数降低的心力衰竭患者,降低心血管死亡和心衰住院风险,是首个在临床试验中疗效显著超越标准治疗药物依那普利的药物制剂,而且表现出更高的安全性。诺欣妥是目前上市的唯一一种 ARNI 类药物。

【药理作用】 缬沙坦/沙库必曲可抑制中性内肽酶并阻断 AT_1 受体,一方面,升高中性内肽酶介导降解的利尿钠肽(natriuretic peptide,NP)等肽的水平,血浆内 NP 积累,尤其是心房 NP(ANP)和脑型 NP(BNP),分别通过血管舒张和利尿作用使心脏前、后负荷以及体内钠和液体含量降低,增加心房和心室对压力的恢复机制。另一方面,AT_1 受体的选择性阻断可抑制中性内肽酶抑制引起的 RAAS 反馈性上调作用,对心力衰竭患者的心血管和肾功能有较好的改善作用。

【临床应用】 适用人群为心功能分级为 Ⅱ–Ⅳ(NYHA 分级法)的中度至重度心衰,以及应用 ACEI 治疗效果不佳且症状无缓解的患者。通常与其他抗心衰药物联用,以取代 ACEI 或 ARB。

【不良反应】 最常见的副作用是低血压、高钾血症、肾功能不全(可以通过调整剂量或停药来处理)、头晕或咳嗽。

【禁忌证】 对于缬沙坦/沙库必曲制剂中任何组分过敏,以及有血管性水肿病史,使用 ACEI 或阿利吉仑(aliskiren)的糖尿病患者禁用。孕妇禁用。

三、β 受体阻断药

β 受体阻断药治疗 CHF 由禁忌到提倡使用是近年来 CHF 治疗的重要进展之一。自 20 世纪 70 年代中期应用 β 受体阻断药治疗 CHF 有效后,经过分子生物学和药理学的基础研究及大量的临床试验证明,合理应用 β 受体阻断药可改善 CHF 症状,提高患者生活质量,降低死亡率。常用药物有卡维地洛(carvedilol)、拉贝洛尔(labetalol)、布新洛尔(bucindolol)、奈必洛尔(nebivolol)等。

【药理作用与机制】

1. 降低交感神经的兴奋性

(1) 通过阻断心脏 β 受体,拮抗交感神经对心脏的作用,减轻高浓度的去甲肾上腺素和 Ang Ⅱ 对心肌的损伤,改善心肌重构。

(2) 防止过量儿茶酚胺造成大量钙内流引起的能量消耗和线粒体损伤,避免心肌细胞坏死。

(3) 通过阻断肾球旁细胞 β 受体,减少肾素的分泌,使 Ang Ⅱ、醛固酮生成减少,舒张血管,减轻水钠潴留,降低心脏前、后负荷。

(4) 还能降低心率、延长舒张期、改善心肌供血,以及上调心肌 β 受体(卡维地洛虽无此作用,但对 CHF 仍有效)。

2. 抗心肌缺血与抗心律失常作用　β 受体阻断药有明确的抗心肌缺血作用,是心肌梗死的二级预防用药。能抑制交感神经兴奋所致的起搏电流、钠电流和钙电流增加,预防心律失常发生,降低 CHF 患者的死亡率。

3. 其他　卡维地洛等兼有阻断 α_1 受体、抗氧化等作用(见第九章 肾上腺素受体阻断药),对 CHF 产生有益的影响。

【临床应用】　β 受体阻断药较适用于心功能 Ⅱ、Ⅲ 级患者,基础病因为扩张型心肌病的尤为合适。对扩张型心肌病及缺血性 CHF 可阻止临床症状恶化,改善心功能,降低猝死率及心律失常的发生率。应用时宜从小剂量开始,在严密观察下逐渐增加剂量,治疗中应合用其他的抗 CHF 药物,避免突然停药。

【不良反应与应用注意】　不良反应多在用药初期出现,一般无需停药。低血压常发生于兼有拮抗 α_1 受体作用的药物。对严重心动过缓、严重左室功能减退、明显房室传导阻滞、低血压及支气管哮喘者禁用。

奈必洛尔(nebivolol)为脂溶性的高选择性 β_1 受体阻断药,它和 β_1 与 β_2 亲和力的比高达 321∶1。高选择性使其不引起支气管平滑肌和血管平滑肌收缩,无内在拟交感活性,无膜稳定作用。奈必洛尔无明显负性肌力作用,相反,它对左室功能有一定的保护作用,可降低心脏前负荷,心脏后负荷无变化或略有下降。能调节血管内皮释放 NO,引起血管生理性扩张及使冠状动脉内皮依赖性扩张。其抗氧化作用与卡维地洛相似,但抗血小板聚集比卡维地洛强。

该药口服后经肝脏代谢产生含羟基的代谢物,仍具有 β 受体阻滞作用。其代谢分为快代谢和慢代谢两种形式,快代谢者 $t_{1/2}$ 约为 13 h,慢代谢者约 56 h。

四、血管扩张药

血管扩张药自 20 世纪 70 年代以来也用于治疗 CHF,能缓解症状,改善血流动力学变化,提高运动耐力,但多数血管扩张药并不能降低死亡率。这类药物舒张静脉(容量血管)可减少静脉回心血量,降低前负荷,进而降低左室舒张末压、肺楔压,缓解肺充血症状;舒张小动脉(阻力血管)可降低外周阻力,降低后负荷,进而改善心功能。常用血管扩张药如下。

(一)硝酸酯类

硝酸酯类(nitrates)主要扩张小静脉,降低前负荷,用药后减轻淤血和呼吸困难;也略舒张小动脉,减轻后负荷。

(二)硝普钠

硝普钠(nitroprusside sodium)能舒张静脉和小动脉,降低前、后负荷。作用快,静脉注射给药后 2~5 min 即见效,停药后 2~15 min 即消退。对急性心肌梗死及高血压所致 CHF 效果较好。

(三)肼屈嗪

肼屈嗪(hydralazine)主要舒张小动脉,降低后负荷,用药后心排血量增加,血压不变或略降,不引起反射性心率加快。

（四）哌唑嗪

哌唑嗪（prazosin）能舒张静脉和动脉,用药后后负荷下降,心排血量增加,肺楔压也下降。对缺血性心脏病的 CHF 效果较好。

（五）钙通道阻滞药

钙通道阻滞药（calcium channel blocker）虽然可扩张血管,但因其激活交感神经系统及负性肌力作用,临床应用仍有争议,一般不作 CHF 的常用药。

五、窦房结起搏电流（I_f）抑制药

生理条件下,窦房结自主节律性最快,决定着整个心脏的节律。在静息电位,细胞处于超极化状态,窦房结起搏细胞产生缓慢的舒张期去极化,使膜电位趋于阈电位而产生动作电位,参与窦房结自动除极的离子流包括 I_f、I_k、$I_{Ca(L)}$ 及 $I_{Ca(T)}$ 等电流,其中 I_f 电流是在超极化过程中被缓慢激活的内向钠、钾离子流,它决定着舒张期去极化曲线的斜率,是窦房结的主要起搏电流。伊伐布雷定（ivabradine,IVB）为窦房结 I_f 特异性抑制药,能够降低窦房结发放冲动的频率,减慢心率,而对心内传导、心肌收缩能力或心室复极化无明显影响。

本章电子课件

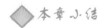 **本章小结**

本章主要讲述了心脏的泵血功能,心力衰竭的病理生理变化和抗慢性心功能不全药的分类及作用机制,学习的重点在于理解抗慢性心功能不全药的作用机制。具体要求如下:① 掌握:强心苷类、利尿药、ACEI、ARB、ARNI、β 受体阻断药的药理作用、作用机制、临床应用和重要不良反应。② 熟悉:治疗心衰药物的分类,磷酸二酯酶抑制药、$β_1$ 受体激动药、钙增敏药、各类血管扩张药及 I_f 抑制药的作用特点和主要临床应用。③ 了解:影响心排血量的因素,心力衰竭的病理生理变化。

？思考题

1. 简述慢性心功能不全时心脏的病理生理学变化。
2. 试述强心苷类的药理作用和作用机制。
3. 强心苷类的重要不良反应有哪些? 如何防治?
4. 简述非强心苷类正性变力药物的作用机制。
5. 简述 RAAS 抑制药治疗 CHF 的作用机制。
6. 试比较各类抗慢性心功能不全药的特点。

［刘培庆,李卓明（中山大学）］

第二十二章　抗心绞痛药

第一节　冠脉循环与心绞痛的发病机制

一、冠脉循环的解剖特点

冠脉循环(coronary circulation)是营养心脏本身的血液循环。左、右冠状动脉由主动脉根部分出,其主干行走于心脏的表面,小分支以垂直于心脏表面的方向穿入心肌,并在心内膜下层分支成网。这种分支方式使冠脉血管容易在心肌收缩时受到压迫。左、右冠状动脉及其分支的走向可有多种变异。在多数人中,左冠状动脉主要供应左心室的前部,其主要分支是前降支(anterior descending branch,前室间动脉),供应部分室间隔;右冠状动脉主要供应左心室的后部和右心室。

左冠状动脉的血液流经毛细血管和静脉后,主要经由冠状窦回流入右心房,而右冠状动脉的血液则主要经较细的心前静脉直接回流入右心室。另外还有一小部分冠脉血液可通过心最小静脉直接流入左、右心房和心室腔内(见图 22–1)。

心肌的毛细血管网分布极为丰富。毛细血管数和心肌纤维数的比例为 1:1。在心肌横截面上,每平方毫米面积内有 2 500~3 000 根毛细血管。因此心肌和冠脉血液之间的物质交换可以很快地进行。冠状动脉之间有侧支互相吻合,人类的这种吻合支在心内膜下较多。正常心脏的冠脉侧支较细小,血流量很少,因此当冠状动脉突然阻塞时,不易很快建立侧支循环(collateral flow),常可导致心肌梗死。但如果冠状动脉阻塞是缓慢形成的,则侧支可逐渐扩张,并可建立新的侧支循环,起代偿作用。

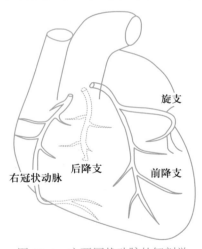

图 22–1　主要冠状动脉的解剖学

二、冠脉循环的生理特点

1. 血流快　冠状动脉直接开口于主动脉根部,且血流途径短,并直接流入较小血管内,血压仍能维持在较高的水平。冠脉循环的血液从主动脉根部经全部冠状血管流回右心房,只需几秒钟就可完成。

2. 血流量大　在安静状态下,人冠脉血流量为每百克心肌每分钟 60~80 mL。中等体重的人,总的冠脉血流量为 225 mL/min,占心排血量的 4%~5%,而心脏的质量只占体重的 0.5%。心肌对氧的需求量很大,基础条件下氧耗量为每 100 g 心肌 8~15 mL/min,当心肌对氧需求量增加时,冠脉血流量可在短时间内增加4~5倍。在生理情况下,心肌的氧供和消耗处于平衡状态,当心肌需氧量增加时,冠脉血流量经调节迅速增加,使心肌氧供与其需氧量保持平衡。

3. 平静时动 – 静脉血含氧量差很大　心肌富含肌红蛋白,摄氧能力很强。动脉血流经心脏后,其中65%~70%的氧被心肌摄取,比骨骼肌摄氧率约大一倍,从而满足心肌的氧耗量增加。

4. 血流量随心动周期波动　由于冠脉血管的大部分分支深埋于心肌内,心肌的节律性收缩将压迫血管,影响冠脉血流量。在一个心动周期中,左心室冠脉血流具有明显的时相变化。在心收缩期,心肌对心内膜下冠脉血管床挤压使血流量减少,或出现暂停;在舒张期则血液流量增多。右心室室壁薄,收缩力弱,对其冠脉血管床挤压力低,故右心室冠脉血流量无明显时相变化,其收缩期血流大于或等于舒张期血流。冠脉循环的大部分血流量发生于舒张期,其余部分发生于收缩期,但主要发生于心外膜区(epicardial zone)。用实验方法增加冠状动脉灌流时,心外膜血流的收缩性和舒张性成分都见增加,而以舒张期血流为主(图22-2)。

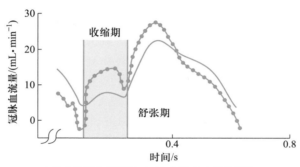

犬的收缩期和舒张期对时相冠脉血流量的影响。
点线表示增加的脉压,发生于运动锻炼时(Recchia 等,1996)

图 22-2　时相性冠脉血流量

三、冠脉血流量的调节

对冠脉血流量进行调节的各种因素中,最重要的是心肌本身的代谢水平。交感和副交感神经也支配冠脉血管平滑肌,但它们的调节作用是次要的。在整体条件下,神经因素对冠脉血流量的影响在很短时间内就被心肌代谢改变所引起的血流量变化所掩盖。

1. 心肌代谢水平对冠脉血流量的影响　心肌收缩的能量来源几乎唯一地依靠有氧代谢。在肌肉运动、精神紧张等情况下,心肌代谢活动增强,氧耗量也随之增加。此时,机体主要通过冠脉血管舒张,即增加冠脉血流量来满足心肌对氧的需求。实验证明,冠脉血流量与心肌代谢水平成正比。在没有神经支配和循环激素作用的情况下,这种关系仍旧存在。

在各种代谢物中,腺苷(adenosine)可能起最重要的作用。当心肌代谢增强而使局部组织中氧分压降低时,心肌细胞中的ATP分解为ADP和AMP。在冠脉血管周围的间质细胞中有5′-核苷酸酶,后者可使AMP分解生成腺苷。腺苷具有强烈的舒张小动脉的作用。腺苷生成后在几秒钟内即被破坏,因此不会引起其他器官的血管舒张。心肌的其他代谢物如H^+、CO_2、乳酸等,虽也能使冠脉舒张,但作用较弱。此外,缓激肽和前列腺素E等体液因素也能使冠脉血管舒张。

2. 神经调节　冠状动脉受迷走神经和交感神经支配。

（1）迷走神经：兴奋时对冠状动脉的直接作用是引起舒张。但迷走神经兴奋时又使心率减慢，心肌代谢率降低，这些因素可抵消迷走神经对冠状动脉的直接舒张作用。在动物实验中，如果使心率保持不变，则刺激迷走神经引起冠脉舒张。

（2）交感神经：刺激心交感神经时，可激活冠脉平滑肌的 α 肾上腺素能受体，使血管收缩；但交感神经兴奋又同时激活心肌的 β 肾上腺素能受体，使心率加快，心肌收缩加强，氧耗量增加，从而使冠脉舒张；同时，冠脉平滑肌上也有 β 肾上腺素能受体，被激活时也引起冠脉舒张。如给予 β 受体阻断药后刺激交感神经只表现出直接的冠脉收缩反应。交感神经兴奋对冠脉 β 受体的激动一般不很明显，部分药物如异丙肾上腺素对冠脉 β 受体作用明显。

3. 激素调节　① 肾上腺素和去甲肾上腺素可通过增强心肌的代谢活动和氧耗量使冠脉的血流量增加；也可直接作用于冠脉血管的 α 或 β 受体，引起冠脉血管收缩或舒张；② 甲状腺素增多时，心肌代谢加强，氧耗量增加，使冠状动脉舒张，血流量增加；③ 大剂量血管升压素和血管紧张素 Ⅱ 则使冠状动脉收缩，冠脉血流量减少。

四、影响心肌氧耗量的因素

决定心肌氧耗量（myocardial oxygen consumption，MVO$_2$）的主要因素是心肌的分解代谢（analytic metabolism）、心室壁肌张力（ventricular wall tension）、射血时间（ejection time）、心率（heart rate）和心室收缩能力（ventricular contractility）。其中分解代谢的氧耗用于细胞膜转运功能及蛋白质合成，较为稳定，少受药物影响；室壁肌张力则影响较大，它与心室容积和心室腔内压力成正比，张力越高氧耗越多；分钟射血时间是每搏射血时间与心率的乘积，射血时心室壁肌张力最高，所以射血时间越久，氧耗越多；心率的快慢与收缩能力的强弱也明显影响氧耗，心率加快，收缩能力增强，氧耗增多，反之，氧耗减少（见图 22-3）。

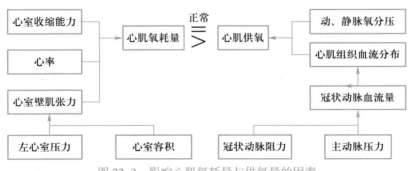

图 22-3　影响心肌氧耗量与供氧量的因素

由上可知，心肌的氧耗量主要由心室壁肌张力、心率和心室收缩能力决定。测定心肌实际氧耗量较为困难，临床上将影响氧耗量的主要因素简化为"三项乘积"（收缩压×心率×左心室射血时间）或"二项乘积"（收缩压×心率）作为粗略估计心肌氧耗量的指标。

五、心绞痛的病理生理机制

心绞痛（angina pectoris）是冠状动脉粥样硬化性心脏病（冠心病）的常见症状，是冠状动脉供血不足，心肌急剧、暂时的缺血和缺氧所引起的临床综合征。发作时胸骨后部及心前区出现阵发性绞痛或闷痛，并可放射至左上肢。疼痛是由缺血、缺氧的代谢物乳酸、丙酮酸或类似激肽的多肽类物质等引起。心肌对氧需求的增加和冠状动脉供血不足是心绞痛发生的重要病理生理机制。

心肌的氧供应取决于动、静脉的氧张力差及冠状动脉的血流量。正常情况下心肌细胞摄取血液氧含量65%～75%，已接近最大量，如再需增加氧的供应，已难以从血中更多地摄取氧，只能通过增加冠状动脉血流量来提供，而后者又取决于冠状动脉阻力、灌流压、侧支循环及舒张时间等因素（图22-3）。正常情况下，冠状动脉系统的小动脉阻力对冠状动脉流量起着重要作用，出现粥样硬化后，狭窄区以下的小动脉因缺氧而舒张，此时较大的心外膜血管则对冠状动脉血流量起主要作用。

第二节　心绞痛的临床类型及抗心绞痛药分类

一、心绞痛的临床类型

参照世界卫生组织（World Health Organization，WHO）"缺血性心脏病的命名及诊断标准"，临床上将心绞痛分型如下。

（一）劳累性心绞痛

其特点是疼痛由体力劳累、情绪激动或其他足以增加心肌需氧量的情况所诱发，休息或舌下含用硝酸甘油后迅速消失。包括：① 稳定型心绞痛（stable angina pectoris）；② 初发型心绞痛（initial onset angina pectoris）；③ 恶化型心绞痛（accelerated angina pectoris）。

（二）自发性心绞痛

其特点为疼痛发生与体力或脑力活动引起心肌需氧量增加无明显关系，与冠状动脉血流储备量减少有关。疼痛程度较重，时限较长，不易为含用硝酸甘油所缓解。包括：① 卧位型心绞痛（angina decubitus）；② 变异型心绞痛（variant angina pectoris，Prinzmetal's angina）；③ 急性冠状动脉功能不全（acute coronary insufficiency）；④ 梗死后心绞痛（postinfarction angina pectoris）。

（三）混合性心绞痛

其特点是患者既在心肌需氧量增加时发生心绞痛，亦可在心肌需氧量无明显增加时发生心绞痛。为冠状动脉狭窄使冠状动脉血流储备量减少，而这一血流储备量的减少又不固定，经常波动性地发生进一步减少所致。

（四）不稳定型心绞痛

在临床上被认为是稳定型劳累性心绞痛和心肌梗死之间的中间状态。它包括了除稳定型劳累性心绞痛外的上述所有类型的心绞痛，还包括冠状动脉成形术后心绞痛、冠状动脉旁路术后心绞痛等新近提出的心绞痛类型。此外，恶化型心绞痛和各型自发性心绞痛又被称为"梗死前心绞痛"。

二、抗心绞痛药的作用方式与分类

(一) 药物作用方式

目前临床上应用的抗心绞痛药 (antianginal drug) 主要通过以下方式产生抗心绞痛作用：① 通过扩张血管、减慢心率和降低左室舒张末期容积而减少心肌氧耗量；② 通过扩张冠脉、促进侧支循环和促进血液重新分布等增加心肌氧的供给；③ 通过促进脂代谢转化为糖代谢而改善心肌代谢；④ 抑制血小板聚集和抗血栓形成。

(二) 药物分类

按治疗目标，心绞痛治疗药物分为：① 改善症状药物，如硝酸酯类、钙拮抗药、β 受体阻断药，这三类药均可降低心肌氧耗量，其中硝酸酯类及钙拮抗药能解除冠脉痉挛而增加心肌的供氧；② 改善预后药物，如阿司匹林、他汀类降脂药、血管紧张素转换酶抑制剂 (ACEI)、β 受体阻断药等。

按作用机制分类，目前临床常用于治疗心绞痛的药物主要包括：① 硝酸酯类及亚硝酸酯类，其中硝酸甘油疗效确切，已有一个世纪的应用历史仍不衰减；② β 肾上腺素受体阻断药，如普萘洛尔，为 20 世纪 60—70 年代治疗心绞痛的进展；③ 钙拮抗药，如硝苯地平，为 20 世纪 80 年代治疗心绞痛而开辟的新途径；④ 抗血小板和抗血栓形成药，如阿司匹林；⑤ 其他抗心绞痛药，包括尼可地尔、他汀类降脂药、ACEI 等。

第三节　硝酸酯类及亚硝酸酯类

硝酸酯类 (nitrates) 药物有硝酸甘油、硝酸异山梨酯、单硝酸异山梨酯等，其中硝酸甘油由于起效快速、疗效确切、方便、经济，至今仍是治疗心绞痛最常用的药物，硝酸异山梨酯与戊四硝酯属长效硝酸酯类。亚硝酸酯类 (nitrites) 有亚硝酸异戊酯 (isoamyl nitrite, isopentyl nitrite) 可供吸入用，但因副作用多，现已少用。本类药物均有硝酸多元酯结构，脂溶性高，分子中的 $O—NO_2$ 是发挥疗效的关键基团。

(一) 硝酸甘油

【体内过程】　硝酸甘油 (nitroglycerin) 脂溶性高，自胃肠道、口腔黏膜及皮肤吸收良好。但口服时因肝脏首过消除 (first pass elimination) 多，生物利用度仅为 8%；舌下和颊部的口腔黏膜以及皮肤部位给药可避免首过消除而显著提高药物生物利用度。舌下含服易经口腔黏膜迅速吸收，生物利用度 80%，2~5 min 起效，3~10 min 作用达峰值，维持 20~30 min，血浆 $t_{1/2}$ 约为 3 min，分布容积为 0.35 L/kg。硝酸甘油软膏或贴膜剂，用时抹于上臂皮肤或贴在胸前，药物经皮肤缓慢吸收而达到治疗效果，明显延长作用时间，一般宜夜间贴用，贴皮肤的时间不超过 8 h。硝酸甘油在肝脏经有机硝酸酯还原酶催化脱硝酸而形成二硝酸代谢物、少量单硝酸代谢物、丙三醇以及亚硝酸盐。其中二硝酸代谢物仍有轻度扩血管作用，是硝酸甘油长效制剂预防心绞痛的有效成分之一。硝酸甘油的代谢物主要与葡萄糖醛酸结合，从尿排出。常用硝酸酯类药物及其制剂的主要药动学特点见表 22-1。

表 22-1 常用硝酸酯类药物及其制剂的主要药动学特点

药物	生物利用度	起效时间	持续时间
短效制剂			
硝酸甘油舌下片	80%	2~3 min	10~30 min
硝酸甘油气雾剂	80%	0. 5~1 min	<30 min
硝酸异山梨酯片（舌下）	40%~60%	2~5 min	10~60 min
长效制剂			
2%硝酸甘油软膏	80%	30 min	3~6 h
硝酸甘油控释口颊片	80%	3 min	3~6 h
硝酸甘油贴膜	80%	60 min	8~10 h
硝酸异山梨酯片（口服）	25%	15~45 min	2~4 h
硝酸异山梨酯缓释片	25%	20 min	8 h
单硝酸异山梨酯缓释片	100%	4~8 min	10 h
单硝酸异山梨酯片	100%	4~8 min	4~6 h
静脉制剂			
硝酸甘油注射液			
硝酸异山梨酯注射液		滴注时及滴注后 10~30 min	
单硝酸异山梨酯注射液			

【药理作用】 基本作用是舒张平滑肌，以舒张血管平滑肌的作用最为明显。能舒张全身静脉和动脉，但舒张毛细血管后静脉（容量血管）远较舒张小动脉的作用为强。对较大的冠状动脉也有明显舒张作用，对毛细血管括约肌则作用较弱。通过扩张外周静脉、动脉和冠状动脉发挥抗心绞痛作用。

1. 降低心脏前、后负荷，降低心肌氧耗量 ① 扩张静脉，使血液储积于静脉及下肢血管，回心血量减少，降低前负荷、心室充盈度与心室壁肌张力；② 较大剂量时舒张动脉，降低心脏射血阻力，降低后负荷，使心排血完全，左室内压下降，从而降低心室壁肌张力及心肌氧耗量。

2. 扩张冠状动脉 能明显舒张较大的心外膜血管及狭窄的冠状血管以及侧支血管，此作用在冠状动脉痉挛时更为明显。对阻力血管的舒张作用微弱。当冠状动脉因粥样硬化或痉挛而发生狭窄时，缺血区的阻力血管已因缺氧代谢物（如腺苷、乳酸等）堆积而处于舒张状态，而非缺血区阻力比缺血区为大，用药后将迫使血液从输送血管经侧支血管流向缺血区，从而改善缺血区的血液供应（见图 22-4）。

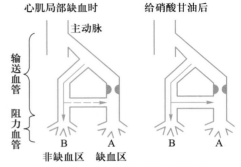

图 22-4 硝酸甘油对冠状动脉的作用部位示意图

3. 增加心内膜供血,改善左室顺应性 已知心内膜下血管是由心外膜血管垂直穿过心肌延伸而来,因此内膜下血流易受心室壁肌张力及室内压的影响,张力与压力增高时,内膜层血流量减少。在心绞痛急性发作时,左心室舒张末压增高,所以心内膜下区域缺血最为严重。硝酸甘油能降低左心室舒张末压,舒张心外膜血管及侧支血管,使血液易从心外膜区域向心内膜下缺血区流动,从而增加缺血区的血流量。

4. 保护缺血心肌细胞,减轻缺血损伤 硝酸甘油释放 NO,促进内源性前列环素(prostacyclin,PGI$_2$)、降钙素基因相关肽(calcitonin gene-related peptide,CGRP)等物质的生成与释放,这些物质对心肌细胞均具有直接保护作用。硝酸甘油不仅保护心肌,减轻缺血损伤,缩小梗死范围,改善左室重构,还能增强人及动物缺血心肌的电稳定性,提高室颤阈,消除折返,改善房室传导等,减少心肌缺血的合并症。

5. 硝酸酯类本身以及释放出的 NO 还能抑制血小板聚集和黏附 具有抗血栓形成的作用,有利于由冠状动脉粥样硬化所引起心绞痛的治疗。

【抗心绞痛作用机制】 硝酸酯类在平滑肌细胞内谷胱甘肽转移酶催化下代谢,释出一氧化氮(nitric oxide,NO),NO 于胞质中激活鸟苷酸环化酶(guanylate cyclase,GC),增加细胞内环磷酸鸟苷(cyclic guanosine monophosphate,cGMP)的含量,进而激活依赖于 cGMP 的蛋白激酶 G(protein kinase G,PKG),减少细胞内 Ca^{2+} 从肌浆网的释放以及细胞外 Ca^{2+} 内流,从而降低胞浆中游离 Ca^{2+} 的浓度,促使肌球蛋白轻链去磷酸化而松弛血管平滑肌。

此外,NO 还可激活血小板 GC,抑制纤维蛋白原与血小板膜糖蛋白 II b/ III a 受体结合,抑制血小板聚集和黏附,发挥对冠心病心绞痛的治疗作用。

【临床应用】 硝酸甘油与 β 受体阻断药比较,无加重心衰和诱发哮喘的危险;与钙拮抗药比较,无心脏抑制作用。治疗下述心血管疾病疗效确切,是临床上最常用的药物。

1. 心绞痛 对各型心绞痛均有效,用于治疗与预防心绞痛的发作,用药后能迅速缓解疼痛症状,改善心电图的缺血性改变。治疗心绞痛时常与 β 受体阻断药或钙拮抗药合用,可提高疗效,并抵消不良反应(见表 22-2)。

2. 急性心肌梗死 对急性心肌梗死不仅能减少氧耗量、增加缺血区供血,尚有抗血小板聚集和黏附作用,使坏死的心肌得以存活或使梗死面积缩小,但应限制用量,以免过度降压引起器官灌注压过低,反而加重心肌缺血。

3. 慢性心力衰竭 由于硝酸甘油可以降低心脏前、后负荷,因此也可用于慢性心衰的治疗。一般与强心苷和(或)利尿药合用。

4. 急性呼吸衰竭及肺动脉高压 硝酸甘油还可舒张肺血管,改善肺通气,用于急性呼吸衰竭及肺动脉高压的患者。

【不良反应及耐受性】 多数不良反应是其血管舒张作用所继发。如短时的面颊部皮肤发红,而搏动性头痛则是脑膜血管舒张所引起,大剂量可出现体位性低血压及晕厥;眼内血管扩张则可升高眼内压。剂量过大可使血压过度下降,冠状动脉灌注压过低,并可反射性兴奋交感神经,增加心率、加强心肌收缩性,使氧耗量增加而加重心绞痛发作。超剂量时还会引起高铁血红蛋白症。

连续用药 2~3 周后可出现耐受性,停药 1~2 周后,耐受性可消失。耐受机制尚未完全阐明,可能与巯基(—SH)耗竭,导致硝酸甘油催化生成 NO 的生物转化障碍、硝酸甘油介导的机体代偿性神经激素激活、硝酸甘油诱发氧化应激反应有关。为克服耐受可采用下列措施：调整给药次数和剂量，不宜频繁给药，采用最小剂量和间歇给药法。无论采用何种给药途径，如口服、舌下、静注或经皮肤，每天不用药的间歇期必须在 8 h 以上。补充含巯基的药物，如加用卡托普利、甲硫氨酸等，可能减少耐受性发生。

（二）硝酸异山梨酯和单硝酸异山梨酯

硝酸异山梨酯（isosorbide dinitrate）又叫消心痛，其作用及机制与硝酸甘油相似，而作用较弱，起效较慢，维持时间较久，经肝脏代谢后可得两个活性代谢物（异山梨醇 –2– 单硝酸酯和异山梨醇 –5– 单硝酸酯），仍具有扩张血管及抗心绞痛作用。主要口服用于心绞痛的预防和心肌梗死后心衰的长期治疗。但剂量范围个体差异较大，剂量大时易致头痛及低血压，缓释剂可减少不良反应。

单硝酸异山梨酯（isosorbide mononitrate）是硝酸异山梨酯的代谢物，为新一代长效的口服硝酸酯类抗心绞痛药。其药理作用及机制与硝酸异山梨酯相似，具有明显的扩张血管作用。与硝酸异山梨酯相比，具有口服完全吸收、无肝脏首过消除、不易透过血脑屏障、中枢神经系统不良反应轻等特点。主要适用于心绞痛预防、冠心病的长期治疗以及心肌梗死后持续心绞痛的治疗。

第四节　β 肾上腺素受体阻断药

β 肾上腺素受体阻断药（β–adrenoceptor blocking drugs）如普萘洛尔（propranolol，心得安）、吲哚洛尔（pindolol）、噻吗洛尔（timolol）及选择性 β_1 受体阻断药如阿替洛尔（atenolol，氨酰心安）、美托洛尔（metoprolol，倍他乐克）、比索洛尔（bisoprolol）等均可用于心绞痛治疗，能使多数患者心绞痛发作次数减少，减少硝酸甘油用量，并增加运动耐量，改善缺血性心电图的变化。

（一）普萘洛尔

【药理作用】

1. 降低心肌氧耗量　心绞痛时，交感神经活性增强，心肌局部和血中儿茶酚胺含量增高，更大程度地激动 β 受体，使心肌收缩性加强，心率加快，心肌氧耗量明显增加，因而加重了心肌缺血缺氧。普萘洛尔等 β 肾上腺素受体阻断药能阻断心脏 β 受体，降低心率和心肌收缩能力，可明显减少心肌氧耗量。虽因抑制心肌收缩性而增大心室容积（增加前负荷），延长射血时间，而相对增加心肌氧耗量，部分抵消其降低氧耗量的有利作用，但多数患者用药后心肌总氧耗量降低（见表22-2）。临床观察表明，用普萘洛尔后，对心率减慢和收缩性减弱较明显的患者，所获疗效最好。

2. 改善心脏缺血区供血　能扩张冠脉血管，促使血液向缺血区已舒张的血管流动，从而增加缺血区的供血。其次，β 肾上腺素受体阻断药能减慢心率，使舒张期延长，从而冠脉的灌流时间延长，有利于血液从心外膜血管流向易缺血的心内膜区。此外，也可增加缺血区侧支循环，增加缺血区灌注量。

3. 改善心肌代谢　因拮抗 β 受体，可抑制脂肪分解酶活性，减少心肌游离脂肪酸的含量；改善心肌缺血区对葡萄糖的摄取和利用，改善糖代谢，减少氧耗。

4. 促进氧合血红蛋白的解离,增加全身组织包括心肌的供氧。

【临床应用】　治疗稳定及不稳定型心绞痛,可减少发作频率,对兼患高血压或心律失常者更为适用。对心肌梗死患者也有治疗作用,能缩小梗死范围,降低患者死亡率。普萘洛尔不宜用于与冠状动脉痉挛有关的变异型心绞痛,因冠脉上的 β_2 受体被阻断后,α 受体占优势,易致冠状动脉收缩。

治疗心绞痛,可将 β 肾上腺素受体阻断药和硝酸酯类合用,能协同降低氧耗量,同时 β 肾上腺素受体阻断药可取消硝酸酯类所引起的反射性心率加快和心肌收缩能力加强;硝酸酯类可缩小 β 肾上腺素受体阻断药所致的心室容积增大和射血时间延长。两药合用可互相取长补短,合用时用量减少,副作用也减少(表 22-2)。临床上通常选用作用时间相近的普萘洛尔和硝酸异山梨酯联合应用。但由于两类药都降压,如血压下降过多,冠脉流量减少,对心绞痛不利。

表 22-2　硝酸酯类、β 肾上腺素受体阻断药及钙拮抗药对心脏供氧及需氧诸因素的影响

影响心肌氧耗的因素	硝酸酯类	β 肾上腺素受体阻断药	钙拮抗药
心室壁肌张力	↓	±	↓
心室容积	↓	↑	±
心室内腔压力	↓	↓	↓
心脏体积	↓	↑	±
心率	↑	↓	±
收缩性	↑	↓	±
心内膜/心外膜血流比例	↑	↑	↑
侧支血流	↑	↑	↑

【不良反应及禁忌证】　普萘洛尔有效剂量的个体差异较大,一般宜从小剂量开始,以后每隔数日增加 10~20 mg,多数患者用量可达 80~240 mg/d。久用停药时,应逐渐减量,突然停药会发生"反跳现象",加剧心绞痛的发作,甚至诱发心肌梗死或突然死亡,可能是长期用药后 β 受体数量增加(向上调节),而突然停药时对内源性儿茶酚胺的反应有所增强所致。对心功能不全、心动过缓、支气管哮喘或有哮喘既往史者不宜应用。长期应用后对血脂也有不良影响,禁用于血脂异常的患者。

(二)阿替洛尔

阿替洛尔抗心绞痛作用持久,无耐受性,副作用少且轻,价格便宜。每天服用 25~50 mg,分两次服用。服较大剂量时,如每日 100 mg,也可 1 次服完。对 β_1 受体的作用远大于 β_2 受体,故常用剂量对 β_2 受体影响很小。

(三)美托洛尔

美托洛尔可显著减少心绞痛发作次数,使运动耐量增加;每天服用 25~100 mg,分两次服用。

现有琥珀酸或酒石酸美托洛尔缓释剂问世,因酸根相对分子质量不同,规格也不一样,需特别注意。常用美托洛尔缓释片 1 日 1 次 200 mg。

(四) 比索洛尔

比索洛尔是高度选择性 β_1 受体阻断剂,无内源性拟交感活性,一般剂量范围也无膜稳定作用,与阿替洛尔和美托洛尔比较具有更强的选择性 β_1 受体阻断作用。抗心绞痛作用类似于阿替洛尔,常用剂量 1 日 1 次 10 mg。适用于稳定型心绞痛,可增加运动耐力,最大运动量时会减轻心肌缺血,减少心绞痛发作的频率和硝酸甘油用量。

(五) 卡维地洛

卡维地洛(carvedilol)是非选择性肾上腺素受体阻断药,可阻断 α、β_1、β_2 受体,使血管舒张、心肌氧耗量下降,并具有抗氧化作用(见第九章　肾上腺素受体阻断药)。可用于心绞痛、高血压和心功能不全的治疗。

第五节　钙拮抗药

钙拮抗药(calcium antagonist)品种繁多,结构各异。从化学结构上可将其分为二氢吡啶类和非二氢吡啶类。二氢吡啶类对血管平滑肌有选择性,较少影响心脏。非二氢吡啶类对心脏和血管均有作用。钙拮抗药作用广泛,常用于抗心绞痛的有硝苯地平(nifedipine,心痛定)、维拉帕米(verapamil,异搏定)、地尔硫䓬(diltiazem,硫氮䓬酮)、普尼拉明(prenylamine,心可定)、哌克昔林(perhexiline,双环己哌定)及苄普地尔(bepridil)等。它们既有共同的作用机制,又有不同的特点及不良反应,因此临床选药时应予注意,合理使用。

【抗心绞痛作用及机制】　通过阻断心肌和血管平滑肌细胞膜上的电压依赖性 L 型钙通道,抑制 Ca^{2+} 内流而产生作用。

1. 降低心肌氧耗量　多数钙拮抗药能使心肌收缩性下降,心率减慢,血管平滑肌松弛,减轻心脏负荷,从而降低心肌氧耗量。

2. 扩张冠状血管　可以扩张冠脉大的输送血管和小的阻力血管,增加侧支循环,从而改善缺血区的供血供氧。特别对处于痉挛状态的血管有显著的解痉作用。

3. 保护缺血心肌细胞　心肌缺血时,细胞内 Ca^{2+} 超负荷,线粒体过多的 Ca^{2+} 可妨碍 ATP 的产生,导致细胞凋亡。钙拮抗药因能减少细胞内 Ca^{2+},而对缺血心肌有保护作用。

4. 抑制血小板聚集　不稳定型心绞痛与血小板黏附和聚集、冠脉血流减少有关。钙拮抗药可以降低血小板内 Ca^{2+} 浓度,抑制血小板聚集,改善心肌微循环。

【临床应用】　对冠状动脉痉挛所致的变异型心绞痛最为有效,也可用于稳定型及不稳定型心绞痛。对急性心肌梗死能促进侧支循环,缩小梗死面积。对支气管平滑肌不但无收缩作用,且具有一定程度的扩张,故对伴有哮喘和阻塞性肺疾病患者更为适用。因能扩张外周血管,故可用于伴有外周血管痉挛性疾病的心绞痛患者。常用钙拮抗剂的特点和抗心绞痛应用比较见表 22–3。

表 22-3　常用钙拮抗药的特点和抗心绞痛应用比较

药物	扩张冠脉及外周血管	抑制心脏传导	心率	抗心绞痛应用
硝苯地平	+++	+	+	变异型心绞痛(首选); 伴高血压者、稳定型心绞痛
维拉帕米	++	+++	±	稳定型心绞痛和不稳定型心绞痛,尤其适用于伴有心房扑动、心房颤动或阵发性室上性心动过速的心律失常患者; 变异型心绞痛不单独应用; 伴有心衰或房室传导阻滞者禁用
地尔硫䓬	+	++	−	各型心绞痛均可; 作用强度介于上述两药之间

(1) 钙拮抗药和硝酸酯类合用:两药合用后扩张血管作用增加。硝酸酯类主要扩张静脉,钙拮抗药主要扩张小动脉,且钙拮抗药又有较强的扩张冠脉作用,因此联合用药合理且有效。但硝苯地平与一般硝酸酯类合用时应慎重,因其可导致反射性心动过速、头痛和皮肤潮红。此种联合用药最好选择作用缓和的钙拮抗药或新型钙拮抗药,如氨氯地平(络活喜),可取得良好疗效。有报道氨氯地平和硝酸酯类合用可显著增加患者的运动耐力和减少 ST 段的降低。

(2) 钙拮抗药与 β 肾上腺素受体阻断药合用:二者的药动学作用方式互补,早期应用这种疗法可减少血管再造术和血管成形术的需要。有研究表明,应用 β 肾上腺素受体阻断药和硝酸酯类作为维持治疗时,加入氨氯地平(每日 5~10 mg),可使运动致心绞痛的发作时间缩短,运动期间 ST 段降低有显著改善,超声心动图显示运动中射血分数改善、室壁运动数值降低,休息时和运动后左室壁舒张峰速度增加。

(3) 钙拮抗药、硝酸酯类及 β 肾上腺素受体阻断药三类药物合用:其意义尚有待进一步临床研究,除使用不方便外,其优点是可减少各自用量,减少给药次数,提高疗效。

【不良反应】　常见的有头痛、脸部潮红、眩晕、心悸、恶心、便秘、踝部水肿等。硝苯地平引起的踝部水肿为毛细血管前血管扩张而不是水钠潴留所致。扩血管作用能引起反射性交感神经活动增强,导致心肌氧耗量增加,加重心肌缺血,合用 β 肾上腺素受体阻断药可避免这些作用。大剂量会引起心动过缓、房室传导阻滞、低血压、心源性休克等。对重度心衰、不稳定性房室传导阻滞、低血压患者以及孕妇禁用或慎用;肝肾功能不全者、哺乳期妇女慎用。

(一) 硝苯地平

硝苯地平属第一代二氢吡啶类短效钙拮抗药,对血管选择性高,以扩张血管作用为主,对心肌的抑制作用弱,主要用于变异型心绞痛,对伴高血压的患者尤为适用;对房室传导无影响,因而对伴有房室传导阻滞的患者较安全;对不稳定型心绞痛的治疗有一定局限性,因其能引起心率加快而增加心肌缺血的危险。

硝苯地平扩张冠状动脉、降低血压作用很强。每次 10 mg,舌下含服,3~5 min 即可起效,可用于中止心绞痛。但要警惕血压下降过猛导致的头晕、胸痛加重甚至晕厥,故含服时剂量要减半,并取坐位或卧位。

（二）维拉帕米

维拉帕米对心脏的选择性大于血管，可直接作用于心脏，引起心率轻度减慢。维拉帕米可用于稳定型和不稳定型心绞痛，较少引起低血压，具有抗心律失常作用，特别适用于伴有心房扑动、心房颤动或阵发性室上性心动过速的心律失常患者。因其抑制心肌收缩能力及房室结传导，故对伴心衰、窦房结功能低下或明显房室传导阻滞的心绞痛患者应禁用。

（三）地尔硫䓬

地尔硫䓬对心脏和血管的选择性介于维拉帕米和硝苯地平之间；选择性扩张冠状动脉，对外周血管作用较弱；具有减慢心率和抑制传导作用和非特异性拮抗交感神经作用。主要用于冠脉痉挛引起的变异型心绞痛，治疗效果好，且不良反应少。对不稳定型心绞痛疗效也较好，应用时较少引起低血压，并且可以降低心肌梗死后心绞痛的发病率。但因其心脏抑制作用，对伴心衰、窦性心动过缓或房室传导阻滞的心绞痛患者宜慎用。

（四）普尼拉明和哌克昔林

普尼拉明除具有阻止 Ca^{2+} 内流作用外，还有儿茶酚胺递质耗竭作用，可用于各型心绞痛的治疗。哌克昔林除具钙拮抗作用外，还有一定的利尿和扩张支气管作用，因而适用于伴有心衰或支气管哮喘的心绞痛患者。

第六节 抗血小板和抗血栓形成药

血小板活化、黏附和聚集是动脉内血栓形成的始动因素之一，在不稳定型心绞痛发病中起着关键性作用。抗血栓治疗可以防止冠状动脉内血栓进一步扩展，启动机体内源性溶栓系统，减轻冠状动脉狭窄，因此抗血栓治疗已成为防治心绞痛的重要环节。

一、抗血小板药

（一）TXA_2 合成抑制药

1. 阿司匹林（aspirin） 不可逆性抑制血小板内环氧合酶 1（cyclooxygenase 1，COX-1）的活性，从而阻断血栓素 A_2（thromboxane A_2，TXA_2）的生成而达到抗血小板聚集的作用，并能抑制组织型纤溶酶原激活物（tissue-type plasminogen activator，t–PA）的释放。一般小剂量（75~100 mg/d）即可显著抑制血小板 TXA_2 的合成而对 PGI_2 合成无明显影响。本品小剂量主要用于预防血栓性疾病（如冠状动脉硬化性疾病和心肌梗死），还可用于治疗急性心肌梗死和不稳定型心绞痛患者，能降低死亡率和梗死率。

2. 利多格雷（ridogrel） 为 TXA_2 合成酶抑制药，减少 TXA_2 生成并能阻断 TXA_2 受体。与阿司匹林比较，对血小板血栓和冠状动脉血栓作用强，尤其对新形成的血栓疗效较好。临床用于血栓栓塞性疾病的治疗，能降低急性心肌梗死再栓塞、反复心绞痛及缺血性中风的发生率。不良反应一般较轻,仅有轻度胃肠道反应,易耐受。未发现出血性脑卒中等合并症。

(二)血小板聚集抑制药

能选择性地抑制二磷酸腺苷(adenosine diphosphate,ADP)与血小板受体的结合,抑制 ADP 与糖蛋白 GP Ⅱb/Ⅲa 复合物激活的血小板黏附、聚集和释放全过程,对胶原、凝血酶、花生四烯酸、肾上腺素及血小板活化因子(platelet activating factor,PAF)等诱导的血小板聚集亦有抑制作用,可防止血栓的形成和发展。

1. 噻氯吡啶(panaldine)　用于防治因血小板高聚集状态引起的心脏、脑及其他动脉的循环障碍性疾患。每日 200~500 mg,分 2~3 次服用。主要副作用为腹痛、腹泻、恶心、呕吐等胃肠道反应及粒细胞减少症,罕见血栓性血小板减少性紫癜(thrombotic thrombocytopenic purpura,TTP),用药期间应监测血常规。

2. 氯吡格雷(clopidogrel)　可用于不稳定型心绞痛及非 ST 段抬高的心肌梗死患者。每日口服 75 mg,起效快,副作用比噻氯吡啶少,耐受性好。

(三)血小板膜糖蛋白Ⅱb/Ⅲa 受体拮抗药

糖蛋白Ⅱb/Ⅲa 受体在血小板表面表达,它们连接纤维蛋白原和其他配体,完成血小板激活的共同最后通路。如替罗非班(tirofiban)、埃替巴肽(eptifibatide)和阿昔单抗(abciximab)通过阻断糖蛋白Ⅱb/Ⅲa 受体与纤维蛋白原结合,可以抑制血小板聚集。阿昔单抗对血栓形成和预防血管再狭窄有明显作用,并适用于急性心肌梗死和不稳定型心绞痛。替罗非班和埃替巴肽主要适应证为不稳定型心绞痛。

二、抗血栓形成药

(一)低分子量肝素

低分子量肝素(low molecular weight heparin,LMWH)是相对分子质量低于 6 500 的肝素。作用与肝素相似,主要抑制凝血因子Xa,抗栓作用增强而抗凝作用减弱,半衰期较长,出血性不良反应亦减少。用于急性心肌梗死、不稳定型心绞痛的治疗。临床常用的药物有替地肝素(tedelparin)、依诺肝素(enoxaparin)、弗希肝素(fraxiparin)、洛吉肝素(logiparin)及洛莫肝素(lomoparin)等。

(二)华法林

华法林(warfarin)属双香豆素类口服抗凝药,为维生素 K 拮抗剂,在肝脏抑制维生素 K 由环氧化物向氢醌型转变,从而阻止维生素 K 的反复利用,干扰凝血因子Ⅱ、Ⅶ、Ⅸ、Ⅹ羧化,使这些因子无法活化而发挥抗凝血作用。可用于不稳定型心绞痛的治疗。

第七节　其他抗心绞痛药

近年来,一些新型的抗心绞痛药陆续上市。此外,中药成分丹参酮Ⅱ-A 磺酸钠、银杏内酯、灯盏细辛等也可用于心绞痛的治疗。

(一) 尼可地尔

尼可地尔(nicorandil)同时具有钾离子通道开放和类硝酸酯样作用。可释放 NO 并促进平滑肌细胞钾离子通道开放,使钾离子外流增加,细胞膜超极化,减少 Ca^{2+} 内流从而舒张血管。在降低心肌氧耗同时,增加心肌供氧,双重改善心肌缺血。适用于各类型心绞痛,包括稳定型心绞痛、变异型心绞痛、不稳定型心绞痛和心肌梗死后心绞痛等,而且能显著减少心血管事件发生风险,改善预后。具有良好的安全性,不良反应少,无硝酸酯的耐药性,是一种全新的抗心绞痛药。

(二) 吗多明

吗多明(molsidomine)作用机制与硝酸酯类相似,能舒张血管,降低心脏前、后负荷,降低心室壁肌张力,从而降低心肌氧耗量;扩张冠状动脉及侧支血管,改善缺血区的血供。主要适用于稳定型心绞痛。

(三) 血管紧张素转化酶抑制药和血管紧张素 II 受体阻断药

血管紧张素转化酶抑制药(angiotensin-converting enzyme inhibitor, ACEI)不仅可从增加心肌氧供、减少心肌氧耗两个方面改善心肌缺血,而且可从抗动脉粥样硬化、抗血小板聚集、抗炎性细胞浸润、抗血管平滑肌增殖等角度抗心肌缺血,因此 ACEI 已成为心绞痛治疗的重要药物。适用于所有合并高血压、心力衰竭、心肌梗死后左心室收缩功能不全、糖尿病的稳定型心绞痛患者。依那普利(enalapril)能提高心肌梗死患者的存活率,降低死亡率。雷米普利(ramipril)、培哚普利(perindopril)也可以用于稳定型心绞痛的治疗,能改善心肌缺血,降低冠心病高危患者心血管事件的发生率。

血管紧张素 II 受体阻断药(angiotensin II receptor blocker, ARB)用于稳定型心绞痛伴有高血压、心力衰竭、糖尿病或肾功能不全却又不能耐受 ACEI 的患者。

(四) 他汀类药物

积极控制高脂血症是预防心绞痛的重要措施之一。他汀类(statins)具有降脂作用(详见第二十三章　调血脂药与抗动脉粥样硬化药),可减少心血管事件的发生率,对心肌缺血治疗有利。抗心绞痛作用机制与其稳定动脉粥样硬化斑块、改善血管内皮、抗炎、抑制血小板聚集等功能有关。临床首选药物为阿托伐他汀(atorvastatin),降脂效果最为明显,还可显著减少急性冠状动脉综合征患者发生急性冠脉事件、心绞痛及脑卒中的危险;而普伐他汀(pravastatin)非降脂方面的益处在他汀类药物中最佳。其他尚有洛伐他汀(iovastatin)、辛伐他汀(simvastatin)、氟伐他汀(fluvastatin)等。

(五) 曲美他嗪和雷诺嗪

曲美他嗪(trimetazidine)和雷诺嗪(ranolazine)是新型部分脂肪酸氧化酶抑制剂,通过改变心脏代谢方式减少心脏需氧量。可以抑制缺血心肌的脂肪酸代谢,促进葡萄糖代谢,使氧得到更有效的利用,产生更多的能量以满足心脏的需要。适用于顽固型心绞痛的治疗。用药后对心率和血压无影响,可以减少心绞痛发作次数,增加运动耐量,提高患者的生活质量。

(六) 伊伐布雷定

伊伐布雷定(ivabradine)选择抑制窦房结超极化激活的内向阳离子电流——I_f电流,使起搏细胞动作电位舒张期去极化延缓,从而减慢心率,降低氧耗量,恢复缺血心肌的氧供需平衡。适用于β肾上腺素受体阻断药和钙拮抗药无法控制的稳定型心绞痛患者,对于最大限度常规治疗后心率仍快的顽固型心绞痛患者,联合运用此药对部分患者有效。

本章电子课件	

◆ 本章小结

本章主要讲述了心绞痛的基础知识和抗心绞痛药的分类和作用特点,重点在于准确理解各类代表药的药理作用及机制。具体要求如下:① 掌握:硝酸甘油、普萘洛尔、硝苯地平抗心绞痛的药理作用、作用机制、临床应用及主要不良反应。② 熟悉:其他抗心绞痛药的药理作用特点。③ 了解:抗心绞痛药的联合应用。

? 思考题

1. 简述硝酸甘油抗心绞痛的药理作用及机制。
2. 简述钙拮抗药抗心绞痛的临床应用。
3. 试述β肾上腺素受体阻断药的临床应用及长期服药者停药时应逐渐减量的原因。
4. 试述硝酸酯类与β肾上腺素受体阻断药联合应用治疗心绞痛的药理基础。
5. 试述冠脉循环的解剖特点、生理特点以及冠脉血流量的调节因素。

[刘培庆,李卓明(中山大学)]

第二十三章　调血脂药与抗动脉粥样硬化药

动脉粥样硬化(atherosclerosis, AS)是一种常见的心脑血管疾病,主要累及大动脉及中动脉,特别是冠状动脉、脑动脉和主动脉,是冠心病、脑卒中等缺血性心脑血管病的重要病理学基础,因此防治 AS 是防治心脑血管病的重要措施。对 AS 的防治,关键是早期干预危险因素,保护器官免受损害。疾病早期或轻度者,可通过改善生活方式,如合理饮食及坚持适量运动,积极控制各个危险因素。药物治疗目前以调血脂药、抗氧化剂、保护动脉内皮药等为主。本章主要介绍血脂代谢与动脉粥样斑块的形成,常用的抗动脉粥样硬化药(antiatherosclerotic drug)如调血脂药他汀类、胆汁酸结合树脂类、胆固醇吸收抑制剂、贝特类、烟酸类等,抗氧化药,以及其他靶点抗动脉粥样硬化药的研究进展。

第一节　血脂代谢与动脉粥样斑块的形成

一、脂类的吸收和代谢

(一)脂类的吸收

脂类是脂肪和类脂的总称。脂肪为甘油三酯(triglyceride, TG),类脂包括固醇及其酯、磷脂及糖脂等。脂类不溶于水,必须在小肠经胆汁酸盐的作用,乳化并分散成细小的微团(micelles)后,才能被消化酶消化。小肠上段是脂类消化的主要场所,消化产物甘油一酯、脂肪酸、胆固醇及溶血磷脂等可与胆汁酸盐乳化成更小的混合微团(mixed micelles),极性更大,易被肠黏膜细胞吸收。十二指肠下段及空肠上段是主要吸收部位。

(二)甘油三酯代谢

甘油三酯是机体储存能量的形式,是含量最多的脂类。大部分组织均可利用甘油三酯分解供能,同时肝脏、脂肪组织及小肠组织还可以进行甘油三酯的合成,以肝脏的合成能力最强,在脂肪组织中储存。脂肪组织中的甘油三酯在一系列脂肪酶的作用下,分解生成甘油和游离脂肪酸(free fatty acid, FFA),并释放入血供其他组织利用的过程,称为脂肪动员。

(三)胆固醇代谢

最早是由动物胆石中分离出具有羟基的固体醇类化合物,故称为胆固醇(cholesterol, Ch)。人体约含胆固醇 140 g,广泛存在于全身各组织中,大约 1/4 分布在脑及神经组织,内脏、皮肤、脂肪组织以及肾上腺、卵巢等合成类固醇激素的内分泌腺亦含有较多的胆固醇。人体内的胆固醇分为外源性和内源性两类。

1. 生物合成　除脑组织及成熟红细胞外，人体内几乎所有组织均可合成胆固醇，肝脏和小肠是主要的合成场所。胆固醇合成主要在胞液及内质网中进行，乙酰 CoA 是合成胆固醇的原料。胆固醇合成过程复杂，有近 30 步酶促反应，大致可划分为三个阶段：① 甲羟戊酸的合成：生成甲羟戊酸（mevalonic acid，MVA）的 3- 羟基 -3- 甲基戊二酰辅酶 A（3-hydroxy-3-methylglutaryl coenzyme A，HMG CoA）还原酶是合成胆固醇的限速酶，各种因素对胆固醇合成的调节主要是通过对 HMG CoA 还原酶活性的影响来实现；② 鲨烯的合成；③ 胆固醇的合成。

2. 代谢　胆固醇在肝脏中转化成胆汁酸（bile acid），这是胆固醇在体内代谢的主要去路。类固醇激素睾酮、皮质醇、雄激素、雌二醇、孕酮等是以胆固醇为原料来合成的。在皮肤，胆固醇可被氧化为 7- 脱氢胆固醇，后者经紫外线照射转变为维生素 D_3。

二、血浆脂蛋白代谢

血浆所含脂类统称血脂，其组成复杂，包括：甘油三酯（TG）、磷脂（phospholipids，PL）、胆固醇（Ch）以及游离脂肪酸（FFA）等。Ch 又分为胆固醇酯（cholesteryl ester，CE）和游离胆固醇（free cholesterol，FC），两者相加为总胆固醇（total cholesterol，TC）。

（一）血浆脂蛋白的分类及构成

血浆脂蛋白主要由蛋白质、甘油三酯、磷脂、胆固醇及其酯组成，可分为乳糜微粒（chylomicron，CM）、极低密度脂蛋白（very low density lipoprotein，VLDL）、中密度脂蛋白（intermediate density lipoprotein，IDL）、低密度脂蛋白（low density lipoprotein，LDL）和高密度脂蛋白（high density lipoprotein，HDL）等。血浆中各种脂蛋白具有大致相似的基本结构，疏水性较强的甘油三酯及胆固醇酯均位于脂蛋白的内核，而具极性及非极性基团的载脂蛋白、磷脂及游离胆固醇则以单分子层借其非极性的疏水链相联系，覆盖于脂蛋白表面，其极性基团朝外，呈球状。CM 及 VLDL 主要以甘油三酯为内核，LDL 及 HDL 则主要以胆固醇酯为内核。载脂蛋白（apolipoprotein）主要有 apoA、B、C、D 及 E 等五类。

（二）血浆脂蛋白代谢

1. CM　是运输外源性甘油三酯及胆固醇酯的主要形式。脂肪消化吸收时产生的甘油三酯、磷脂及胆固醇，加上载脂蛋白 B48、A I、A IV、A II 等形成新生的 CM。再从 HDL 获得 apoC 及 E，其中 apoC II 激活脂蛋白脂肪酶（lipoprotein lipase，LPL），使 CM 内核的甘油三酯 90% 以上被水解，同时其表面的 apoA I、A IV、A II、C 等连同表面的磷脂及胆固醇离开 CM 颗粒，形成新生的 HDL；CM 颗粒逐步变小，转变为 CM 残粒与肝细胞膜 apoE 受体结合并被肝细胞摄取代谢。正常人 CM 在血浆中代谢迅速，半衰期为 5~15 min，因此空腹 12~14 h 后血浆中不含 CM。

2. VLDL　是运输内源性甘油三酯的主要形式。肝细胞合成的甘油三酯加上 apoB100、E 以及磷脂、胆固醇等即形成 VLDL。VLDL 入血后从 HDL 获得 apoC，VLDL 的甘油三酯在 LPL 作用下逐步水解，同时其表面的 apoC、磷脂及胆固醇向 HDL 转移，而 HDL 的胆固醇酯又转移到 VLDL。VLDL 本身颗粒逐渐变小，其密度逐渐增加，apoB100 及 E 含量相对增加，转变为中密度脂蛋白（IDL），可为肝细胞摄取代谢。未被肝细胞摄取的 IDL 中的甘油三酯被 LPL 及肝脂肪酶进一步水解,最后只剩下胆固醇酯,同时其表面的 apoE 转移至 HDL,仅剩下 apoB100,IDL 即转变为 LDL。VLDL 在血中的半衰期为 6~12 h。

3. LDL　人血浆中的 LDL 是由 VLDL 转变而来的,它是转运肝脏合成的内源性胆固醇的主要形式。肝脏是降解 LDL 的主要器官。LDL 受体广泛分布于肝脏、动脉壁细胞等全身各组织的细胞膜表面,特异识别并结合含 apoE 或 apoB100 的脂蛋白,故又称 apoB、E 受体。当血浆中的 LDL 与 LDL 受体结合后,则受体聚集成簇,内吞入细胞与溶酶体融合,在溶酶体中蛋白水解酶作用下,LDL 中的 apoB100 水解为氨基酸,其中的胆固醇酯被胆固醇酯酶水解为游离胆固醇及脂肪酸。血浆中 LDL 与细胞 LDL 受体结合后的一系列过程称为 LDL 受体代谢途径。血浆中的 LDL 亦可被巨噬细胞清除。正常人血浆 LDL 每天降解量占总量的 45%,其中 2/3 由 LDL 受体途径降解,1/3 被周围组织(包括血管壁)摄取异化。LDL 在血浆中的半衰期为 2~4 天。

4. HDL　主要由肝脏和小肠合成,CM 及 VLDL 中的甘油三酯水解时表面脱离的 apoA I、A IV、A II、C 以及磷脂、胆固醇等亦可形成新生 HDL。刚从肝脏或小肠分泌出来的 HDL 或 CM 水解时形成的 HDL 呈盘状,为新生 HDL。它进入血液后,在血浆卵磷脂 - 胆固醇酰基转移酶(lecithin-cholesterol acyltransferase,LCAT)的反复作用下,酯化胆固醇进入 HDL 内核逐渐增多,使 HDL 逐步膨胀为单脂层的球状 HDL,同时其表面的 apoC 及 apoE 又转移至 CM 及 VLDL 上,最后转变为成熟 HDL。HDL 主要在肝脏降解,在血浆中的半衰期为 3~5 天。

血浆中胆固醇酯(CE)90% 以上来自 HDL,其中约 70% 的 CE 在血浆胆固醇酯转移蛋白(cholesterol ester transfer protein,CETP)的作用下由 HDL 转运至 VLDL 及 LDL 后被清除,10% 则通过肝脏的 HDL 受体清除。所以 HDL 在 LCAT、apoA I 及 CETP 等的作用下,可将胆固醇从肝脏外组织转运到肝脏进行代谢。这种将胆固醇从肝脏外组织向肝脏转运的过程,称为胆固醇的逆向转运。机体可通过这种机制,将外周组织中衰老细胞膜中的胆固醇转运至肝脏代谢并排出体外。

现以 Ch 为例,将它们的来源、参与的脂蛋白及其转运和代谢的方式示于图 23-1。

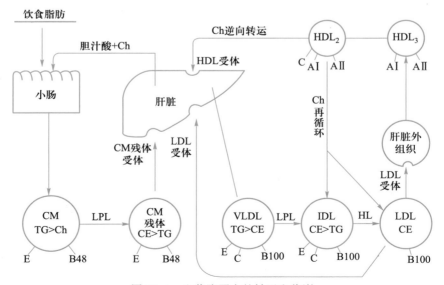

图 23-1　血浆脂蛋白的转运和代谢

（三）血浆脂蛋白代谢异常

血浆中 VLDL、IDL、LDL 或 apoB 浓度高出正常为高脂蛋白血症或称高脂血症，易致 AS。一般将高脂血症分为六型，各型的特点见表 23-1。

表 23-1　高脂血症的分型

分型	脂蛋白变化	脂质变化	致 AS 的作用
I	CM↑	TC↑　TG↑↑↑	—
IIa	LDL↑	TC↑↑	高度
IIb	VLDL、LDL↑	TC↑↑　TG↑↑	高度
III	IDL↑	TC↑↑　TG↑↑	中度
IV	VLDL↑	TG↑↑	中度
V	CM、VLDL↑	TC↑　TG↑↑↑	—

一般认为，高脂血症可促进 AS 病变的形成和发展，但是近年来证明 HDL 或 apoA 浓度低于正常，也为 AS 危险因子。凡能使 LDL、VLDL、TC（总胆固醇）、TG、apoB 降低，或使 HDL、apoA 升高的药物，都有抗 AS 作用。

三、动脉粥样硬化的发生机制

AS 主要发生在大中动脉，特别是冠状动脉、脑动脉和主动脉。呈现不同程度的内膜增厚、脂质沉着、纤维组织增生、形成脂肪条纹及斑块、管腔狭窄乃至阻塞，最终引起心肌或脑组织等重要器官供血不足或出血。本病发病机理尚未完全阐明，有多种学说从不同角度来阐述，包括脂质浸润学说、血栓形成学说、炎症反应学说、内皮细胞损伤学说、氧化应激学说等。目前广泛认为，AS 的病理形成包括以下环节。

1. 动脉内皮细胞损伤　各种原因（机械性、LDL、高半胱氨酸、免疫性、毒素、病毒等）引起内皮损伤，使之分泌多种生长因子和黏附分子，增加内皮通透性，诱导循环中的脂质和单核细胞、淋巴细胞等炎性细胞黏附并迁移入内皮下间隙。

2. 血浆脂蛋白 LDL 和 VLDL 水平增高　当血浆 LDL 水平增高时，动脉内膜受高水平的 LDL 或合并其他因素的作用，可产生氧自由基及其他代谢物，使进入内皮的 LDL 发生氧化，生成氧化低密度脂蛋白（oxidized LDL，ox-LDL）。ox-LDL 抑制其自身与受体结合，抑制巨噬细胞迁移，因而不能像正常 LDL 那样移出内膜或被巨噬细胞所清除，结果大量沉积在内膜下，改变内皮细胞表面分子，导致内皮细胞通透性增加和内皮功能障碍，进一步促进 LDL 向动脉内膜的迁移。

3. 巨噬泡沫细胞形成　以单核细胞为主的炎性细胞迁移至内膜后，在巨噬细胞集落刺激因子作用下被激活转化为巨噬细胞，在清道夫受体的介导下，大量吞噬 ox-LDL 等脂蛋白颗粒，从而形成巨噬泡沫细胞。

4. 脂质条纹和斑块的形成　巨噬泡沫细胞形成后不断堆积，形成动脉壁脂肪条纹，并分泌血小板衍生生长因子（platelet-derived growth factor，PDGF）等物质，刺激动脉壁中层的血管平滑肌细胞（vascular smooth muscle cell，VSMC）迅速增殖并迁移至内膜。在内膜中，平滑肌细胞合成并分泌间质胶原和弹性蛋白等细胞外基质,并覆盖巨噬泡沫细胞及其死亡后释放的积聚于细胞外的脂质,逐渐构成了动脉粥样斑块早期损伤和脂质条纹的主体。富含脂质的斑块区,称为斑块的坏死核心(necrotic core)。

5. 动脉硬化　随着动脉中层的 VSMC 逐渐蜕变,大量胶原纤维、弹力纤维和蛋白多糖等结缔组织基质形成,钙质沉着,动脉壁增厚变硬,失去弹性,导致动脉硬化。

6. 斑块形成　斑块自内膜突向血管腔阻塞血流,血管腔狭窄,导致靶器官供血不足。如果斑块破裂和形成血栓,则引发急性心脑血管风险。

第二节　调血脂药

一、HMG CoA 还原酶抑制剂

HMG CoA 还原酶是胆固醇合成的限速酶,作用于内源性胆固醇合成的早期。抑制 HMG CoA 还原酶可减少内源性胆固醇的合成。1976 年,Endo 等从桔青霉素培养液中发现 compactin 有抑制 HMG CoA 还原酶的作用,但因不良反应而未能采用。1979 年他又从红曲霉菌中发现 monacolin K,1980 年 Alberts 从土曲霉菌中发现 movinolin,后发现两者为同一物,即洛伐他汀(lovastatin,美降脂),具有良好的调血脂作用,1987 年在美国上市。辛伐他汀(simvastatin,synvinolin,舒降脂)是洛伐他汀的甲基化衍生物,调血脂作用更强。同时发现 compactin 的活性代谢物普伐他汀(pravastatin,eptastatin,帕伐他汀,普拉固)也有很好的应用价值。氟伐他汀(fluvastatin;来适可,lescol)是人工合成品,此后又合成了阿托伐他汀(atorvastatin)、色伐他汀(cerivastatin)等,统称为他汀类(statins)。由于他汀类药物有显著的降胆固醇作用,耐受性良好,所以很快被作为调血脂的一线药物,在世界范围内广泛应用。

【构效关系】　他汀类都具有二羟基戊酸结构,或为内酯环,或为开环羟基酸,是抑制 HMG CoA 还原酶所必需基团,但是内酯环必须转换成相应的开环羟基酸形式才呈现药理活性。洛伐他汀和辛伐他汀具内酯环而亲脂性较强,普伐他汀具开环羟基酸而亲水性较强,氟伐他汀则介于两者之间。

【体内过程】　一般以羟酸型者吸收较好,内酯型者吸收后在肝脏水解成活性的羟酸型。用药后 1.3~2.4 h 血药浓度达到高峰,原形和代谢活性物质与血浆蛋白结合率为 95% 左右,大部分药物在肝脏代谢,随胆汁排出,5%~20% 由肾脏排出。他汀类药物的肝首过效应均较高。

【药理作用及机制】

(1) 调血脂作用:有明显的调血脂作用。治疗剂量下,降低低密度脂蛋白胆固醇(low density lipoprotein cholesterol,LDL-C)作用最强,TC 次之,降 TG 作用很小,而高密度脂蛋白胆固醇(high density lipoprotein cholesterol,HDL-C)略有升高。作用呈剂量依赖性,约 2 周出现疗效,4~6 周达高峰,长期应用可保持疗效。

他汀类药物因其本身或其代谢物的结构与 HMG CoA 相似,且与 HMG-CoA 还原酶的亲和力比 HMG-CoA 高数千倍,因此可对该酶发生竞争性抑制,使 Ch 合成受阻。除使血浆 Ch 浓度降低外,还通过负反馈调节,代偿性增加肝细胞表面 LDL 受体的合成,致使血浆中大量 LDL 被摄

取,经 LDL 受体途径代谢为胆汁酸排出体内,降低 LDL 水平。继而导致 VLDL 代谢加快,并因肝脏合成及释放 VLDL 减少,导致血浆 VLDL 及 TG 下降。HDL 的升高,可能是由于 VLDL 减少的间接结果。由于各种他汀类药物与 HMG CoA 还原酶的亲和力不同,所以调血脂效应存在差别。其调血脂的一般作用强度见表 23-2。

表 23-2　几种他汀类药物对血脂的影响

药物	剂量 mg/d	血脂及脂蛋白变化 /%			
		TC	LDL-C	HDL-C	TG
洛伐他汀	10	−30.0	−37.9	+3.0	−20.1
氟伐他汀	40	−21.4	−30.1	+11.2	−7.3
普伐他汀	20	−23.7	−31.5	+3.1	−12.0
辛伐他汀	10	−27.4	−35.5	+4.2	−18.3
阿伐他汀	20	−34.5	−44.3	+12.1	−33.2

(2) 非调血脂作用:他汀类有调血脂作用以外的多重心血管保护作用,例如:① 改善血管内皮功能,提高血管内皮对扩血管物质的反应性;② 抗氧化,使活性氧(reactive oxygen)和氧化低密度脂蛋白(oxidized low density lipoprotein,ox-LDL)产生减少;③ 减少动脉壁巨噬细胞及泡沫细胞的形成;④ 降低血浆 C 反应蛋白,减轻 AS 过程的炎性反应;⑤ 抑制单核 – 巨噬细胞的黏附功能;⑥ 抑制 VSMC 的增殖和迁移;⑦ 抑制血小板聚集,抗血栓形成;⑧ 稳定粥样斑块。

【临床应用】

(1) 调血脂:适合于杂合子家族性和非家族性Ⅱa 型高脂蛋白血症,Ⅱb 和Ⅲ型高脂蛋白血症也可应用;还可用于 2 型糖尿病和肾病综合征引起的高胆固醇血症。对病情严重者可与胆汁酸结合树脂合用。多数他汀类药物对纯合子家族性高脂血症无效,对高甘油三酯血症疗效不显著。

(2) 肾病综合征:对肾功能有一定的保护和改善作用。此作用除与调血脂有关外,也可能与抑制肾小球膜细胞的增殖和延缓肾动脉硬化有关。

(3) 血管成形术后再狭窄:对再狭窄有一定的预防效应。

(4) 预防心脑血管急性事件:能通过增加 AS 斑块的稳定性或使斑块缩小而减少脑卒中或心肌梗死的发生率。

(5) 还可用于缓解器官移植后的排斥反应和治疗骨质疏松症。

【不良反应与应用注意】　不良反应较少且较轻。大剂量应用时偶可出现胃肠道反应、皮肤潮红、头痛、肌痛等。严重不良反应较少见,包括横纹肌溶解症、肝炎及血管神经性水肿等。1%~2% 的患者出现无症状性转氨酶升高,极个别(<0.1%)有肌酸磷酸激酶(creatine phosphokinase,CPK)升高,停药后即恢复正常,偶有骨骼肌坏死症。用药期间应定期检测肝功能,有肌痛者应检测 CPK,必要时停药。孕妇及有活动性肝病或转氨酶持续升高者禁用。原有肝病史者慎用。

【药物相互作用】　他汀类与胆汁酸结合树脂联用,可增强降低血清 TC 及 LDL-C 的效应。若与贝特类或烟酸联用可增强降血清 TG 的效应,但也能提高肌病的发生率(2%~5%)。若与免疫抑制药环孢素或大环内酯类抗生素等合用,也能增加肌病的危险性。若与香豆素类抗凝药同时应用,有可能使凝血酶原时间延长,应注意检测凝血酶原时间,及时调整抗凝血药的剂量。

二、胆汁酸结合树脂

胆固醇在肝脏中转化为胆汁酸是胆固醇代谢的主要途径,然而多于 95% 的胆汁酸在回肠中被吸收,经"肝肠循环"途径重新被利用。抑制胆汁酸在回肠中的重吸收,会活化肝脏胆固醇 7α羟化酶,使得更多的胆固醇在肝脏中转化为胆汁酸,最后被排出体外。同时胆汁酸的缺乏也会抑制外源性胆固醇的摄取。胆汁酸结合树脂(bile acid binding resins)进入肠道后不被吸收,与胆汁酸牢固结合,阻滞胆汁酸的肝肠循环,从而大量消耗 Ch,使血浆 TC 和 LDL-C 水平降低。

(一)考来烯胺

考来烯胺(消胆胺,cholestyramine)为苯乙烯型强碱性阴离子交换树脂类,不溶于水,不易被消化酶破坏。其氯化物呈白色或淡黄色球状或粉状,无臭或有氨臭。氯能与其他阴离子交换,1.6 g 考来烯胺能结合胆盐 100 mg。

【药理作用及机制】 能明显降低血浆 TC 和 LDL-C 浓度,其强度与剂量有关。apoB 也相应降低,HDL 几乎无改变。对 TG 和 VLDL 的影响轻微而不恒定。

主要作用机制是在肠道通过离子交换与胆汁酸结合后发生下列作用:① 被结合的胆汁酸失去活性,减少食物中脂类的吸收;② 阻滞胆汁酸在肠道的重吸收;③ 由于大量胆汁酸丢失,肝内 Ch 经胆固醇 7α 羟化酶(cholesterol 7α hydroxylase,CYP7A1)的作用转化为胆汁酸;④ 由于肝细胞中 Ch 减少,导致肝细胞表面 LDL 受体增加和活性增强;⑤ 大量含 Ch 的 LDL 经受体进入肝细胞,使血浆 TC 和 LDL 水平降低;⑥ 此过程中 HMG-CoA 还原酶的活性可反馈性增强,但不能补偿 Ch 的减少,若与 HMG-CoA 还原酶抑制剂联用有协同作用。

【临床应用】 用于 Ⅱa、家族性杂合子高脂血症,4~7 天生效,2 周内达最大效应。对 Ⅱb 型高脂血症,应与降 TG 和 VLDL 的药物配合应用。对纯合子家族性高脂血症,因患者肝细胞表面缺乏 LDL 受体功能,本类药物无效。

【不良反应】 常致恶心、腹胀、便秘等胃肠道不良反应。长期应用,可引起脂溶性维生素缺乏,也可引起高氯酸血症。因可妨碍噻嗪类、香豆素类、洋地黄类药物吸收,它们应在本类药用前 1 h 或用后 4 h 服用。

(二)考来替泊

考来替泊(colestipol)为四乙烯戊胺和环氧氯丙烷的聚合物,是弱碱性阴离子交换树脂,呈淡黄色,无臭无味,有亲水性,含水分约 50%,但是不溶于水。其药理作用、临床应用和不良反应与考来烯胺基本相同,适用于 Ⅱa 型高脂血症。

三、胆固醇吸收抑制剂

依折麦布(ezetimide)是第一个上市的胆固醇吸收抑制剂,可降低胆固醇吸收,发挥调血脂作用。

【药动学】 口服后吸收迅速,单剂量口服 10 mg 后,c_{max} 为 3.4~5.5 μg/L,t_{max} 为 4~12 h,$t_{1/2}$ 为

22 h。吸收后大部分在小肠和肝脏经葡萄糖醛酸化快速代谢为酚羟基葡萄糖醛酸化合物,代谢物和原形经胆汁及肾脏排出。

【药理作用及机制】　主要阻断胆固醇的外源性吸收途径。依折麦布吸收后进入肠肝循环并被糖酯化,原药及其糖脂化代谢物反复作用于胆固醇吸收部位——小肠上皮刷状缘,通过抑制小肠上皮刷状缘上转运蛋白 NPC1L1 的活性,选择性抑制饮食和胆汁中的胆固醇跨小肠壁转运至肝脏,从而抑制胆固醇和相关植物固醇的吸收,使肝脏胆固醇储存减少,反馈性上调肝脏 LDL 受体的表达,使 LDL 代谢加快,降低血浆中 LDL-C 水平。此外依折麦布还可降低高脂血症患者的 TC、apoB 和 TG 水平,增加 HDL-C 水平。

【临床应用】　适用于原发性(杂合子家族性或非家族性)高胆固醇血症、纯合子家族性高胆固醇血症、纯合子谷固醇血症(或植物固醇血症)。与 HMG-CoA 还原酶抑制剂他汀类降脂药物联合应用能够更好降低血脂水平,目前有依折麦布辛伐他汀片,含依折麦布 10 mg 及辛伐他汀 20 mg,在降低血脂尤其是 LDL-C 方面有更好的效果。

【不良反应】　口服后少数患者出现疼痛、痉挛和无力的肌肉失调症状,血清肌酸激酶升高,转氨酶升高,血小板减少等不良反应。怀孕或哺乳期妇女、中至重度肝功能损伤患者以及 10 岁以下儿童禁用此药。

四、贝特类

20 世纪 60 年代上市的贝特类(苯氧芳酸衍生物)药物氯贝丁酯(氯贝特,clofibrate;安妥明,atromid-S)有降低 TG 和 VLDL 的作用,曾广泛应用。后发现肝胆系统并发症较多,且不能降低冠心病的病死率。近年开发的新型贝特类药物,包括吉非贝齐(gemfibrozil)、苯扎贝特(bezafibrate)、非诺贝特(fenofibrate)、环丙贝特(ciprofibrate)等,调血脂作用较强。根据国际上对此类药物治疗后受益与风险的评价,认为除非患者有严重的高甘油三酯血症又对他汀类禁用或不耐受,否则贝特类不作为一线治疗药物。

【体内过程】　口服吸收迅速而完全,数小时即达血药浓度峰值,水解后释出有活性的酸基,能与血浆蛋白结合。部分有肝肠循环,主要以葡萄糖醛酸结合物形式从肾脏排出。

【药理作用及机制】　既有调血脂作用也有非调血脂作用。能降低血浆 TG 20%~60%、VLDL 63%、TC 6%~25%、LDL-C 26%;能升高 HDL 10%~30%。非调血脂作用包括抗炎、抗血小板聚集、抗凝血和降低血浆黏度、增加纤溶酶活性、改善胰岛素敏感性、改善内皮功能等,共同发挥抗 AS 效应。

贝特类药物调血脂作用的机制目前尚未完全阐明,其对血清脂质的很多作用是通过激活类固醇激素受体类的核受体——过氧化物酶体增殖物激活受体 α(peroxisome proliferator activated receptor-α,PPARα)而发挥。① 调节 LPL、apoCⅢ、apoAⅠ 等基因的表达,降低 apoCⅢ 转录、增加 LPL 和 apoAⅠ 的生成;② 抑制乙酰辅酶 A 羧化酶,减少脂肪酸从脂肪组织进入肝脏,合成 TG 及 VLDL;③ 增强 LPL 活化,加速 CM 和 VLDL 的分解代谢;④ 增加 HDL 的合成,减少 HDL 的清除,促进 Ch 逆向转运;⑤ 促进 LDL 颗粒的清除。

非调血脂作用的机制可能与降低某些促凝血因子的活性,减少纤溶酶原激活物抑制物(plasminogen activator inhibitor-1,PAI-1)产生有关。其抗 AS 炎性作用可能与贝特类药物作为 PPAR 的配体有关。

【临床应用】 主要用于 VLDL 升高为主的原发性高 TG 血症,对 Ⅲ 型高脂血症和混合型高脂血症也有较好的疗效,也可用于 2 型糖尿病的高脂血症。但是各药的效应不同。如非诺贝特除调血脂外,尚可降低血尿酸水平,可用于伴有高尿酸血症的患者。苯扎贝特能改善糖代谢,可用于糖尿病伴有高 TG 血症患者。

【不良反应】 一般耐受性较好,常见不良反应有消化道症状如轻度腹痛、腹泻、恶心等,以及瘙痒、皮疹、心律失常、低血钾、脱发、肌炎肌痛、尿素氮增加、转氨酶升高等。肌炎不常见,但一旦发生则很严重(横纹肌溶解),会出现肌红蛋白尿和急性肾衰竭,尤其容易出现在肾功能受损的患者,因此贝特类药物应避免给予肾功能不全的患者,否则有引起横纹肌溶解的风险。氯贝丁酯不良反应较多且严重,可致心律失常、胆囊炎和胆石症等,以及胃肠道肿瘤的发病率增加。有肝胆疾病、肾功能不全者及孕妇、儿童禁用。

五、烟酸类

(一) 烟酸

【体内过程】 烟酸(nicotinic acid)为水溶性 B 族维生素之一,口服后吸收迅速而完全,生物利用度 95%,t_{max} 30~60 min。很少与血浆蛋白结合,迅速被肝脏、肾脏和脂肪组织摄取,代谢物及原形经肾脏排出,血浆 $t_{1/2}$ 为 20~45 min。用量超过 3 g,以原形自尿液中排出增加。

【药理作用及机制】 大剂量(克数量级应用时)能通过抑制肝 TG 的产生和 VLDL 的分泌而使 VLDL、LDL-C、Lp(a) 和 TG 浓度下降,并使 HDL-C 浓度增高。与考来烯胺合用,降 LDL-C 作用加强。其降脂作用机制还不明确,可能与抑制脂肪组织中脂肪分解,抑制肝脏 TG 酯化等因素有关。本品能使细胞 cAMP 浓度降低,有抑制血小板和扩张血管作用。

【临床应用】 为广谱调血脂药,除 Ⅰ 型以外的各型高脂血症均有效,对 Ⅱ b 和 Ⅳ 型疗效最好。主要作为他汀类药物和饮食的辅助药物,用于血脂障碍,特别是低 HDL-C 和高 TG 患者,也可以用于他汀类药物不耐受患者。

【不良反应】 有皮肤潮红、瘙痒等,是前列腺素中介的皮肤血管扩张所致,服药前 30 min 服用阿司匹林可以减轻。胃肠刺激症状如恶心、呕吐、腹泻较常见。大剂量可引起血糖升高、尿酸增加及肝功能异常。

(二) 阿昔莫司

阿昔莫司(acipimox)化学结构和药理作用类似烟酸。口服吸收快而完全,t_{max} 约 2 h,不与血浆蛋白结合,原形由尿液排出,$t_{1/2}$ 约 2 h。可使血浆 TG 明显降低,HDL_2 升高,作用强而持久,与胆汁酸结合树脂伍用可加强其降 LDL-C 作用。还能降低血浆纤维蛋白含量和全血黏度。不良反应少而轻。除用于 Ⅱ b、Ⅲ 和 Ⅳ 型高脂血症外,也适用于高 Lp(a) 血症及 2 型糖尿病伴有高脂血症患者。

第三节 抗氧化药

普罗布考(probucol)原作为降血脂药用于临床,但因其降低 HDL-C 而未受重视。近年来发现,普罗布考有较强的抗氧化作用,对动脉粥样硬化有较好防治效果。

【体内过程】 口服吸收差,仅为 5% 左右,且不规则,进餐时同服可增加吸收。吸收后主要分布在脂肪组织和肾上腺,消除缓慢,半衰期长,t_{max} 为 24 h,服用 3~4 个月达稳态。血清中普罗布考 95% 分布于脂蛋白的疏水核。主要经胆道途径排泄,仅有 2% 经尿液排泄。粪便中以原形为主,尿液中以代谢物为主。

【药理作用及机制】 普罗布考在降脂治疗中的地位尚未确定,可能的药理作用主要有两方面:一方面是抗氧化,另一方面是调血脂。

1. 抗氧化作用 其抗氧化作用强,被摄入后分布于 LDL 并易于进入动脉内膜,本身被氧化成普罗布考自由基,降低血浆氧自由基浓度,阻断脂质过氧化,减少脂质过氧化物(lipid peroxidates,LPO)的产生及其引起的单核细胞黏附和迁移、内皮细胞损伤、清道夫受体摄取 ox-LDL 成泡沫细胞等,增加过氧化物酶体增殖物激活受体(PPAR)的表达和活性,清除自由基。

2. 调血脂作用 普罗布考能竞争性抑制 HMG-CoA 还原酶,使胆固醇合成减少,并可抑制脂质 apoB 的合成,降低血浆 TC 和 LDL-C,而 HDL-C 及 apoAⅠ 同时明显下降,对血浆 TG 和 VLDL 一般无影响。普罗布考亦可增加血浆胆固醇酯转移蛋白和 apoE 的浓度,使 HDL 颗粒中胆固醇减少,HDL 颗粒变小,提高 HDL 数量和活性,增加 HDL 的转运效率,使胆固醇逆转运清除加快。与他汀类或胆汁酸结合树脂联用时,可增强调血脂作用。

【临床应用】 主要与其他调血脂药合用治疗高胆固醇血症。

【不良反应】 一般较轻微,以胃肠道反应为主,如恶心、呕吐、腹泻、腹痛等。部分患者有头痛、头晕、血管性神经水肿、血小板减少、肌病、感觉异常等。因该药使部分患者心电图 QT 间期延长,故服药期间需注意心电图变化。儿童、妊娠期和哺乳期妇女慎用。

第四节 其他类型调血脂药

一、多廿烷醇

多廿烷醇(policosanol)系从甘蔗蜡中提取的多种脂肪醇的混合物,通过降低胆固醇的生物合成,发挥降血脂作用。

【体内过程】 口服后吸收迅速,1 h 后出现第一个峰值,第二个最大峰值出现在 4 h 后。健康受试者单剂量给药,绝大部分通过粪便排泄,只有大约 1% 通过尿液排出体外。

【药理作用及机制】 通过激活腺苷酸激酶,从而调节 HMG-CoA 还原酶的活性来抑制肝脏胆固醇的合成。此外,还可以通过增加 LDL 与受体的结合和内化过程,促进 LDL-C 的分解代谢,从而降低血浆中 LDL-C 的水平。同时还可以增加 HDL-C 的水平,降低 TG 和 VLDL-C 水平。多廿烷醇还具有抗血小板聚集、减轻体重、提高性能力等作用。

【临床应用】 适用于原发性Ⅱa 和Ⅱb 型高脂血症患者。当仅靠饮食不足以控制血浆中总胆固醇及 LDL-C 的水平时,推荐使用多廿烷醇治疗。多廿烷醇还对Ⅱ型高胆固醇血症合并肝肾功能不全、非胰岛素依赖型糖尿病、高血压、冠心病高危、心力衰竭等疾病,以及对他汀类药物耐受、绝经期妇女、胃肠道不适患者均有很好疗效。

【不良反应】 安全且耐受性好,在短期及长期双盲对照的临床研究中,用药剂量 5~20 mg/d,只有 0.1%~0.2% 的患者有皮疹等轻微不良反应。

二、多烯脂肪酸类

多烯脂肪酸(polyenoic fatty acids)是指有两个或两个以上不饱和键结构的脂肪酸,也称多不饱和脂肪酸(polyunsaturated fatty acid,PUFA),用于防治心脑血管病已有数十年历史。根据第一个不饱和键位置不同,PUFA 可分 n-3(或 ω-3)型、n-6(或 ω-6)型两大类。

(一) n-3(或 ω-3)型多烯脂肪酸

主要有二十碳五烯酸(eicosapentaenoic acid,EPA)、二十二碳六烯酸(docosahexaenoic acid,DHA)和 α- 亚麻酸(α-linolenic acid,α-LNA)等长链多烯脂肪酸,含于海洋生物藻、鱼及贝壳类中。

【药理作用及机制】

1. 调血脂作用 EPA 和 DHA 有明显的调血脂作用,降低 TG 及 VLDL-TG 的作用较强,能分别下降 20%~28% 和 42%~52%;HDL-C 有所升高;apoA I /apoA II 比值明显加大。机制可能与抑制肝脏 TG 和 apoB 合成、提高 LPL 活性或促进 VLDL 分解有关。

2. 非调血脂作用 由于 EPA 和 DHA 较广泛地分布于细胞膜磷脂,可取代花生四烯酸(arachidonic acid,AA),作为三烯前列腺素和五系白三烯的前体,产生相应的活性物质,呈现多方面的作用:

(1) 分别在血小板和血管壁取代 AA 形成 TXA_3 和 PGI_3,使 TXA_2 形成减少,从而产生较强的抗血小板聚集、抗血栓形成和扩张血管的作用。

(2) 由于抗血小板,抑制了 PDGF 释放,可抑制 VSMC 的增殖和迁移。

(3) 红细胞膜的 EPA 和 DHA 增加红细胞的可塑性,改善微循环。

(4) EPA 在白细胞可转化为五系的白三烯 B_5(leukotriene B_5,LTB_5)等,从而减弱了四系白三烯 B_4(leukotriene B_4,LT B_4)促白细胞向血管内皮的黏附和趋化性。

(5) EPA 还能使血中白介素 -1β(interleukin-1β ,IL-1β)和肿瘤坏死因子(tumor necrosis factor,TNF)浓度降低,抑制黏附分子的活性。

(6) EPA 和 DHA 对 AS 早期白细胞 - 内皮细胞炎性反应的多种细胞因子表达呈明显的抑制作用。

【临床应用】 EPA 和 DHA 抗 AS 而防治心脑血管病,适用于高 TG 型高脂血症。若与他汀类药物合用可增强疗效。明显改善心肌梗死患者的预后。亦可适用糖尿病并发高脂血症等。

【不良反应】 长期或大剂量应用,可使出血时间延长,免疫反应降低。PUFA 制剂易被氧化,产生过氧化物,使毒性增加,因此制剂中应加适量维生素 E 以防氧化。

(二) n-6(或 ω-6)型多烯脂肪酸

包括亚油酸(linoleic acid,LA)和 γ- 亚麻酸(γ-linolenic acid,γ-LNA),主要含于玉米油、葵花籽油、红花油、亚麻籽油等植物油中。常用的有月见草油(evening primrose oil)和亚油酸。

月见草油约含有 90% 的不饱和脂肪酸,其中含亚油酸约 70%,γ- 亚麻酸 7%~10%。制剂中

亚油酸和 γ- 亚麻酸本身有较弱的调血脂作用。亚油酸与其他脂肪酸一起,以甘油酯的形式存在于动植物油脂中。进入体内后能转化成系列 n-6-PUFA,软化血管,降低血脂,促进微循环,防止胆固醇在血管壁的沉积,发挥调血脂和抗动脉粥样硬化作用。常做成胶丸或与其他调血脂药和抗氧化药制成多种复方制剂应用。

三、酰基辅酶 A 胆固醇酰基转移酶抑制药

酰基辅酶 A 胆固醇酰基转移酶(acyl-coenzyme A cholesterol acyltransferase,ACAT)是体内许多组织细胞催化脂肪酸酰基辅酶 A 和 Ch 生成 CE 的一种酶。生理条件下,它可避免由于游离胆固醇过多对细胞造成伤害,对胆固醇的吸收和平衡起重要调节作用。但在病理条件下,它会造成过多的 CE 被动脉壁巨噬细胞和平滑肌细胞无限制地摄取堆积,在 AS 的早期过程中起着重要的作用。ACAT 分为 ACAT1 和 ACAT2 两个亚种。其中,ACAT1 主要在人体的肝细胞、巨噬细胞、小肠等处分布,在巨噬细胞的泡沫化过程中起着重要作用;ACAT2 主要在小肠表达,参与小肠中吸收胆固醇的过程。另外,它们都与 VLDL 和 CM 的代谢有关。因此,对 ACAT,特别是 ACAT1 有抑制作用的药物可发挥调血脂和抗 AS 的效应,是一类有潜力和发展前途的调血脂药。

甲亚油酰胺(melinamide)是第一个应用于临床的 ACAT 抑制药,1983 年上市。它能阻滞细胞内 Ch 向 CE 的转化,从而减少外源性 Ch 的吸收,阻滞 Ch 在肝脏形成 VLDL,阻滞外周组织 CE 的蓄积和泡沫细胞的形成,并有利于 Ch 的逆行转运,使血浆及组织 Ch 降低。适用于 II 型高脂血症。服后约 50% 经门静脉吸收,在体内分布广且均匀,最后大部分分解,约 7% 自胆汁排出。不良反应轻。

四、PCSK9 抑制剂

前蛋白转化酶枯草溶菌素 9(proprotein convertase subtilisin/kexin type 9,PCSK9)属于前蛋白转化酶(PC)家族蛋白酶 K 亚家族,主要在人肝脏、小肠和肾脏表达。在肝细胞中表达产生的 PCSK9 酶原(apo-PCSK9)首先在内质网发生自催化,裂解生成成熟的蛋白酶 PCSK9 并被分泌入血。血液中的 PCSK9 可以与细胞表面的 LDL 受体发生特异性结合形成复合物并转运至溶酶体,从而导致后者加速降解,使 LDL-C 水平升高。因此 PCSK9 对于维持体内胆固醇稳态发挥着关键的调节作用,抑制 PCSK9 可以显著降低体内 LDL-C 水平。目前已有多种 PCSK9 抑制剂进入 III 期临床试验,例如单克隆抗体 evolocumab、alirocumab、bococizumab、sar236553/regn727 等,以及反义寡核苷酸、干扰小核糖核酸、模拟抗体蛋白药等。

第五节 其他靶点抗动脉粥样硬化药

一、保护动脉内皮药

在 AS 的发病过程中,血管内皮损伤是起始和关键步骤。机械、化学、细菌毒素因素都可损伤血管内皮,改变其通透性,引起白细胞和血小板黏附,并释放各种活性因子,导致内皮进一步损

伤,最终促使 AS 斑块形成。所以保护血管内皮免受各种因子损伤,是抗 AS 的重要措施。

黏多糖是杂多糖的一类,多由氨基己糖或其衍生物与糖醛酸构成的二糖单位多次重复组成的长链,其典型代表为肝素。但肝素口服无效,且抗凝血作用过强,不宜应用。近 10 年来又发现多糖的衍生物硫酸酯化多糖具有类似肝素的药理特性,可用于 AS 源性心脑血管病。

(一) 低分子量肝素

低分子量肝素(low molecular weight heparin,LMWH)是由肝素解聚而成,平均相对分子质量为 4 000~6 000。由于相对分子质量低,生物利用度较高,与血浆、血小板、血管壁蛋白结合的亲和力较低,抗凝血因子 Ⅹa 活力大于抗凝血因子 Ⅱa 活力,因此抗凝血作用较弱,抗血栓形成作用强。国外已有 fraxiparin、enoxaparin、fluxum、ardeparin、logiparin、innohep、reviparin、bioparin、miniparin 等十多种产品。主要用于不稳定型心绞痛、急性心肌梗死、经皮腔内冠状动脉成形术(percutaneous transluminal coronary angioplasty,PTCA)后的再狭窄(restenosis)等。

(二) 天然类肝素

天然类肝素是存在于生物体类似肝素结构的一类物质,如硫酸乙酰肝素(heparan sulfate,HS)、硫酸皮肤素(dermatan sulfate,DS)、硫酸软骨素(chondroitin sulfate,CS)等。冠心舒(脑心舒)是从猪肠黏膜提取的 HS、DS 和 CS 的复合物,有调血脂、降低心肌氧耗量、抗血小板、保护血管内皮和阻滞 AS 斑块形成等作用,用于心脏及脑缺血性疾病。最近又证明冠心舒具有与肝素相同强度的抑制血管平滑肌细胞增殖作用,而抗凝血作用仅为肝素的 1/47,且口服有效,表明天然类肝素可能是有较好前景的抗 AS 药。

(三) 酸性糖酯类

如糖酐酯(dextran sulfate sodium)、藻酸双酯钠(polysaccharide sulfate)等也具有肝素样的药理特性,能调血脂、抗血栓形成、保护动脉内皮、阻滞 AS 病变的发展等。

二、胆固醇合成抑制剂

体内胆固醇的生物合成是一个非常复杂的过程。甲羟戊酸(mevalonic acid,MVA)转化成焦磷酸法尼酯(farnesyl pyrophosphate,FPP)后,一部分经鲨烯合成酶(squalene synthase)催化生成鲨烯,再在鲨烯加氧酶(squalene epoxidase)的作用下生成 2,3-氧化鲨烯,然后再经鲨烯环化酶(squalene cyclase)作用,多步反应生成羊毛固醇(lanosterol),而后再合成胆固醇。

抑制鲨烯向羊毛固醇转化的这些酶的活性,能降低胆固醇的水平。与 HMG-CoA 还原酶抑制剂不同的是,它处于胆固醇合成的下游,不影响法尼醇、辅酶 Q、异戊二烯蛋白等的生成。而这些产物合成的减少会反馈性地上调 HMG-CoA 还原酶的活性,降低相应药物的效果。但鲨烯加氧酶、鲨烯环化酶抑制剂的使用,有可能导致鲨烯在肝脏中的堆积。

(一) 鲨烯合成酶抑制剂

YM-53601 是日本 Yamanouchi 公司合成的一种咔唑类鲨烯合成酶抑制剂,仓鼠的药理实验表明,它能通过增强 LDL 和 VLDL 的清除率,迅速大幅度降低血浆总胆固醇和甘油三酯水平,而且不诱导 HMG-CoA 还原酶的活性,是一种很有发展潜力的药物。

(二)鲨烯加氧酶抑制剂

FR-194738 为鲨烯加氧酶抑制剂,能降低仓鼠血清总胆固醇和甘油三酯水平。与普伐他汀相比,虽然都能一定程度地激活肝脏 HMG-CoA 还原酶的活性,但总的降血脂效果要比普伐他汀好。

(三)鲨烯环化酶抑制剂

LF05-0038 为 2,3-氧化鲨烯环化酶抑制剂,对雄性 Wistar 鼠体内 2,3-氧化点烯环化等的半数抑制浓度为 1.1 μmol/L。Jean 等对其结构进行改造,将 3 位羟基用氨基取代,双环打开,引入哌啶环最后合成了效果更强的化合物(IC_{50}=18 μmol/L),有很好的降胆固醇效果。

三、糜酶抑制剂

糜酶(chymase)是 20 世纪 90 年代初在研究血管紧张素 Ⅱ(Ang Ⅱ)的生成途径时发现的,初步研究表明,糜酶在肥大细胞、内皮细胞和间叶细胞分泌颗粒中储存,其中以肥大细胞为主。除能合成 Ang Ⅱ 外,它还参与了多种心血管疾病的病理过程。肥大细胞糜酶能修饰 LDL 和 HDL,造成脂质堆积,促进泡沫细胞的形成,与 AS 相关。

糜酶抑制剂分为肽类和非肽类两类。寻找非肽类、特异性高、代谢稳定的化合物是糜酶抑制剂设计和合成的方向。Sun-C8257 是一种口服稳定的非肽类糜酶抑制剂,雄性 Syrian 鼠实验表明,它能明显抑制主动脉脂质沉积,有助于 AS 的消退。NK3201 是日本 Nippon Kayaka 公司合成的一种糜酶抑制剂,证明能阻止实验犬动脉气囊损伤后血管内皮的增生。

四、微粒体甘油三酯转运蛋白抑制剂

微粒体甘油三酯转运蛋白(microsomal triglyceride transfer protein,MTP)是 VLDL 聚集过程中的一个重要因子。抑制该蛋白的活性,能起到降低血脂水平的作用。动物实验证明,这类药物中的 BMS-201038 能显著地降低血浆 Ch 和 TG 的水平。BMS-212122 能比前者更显著地降低仓鼠和猴的 TG、Ch 和 LDL 水平。

五、冠状动脉平滑肌增生抑制剂

动脉平滑肌细胞的增生在 AS 的形成过程中起着重要作用。它向内皮下层迁移,吸收胆固醇酯而泡沫化,和巨噬细胞转化成的泡沫细胞一起参与了粥样斑块的形成,最终导致动脉狭窄。曲尼司特(tranilast)是一种能抑制平滑肌细胞和内皮细胞增生和迁移的药物,可有效地阻止 PTCA 后的血管再狭窄,但对部分患者有肝毒性。对其结构进行改造后,得到了一种高选择性抑制人冠脉平滑肌细胞增生的化合物,活性比曲尼司特强 25 万倍,对 AS 的作用在进一步评价中。

本章电子课件

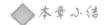 本章小结

　　本章主要讲述了血脂代谢、动脉粥样斑块的形成、常用抗动脉粥样硬化药和新靶点治疗药物的研究进展,学习的重点在于准确地理解动脉粥样硬化的发病机理和常用抗动脉粥样硬化药的药理作用与机制。具体要求如下: ① 掌握: 四类调血脂(HMG–CoA 还原酶抑制剂、胆汁酸结合树脂、贝特类和烟酸类)常用抗 AS 药中主要代表药物(他汀类、考来烯胺、贝特类和烟酸),以及抗氧化药代表药物普罗布考的药理作用、作用机制、临床应用和不良反应。② 熟悉: 血脂代谢途径和动脉粥样硬化的发病机理;多烯脂肪酸类、黏多糖类抗动脉粥样硬化的药理作用与应用。③ 了解: 其他抗 AS 药和新靶点治疗药的研究进展。

？思考题

　　1. 试述他汀类药物的药理作用机制、临床应用和主要不良反应。

　　2. 简述抗动脉粥样硬化药的分类及主要代表药。

　　3. 比较考来烯胺和非诺贝特的作用和用途有何不同。

　　4. 简述普罗布考的药理作用及作用机制。

　　5. 简述抗动脉粥样硬化药的新靶点研究进展。

[刘培庆,李卓明(中山大学)]

第二十四章 抗高血压药

高血压(hypertension)是一种以体循环动脉血压升高为主要表现的临床综合征,是严重危害人类健康的常见心血管疾病。高血压发病率高,根据2021年6月公布的《中国心血管健康与疾病报告2021》,我国高血压患者数达2.45亿,每10个成人中至少有2人患高血压,且患病率呈逐年上升的趋势。持续的血压升高可导致靶器官如心脏、脑、肾脏和血管的损伤和严重病变,引起脑卒中、心肌梗死、心力衰竭、肾功能不全等严重并发症。抗高血压药(antihypertensive drug)又称降压药(hypotensive drug),指能降低血压而用于高血压治疗的药物。合理选用抗高血压药,使血压有效控制在正常水平,可防止或减少心脏、脑、肾脏等重要器官损伤,降低严重并发症和死亡风险,提高患者的生活质量。

第一节 血压的形成及影响因素

一、血压的形成

血压(blood pressure,BP)是指血管内的血流对于单位面积血管壁的侧压力,即压强。国际标准中规定,压强单位为帕(Pa)或千帕(kPa),但习惯以毫米汞柱(mmHg)为单位(1 mmHg=0.133 kPa 或 133 Pa)。大静脉内的压力较低,常以厘米水柱(cmH_2O)为单位(1 cmH_2O=0.098 kPa 或 98 Pa)。通常所说的血压是动脉血压(arterial blood pressure,ABP),即血液对动脉管壁的侧压力,一般指主动脉压。由于在整个动脉系统中血压降落很小,故常用在上臂测得的肱动脉压代表主动脉压。形成动脉血压的主要因素有以下四点。

1. 心血管系统内有足够的血液充盈 这是形成动脉血压的前提。整个心血管系统充盈程度可用循环系统平均充盈压来表示。循环系统平均充盈压数值的大小取决于血量与循环系统之间的相对关系。如果血量增多或循环系统容积变小,则循环系统平均充盈压就升高。反之,如果血量减少或循环系统容积变大,循环系统平均充盈压就会下降。

2. 心室收缩射血 这是形成动脉血压的必要条件。心脏泵血前,动脉内已充盈具有一定压力的血液,它与外周阻力共同构成心室泵血的阻力。在一个心动周期中,心室收缩期射入动脉的血量(每搏排血量)多于从动脉流入毛细血管的血量,使动脉血管床的容积增大,血液对动脉管壁施加的侧压力增大,因而动脉血压升高。在心室舒张期,心室停止射血,但由于大动脉的弹性贮器作用,在心室收缩期暂时蓄积在大动脉内的血液继续流入毛细血管,动脉中血量逐渐减少,对血管壁的侧压也逐渐减小,动脉血压降低。

3. 外周阻力 这是形成动脉血压的充分条件。由于小动脉和微动脉对血流有较大的阻力,使心室每搏输出的血量只有大约1/3在心室收缩期流到外周,其余2/3暂时蓄积在主动脉和大动脉内,因而使动脉血压升高。如果仅有心室收缩射血而无外周阻力,那么心室收缩所释放的能量将全都表现为动能,射入大动脉的血量将会迅速全部流至外周,因而不能使动脉血压升高。

4. 主动脉和大动脉的弹性贮器作用　主动脉和大动脉的弹性贮器作用一方面能缓冲动脉血压的波动,使收缩压不致过高,并维持舒张压于一定水平;另一方面又可使心脏的间断射血变为动脉内持续的血流。

二、血压的影响因素

凡是参与形成血压的因素,都能影响血压。为了讨论方便,以下在分析影响动脉血压的各种因素时,都假定其他条件不变,单独讨论某一因素变化对血压可能产生的影响。实际上,一个因素发生变化时,其他因素往往同时发生改变。因此,在某种生理情况下血压的变化,往往是各种因素相互作用的综合结果。

1. 心脏每搏排血量　增加时,心脏收缩期射入主动脉的血量增多,动脉管壁所承受的张力增大,故收缩压明显升高。由于动脉血压升高,血流速度随之加快,在心脏舒张末期存留在大动脉中的血量增加不多,故舒张压上升较小,而脉压增大,平均动脉压也升高。当每搏排血量减少时,主要表现为收缩压降低,脉压变小。故在一般情况下,收缩压的高低主要反映心脏每搏排血量的多少。

2. 心率　直接影响心动周期,从而影响收缩期和舒张期的时程。心率加快时,心脏舒张期缩短,在心脏舒张期内流至外周的血液减少,故心脏舒张期末主动脉内存留的血量增多,舒张期血压升高。由于动脉血压升高可使血流速度加快,因此在心脏收缩期内可有较多的血液流至外周,收缩压的升高不如舒张压的升高显著,脉压比心率增加前减小。相反,心率减慢时,舒张压降低的幅度比收缩压降低的幅度大,故脉压增大。

3. 外周阻力　增大时,心脏舒张期内血液向外流动的速度减慢,心脏舒张期末存留在主动脉中的血量增多,故舒张压升高。在心脏收缩期,由于动脉血压升高使血流速度加快,因此收缩压的升高不如舒张压的升高明显,脉压也就相应减小。反之,当外周阻力减小时,舒张压的降低比收缩压的降低明显,脉压加大。故一般情况下,舒张压的高低主要反映外周阻力的大小。

4. 主动脉和大动脉的弹性贮器作用　老年人由于大动脉硬化,管壁弹性纤维减少而胶原纤维增多,使血管顺应性降低,对血压的缓冲作用减弱,导致收缩压升高而舒张压降低,脉压明显加大。随着年龄的增长,如果小动脉也发生不同程度的硬化,外周阻力相应增大,舒张压也升高,但升高的幅度较收缩压升高的幅度小,故脉压仍较大。

5. 循环血量与血管系统容量的比例　循环血量和血管系统容量相适应,才能使血管系统足够地充盈,产生一定的体循环平均充盈压。正常情况下时,循环血量和血管容积是相适应,血管系统的充盈程度变化不大。大失血后,循环血量减少,此时如果血管系统的容量改变不大,则体循环平均充盈压必然降低,回心血量减少,心排血量减少,动脉血压降低。如果循环血量不变而血管容积增加,大量血液分布在扩张的血管中,导致回心血量减少,心排血量减少,动脉血压也降低。

三、肾素－血管紧张素－醛固酮系统与血压

血压的生理调节极为复杂,在众多的神经体液调节机制中,肾素－血管紧张素－醛固酮系

统(renin-angiotensin-aldosterone system,RAAS)起着重要作用。RAAS 不仅存在于体液系统中，而且存在于肾脏、心脏、血管和脑组织中。RAAS 对血压的影响见图 24-1。

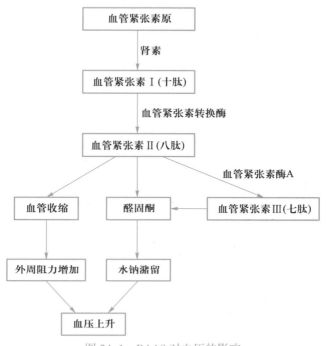

图 24-1　RAAS 对血压的影响

肾素(renin)是由肾小球入球小动脉壁的近球细胞合成和分泌的一种酸性蛋白水解酶。肾素的分泌受肾牵张感受器、致密斑感受器、肾交感神经、肾上腺素和去甲肾上腺素等多方面因素的调节。

血管紧张素原(angiotensinogen)为肝脏产生的一种球蛋白，在多种酶的催化下，可以生成一系列血管紧张素(见图 24-1)。肾素经肾静脉进入血循环后，作用于血浆中的肾素底物，即由肝脏合成和释放的血管紧张素原，使之水解成十肽的血管紧张素 Ⅰ (angiotensin Ⅰ ,Ang Ⅰ)。在血浆和组织中，特别是在肺循环血管内皮表面，存在有血管紧张素转换酶(angiotensin-converting enzyme,ACE)，在后者的作用下，Ang Ⅰ 水解，产生八肽的血管紧张素 Ⅱ (angiotensin Ⅱ ,Ang Ⅱ)。Ang Ⅱ 在血浆和组织中的血管紧张素酶 A 的作用下，再失去一个氨基酸，成为七肽的血管紧张素 Ⅲ (angiotensin Ⅲ ,Ang Ⅲ)。

Ang Ⅰ 的生理作用不明显，虽也可刺激肾上腺髓质释放肾上腺素和去甲肾上腺素，但其主要作用是形成 Ang Ⅱ。Ang Ⅱ 是 RAAS 中对心血管活动直接发生作用的物质，具有升高血压作用，主要是通过：① 使全身微动脉收缩，外周阻力增大；② 使静脉收缩，回心血量增多，心排血量增加；③ 使肾上腺皮质球状带合成和释放醛固酮增加，促进肾小管对钠和水的重吸收，起到保 Na^+ 和存水的作用，使循环血量和回心血量增加；④ 作用于交感神经末梢，促进其释放去甲肾上腺素，增强交感神经的心血管效应；⑤ 作用于脑的某些部位，使交感缩血管紧张活动加强，从而使外周血管阻力增大，血压升高。Ang Ⅲ 的缩血管作用比 Ang Ⅱ 弱，而它刺激肾上腺皮质球状带合成和释放醛固酮的作用较强。

第二节　高血压的病因及抗高血压药分类

一、高血压的诊断类型与病因

(一)高血压的诊断类型

以往高血压的国际统一诊断标准是收缩压 ≥ 140 mmHg 和(或)舒张压 ≥ 90 mmHg。然而,从 2017 年起美国心脏病学会(American College of Cardiology,ACC)/美国心脏协会(American Heart Association,AHA)高血压指南将高血压重新定义,将收缩压 ≥ 130 mmHg 和(或)舒张压 ≥ 80 mmHg 作为新的高血压诊断和控制标准。我国和欧洲心脏病学会(European Society of Cardiology,ESC)/欧洲高血压学会(European Society of Hypertension,ESH)指南目前仍然沿用 ≥ 140/90 mmHg 的原标准,但根据收缩压/舒张压程度和血管病变引起心脏、脑、肾脏等重要器官的损害程度,将高血压的不同类型细分为轻、中、重度或 1、2、3 级高血压(见表 24-1)。

表 24-1　我国当前的血压水平定义和分类

分类	收缩压/mmHg		舒张压/mmHg
正常血压	<120	和	<80
正常高值	120~139	和/或	80~89
高血压	≥ 140	和/或	≥ 90
1 级高血压(轻度)	140~159	和/或	90~99
2 级高血压(中度)	160~179	和/或	100~109
3 级高血压(重度)	≥ 180	和/或	≥ 110
单纯收缩期高血压	≥ 140	和	<90

按病因分类,高血压可分为原发性及继发性两大类。大多数患者高血压的病因不明,称之为原发性高血压(primary hypertension),占高血压患者总数的 90% 以上。有不足 5% 的患者,血压升高是其某些疾病的一种临床表现,本身有明确而独立的病因,如继发于肾动脉狭窄、肾实质病变、嗜铬细胞瘤、妊娠,或因药物所致等,称为继发性高血压(secondary hypertension)或症状性高血压。

(二)高血压的病因

病因尚未阐明,目前认为是在一定的遗传背景下多种后天因素作用,导致正常血压调节机制失代偿所致的。① 遗传学说：高血压有群集于某些家族的倾向，提示其有遗传学基础或伴有遗传生化异常；② 血压调节机制失衡；③ 精神神经学说：人在长期精神紧张、压力、焦虑或长期环境噪声、视觉刺激下可引起高血压；④ 流行病学和临床观察均显示，食盐摄入量与高血压的发生密切有关；⑤ 血管内皮功能异常；⑥ 胰岛素抵抗：大多数高血压患者空腹胰岛素水平增高，而糖耐量有不同程度降低，提示有胰岛素抵抗现象；⑦ 其他：肥胖、吸烟、过量饮酒、低钙、低镁及低钾等因素也可能与高血压的发生有关。

二、抗高血压药分类

血压调节系统中任何一个或多个部位都可以被抗高血压药影响而致血压降低。根据其主要作用和作用部位的不同，抗高血压药可以分为以下几类。

1. 肾上腺素受体阻断药
(1) β 受体阻断药：如普萘洛尔等。
(2) α 受体阻断药：如哌唑嗪等。
(3) α 和 β 受体阻断药：如拉贝洛尔等。
2. 作用于 RAAS 的抗高血压药
(1) 血管紧张素转换酶抑制药：如卡托普利等。
(2) 血管紧张素 II 受体阻断药：如氯沙坦等。
3. 钙拮抗药　如硝苯地平等。
4. 利尿药　如氢氯噻嗪等。
5. 作用于中枢神经系统的抗高血压药　如可乐定等。
6. 神经节阻断药　如美卡拉明等。
7. 影响肾上腺素能神经递质的抗高血压药　如利血平等。
8. 血管扩张药
(1) 直接扩血管药：如硝普钠等。
(2) 钾通道开放药：如米诺地尔等。

目前，临床上常用的抗高血压药包括肾上腺素受体阻断药、作用于 RAAS 的抗高血压药、钙拮抗药、利尿药四大类，其他抗高血压药较少单独使用。

第三节　肾上腺素受体阻断药

肾上腺素受体（α 和 β 受体）广泛分布于中枢神经系统和心血管组织，在血压调节中起重要作用。用于治疗高血压的肾上腺素受体阻断药有 β 受体阻断药、α_1 受体阻断药及兼有 α 和 β 受体阻断作用的药物。

一、β 受体阻断药

β 受体阻断药有良好的抗高血压作用，长期应用一般不引起水钠潴留，亦无明显的耐受性，能有效降低心血管并发症如冠心病、心绞痛、心肌梗死、慢性心功能不全的发生率和死亡率。β

受体阻断药种类很多,包括普萘洛尔(propranolol)、美托洛尔(metoprolol)、比索洛尔(bisoprolol)、阿替洛尔(atenolol)、纳多洛尔(nadolol)、倍他洛尔(betaxolol)等,降压机制、临床应用及不良反应大多相似。

(一) 普萘洛尔

【体内过程】　口服吸收完全,首过消除(first pass elimination)明显,生物利用度约为 25%,且个体差异较大。实际 $t_{1/2}$ 约为 4 h,起效慢,连用 2 周以上才产生降压作用,但降压作用持续时间较长,可 1~2 次 / 日用药。

【降压作用机制】　为非选择性 β 受体阻断药,对 β_1 和 β_2 受体具有相同的亲和力,缺乏内在拟交感活性。可通过以下机制降低血压。

(1) 减少心排血量:阻断心脏 β_1 受体,使心肌收缩能力减弱,心率减慢,使心排血量减少,从而降低血压。给药后抑制心脏作用出现迅速,而降压作用出现较慢。

(2) 抑制肾素分泌:阻断肾小球旁器细胞的 β_1 受体,抑制肾素释放,从而抑制 RAAS,降低血压。

(3) 降低外周交感神经活性:也能阻断某些支配血管的去甲肾上腺素能神经突触前膜的 β_2 受体,抑制其正反馈作用而减少去甲肾上腺素的释放。

(4) 抑制中枢交感活性:已知下丘脑、延髓等部位有 β 受体,中枢给予微量普萘洛尔能降低血压,同量静脉注射却无效,提示中枢作用可能是可透过血脑屏障的 β 受体阻断药降压作用的另一机制。

(5) 改变压力感受器的敏感性。

(6) 促进前列环素(prostacyclin,PGI_2)的合成,扩张血管。

【临床应用】　用于治疗各种程度的原发性高血压,尤其适用于伴有心绞痛、快速型心律失常、冠心病、心排血量增高或血浆肾素活性偏高、交感神经活性增高以及慢性心力衰竭的高血压患者。可单独使用,也可与利尿药合用;与利尿药、扩血管药合用能有效治疗重度或顽固性高血压。

【不良反应】　一般有疲乏无力、肢体冷感以及恶心呕吐、轻度腹泻等消化道症状,偶见皮疹和血小板减少等。无内在拟交感活性的 β 受体阻断药长期应用后,可升高血浆甘油三酯水平,降低高密度脂蛋白胆固醇。作为非选择性 β 受体阻断药还可能影响糖代谢,糖代谢异常的患者慎用。严重的不良反应常与应用不当有关,主要包括心血管反应、诱发或加剧支气管哮喘、反跳现象等。

【禁忌证】　禁用于严重左室心功能不全、窦性心动过缓、重度房室传导阻滞和支气管哮喘患者。心肌梗死患者和肝功能不良者慎用。

(二) 阿替洛尔

降压机制与普萘洛尔相同,对心脏的 β_1 受体有较大的选择性,而对血管及支气管的 β_2 受体的影响较小,较大剂量时也有作用。无膜稳定作用,缺乏内在拟交感活性。口服用于治疗各种程度的高血压,降压作用持续时间较长。

二、α₁ 受体阻断药

可选择性阻断血管平滑肌突触后膜 α₁ 受体,使血管扩张,血压下降,但对突触前膜的 α₂ 受体无明显作用。本类药物有哌唑嗪(prazosin)、特拉唑嗪(terazosin)和多沙唑嗪(doxazosin)等,以哌唑嗪为代表。

哌唑嗪

【体内过程】　口服易吸收,生物利用度为 50%~70%,30 min 起效,t_{max} 为 1~2 h,血浆蛋白结合率达 92%。其主要代谢方式是在肝脏中脱甲基后与葡萄糖醛酸结合而随胆汁排泄,约 10% 药物以原形由肾脏排除。血浆 $t_{1/2}$ 为 3~6 h,作用可以持续 6~10 h。

【药理作用】　为人工合成的喹唑啉类衍生物,能舒张小动脉及静脉,发挥中等偏强的降压效应,对立位和卧位血压均有降低作用。由于对突触前膜的 α₂ 受体无阻断作用,不会引起反射性心率增快,且不影响肾素分泌,因此降压时对心率、心排血量、肾血流量和肾小球滤过率无明显影响。长期应用能改善脂质代谢,可降低血浆甘油三酯、总胆固醇、低密度脂蛋白和极低密度脂蛋白,升高高密度脂蛋白。此外,还能阻断膀胱颈、尿道、前列腺包膜和腺体的 α 受体,松弛膀胱及尿道平滑肌,从而改善前列腺增生患者的排尿困难。

【临床应用】　可用于各型高血压,单用治疗轻、中度高血压,重度高血压合用 β 受体阻断药及利尿药,可增强其降压效果。目前不作为高血压治疗的首选药,适宜用于高血压伴前列腺增生患者,也用于难治性高血压的治疗。

【不良反应】　有眩晕、疲乏、虚弱等,首次给药可致严重的体位性低血压、晕厥、心悸等,称"首剂效应"(first dose effect),在直立体位、饥饿、低盐时较易发生。首次用量减半,并在临睡前服用,可避免发生"首剂效应"。

三、α 和 β 受体阻断药

(一)拉贝洛尔

拉贝洛尔(labetalol)对 α 和 β 受体均有竞争性拮抗作用,其阻断 β₁ 和 β₂ 受体的作用程度相似,对 α₁ 受体作用较弱,对 α₂ 受体则无效,故用药后不引起心率加快等。降压作用温和,适用于治疗各种程度的高血压及嗜铬细胞瘤、麻醉或手术时高血压。静脉注射或静脉滴注可治疗高血压急症和妊娠期高血压。大剂量可致直立性低血压,少数患者用药后可引起疲劳、眩晕、上腹部不适等不良反应。

(二)卡维地洛

卡维地洛(carvedilol)为 α₁ 和 β 受体阻断药,阻断 β 受体的同时具有舒张血管作用(见第九章　肾上腺素受体阻断药)。口服首过消除显著,生物利用度为 22%,药效维持可达 24 h。可用于治疗轻、中度高血压或伴有肾功能不全、糖尿病、心力衰竭的高血压患者。不良反应与普萘洛尔相似,但不影响血脂代谢。

第四节　作用于 RAAS 的抗高血压药

(一) 血管紧张素转换酶抑制药

肾素-血管紧张素-醛固酮系统(RAAS)在血压调节及高血压发病中起着重要作用。血管紧张素转换酶抑制药(angiotensin-converting enzyme inhibitors, ACEI),能有效地降低血压,同时对心功能不全及缺血性心脏病等也有良效,是目前治疗心脑血管疾病最为重要的一类药物。临床常用的有卡托普利(captopril)、依那普利(enalapril)、赖诺普利(lisinopril)、福辛普利(fosinopril)及培哚普利(perindopril)等。

【构效关系】　ACE 的活性部位有两个结合点,一个含 Zn^{2+} 的结合点是 ACEI 有效基团的必须结合部位,一旦结合,ACE 的活性消失。ACEI 与 Zn^{2+} 结合的基团有三类:① 含有巯基,如卡托普利;② 含有羧基,如依那普利;③ 含有磷酸基,如福辛普利。ACEI 与 Zn^{2+} 的亲和力及与"附加结合点"结合的数目决定 ACEI 的作用强度和作用持续时间,一般来说,含羧基的 ACEI 比其他两类与 Zn^{2+} 结合牢固,故作用也较强、持久。

【药理作用及机制】　ACEI 能使血管舒张,血压下降,其作用机制如下:

1. 抑制循环中 RAAS　ACEI 主要通过抑制 ACE,使 Ang Ⅰ 转变成 Ang Ⅱ 减少,从而降低循环中 Ang Ⅱ 水平,减弱其缩血管作用,并进一步影响肾上腺髓质儿茶酚胺释放及醛固酮分泌而发生间接作用,从而降低外周血管阻力,改善血流动力学。此作用与药物初期的降压疗效有关。

2. 抑制局部组织中 RAAS　心血管、脑、肾脏等组织中存在独立的 RAAS,系由局部合成。抑制组织中过度激活的 RAAS,对局部组织有重要的保护作用。组织中的 ACE 与药物的结合较持久,因此对酶的抑制时间更长。抑制心肌与血管组织 ACE 活性,可阻止 Ang Ⅱ 的促心肌肥大以及促平滑肌细胞、成纤维细胞增殖的作用,因此可预防和逆转心肌肥厚,保护缺血心肌,改善心脏的收缩和舒张功能;同时抑制血管重构,改善血管内皮功能和血管塑性,从而改善动脉顺应性。抑制中枢 RAAS,降低中枢交感神经活性,使外周交感神经活性降低;并减弱 Ang Ⅱ 对交感神经末梢突触前膜 AT_1 受体的作用,减少去甲肾上腺素释放。减少肾脏组织中 Ang Ⅱ,可减弱 Ang Ⅱ 的抗利尿作用以及减少醛固酮分泌,促进水钠排泄,减轻水钠潴留。此作用与药物的长期降压疗效有关。

3. 抑制缓激肽降解　当 ACE(即激肽酶 Ⅱ)受到药物抑制时,组织内缓激肽(bradykinin, BK)降解减少,局部血管 BK 浓度增高。BK 是血管内皮 L-精氨酸-NO 途径的重要激活剂,可激活内皮缓激肽 B_2 受体而引起一氧化氮(nitric oxide, NO)及内皮源性超极化因子(endothelium-derived hyperpolarizing factor, EDHF)的释放,因而发挥强有力的扩血管效应及抑制血小板功能。此外,BK 还可激活细胞膜磷脂酶 A_2(phospholipase A_2, PLA_2),促进前列环素(prostacyclin, PGI_2)的合成而产生扩血管效应(见图 24-2)。

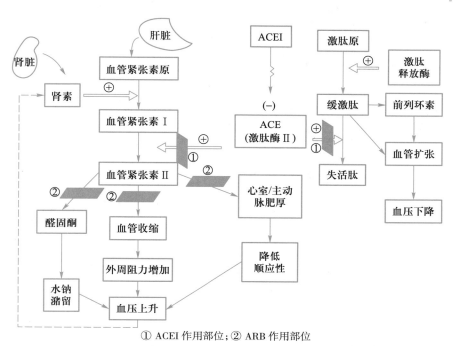

图 24-2　ACEI 和 ARB 对 RAAS 及激肽释放酶 – 激肽 – 前列环素系统的影响

【体内过程】　卡托普利和依那普利的体内过程见表 24-2。

表 24-2　卡托普利和依那普利的体内过程

参数	卡托普利	依那普利
前体药	否	是
活性代谢物	—	依那普利拉
生物利用度 /%	70	40
血浆蛋白结合率 /%	30	50
$t_{1/2}$/h	2.3	11
维持时间 /h	6~12	12~24
代谢器官	肝脏	肝脏
消除途径	肾脏	肾脏

【临床应用】　ACEI 是抗高血压治疗的一线药物,适用于各型高血压,对肾性及原发性高血压均有效。轻、中度高血压单用即可控制血压,重度或难治性高血压可与利尿药、二氢吡啶类钙拮抗剂及 β 受体阻断药合用。由于 ACEI 对缺血心肌与肾脏具有保护作用,可增加胰岛素抵抗患者的胰岛素敏感性,因此对伴有左心室肥厚、左心功能障碍、急性心肌梗死、糖尿病、肾病的高血压患者,ACEI 是首选药。

【不良反应】　发生率较低,轻微,患者一般耐受性良好。常见皮疹,呈现斑丘疹样,发生率为

13%~14%。最突出的不良反应是咳嗽,为刺激性干咳,可能与肺血管床内的缓激肽和(或)前列腺素、P 物质等聚积有关。可见味觉异常或缺损、眩晕、头痛、血压过低和胃肠道功能紊乱,停药后可以恢复。另外尚可发生高血钾、低血糖、血管神经性水肿。可造成肾功能受损,对肾血管狭窄者更甚。

【药物相互作用】　合用利尿药可增强降压效果,并减少 Zn^{2+} 的排泄;吲哚美辛可减弱卡托普利的降压效果,与前者抑制前列腺素的合成有关;与地高辛合用,可增加地高辛的血药浓度。

(二) 血管紧张素 II 受体阻断药

血管紧张素 II 受体有两种亚型,即 AT_1 和 AT_2。血管紧张素 II 受体阻断药(angiotensin II receptor blocker,ARB)选择性阻断 AT_1 受体,抑制血管紧张素 II 使血管收缩和促醛固酮分泌的效应,降低血压(见图 24-2)。目前临床上应用的为非肽类,常用的有氯沙坦(losartan)、缬沙坦(valsartan)、替米沙坦(telmisartan)、厄贝沙坦(irbesartan)等。该类药物可直接阻断 Ang II 的作用,与 ACEI 相比,选择性更强,对 Ang II 的拮抗作用更完全,并且不影响缓激肽的降解,因此没有 ACEI 引起的干咳和血管神经性水肿等不良反应。

氯沙坦

【体内过程】　口服易吸收,生物利用度约为 33%,1 h 血药浓度达峰值,血浆 $t_{1/2}$ 为 2 h。口服剂量约 14% 在体内转变为 5- 羧酸活性代谢物 EXP-3174,为非竞争性 AT_1 受体拮抗药,其作用较原药强 10~40 倍,且 $t_{1/2}$ 长,为 6~9 h。

【药理作用与临床应用】　为强效的选择性 AT_1 受体阻断药,其和主要的 5- 羧酸活性代谢物 EXP-3174 能有效地阻断 Ang II 与 AT_1 受体的结合,降低外周阻力及血容量,使血压下降,同时具有心脏、血管和肾脏保护活性。其降压效能和临床应用与依那普利相似。可用于各型高血压,若 3~6 周血压下降不理想,可加利尿药。

【不良反应】　除不引起咳嗽及血管神经性水肿外,其余不良反应与 ACEI 相似。禁用于妊娠期、哺乳期妇女和肾动脉狭窄者。低血压及严重肾功能不全、肝病患者慎用。应避免与补钾药或保钾利尿药合用。

第五节　钙 拮 抗 药

钙拮抗药(calcium antagonist)能抑制细胞外 Ca^{2+} 的内流,松弛平滑肌,舒张血管,使血压下降。钙拮抗药品种繁多,结构各异。从化学结构上可将其分为二氢吡啶类(dihydropyridines,DHPs)和非二氢吡啶类(non-dihydropyridines,NDHPs)。各类钙拮抗药对心脏和血管的选择性不同,其中二氢吡啶类对血管平滑肌选择性强,较少影响心脏,因此多用于高血压治疗。作为抗高血压药常用的二氢吡啶类药物有硝苯地平(nifedipine)、尼群地平(nitrendipine)和氨氯地平(amlodipine)等,其中硝苯地平为短效类钙拮抗药,价格低廉,降压效果确实,最为常用。非二氢吡啶类包括维拉帕米等,对心脏和血管均有作用,主要用于抗心律失常。

（一）硝苯地平

【体内过程】 口服和舌下含服有 90% 以上被吸收,生物利用度达 65% 以上,蛋白结合率为 98%。口服 20~30 min 产生降压作用,1~2 h 血药浓度达高峰,作用持续 6~8 h。舌下给药 5~10 min 起效。主要经肾脏排泄,70%~80% 从尿液中排出,10%~15% 由粪便排出。血浆 $t_{1/2}$ 为 4~5 h。

【药理作用】 作用于细胞膜上的 L-型钙通道,通过抑制 Ca^{2+} 内流,降低细胞内 Ca^{2+} 浓度,导致小动脉扩张,总外周血管阻力下降而降低血压。但是由于周围血管扩张,可引起交感神经活性反射性增强,使心率加快、传导加速。

【临床应用】 对轻、中、重度高血压患者均有降压作用,亦适用于合并心绞痛和肾脏疾病、糖尿病、哮喘、高脂血症及恶性高血压患者。与 β 受体阻断药合用可避免反射性交感神经激活并增强降压效应。目前多推荐使用缓释片或控释制剂,以减轻迅速降压造成的反射性交感神经活性增加等不良反应。

【不良反应】 常见的有头痛、脸部潮红、眩晕、心悸、恶心、便秘、踝部水肿等。踝部水肿为毛细血管前血管扩张引起,而不是水钠潴留所导致的。

（二）尼群地平

尼群地平作用与硝苯地平相似,但对血管扩张作用较硝苯地平强,降压作用温和而持久,反射性心率加快作用较弱,适用于各型高血压。不良反应与硝苯地平相似,肝功能不良者宜慎用或减量服用,可增加地高辛血药浓度。该药属中效类药物,降压效果可靠。

（三）氨氯地平

氨氯地平属于第三代二氢吡啶类药物,其作用与硝苯地平相似,但起效慢,服药后 6~12 h 血药浓度达高峰。口服吸收良好,不受食物影响,生物利用度为 63%。血浆 $t_{1/2}$ 约 36 h,作用持久,每天只需用药 1 次;血药浓度波动小,患者能较好耐受,能在 24 h 内较好控制血压。不良反应与硝苯地平相似。该药为长效类药物,对高血压靶器官的保护作用较佳。

第六节 利 尿 药

利尿药是治疗高血压的常用药,可单独应用治疗轻度高血压,也常作为基础降压药,与其他降压药合用治疗中、重度高血压。该类药物有噻嗪类、袢利尿药和保钾利尿药等,其中以氢氯噻嗪(hydrochlorothiazide)和吲达帕胺(indapamide)临床上较常使用,而袢利尿药和保钾利尿药较少用于降血压。

（一）氢氯噻嗪

【降压作用机制】 一般认为初期降压是排钠利尿,增加体内 Na^+ 和水的排泄,使细胞外液和血容量减少所致。长期用药的降压机制在于排 Na^+ 使细胞内 Na^+ 减少:① 血管壁细胞内 Na^+ 含量降低,经 Na^+–Ca^{2+} 交换机制,使细胞内 Ca^{2+} 减少,因而使血管平滑肌舒张;② 细胞内钙减少使血管平滑肌对收缩血管物质(如去甲肾上腺素等)的反应性降低;③ 诱导动脉壁产生扩血管物质(如激肽、前列腺素等)。

【临床应用】 是临床上治疗高血压的一线药物,单用治疗轻度高血压,与其他降压药合用治疗中、重度高血压效果较好。

【不良反应】 小剂量无明显不良反应,但长期大剂量应用可导致:① 电解质紊乱:低血钾、低血钠、低血镁;② 潴留现象:高尿酸血症、高钙血症;③ 代谢性变化:高血糖,高血脂;④ 高敏反应:皮疹、光敏性皮炎、发热等;⑤ 其他:可增高血尿素氮,加重肾功能不良。

(二) 吲达帕胺

吲达帕胺是一种磺胺类利尿药,降压机制为增加尿钠排出、减少血容量和心排血量、降低血管阻力和血管反应性而减低血压;另外还可以拮抗 Ca^{2+} 的作用而降压。是目前应用比较广泛的利尿降压药,适用于轻、中度高血压,单独服用降压效果显著,不用加服其他利尿药。该药降压时不影响血脂和糖的代谢。

第七节　其他抗高血压药

一、作用于中枢神经系统的抗高血压药

作用于中枢神经系统的抗高血压药包括可乐定(clonidine)、莫索尼定(moxonidine)和甲基多巴(methyldopa)等。可乐定的降压作用主要作用于孤束核 α_2 受体和咪唑啉(imidazoline)受体;而莫索尼定主要作用于咪唑啉受体;甲基多巴则作用于孤束核 α_2 受体。

(一) 可乐定

【体内过程】 口服吸收良好,0.5 h 后起效,1.5~3 h 血药浓度达峰值,生物利用度为71%~82%。在体内分布均匀,易透过血脑屏障。约 50% 在肝脏代谢,使结构中的咪唑环裂解,苯环被羟化;余者以原形随尿液排出。$t_{1/2}$ 为 5.2~13 h。

【药理作用】 降压作用中等偏强,机制是通过兴奋延髓背侧孤束核 α_2 受体,抑制交感神经中枢的传出冲动,使外周血管扩张,血压下降;也可激动延髓腹外侧嘴部的咪唑啉 I_1 受体,降低外周交感张力致血压下降。另外,可乐定有明显的中枢神经系统抑制作用,可引起嗜睡等副作用,与激动中枢 α_2 受体有关。

【临床应用】 可用于治疗中度高血压,常于其他药物无效时应用,不影响肾血流量及肾小球滤过率。此外,口服也可用于预防偏头痛或作为吗啡类镇痛药成瘾者的戒毒药。

【不良反应】 常见的有口干和便秘。此外还有镇静、嗜睡、眩晕、血管性水肿、腮腺痛、食欲不振、恶心和心动过缓等。不宜用于高空作业或驾驶机动车辆的人员,以免因精力不集中和嗜睡而导致事故发生。

【药物相互作用】 能加强其他中枢神经系统抑制药的作用,合用时应慎重。三环类药物(如

丙咪嗪等)能与可乐定在中枢发生竞争性拮抗,对抗其降压作用,不宜合用。

(二) 莫索尼定

莫索尼定为第二代中枢神经系统降压药,主要通过激动延髓腹外侧核的咪唑啉 I_1 受体而发挥降压作用,效能略低于可乐定,与其对 α_2 受体作用弱有关。口服易吸收,血浆 $t_{1/2}$ 为 2 h,但因与咪唑啉 I_1 受体结合牢固,生物 $t_{1/2}$ 较长,可一日给药一次。适用于治疗轻、中度高血压。少数患者用药后出现眩晕、消化道不适等不良反应。由于对中枢及外周 α_2 受体作用较弱,因此嗜睡、口干等症状较少见。

二、神经节阻断药

对交感神经节和副交感神经节均有阻断作用,对效应器官的具体效应则视两类神经对该器官的支配以何者占优势而定。由于交感神经对血管的支配占优势,用药后使血管特别是小动脉扩张,总外周阻力下降,加上静脉扩张,回心血量和心排血量减少,结果使血压显著下降。同时因肠道、眼、膀胱等平滑肌和腺体以副交感神经占优势,因此常见便秘、扩瞳、口干、尿潴留等副作用。

该类药物有美卡拉明(mecamylamine)、樟磺咪芬(trimetaphan)和六甲溴铵(hexamethonium bromide)等,曾用于高血压治疗,但由于作用过于广泛,副作用多,且降压作用过强过快,已不作常规使用。仅限于一些特殊情况下应用,如高血压危象、主动脉夹层动脉瘤、外科手术中的控制性降压等。

三、影响肾上腺素能神经递质的抗高血压药

主要通过影响儿茶酚胺的储存及释放而产生降压作用,药物有利血平(reserpine)和胍乙啶(guanethidine)。利血平是印度萝芙木所含的一种生物碱,国产萝芙木所含总生物碱的制剂称降压灵,该药降压作用弱,不良反应较多,现已不单独使用。胍乙啶作用较强,但因不良反应多而少用。另外尚有一些人工合成的胍乙啶类似物,如倍他尼定(bethanidine)等,作用相似,可作为胍乙啶的替代品,但临床较少使用。

四、血管扩张药

根据机制可分为直接扩血管药和钾通道开放药。直接扩血管药通过直接扩张血管平滑肌而产生降压作用,包括扩张小动脉和静脉的硝普钠(sodium nitroprusside),主要扩张小动脉的肼屈嗪(hydralazine)等。由于不良反应较多,一般不单独用于治疗高血压,仅在利尿药、β 受体阻断药或其他降压药无效时才加用之。

(一) 硝普钠

【体内过程】 口服不吸收,需静脉滴注给药,起效快(约 1 min),停药 5 min 内血压回升。遇光易破坏,故滴注时应新鲜配制和避光。

【药理作用】 属硝基扩血管药,可松弛小动脉和静脉平滑肌。其作用机制类似于硝酸酯类,在血管平滑肌细胞内代谢产生一氧化氮(NO),NO 可激活鸟苷酸环化酶,促进 cGMP 的形成,产

生强大的舒张血管平滑肌作用。本药属于非选择性血管扩张药,很少影响局部血流分布,一般不降低冠脉血流、肾血流和肾小球滤过率。

【临床应用】 适用于高血压急症的治疗和手术麻醉时的控制性低血压。由于该药能扩张动、静脉,降低前、后负荷而改善心功能,也可用于高血压合并心衰或难治性心衰的治疗。

【不良反应】 静滴时可出现恶心、呕吐、出汗、头痛、心悸,均为过度降压所引起。本药毒性较低,在体内产生的 CN^- 可在肝脏中被转化成 SCN^-,后者基本无毒,经肾脏排泄。但连用数日后,SCN^- 在体内蓄积,其浓度超过 20 mg/100 mL 时,可致中毒。

(二)肼屈嗪

肼屈嗪为主要扩张小动脉的降压药,对肾脏、冠状动脉及内脏血管的扩张作用大于骨骼肌血管。口服吸收好,生物利用度为 65%~90%,给药 1 h 作用达峰值,维持约 6 h。适用于中度高血压,极少单用,常与其他降压药合用。不良反应有头痛、鼻充血、心悸、腹泻等;较严重时表现为心肌缺血和心衰,高剂量使用时可引起全身性红斑狼疮样综合征。

(三)钾通道开放药

钾通道开放药有米诺地尔(minoxidil)、吡那地尔(pinacidil)、尼可地尔(nicorandil)等。该类药物通过开放钾通道,使钾外流增加,细胞膜超极化,膜兴奋性降低,Ca^{2+} 内流相应减少,从而舒张血管平滑肌,降低血压。血管扩张作用具有选择性,可以扩张冠状动脉、胃肠道血管和脑血管,不扩张肾血管和皮肤血管。但该类药物在降压的同时常伴有反射性心动过速和心排血量增加。

本章电子课件

◆ 本章小结

本章主要讲述了高血压的基础知识和抗高血压药的种类、药理作用、作用机制、临床应用和不良反应,学习的重点在于准确理解抗高血压药的分类及各类抗高血压药的特点。具体要求如下:① 掌握:抗高血压药的分类及代表药物普萘洛尔、哌唑嗪、卡托普利、氯沙坦、硝苯地平、氢氯噻嗪的药理作用、作用机制、临床应用和不良反应。② 熟悉:拉贝洛尔、吲达帕胺、可乐定、硝普钠等抗高血压药的药理作用、作用机制、临床应用和不良反应。③ 了解:形成和影响动脉血压的主要因素,以及抗高血压药的研发历史。

? 思考题

1. 抗高血压药按主要作用和作用部位可分为几类?每类举一代表药物。
2. 阐述普萘洛尔抗高血压的机制和临床应用。

3. 试比较 ACEI、血管紧张素 II 受体阻断药在抗高血压机制、临床应用、不良反应等方面的异同。

4. 试述氢氯噻嗪的降压作用机制与临床应用。

5. 简述硝苯地平的药理作用、作用机制、临床应用和主要不良反应。

[**刘培庆,李卓明(中山大学)**]

第二十五章　利尿药和脱水药

第一节　利　尿　药

　　利尿药(diuretic)是一类直接作用于肾脏,促进电解质和水从体内排出、增加尿量、消除水肿的药物。利尿药主要通过影响肾小球滤过,尤其是肾小管和集合管重吸收及分泌等尿的生成过程产生利尿作用。

一、肾脏的泌尿生理学基础

　　肾脏是机体主要的排泄器官,通过尿的生成和排出,实现排出代谢终产物,调节水和电解质平衡、体液渗透压、体液量以及酸碱平衡等功能。人体每个肾脏约有 100 万个肾单位(nephron)。肾单位是尿生成的基本功能单位,它与集合管共同完成尿的生成过程,肾单位的构成如图 25-1 所示。

　　尿的生成包括肾小球滤过、肾小管和集合管的重吸收与分泌三个环节,如图 25-2 所示。

(一)肾小球滤过

　　血液流经肾小球时,除血细胞、蛋白质及与蛋白质结合的成分外,其他成分均可经肾小球滤过而形成原尿。正常人每日经肾小球滤过的原尿约 180 L,

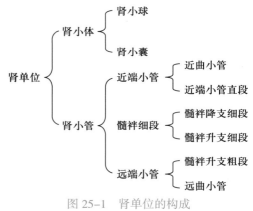

图 25-1　肾单位的构成

但每日排出终尿量仅为 1~2 L,表明流经肾小管和集合管的原尿约 99% 被重吸收。所以通过增加肾小球滤过率的药物,其利尿作用很弱。但在严重心衰或休克时,肾血流量减少,肾小球滤过率明显下降而引起少尿时,应用增加肾小球滤过率的药物(如氨茶碱)也能较好发挥利尿作用。

(二)肾小管和集合管的重吸收与分泌

　　1. 近曲小管　原尿中 60%~70% 的 Na^+ 由近曲小管重吸收。尿液流经近曲小管时,Na^+ 被转运至上皮细胞内,然后由 Na^+ 泵(Na^+,K^+-ATP 酶)将 Na^+ 主动转移至细胞间液。近曲小管上皮细胞还向管腔内分泌 H^+,同时交换回等量 Na^+。其 H^+ 的主要来源是 CO_2 和 H_2O 在碳酸酐酶作用下生成 H_2CO_3,后者分解为 H^+ 和 HCO_3^-,生成的 H^+ 供 H^+-Na^+ 交换。碳酸酐酶抑制药抑制 H^+ 生成,使 H^+-Na^+ 交换减少,Na^+ 排出增加,伴有水的排出增多而利尿。但因近曲小管及其以下各段对 Na^+ 和 H_2O 的重吸收有代偿性增加,故利尿作用较弱。又因 HCO_3^- 排出较多,易致代

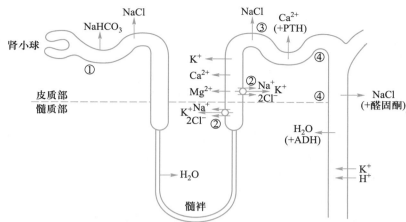

① 乙酰唑胺；② 袢利尿药；③ 噻嗪类；④ 醛固酮拮抗药
PTH：甲状旁腺素；ADH：抗利尿激素

图 25-2　肾小管转运系统及利尿药和脱水药的作用部位

谢性酸中毒,故此类药物(如乙酰唑胺)现已少用。

2. 髓袢升支粗段　髓袢分降支和升支,其中升支粗段受利尿药的影响较大。原尿中30%~35% 的 Na^+ 在髓袢升支粗段被重吸收。该段腔膜侧存在着 Na^+-K^+-$2Cl^-$ 同向转运系统,可将管腔内的一个 Na^+、一个 K^+ 和两个 Cl^- 同向转运至上皮细胞内。Na^+ 再经钠泵转入细胞间液,由于细胞内 Na^+ 浓度下降,形成管腔与细胞内 Na^+ 浓度差,激活 Na^+-K^+-$2Cl^-$ 同向转运系统,促进 Na^+ 从管腔液向细胞内转运,因而钠泵是其同向转运的驱动力。该腔膜上皮细胞几乎对水不通透,结果形成管腔内的低渗尿和肾髓质的高渗状态。因此,当尿液从肾乳头流向肾皮质时,管腔内尿液渗透压逐渐由高渗变为低渗,直至形成无溶质的净水,这就是肾脏对尿液的稀释功能。当低渗尿流经处于高渗髓质的集合管时,在抗利尿激素的影响下,水被重吸收,使尿液浓缩,这一过程叫肾脏对尿液的浓缩功能。作用于髓袢升支粗段的高效能利尿药(如呋塞米)能抑制管腔膜侧的 Na^+-K^+-$2Cl^-$ 同向转运系统,减少 NaCl 的重吸收,降低肾脏对尿的稀释和浓缩功能,产生极强的利尿作用,又称袢利尿药。

3. 远曲小管和集合管　原尿中有 5%~10% 的 Na^+ 被此段重吸收。

(1)远曲小管近端:该段腔膜侧存在 Na^+-Cl^- 同向转运机制,将 Na^+、Cl^- 从管腔内同向转运至细胞内,然后 Na^+ 经钠泵转入细胞间液,Cl^- 经基膜侧氯通道转入细胞间质内,其转运速率较粗段为慢。此段 Ca^{2+} 在甲状旁腺激素的调节下,经腔侧膜钙通道转至细胞内,再经基膜侧的 Na^+-Ca^{2+} 交换系统转运到细胞间液。作用于此段的中效能利尿药(如噻嗪类)干扰 Na^+-Cl^- 同向转运系统,影响尿的稀释过程,而不影响尿的浓缩过程,故其利尿作用弱于呋塞米。

(2)远曲小管远端和集合管:远曲小管远端和集合管有两种不同的细胞,即主细胞和插入细胞。主细胞腔膜侧含有钠和钾通道,Na^+ 从膜腔侧进入细胞内,然后 Na^+ 由基膜侧钠泵泵入细胞间液,造成腔膜侧负电压,驱动 K^+ 经钾通道进入管腔内,即 K^+-Na^+ 交换。A 型插入细胞有氢泵,主动向管腔内分泌 H^+,进行 H^+-Na^+ 交换,上述作用较弱,并受醛固酮的调节。此外,H^+ 还能与小管上皮细胞产生的 NH_3 结合,生成 NH_4^+ 随尿液排出体外。

二、利尿药的分类

利尿药按其效能分为三类。

1. 高效能利尿药　常用的药物为呋塞米和布美他尼等。本类药物的主要作用部位在髓袢升支粗段,干扰 Na^+–K^+–$2Cl^-$ 同向转运体,选择性地抑制 NaCl 的重吸收,降低肾脏对尿的稀释和浓缩功能,产生强大的利尿作用。

2. 中效能利尿药　常用的药物为噻嗪类利尿药。本类药物的主要作用部位在远曲小管始端,干扰 Na^+–Cl^- 同向转运系统,选择性地抑制 NaCl 的重吸收,只影响尿的稀释过程,而不影响尿的浓缩过程,产生中等强度的利尿作用。

3. 弱效能利尿药　常用的药物为 Na^+–K^+ 交换抑制剂,如氨苯喋啶和阿米洛利。还有醛固酮受体拮抗药,如螺内酯。本类药物主要作用于远曲小管末端和集合管,它们通过抑制 K^+–Na^+ 交换而产生弱的利尿作用。

三、高效能利尿药

目前常用的高效能利尿药有呋塞米(furosemide,呋喃苯胺酸,速尿)和布美他尼(bumetanide,丁氧苯酸,丁尿胺),其化学结构同属邻氯氨基苯甲酸类,药理作用相似,其中布美他尼作用强,毒性小。

(一)呋塞米

【药动学】　呋塞米口服后迅速吸收,约 0.5 h 生效,1~2 h 达高峰,持续 6~8 h。静脉注射后 5~10 min 起效,0.5~1.5 h 达高峰,持续 4~6 h。约 98% 与血浆蛋白结合,约 66% 以原形从尿液中排出。部分在肝脏代谢后经胎盘进入胎儿,$t_{1/2}$ 为 0.5~1 h。肝肾功能不全时 $t_{1/2}$ 延长。其利尿作用不仅与剂量有关,还有明显的个体差异,故临床上应从小剂量开始,做到给药剂量个体化。

【药理作用】

1. 利尿作用　强大、迅速、短暂。本药主要作用于髓袢升支粗段,与腔膜侧 K^+–Na^+–$2Cl^-$ 同向转运系统载体的 Cl^- 结合部位结合,干扰 K^+–Na^+–$2Cl^-$ 同向转运系统,抑制 NaCl 的重吸收,使管腔液中 NaCl 浓度增加,净水生成减少,尿的稀释功能受抑制。同时因 NaCl 向间质转运减少,使肾髓质间液渗透压梯度降低,导致尿液流经集合管时,水的重吸收减少,影响尿的浓缩过程,排出大量近等渗的尿液。由于 Na^+ 排出较多,促进 K^+–Na^+ 交换和 H^+–Na^+ 交换,故尿中 H^+ 及 K^+ 排出增多,可引起低血钾。Cl^- 的排出大于 Na^+ 的排出,易引起低氯性碱中毒。呋塞米还能抑制 Ca^{2+}、Mg^{2+} 的重吸收,促进 Ca^{2+}、Mg^{2+} 排出,产生低镁血症,而 Ca^{2+} 流经远曲小管时被重吸收,故较少发生低钙血症。

2. 扩血管作用　该药能扩张肾血管,降低肾血管阻力,增加肾血流量,肾功能衰竭时尤为明显。作用机制可能与呋塞米抑制前列腺素分解酶,促进前列腺素的生物合成,使 PGE_2 的含量增加有关。其效应可被前列腺素合成酶抑制剂吲哚美辛所取消。

【临床应用】

1. 消除各种严重水肿　对心、肝、肾性等各类水肿均有效。主要用于其他利尿药无效的顽固性水肿和严重水肿。因易引起电解质紊乱,对于一般水肿不宜作为首选药使用。

2. 治疗急性肺水肿和脑水肿　通过扩血管作用而降低外周血管阻力,减轻心脏负荷。并通过其强效利尿作用降低血容量,减少回心血量,降低左室舒张末期压力而消除左心衰竭引起的急性肺水肿。治疗脑水肿是继发于其利尿作用,使脑组织脱水,从而降低颅内压。

3. 预防急性肾功能衰竭　能增加肾血流量,以缺血区肾血流量增加最为明显,对急性肾衰早期的肾缺血及少尿有明显改善作用。加之其强大的利尿作用可冲洗肾小管,防止肾小管的萎缩和坏死,故可用于急性肾衰竭早期的防治,也用于甘露醇无效的少尿患者,但禁用于无尿的肾衰竭患者。

4. 加速毒物排泄　配合输液,可使尿量增加,促进药物从尿中排出。主要用于苯巴比妥、水杨酸类等急性药物中毒的解救。

【不良反应】

1. 水与电解质紊乱　由于过度利尿可引起低血容量、低血钾、低血钠、低氯性碱血症,长期应用还可引起低血镁。低血钾可增强强心苷对心脏的毒性,亦可诱发肝硬化患者出现肝昏迷,应注意及时补充钾盐或加服保钾性利尿药。

2. 高尿酸血症　主要由于利尿后血容量降低,细胞外液浓缩,导致尿酸经近曲小管重吸收增加所致。药物与尿酸竞争分泌途径,减少尿酸的排泄也是原因之一。长期用药时多数患者可出现高尿酸血症,但临床痛风的发生率较低。

3. 耳毒性　表现为眩晕、耳鸣、听力减退或暂时性耳聋,肾功能减退者尤易发生。其原因可能与药物引起内耳淋巴液电解质成分改变有关。与氨基糖苷类合用可诱发或加重耳聋,应避免合用。

4. 其他　胃肠道反应的主要症状表现为恶心、呕吐,重者引起胃肠道出血。偶致皮疹、骨髓抑制。

严重肝肾功能不全、糖尿病、痛风及小儿慎用,高氮质血症及孕妇忌用。

【药物相互作用】　本类药与氨基糖苷类合用加重耳毒性,与第一、二代头孢菌素合用加重肾毒性,与阿司匹林、华法林、氯贝丁酯合用竞争血浆蛋白结合易致出血或肌肉酸痛,与糖皮质激素类药物合用易致低血钾,故应避免与上述药物合用。

(二) 布美他尼

布美他尼是目前最强的利尿药。其特点为起效快、作用强、毒性低、用量小。该药口服易吸收,生物利用度为59%~89%,血浆蛋白结合率为95%,服用后0.5~1 h显效,1~2 h达高峰,维持时间为4~6 h,$t_{1/2}$为0.5~1 h,约60%以原形经肾脏排出。作用机制、临床应用与不良反应同呋塞米,但排钾作用小于呋塞米,耳毒性的发生率低。临床主要作为呋塞米的代用品。长期或大剂量用药可引起水与电解质失衡,还可引起胃肠道反应等。

四、中效能利尿药

(一) 噻嗪类

噻嗪类(thiazides,benzothiazides)是临床广泛应用的一类口服利尿药和降压药。基本结构由杂环苯并噻二嗪与磺酰胺基组成。氢氯噻嗪（hydrochlorothiazide）是本类药物中最为常用的药物,其他还有苄氟噻嗪（bendroflumethiazide）、氢氟噻嗪（hydroflumethiazide）和环戊噻嗪（cyclopenthiazide）等。本类药物利尿作用相似,仅效价强度不同。此外,吲达帕胺（indapamide）和氯噻酮（chlortalidone）的化学结构虽无噻嗪环,但药理作用、利尿作用机制、临床应用和主要的不良反应均与噻嗪类相似,故也列于中效能利尿药中一并介绍。

【药动学】　噻嗪类药物脂溶性较高,口服吸收迅速而完全,口服后 1~2 h 起效,4~6 h 达高峰,可持续 12~18 h。部分与血浆蛋白结合,大部分以原形从肾脏排出,少量经胆汁分泌。吲达帕胺主要经胆汁排泄,但仍有足够的活性形式经过肾脏清除,从而发挥利尿作用。

【药理作用】

1. 利尿作用　噻嗪类增强 NaCl 和水的排出,产生中等强度和持久的利尿作用。其作用机制是作用于远曲小管始端,与 Na^+–Cl^- 同向转运系统的 Cl^- 结合点结合,干扰 Na^+–Cl^- 同向转运系统,抑制 NaCl 的重吸收。由于转运至远曲小管的 Na^+ 增加,促进了 K^+–Na^+ 交换。此外,尚有轻度抑制碳酸酐酶的作用,使 H^+ 生成减少,当 H^+–Na^+ 交换受抑制时,促进了 K^+–Na^+ 交换而致低血钾。噻嗪类还可减少尿酸排出,引起高尿酸血症;促进钙的重吸收,产生高钙血症;促进 Mg^{2+} 排出引起低镁血症。

2. 抗利尿作用　尿崩症患者以烦渴、多饮、多尿为主要症状。噻嗪类一方面通过降低血钠浓度而减轻渴感,使饮水减少而发挥抗利尿作用;另一方面还能抑制磷酸二酯酶,增加远曲小管和集合管细胞内 cAMP 的含量,后者能提高远曲小管和集合管对水的通透性,使水的重吸收增加,减少尿的排出而产生抗利尿作用。

3. 降压作用　早期通过利尿作用引起血容量下降而降压,长期用药通过扩张外周血管而产生降压作用(见第二十四章　抗高血压药)。

【临床应用】

1. 消除水肿　可用于各种原因引起的水肿。是轻、中度心性水肿的首选利尿药,但与强心苷合用时应注意补钾。对肾性水肿以轻型水肿效果较好,对严重肾功能不全者疗效较差,因噻嗪类可降低血容量和心排出量,使肾小球滤过率下降,故肾功能不全者慎用。对肝性水肿与螺内酯合用效果较好,但易致血氨升高,加之低血钾有加重肝昏迷的危险,应予注意。

2. 治疗高血压　单用治疗轻度高血压。常作为基础降压药,与其他降压药合用治疗中、重度高血压效果较好。

3. 治疗尿崩症　治疗轻型尿崩症,减少尿崩症患者的尿量,重症疗效差。

【不良反应】

1. 电解质紊乱　长期用药可致低血钾、低血钠、低血镁、低氯性碱血症等,合用保钾利尿药可防治。噻嗪类还能减少 H^+ 分泌,妨碍 H^+–NH_3 结合,减少 NH_3 的排出,引起血氨升高,故肝硬化患者慎用。

2. 高尿酸血症及高尿素氮血症　所有的噻嗪类均以有机酸的形式从肾小管分泌,可与尿酸的分泌产生竞争,减少尿酸排出引起高尿酸血症及高尿素氮血症,痛风患者慎用。又因其降低肾小球滤过率,加重肾功能不全,故禁用于严重肾功能不全患者。

3. 高血钙　增加远曲小管对 Ca^{2+} 的重吸收,引起高钙血症。

4. 升高血糖　抑制胰岛素释放和组织对葡萄糖的利用而升高血糖,糖尿病患者慎用。

5. 其他　偶致过敏性皮炎、粒细胞及血小板减少、胃肠道反应。长期应用本类药物可增加血浆胆固醇含量,高脂血症患者慎用。

(二) 吲达帕胺

吲达帕胺为二氢吲哚类衍生物,是一种磺胺类利尿剂,通过抑制远端肾小管皮质水与电解质重吸收而利尿,利尿作用较氢氯噻嗪强,丢 K^+ 作用弱,是相对安全、不良反应较少的中效能利尿药。但对磺胺类药物过敏的患者不适合服用吲达帕胺。

【药动学】　吲达帕胺口服吸收快而完全,生物利用度达 93%,不受食物影响,血浆蛋白结合率为 71%~79%。口服后 1~2 h 血药浓度达高峰,$t_{1/2}$ 为 14~18 h。在肝脏代谢,约 70% 经肾脏排泄。

【药理作用】

1. 降压作用　可通过阻滞钙内流而松弛血管平滑肌,使外周血管阻力下降,产生降压效应。本药降压时对心排血量、心率及心律影响小。

2. 利尿作用　通过抑制远端肾小管皮质重吸收水和电解质而发挥利尿作用。

【临床应用】

1. 治疗高血压　对轻、中度原发性高血压效果良好,可单独服用,也可与其他降压药合用。

2. 治疗充血性心力衰竭时的水钠潴留。

【不良反应】

1. 心血管系统　常见室性期前收缩等心律失常、心悸及体位性低血压。

2. 中枢神经系统　有眩晕、头痛、头昏、感觉异常及疲倦等报道。

3. 内分泌系统　可引起血尿酸水平明显增高及痛风加重。有报道称本药可加重未控制的糖尿病患者的糖耐量异常。

4. 代谢　可引起低钾血症,治疗期间应监测血浆钾离子水平,必要时补钾。本药还可引起低钠血症及低氯血症,甚至发生代谢性脑病。

5. 其他　可引起恶心、呕吐、厌食、腹痛、便秘、腹泻及其他胃肠道不适。

五、弱效能利尿药

(一) 螺内酯

螺内酯(spironolactone;安体舒通,antisterone)为人工合成的甾体化合物,其化学结构与醛固酮相似(见图 25–3)。

【药动学】　口服易吸收,生物利用度 90%,血浆蛋白结合率 90% 以上,口服后 1 天起效,2~3 天达高峰,维持 5~6 天。部分经胆汁排泄,形成肝肠循环,极少从尿液排出。

【作用与用途】　螺内酯可竞争性地与胞浆中的醛固酮受体结合而拮抗醛固酮的保钠排钾作用,促进 Na^+ 和水的排出,减少 K^+ 排出。由于本药仅作用于远曲小管和集合管,对肾小管其他各段无作用,故利尿作用较弱,其利尿作用与体内醛固酮水平有关。临床主要用于伴有醛固酮升高的顽固性水肿,如充血性心力衰竭、肝硬化腹水及肾病综合征。常与排钾性利尿药合用,增强利尿效果并预防低血钾。

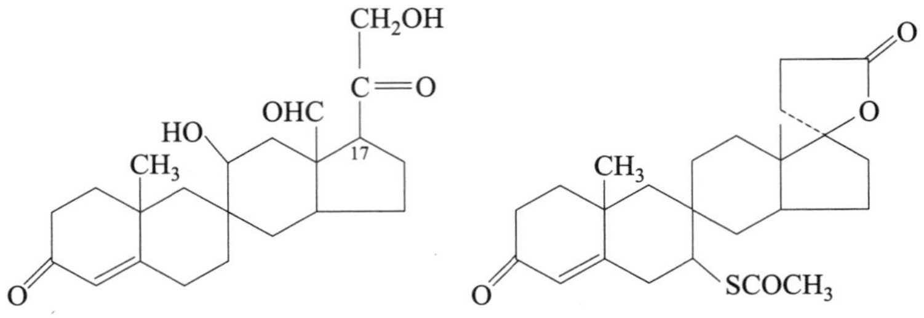

图 25-3 醛固酮与螺内酯的化学结构

【不良反应】 久用易致高血钾,肾功能不良时更易发生,严重肾功能不全和高血钾患者禁用。本药还可引起嗜睡、头痛、女性面部多毛、男性乳房女性化等,后两者与其性激素样作用有关,停药后可恢复。

(二)氨苯喋啶和阿米洛利

氨苯喋啶(triamterene,三氨喋呤)和阿米洛利(amiloride,氨氯吡咪)具有不同的化学结构,但有相同的药理作用(见图 25-4)。

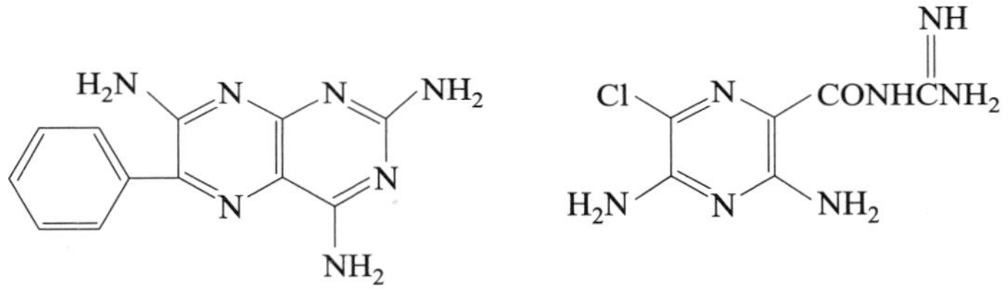

图 25-4 氨苯喋啶与阿米洛利的化学结构

【药动学】 两药口服易吸收,但不完全。氨苯喋啶生物利用度为 30%~70%,血浆蛋白结合率为 40%~70%,服药后 1 h 起效,4~6 h 达高峰,可持续 12~16 h,$t_{1/2}$ 为 1~2 h,可通过肾小球滤过和近曲小管分泌后从尿液中排出,约 50% 以原形从尿液中排出。口服阿米洛利后 3~4 h 达高峰,可持续 24 h,$t_{1/2}$ 为 6~9 h,部分经肝脏代谢,部分原形从肾脏排出。

【作用与用途】 本类药利尿作用较弱、较快、较久,其利尿机制与螺内酯不同,并非拮抗醛固酮,而是作用于远曲小管末端和集合管,阻滞钠通道而减少 Na^+ 的重吸收,抑制 K^+-Na^+ 交换,使 Na^+ 和水排出增加而利尿,同时伴有血钾升高。单用疗效较差,常与噻嗪类合用疗效较好。阿米洛利利尿作用比氨苯喋啶强,为目前保钾排钠利尿药中作用最强者。阿米洛利在高浓度时,阻滞 Na^+-H^+ 和 Na^+-Ca^{2+} 反向转运,可能抑制 H^+ 和 Ca^{2+} 的排泄。

【不良反应】 较少,偶见恶心、呕吐、腹泻、头晕等。长期服用易致高钾血症,肾功能不良者较易发生,应慎用。高血钾者禁用。氨苯喋啶可抑制二氢叶酸还原酶,引起叶酸缺乏,肝硬化患者服用此药可发生巨幼红细胞性贫血。

第二节 脱 水 药

脱水药（dehydrant agent）又称渗透性利尿药（osmotic diuretic），是指在体内不易被代谢或代谢较慢的低相对分子质量物质，静脉注射其高渗溶液后，可提高血浆渗透压，并间接抑制 $Na^+–K^+–2Cl^-$ 同向转运系统，发挥组织脱水和利尿作用。该类药一般具有如下特点：① 易经肾小球滤过，而不易被肾小管重吸收；② 在体内不被代谢，且不易从血管透入组织中；③ 虽具有脱水和渗透性利尿双重作用，但利尿作用较弱，仅用于局部性水肿，不宜用于全身性水肿。临床应用的脱水药包括甘露醇（mannitol）、山梨醇（sorbitol）、高渗葡萄糖、尿素等。

（一）甘露醇

甘露醇是一种己六醇，分子式为 $HOCH_2(CHOH)_4CH_2OH$，相对分子质量为 182.17，等渗液为 5.07%，临床用其 20% 高渗溶液。口服不吸收，静脉给药后，在体内几乎不被代谢而由尿液排出，仅部分在肝脏内变为糖原。

【药理作用】

1. 脱水作用 甘露醇静脉注射后能升高血浆渗透压，使细胞内液及组织间液向血浆转移而产生组织脱水，可降低颅内压和眼内压。给药 30 min 起效，2~3 h 达高峰，可维持 6 h 左右。

2. 利尿作用 静脉注射甘露醇后，血浆渗透压升高，血容量增加，血液黏滞度降低，通过稀释血液而增加循环血容量及肾小球滤过率。加之肾小球滤过后不易被重吸收，使水在近曲小管和髓袢升支的重吸收减少，促进水的排出而利尿。另外，可间接抑制 $Na^+–K^+–2Cl^-$ 同向转运系统，抑制髓袢升支对 NaCl 的重吸收，降低髓质高渗区的渗透压，当尿液流经集合管时，水的重吸收明显减少，使尿量明显增多。一般在 10~20 min 起效，2~3 h 达高峰，持续 6~8 h。

3. 增加肾血流量 甘露醇能扩张肾血管，增加肾血流量，这也有利于降低髓质高渗区的渗透压而利尿。此作用可能与甘露醇促进 PGI_2 分泌和减少肾素分泌有关。

【临床应用】

1. 预防急性肾功能衰竭 急性肾功能衰竭时，肾缺血缺氧，导致肾间质水肿，早期出现少尿，如能及时应用甘露醇，通过其脱水、利尿及增加肾血流量作用，可迅速消除水肿和排出有毒物质，从而防止肾小管萎缩坏死。

2. 治疗脑水肿及青光眼 由于本品不易透过脑组织和前房等有屏障的特殊组织，静脉滴注后通过脱水作用可降低颅内压及眼内压。甘露醇是治疗脑水肿、降低颅内压安全而有效的首选药物。也可用于青光眼急性发作和手术前降低眼内压。

【不良反应】 少见。注射过快可引起一过性头痛、眩晕和视力模糊等症状。由于可增加循环血量而加重心脏负荷，慢性心功能不全患者禁用。活动性颅内出血患者禁用。

（二）山梨醇

山梨醇为甘露醇的同分异构体，其作用和用途与甘露醇相似。进入体内大部分在肝脏内转化为果糖而失去高渗作用，故作用较弱。易溶于水，价廉，一般可制成 25% 的高渗溶液使用。心功能不全患者慎用。

(三) 高渗葡萄糖

葡萄糖(glucose)为一种单糖,相对分子质量为180,临床常用其50%高渗溶液,静注时有脱水和渗透性利尿作用。因部分葡萄糖转运到组织中被代谢利用,故作用弱,持续时间短,停药后可出现颅内压回升而引起反跳。临床主要用于脑水肿和急性肺水肿,一般与甘露醇或山梨醇合用。

本章电子课件

◆ 本章小结

利尿药按其作用部位和效能分为高效能利尿药、中效能利尿药和弱效能利尿药三类,其代表药物分别为呋塞米、氢氯噻嗪和螺内酯。甘露醇兼有脱水和渗透性利尿双重作用,临床主要用于脑水肿。具体要求如下:① 掌握:利尿药的分类,呋塞米、噻嗪类的药理作用、临床应用及不良反应,甘露醇的药理作用及临床应用。② 熟悉:利尿药的作用部位及机制,螺内酯、氨苯喋啶和阿米洛利的作用与用途。③ 了解:利尿药作用的肾泌尿生理基础,山梨醇和高渗葡萄糖的作用特点。

❓ 思考题

1. 利尿药按其作用部位和效能分为哪几类? 并指出其代表药物。
2. 试述呋塞米的药理作用及临床应用。
3. 试述利尿药对血钾的影响。
4. 试对比呋塞米与噻嗪类消除水肿的特点。
5. 试述甘露醇药理作用及临床应用。

[徐华丽,睢大筼(吉林大学)]

第二十六章　血液及造血系统药理

第一节　血液凝固与抗凝系统生理学基础

一、血液凝固

血液凝固（blood coagulation）是指血液由流动的液体状态变成不能流动的凝胶状态的过程。其实质就是血浆中的可溶性纤维蛋白原转变成不溶性的纤维蛋白的过程。纤维蛋白交织成网，把血细胞及血液的其他成分网罗在内，从而形成血凝块。血液凝固是一系列复杂的酶促反应过程，需要多种凝血因子的参与。

（一）凝血因子

血浆与组织中直接参与血液凝固的物质，统称为凝血因子（blood clotting factor）。由国际凝血因子命名委员会根据发现的先后顺序，以罗马数字编号的有 12 种，即凝血因子 I ~ XIII（简称 FI ~ FXIII），其中 FVI 是血清中活化的 FVa，不再视为一个独立的凝血因子。此外还有前激肽释放酶（Pre-K）、高分子激肽原（HMW-K）以及来自血小板的磷脂等（见表 26-1）。

表 26-1　凝血因子的某些特性

因子	同义名	合成部位	主要激活物	主要抑制物	主要功能
I	纤维蛋白原	肝细胞			形成纤维蛋白
II	凝血酶原	肝细胞（需维生素 K）	凝血酶原酶复合物	抗凝血酶III	凝血酶促进纤维蛋白原转变为纤维蛋白；激活 FV、FVIII、FXI、FXIII 和血小板，正反馈促进凝血
III	组织因子	内皮细胞和其他细胞			作为 FVIIa 的辅因子，是生理性凝血反应过程的启动物
IV	钙离子（Ca^{2+}）	—			辅因子
V	前加速素易变因子	内皮细胞和血小板	凝血酶和 FXa，以凝血酶为主	活化的蛋白质 C	加速 FXa 对凝血酶原的激活

续表

因子	同义名	合成部位	主要激活物	主要抑制物	主要功能
Ⅶ	前转变素稳定因子	肝细胞（需维生素 K）	FⅩa	组织因子途径抑制物，抗凝血酶Ⅲ	与组织因子形成Ⅶa-组织因子复合物，激活 FⅩ和 FⅨ
Ⅷ	抗血友病因子	肝细胞	凝血酶，FⅩa	不稳定，自发失活；活化的蛋白质 C	作为辅因子，加速 FⅨa 对 FⅩ的激活
Ⅸ	血浆凝血活酶成分	肝细胞（需维生素 K）	FⅪa，Ⅶa-组织因子复合物	抗凝血酶Ⅲ	FⅨa 与 Ⅷa 形成 FⅩ酶复合物，激活 FⅩ为 FⅩa
Ⅹ	Stuart-Prower因子	肝细胞（需维生素 K）	Ⅶa-组织因子复合物，FⅨa-Ⅷa 复合物	抗凝血酶Ⅲ	形成凝血原复合物，激活凝血酶原，FⅩa 还可激活 FⅦ、FⅧ和 FⅤ
Ⅺ	血浆凝血活酶前质	肝细胞	FⅫa，凝血酶	α₁抗胰蛋白酶，抗凝血酶Ⅲ	激活 FⅨ为 FⅨa
Ⅻ	接触因子或Hageman 因子	肝细胞	胶原、带负电荷的异物表面	抗凝血酶Ⅲ	激活 FⅪ为 FⅪa
ⅩⅢ	纤维蛋白稳定因子	肝细胞和血小板	凝血酶		使纤维蛋白单体相互交联聚合形成纤维蛋白网
—	高分子量激肽原	肝细胞			辅因子，促进 FⅫa 对 FⅪ和 PK 的激活，促进 PK 对 FⅫ的激活
—	前激肽释放酶	肝细胞	FⅫa	抗凝血酶Ⅲ	激活 FⅫ为 FⅫa

（二）凝血过程

凝血是一系列凝血因子相继酶解激活的过程，最终结果是纤维蛋白凝块的形成，而且每步酶解反应均有放大效应。凝血过程可分为凝血酶原激活复合物的形成、凝血酶原的激活及纤维蛋白的生成三个基本步骤。这一过程包括内源性凝血和外源性凝血两条途径（见图 26-1）。

1. 内源性凝血途径（intrinsic pathway of blood coagulation）　是指参与凝血的因子全部来自血液。通常是因血液与带负电荷的异物表面（如玻璃、白陶土、硫酸酯、胶原等）接触而启动凝血，这一过程称表面激活。参与表面激活的凝血因子有 FⅫ、HMW-K、Pre-K 和 FⅪ，其中 FⅫ、HMW-K 能直接与异物表面结合，HMW-K 又能与 FⅪ及 Pre-K 结合将 Pre-K 和 FⅪ带到异物表面，使 Pre-K、FⅪ、FⅫa 及 HMW-K 更为接近。当血液与带负电荷的异物表面接触时，首先是 FⅫ结合到异物表面，并立即激活为 FⅫa。FⅫa 生成后又裂解 Pre-K，使之成为激肽释放酶（kallikrein，Ka）。该酶反过来激活 FⅫ，使之形成更多的 FⅫa，从而形成接触激活的正反馈效应。在 FⅫa 的作用下 FⅪ转变为 FⅪa。在接触激活过程中，HMW-K 起着辅因子的作用，能大大加速 FⅫ、Pre-K 以及 FⅪ的激活。所以表面激活是指从 FⅫ结合于异物表面到 FⅪa 形成的全过程。表面激活所生成的 FⅪa 再使 FⅨ激活成为 FⅨa，这一步需要在有 Ca²⁺的条件下才能与磷脂膜表面结合。但 FIX 的激活反应主要在液相中进行,激活反应的速度较慢。此外,它还能被 FVIIa 和组织因子的复合物激活。FIXa 生成后再与 FVIIIa、Ca^{2+} 在血小板磷脂膜上结合成为复合物,即可使 FX 激活,成为 FXa。FXa 生成以后的凝血过程,是内源性和外源性两条凝血途径共同的途径。

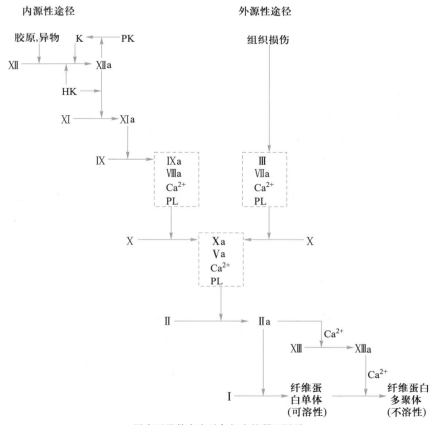

图中罗马数字表示各相应的凝血因子
PL:磷脂;PK:前激肽释放酶;K:激肽释放酶;HK:高分子量激肽原
图 26-1　凝血过程示意图

先天性缺乏 FVIII、FIX 和 FXI 的患者,凝血过程非常缓慢,甚至微小的创伤就可导致出血不止,因此临床上将缺乏这几种因子引起的疾病分别称为甲型、乙型和丙型血友病。

2. 外源性凝血途径(extrinsic pathway of blood coagulation)　是指始动凝血的组织因子(tissue factor,TF)来自组织,而不是来自血液,故又称为凝血的组织因子途径。组织因子是一种跨膜糖蛋白,存在于大多数组织细胞。在生理情况下,直接与循环血液接触的血细胞和内皮细胞不表达组织因子,只有当血管损伤暴露的组织因子,或血管内皮细胞、单核细胞受到细菌内毒素、补体 C_{5a}、免疫复合物、肿瘤坏死因子等刺激时,所表达的组织因子才得以与血液接触,并作为 FVII 和(或)FVIIa 的受体,在有"Ca^{2+}"的情况下,形成 TF-Ca^{2+}-FVII/FVIIa 复合物,同时使少量 FVII 激活成为 FVIIa,之后又迅速将 FIX 激活为 FIXa,将 FX 激活为 FXa。FVII 是一相对分子质量约

50 000 的单链糖蛋白,含有 10 个 γ- 羧基谷氨酸残基的丝氨酸蛋白酶原,除与 TF/Ca^{2+} 结合而被激活外,还可被 FⅫa、FⅨa、FⅩa、FⅡa 激活,以及由 FⅦa 自身激活。FⅦ作为蛋白酶发挥对 FⅩ 分子的酶解作用,组织因子是辅因子,能使 FⅦa 的催化力提高 1 000 倍。生成的 FⅩa 又能激活 FⅦ,成为 FⅦa,因此能生成更多的 FⅩa,形成外源性凝血途径的正反馈效应。此外,FⅦa 组织因子复合物在 Ca^{2+} 的参与下,还能使 FⅨ 激活,成为 FⅨa,FⅨa 生成后,除反过来激活 FⅦ外,还能与 FⅧa 等结合,形成复合物,激活 FⅩ,从而使内源性凝血途径与外源性凝血途径联系起来,共同完成凝血过程。

经上述两条途径生成 FⅩa 后,其共同途径是在磷脂膜上形成 FⅩa–FⅤa–Ca^{2+} 磷脂的凝血酶原复合物,从而将凝血酶原激活为凝血酶(thrombin)。凝血酶是一多功能的凝血因子,其主要作用是使纤维蛋白原(fibrinogen)分解,使每一纤维蛋白原(为四聚体)从 N 端脱下四段小肽,即两个 A 肽和两个 B 肽,余下部分即为纤维蛋白单体(fibrin monomer)。然后,在 FⅫa 和 Ca^{2+} 的作用下,纤维蛋白单体相互聚合,形成不溶于水的交联纤维蛋白(cross linking fibrin)多聚体凝块。此外,凝血酶可激活 FⅤ、FⅦ、FⅧ、FⅪ、FⅫ,还可使血小板活化而提供凝血因子相互作用的有效磷脂膜表面,从而产生更多的凝血酶,使凝血过程不断扩大与加速;另一方面,凝血酶又可直接或间接激活蛋白质 C 系统,使 FⅤa 和 FⅧa 灭活,从而制约凝血过程的继续与扩大。

二、抗凝系统

在生理情况下,机体不可避免地会出现血管内皮损伤并由此发生凝血,但这一过程仅限于受损的局部而不至于扩展到全身阻碍血液循环。这意味着体内存在着与凝血系统相对抗的抗凝系统(anticoagulative system)。目前已知的体内抗凝系统包括细胞抗凝系统(如肝细胞及网状内皮系统对凝血因子、组织因子、凝血酶原复合物以及可溶性纤维蛋白单体的吞噬)和体液抗凝系统(如丝氨酸蛋白酶抑制物、蛋白质 C 系统、组织因子途径抑制物和肝素等)。

三、纤维蛋白溶解与抗纤溶

(一) 纤维蛋白溶解系统

纤维蛋白溶解(fibrinolysis)简称纤溶,是指生理止血过程中所产生的局部的或一过性的纤维蛋白凝块适时溶解,从而防止血栓形成,保证血管内血流通畅。此外,纤溶系统(fibrinolytic system)还参与组织修复、血管再生等多种功能。纤溶系统包括细胞纤溶系统和血浆纤溶系统。细胞纤溶系统是白细胞、巨噬细胞、内皮细胞、间皮细胞(mesothelial cell)和血小板对纤维蛋白的吞噬和消化作用,如血小板的释放、缓激肽的形成以及纤维蛋白降解产物等化学趋向性物质诱导白细胞和巨噬细胞附着于纤维蛋白沉积处,并吞噬纤维蛋白,然后细胞内的蛋白酶和酯酶使纤维蛋白降解。此外,还可通过这些细胞释放一些纤溶酶原的激活物和抑制物对纤溶系统进行调制。血浆纤溶系统由纤维蛋白溶酶原(plasminogen,简称纤溶酶原,又称血浆素原)、纤溶酶(plasmin,又称血浆素)、纤溶酶原激活物与纤溶抑制物所组成。纤溶的基本过程分为两个阶段,即纤溶酶原的激活与纤维蛋白(或纤维蛋白原)的降解,该系统各种成分间的相互作用如图 26–2 所示。

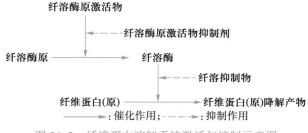

图 26-2　纤维蛋白溶解系统激活与抑制示意图

1. **纤溶酶原的激活**　纤溶酶原是相对分子质量 92×10^3 的糖蛋白,主要在肝脏、骨髓、嗜酸性粒细胞与肾脏中合成。正常人血浆中的浓度为 100~200 mg/L,婴儿较少,妇女妊娠晚期增多。纤溶酶原的激活也是有限的水解过程。在激活物的作用下,纤溶酶原脱下一段肽链,成为纤溶酶。有两条途径可使纤溶酶原激活:一是通过内源性凝血系统的有关凝血因子,如 FXIIa、FXIa、Pre-K、HMWK、Ka 等使纤溶酶原转变为纤溶酶,这一途径即所谓内源性激活途径;二是通过来自各种组织和血管内皮细胞合成的组织型纤溶酶原激活物(tissue-type plasminogen activator, tPA)和由肾脏合成的尿激酶型纤溶酶原激活物(urokinase-type plasminogen activator, uPA),使纤溶酶原转变为纤溶酶,即所谓外源性激活途径。内源性激活途径可使凝血与纤溶相互配合,保持平衡;外源性途径可防止血栓形成,在组织修复、愈合中发挥作用。

(1) tPA:纤溶酶原主要由内皮细胞释放的 tPA 所激活。tPA 是一种丝氨酸蛋白酶,$t_{1/2}$ 约 4 min。在纤维蛋白形成的早期阶段,tPA 和纤溶酶原结合到纤维蛋白束上。一旦少量的 tPA 及纤溶酶原与纤维蛋白结合,tPA 催化纤溶酶原转变成纤溶酶的作用提高许多倍,随后纤溶酶降解纤维蛋白,暴露新的赖氨酸残基再与单链尿激酶结合,使其转变为有活性的双链 uPA,并进一步使纤溶酶原转变为纤溶酶。

(2) uPA:也是一种丝氨酸蛋白酶,$t_{1/2}$ 约 7 min,它主要在组织中降解细胞外基质,促使细胞迁移。

2. **纤维蛋白与纤维蛋白原的降解**　纤维蛋白原除可被凝血酶水解外,还可被纤溶酶降解,但二者的作用机制不同。凝血酶只在纤维蛋白原两对肽链的 N 端各脱下一个小肽,使纤维蛋白原变成纤维蛋白单体;而纤溶酶可使纤维蛋白或纤维蛋白原肽链分子中的赖氨酸 – 精氨酸键裂解,使纤维蛋白或纤维蛋白原整个分子被分割为许多可溶性的小肽,称为纤维蛋白降解产物。其中最大的产物称为碎片 X,它仍保留精氨酸 – 甘氨酸键,可被凝血酶进一步水解。另外还有比 X 碎片小的 Y、D、E 碎片。碎片 Y 作为凝血酶的竞争性抑制剂延缓纤维蛋白的聚合,碎片 D、E 则抑制血小板的聚集。纤维蛋白降解产物通常不再发生凝固,而且其中一部分还有抗凝血作用。

纤溶酶是血浆中活性最强的蛋白酶,特异性小,除能水解纤维蛋白或纤维蛋白原外,还能水解凝血酶、FVa、FVIIIa、FIXa、FXIIa、血小板的糖蛋白,促使血小板聚集和释放 5- 羟色胺、ADP 等,激活血浆中的补体系统(C_1、C_{3a}、C_{3d}、C_5),但它的主要作用是水解纤维蛋白或纤维蛋白原。血管内出现血栓时,纤溶主要发生于血栓局部,这可能是由于血浆中有大量的抗纤溶物(即抑制物)存在,而血栓中的纤维蛋白可吸附较多的纤溶酶原及其激活物所致。在正常情况下,血管内皮表面经常有低水平的纤溶活动,很可能血管内也经常有低水平的凝血过程,两者处于平衡状态。

(二) 纤溶抑制物及其作用

人体内存在许多可抑制纤溶系统活性的物质。主要的纤溶抑制物有：纤溶酶原激活物抑制剂 -1（plasminogen activator inhibitor type-1，PAI-1）、α_2- 抗纤溶酶（α_2-antiplasmin）、α_2- 巨球蛋白、α_1- 抗胰蛋白酶、抗凝血酶Ⅲ以及补体 C_1 抑制物。

1. **PAI-1**　由内皮细胞、平滑肌细胞、间皮细胞、巨核细胞产生，以无活性的形式储存在血小板内。凝血酶、TGF-β、PDGF、IL-1、TNF-α、胰岛素样生长因子（IGF）、糖皮质激素及内毒素可刺激其生成与释放，使血栓局部 PAI 浓度显著增加，而激活的蛋白质 C 则可抑制它的释放。PAI-1 的主要作用是通过抑制 tPA 来限制血栓局部的纤溶活性。在血管损伤部位，激活的血小板释放大量的 PAI-1，从而可防止纤维蛋白过早降解。

2. **α_2- 抗纤溶酶**　由肝脏产生，是循环血液中纤溶酶的主要抑制物。它有三个特点：① 作用迅速；② 干扰纤溶酶原吸附于纤维蛋白；③ 在纤维蛋白形成时，它就与纤维蛋白的 a 链交联在一起。先天性缺乏 α_2- 抗纤溶酶的患者常有严重的出血现象。

3. **补体 C_1 抑制物**　主要灭活激肽释放酶和 FⅫa，抑制单链尿激酶转化为双链尿激酶。

4. **其他纤溶抑制物**　α_2- 巨球蛋白、抗凝血酶Ⅲ、蛋白酶 C 抑制剂、蛋白酶连接抑制素、富组氨酸糖蛋白等，对纤溶系统也有抑制作用。

第二节　促凝血药

促凝血药（coagulant）是一类能使某些凝血因子的合成增加，加速血液凝固过程的药物（如维生素 K）或与纤溶酶中的赖氨酸结合部位结合，阻断纤溶酶的作用，从而抑制纤维蛋白凝块的裂解而止血的药物（如氨甲苯酸及氨甲环酸），主要用于防治某些凝血功能低下所致的出血性疾病。

一、维生素 K

维生素 K（vitamin K）广泛存在于自然界，基本结构为甲萘醌。植物性食物如苜蓿中所含的是维生素 K_1，由腐败鱼粉所得及肠道细菌合成的为维生素 K_2，二者均为脂溶性，口服时需要胆汁协助吸收。人工合成的维生素 K_3 和维生素 K_4 为水溶性，口服时不需要胆汁协助吸收。各种维生素 K 肌注均很快被吸收，吸收后最初集中于肝脏并迅速降低，仅少量的维生素 K 储存于其他组织中，大部分以原形经胆汁或尿液排出。

【药理作用】　维生素 K 是肝脏合成凝血因子Ⅱ（凝血酶原）、Ⅶ、Ⅸ、Ⅹ 时不可缺少的物质。这些凝血因子肽链末端的谷氨酸残基必须在羧化酶作用下形成 9~12 个 γ- 羟基谷氨酸才能与 Ca^{2+} 结合，然后与血小板膜磷脂结合，促进血凝。这一过程中，首先氢醌型维生素 K 被转化成环氧化物。后者又在还原型烟酰胺腺嘌呤二核苷酸（reduced nicotinamide adenine dinucleotide，NADH）作用下，再还原成氢醌型，重新参与羧化反应（见图 26-3）。维生素 K 缺乏或环氧化物还原受阻，使这些凝血因子合成减少，导致凝血酶原时间延长并引起出血。

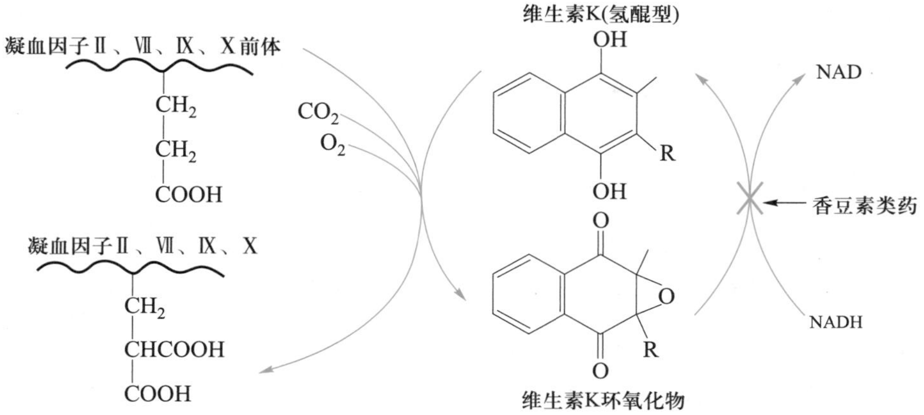

图 26-3 维生素 K 与香豆素类作用机制示意图

【临床应用】

1. 维生素 K 缺乏症 主要用于因维生素 K 缺乏所致的出血性疾病。如阻塞性黄疸、胆瘘以及因胆汁分泌不足导致维生素 K 吸收障碍,早产儿及新生儿肝脏维生素 K 合成不足,广谱抗生素抑制肠道细菌合成维生素 K,肝脏疾病引起凝血酶原和其他凝血因子合成减少等。

2. 抗凝药过量的解毒 治疗双香豆素类或水杨酸过量引起的出血。维生素 K 与这些药物结构相似,可竞争性拮抗其抗凝作用。

【不良反应】 维生素 K 毒性低,静注过快时,可出现面部潮红、出汗、胸闷、血压下降、虚脱,甚至休克死亡。一般多肌内注射。口服维生素 K_3 或维生素 K_4 常引起恶心、呕吐等胃肠道反应。对红细胞缺乏葡萄糖 -6- 磷酸脱氢酶(G-6-PD)的特异质患者可诱发溶血性贫血,对新生儿可诱发高胆红素血症、黄疸和溶血性贫血。

二、抗纤维蛋白溶解药

氨甲苯酸(P-aminomethyl benzoic acid,PAMBA,对羧基苄胺,抗血纤溶芳酸)和氨甲环酸(tranexamic acid,AMCHA,抗血纤溶环酸,止血环酸,凝血酸)是抗纤维蛋白溶解药,主要通过竞争性对抗纤溶酶原激活因子,阻止纤溶酶原激活为纤溶酶,从而抑制纤维蛋白溶解达到止血效果,高浓度时可直接抑制纤溶酶。其中氨甲环酸作用最强,但不良反应较氨甲苯酸多。氨甲苯酸排泄较慢,不良反应较少,是目前较常用的药物。临床主要用于纤维蛋白溶解亢进所致的出血,如外科大手术、产后出血或肺脏出血等。也可用于溶栓药过量引起的出血。用量过大可致血栓形成,诱发心肌梗死,故有血栓形成倾向者或血管栓塞病史者禁用或慎用。

第三节 抗 凝 血 药

一、肝素

肝素(heparin)因最初从肝脏发现而定名,现主要从牛肺或猪小肠黏膜提取。化学结构为

D– 葡萄糖胺、L– 艾杜糖醛酸、N– 乙酰葡萄糖胺和 D– 葡萄糖醛酸交替组成的黏多糖硫酸酯,相对分子质量范围为 $5\times10^3 \sim 30\times10^3$,平均相对分子质量约为 12×10^3,其中硫酸根约占 40%,所以呈强酸性及带大量负电荷,其双糖单体结构如图 26–4 所示。

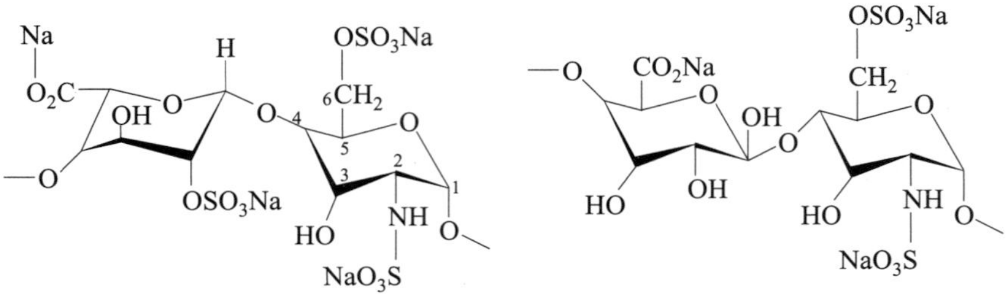

图 26–4   肝素的双糖单体结构

【药动学】   肝素为带负电荷的大分子物质,不易通过生物膜,肠道破坏失活,故口服无效。皮下注射血药浓度较低,肌注易致血肿,故常静脉给药。静注后立即生效,部分被血管内皮摄取、贮存,最后由肝素酶破坏,大部分以代谢物形式排出体外。治疗量肝素 $t_{1/2}$ 为 40~90 min。

【药理作用】   肝素在体内、体外均有迅速而强大的抗凝血作用。静注后 10 min 内血液凝固时间、凝血酶及凝血酶原时间均明显延长,作用持续 3~4 h。其抗凝作用机制主要是通过激活抗凝血酶 III(AT$_{III}$)实现的。AT$_{III}$ 是存在血浆内的 14 α_2 球蛋白,对含丝氨酸的凝血酶及凝血因子 XIIa、XIa、IXa、Xa 具有灭活作用。这主要是由于 AT$_{III}$ 的精氨酸反应部位可与上述凝血因子的丝氨酸活性部位结合,生成无活性的 AT$_{III}$ 凝血因子复合物,使凝血因子受抑制而产生抗凝作用。因肝素含有大量负电荷,能与 AT$_{III}$ 分子上带正电荷的赖氨酸结合,使 AT$_{III}$ 分子构型发生变化,精氨酸活性部位被暴露,易与凝血因子中的丝氨酸结合,使凝血因子失活,抗凝作用加强。其后,肝素则从复合物中释出,与其他 AT$_{III}$ 分子再作用。

除抗凝作用外,肝素还具有:① 使血管内皮释放脂蛋白酯酶,水解血中乳糜微粒和极低密度脂蛋白(VLDL)发挥调血脂作用;② 抑制炎症介质活性和炎症细胞活动,呈现抗炎作用;③ 抑制血管平滑肌细胞增生,抗血管内膜增生等作用;④ 抑制血小板聚集,这可能是继发于抑制凝血酶的结果。

【临床应用】

1. 血栓栓塞性疾病   临床主要用于心肌梗死、肺栓塞、脑血管栓塞、外周静脉血栓和心血管手术时栓塞等。

2. 弥散性血管内凝血(DIC)   用于各种原因引起的 DIC。早期应用,可防止因纤维蛋白和凝血因子的消耗而引起的继发性出血。

3. 体内外抗凝   如心导管检查、体外循环和血液透析等。

【不良反应】   毒性较低,用量过大易致自发性出血。应严格控制剂量,严密监测凝血时间,一旦出血立即停药,用硫酸鱼精蛋白(protamine sulfate)对抗。偶见过敏反应,如发热、哮喘、荨麻疹、鼻炎、结膜炎。禁用于肝素过敏、有出血倾向、血友病、血小板功能不全、肝肾功能不全、溃疡病、严重高血压、脑出血、细菌性心内膜炎、孕妇、先兆流产、外科手术后等。

二、低分子量肝素

低分子量肝素(low molecular weight heparin,LMWH)是用化学或用裂解方法制备的,其相对分子质量低于 6.5×10^3 的肝素。作用与肝素相似,但对凝血因子 Xa 的抑制作用强,对凝血酶及其他的凝血因子影响小,抗栓作用增强而抗凝作用减弱,出血性不良反应亦减少。临床常用的药物有替地肝素(tedelparin)、依诺肝素(enoxaparin)、弗希肝素(fraxiparin)、洛吉肝素(logiparin)及洛莫肝素(lomoparin)等。用于预防骨外科手术后深静脉血栓形成、急性心肌梗死、不稳定型心绞痛及血液透析、体外循环等。

三、香豆素类

香豆素类(coumarins)是含有 4- 羟基香豆素基本结构的物质。口服吸收后参与体内代谢,发挥抗凝作用,又称口服抗凝血药。常用药物有双香豆素(dicoumarol)、华法林(warfarin,苄丙酮香豆素)和醋硝香豆素(acenocoumarol,新抗凝)等,它们的作用和用途相似,仅所用剂量、作用快慢和维持时间长短不同。

【药动学】　口服吸收慢而不规则,在血中几乎全部与血浆蛋白结合,12~24 h 生效,1~3 天达高峰,一般可持续 4~7 天。主要分布在肺、肝脏、脾和肾脏中,在肝脏内经微粒体酶代谢为无活性化合物自尿液中排出,但醋硝香豆素大部分以原形经肾脏排出。华法林在胃肠道吸收快而完全,其钠盐的生物利用度几乎为 100%。本类药物的半衰期与作用时间比较见表 26-2。

表 26-2　口服抗凝血药半衰期与作用时间

药物	每日剂量 /mg	$t_{1/2}$/h	t_{peak}/h	持续时间 /h
华法林	5~15	10~60	24~48	3~5
醋硝香豆素	4~12	8	34~48	2~4
双香豆素	25~150	10~30	36~72	4~7

【药理作用】　本类药物的结构与维生素 K 相似,可竞争性抑制维生素 K 环氧化物还原酶,阻止其在肝脏内由环氧化物向氢醌型转化,妨碍维生素 K 的循环再利用(图 26-3)。维生素 K 是 γ- 羧化酶的辅酶,其循环受阻则影响含有谷氨酸残基的凝血因子 Ⅱ、Ⅶ、Ⅸ、Ⅹ 的前体 γ- 羧化作用,使这些因子停留于无凝血活性的前体阶段,从而影响凝血过程。因此,只在体内有抗凝作用,体外无效。由于对已经 γ- 羧化的上述因子无抑制作用,故起效慢,停药后因各凝血因子的形成尚需一定的时间,故作用时间较持久。

【临床应用】　主要用于防治血栓栓塞性疾病,用途与肝素相似。与肝素相比,香豆素类口服有效、价廉、奏效慢、维持时间长,但剂量不易控制。防治静脉血栓和肺栓塞一般采取先用肝素后用香豆素类维持治疗的序贯疗法。与抗血小板药合用,可减少外科大手术、风湿性心脏病、人工瓣膜置换术后的静脉血栓发生率。

【不良反应】　过量易引起自发性出血,最严重者为颅内出血,可用维生素 K 对抗治疗,必要时输入新鲜血浆或全血。本品可能有致畸性,早孕妇女禁用,其他禁忌证同肝素。

【药物相互作用】　与广谱抗生素、肝药酶抑制剂如甲硝唑、西咪替丁等合用,抗凝作用增强;

与保泰松、甲磺丁脲等竞争血浆蛋白,使其游离药物浓度升高,抗凝作用增加;与肝药酶诱导剂如巴比妥类、利福平等合用,加速其代谢,抗凝作用减弱。

四、枸橼酸钠

枸橼酸钠(sodium citrate)能与钙形成一种可溶性而难解离的络合物——枸橼酸钠钙,妨碍钙离子的促凝作用,故有抗凝血作用。主要用于体外抗凝血,用于体外血液的保存。输入有枸橼酸钠的血液过速或过量,可引起低血钙,导致心功能不全。

第四节　纤维蛋白溶解药

纤维蛋白溶解药(fibrinolytics)能使纤维蛋白溶酶原(plasminogen,又称纤溶酶原)转变为纤维蛋白溶酶(plasmin,又称纤溶酶),纤溶酶通过降解纤维蛋白和纤维蛋白原而对已形成的血栓有溶解作用,故本类药物也称溶血栓药(thrombolytics)。

一、链激酶

链激酶(streptokinase,SK)又名溶栓酶,是由 β- 溶血性链球菌产生的一种蛋白质,能与血浆纤溶酶原结合成复合物,引起构象变化,暴露出纤溶酶原的活性部位,进一步催化纤溶酶原转变为纤溶酶,纤溶酶能溶解刚形成的血栓中纤维蛋白,使血栓溶解,但对形成已久并已机化的血栓无效,故应尽早使用。主要用于急性血栓栓塞性疾病,如急性肺栓塞、深部静脉栓塞以及导管给药所致的血栓及心梗的早期治疗。

主要不良反应为出血和过敏,注射部位出现血肿。过敏反应有发热、寒战、头痛等症状。严重出血可注射氨甲苯酸治疗。禁用于出血性疾病、严重高血压、糖尿病、链球菌感染和亚急性细菌性心内膜炎、消化道溃疡以及最近应用过肝素或香豆素类抗凝药物的患者。外科手术患者术前三日内不得使用本品。

二、尿激酶

尿激酶(urokinase)是一种由肾脏制造、从尿中提取的活性蛋白酶,可直接激活纤维蛋白溶酶原转变为纤溶酶,起到溶栓作用。其血浆 $t_{1/2}$ 约为 20 min。用途和不良反应及禁忌证与链激酶相同。尿激酶无抗原性,不引起过敏反应,可用于对链激酶过敏者。

三、蛇毒溶栓酶

常用药有蛇毒抗凝酶(arvin,ancrod)和蝮蛇抗栓酶(ahylysantinfarctase)。能直接激活纤溶酶系统,迅速清除已生成的纤维蛋白而抗凝。临床主要用于治疗脑血栓、视网膜中心静脉血栓、急性心梗和脉管炎等血栓性疾病。少数患者可致出血及过敏等不良反应。

四、水蛭素

水蛭素(hirudin)是从医用水蛭的唾液中提取的有效成分,含 65 个氨基酸的多肽,相对分子质量为 7 000。水蛭素与凝血酶具有极强的亲和力，以非共价键结合方式与体内游离的凝血酶或结合型的凝血酶结合，形成水蛭素－凝血酶复合物，抑制凝血酶的活性，抑制纤维蛋白的形成，阻止凝血酶所诱导的血栓形成。还能抑制凝血因子 V、Ⅶ、Ⅻ 的活化及凝血酶所介导的血小板活化，加强纤溶酶原激活剂的溶栓作用。其抗栓作用取决于水蛭素的血中浓度，抗栓作用的浓度明显低于引起出血的浓度。临床主要用于防止外科手术后的血栓形成、血管形成术后的血管再狭窄、弥漫性血管内凝血的急性期、不稳定性心绞痛、急性心肌梗死及对肝素不能耐受的病人。主要不良反应为出血，其出血的发生率低于肝素。

水蛭素皮下注射后 1~2 h 达峰浓度，$t_{1/2}$ 为 60~100 min，大部以原形经肾脏排出，肾功能不全者排出时间延长。水蛭素已经可以用基因重组技术制备，与天然水蛭素的结构稍有不同，但生物活性及临床应用相似。

第五节　抗血小板药

血小板黏附、凝集和分泌是血栓形成的关键步骤。抗血小板药（antiplatelet drug）抑制花生四烯酸代谢的某些环节而有抗血栓作用。根据对血小板功能的影响，抗血小板药分为：① 影响血小板代谢酶的药物，如阿司匹林；② ADP 拮抗剂，如氯吡格雷；③ 血小板 GP Ⅱb/Ⅲa 受体拮抗剂，如阿昔单抗等。

一、影响血小板代谢酶的药物

（一）环加氧酶抑制剂

阿司匹林（aspirin）又称乙酰水杨酸（acetylsalicylic acid），能不可逆地抑制血小板环氧合酶（COX）活性，减少血小板内 TXA_2 的合成，抑制血小板聚集和释放功能，有抗血栓形成作用。阿司匹林除对血小板环氧合酶有抑制作用外，大剂量也抑制血管内皮细胞环氧合酶，使 PGI_2 的合成减少，降低其抗血栓作用。现已证实，小剂量阿司匹林（30~100 mg/d）有抗血栓形成作用，因为血小板环氧合酶较血管内皮细胞环氧合酶敏感。本品主要用于预防手术后血栓形成及心肌梗死。对急性心肌梗死或变异型心绞痛者，可降低死亡率及梗死率；也能减少短暂性脑缺血的发生率。

（二）PDE 抑制剂

双嘧达莫（dipyridamole）又称潘生丁（persantin），原为冠脉扩张药，但其有抗血小板作用。通过抑制血小板磷酸二酯酶（phosphodiesterase，PDE）活性，使 cAMP 降解减少；也抑制红细胞等组织对腺苷的摄取，使腺苷在血浆中积蓄，进而激活血小板腺苷酸环化酶，促进 cAMP 的合成，产生抗血小板聚集作用。可用于人工心瓣膜患者防止血栓形成，与乙酰水杨酸合用效果更好。治疗量可有头痛、头晕等不良反应。

（三）前列腺素类

前列环素（prostacyclin，PGI_2）为内源性血小板聚集的强抑制剂，现已人工合成。通过激活腺苷酸环化酶,增加 cAMP 含量,抑制血小板聚集和释放,扩张血管,拮抗 TXA_2 达到抗凝作用。可用于体外循环,防止血小板减少、微血栓形成及出血倾向,亦用于外周闭塞性血管病。但该品不稳定,$t_{1/2}$ 为 2~3 min,口服无效,采用静脉滴注。现已合成了一些稳定的 PGI_2 类似物,如人工合成的前列环素衍生物伊洛前列素(iloprost),其抗血小板作用强度与 PGI_2 相当,可口服或静注,主要用于外周血管病。

二、ADP 拮抗剂

1. 氯吡格雷(clopidogrel)   又称氯达多瑞,属于血小板上嘌呤能受体 P2Y12 拮抗剂,可抑制 ADP 结合并激活 P2Y12 受体。造成血小板表面非肽类糖蛋白 GPⅡb/GPⅢa 空间构象改变,从而暴露纤维蛋白原结合位点。由于氯吡格雷能使纤维蛋白原、玻璃体结合素以及血管性假血友病因子(vWF)的主要受体非肽类糖蛋白 GPⅡb/GPⅢa 无法与相应配体结合,故具有很好的抗血小板聚集作用。

可用于预防缺血性脑卒中、心肌梗死、外周动脉疾病等心、脑动脉循环障碍疾病。相较其他 P2Y12 抑制剂,氯吡格雷的不良反应更轻,主要集中于紫癜等出血现象和胃肠道反应,偶见颅内出血及严重血小板减少,罕见严重的中性粒细胞减少。

2. 替格瑞洛(ticagrelor)   属新一代 P2Y12 受体抑制剂,可抑制纤维蛋白原与血小板表面非肽类糖蛋白 GPⅡb/GPⅢa 受体结合,发挥抗血小板聚集作用,且强于氯吡格雷。由于与 P2Y12 受体的结合是可逆性的,故血小板功能在停药一段时间后即可恢复。

替格瑞洛的 $t_{1/2}$ 较短,为 12 h 左右,故需每日给药两次。在肝脏经 CYP3A4 代谢,代谢物也具有活性,可受到 CYP3A4 诱导剂和抑制剂的影响。用于治疗不稳定型心绞痛、心肌梗死等急性冠状动脉综合征,能比氯吡格雷更有效地降低心血管事件的发生率与死亡率。不良反应可见呼吸困难等。

3. 替罗非班(triofiban)   又称共贝素,为可逆性 P2Y12 受体抑制剂,可选择性抑制纤维蛋白原等与非肽类糖蛋白 GPⅡb/GPⅢa 结合,进而抑制血小板的聚集,并能逆转血栓的形成,使血管保持通畅。本品对血小板功能的抑制作用会在停药后迅速消失。

替罗非班经静脉给药,给药后 5 min 起效,作用可维持 3~8 h,以原形随胆汁和尿液排出。亦可与肝素联用治疗不稳定型心绞痛和非 Q 波心肌梗死。最常见不良反应为加重出血倾向,其他偶见严重的血小板减少、轻度发热、头痛、皮疹等。

三、血小板 GPⅡb/Ⅲa 受体拮抗剂

阿昔单抗(abciximab)为血小板表面非肽类糖蛋白 GPⅡb/Ⅲa 的人 / 鼠嵌合单克隆抗体,可竞争性抑制纤维蛋白原与 GPⅡb/Ⅲa 受体结合,发挥强效的抗血小板聚集作用。

本药静脉注射后血浆 $t_{1/2}$ 为 30 min 左右,与血小板结合后可在循环中停留 15 天以上,但其对血小板功能的抑制作用一般只能维持 48 h。本药为冠状动脉介入治疗与诊断的辅助用药,也用于冠状动脉成形术后急性缺血性并发症以及不稳定型心绞痛的预防。不良反应少见,偶有严重的血小板减少。

第六节 抗贫血药及造血细胞生长因子

一、抗贫血药

贫血是指循环血液中的红细胞数或血红蛋白长期低于正常值的病理现象。根据病因和发病机制的不同将贫血分为：

（1）缺铁性贫血：血液损失过多或铁盐吸收不足所致，患者红细胞呈小细胞、低色素性。此类贫血在我国较多见。

（2）巨幼红细胞贫血：叶酸或维生素 B_{12} 缺乏所致，红细胞呈大细胞、高色素性，白细胞及血小板亦有减少及形态异常。其中由于慢性萎缩性胃炎引起胃黏膜萎缩，胃液中缺乏内因子使维生素 B_{12} 不能被吸收而发生的维生素 B_{12} 缺乏，除引起巨幼红细胞贫血外，还有神经系统损害，称为恶性贫血。

（3）再生障碍性贫血：由感染、药物、放疗等引起骨髓造血功能障碍，导致红细胞、白细胞及血小板均减少。再生障碍性贫血较难治愈。

抗贫血药（antianemia drug）主要用于贫血的对因及补充治疗，缺铁性贫血可补充铁剂，巨幼红细胞贫血补充叶酸（folic acid）或维生素 B_{12}（vitamin B_{12}, Vit B_{12}）。

（一）铁剂

铁是血红蛋白、肌红蛋白、细胞色素系统、电子传递链主要的复合物，以及过氧化物酶及过氧化氢酶等的重要组成部分。因此，铁缺乏时可导致贫血。正常成年男子体内铁的总量约为 46 mg/kg，女子约为 30 mg/kg。正常人对铁的需要量因不同年龄和生理状态而有差别（见表 26-3）。在正常情况下，由于身体很少排泄或丢失铁，而代谢后释放的铁仍可被再利用，故正常男子和绝经后的妇女，每日从食物中只需补偿每天所丢失的 1 mg 铁就够了。但在生长发育时期的婴儿、儿童、青少年和孕妇，铁的需要量增加，需要及时补充。常用的铁剂有硫酸亚铁（ferrous sulfate）、枸橼酸铁铵（ferric ammonium citrate）和右旋糖酐铁（iron dextran）等。

表 26-3 正常人每日铁需要量

	每日平均需吸收铁量 /mg	每日食物中需提供的最低铁量 /mg
有月经的妇女	2.0	20
孕妇	3.0	30
婴儿	1.0	10
儿童	0.5	5
成年男子和绝经后的妇女	1.0	10

【药动学】 铁的吸收部位主要在十二指肠及空肠上段。口服铁剂必须还原成 Fe^{2+} 后才能

以被动转运方式吸收,少部分以主动转运吸收。维生素 C、胃酸、果糖、半胱氨酸等还原性物质,有助于 Fe^{3+} 变成 Fe^{2+},促进铁的吸收。鞣酸、磷酸盐、抗酸药等可使铁盐沉淀,妨碍吸收。铁盐能与四环素形成络合物,互相影响吸收。

吸收入肠黏膜的铁,一部分氧化成 Fe^{3+} 与去铁蛋白结合成铁蛋白而储存,另一部分吸收后与转铁蛋白结合成复合物,再与胞浆膜上的特异性转铁蛋白受体结合,然后通过受体介导的胞饮作用被摄取到细胞内,供造血和储存。而受体和转铁蛋白返回胞浆膜表面,恢复其转铁功能。当转铁蛋白饱和后,吸收即停止,未吸收的铁随大便排出。吸收后的铁通过肠黏膜细胞脱落排出体外,部分铁还可通过胆汁、尿液、汗液排出体外(图 26-5)。

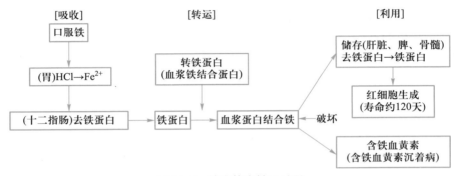

图 26-5　铁在体内转运过程

【作用与用途】　吸收至骨髓的铁首先吸附在有核红细胞膜上,然后进入细胞内的线粒体与原卟啉结合形成血红素,再与珠蛋白结合形成血红蛋白而发挥作用。

临床主要用于因月经过多、消化道溃疡、痔疮等慢性失血性贫血,以及营养不良、妊娠、儿童生长期等引起的缺铁性贫血。连服 2~3 周即可改善症状,治疗 10~15 天网织红细胞达高峰,2~4 周血红蛋白明显升高,重度贫血需较长时间用药才能恢复。

【不良反应】　铁剂对胃肠道有刺激性,引起腹部不适、腹痛、腹泻等,饭后服用可减少刺激性。有时发生便秘,这可能是铁与对肠壁有刺激作用的硫化氢生成硫化铁后,减弱了肠蠕动所致。

【急性中毒】　小儿误服过量铁剂可引起急性中毒,表现为恶心、呕吐、休克、血性腹泻,甚至死亡。急救措施以磷酸盐或碳酸盐溶液洗胃,并以特殊解毒剂去铁胺注入胃内结合残存铁。

(二)叶酸

叶酸是由蝶啶核、对氨基苯甲酸(PABA)及谷氨酸构成。叶酸广泛存在于动、植物性食物中,其中以酵母、肝脏及绿叶蔬菜含量最多,不耐热,长时间烹煮可被破坏。

【药理作用】　叶酸进入体内被还原和甲基化成为具有活性的 5- 甲基四氢叶酸后,作为甲基供给体,使维生素 B_{12} 转变成甲基维生素 B_{12},而自身转变为四氢叶酸(FH_4)。四氢叶酸作为一碳基团(—CH_3、—CHO、=CH_2)转移酶的辅酶,传递一碳基团,形成嘌呤和嘧啶而合成核苷酸。其中包括胸腺嘧啶去氧核苷酸(dTMP)的合成及某些氨基酸的互变(图 26-6)。叶酸缺乏,核苷酸

（特别是 dTMP）合成受阻，细胞有丝分裂发生障碍，影响血细胞发育，引起巨幼红细胞贫血；而某些生长迅速的组织如胃肠黏膜、上皮细胞也受损，引起胃炎和舌炎。

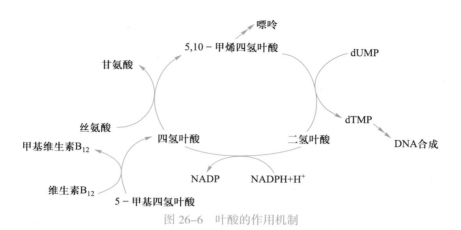

图 26-6　叶酸的作用机制

【临床应用】　作为补充疗法用于各种原因所致的巨幼红细胞贫血，与维生素 B_{12} 合用效果更好。对甲氨蝶呤、乙胺嘧啶、甲氧苄氨嘧啶等所致巨幼红细胞贫血，因二氢叶酸还原酶被抑制，应用叶酸无效，需用甲酰四氢叶酸钙（calcium leucovorin）治疗。对维生素 B_{12} 缺乏所致"恶性贫血"，大剂量叶酸可纠正血象，但不能改善神经损害症状。

（三）维生素 B_{12}

维生素 B_{12} 为含钴复合物，广泛存在于动物内脏、牛奶、蛋黄中。药用维生素 B_{12} 有氰钴胺和羟钴胺等，性质稳定。体内具有辅酶活性的维生素 B_{12} 有甲钴铵和 $5'$- 脱氧腺苷钴胺。

【药动学】　口服维生素 B_{12} 必须与胃壁细胞分泌的糖蛋白即"内因子"结合才能免受消化液破坏进入回肠，再与微绒毛膜上的特殊受体结合进入细胞内，释出"内因子"和维生素 B_{12}，维生素 B_{12} 即吸收进入血中。当胃黏膜萎缩而致"内因子"减少时，维生素 B_{12} 吸收减少引起恶性贫血。维生素 B_{12} 吸收后大部分储存肝脏内，超过肝脏储存能力时随尿液排出体外。

【药理作用】　维生素 B_{12} 为细胞分裂和维持神经组织髓鞘完整所必需的辅酶，并参与体内多种生化反应（见图 26-7）。

1. 参与核酸和蛋白质的合成　维生素 B_{12} 是尿嘧啶去氧核苷酸（dUMP）甲基化生成 dTMP 过程中的辅酶，dTMP 参与 DNA 的合成，维生素 B_{12} 缺乏时 DNA 和蛋白质合成受阻。

2. 维生素 B_{12} 能促进四氢叶酸的循环利用　细胞内储存的叶酸 80% 是 5- 甲基四氢叶酸，它在维生素 B_{12} 的参与下生成甲基维生素 B_{12} 和四氢叶酸。此反应中将维生素 B_{12} 的甲基转给同型半胱氨酸，生成蛋氨酸即甲硫氨酸。若维生素 B_{12} 缺乏，此转甲基反应就会受阻，叶酸的循环利用受到影响，结果产生与叶酸缺乏相同的症状。

3. 维持有鞘神经纤维的功能　维生素 B_{12} 能促进脂肪代谢的中间产物甲基丙二酸转变为琥珀酸而参与三羧酸循环，保持有鞘神经纤维功能的完整性。维生素 B_{12} 缺乏，上述转变受阻，合成异常脂肪酸与神经鞘膜脂质结合，引起神经炎。

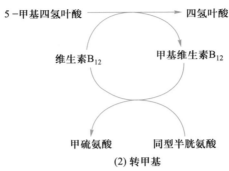

图 26-7　维生素 B_{12} 的作用机制

【临床应用】　主要用于治疗恶性贫血和其他巨幼红细胞贫血。也用于神经系统疾患,如神经炎、神经萎缩、神经痛等的辅助治疗。

二、造血细胞生长因子

造血细胞生长因子主要是指由骨髓细胞或外周细胞产生,具有调控造血功能的细胞因子。它们是小分子糖蛋白,极低浓度即可产生极强的生物活性,同时又具有多能性,可作用于多于一个细胞系的多种靶细胞的膜受体,通过信号的逐级放大与传递,促进造血细胞增殖、分化、成熟,提高成熟细胞功能。与其他细胞因子相互协同,形成"网络"样作用。目前发现的造血因子较多,有的已用重组 DNA 技术生产并相继应用于临床,或正在进行临床试验。下面仅介绍促进造血细胞增殖、分化、成熟的人重组造血因子。

(一) 红细胞生成素

红细胞生成素(erythropoietin,EPO)是由肾皮质近曲小管管周细胞分泌,由 166 个氨基酸残基组成的糖蛋白,相对分子质量为 34×10^3。EPO 与红系干细胞表面上的 EPO 受体结合,导致细胞内磷酸化及 Ca^{2+} 浓度增加,促进红系干细胞增生和成熟,并促进网织红细胞从骨髓中释放入血。贫血、缺氧时肾脏合成和分泌 EPO 迅速增加百倍以上,以促进红细胞生成。但肾脏疾病、骨髓损伤、铁供应不足等均可干扰这一反馈机制。

EPO 对多种原因引起的贫血有效,其最佳适应证为慢性肾衰竭所致的贫血,对骨髓造血功能低下、肿瘤化疗、艾滋病药物治疗引起的贫血也有效。EPO 不良反应少,主要是与红细胞快速增加、血黏滞度增高有关的高血压、血凝增强等。应用时应经常进行红细胞比容测定。

临床应用的重组人红细胞生成素(recombinant human erythropoietin)是利用 DNA 重组技术合成,相对分子质量约 20×10^3,含 165 个氨基酸,其生物活性与内源性红细胞生成素具有相似的效应及动力学。常见的不良反应有血压升高,故高血压患者不宜应用。注射部位及血液透析后易致血栓形成,血黏度升高;注射后可出现流感样症状(如头痛、骨疼、寒战)以及癫痫发作、皮肤瘙痒、眼部水肿等。有过敏史者不宜应用。

(二) 粒细胞集落刺激因子

粒细胞集落刺激因子(granulocyte colony stimulating factor,G-CSF)是血管内皮细胞、单核细胞和成纤维细胞合成的糖蛋白。重组人 G-CSF 称非格司亭(filgrastim),是通过 DNA 重组技术生产、由 175 个氨基酸残基组成的糖蛋白,相对分子质量为 18×10^3,其结构与人的血管内皮细胞、单核细胞和成纤维细胞生成的 G-CSF 虽略有不同,但生物活性相似。其与相应的反应程序细胞表面膜受体结合,促进造血干细胞从静止期进入细胞增殖周期,特别是对中性粒细胞的作用尤为明显,使其增生、分化、成熟、释放,使外周血象的中性粒细胞明显增加,同时还增强中性粒细胞的趋化及吞噬功能,刺激单核细胞和巨噬细胞生成。与其他骨髓细胞因子合用可产生协同作用。

临床上主要用于血液系统多种疾病引起的中性粒细胞减少症,如肿瘤的化疗、放疗,骨髓移植,再生障碍性贫血,艾滋病,骨髓肿瘤浸润等病人的中性粒细胞减少症。用药后可使中性粒细胞增加,缩短中性粒细胞缺少时间,同时还可以减少因中性粒细胞下降引起的细菌和真菌感染的发病率。主要不良反应有骨痛、肌肉痛、发热、皮疹、恶心、呕吐,但较轻,长期静滴引起静脉炎,过敏者禁用。

(三) 粒细胞 – 巨噬细胞集落刺激因子

粒细胞 – 巨噬细胞集落刺激因子(granulocyte-macrophage colony-stimulating factor,GM-CSF)在 T 淋巴细胞、单核细胞、成纤维细胞、血管内皮细胞均有合成。目前临床应用的重组人 GM-CSF 称沙格司亭(sargramostin),是用基因重组技术合成、含 127 个氨基酸残基的糖蛋白,除 27 位的氨基酸不同外,其余与 GM-CSF 基本一致。它与白细胞介素 –3(interleukin-3)共同作用于多向干细胞和多向祖细胞等细胞分化较原始部位,刺激骨髓细胞的分化、增殖、成熟,使粒细胞、单核细胞、巨噬细胞增加,并使之活化,提高粒细胞的吞噬及免疫活性。

临床上主要用于骨髓移植病人,促进白细胞增长,缩短中性粒细胞贫血的时间,延长存活时间,减少复发等。同时也用于化疗病人以及再生障碍性贫血、艾滋病患者中性粒细胞减少症的辅助治疗。不良反应有皮疹、发热、骨及肌肉疼痛,首次静脉滴注时可出现潮红、低血压、呼吸急促、呕吐等症状,重者可发生心律失常、心衰,应给予吸氧及输液处理。孕妇慎用。

第七节　血容量扩充药

大量失血或大面积烧伤可使血容量降低,严重者可导致休克。迅速扩充血容量是治疗低血容量性休克的基本疗法。除全血和血浆外,也可应用人工合成的血容量扩充药。

右旋糖酐(dextran)系高分子的葡萄糖聚合物,常用的有中分子右旋糖酐 70(dextran 70)、低分子右旋糖酐 40(dextran 40)和小分子右旋糖酐 10(dextran 10)。

【作用与用途】 本类药物溶于水,静注后可提高血液的胶体渗透压而扩充血容量,维持血压。其作用强度依相对分子质量由大至小而逐渐减弱,其中 dextran 70 作用最强。静注右旋糖酐覆盖于红细胞、血小板和胶原周围,可降低血小板的黏附、凝集及血液黏稠度,阻止血栓形成并改善微循环。临床用于防止休克后期的弥散性血管内凝血(DIC)、心肌梗死、脑血栓形成、血管闭塞性脉管炎和视网膜动静脉血栓。本类药物还有渗透性利尿作用,用于治疗脑水肿。

【不良反应】 偶见过敏反应和发热、胸闷、呼吸困难、出血时间延长。严重肾病、充血性心力衰竭和有出血倾向者禁用。心、肝、肾功能不全者慎用。

本章电子课件	

◆ **本章小结**

本章重点讲述促凝血药、抗凝血药、溶栓药和抗贫血药的作用与用途。具体要求如下:① 掌握:维生素 K、肝素、香豆素类和氯吡格雷的药理作用、临床应用及不良反应;铁剂、叶酸和维生素 B_{12} 的作用与用途。② 熟悉:纤维蛋白溶解药和抗血小板药的作用与用途,叶酸和维生素 B_{12} 的作用机制。③ 了解:血液凝固与抗凝系统生理基础,血容量扩充药和造血细胞生长因子的作用特点。

❓**思考题**

1. 试述肝素的药理作用及临床应用。
2. 肝素过量引起的自发性出血应如何处理?
3. 双香豆素类过量引起的出血为何用维生素 K 解毒?
4. 试述 ADP 拮抗剂的药理作用、临床应用及主要不良反应。
5. 根据病因和发病机制的不同将贫血分为几种类型?
6. 试述影响铁吸收的因素。
7. 小儿误服过量铁剂引起急性中毒应如何处理?

[徐华丽,睢大箫(吉林大学)]

第二十七章 消化系统药理

第一节 消化系统的生理学基础

人体的消化器官由口腔、咽、食管、胃、小肠、大肠、直肠、肛门及与其相连的消化腺等组成。消化器官的主要生理功能是对食物进行消化和吸收,为人体提供营养物质、水和电解质,以保证新陈代谢的需要。消化(digestion)是指食物在消化道内被分解为可吸收的小分子物质的过程,如蛋白质被分解为氨基酸。吸收(absorption)是指食物的成分或其消化后的产物通过消化道黏膜的上皮细胞进入血液和淋巴循环的过程。消化和吸收是两个紧密联系的过程,受神经因素和体液因素的调节,如果消化或(和)吸收功能发生障碍,就会引起消化系统疾病。

胃有储存和消化食物两方面的功能。食物在胃内经过机械性和化学性消化,形成食糜,然后被逐渐排送入十二指肠。胃黏膜中有三种外分泌腺:① 贲门腺,属黏液腺;② 泌酸腺,腺体主要有壁细胞、主细胞和颈黏液细胞,它们分别分泌盐酸、胃蛋白酶原和黏液,壁细胞还分泌内因子;③ 幽门腺,含有黏液细胞和 G 细胞,前者分泌黏液、HCO_3^- 及胃蛋白酶原,后者分泌促胃液素。此外,每种腺体还含有干细胞,分布于腺体颈区,分裂后的子代细胞可迁移到黏膜表面,分化成上皮细胞,也可向腺体下端迁移,分化成壁细胞、黏液细胞和 G 细胞。主细胞正常由细胞有丝分裂而来,当损伤后进行修复时,也可从干细胞分化而来。

纯净的胃液是无色酸性液体,pH 为 0.9~1.5,正常成人日分泌量为 1.5~2.5 L。胃液的成分除水分外,主要有盐酸(胃酸)、胃蛋白酶原、黏液、HCO_3^- 和内因子。

1. 盐酸 包括游离酸和与蛋白质的结合酸,二者在胃液中的总浓度称为胃液的总酸度。正常人空腹时盐酸排出量称为基础酸排出量,为 0~5 mmol/L。在食物或某些药物刺激下,盐酸排出量明显增加,最大排出量可达 20~25 mmol/L。男性的酸分泌率大于女性,50 岁以后酸分泌率有所下降。

盐酸由壁细胞分泌,盐酸排出量主要取决于壁细胞的数目,与壁细胞的功能状态也有一定关系。壁细胞与细胞间隙接触的质膜部分称为基底侧膜,膜上有钠钾泵(即 Na^+–K^+–ATP 酶)分布;细胞膜面向胃腔的部分称为顶端膜,细胞内有从顶端膜内陷形成的分泌小管,分泌小管在细胞内有大量的分支,小管膜上镶嵌有氢泵(也称质子泵,即 H^+–K^+–ATP 酶)和氯通道。壁细胞内含有丰富的碳酸酐酶,可促使细胞代谢产生的和从血液进入细胞的 CO_2 与 H_2O 结合,形成 H_2CO_3,并迅即解离为 H^+ 和 HCO_3^-。细胞内的 H^+ 逆着浓度梯度被分泌小管膜上的氢泵泵入分泌小管腔,再进入腺泡腔,K^+ 则进入细胞内;而 HCO_3^- 则在基底侧膜上通过 Cl^-–HCO_3^- 逆向转运体与 Cl^- 交换,被转运出细胞,并经细胞间隙进入血液,Cl^- 则进入细胞内,再通过分泌小管的氯通道进入小管腔和腺泡腔,与 H^+ 形成 HCl。壁细胞基底侧膜上的 Na^+–K^+–ATP 酶将细胞内的 Na^+ 泵出,维

持细胞内的低 Na^+ 浓度;进入细胞内的 K^+ 可经分泌小管膜及基底侧膜上的钾通道扩散出细胞。在消化期,由于胃酸大量分泌,同时有大量 HCO_3^- 进入血液,形成所谓餐后碱潮。壁细胞分泌小管膜上的质子泵可被质子泵抑制剂如奥美拉唑抑制,故临床上可用这类药物治疗胃酸分泌过多。

胃酸的主要作用有:① 激活胃蛋白酶原,使之转变成有活性的胃蛋白酶,并为胃蛋白酶提供适宜的酸性环境;② 分解食物中的结缔组织和肌纤维,使食物中的蛋白质变性,易于被消化;③ 杀死随食物入胃的细菌;④ 与钙和铁结合,形成可溶性盐,促进它们的吸收;⑤ 胃酸进入小肠可促进胰液和胆汁的分泌。

2. 胃蛋白酶原　胃蛋白酶原有Ⅰ和Ⅱ两型,由主细胞和黏液细胞分泌,两型的功能相同。胃蛋白酶原可进入血液中,并从尿液中排出,为尿胃蛋白酶原。胃蛋白酶原在 pH<5.0 的酸性环境中可转变为有活性的胃蛋白酶,其最适 pH 为 2~3。已激活的胃蛋白酶也能促使胃蛋白酶原转变为胃蛋白酶,即自身催化。胃蛋白酶能使蛋白质水解,生成胨和少量多肽。但胃蛋白酶缺乏者,蛋白质消化仍正常。

3. 黏液和 HCO_3^-　胃黏膜细胞分泌两种类型的黏液,迷走神经兴奋和 ACh 可刺激颈黏液细胞分泌可溶性黏液,它与胃腺分泌的其他成分混合在一起,可润滑胃内食糜。位于胃腺开口之间的表面黏液细胞在受到食物的化学或机械刺激时,可分泌大量黏液,形成一松软的凝胶层,覆盖于胃黏膜表面。从胃黏膜脱落的死亡细胞也被包裹在此黏液层内。表面黏液细胞分泌的 HCO_3^- 也渗入此凝胶层中,于是形成一层 0.5~1 mm 厚的黏液 – 碳酸氢盐屏障。这层润滑的机械与碱性屏障可保护胃黏膜免受食物的摩擦损伤,有助于食物在胃内移动,并可阻止胃黏膜细胞与胃蛋白酶及高浓度的酸直接接触,因此虽然胃腔内 pH<2,但胃黏膜表面部分的 pH 可接近中性。

正常时,胃酸和胃蛋白酶不会消化胃黏膜本身。除了上述的黏液 – 碳酸氢盐屏障外,胃上皮细胞的顶端膜及细胞之间存在的紧密连接也起重要作用,它们对 H^+ 相对不通透,因此可阻止胃腔内的 H^+ 进入黏膜层内(所谓 H^+ 的"反扩散")。紧密连接与黏液 – 碳酸氢盐屏障共同构成胃黏膜屏障。其次,胃黏膜能合成和释放大量的前列腺素(PG),它们可抑制胃酸、胃蛋白酶原的分泌,刺激黏液和碳酸氢盐分泌,使胃黏膜血管扩张,增加胃黏膜血流,因此有助于维持胃黏膜的完整和促进受损胃黏膜的修复。此外,胃黏膜上皮细胞处于不断的生长、迁移和脱落状态,因此,胃黏膜上皮是不断更新的,损伤的上皮细胞脱落,被从胃腺颈区移行的干细胞分化的新细胞所代替,这又给胃黏膜提供进一步的保护作用。

第二节　抗消化性溃疡药

消化性溃疡(peptic ulcer)是指胃和十二指肠溃疡及反流性食管炎。目前有关消化性溃疡的机制尚不完全清楚,但大多数人认为,正常情况下,胃黏膜的保护因子和黏膜损伤因子处于动态平衡状态,胃黏液细胞分泌的保护因子有黏液、HCO_3^-、前列腺素,前两者形成凝胶状的保护层,防止黏膜损伤因子如幽门螺杆菌、胃酸、胃蛋白酶对黏膜的腐蚀;而前列腺素还可增加局部血流量,刺激黏液和 HCO_3^- 的分泌,抑制 H^+ 的分泌,对胃黏膜起保护作用。胃黏膜保护因子和损伤因子分泌机制失衡是溃疡病产生的主要原因,而药物的治疗主要是通过抑制损伤因子或增加保护因子或二者兼而有之,达到调节平衡而治疗消化性溃疡。目前常用的药物有抗酸药、抑制胃酸分泌药、增强胃黏膜屏障功能药和抗幽门螺杆菌药。

一、抗酸药

抗酸药(antacid)又称胃酸中和药。本类药多属弱碱的镁盐或铝盐,口服后能中和过多的胃酸,解除胃酸对胃、十二指肠黏膜的侵蚀和刺激,降低胃蛋白酶分解胃壁蛋白的活性,具有促进溃疡愈合和缓解疼痛的作用。同时,因胃内酸度降低,可促进血小板聚集而加速凝血,有利于止血和预防再出血。有些抗酸药如氢氧化铝、三硅酸镁等还能形成胶状保护膜,覆盖于溃疡面和胃黏膜,起到保护溃疡面和胃黏膜作用。主要用于胃、十二指肠溃疡及胃酸增多症的辅助治疗。其作用与胃内充盈度有关,当胃内容物将近排空或完全排空后,抗酸药才能充分发挥抗酸作用,故应在餐后 1~1.5 h 以后和晚上临睡前服用,才能达到较好的抗酸疗效。近年来临床上常用藻酸盐(alginates)与抗酸药合用治疗反流性食管炎,收到较好效果,二药合用后可促进黏液黏附于食管黏膜,产生保护作用。常用的抗酸药作用特点见表 27-1。

表 27-1 常用抗酸药作用特点

作用特点	药名			
	碳酸氢钠	氢氧化铝	三硅酸镁	氧化镁
抗酸强度	弱	中	弱	强
显效时间	快	慢	慢	慢
维持时间	短	较长	较长	较长
溃疡面保护	无	有	有	无
收敛作用	无	有	无	无
碱血症	有	无	无	无
产生 CO_2	有	无	无	无
排便影响	无	便秘	轻泻	轻泻

二、抑制胃酸分泌药

胃壁细胞上存在三种受体,即组胺 H_2 受体、胃泌素受体和乙酰胆碱 M_1 受体。当这些受体激动时,产生一系列的生化过程,最终激活 H^+-K^+-ATP 酶(质子泵),使壁细胞分泌 H^+,再由质子泵泵入胃腔内而形成胃酸,同时进行 H^+-K^+ 交换,将胃内的 K^+ 转入胃壁细胞(见图 27-1)。因此,上述受体阻断药及质子泵抑制药均可抑制胃酸分泌,有利于溃疡的愈合。

(一)H_2 受体阻断药

通过阻断壁细胞上的 H_2 受体,抑制基础胃酸分泌和夜间胃酸分泌,对胃泌素及 M 受体激动药引起的胃酸分泌也有抑制作用。常用的 H_2 受体阻断药抑制胃酸分泌作用较抗胆碱药强而持久,治疗溃疡病的疗程短,溃疡愈合率较高,不良反应较少,但是在突然停用 H_2 受体阻断药时,会导致胃酸分泌反跳性增加。

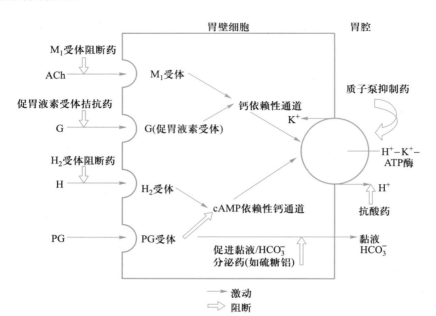

图 27-1 胃的分泌功能及药物作用部位

1. 西咪替丁

【药动学】 西咪替丁(cimetidine,甲氰咪胍)口服后吸收迅速而完全,生物利用度为58%~89%,一次服用后,有效血药浓度可维持 3~4 h。体内分布广,可经胎盘到达胎儿体内。血浆蛋白结合率约 19%。在体内被部分代谢,其代谢物及原形经肾脏排出,$t_{1/2}$ 约 1.9 h,肾功能受损时可延长。

【作用与用途】 西咪替丁能抑制基础胃酸、夜间胃酸和各种刺激引起的胃酸分泌,单次口服西咪替丁 300 mg,可使胃酸 pH 升至 5,并保持 2 h。胃蛋白酶分泌也减少,对胃黏膜有保护作用。溃疡病患者用药后能缓解症状,促进溃疡愈合。每日 1 g,疗程 4 周,十二指肠溃疡愈合率约为 78%,胃溃疡愈合率约 68%。停药后溃疡复发率为 24%。

【不良反应】 较多,一般表现为头痛、头晕、乏力、腹泻、便秘、肌肉痛、皮疹、皮肤干燥、脱发。中枢神经系统反应可见嗜睡、焦虑、定向力障碍、幻觉。对内分泌系统有抗雄激素作用,促使催乳素分泌,出现精子数减少,性功能减退,男性乳腺发育,女性溢乳等。此外,还可偶见心动过缓、肝肾功能损伤、白细胞减少等。

【药物相互作用】 西咪替丁抑制肝药酶,抑制苯二氮䓬类、华法林、苯妥英、普萘洛尔、茶碱、奎尼丁等药物的体内转化,使上述药物血药浓度升高。与四环素、酮康唑、阿司匹林同服,可使上述药物吸收减少。

2. 雷尼替丁

【药动学】 雷尼替丁(ranitidine)口服后易吸收,生物利用度为 52%,一次服用 150 mg 后,有效血药浓度 100 ng/mL,维持 8~12 h,血药峰浓度约 400 ng/mL,达峰时间为 1~2 h,血浆蛋白结合率约 15%。分布广,表观分布容积为 1.9 L/kg,可经胎盘到达胎儿体内,乳汁内浓度高于血浆浓度。原形及代谢物经肾脏排出,$t_{1/2}$ 为 1.6~3.1 h。

【作用与用途】 雷尼替丁抑制胃酸分泌作用和胃黏膜保护作用与西咪替丁相似,但抗酸作用较强,为西咪替丁的 4~10 倍,对肝药酶的抑制作用较西咪替丁弱,治疗量不改变血催乳素、雄激素浓度。可缓解溃疡病症状,促进溃疡愈合。每次 150 mg,每日 2 次或睡前 1 次服用 300 mg,4 周为一疗程。

【不良反应】 常见的有头痛、头晕、幻觉、躁狂等,静注可致心动过缓,偶见白细胞、血小板减少、转氨酶升高、男性乳房发育等,停药后恢复。

3. 其他 法莫替丁(famotidine)的作用与西咪替丁相似,但抑制胃酸分泌作用较强,约为西咪替丁的 40~50 倍,为雷尼替丁的 7~10 倍,不抑制肝药酶,无抗雄激素作用,也不影响血催乳素浓度。此外,尼扎替丁(nizatidine)和罗沙替丁(roxatidine)两药作用亦与雷尼替丁相似,均用于治疗溃疡病。

(二)质子泵抑制药

胃 H^+-K^+-ATP 酶又称质子泵,由 α 和 β 两个亚单位组成。α 和 β 两个亚单位形成异二聚体,发挥转运离子的作用。H^+-K^+-ATP 酶合成后贮于壁细胞,在壁细胞处于相对静止状态时,该酶主要在胞浆内的小管囊泡上,当壁细胞受到刺激后,H^+-K^+-ATP 酶由胞浆移至壁细胞的分泌小管膜上并被激活,在有 H^+ 以及 Mg^{2+} 和 ATP 存时,H^+-K^+-ATP 酶被磷酸化,将 H^+ 转移至胞外,又与胞外 K^+ 结合,将 K^+ 转运至胞内。

H^+-K^+-ATP 酶抑制药具有强力抑酸作用,由含有苯咪唑与嘧啶环组成的核心,进入壁细胞分泌小管的酸性环境中转化为嗜硫的环化次磺酰胺类化合物,与 H^+-K^+-ATP 酶 α 亚单位的第五节和第六节段上的半胱氨酸的巯基结合,使酶失去活性,抑制 H^+ 的分泌。其抑酸作用强而持久,可使胃内 pH 升高至 7,一次用药后大部分胃酸分泌被抑制 24 h 以上,同时胃蛋白酶分泌也有减少。此外,体内、外实验证明,H^+-K^+-ATP 酶抑制药对幽门螺杆菌也有抑制作用。临床常用的药物包括第一代质子泵抑制药奥美拉唑(omeprazole,洛赛克)、第二代质子泵抑制药兰索拉唑(lansoprazole)、第三代质子泵抑制药泮托拉唑(pantoprazole)和雷贝拉唑(rabeprazole)。

1. 奥美拉唑 本药为第一个应用于临床的 H^+-K^+-ATP 酶抑制剂,由一个砜根连接苯咪唑环和吡啶环构成。

【药动学】 口服吸收迅速,生物利用度与剂量和胃内 pH 有关,单次用药的生物利用度约 35%,反复用药生物利用度可达 60%,血浆蛋白结合率高达 95%。在肝脏代谢后,80% 代谢物随尿液排出,其余随粪便排出。$t_{1/2}$ 为 0.5~1 h。胃内食物充盈时,可减少吸收,故应餐前空腹口服。

【作用与用途】 奥美拉唑口服后,可浓集于壁细胞分泌小管周围,转变为有活性的次磺酰胺衍生物。其硫原子与 H^+-K^+-ATP 酶上的巯基结合,使 H^+ 泵失活,减少胃酸分泌。本药还能增加胃黏膜血流量,有利于溃疡病的治疗。主要用于胃溃疡、十二指肠溃疡、反流性食管炎和卓-艾综合征,对 H_2 受体阻断药疗效不佳的患者也有效。

【不良反应】 主要有头痛、头昏、口干、恶心、腹泻、嗜睡,肌肉、关节疼。偶有皮疹、外周神经炎、阳痿、男性乳房女性化等。与华法林、地西泮、苯妥英钠等合用,可使上述药物体内代谢减慢。肝功能减退者用量宜酌减。长期用药抑制胃酸分泌,可致胃内细菌过度生长,亚硝酸类物质升高,应注意癌变的可能性。

2. 兰索拉唑

【药动学】 口服吸收迅速,1.7 h 后在血中达到峰浓度。相对生物利用度约为 80%,当兰索拉唑与食物一起服用,其生物利用度明显降低,$t_{1/2}$ 约为 1.5 h。在体内血浆蛋白结合率为 97%。兰索拉唑主要在肝脏代谢,被细胞色素 P450 CYP2C19 和 CYP3A4 分别代谢为 5-羟基兰索拉唑和兰索拉唑砜,这两个代谢物几乎无抗酸活性。药物经肾脏完全以代谢物形式排泄。

【作用与用途】 兰索拉唑可广泛用于治疗与酸分泌有关的各种消化功能紊乱性疾病,包括胃溃疡、十二指肠溃疡、反流性食管炎、卓-艾综合征等。

【不良反应】 兰索拉唑在临床上应用的不良反应主要包括皮疹、发热、腹泻、便秘、头痛,其中最突出的不良反应就是腹泻。与其他质子泵抑制剂相比,兰索拉唑治疗消化系统溃疡,临床治疗的显效率比较高,不良反应较小。

(三) M_1 胆碱受体阻断药

本药能选择性阻断胃壁细胞的 M_1 胆碱受体,抑制胃酸分泌,而对其他 M 胆碱受体亲和力低。代表药物有哌仑西平(pirenzepine)和替仑西平(telenzepine)。临床主要用于胃溃疡和十二指肠溃疡,可缓解疼痛,降低抗酸药用量。替仑西平作用强,持续时间较长,不良反应轻微,剂量过大会产生 M 样副作用,主要有口干、视物模糊、头痛、眩晕等。

(四) 胃泌素受体阻断药

丙谷胺(proglumide)的结构与胃泌素相似,可竞争性阻断胃泌素受体,减少胃酸分泌,同时也促进胃黏膜黏液合成,增强胃黏膜的黏液-碳酸氢盐屏障,对胃黏膜具有保护和促愈合作用。临床用于胃溃疡和十二指肠溃疡,也用于急性上消化道出血。偶见腹胀和食欲减退等不良反应。

三、增强胃黏膜屏障功能药

胃黏膜屏障包括细胞屏障和黏液-碳酸氢盐屏障。细胞屏障由胃黏膜细胞顶部的细胞膜和细胞间的紧密连接组成,有抵抗胃酸和胃蛋白酶的作用。黏液-碳酸氢盐屏障是双层黏稠的胶冻状黏液,内含碳酸氢盐和不同相对分子质量的糖蛋白,疏水层位于黏液下层,主要由磷脂组成。存在于胃液中的称为可溶性黏液,位于黏膜细胞表面的称可见性黏液。可见性黏液厚度为 0.2~0.6 mm,覆盖于黏膜细胞表面,对黏膜细胞起保护作用。碳酸氢盐亦由胃黏膜中一些细胞分泌,与可见性黏液相混合,在胃黏膜表面形成黏液不动层,构成黏液-碳酸氢盐屏障。黏液不动层形成 pH 梯度,接近腔面的 pH 为 1~2,而近黏膜细胞面的 pH 为 7,故能防止胃酸、胃蛋白酶损伤胃黏膜细胞。当胃黏膜屏障功能受损时可导致溃疡病发作。增强胃黏膜屏障功能的药物可通过增强胃黏膜的细胞屏障和(或)黏液-碳酸氢盐屏障发挥抗溃疡病作用。

1. 米索前列醇(misoprostol) 能抑制基础胃酸、组胺、五肽胃泌素、食物刺激所致的胃酸和胃蛋白酶分泌增加,对乙酰水杨酸等前列腺素合成酶抑制药引起的胃出血、溃疡或坏死具有明显抑制作用,并对深层黏膜细胞有保护作用。其作用机制是增加胃黏液和 HCO_3^- 的分泌,增加局部血流量。主要用于胃溃疡、十二指肠溃疡及急性胃炎引起的消化道出血,特别是非甾体抗炎药引起的慢性胃出血。口服吸收良好,$t_{1/2}$ 为 1.6~1.8 h。不良反应有腹痛、腹泻、头痛、头晕等。因能引起子宫收缩,故孕妇禁用。

2. 恩前列醇(enprostil) 能明显抑制组胺、胃泌素和进餐所引起的胃酸分泌,使基础胃酸下降。作用、用途及不良反应同米索前列醇,特点是作用持续时间较长,一次用药,抑制胃酸作用持续 12 h。

3. 硫糖铝(sucralfate,胃溃宁) 是蔗糖硫酸酯的碱式铝盐。对溃疡病的治疗作用包括:① 在胃的酸性环境下聚合成胶冻,牢固地黏附于上皮细胞和溃疡基底膜上,覆盖溃疡面,形成溃疡保护膜,抵御胃酸和消化酶的侵蚀,减轻黏膜损伤;② 促进胃、十二指肠黏膜合成前列腺素 E_2,从而增强胃、十二指肠黏膜的细胞屏障和黏液 – 碳酸氢盐屏障;③ 增强表皮生长因子、碱性成纤维细胞生长因子的作用,使之聚集于溃疡区,促进溃疡愈合;④ 吸附胃蛋白酶和胆酸,抑制其活性,促进胃黏液和碳酸氢盐分泌,对溃疡黏膜具有保护作用;⑤ 抑制幽门螺杆菌的繁殖,使黏膜中的幽门螺杆菌密度降低,阻止幽门螺杆菌的蛋白酶、脂酶对黏膜的破坏。

临床主要用于胃溃疡和十二指肠溃疡。长期用药可致便秘,偶有恶心、胃部不适、腹泻、皮疹、瘙痒及头晕。本品在酸性环境中起保护胃、十二指肠黏膜作用,注意不宜与碱性药合用;与布洛芬、吲哚美辛、氨茶碱、四环素、地高辛合用,能降低上述药物的生物利用度;本药尚可减少甲状腺素的吸收。

4. 铝碳酸镁(hydrotalcite) 能中和胃酸而具有抗酸作用;还能与胃蛋白酶、胆酸结合,抑制其活性,防止这些物质对胃黏膜的损伤,维护其屏障作用;增加 PGE 生成,促进黏膜修复。铝盐几乎不吸收。主要用于胃溃疡、十二指肠溃疡、反流性食管炎、胆汁倒流等。剂量过大,可致糊状便。

5. 枸橼酸铋钾及胶体果胶铋 枸橼酸铋钾(bismuth potassium citrate)及胶体果胶铋(colloidal bismuth pectin)均能与溃疡基底膜坏死组织中的蛋白或氨基酸结合,形成蛋白质 – 铋复合物,覆盖于溃疡表面起到黏膜保护作用。同时还有促进 PGE、黏液、HCO_3^- 释放及抗幽门螺杆菌的作用。中和胃酸作用弱,能抑制胃蛋白酶活性。主要用于消化不良及胃溃疡、十二指肠溃疡,与抗菌药合用治疗卓 – 艾综合征。服药期间舌、粪染黑,偶见恶心。

四、抗幽门螺杆菌药

幽门螺杆菌(*Helicobacter pylori*,HP)在胃、十二指肠的黏液层与黏膜细胞之间,对黏膜产生损伤作用,是消化性溃疡发病的主要原因,尤其是慢性胃炎的发生与之关系更为密切。常用的抗幽门螺杆菌药分为两类,一类为抗溃疡药,如含铋制剂、质子泵抑制药、硫糖铝等,单用疗效差,常多药联合应用。第二类为抗菌药,如阿莫西林、甲硝唑、四环素、克拉霉素等。治疗幽门螺杆菌感染所致的溃疡可采用下列药物合用:① 兰索拉唑和阿莫西林;② 阿莫西林、克拉霉素和兰索拉唑(或奥美拉唑);③ 四环素、甲硝唑和铋盐。联合用药后明显提高幽门螺杆菌的清除率,抑制溃疡,降低复发率。

第三节 消化功能调节药

一、助消化药

助消化药(digestant)多为消化液中成分或是促进消化液分泌的药物,主要用于消化道分泌功能减弱或消化不良等,促进食物的消化。有些药物能阻止肠道的过度发酵,也用于消化不良的治疗。常用助消化药的来源、作用及用途见表 27-2。

表 27-2 常用助消化药的来源、作用及用途

药名	来源	作用	用途	备注
稀盐酸(dilute hydrochloric acid)	10% 盐酸	增加胃液酸度,提高胃蛋白酶活性	胃酸缺乏症,如慢性萎缩性胃炎	常有腹胀、嗳气等,与胃蛋白酶合用效果较好
胃蛋白酶(pepsin)	动物胃黏膜	分解蛋白质,亦能水解多肽	胃蛋白酶缺乏症及消化功能减退	遇碱破坏失效,常与稀盐酸合用
胰酶(pancreatin)	动物胰	含胰脂肪酶、胰蛋白酶及胰淀粉酶,能消化脂肪、蛋白质及淀粉等	消化不良、食欲不振及胰液分泌不足、胰腺炎等引起的消化障碍	酸性环境中易破坏,故用肠溶片制剂。能消化口腔黏膜而引起溃疡,故不能嚼碎
干酵母(dried yeast, Saccharomyces siccum)	麦酒酵母菌的干燥菌体	含有 B 族维生素	食欲不振、消化不良及维生素 B 缺乏症等疾病的辅助治疗	宜嚼碎吞服,剂量过大可引起腹泻
乳酶生(表飞鸣,lactasin,biofermin)	干燥活乳酸杆菌制剂	分解肠内糖类产生乳酸,降低 pH,抑制腐败菌的繁殖,减少肠产气量	消化不良、腹胀及小儿消化不良性腹泻	不宜与具有抗乳酸杆菌作用的抗生素同时合用,以免影响疗效

二、泻药

泻药(laxatives,cathartics)是一类能增加肠内水分,促进肠蠕动,使粪便软化而达到润肠通便作用的药物,主要治疗功能性便秘。根据作用不同分为容积性、接触性和润滑性泻药三类。

(一)容积性泻药

容积性泻药有硫酸镁(magnesium sulfate)和硫酸钠(sodium sulfate),又称渗透性泻药或盐类泻药。大量口服后不被肠道吸收,在肠腔内形成高渗而减少水分吸收,使肠内容积增大,刺激肠壁,导致肠蠕动加快,引起泻下。硫酸钠导泻作用较硫酸镁弱,也较安全。此外,镁盐还能引起十二指肠分泌缩胆囊素,刺激肠液分泌和蠕动。口服高浓度硫酸镁或用导管直接注入十二指肠,因反射性引起胆总管括约肌松弛,胆囊收缩而产生利胆作用,亦用于阻塞性黄疸、慢性胆囊炎。大约 20% 镁离子可被肠道吸收,肾功能障碍或中枢抑制患者可能发生毒性反应。硫酸镁和硫酸钠泻下作用较剧烈,可反射性引起盆腔充血和失水,故月经期、妊娠期妇女及老年人慎用。

乳果糖(lactulose)系人工合成的不吸收性双糖,是一种渗透性泻药,胃肠不吸收,对肠道刺激性较弱,可调节结肠的生理节律,改变大便性状,有很好的通便作用,可用于治疗慢性功能性便

秘或习惯性便秘。另外,乳果糖能够改善肠道环境,使肠道变成酸性环境,有利于益生菌生长繁殖,抑制对人体有害细菌的生长繁殖,对人体肠道的微生态有调节作用。再者,乳果糖可被结肠细菌分解成乳酸和醋酸,造成的酸性环境可以抑制肠道的毒素吸收,减少肠道毒素对人体大脑的影响。肝性脑病患者服用乳果糖可以使血氨降低。

(二)接触性泻药

本类药与肠黏膜接触,改变肠黏膜的通透性,使电解质和水分向肠腔扩散,使肠腔水分增加,蠕动增强,引起泻下。常用的药物有酚酞(phenolphthalein)、蒽醌类(anthraquinones)及蓖麻油(castor oil)等。

1. 酚酞 口服后在肠道与碱性肠液形成可溶性钠盐,促进结肠蠕动,服药后 6~8 h 排出软便,适用于慢性便秘。偶有过敏性反应、肠炎及出血倾向等。

2. 蒽醌类 大黄、番泻叶和芦荟等植物中含有蒽醌类,在肠内被细菌分解为蒽醌能增加结肠推进性蠕动,作用温和,用药后 6~8 h 排便,适用于急、慢性便秘。

3. 蓖麻油 在小肠上部释出蓖麻油酸而产生导泻作用,服药后 2~3 h 排出半流质粪便。

(三)润滑性泻药

通过润滑肠壁、软化粪便而发挥泻下作用。如液体石蜡(liquid paraffin)肠道不吸收,产生润滑肠壁和软化粪便作用,使粪便易于排出。适用于老年人和儿童便秘,久用妨碍钙、磷吸收。甘油(glycerin)以 50% 浓度的液体灌肠后,因高渗压刺激肠壁引起排便反应,并有局部润滑作用,数分钟内引起排便。适用于老年人及儿童。

三、止泻药

腹泻是多种疾病的一种症状,可引起疼痛,对毒物的排出有一定的作用。但剧烈而持久的腹泻,可引起脱水和电解质紊乱。在对因治疗的同时,适当给予止泻药(antidiarrheal drug),可控制症状。常用的药物有阿片制剂、哌替啶衍生物、吸附剂及收敛剂等。

(一)阿片制剂

如阿片酊(opium tincture)、复方樟脑酊(compound camphor tincture)用于较严重的非细菌感染性腹泻。地芬诺酯(diohenoxylate,苯乙哌啶)为人工合成的哌替啶衍生物,能提高肠张力,减少肠蠕动,用于急慢性功能性腹泻。不良反应少,大剂量长期服用可产生成瘾性。

(二)吸附剂

如药用炭(medicinal charcoal)为不溶性粉末,颗粒小,总面积大,能吸附肠内的细菌和气体,防止毒物吸收而止泻,作用迅速。

(三)收敛剂

如鞣酸蛋白(tannalbin)在肠中与肠黏膜上蛋白质形成沉淀,附着在黏膜上,减轻对肠黏膜刺激,起到收敛止泻作用。

四、止吐药与胃肠促动药

恶心、呕吐可由多种因素引起,如恶性肿瘤的化学和放射治疗、胃肠疾病、前庭功能紊乱、外科手术等。呕吐是呕吐中枢的一种复杂调整过程,延脑催吐化学感受区(CTZ)、孤束核等参与了呕吐中枢的活动,涉及的受体有多巴胺 D_2 受体、组胺 H_1 受体、胆碱 M_1 受体及 $5-HT_3$ 受体。本章仅讨论 $5-HT_3$ 受体阻断药和多巴胺受体阻断药,H_1 和 M_1 受体阻断药见相关章节。由于某些 $5-HT_3$ 受体阻断药和多巴胺受体阻断药可增加胃肠推动性蠕动,协调胃肠运动,又被称为胃肠促动药(prokinetics)。

1. 甲氧氯普胺(metoclopramide,胃复安,灭吐灵) 能阻断 CTZ 的多巴胺 D_2 受体,产生强大的中枢性止吐作用,较大剂量时也作用于 $5-HT_3$ 受体,产生止吐作用。对胃肠多巴胺受体也有阻断作用,使幽门舒张,从而缩短食物通过胃和十二指肠的时间,加速胃排空和肠内容物从十二指肠向回盲部推进,发挥胃肠促动药的作用。主要用于胃肠功能失调所致的呕吐,对放射治疗、手术后及药物引起的呕吐也有效,对前庭功能紊乱所致的呕吐无效。不良反应有头晕、嗜睡、困倦,长期用药可致锥体外系反应、溢乳及月经紊乱,对胎儿有影响,孕妇忌服。

2. 多潘立酮(domperidone) 又名吗丁啉(motilium),不易通过血脑屏障,可选择性阻断外周多巴胺受体而止吐。还能阻断多巴胺对胃肠肌层神经丛突触后胆碱能神经元的抑制作用,促进乙酰胆碱释放而加强胃肠蠕动,促进胃排空,协调胃肠运动,增加食管较低位置括约肌张力,防止食物反流,发挥胃肠促动药的作用。本药生物利用度较低,约 15%,$t_{1/2}$ 为 7~8 h,主要经肝脏代谢成无活性的物质从胆汁排出。对偏头痛、颅外伤以及放射治疗引起的恶心、呕吐有效,对胃肠运动障碍性疾病也有效。不良反应较轻,可有头痛、催乳素释放和胃酸分泌,无锥体外系反应。

3. 西沙必利(cisapride) 能阻断 DA 受体,拮抗 $5-HT_3$ 引起的胃松弛作用,改善胃窦部和十二指肠的协调作用,促进胃排空,防止食物滞留与反流。主要适用于胃肠反流性疾病、反流性食管炎、胃轻瘫、自发性便秘、肠梗阻等。口服生物利用度为 30%~40%。无锥体外系、催乳素释放和胃酸分泌的不良反应。

4. 昂丹司琼(ondansetron) 为 $5-HT_3$ 受体阻断药,能选择性阻断中枢及迷走神经传入纤维的 $5-HT_3$ 受体,产生强大止吐作用。对顺铂、环磷酰胺、阿霉素等引起的呕吐可产生迅速而较强的止吐作用,对晕动病及多巴胺受体激动剂去水吗啡引起的呕吐无效。生物利用度为 60%,$t_{1/2}$ 为 3~4 h,代谢物大多经肾脏排泄。临床主要用于化学和放射治疗引起的恶心、呕吐。不良反应有头痛、疲倦、便秘或腹泻。

五、利胆药

利胆药是具有促进胆汁分泌或胆囊排空的药物。胆汁的基本成分是胆汁酸,胆汁酸主要含有胆酸、鹅去氧胆酸和去氧胆酸,占 95%,还含有石胆酸和熊去氧胆酸。胆汁酸能引起胆汁流动、调节胆固醇合成与消除、促进脂质和脂溶性维生素吸收及反馈性抑制胆汁酸合成。

1. 鹅去氧胆酸(chenodeoxycholic acid) 能抑制胆固醇合成酶,减少胆固醇的生成,使胆石逐渐溶解,但速度较慢。主要适用于胆囊功能正常的胆固醇结石或以胆固醇为主的混合型胆石症。不良反应主要为腹泻,孕妇及严重肝病患者禁用。

2. 熊去氧胆酸(ursodeoxycholic acid) 为鹅去氧胆酸的异构体,作用较前者强 2 倍,不良反应弱。长期应用可促进胆石溶解,对胆囊炎、胆管炎也有治疗作用。

3. 去氢胆酸(dehydrocholic acid) 系半合成的胆酸氧化的衍生物,能增加胆汁中的水分含量,使胆汁稀释,数量增加,流动性提高,发挥胆道内冲洗作用。可用于胆石症、急慢性胆道感染。禁用于胆道空气梗阻和严重肝肾功能减退者。

4. 硫酸镁 口服或将其溶液导入十二指肠,可刺激十二指肠黏膜分泌缩胆囊素(cholecystokinin),反射性引起胆总管括约肌松弛,胆囊收缩,促进胆道小结石排出。主要用于治疗胆囊炎、胆石症、十二指肠引流检查。

5. 桂美酸(cinametic acid) 为苯丙酸型利胆药,有显著而持久的利胆作用,能促进胆汁排泄,并能松弛胆总管括约肌,产生解痉止痛作用。因能促进血中胆固醇分解成胆酸排出,有降低胆固醇作用。服药后 10 min 胆汁分泌增加,1~2 h 达高峰,3~5 h 消失。主要用于胆石症、胆囊炎、胆管炎、胆道运动障碍等。主要不良反应为恶心、呕吐、腹泻等。

本章电子课件

◆ 本章小结

本章重点讲述抗消化性溃疡药及泻药的药理作用与临床应用。具体要求如下:① 掌握:H_2 受体阻断药(西咪替丁等)、质子泵抑制药(奥美拉唑等)和泻药(硫酸镁等)的作用机制、用途及主要不良反应。② 熟悉:抗酸药、米索前列醇、硫糖铝和枸橼酸铋钾的作用、用途及主要不良反应。③ 了解:消化系统的生理基础,抗幽门螺杆菌药的合理应用,止泻药、止吐药与胃肠促动药及利胆药的作用特点和临床应用。

? 思考题

1. 抗消化性溃疡药分为哪几类?指出其代表药物。
2. 试述奥美拉唑的药理作用及临床应用。
3. H_2 受体阻断药和质子泵抑制药的作用机制有何不同?
4. 试述抗幽门螺杆菌药在溃疡病治疗中的作用。
5. 泻药分为哪几类?其代表药物和作用机制是什么?

[徐华丽,睢大筼(吉林大学)]

第二十八章　呼吸系统药理

作用于呼吸系统的药物是针对呼吸系统疾病常见症状咳嗽、咳痰、喘息的对症治疗药物。在对因治疗的同时,应用镇咳、祛痰、平喘药可缓解症状,减轻患者痛苦及减少并发症的发生。

第一节　肺通气的解剖与生理基础

呼吸(respiration)是指机体与外环境之间进行的 O_2 和 CO_2 气体交换过程。机体生命活动中所消耗的能量来自细胞的新陈代谢,细胞在新陈代谢过程中不断地消耗 O_2 并产生 CO_2。呼吸的主要意义就是排出细胞新陈代谢过程中产生的过多的 CO_2,补充其消耗的 O_2,使细胞新陈代谢和其他生命活动能正常进行。

高等动物的结构复杂,体内的细胞不可能直接与外环境进行气体交换。人的整个呼吸过程包括肺与外界的气体交换(肺通气)、肺泡与血液间的气体交换(肺换气)、气体在血液的运输、血液与组织细胞间的气体交换(组织换气)以及组织呼吸等几个相互联系的环节(见图28-1)。组织呼吸主要是指细胞内进行的营养物质生物氧化中氧的利用和二氧化碳的生成过程,也称内呼吸(internal respiration),属生物化学研究的范畴。肺通气与肺换气合称为外呼吸(external respiration)。通常所称的呼吸,一般是指外呼

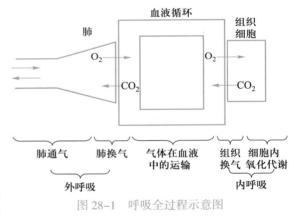

图 28-1　呼吸全过程示意图

吸。呼吸过程中的任何一个环节发生障碍均可影响细胞新陈代谢和其他生理功能。一旦呼吸停止,生命也将随之终止。

气体经呼吸道进出肺的过程称为肺通气(pulmonary ventilation)。实现肺通气的基本结构包括呼吸道、肺、胸廓、呼吸肌以及密闭的胸膜腔。呼吸道是气体进出肺的通道,呼吸肌舒缩引起胸廓的节律性运动是实现肺通气的原动力,位于胸廓和肺之间的密闭胸膜腔把肺和胸廓两个弹性结构耦联在一起,共同组合成实现肺通气的结构基础。

呼吸道包括鼻道(nasal passage)、咽(pharynx)、喉(throat)、气管(trachea)及其各级分支,直至终末细支气管(terminal bronchiole)的整个通道。气管分为左、右主支气管,主支气管又逐级分为叶支气管、段支气管、支气管、细支气管、终末细支气管。临床上常将鼻、咽、喉称为上呼吸道,气管至终末细支气管为下呼吸道。终末细支气管再逐级分为呼吸性细支气管(respiratory bronchiole)、肺泡管(alveolar duct)、肺泡囊(alveolar sac)。肺泡囊为膨大的盲端,每个肺泡囊大约由7个肺泡组成。气

管分支进入肺内经逐级分支,数目越来越多,管径越来越小,管壁越来越薄,管壁组织结构也发生移行性改变。由于细支气管壁含平滑肌比例较大,结缔组织中含更多的弹性纤维,又缺乏软骨的支持,其口径易受气道内、外的压力差和外力牵张、平滑肌舒缩的影响,并容易发生塌陷。

呼吸道平滑肌受迷走神经和交感神经的双重支配。迷走神经末梢释放的乙酰胆碱作用于呼吸道平滑肌细胞 M 胆碱受体,引起平滑肌收缩,呼吸道口径缩小,气道阻力增大;交感神经末梢释放的去甲肾上腺素作用于呼吸道平滑肌的 β_2 受体,引起平滑肌舒张,使呼吸道口径增大,气道阻力减小。呼吸道上没有肺泡,不能进行气体交换。因而从气体交换角度将呼吸道的容积称为解剖无效腔。呼吸道的主要功能是传送气体进出肺,并具有调节吸入气体的温度和湿度、净化吸入气体的作用,以及防御和保护功能。

第二节　平　喘　药

哮喘主要是由于免疫和非免疫性刺激后,引起组胺、5-HT、白三烯 C_4(LTC_4)、白三烯 D_4(LTD_4)、TXA_2、血小板活化因子(platelet activating factor,PAF)等炎症介质释放,引起上皮细胞损伤、血管渗出增多、分泌物增多、黏膜水肿等炎症反应,同时伴有平滑肌痉挛、气道阻力增高而致阻塞性呼吸困难。对哮喘发病机制的新认识,使哮喘的治疗目标由过去的控制哮喘急性发作,转变为防治慢性气道炎症,最终消除哮喘症状的目标。

平喘药(antiasthmatic drug)是一类能缓解哮喘症状的药物。目前常用的有支气管扩张药、抗炎性平喘药、抗过敏平喘药。近年来又研制了一些新的平喘药正在临床试用,例如竞争性 LTD_4 受体拮抗药扎鲁司特(zafirlukast)对阿司匹林、过敏原及运动所致的支气管痉挛有较强的解痉作用;新的磷酸二酯酶(phosphodiesterase,PDE)同工酶 PDE_4 抑制药具有较强的抗哮喘作用;5-脂氧酶抑制药可拮抗白三烯的致痉挛作用,并可减少迟发型的炎症反应。

一、支气管扩张药

(一)肾上腺素受体激动药

肾上腺素受体激动药(adrenergic receptor agonist)通过激动 β 受体而激活支气管平滑肌的腺苷酸环化酶,催化 cAMP 的合成,激活 cAMP 依赖性蛋白激酶而松弛支气管平滑肌。同时,亦能抑制肥大细胞及中性粒细胞释放炎症介质,减少渗出,促进黏液分解,有利于哮喘的治疗。本类药物分为非选择性的 β 受体激动药和选择性的 β_2 受体激动药。

具有平喘作用的 β 受体激动药有肾上腺素、异丙肾上腺素和麻黄碱等。肾上腺素和异丙肾上腺素的平喘作用迅速、强大而短暂,不良反应多,目前已不作为平喘的常用药物,只适用于哮喘急性发作的救治。肾上腺素常采用皮下注射,异丙肾上腺素常采用吸入给药。麻黄碱作用与肾上腺素相同,特点为起效缓慢,作用温和而持久,口服有效,适用于预防哮喘发作和轻症治疗(详见第八章　肾上腺素受体激动药)。现重点介绍选择性的 β_2 受体激动药。

1. 沙丁胺醇(salbutamol,舒喘灵)　能选择性地兴奋 β_2 受体,引起支气管扩张,平喘作用与异丙肾上腺素相近,但对心脏 β_1 受体的作用仅为后者的 1/10。口服 30 min 起效,雾化吸入

5 min 起效,维持时间 4~6 h。偶有恶心、头晕、手指震颤等,过量致心律失常,应慎用。

2. 克仑特罗(clenbuterol,氨哮素,克喘素) 为强效 β_2 受体激动药,支气管松弛作用为沙丁胺醇的 100 倍,不良反应较沙丁胺醇少。口服后 10~20 min 起效,作用可维持 5 h 以上。雾化吸入 5~10 min 起效,维持时间 2~4 h。栓剂直肠给药,维持时间可长达 8~24 h。甲亢、心律失常、高血压患者慎用。

3. 特布他林(terbutaline,博利康尼,间羟舒喘灵,叔丁喘宁) 与沙丁胺醇的作用相似,但较沙丁胺醇为弱,持续时间 4~6 h。可口服或皮下注射,皮下注射的生物利用度为 95%,5~15 min 起效,重复用药易致蓄积。

4. 班布特罗(bambuterol) 是 β_2 受体激动剂特布他林的前体药,口服后在体内经血浆丁基胆碱酯酶水解释放出特布他林发挥支气管扩张作用。其半衰期长,持续时间可达 24 h,副作用少,适用于夜间哮喘及老年哮喘的治疗。

(二)茶碱类

茶碱类(theophyllines)是甲基黄嘌呤类衍生物,能松弛支气管平滑肌,对痉挛状态平滑肌尤为明显。其作用机制包括:① 抑制磷酸二酯酶,使 cAMP 的含量增加,引起气管舒张;② 抑制肥大细胞释放过敏性介质及炎症介质,减轻炎症反应;③ 阻断腺苷受体,使腺苷引起的气道肥大细胞释放组胺和白三烯减少,可预防腺苷所致的哮喘患者气道收缩作用;④ 干扰气道平滑肌的钙离子转运,降低细胞内 Ca^{2+},从而引起气道平滑肌松弛。另外,茶碱类还有强心、利尿及中枢兴奋作用,能引起震颤和失眠。

茶碱个体差异大,安全范围窄,故现已少用,而多采用其水溶性衍生物,如氨茶碱、胆茶碱等。

1. 氨茶碱(aminophylline) 为茶碱和乙二胺的缩合物,含茶碱 77%~83%,可制成注射剂。主要用于各种哮喘及急性心功能不全。口服吸收较好,2~3 h 达最大效应,维持 5~6 h。对重症哮喘可采用静脉注射或静脉滴注,经 15~30 min 达最大作用。

本药因碱性较强,口服可致恶心、呕吐,饭后服可减轻刺激性。静注太快或剂量过大,可致心悸、心律失常、惊厥和血压骤降等,甚至死亡。儿童对氨茶碱的敏感性较成人高,易致惊厥,应慎用,并应监测血药浓度,根据血药浓度调整小儿用量,以防过量中毒。急性心肌梗死、低血压、休克等患者忌用。

2. 胆茶碱(cholinophylline) 为茶碱和胆碱的缩合物,含茶碱 60%~64%,水溶性大,口服吸收迅速,经 3 h 达最大效应,维持时间较长,对胃黏膜刺激性较小,作用与适应证同氨茶碱。对心脏和中枢神经系统的作用不强。

3. 多索茶碱(doxofylline) 是一种人工合成的嘌呤二酮,通过抑制平滑肌细胞内的磷酸二酯酶,松弛平滑肌。$t_{1/2}$ 为 7.42 h。进食可使峰浓度降低,达峰时间延迟。多索茶碱抑制哮喘能力比氨茶碱高,不会对患者的消化系统和中枢神经系统造成副作用。大剂量的多索茶碱容易导致患者的血压急速下降。

(三)M 胆碱受体阻断药

各种诱因所致的内源性乙酰胆碱释放可诱发和加重哮喘。M 胆碱受体阻断药异丙阿托品(ipratropine)是一种吸入性抗胆碱药物,能选择性阻断支气管平滑肌的 M_1 胆碱受体,拮抗乙酰胆碱的支气管痉挛作用,使气管松弛。常以吸入给药,作用快而持久,维持 4 h,不良反应较少。主要用于治疗老年性哮喘及喘息型慢性支气管炎等。

二、抗炎性平喘药

抗炎性平喘药通过抑制气道炎症反应,可以达到长期防止哮喘发作的效果,已成为平喘药中的一线药物。

(一) 糖皮质激素

糖皮质激素(glucocorticoid,GC)用于哮喘的治疗已有 50 年历史,是抗炎性平喘药中抗炎作用最强,并具有抗过敏作用的药物。长期应用糖皮质激素治疗哮喘可以改善患者肺功能,降低气道高反应性,降低发作频率和程度,改善症状,提高生活质量。哮喘时糖皮质激素的给药方式有两种:① 全身用药:包括口服与注射给药。因为全身给药易引起较多的不良反应,所以这种给药方式是有限制的;② 吸入给药:通过吸入,直接将药物送入气道,在气道内可获得较高的药物浓度,充分发挥局部抗炎作用,并可避免或减少药物全身性不良反应,故吸入型糖皮质激素是目前最常用的抗炎性平喘药。

目前常用的吸入型糖皮质激素有 5 种:丙酸氟替卡松(fluticasone propionate,FP)、二丙酸倍氯米松(beclomethasone dipropionate,BDP)、布地奈德(budesonide,BUD,丁地去米松,布地缩松)、曲安奈德(triamcinolone acetonide,TTA,丙酮化曲安西龙)、氟尼缩松(flunisolide,FNS)。脂溶性高低顺序依次为:丙酸氟替卡松 > 二丙酸倍氯米松 > 布地奈德 > 曲安奈德 > 氟尼缩松,脂溶性高低对其药效学与药动学都有一定影响。

吸入常用剂量的糖皮质激素时一般不产生不良反应。吸入后,有 80%~90% 药物沉积在咽部并吞咽到胃肠道,与咽部或全身不良反应有关。主要是局部副作用,包括声音嘶哑、口咽部念珠菌病。为了减少全身不良反应,理想的吸入型糖皮质激素应能在肝脏中被快速而完全地代谢灭活。由于布地奈德在肝脏内代谢灭活要比二丙酸倍氯米松快 3~4 倍,故全身不良反应少,特别是对下丘脑 – 垂体 – 肾上腺轴的抑制作用要比二丙酸倍氯米松小。

(二) 抗白三烯药物

半胱氨酰白三烯(cysteinyl leukotriene)是哮喘发病中的一种重要炎症介质。肺组织受抗原攻击时多种炎症细胞(嗜酸性粒细胞、巨噬细胞、肥大细胞等)能释放半胱氨酰白三烯,对气道产生时间较长的多环节作用,其作用强度要比组胺强 1 000 倍。可增加支气管黏液分泌,降低支气管纤毛功能,促进气道微血管通透性增加、水肿形成,促使嗜酸性粒细胞在气道组织浸润,引起炎症反应;刺激 C 神经纤维末梢释放缓激肽,引起神经源性炎症等。抗白三烯药物是拮抗白三烯各种生物学作用的药物,与糖皮质激素合用,可加强后者的抗炎作用,减少糖皮质激素的用量。对有些吸入糖皮质激素不能控制的哮喘病患者,加用抗白三烯药物可收到控制的疗效。

抗白三烯药物有扎鲁司特、孟鲁司特(montelukast)、曲尼司特(tranilast)和普仑司特(pranlukast)等,具有阻断半胱氨酰白三烯受体的作用,属抗炎性平喘药,适用于哮喘的预防和长期治疗,减轻季节性过敏性鼻炎引起的症状。儿科应用较多,除哮喘和 / 或过敏性鼻炎外,还可用于治疗儿童咳嗽变异性哮喘、毛细支气管炎恢复期仍有咳喘迁延或反复发作的患儿，以及腺样体和 / 或扁桃体切除术后残存阻塞性睡眠呼吸暂停综合征（obstructive sleep apnea syndrome, OSAS）的患儿。

齐留通（zileuton）是白三烯合成抑制剂，通过抑制白三烯合成途径中的关键酶 5- 脂氧酶活性，进而抑制半胱氨酸白三烯和白三烯 B_4（leukotriene B_4, LTB_4）的合成，用于成人哮喘的预防和维持治疗，以及 12 岁以上患儿的慢性哮喘。

三、抗过敏平喘药

抗过敏平喘药主要是抗过敏和轻度的抗炎作用。抑制 IgE 介导的肥大细胞释放介质，对巨噬细胞、嗜酸性粒细胞、单核细胞等炎症细胞的活性也有抑制作用。其平喘作用起效缓慢，不宜用于哮喘急性发作期的治疗，主要用于预防哮喘发作。

（一）色甘酸钠

色甘酸钠（sodium cromoglycate, SCG）为色酮类化合物，对支气管平滑肌无直接松弛作用，对炎症介质亦无拮抗作用，故对正在发作的哮喘无效。但在接触抗原前 7~10 天给药，可抑制抗原抗体结合后过敏性介质的释放，预防哮喘发作。其作用机制与下列因素有关：① 能与敏感的肥大细胞膜外侧的钙通道结合，阻止钙内流，抑制肥大细胞脱颗粒，减少组胺、白三烯等多种炎症介质的释放。这一作用有种属和器官选择性，对人肺肥大细胞最敏感；② 抑制感觉神经末梢释放 P 物质以及神经激肽 A、B 等诱导的支气管平滑肌痉挛和黏膜水肿；③ 降低哮喘病患者对非特异性刺激的敏感性，减少支气管痉挛发作。

色甘酸钠起效慢，尤适用于抗原明确的青少年患者，可预防变态反应或运动引起的速发型或迟发型哮喘。还可减轻重症哮喘的糖皮质激素用量，目前已成为轻、中度哮喘的一线药物。亦用于变应性鼻炎、溃疡性结肠炎及其他胃肠道过敏性疾病。本药口服无效，只能喷雾吸入。不良反应较少，少数患者可有咽痛、气管刺激症状，甚至诱发哮喘，与少量异丙肾上腺素同时吸入可预防之。

（二）奈多罗米钠

奈多罗米钠（nedocromil sodium）为色甘酸钠的衍生物，有肥大细胞膜稳定作用，比色甘酸钠更强。还有明显的抗炎作用，但较糖皮质激素弱。可作为长期预防性平喘药，吸入给药，用于哮喘早期的维持治疗。儿童及妊娠妇女慎用。

（三）酮替芬

酮替芬（ketotifen，甲哌噻庚酮）为新型的 H_1 受体阻断药，并能预防和逆转 β_2 受体的“向下调节”，加强 β_2 受体激动药的平喘作用。酮替芬能抑制过敏介质释放，拮抗 5-HT 和多种过敏物质引起的支气管痉挛，疗效优于色甘酸钠，平喘作用时间长。可单独应用或与茶碱类、β_2 受体激动药合用防治轻、中度哮喘，对儿童哮喘的疗效优于成人。不良反应有短暂的镇静、疲倦、头晕、口干等。

第三节 镇 咳 药

咳嗽是呼吸系统疾病的一个主要症状。咳嗽是一种保护性反射,具有促进呼吸道痰液和异物排出,保持呼吸道清洁与畅通的作用。在应用镇咳药前,应该寻找引起咳嗽的原因,并针对病因进行治疗。例如在细菌性感染时,只抑制咳嗽是不合适的,应使用抗菌药控制感染。对于剧烈无痰的咳嗽,例如上呼吸道病毒感染所致的慢性咳嗽或者经对因治疗后咳嗽未见好转者,为了减轻患者的痛苦,防止原发疾病的发展,避免剧烈咳嗽引起的并发症,应该采用镇咳药物进行治疗。若咳嗽伴有咳痰困难,则应使用祛痰药,慎用镇咳药,否则积痰排不出,易继发感染,并且阻塞呼吸道,引起窒息。

镇咳药(antitussive)可通过直接抑制延脑咳嗽中枢,或抑制咳嗽反射弧中的某一环节而发挥镇咳作用。目前常用的镇咳药,根据其作用机制分为两类:① 中枢性镇咳药,直接抑制延脑咳嗽中枢而发挥镇咳作用;② 外周性镇咳药,通过抑制咳嗽反射弧中的感受器、传入神经、传出神经或效应器中任何一环节而发挥镇咳作用。有些药物兼有中枢和外周两种作用。

一、中枢性镇咳药

中枢性镇咳药可分为依赖性和非依赖性(或麻醉性和非麻醉性)两类镇咳药。前者是吗啡类生物碱及其衍生物,镇咳效应强大,但具有依赖性,临床上仅用可待因等几种依赖性较小的药物作为镇咳药;非依赖性药物是目前发展很快、品种较多、临床应用也十分广泛的药物。

(一) 依赖性中枢性镇咳药

本类药主要指阿片类生物碱,包括吗啡(morphine)和可待因(codeine,甲基吗啡)。其中镇咳作用最强的是吗啡,它对咳嗽中枢有很强的抑制作用,但由于成瘾性大,临床仅用于:① 支气管癌或主动脉瘤引起的剧烈咳嗽;② 急性肺梗死或急性左心衰竭伴有的剧烈咳嗽。

可待因对延脑咳嗽中枢有选择性抑制作用,镇咳作用强而迅速,约为吗啡的 1/4,镇咳剂量不抑制呼吸。亦具有镇痛作用,为吗啡的 1/10~1/7。因抑制咳嗽反射,使痰不易咳出,故本药适用于无痰剧烈干咳,对胸膜炎干咳伴胸痛者尤为适用,多痰者禁用。反复应用易成瘾,应控制使用。

本药口服或注射均可吸收,其生物利用度为 40%~70%。口服约 20 min 起效,0.75~1 h 达高峰;肌注后 0.25~1 h 达高峰。约有 10% 在体内脱甲基而成吗啡。偶见恶心、呕吐、便秘,大剂量可致中枢兴奋、烦躁不安,并抑制呼吸。长期用药可产生耐受性及依赖性。

(二) 非依赖性中枢性镇咳药

此类药物对呼吸中枢抑制作用很弱,无成瘾性,但也不可滥用,在经对因治疗无效时使用。

1. 右美沙芬(dextromethorphan) 为合成的吗啡类衍生物,镇咳作用与可待因相当或略强,起效快,无镇痛效应或催眠作用。治疗量对呼吸中枢无抑制作用,亦无依赖性及耐受性。主要用于干咳,适用于上呼吸道感染、急慢性支气管炎、支气管哮喘及肺结核所致咳嗽。常与抗组胺药合用。安全范围大,偶有头晕、轻度嗜睡、恶心、口干等副作用。孕妇,哮喘、肝病及痰多患者慎用。青光眼患者,妊娠 3 个月内妇女及有精神病史者禁用。

2. 喷托维林(pentoxyverine,咳必清)　能抑制咳嗽中枢,兼有局部麻醉作用,镇咳作用为可待因的 1/5,但无依赖性和呼吸抑制。适用于急性上呼吸道感染引起的无痰干咳和百日咳,常与氯化铵合用。偶有轻度头痛、头晕、口干、恶心、腹胀、便秘等阿托品样不良反应,多痰及青光眼患者忌用。

3. 氯哌斯汀(chloperastine,咳平)　为苯海拉明的衍生物。抑制咳嗽中枢,并有 H_1 受体阻断作用。镇咳作用较强,但弱于可待因。对支气管平滑肌痉挛及黏膜水肿有微弱的缓解作用,有助于止咳。服药后 20~30 min 起效,维持 3~4 h。不良反应少见,可有轻度口干、嗜睡等,无成瘾性。

二、外周性镇咳药

本类药物的镇咳作用主要通过:① 对呼吸道局部感受器和神经末梢产生麻醉作用,消除或减弱局部的刺激作用,如苯佐那酯;② 含糖类物质(如甘草流浸膏和糖浆)口服后部分覆盖在咽部黏膜上,减弱对咽部黏膜的刺激,并促进唾液分泌和吞咽动作,从而缓解咳嗽。

(一) 苯佐那酯

苯佐那酯(benzonatate,退嗽)为局麻药可卡因的衍生物。有较强的局部麻醉作用,抑制肺牵张感受器及感觉神经末梢,并有一定的中枢抑制作用。止咳剂量不抑制呼吸,反而增加肺通气量。服药后 20 min 起效,维持 3~4 h。对干咳、阵咳效果良好,也用于支气管、喉检查前预防咳嗽。不良反应较轻,有轻度嗜睡、头晕、鼻塞,偶尔过敏性皮炎。服用时勿将药丸咬碎,以免产生口腔麻木感。

(二) 苯丙哌林

苯丙哌林(benproperine,科福乐)为非成瘾性强镇咳药。既能抑制咳嗽中枢,又能抑制肺及胸膜牵张感受器的传入神经冲动,且有平滑肌解痉作用。属于具有中枢性和外周性双重作用的镇咳药,镇咳强度为可待因的 2~4 倍。服后 10~20 min 起效,维持 4~7 h。适用于各种原因所致的干咳。不良反应少见,不抑制呼吸,无便秘,无成瘾性,有轻度口干、头晕、胃部烧灼感和皮疹。

第四节　祛痰药

祛痰药(expectorant)是一类能使痰液变稀、黏稠度降低而易于咳出的药物。因同时能加速呼吸道黏膜纤毛运动,改善痰液转运功能,又称之为黏液促动药。祛痰药促进呼吸道内积痰排出,减少了痰液对呼吸道黏膜的刺激,间接地起到镇咳和平喘作用,也有利于控制继发感染,所以合理应用祛痰药是治疗呼吸系统疾病的一个重要措施。按作用机制不同,祛痰药可分为黏液分泌促进药(mucus secretagogue drug)和黏痰溶解药(mucolytic drug)两大类。

一、黏液分泌促进药

此类药包括如氯化铵、碘化钾、吐根、酒石酸锑钾、愈创木酚甘油醚、桔梗、远志等。口服后刺激胃黏膜引起恶心,反射性促进支气管腺体分泌增加,碘离子还可以由呼吸道腺体排出,直接刺激呼吸道腺体分泌增加,由于支气管腺体的分泌物主要是浆液,从而使痰液稀释,易于咳出。这类药物空腹服用效果明显,剂量太大可引起呕吐。适用于急性呼吸道炎症痰稠难以咳出者。

(一) 氯化铵

氯化铵(ammonium chloride)口服后刺激胃黏膜,反射性兴奋迷走神经,引起恶心,使支气管腺分泌增加,黏痰变稀,易于咳出。因祛痰作用较弱,较少单用,常与其他药物合用。氯化铵为弱酸性,尚可用于酸化尿液和某些碱血症,但过量可致高氯性酸中毒。血氨过高、溃疡、严重肝肾功能障碍者禁用。

(二) 愈创木酚甘油醚

愈创木酚甘油醚(glyceryl guaicolate,愈甘醚)口服后反射性引起呼吸道分泌增加而起祛痰作用,可减轻痰液恶臭,并有消毒防腐作用。可用于慢性支气管炎。无明显不良反应。

二、黏痰溶解药

手术后咳痰困难或急、慢性呼吸系统疾病所致痰液稠厚咳痰困难者,黏液分泌促进药几无疗效,必须使用黏痰溶解药。黏痰溶解药是一类能改变痰中黏性成分,降低痰的黏滞度,使之易于咳出的药物。黏痰溶解药可分为如下四类:

(1) 通过使痰液中的酸性黏蛋白纤维断裂,从而降低痰液黏稠度,代表药是溴己新及其有效代谢物氨溴索与溴凡克新。

(2) 通过药物结构中的巯基与黏蛋白的二硫键互换作用,使黏蛋白分子裂解从而降低痰液黏稠度。代表药是乙酰半胱氨酸,同类的药物还有美司坦、羧甲司坦、厄多司坦和美司钠。

(3) 酶制剂也能使痰液黏稠度降低。

(4) 表面活性剂,代表药是泰洛沙泊,水溶液雾化吸入可降低痰液的表面张力,从而降低痰的黏度。

(一) 乙酰半胱氨酸

乙酰半胱氨酸(acetylcysteine,痰易净)结构中的巯基(—SH)能与黏蛋白二硫键(—S—S—)结合,使黏蛋白分子裂解,降低痰的黏性,易于咳出。乙酰半胱氨酸作用的最适 pH 为 7~9,故临床常采用 20% 溶液 5 mL 与 5%NaHCO$_3$ 溶液混合雾化吸入,对黏痰阻塞引起的呼吸困难疗效较好。因其有特殊臭味及刺激性,可引起恶心、呕吐、口臭、呛咳、支气管痉挛等,哮喘患者尤易发生,加入少量异丙肾上腺素可预防之。本药为强还原剂,应避免与氧化剂合用,以防降低疗效。哮喘患者慎用。

(二) 溴己新

溴己新(bromhexine,必嗽平)为鸭嘴花碱(vasicine)的人工合成类似物,可直接作用于支气管腺,促进黏液分泌,使细胞的溶酶体释放而致黏痰中黏多糖分解,易于咳出。适用于慢性支气管炎、哮喘和支气管扩张患者的祛痰。偶有恶心、胃部不适及转氨酶升高等不良反应。消化性溃病及肝功能不良者慎用。

本章电子课件

◆ **本章小结**

　　平喘药分为支气管扩张剂、抗炎性平喘药和抗过敏平喘药三类,镇咳药包括中枢性镇咳药和外周性镇咳药,祛痰药又有黏液分泌促进药和黏痰溶解药两类。具体要求如下:① 掌握:各类代表性药物,如选择性 β_2 受体激动药、氨茶碱、糖皮质激素、孟鲁司特、右美沙芬和乙酰半胱氨酸的作用、应用及不良反应。② 熟悉:色甘酸钠、可待因和氯化铵的作用与用途。③ 了解:肺通气的生理基础。

? 思考题

　　1. 试述平喘药的分类及代表药物。

　　2. 试述氨茶碱的药理作用及临床应用。

　　3. 为什么说吸入型糖皮质激素是目前最常用的抗炎性平喘药?

　　4. 试述孟鲁司特的作用机制及临床应用。

　　5. 试述镇咳药的分类及其代表药物。

　　6. 黏液分泌促进药与黏痰溶解药的作用机制有何不同?

[徐华丽,睢大筼(吉林大学)]

第二十九章　组胺受体阻断药

组胺(histamine)也称组织胺,是广泛存在于人体组织中的一种自体活性物质(autacoid),不仅参与多种生理功能的调节,而且具有重要的病理作用,比如参与致敏、致炎、致痛过程。组胺通过与各种靶细胞中的特异受体结合而发挥其生物学效应。凡与组胺竞争同一受体,阻断组胺作用的药物称为组胺受体阻断药(histamine receptor blocker),临床上常用 H_1 和 H_2 受体阻断药。

第一节　组胺的生物合成与效应

一、合成与代谢

组胺由组氨酸经脱羧酶脱羧而成,其化学结构为 2-(4-咪唑)乙胺。生物合成主要包括以下两步(见图 29-1)。① 组氨酸摄取;② 经组氨酸脱羧酶(histidine decarboxylase,HDC)脱羧生成组胺。细胞内新合成的组胺立即与肝素和蛋白质结合,以无活性的复合物形式储存于肥大细胞(mast cell)、嗜碱性粒细胞(basophils)和肠嗜铬细胞(enterochromaffin cell)的颗粒中。其中以肺、肝脏、皮肤、支气管黏膜、胃黏膜和胃壁细胞含量较高。

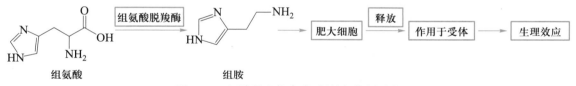

图 29-1　组胺的生物合成、释放与作用过程

很多因素可影响到组胺的释放。当机体发生变态反应或受到各种理化刺激(如组织损伤、炎症等)时,引起肥大细胞脱颗粒,释放到细胞外的组胺立即与邻近靶细胞膜上的组胺受体结合,产生相应的生物学效应(见表 29-1)。然后组胺通过氧化和甲基化而代谢失活,也有部分以原形从尿液中排出。

表 29-1　组胺受体分布及其生物学效应

受体	分布	效应	阻断药	激动药
H_1	支气管,胃肠,子宫平滑肌	收缩	苯海拉明	2-甲基组胺
	皮肤血管,毛细血管	血管扩张,通透性增加,水肿	氯苯那敏	
	心房,房室结	收缩加强,传导变慢	异丙嗪	
	中枢	觉醒增加		

续表

受体	分布	效应	阻断药	激动药
H_2	胃壁细胞 血管 心室,窦房结	胃酸分泌 扩张 收缩加强,心率变快	西咪替丁 雷尼替丁 法莫替丁	4-甲基组胺 英普咪定
H_3	神经末梢突触前膜 心血管系统 胃肠道系统	负反馈调节组胺以及其他神经递质的合成与释放,参与中枢神经系统和外周器官的诸多功能活动	哌托生特	$R-\alpha-$甲基组胺
H_4	免疫细胞 造血干细胞	参与免疫调节及变态反应	—	—

二、受体类型与分布

目前已知的组胺受体有 4 个亚型。存在于平滑肌,能被传统抗组胺药拮抗的组胺受体为 H_1 受体;不能被传统抗组胺药拮抗,存在于子宫和胃酸分泌细胞上的组胺受体称为 H_2 受体;存在于脑内组胺能神经末梢的组胺受体称为 H_3 受体;主要表达于炎症反应相关的组织和造血细胞中的组胺受体称为 H_4 受体。

H_1 和 H_2 受体在外周的分布较为明确。人体有些组织主要含有 H_1 受体,而另一些组织主要含有 H_2 受体,还有的组织则兼有两类受体。H_1 受体多分布于毛细血管、支气管、肠道平滑肌上,当 H_1 受体激活时,可引起荨麻疹、血管性水肿等过敏反应及其所伴随的瘙痒、喉痉挛和支气管收缩,这些效应可被传统的抗组胺药(H_1 受体阻断药)所拮抗;H_2 受体主要分布于心脏、血管、胃壁细胞(胃液分泌细胞)上,当 H_2 受体活化时,可引起胃酸分泌、血管扩张等,这些作用能被 H_2 受体阻断药(西咪替丁等)所拮抗(见表 29-1)。

H_3 受体是一种新型组胺受体,广泛分布于中枢和外周神经末梢。它是一种突触前膜受体,在突触后膜也有分布。既能调节组胺自身的合成与释放,又能调节其他神经递质(ACh、DA、NE、5-HT)的合成与释放,进而调节中枢和外周器官的活动。现已知中枢 H_3 受体与阿尔茨海默病(Alzheimer's disease, AD)、注意缺陷障碍伴多动(attention deficit hyperactivity disorder, ADHD)、帕金森病(Parkinson's disease, PD)、癫痫(epilepsy)等神经行为失调有关,并在维持觉醒及饮水进食行为等方面发挥重要作用。哌托生特(pitolisant)是一种组胺 H_3 受体阻断药和反向激动药,已于 2016 年获欧盟批准上市,用于治疗成人发作性睡病,能够降低患者白日过度睡眠及猝倒发生率。

H_4 受体特异性地表达在肥大细胞、嗜酸性粒细胞、树突状细胞、T 细胞等免疫细胞膜表面,发挥免疫调节作用及参与变态反应,近年来有研究发现 H_4 受体在变应性鼻炎和特应性皮炎中发挥重要作用。

组胺的 H_1、H_2、H_3 和 H_4 受体都属 G 蛋白耦联受体(G protein-coupled receptor, GPCR)超家族成员,H_1、H_2 受体分别与 $G_{q/11}$、G_s 蛋白耦联,而 H_3 和 H_4 受体均与 $G_{i/o}$ 蛋白耦联。组胺激动 H_1 受体,通过 G 蛋白激活磷脂酶 C(phospholipase C, PLC),使膜磷脂分解成三磷酸肌醇(inositol triphosphate, IP_3)和二酰甘油(diacylglycerol, DAG)。IP_3 引起内质网钙离子快速释放,DAG 和

Ca^{2+}激活蛋白激酶C(protein kinase C,PKC),引起胃肠及支气管平滑肌收缩。而Ca^{2+}又激活靶细胞内的磷脂酶A_2(phospholipase A_2,PLA_2),PLA_2促进前列环素(prostacyclin,PGI_2)和血管内皮舒张因子(endothelium derived relaxing factor,EDRF;即一氧化氮,nitric oxide,NO)释放,引起小血管扩张、毛细血管通透性增加。

三、生物学效应

组胺广泛存在于全身的组织细胞中,参与中枢与外周的多重生理功能。由于抗原抗体反应或接触某些物质和物理刺激时,组胺从细胞(肥大细胞、嗜碱性粒细胞和肠嗜铬细胞)中释放出来,与各种靶细胞中的特异受体结合,产生许多病理反应,包括速发型变态反应、炎症反应、胃酸分泌增加以及影响中枢神经系统等。其生理和病理作用可归纳为以下几个方面:

(1)毛细血管通透性增加:使毛细血管扩张,通透性增加,导致液体从血管内渗出。全身性的毛细血管扩张可使血管容量骤增,大量液体自血管内渗出又可使血液容量骤减,结果造成血压下降、心率加快等心血管反应,严重者出现休克;皮肤发生不同层次的渗出和水肿,引起湿疹、荨麻疹、血管性水肿等病变;呼吸道黏膜水肿可导致呼吸阻力增加。

(2)平滑肌收缩:使支气管平滑肌收缩,导致呼吸阻力增加,引发哮喘;胃肠道平滑肌痉挛致腹痛、腹泻;子宫平滑肌兴奋造成痛经、流产等。

(3)腺体分泌增多:使外分泌腺功能增强,出现流涕、流泪,唾液及胃液增多等症状。组胺H_1受体激活表现为典型的Ⅰ型变态反应性疾病,出现鼻腔发痒、鼻黏膜水肿、打喷嚏、流水样涕、气喘、眼痒以及多泪等症状。

(4)免疫调节作用:组胺能作用于免疫活性细胞(特别是T细胞)的H_2受体,产生组胺诱生的抑制因子(histamine induced suppresser factor,HSF),对细胞免疫和体液免疫产生抑制作用,也能作用于肥大细胞、嗜酸性粒细胞、嗜碱性粒细胞等细胞膜上的H_4受体,参与多种免疫性疾病的免疫炎症反应。

(5)神经系统调节作用:组胺可作为神经系统的递质或调质,其受体在脑内的分布也十分广泛,因而一般认为组胺能神经对整体脑功能活动有调节作用,可能参与睡眠、激素分泌、体温变化、食欲与记忆形成等功能,而组胺能系统功能异常则与多种中枢神经系统疾病的发生密切相关。

第二节　H_1受体阻断药

H_1受体阻断药主要分为第一代及第二代两类。① 第一代H_1受体阻断药多属乙基胺类,乙基胺与组胺侧链相似,可与组胺竞争与H_1受体结合而拮抗组胺的作用,但不能阻断过敏介质释放。这一类多为亲脂性,易透过血脑屏障,产生中枢抑制作用,代表药物有苯海拉明(diphenhydramine,苯那君)、异丙嗪(promethazine,非那根)、曲吡那敏(pyribenzamin,扑敏宁)、氯苯那敏(chlorpheniramine,扑尔敏)、赛庚啶(cyproheptadine)、羟嗪(hydroxyzine)、去氯羟嗪(decloxizine)、曲普利啶(triprolidine)及美喹他嗪(mequitazine)等。② 第二代H_1受体阻断药属非乙基胺类,除阻断H_1受体外,还能阻断过敏介质释放。这一类不容易通过血脑屏障,中枢抑制发生率低,代表药物有氯雷他定(loratadine)、西替利嗪(cetirizine,仙特敏)、阿司咪唑(astemizole,息斯敏)、阿伐斯汀(acrivastine,新敏乐)、左卡巴斯汀(levocabastin,立复汀)、咪唑斯汀(mizolastine)及酮替芬(ketotifen)等。③ 西替利嗪的左旋 R– 对映异构体左西替利嗪(levocetirizine),氯雷他定的活性代谢物地氯雷他定(desloratadine),国内已批准临床使用,具有较好的抗组胺和抗炎作用,中枢抑制作用较小,也被称为第三代 H_1 受体阻断药。常用 H_1 受体阻断药的作用比较见表 29–2。

表 29–2　常用 H_1 受体阻断药的比较

药物	作用持续时间 /h	镇静催眠	防晕止吐	主要应用	单次剂量 /mg
乙醇胺类					
苯海拉明	4~6	+++	++	皮肤黏膜过敏,晕动病	25~50
茶苯海明	4~6	+++	+++	晕动病	25~50
吩噻嗪类					
异丙嗪	6~12	+++	++	皮肤黏膜过敏,晕动病	12.5~50
乙二胺类					
曲吡那敏	4~6	++		皮肤黏膜过敏	25~50
烷基胺类					
氯苯那敏	4~6	+		皮肤过敏	4
哌嗪类					
西替利嗪	7~10	+		皮肤过敏	10
哌啶类					
阿司咪唑	10	—	—	皮肤过敏	10
其他					
阿伐斯汀	1.5	—	—	皮肤过敏	8~10
左卡巴斯汀	12	—	—	皮肤过敏	50 μg 喷雾剂
咪唑斯汀	>24	—	—	皮肤过敏	10

【药动学】　H_1 受体阻断药口服或注射均易吸收,大部分在肝脏代谢,代谢物从肾脏排出。口服后 15~30 min 生效,1~2 h 达高峰,维持 4~6 h。第二代 H_1 受体阻断药具有用量小、起效快、作用时间长等特点,$t_{1/2}$ 可由几个小时到十几天不等,儿童的 $t_{1/2}$ 较成人短,老年人的 $t_{1/2}$ 较成人长。如咪唑斯汀的作用可长达 24 h 以上,阿司咪唑代谢成有活性的去甲阿司咪唑,使作用维持时间延长,$t_{1/2}$ 长达 10 天。本类药物具有肝药酶诱导作用,可加速自身代谢,其代谢物及原形均由肾脏排出。

【药理作用】　能与组胺竞争细胞膜上的 H_1 受体,使组胺不能发挥作用而产生药理效应。

1. H$_1$ 受体阻断作用 阻断 H$_1$ 受体,可完全对抗组胺引起的胃肠道、支气管和子宫平滑肌的痉挛性收缩,对组胺引起的血管扩张,毛细血管通透性增加,局限性水肿也有一定拮抗作用。对 H$_2$ 受体兴奋所致胃酸分泌无影响。

酮替芬为新型 H$_1$ 受体阻断药:① 强大的 H$_1$ 受体拮抗作用,强度约为氯苯那敏 10 倍;② 口服强效过敏介质阻释剂,可以抑制抗原、血清或钙离子介导剂诱发的人肺和支气管组织肥大细胞释放组胺和过敏性慢反应物质(slow reacting substance of anaphylaxis, SRS–A);SRS–A 是白三烯(leukotrienes, LTs)的混合物,主要由白细胞、肥大细胞等合成和释放,在体内是一种重要的炎症介质,参与炎症反应和免疫反应,可引起支气管收缩(该作用比组胺强得多)和微血管通透性增加;③ 还能拮抗 5–羟色胺(5-hydroxytryptamine, 5-HT)和 SRS–A 的作用。因此能抑制哮喘患者的非特异性气道高反应性,拮抗过敏原、组胺、二氧化硫、乙酰胆碱等引起的支气管痉挛。

2. 中枢抑制作用 多数第一代 H$_1$ 受体阻断药易通过血脑屏障,阻断中枢 H$_1$ 受体,拮抗组胺的觉醒反应,产生镇静催眠作用,其作用强度因患者对药物的敏感性和药物品种而异,以异丙嗪、苯海拉明作用最强,曲吡那敏次之,氯苯那敏较弱。第二代 H$_1$ 受体阻断药则难以通过血脑屏障,故中枢作用较弱或几乎无中枢镇静及抗胆碱作用。如阿司咪唑中枢抑制作用很轻微,服药后很少困倦感;但酮替芬的中枢抑制作用较强,可引起明显的嗜睡现象。

3. 抗胆碱作用 中枢抗胆碱作用表现为镇静、镇吐。镇吐作用与抑制延脑催吐化学感受区(chemoreceptor trigger zone, CTZ)有关,抗晕动病作用可能与其减少前庭兴奋和抑制迷路冲动有关。外周性抗胆碱作用可引起阿托品样副作用。

4. 抗炎作用 氯雷他定可减少肥大细胞释放组胺、白三烯等炎症因子,抑制炎症因子(如 IL–5、黏附分子等)表达;西替利嗪、左西替利嗪可以抑制嗜酸性粒细胞的游走、活化;咪唑斯汀兼有抗白三烯作用;卢帕他定(rupatadine)兼有抗血小板活化因子作用。

【临床应用】

1. 皮肤黏膜变态反应性疾病 主要适应证是防治因组胺释放所致的速发型变态反应,特别是以血管渗出和组织水肿为主要病理改变的变态反应性疾病,如荨麻疹、变应性鼻炎,能减轻鼻痒、喷嚏、流涕、流泪等症状,可作为首选药物,现多用第二代 H$_1$ 受体阻断药,如氯雷他定、西替利嗪、咪唑斯汀等。对昆虫咬伤、药物性和接触性皮炎及湿疹等疾病所致的瘙痒、水肿也有较强的抑制作用。

2. 支气管哮喘 一般的抗组胺药因不能抑制白三烯的作用,故治疗哮喘效果不佳。而酮替芬对外源性、内源性和混合性哮喘均可预防发作,总有效率 65%~70%,用药后发作次数减少,症状明显减轻。对儿童哮喘的疗效优于成人哮喘。该药曾作为儿童哮喘的长期控制药物而广泛使用,但因一系列明显的副作用限制了其临床应用。

3. 镇静催眠 中枢抑制作用较强的异丙嗪和苯海拉明可用于治疗失眠。异丙嗪也常作为基础或麻醉前用药。也可作为某些神经精神疾病的辅助治疗药物,如 PD、舞蹈病及躁狂、忧郁、焦虑、精神分裂症等。有报道称,苯海拉明可以减轻 PD 患者的震颤症状,并改善睡眠。

4. 防晕止吐 抑制前庭反应,用于晕动病、放射病、妊娠及药物所致的恶心、呕吐,常用苯海拉明、异丙嗪等。

【不良反应】

（1）第一代药物常见头晕、嗜睡、乏力、反应迟钝等中枢抑制现象和阿托品样副作用，以异丙嗪和苯海拉明最为明显，驾驶员和高空作业者工作时间不宜使用。

（2）第二代药物多数无中枢抑制作用（酮替芬除外），不良反应以心脏毒性和体重增加为主，且有一定的配伍禁忌。阿司咪唑高剂量可导致心律失常，还可刺激食欲引起体重增加。该药主要由 CYP3A4 酶代谢，与强效 CYP3A4 酶抑制剂或者由 CYP3A4 代谢的药物竞争代谢酶，导致毒性增加，甚至引起致命性心律失常——尖端扭转型心律失常。另外，还可引起口干、恶心、呕吐、腹泻和便秘等。

（3）偶见粒细胞减少和溶血性贫血。局部外敷可致接触性皮炎。有些抗组胺药如塞克利嗪、敏克嗪、羟嗪等可能致畸，孕妇忌用。

第三节 H_2 受体阻断药

H_2 受体阻断药能特异性阻断胃壁细胞 H_2 受体，拮抗组胺或组胺受体激动剂所致的胃酸分泌。对五肽胃泌素、胆碱受体激动剂及迷走神经兴奋所致胃酸分泌也有抑制作用。该类药物的化学结构特点是以甲硫乙胍的侧链取代 H_1 受体阻断药的乙基胺链。常用的药物有西咪替丁（cimetidine）、雷尼替丁（ranitidine）、法莫替丁（famotidine）、尼扎替丁（nizatidine）、罗沙替丁（roxatidine），主要用于胃和十二指肠溃疡的治疗。（详见第二十七章第二节   抗消化性溃疡药）。

另外，与 H_1 受体阻断药合用，能完全拮抗组胺引起的血管扩张作用。值得指出的是，随着人们对组胺在免疫方面的新认识，H_2 受体阻断药的免疫调节作用越来越受到人们的重视。西咪替丁等由于阻断 T 细胞的 H_2 受体，减少 HSF 的产生，从而逆转组胺的免疫抑制作用。

本章电子课件

◆ 本章小结

本章主要讲述 H_1 受体阻断药的药理作用、临床应用及不良反应，并扼要介绍了 H_2 受体阻断药的主要药理作用和临床应用，以及组胺受体分型与其生理和病理作用的研究进展。具体要求如下：① 掌握：H_1 受体阻断药的药理作用、临床应用及不良反应。② 熟悉：组胺受体的分布及其生理效应。③ 了解：H_2 受体阻断药的作用与用途，以及 H_3 受体阻断药、H_4 受体阻断药的应用前景。

？ 思考题

1. 试述第一代和第二代 H_1 受体阻断药的不同点。

2. 试述 H_1 受体阻断药的药理作用、临床应用及主要不良反应。

3. 酮替芬为什么能用于防治支气管哮喘?

4. 目前临床应用的第三代 H_1 受体阻断药有哪些? 优点是什么?

5. 简述组胺受体的类型及其主要生物学效应。

6. 试述 H_2 受体阻断药的药理作用与用途。

[郭秀丽(山东大学)]

第三十章　作用于子宫平滑肌的药物

第一节　子宫的结构与功能

(一) 子宫的位置与形状

子宫(uterus)为女性内生殖器官,位于骨盆腔中央,呈倒置的梨形。成年的子宫长7~8 cm,宽4~5 cm,厚2~3 cm。子宫上部较宽,称子宫体,其上端隆起突出的部分,叫子宫底,子宫底两侧为子宫角,与输卵管相通。子宫的下部较窄,呈圆柱状,称子宫颈(见图30-1)。正常的子宫有较大的活动性,但一般呈前倾前屈位。子宫位置的异常往往会降低女性的受孕率,甚至导致女性不孕。

子宫颈位于子宫下部,近似圆锥体,长2.5~3 cm,上端与子宫体相连,下端深入阴道。子宫颈的中央为前后略扁的长梭形管腔,其上端通过宫颈内口与子宫腔相连,下端通过宫颈外口开口于阴道,内外口之间即宫颈管。宫颈外口未生育女性呈圆形,经阴道分娩生育过的妇女呈横裂形。子宫颈的大小与子宫体比例随年龄及内分泌状态而变化。

(二) 子宫的组织结构

子宫壁很厚,由三层组织构成:内层为黏膜层,中间层为肌层,外层为浆膜层。

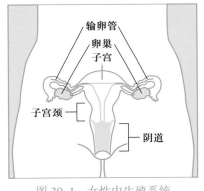

图 30-1　女性内生殖系统
(正面相对位置图)

1. 子宫内膜　子宫为一空腔器官,呈上宽下窄的三角形,宫腔容量约5 mL。腔内覆盖有黏膜,称子宫内膜,从青春期到更年期,子宫内膜受卵巢激素的影响,有周期性的变化并产生月经。性交时,子宫为精子到达输卵管的通道。受孕后,子宫为胚胎发育、成长的场所。

2. 子宫肌层　为子宫壁最厚的一层,肌层由平滑肌束及弹性纤维所组成。肌束排列交错,大致可分为三层:外层多纵行,内层环行,中层交织。分娩时,子宫平滑肌收缩,使胎儿及其附属物娩出。肌层中含血管,子宫收缩时,血管被压缩,故能有效地制止产后子宫出血。

3. 子宫外膜　即浆膜层,是包围子宫的腹膜。子宫大部分被浆膜所包裹。

(三) 子宫的生理功能及调节

子宫是女性重要的生殖器官,它是产生月经和孕育胎儿的重要场所,这些生理功能主要取决于子宫内膜正常的周期性变化。而这种变化,则受到卵巢分泌的雌激素和孕激素的调控。

1. 性激素对子宫平滑肌的影响　雌激素能提高子宫平滑肌对缩宫素的敏感性,而孕激素却能降低敏感性。妊娠初期,雌激素含量低,孕激素含量高,子宫平滑肌对缩宫素的敏感性低,有利于胎儿正常发育。妊娠后期,雌激素水平逐渐升高,临产时达高峰,子宫对缩宫素敏感性最强,小剂量的缩宫素即引起子宫强烈收缩,分娩后又逐渐下降。

2. 缩宫素对分娩的影响　成熟的胎儿及其附属物从母体子宫产出体外的过程,称为分娩(parturition)。子宫的节律性收缩是将胎儿及其附属物从子宫内逼出的主要力量,缩宫素则是调节子宫平滑肌收缩的主要因素。目前认为子宫内膜和蜕膜有缩宫素受体存在,并随妊娠过程不断增加,至临产时达高峰。缩宫素激动缩宫素受体,引起子宫平滑肌收缩,宫颈松弛,促进胎儿娩出。当缩宫素分泌或其受体数目减少时,分娩过程延长。

第二节　子宫平滑肌兴奋药

子宫平滑肌兴奋药即催产药(oxytocic),是一类选择性地兴奋子宫平滑肌,使子宫产生节律性收缩或强直性收缩的药物,其作用强弱与药物剂量或子宫功能状态有关。小剂量引起的子宫节律性收缩,可用于催生和引产;大剂量引起的强直性收缩,可用于产后止血或促进子宫复原,但禁用于催生和引产。

(一) 缩宫素

缩宫素(oxytocin)又名催产素(pitocin),是垂体后叶分泌的神经肽类激素,在下丘脑的视上核与室旁核的神经元内合成大分子前体,然后与垂体后叶激素运载蛋白(neurophysin)形成复合物,贮存于分泌颗粒中,沿神经轴突(下丘脑 – 垂体束)转运至垂体,在转运过程中,前体转变为九肽的缩宫素贮存于轴突末梢中,当神经冲动到达时即被释放。目前临床应用的缩宫素是人工合成品或牛、猪垂体后叶的提取物。

【药动学】　口服后易被消化道胰蛋白酶破坏失效,故多采用肌内注射、静脉注射或滴鼻给药。肌内注射吸收良好,3~5 min 起效,维持 20~30 min,$t_{1/2}$ 为 5~12 min。静脉注射立即起效,维持时间短,故需要静脉滴注维持药效。大部分经肝脏、肾脏代谢,代谢物及少量原形以结合型由尿液排出。

【药理作用】

1. 兴奋子宫平滑肌　缩宫素与缩宫素受体结合后,直接兴奋子宫平滑肌,使收缩力加强,收缩频率变快。作用强度取决于子宫生理状态、激素水平和用药剂量。小剂量能加强妊娠末期子宫体的节律性收缩,使振幅增大,张力增加,子宫颈平滑肌松弛,促使胎儿顺利娩出,其收缩的性质与正常分娩相似;剂量加大,作用加强,甚至产生持续性强直性收缩,有引起胎儿窒息的危险,应予以注意。

2. 泌乳作用　缩宫素能促使乳房腺泡周围的肌上皮细胞(属平滑肌)收缩,促进排乳。

3. 抗利尿作用　一般剂量对肾脏无影响,但大剂量有抗利尿作用。

4. 心血管系统　大剂量还能短暂地松弛血管平滑肌,扩张血管,引起血压下降。反射性地引起心率加快,心输出量增加。

【临床应用】

1. 催生和引产　小剂量用于胎位正常、无产道障碍、宫缩无力产妇的催生,促进分娩。对于死胎、过期妊娠或患有心脏病、肺结核等病的孕妇,需提前终止妊娠者,可用其引产。用药过程中应根据宫缩、血压和胎儿情况调整剂量,确保用药安全有效。

2. 产后止血　产后出血时立即皮下或肌内注射大剂量缩宫素,可迅速引起子宫强直性收缩,压迫子宫肌层内血管而止血,但作用时间短,应加用麦角制剂,使子宫维持收缩状态。

【不良反应】　剂量过大易致子宫强直性收缩,有导致胎儿窒息或子宫破裂的危险,应严格掌握剂量。对产道异常、胎位不正、头盆不称、前置胎盘,三次妊娠以上的经产妇或有剖宫产史者禁用。非人工合成的缩宫素有升高血压作用和过敏反应,故高血压、冠心病、有过敏史者禁用提取的缩宫素。

(二)垂体后叶素

垂体后叶素(pituitrin)是从牛、猪的垂体后叶中提取的粗制品,内含缩宫素和抗利尿激素(antidiuretic hormone;又名升压素,vasopressin)。两者均可人工合成,化学结构为含二硫键的九肽,其作用相似,仅有强弱不同。因本药对子宫平滑肌作用选择性低,不良反应多,作为子宫平滑肌兴奋药现已少用。

垂体后叶素所含的抗利尿激素具有以下作用:① 能与肾脏集合管的受体相结合,增加集合管对水分的重吸收,使尿量明显减少,用于治疗尿崩症;② 收缩血管,升高血压。利用其血管收缩作用(特别是毛细血管和小动脉),治疗子宫出血、肺出血及食管及胃底静脉曲张破裂出血等。收缩冠状血管,冠心病者禁用。

主要不良反应有心悸、胸闷、恶心、腹痛及过敏反应等。

(三)麦角生物碱

麦角(ergot)是寄生在黑麦中的一种麦角菌的干燥菌核,因在麦穗上突出如角而得名,现已用人工培养方法生产。麦角中含有多种生物碱,均为麦角酸的衍生物,按化学结构可分为两类:① 氨基麦角碱类:以麦角新碱(ergometrine)和甲麦角新碱(methylergometrine)为代表,易溶于水,对子宫的兴奋作用强而快,维持时间短;② 氨基酸麦角碱类:以麦角胺(ergotamine)和麦角毒(ergotoxine)为代表,难溶于水,对血管作用显著,起效缓慢,维持时间较久。

【药动学】　麦角新碱口服、皮下注射或肌内注射均吸收快而完全,代谢和排泄较快,维持时间短暂。麦角胺与麦角毒口服吸收慢而不规则,麦角胺口服量要比肌内注射量大 8~10 倍,肌内注射 20 min 左右出现作用,维持数小时。

【药理作用】

1. 兴奋子宫　麦角碱类选择性兴奋子宫平滑肌,其中以麦角新碱作用强而迅速。妊娠较未孕子宫对麦角碱类更敏感,临产时最敏感,作用较缩宫素强而持久。剂量稍大可引起子宫强直性收缩,对子宫体和子宫颈的作用无显著差异,因此不适用于催生和引产(见表30-1)。

表 30-1　缩宫素与麦角碱类的作用比较

作用性质	缩宫素	麦角碱类
强度	强,与剂量有关	强
维持时间	短	久
子宫体	节律性收缩	强直性收缩
子宫颈	松弛	同等收缩

2. 收缩血管　麦角胺与麦角毒能收缩末梢血管,大剂量能损伤血管内皮细胞,长期使用可导致肢端干性坏疽。使脑血管收缩,减少脑动脉搏动幅度,从而减轻偏头痛。

3. 阻断 α 受体　氨基酸麦角碱类(麦角毒)能阻断 α 肾上腺素受体,翻转肾上腺素的升压作用。麦角新碱无此作用。

【临床应用】

1. 子宫出血　由于麦角新碱使子宫平滑肌产生长时间强直性收缩,能机械性压迫子宫肌纤维间的血管而止血,主要用于产后、刮宫后或其他原因引起的子宫出血。

2. 子宫复原　产后子宫复原缓慢者,容易出血或感染,麦角制剂通过收缩子宫而促进子宫复原。

3. 偏头痛　某些偏头痛患者可因脑动脉扩张而搏动幅度加大,麦角胺与咖啡因合用能通过收缩脑血管,减少搏动幅度,治疗偏头痛。

4. 中枢抑制　麦角毒的氢化物具有中枢抑制和血管舒张作用,与异丙嗪、哌替啶合用,组成冬眠合剂。

【不良反应】　注射麦角新碱可引起恶心、呕吐、血压升高,伴有妊娠毒血症的产妇应慎用。偶可见过敏反应,严重者出现呼吸困难;长期使用可损害血管内皮细胞,特别对患有肝脏或周围血管疾病者更为敏感,孕妇、血管硬化及冠心病患者忌用。

(四) 前列腺素类

前列腺素类(prostaglandins,PGs)是一类广泛存在于体内的不饱和脂肪酸,对心血管、呼吸、消化以及生殖系统等有广泛的生理和药理作用。作为子宫兴奋药应用的 PGs 有地诺前列酮(dinoprostone,前列腺素 E_2)、地诺前列素(dinoprost,前列腺素 $F_{2\alpha}$)、卡前列甲酯(carboprost methylate)、卡前列素氨丁三醇(carboprost tromethamine)和米索前列醇(misoprostol)等。

【药理作用】　PGs 能兴奋子宫平滑肌,引起子宫收缩,对妊娠各期子宫都有兴奋作用,分娩前的子宫尤为敏感,妊娠初期和中期效果优于缩宫素。在增强子宫平滑肌节律性收缩的同时,尚能使子宫颈松弛。卡前列素作用强,为 $PGF_{2\alpha}$ 的 10 倍,维持时间长。

【临床应用】　可用于抗早期或中期妊娠和足月引产。宫缩无力导致产后顽固性出血时可用卡前列素。给药方便,除静脉滴注外,阴道内、宫腔内或羊膜腔内给药也能奏效。停药后可很快恢复月经及生育功能。

【不良反应】　有恶心、呕吐、腹痛、腹泻等消化道兴奋症状。支气管哮喘和青光眼患者禁用。用于引产时的禁忌证和注意事项与缩宫素相同。

第三节 子宫平滑肌松弛药

子宫平滑肌松弛药(uterorelaxant)又称缩宫素拮抗药(oxytocin antagonist)或抗分娩药(tocolytic drug),可抑制子宫平滑肌收缩,减弱子宫收缩力,主要用于痛经和防治早产,具有保胎作用。本类药物主要有选择性 β_2 受体激动药、钙拮抗药、缩宫素受体阻断药、前列腺素抑制药、硫酸镁等。

(一) 选择性 β_2 受体激动药

代表药物为利托君(ritodrine),化学结构与异丙肾上腺素相似,可与人子宫平滑肌细胞膜上的 β_2 肾上腺素受体结合,激活腺苷酸环化酶(adenylate cyclase,AC),使 cAMP 增加,抑制肌球蛋白轻链激酶活化而抑制子宫平滑肌收缩。利托君对妊娠和非妊娠子宫均有抑制作用,还能使血管平滑肌松弛,增加子宫胎盘血流量,改善宫内供氧环境,用于防治早产。在母体方面的不良反应有恶心、头痛、鼻塞、低血钾、心动过速、高血糖等,对胎儿及新生儿的不良反应有心动过速、低血糖、低血钾、低血压等。心脏病、糖尿病控制不满意患者禁用。

(二) 钙拮抗药

用于抑制子宫收缩的钙拮抗药以二氢吡啶类硝苯地平(nifedipine)为代表,通过阻断平滑肌细胞膜上的钙通道,降低平滑肌细胞内的钙离子浓度,松弛子宫平滑肌。可明显拮抗缩宫素所致的子宫兴奋作用,用于防治早产。对孕妇及胎儿的不良反应较少。

(三) 缩宫素受体阻断药

以阿托西班(atosiban)为代表。该药是催产素类似物,化学名为 1-巯基丙酸-右旋酪氨酸(2-乙基)-4-苏氨酸-8-鸟氨酸催产素。它直接结合子宫肌层和蜕膜层的缩宫素受体,竞争性拮抗缩宫素对子宫平滑肌的收缩作用;同时抑制磷脂酰肌醇(phosphatidyl inositol,PI)的水解,阻断三磷酸肌醇(inositol triphosphate,IP_3)的生成及 Ca^{2+} 的活动,从而间接抑制子宫对缩宫素的反应。作为预防及治疗早产的安全、有效药物,于 2001 年正式在欧洲应用于临床。与其他抗早产药相比,缩宫素受体阻断药对子宫具有更高的特异性,对母体及胎儿的不良反应均较少。

(四) 前列腺素抑制药

该类药物以非选择性环氧合酶抑制药吲哚美辛(indomethacin)为代表,通过抑制环氧合酶,减少花生四烯酸转化为前列腺素,产生抑制子宫收缩的作用,主要用于防治妊娠 32 周前的早产。

(五) 硫酸镁

硫酸镁(magnesium sulfate)通过拮抗 Ca^{2+} 的作用,使子宫平滑肌松弛,降低子宫对缩宫素的敏感性,从而抑制子宫收缩,还能降低早产儿的脑瘫风险,主要适用于产前子痫、妊娠 32 周前的早产和妊娠高血压综合征,但应用时间不超过 48 h。患有肌无力和肾功能衰竭的孕妇禁用。

本章电子课件	

本章小结

　　本章主要讲述缩宫素、麦角碱和前列腺素类兴奋子宫平滑肌的作用特点、临床用途、不良反应及禁忌证,并扼要介绍了几类子宫平滑肌松弛药的药理作用和临床应用,重点在于准确理解各类代表药物的药理作用及机制。具体要求如下:① 掌握:缩宫素及麦角新碱的药理作用、临床应用及不良反应。② 熟悉:前列腺素抑制药、选择性 β_2 受体激动药及缩宫素受体阻断药的药理作用与用途。③ 了解:性激素对缩宫素兴奋子宫平滑肌作用的影响,以及子宫平滑肌松弛药的作用机制与应用。

？思考题

　　1. 试述缩宫素的药理作用及临床应用。
　　2. 试述子宫生理状态、激素水平和用药剂量对缩宫素兴奋子宫平滑肌作用的影响。
　　3. 试述缩宫素的禁忌证。
　　4. 试述麦角生物碱的药理作用及临床应用。
　　5. 试述用于足月引产的前列腺素类药物名称和药理作用?
　　6. 试述阿托西班松弛子宫平滑肌的作用机制。

[郭秀丽(山东大学)]

第五篇

激素类药物药理

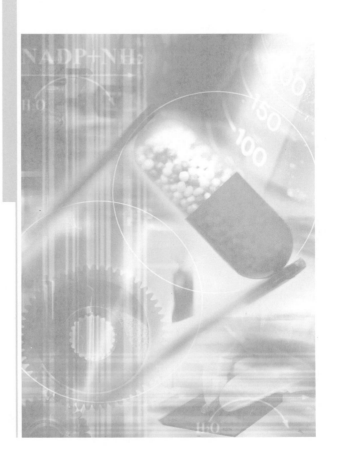

第三十一章 内分泌系统生理学

第一节 概　述

内分泌系统（endocrine system）是指由内分泌腺和分散于某些器官组织中的内分泌细胞组成的一个重要信息传递系统。人体主要的内分泌腺包括垂体、甲状腺、甲状旁腺、胰腺、胸腺、肾上腺、性腺和松果体等，腺体中的内分泌细胞比较集中；而散在于组织器官中的内分泌细胞则比较广泛，如在消化道黏膜、下丘脑、心脏、血管、肺、肾及胎盘等器官和组织中均存在各种不同的内分泌细胞。内分泌系统可感受内、外环境的刺激，通过分泌激素调节体内各器官系统功能活动（如新陈代谢、生长发育等）。

激素（hormone）是指由内分泌腺或内分泌细胞所合成和分泌的高效能生物活性物质，是细胞与细胞之间信息传递的化学媒介。随着内分泌学的研究进展，激素的经典概念也发生了很大变化。越来越多的非内分泌细胞所分泌的化学信使物质，例如神经细胞释放的肽类、组织细胞产生的前列腺素和生长因子及免疫活性细胞分泌的细胞因子等，也被发现能在细胞与细胞间传递特定的信息。

一、激素的化学分类

激素种类多，来源复杂，按其化学性质不同可分为以下四类。

1. 含氮激素
(1) 蛋白质激素：胰岛素、甲状旁腺激素、腺垂体激素等；
(2) 肽类激素：下丘脑调节肽、神经垂体激素、降钙素及胃肠激素等；
(3) 胺类激素：去甲肾上腺素、肾上腺素及甲状腺激素等。

2. 类固醇激素　糖皮质激素、盐皮质激素、性激素。其中糖皮质激素包括皮质酮、可的松和氢化可的松等；盐皮质激素包括醛固酮、脱氧皮质酮等；性激素包括雌激素、雄激素等。

3. 固醇类激素　维生素 D_3、25- 羟维生素 D_3 和 1,25- 二羟维生素 D_3。

4. 脂肪酸衍生物　前列腺素等。

二、激素作用的特征

尽管激素种类繁多，作用复杂，但其对靶细胞发挥作用的机制具有以下共同特征。

1. 激素的信息传递作用　在激素的信息传递中，激素仅仅起着"信使"的作用，即将生物信息传递给靶细胞，调节靶细胞固有的生理生化反应，而不赋予新功能，也不能提供能量。

2. 激素的高效能生物放大作用　在生理状态下，各种激素在血中浓度都很低，一般为 nmol/L

甚至 pmol/L 数量级。尽管激素含量甚微，但其与受体结合后，在细胞内发生一系列酶促级联反应，逐级放大，形成一个效能极高的生物放大系统。

3. **激素作用的相对特异性** 激素释放后进入血液被运送到全身各个部位，虽然它们与各处的组织、细胞有广泛地接触，但只选择地作用于与其亲和力高的特定目标——靶（target），被激素选择作用的目标称为靶器官、靶组织、靶细胞、靶腺，以及靶蛋白、靶基因等。这种现象称为激素作用的特异性，这种特异性取决于靶细胞中相应受体的分布。激素与受体相互识别并发生特异性结合，经过细胞内复杂的反应，产生特定的生理效应。

4. **激素间的相互作用** 当多种激素共同参与某一生理活动的调节时，各种激素间往往相互影响、彼此关联，共同维持其功能活动的相对稳定。激素间的相互作用有以下几种形式：① 协同作用（synergistic action）：多种激素联合作用对某一生理功能产生的总效应大于各激素单独作用所产生效应的总和。例如，生长激素、肾上腺素、糖皮质激素及胰高血糖素均能提高血糖，但当它们共同作用时，升血糖的效应远远超过了它们各自单独的作用。② 拮抗作用（antagonism）：不同激素对某一生理功能产生相反的作用。例如，胰岛素能降低血糖，与上述激素的升糖效应有拮抗作用。③ 允许作用（permissive action）：有的激素本身并不能直接对某些器官、组织或细胞产生生理效应，但是在它存在的条件下，可使另一种激素的作用明显增强，即对另一种激素的调节起支持作用。例如，糖皮质激素的存在使儿茶酚胺对心血管的作用明显加强。

三、激素信息的传递方式

激素信息的传递方式有以下几种（见图 31-1）。

1. **远距分泌（telecrine）** 大多数激素经血液运输至远距离的靶组织而发挥作用，这种方式称为远距分泌，如肾上腺髓质释放的肾上腺素和去甲肾上腺素经血液运输对心脏和血管的作用等。

2. **旁分泌（paracrine）** 某些激素可不经血液运输，仅由组织液扩散而作用于邻近细胞，这种方式称为旁分泌；如胃底和胃窦黏膜内 D 细胞释放的生长抑素对胃酸分泌的抑制作用主要是通过这一途径进行的。

3. **自分泌（autocrine）** 如果内分泌细胞所分泌的激素在局部扩散又返回作用于该内分泌细胞而发挥反馈作用，这种方式称为自分泌。如下丘脑生长激素释放激素对其自身释放的反馈调节作用途径。

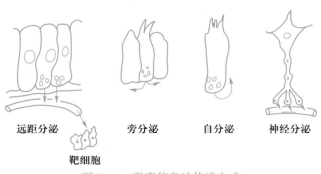

图 31-1 激素信息的传递方式

4. 其他　下丘脑有许多具有内分泌功能的神经细胞,这类细胞既能产生和传导神经冲动,又能合成和释放激素,故称神经内分泌细胞,它们产生的激素称为神经激素(neurohormone)。神经激素可沿神经细胞轴突借轴浆流动运送至末梢而释放,这种方式称为神经分泌(neurocrine)。

四、激素的作用机制

20世纪60年代,研究者提出了用于解释含氮激素和类固醇激素作用机制的"第二信使学说"和"基因表达学说"。近年来,随着分子生物学的发展,激素作用机制的理论得到了进一步的补充与完善。

(一) 激素的受体

激素受体是指靶细胞上能专一性结合某种激素,继而引起各种生物效应的功能蛋白质,即细胞接受激素信息的装置。根据激素受体在细胞中的定位可分为两类:细胞膜受体和细胞内受体。

激素作用机制实质上是受体介导的细胞信号转导过程。激素作为化学信使物质与靶细胞受体或细胞内受体结合后,引起信号转导过程并最终产生生物效应。这一调节过程至少包括三个环节:① 激素与受体的相互识别与结合;② 激素受体复合物的信号转导;③ 转导信号进一步引起的生物效应。

(二) 含氮激素作用机制——第二信使学说

这一学说认为,含氮激素分子较大,本身不能进入靶细胞,而是与细胞膜上特异性受体结合,激活了膜上的腺苷酸环化酶(AC),在 Mg^{2+} 参与下,可使 ATP 转变为 cAMP。cAMP 激活细胞的蛋白激酶系统,最后使蛋白质磷酸化,从而引起细胞特有的生理反应。cAMP 发挥作用后,即被磷酸二酯酶降解为 $5'-AMP$ 而失活。由此可见,激素只是将其所携带的信息传递到细胞的细胞外信使,称为第一信使,cAMP 则是作为第二信使,将这一信息传递到细胞内使之产生生理效应的细胞内信使。在细胞内的一系列连锁反应中,作用效应得到逐级放大(据估计,一分子的 cAMP 可使约 1 000 个分子的磷酸化酶激活),所以,激素具有高效能。

第二信使学说提出后,推动了激素作用原理在分子水平上的研究,使这一学说深入发展。主要有以下几方面。

(1) 受体的特异性是以其与相应激素在立体构型上相对应为基础的。但激素与受体的主体构型不是固定不变的,可以相互诱导而改变。激素的类似物也可因诱导而与受体结合(诱导契合)。这为受体激动剂与拮抗剂的作用提供了理论基础。

(2) 受体与腺苷酸环化酶是两个独立的蛋白质,二者之间的信息传递需要通过鸟苷酸调节蛋白(简称 G 蛋白)。目前认为 G 蛋白至少有两种,一种为兴奋性 G 蛋白,另一种为抑制性 G 蛋白。当受体被激素或其类似物结合后,如果激活兴奋性 G 蛋白,则可激活腺苷酸环化酶,使 cAMP 形成增加,引起兴奋效应;如果激活抑制性 G 蛋白则产生抑制效应。

(3) 虽然 cAMP 是大多数含氮激素的第二信使,但并不是唯一的第二信使。cGMP(环磷酸鸟苷)、Ca^{2+}、前列腺素以及三磷酸肌醇(IP_3)和二酰甘油(DAG)也可作为第二信使。

第二节　下丘脑的内分泌功能

一、下丘脑的神经内分泌细胞

在中枢神经系统内,某些神经细胞本身既能产生和传导神经冲动,又能合成和释放激素,即具有内分泌功能,这些神经细胞被称为神经内分泌细胞。它能把神经的信号转换为分泌激素的活动,所以该类细胞也被视为神经内分泌的换能器。

下丘脑与中枢神经系统其他脑区存在错综复杂的传入和传出联系。下丘脑的一些神经元具有内分泌功能,这些神经元可接受其他脑区传来的神经信息,并将其转变为调控垂体激素释放的化学信息,通过调控垂体激素的释放,进而影响全身的功能活动。这样就以下丘脑为枢纽,使神经调节与体液调节两种调节方式紧密地联系起来。

总之,神经内分泌系统由一些特殊的神经结构组成,它们具有内分泌功能,在中枢神经与内分泌系统之间起着调节作用,并与神经系统和其他内分泌结构共同调节机体的生理活动。

二、下丘脑 – 腺垂体系统

下丘脑 – 腺垂体系统位于下丘脑内侧基底部的促垂体区,主要包括正中隆起、弓状核、视交叉上核、腹内侧核、室周核等核团。这里的神经元一方面保持典型神经细胞作用,另一方面促垂体区的小细胞肽能神经元可产生多种促 / 抑垂体激素或因子,促进或抑制腺垂体激素的合成和分泌。这类神经细胞的纤维末梢与垂体门脉的初级毛细血管丛接触,构成神经 – 血管接触。促垂体区的神经元兴奋时,末梢释放促进或抑制垂体分泌的激素进入初级毛细血管丛,经垂体门脉至腺垂体以调节腺垂体激素的合成与分泌。因此,下丘脑与腺垂体联系密切,可将二者视为一个功能单位。下丘脑促垂体区的神经元一方面分泌下丘脑调节肽,经垂体门脉系统控制腺垂体的内分泌功能,同时又接受中枢神经系统其他部位传来神经冲动的控制(见图 31–2)。

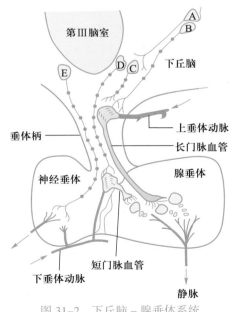

图 31–2　下丘脑 – 腺垂体系统

下丘脑促垂体区肽能神经元可分泌 9 种调节激素,大部分是肽类物质,主要作用是调节腺垂体活动,故称为下丘脑调节肽。包括促甲状腺素释放激素(thyrotropin releasing hormone,TRH)、促性腺激素释放激素(gonadotropin releasing hormone,GnRH 或 luteinizing hormone releasing hormone,LHRH)、生长抑素(growth hormone releasinhibiting hormone,GHRIH)、生长激素释放激素(growth hormone releasing hormone,GHRH)、促肾上腺皮质激素释放激素(corticotropin releasing hormone,CRH)、促黑素细胞激素释放因子(melanocyte stimulating hormone releasing factor, MRF)、促黑素细胞激素释放抑制因子(melanocyte stimulating hormone realease inhibiting factor, MIF)、催乳素释放因子(prolactin releasing factor, PRF)和催乳素释放抑制因子(prolactin release inhibiting factor, PRIF)。

下丘脑释放的激素与垂体靶细胞膜受体结合，通过 Ca^{2+}、IP_3 和 cAMP 等第二信使发挥作用。促释放激素促进靶细胞中激素的出胞过程，在基因转录水平促进激素的合成，并通过翻译后修饰增强其生物活性；而释放抑制激素则表现相反的作用(见表 31-1)。

表 31-1　下丘脑调节肽及其主要作用

调节性多肽	简写形式	化学结构	对腺垂体的作用
促甲状腺素释放激素	TRH	3 肽	促甲状腺激素↑,催乳素↑
促性腺激素释放激素	GnRH	10 肽	黄体生成↓,卵泡刺激素↑
生长抑素	GHRIH	14 肽	生长素↓,促甲状腺激素↓
生长激素释放激素	GHRH	44 肽	生长素↑
促肾上腺皮质激素释放激素	CRH	41 肽	促肾上腺皮质激素↑
促黑素细胞激素释放因子	MRF	未定	黑色细胞刺激素↑
促黑素细胞激素释放抑制因子	MIF	3 肽	黑色细胞刺激素↓
催乳素释放因子	PRF	未定	催乳素↑
催乳素释放抑制因子	PRIF	未定	催乳素↓

三、下丘脑 - 神经垂体系统

下丘脑的视上核和室旁核分别组成视上核 - 垂体束和室旁核 - 垂体束,终止于神经垂体,构成下丘脑 - 神经垂体系统,主要参与血管升压素和催产素的合成。

四、下丘脑激素分泌的调节

激素除传递信息外,还具有高效能生物放大作用。体内的激素水平较小的变化,就可能导致生理功能的巨大改变,引起生理功能的亢进或低下,故激素分泌水平的相对稳定对于体内环境和生理功能的稳态有极其重要的意义。

(一) 下丘脑 - 腺垂体 - 靶腺轴的调节

下丘脑 - 腺垂体 - 靶腺轴在肾上腺皮质激素、甲状腺激素及性腺激素分泌的调节中起重要的作用,构成了三级水平的功能调节轴心。一般来说,上位内分泌腺细胞分泌的激素对下位内分泌腺细胞的活动起促进作用;下位内分泌腺细胞作为上位内分泌腺细胞分泌激素的靶细胞对上位内分泌腺细胞的活动有反馈作用,且多数为负反馈,从而维持血液中各激素水平的相对稳定。

(二) 反馈调节

反馈调节在各激素分泌调节中普遍存在,且大多数为负反馈(negative feedback)调节。在上述下丘脑－腺垂体－靶腺轴调节中,通常将靶腺(即甲状腺、肾上腺皮质、性腺)分泌的激素对下丘脑和腺垂体的负反馈作用称为长反馈(long-loop feedback),而将腺垂体分泌的促激素对下丘脑的负反馈作用称为短反馈(short-loop feedback)。下丘脑的肽能神经元受其自身分泌的调节肽所产生的调节作用称为超短反馈(ultrashort-loop feedback)。在一些情况下,激素分泌的调节也可以正反馈的形式出现,例如,卵泡在发育成熟的进程中,它所分泌的雌激素在血液中达到一定水平后,可引起黄体生成素分泌出现高峰,最终促发排卵。

(三) 神经调节

有一些内分泌腺的活动直接或间接地受中枢神经系统活动的调节,当支配内分泌腺的神经兴奋时,激素的分泌也会发生相应变化。另外,激素的分泌还受机体生物节律的影响。

第三节 垂体的内分泌

垂体位于大脑底部,按其胚胎发育形态和功能的不同,可分为垂体前叶和垂体后叶两大部分。垂体前叶即腺垂体,由具内分泌功能的腺细胞和密集的毛细血管网组成;垂体后叶即神经垂体,实际是由下丘脑组织延伸而成。神经垂体分神经部和漏斗部两部分。

一、腺垂体激素

腺垂体至少分泌7种垂体激素:促甲状腺激素(thyrotropin,TSH)、促肾上腺皮质激素(adrenocorticotropic homone,ACTH)、卵泡刺激素(follicle stimulating hormone,FSH)、黄体生成素(luteinizing hormone,LH)、生长激素(growth hormone,GH)、催乳素(prolactin,PRL)和促黑(素细胞)激素(melanocyte stimulating hormone,MSH)。其中前4种均有各自的靶腺,分别形成下丘脑－垂体－甲状腺轴、下丘脑－垂体－肾上腺皮质轴、下丘脑－垂体－性腺轴。由于这些激素是通过促进靶腺分泌激素而发挥作用,故将这些激素统称为"促激素"。GH、PRL、MSH不是通过靶腺,而是通过靶组织和靶细胞,来调节生长发育、泌乳和乳腺发育以及黑色素代谢等功能活动。

(一) 生长激素

生长激素是一类具有种属特异性的蛋白质,也是腺垂体中含量最多、分泌量最大的一种激素。人类生长激素是由191个氨基酸构成的单链,相对分子质量约21 000,成人清晨血浆中约含139.51 mol/L,女性高于男性,新生儿含量也很高,但随年龄的增长会逐渐下降。

【生理作用】

1. 促生长作用 人类机体生长受多种因素影响,其中起关键作用的因素是生长激素。生长激素通过促进骨、软骨、肌肉和其他组织细胞的增殖及增加细胞中蛋白质的合成,促进全身多数器官细胞大小和数量增加。生长激素的作用在青春期达到高峰,若在青春期前分泌过多,机体各部分将会普遍过度生长,成为巨人症。倘在成年后生长激素分泌过多,由于长骨不能生长,而其肢端骨的厚度呈失比例地增长,形成肢端肥大症。相反,若在幼年时期缺乏生长激素,将患侏儒症(midgetism;矮小症,dwarfism),其躯体发育生长停滞致身材矮小,但智力发育一般不受影响。

2. 对代谢的作用 生长激素主要影响中间代谢和能量代谢。生长激素促进氨基酸(特别是甘氨酸、亮氨酸)进入细胞;加强 DNA 合成,刺激 RNA 形成,从而促进蛋白质合成。生长激素促进脂肪分解,使脂肪量减少,游离脂肪酸增加,脂肪酸经肝脏氧化提供能量。它对糖的代谢因剂量和作用时间长短不同结果而异:生理水平的生长激素可刺激胰岛 β 细胞引起胰岛素分泌,从而加强葡萄糖的利用;过量分泌的生长激素则抑制葡萄糖的利用,减少葡萄糖的消耗从而升高血糖,所以巨人症一般伴有高血糖症,甚或发展为糖尿病。生长激素还能增强 Na、K、Ca、P、S 等重要元素的摄取和利用。生长激素对代谢的上述作用有利于机体生长发育(如蛋白质合成)与组织修复。

3. 参与免疫反应 生长激素可促进胸腺基质细胞分泌胸腺素,参与调节机体的免疫功能。

【分泌的调节】

生长激素的合成与分泌受下丘脑所分泌的生长激素释放激素(GHRH)和生长抑素(GHRIH)的双重控制。前者促进生长激素分泌,后者抑制其分泌。但在正常情况下,GHRH 的作用占优势。一些因素如饥饿、低血糖、能量供应缺乏及应激性刺激等均可引起生长激素分泌。另外,蛋白质饮食或静脉注射氨基酸,亦可引起生长激素分泌,加速蛋白质合成。生长激素的分泌还受运动和睡眠的影响。熟睡后 1 h 左右出现分泌高峰,与慢波睡眠时相一致,此时葡萄糖消耗减少,蛋白质合成增加,有利于机体生长发育。生长激素分泌增多可负反馈抑制下丘脑 GHRH 的分泌,使生长激素分泌减少。甲状腺激素对生长激素具有允许作用,在甲状腺激素协同下,生长激素才能发挥作用。此外,雌激素及睾酮能促进生长激素分泌,而孕激素则抑制其分泌。

(二) 催乳素

催乳素是含 198 个氨基酸的蛋白质激素。其化学结构与生长激素相似,两者的作用也有所交叉。催乳素在血浆中的含量平时很低,月经周期中也无波动,但在妊娠期及哺乳期明显升高。

【生理作用】

催乳素能促进乳腺生长发育,并引发和维持泌乳。女性在青春期乳腺发育主要受雌激素的作用,其他如生长激素、孕激素、糖皮质激素及甲状腺激素也起协同作用。催乳素也可刺激卵泡黄体生成素受体的生成。在应激情况下,血液中催乳素的浓度有不同程度增加,直至刺激停止数小时后才逐渐恢复正常水平。

【分泌的调节】

催乳素的分泌受下丘脑催乳素释放因子(PRF)和催乳素释放抑制因子(PRIF)的双重调节。前者促进其分泌,后者抑制其分泌,以 PRIF 的抑制性影响为主。吸吮乳头等刺激可反射性地引起催乳素分泌,这是一种神经内分泌反射,须有下丘脑参与。

(三) 促黑激素

促黑激素(MSH)主要是垂体中叶细胞和肾上腺皮质激素细胞所产生的前体蛋白质——阿黑皮素原的衍生物。促黑激素可能参与生长激素、醛固酮、CRH、胰岛素、LH 等的分泌调节。MSH 的分泌主要由下丘脑分泌的 MRF 和 MIF 双重调节,二者可分别促进和抑制垂体 MSH 的分泌。

二、神经垂体激素

神经垂体不含腺细胞,不能合成激素。神经垂体激素是来源于下丘脑视上核和室旁核神经元合成的两种激素,即血管升压素(vasopressin,VP)和催产素(oxytocin,OXT)。VP 主要由视上核合成,OXT 主要由室旁核合成。这两种激素合成后,经下丘脑 – 垂体束而储存于神经垂体,在适宜的刺激条件下,由神经垂体后叶释放入血液循环。

(一)血管升压素

血管升压素也称抗利尿激素(antidiuretic hormone,ADH),主要生理作用是调节血浆渗透压、血容量和血压。在正常饮水情况下,血浆中 VP 的浓度很低,几乎没有收缩血管和升高血压的作用,但在脱水或失血情况下,VP 释放增多,对维持血压有一定的作用。VP 对肾脏的作用是增加肾远曲小管和集合管对水的重吸收,使尿量减少,具有抗利尿作用。

(二)催产素

催产素的合成和释放过程与血管升压素大致相同。

【生理作用】

包括:① 对乳腺的作用:当吸吮乳头时,其感觉信息传入下丘脑,使分泌 OXT 的神经元发生兴奋,经下丘脑 – 垂体束到达神经垂体,使储存的 OXT 释放入血,能使乳腺腺泡周围的肌上皮细胞收缩,射出乳汁,称为射乳反射。另外,催产素还有维持哺乳期乳腺继续泌乳,使乳腺不至于萎缩的作用。② 对子宫的作用:催产素有强烈的收缩子宫作用。雌激素能增加子宫对催产素的敏感性,而孕激素则相反。此外,催产素可能对精子运行进入子宫到达输卵管起促进作用。

【分泌的调节】

催产素分泌主要受神经反射调节。婴儿吸吮乳头,刺激信息传入下丘脑视上核和室旁核,引起催产素分泌,使乳腺射乳。在分娩过程中,子宫颈和阴道受压迫和牵引,也可通过反射引起催产素释放。此外,情绪反应如惊恐、焦虑等可抑制催产素分泌。

本章电子课件

◆ 本章小结

本章概述激素的化学分类、作用特征、传递方式和作用机制,讲述了下丘脑和垂体的内分泌功能,其他内分泌系统腺体内容将在后续章节展开讲述。要求熟悉激素类物质的作用机制和传递方式,了解下丘脑和垂体所分泌激素的主要功能和调节机制。

？思考题

1. 简述激素的化学分类。

2. 简述激素的几种传递方式和作用机制。

3. 试述下丘脑分泌的调节方式。

4. 试述生长激素的主要作用。

［窦建卫，贺建宇（西安交通大学）］

第三十二章　肾上腺皮质激素

第一节　肾上腺的内分泌

　　肾上腺由两种内分泌腺体组成,周围部为皮质,中央部为髓质,分别称为肾上腺皮质(adrenal cortex)和肾上腺髓质(adrenal medulla)。肾上腺皮质分泌类固醇激素,这些激素作用广泛,对机体基本生命活动的维持十分重要。肾上腺髓质细胞可被看成无轴突的交感节后神经元,其分泌的儿茶酚胺类激素在交感神经 - 肾上腺髓质系统参与的机体应激反应中具有重要作用。

一、肾上腺皮质的内分泌

　　胆固醇是合成肾上腺皮质激素的基本原料,主要来自胆固醇酯。在肾上腺皮质细胞内胆固醇酯酶的催化作用下生成游离的胆固醇,随即被固醇转运蛋白转运入线粒体内,经胆固醇侧链裂解酶的作用,使胆固醇先变成孕烯醇酮,然后再在线粒体的滑面内质网中其他酶系的作用下进一步转化为各种皮质激素。由于肾上腺皮质各层细胞的酶系不尽相同,所以合成的皮质激素也有差异。进入血液的皮质激素90%为结合型,游离型很少。游离型激素可进入靶细胞并产生生物效应,结合型与游离型激素之间可相互转化,维持动态平衡。

　　肾上腺皮质由外向内分为球状带、束状带及网状带三层。球状带约占皮质的15%,合成盐皮质激素(mineralocorticoid),如醛固酮(aldosterone)和去氧皮质酮(desoxycorticosterone)等;束状带约占78%,合成糖皮质激素(glucocorticoid,GC),如皮质醇[如可的松(cortisone)、氢化可的松(hydrocortisone)]等;网状带约占7%,合成性激素(sex hormone)。肾上腺皮质激素(adrenocortical hormone)是上述各种激素的总称,属甾体类化合物。

二、肾上腺皮质分泌的反馈调节

　　糖皮质激素的分泌由下丘脑 – 垂体 – 皮质轴(hypothalamic-pituitary-adrenal axis)调节,即受促肾上腺皮质激素释放激素(corticotropin releasing hormone,CRH) – 促肾上腺皮质激素(adrenocorticotropic hormone,ACTH) – 皮质醇调节系统的调节。CRH 由下丘脑正中隆起部位的神经细胞分泌,由垂体门静脉进入垂体前叶,促进 ACTH 的合成和分泌,并进而调节皮质醇的合成。当糖皮质激素浓度升高时,可使腺垂体释放 ACTH 减少,ACTH 的合成也受到抑制。同时,腺垂体对 CRH 的反应性减弱。糖皮质激素能够在垂体和下丘脑两个水平反馈性抑制其分泌,称为长反馈;ACTH 对 CRH 的负反馈调节则称为短反馈。短反馈和长反馈互相合作(见图32-1),使体内 CRH、ACTH 和糖皮质激素三者的水平维持相对恒定。

以醛固酮为主的盐皮质激素的分泌主要受肾素－血管紧张素系统，以及血 Na^+、血 K^+ 浓度的调节。醛固酮作用于肾小管，通过保钠、排钾作用，可调节血 K^+ 和血 Na^+ 的水平。当失血、失水、水肿、血 K^+ 升高或血 Na^+ 降低时，可通过肾小球旁的压力感受器和钠敏感性感受器促使肾小球旁细胞释放肾素，进而通过血管紧张素Ⅱ直接刺激肾上腺皮质球状带细胞合成和分泌醛固酮，以维持机体的水、电解质平衡。

三、肾上腺髓质的内分泌

肾上腺髓质的嗜铬细胞主要分泌肾上腺素(epinephrine, E；或 adrenaline)和去甲肾上腺素(norepinephrine, NE；或 noradrenaline)，都属于儿茶酚胺类(catecholamines)。肾上腺髓质激素是酪氨酸在一系列特异酶的作用下，先转变成多巴、多巴胺(dopamine, DA)，然后在多巴胺 β－羟化酶作用下形成 NE，再经苯基乙醇胺－N－甲基转移酶(PNMT)作用形成肾上腺素。血液循环中的 NE 主要来自肾上腺素能神经纤维末梢，其次是肾上腺髓质；而血中的肾上腺素主要来自肾上腺髓质。肾上腺髓质激素分泌的调节主要受交感－肾上腺髓质系统和 ACTH、糖皮质激素的调节以及自身反馈调节。

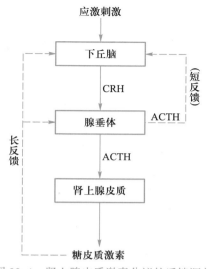

图 32-1 肾上腺皮质激素分泌的反馈调节

第二节　糖皮质激素

【药动学】　糖皮质激素(GC)类药物口服或注射都可以被吸收，可分为短效如可的松、氢化可的松，一次给药作用可持续 8~12 h；中效如泼尼松(prednisone)、泼尼松龙(prednisolone)、甲泼尼龙(meprednisone, methylprednisolone)、曲安西龙(triamcinolone)，作用持续 12~36 h；长效如地塞米松(dexamethasone)、倍他米松(betamethasone)，作用持续 36~54 h。氢化可的松吸收入血后约 90% 与血浆蛋白结合，其中 80% 与皮质类固醇结合球蛋白(corticosteroid-binding globulin, CBG)特异性结合，少量与清蛋白结合。治疗时，血浆 CBG 水平增高可使游离型糖皮质激素类药物浓度降低；肝脏疾病(如肝硬化)时血浆 CBG 水平降低，游离型药物则增多。

糖皮质激素类药物吸收后在肝脏中分布最多，血浆次之，脑脊液再次之。这类药物主要在肝脏中代谢转化，也可在肝外组织如肾脏、小肠、肌肉、皮肤等代谢。氢化可的松在肝脏中与葡萄糖醛酸或硫酸结合后由尿液排出，血浆半衰期为 1.5~2 h。可的松和泼尼松需要在肝脏内转化为其 $C_{1,2}$ 氢化物——氢化可的松和氢化泼尼松才具有生物活性，因此严重肝功能不全的患者只宜应用氢化可的松或泼尼松龙。肝肾功能不良时可使糖皮质激素的半衰期延长，苯巴比妥、苯妥英钠等酶诱导剂能提高肝药酶的活性，从而使糖皮质激素的代谢加速，合用时需加大糖皮质激素的用量，而在停用酶诱导剂后，则易发生糖皮质激素过量而出现不良反应。临床常用糖皮质激素类药物见表 32-1。

表 32-1　常用糖皮质激素类药物的比较

类别	药物	糖代谢作用（比值）	抗炎作用（比值）	水盐代谢作用（比值）	与受体亲和力（比值）	等效剂量 mg
短效	氢化可的松	1.0	1.0	1.0	1.0	20
	可的松	0.8	0.8	0.8	0.01	25
	氟氢可的松	10.0	10.0	250.00	3.0	—
中效	泼尼松	4.0	4.0	0.8	0.05	5
	泼尼松龙	4.0	4.0	0.8	2.2	5
	甲泼尼龙	5.0	5.0	0.5	12	4
	曲安西龙	5.0	5.0	0	2~3	4
长效	地塞米松	25.0	25.0	0	10	0.75
	倍他米松	30.0	30.0	0	5.4	0.60

【生理效应】　在生理情况下,糖皮质激素主要影响正常物质代谢过程。

1. 糖代谢　可激活糖原异生酶系,增加肝糖原和肌糖原的含量,促进糖原异生,并减慢葡萄糖分解过程,抑制外周组织对葡萄糖的摄取和利用,从而升高血糖。

2. 蛋白质代谢　可促进皮肤、肌肉、胸腺、骨骼、淋巴腺等肝外组织蛋白质分解代谢,抑制蛋白质合成,增加血清中氨基酸含量和尿液中氮排出,造成负氮平衡。长期大量应用会导致皮肤变薄、肌肉消瘦萎缩、骨质疏松、淋巴腺萎缩、创伤难以愈合以及儿童生长缓慢等。

3. 脂肪代谢　促进脂肪分解代谢,增加血中游离脂肪酸和甘油。长期使用可增高血中胆固醇,并促使四肢皮下的脂肪在脂酶作用下分解,重新分布在脸、上胸、颈背及臀部,形成向心性肥胖,表现为满月脸、水牛背等。

4. 水盐代谢　有较弱的盐皮质激素样作用,长期大量使用通过作用于盐皮质激素受体,表现为保钠排钾作用。但在继发性醛固酮增多症时,糖皮质激素有抗醛固酮和拮抗抗利尿激素的作用,出现排钠利尿的作用。糖皮质激素有抗维生素 D 的作用,能抑制钙的肠道吸收和在肾小管内的重吸收,促进肾脏钙、磷排泄,长期应用可导致骨质脱钙、骨质疏松和低血钙。

5. 允许作用　糖皮质激素对某些组织细胞虽无直接作用,但可给其他激素发挥作用创造有利条件,称为允许作用(permissive action)。例如糖皮质激素可增强儿茶酚胺的收缩血管作用和胰高血糖素的升高血糖作用等。

【作用机制】

1. 基因效应　糖皮质激素大部分效应是基于糖皮质激素受体(glucocorticoid receptor, GR)介导的基因效应,即与细胞内 GR 结合,通过启动或抑制基因转录,促进或抑制某些特异性蛋白质的表达,从而产生生理或药理效应。GR 约由 800 个氨基酸构成,存在 GR_α 和 GR_β 两种亚型。细胞质中 GR 在与糖皮质激素结合前是未活化型的 GR_α,在胞质内与热休克蛋白(heat shock protein, HSP)结合形成一种大的复合物,能够阻止 GR_α 对 DNA 产生作用。糖皮质激素易透过细胞膜进入细胞质,与 GR_α 结合,使 GR_α 构象发生变化,造成 HSP 等成分与 GR_α 分离,随之这种激活的类固醇 – 受体复合体易位进入细胞核,在细胞核内与特异性 DNA 位点即靶基因启动子序列的糖皮质激素反应元件(glucocorticoid response element, GRE)相结合,包括正性 GRE 和负性 GRE,诱导或抑制基因转录,进而影响活性蛋白质的合成,发挥其抗炎、免疫抑制等效应。

2. 非基因快速效应 非基因快速效应是糖皮质激素发挥作用的另一重要方式。其机制包括:① 通过细胞膜上糖皮质激素受体介导的信号通路;② 对细胞能量代谢的直接影响;③ 通过细胞质受体的受体外成分介导的信号通路。

【药理作用】

1. 抗炎作用 炎症是机体对各种刺激产生的一种防御反应,可以表现以渗出为主的急性炎症过程,也可以表现以增生为主的慢性病变。糖皮质激素具有强大的抗炎作用,对感染性、化学性、物理性、免疫性或缺血性组织损伤等原因引起的炎症,包括炎症病理发展过程中的不同阶段,都有显著的非特异性抑制作用。在炎症的急性阶段,糖皮质激素可抑制局部血管的扩张,增加血管紧张性,降低毛细血管通透性,减弱充血、渗出、白细胞浸润和吞噬作用,从而改善和消除红、肿、热、痛等局部症状。在炎症的后期阶段,糖皮质激素可抑制毛细血管和成纤维细胞的增殖,延缓胶原蛋白、黏多糖的合成,抑制肉芽组织增生,防止组织粘连和瘢痕的形成,同时延缓伤口的愈合。其抗炎作用机制如下:

(1)影响炎症细胞因子:糖皮质激素可以抑制多种炎性细胞因子(如 TNF-α、IL-1、IL-3、IL-4、IL-5、IL-6、IL-8 等)的基因转录,促进多种抗炎介质如 NF-κB 抑制蛋白 1(inhibitory kappa B1, IκB1)、IL-10、IL-12、白细胞介素 -1 受体拮抗剂(interleukin-1 receptor antagonist, IL-1RA)的表达。

(2)影响炎症介质:① 通过诱导炎症抑制质蛋白 -1(lipocortin-1)的合成,从而抑制磷脂酶 A_2(PLA_2)的活性,影响花生四烯酸(AA)的代谢连锁反应,进而减少具有扩血管作用的前列腺素(PGE_2、PGI_2 等)和具有趋化作用的白三烯(LT)等炎症介质的产生;② 通过诱导血管紧张素转化酶(angiotensin converting enzyme, ACE)的产生以降解引起血管扩张和致痛的缓激肽,从而产生抗炎作用;③ 通过抑制一氧化氮合酶和环氧合酶 -2(COX-2)的表达,从而阻断 NO、PGE_2 等相关炎症介质的产生。

(3)影响黏附分子:糖皮质激素可在转录水平上直接抑制某些黏附分子(如 E- 选择素)及细胞间黏附分子 1(intercellular adhesion molecule 1, ICAM-1)的转录和表达,进而抑制炎症细胞向炎症部位的游走和聚集。

(4)促进炎症细胞凋亡:参与炎症反应的单核细胞、多型核粒细胞、巨噬细胞及血小板等,称为炎症细胞。糖皮质激素通过激动糖皮质激素受体来抑制炎症细胞增殖相关基因 c-myc、c-myb 等的基因转录,激活 caspase(天冬氨酸特异性半胱氨酸蛋白水解酶)和特异性核酸内切酶,从而诱导炎症细胞凋亡。

2. 抑制免疫作用 糖皮质激素可以抑制免疫反应过程中的许多环节:① 抑制巨噬细胞吞噬和处理抗原,干扰淋巴细胞的识别;② 破坏参与免疫反应的淋巴细胞,并使人体淋巴细胞移行至血液以外的组织,从而减少血液中淋巴细胞;③ 干扰淋巴组织在抗原作用下的分裂和增殖,阻断致敏 T 淋巴细胞诱发的单核细胞和巨噬细胞的募集等,抑制淋巴因子所引起的炎症反应,从而抑制迟发性过敏反应和异体器官移植的排斥反应;④ 小剂量主要抑制细胞免疫,大剂量可抑制 B 细胞转化成浆细胞,减少抗体生成,从而抑制体液免疫。

3. 抗过敏作用 在免疫过程中,抗原 - 抗体反应导致肥大细胞脱颗粒而释放组胺、5- 羟色胺、过敏性慢反应物质、缓释肽等过敏介质,从而产生一系列过敏性反应症状。糖皮质激素可减少上述过敏介质的产生,抑制过敏反应所发生的病理变化,从而减轻或解除过敏性反应症状。

4. 抗毒作用 细菌内毒素可致人体出现高热、乏力、食欲减退等中毒症状。糖皮质激素可以稳定溶酶体膜,减少内源性致热原的释放,抑制下丘脑体温调节中枢对致热原的反应,从而提高机体对内毒素的耐受力,迅速退热并缓解中毒症状。但对外毒素则无防御作用。

5. 抗休克作用 其抗休克作用机制包括:① 兴奋心脏,加强心肌收缩能力,增多心输出量;② 扩张痉挛血管,降低血管对某些缩血管活性物质的敏感性,改善微循环;③ 稳定溶酶体膜,阻止蛋白水解酶释放,减少心肌抑制因子(myocardial depressant factor, MDF)的形成,从而防止 MDF 所致的心肌收缩无力与内脏血管收缩;④ 抑制炎症因子的产生,减轻全身炎症反应综合征及组织损伤;⑤ 提高机体对细菌内毒素的耐受力。

6. 对血液与造血系统作用 糖皮质激素对各种血细胞的作用包括:① 刺激骨髓造血功能,增加血液中血红蛋白和红细胞含量;② 增加血小板和纤维蛋白原,缩短凝血酶原时间;③ 增加中性白细胞由骨髓释放入血,减慢消除,增多中性白细胞数量。但会抑制中性白细胞由血液循环向血管外的游走、吞噬和消化等功能;④ 减少单核细胞、淋巴细胞、嗜酸性和嗜碱性粒细胞数量。

7. 对中枢的作用 糖皮质激素能影响认知能力和精神行为,减少脑内抑制性递质 γ- 氨基丁酸的浓度,提高中枢神经系统的兴奋性,使人表现出欣快、失眠、激动等,少数人可表现为焦虑、抑郁,甚至诱发精神失常。大剂量对儿童能致惊厥。

8. 对骨骼的作用 糖皮质激素可以抑制成骨细胞的活力,减少骨中胶原的合成,促进胶原和骨基质的分解,使骨盐不易沉着,使骨质形成发生障碍,从而导致骨质疏松症。大剂量糖皮质激素可促进钙自尿液中排泄,使骨盐进一步减少。

9. 其他作用 ① 促进胃酸和胃蛋白酶的分泌,可以增加食欲,促进消化,但大剂量应用可诱发或加重胃及十二指肠溃疡;② 抑制松果体褪黑激素(melatonin)的分泌;③ 减少甲状腺对 I⁻ 的摄取、清除和转化;④ 退热和增强应激能力。

【临床应用】

1. 替代疗法 用于脑腺垂体功能减退、急性或慢性肾上腺皮质功能减退症(艾迪生病,Addison's disease)、肾上腺次全切除术后,常用可的松、氢化可的松等。

2. 严重急性感染 主要用于中毒性感染或伴有休克者,如中毒性菌痢、暴发型流行性脑膜炎、重症伤寒、中毒性肺炎、猩红热及脓毒症(败血症)等。利用糖皮质激素抗炎、抗毒和抗休克作用,增强机体耐受力,减轻中毒反应,迅速缓解严重症状,使机体度过危险期。但由于其不具有抗菌作用,故在治疗严重感染性疾病时,应与足量有效的抗菌药物合用。而对病毒性感染者,一般不宜使用,以免减弱防御功能,促使病毒扩散。

3. 抗休克 可用于各种休克,特别是感染中毒性休克的治疗。① 对感染中毒性休克,须与抗生素合用,剂量要大,用药要早,适合短期突击使用;② 对过敏性休克,因其起效较慢,故用作次选药物,使用时须与肾上腺素合用;③ 对低血容量休克,应先补足液体、电解质或血液,如疗效不明显可与大剂量糖皮质激素合用。

4. 自身免疫性疾病、过敏性疾病和器官移植排斥反应 ① 严重风湿热、风湿性心肌炎、类风湿性关节炎、全身性红斑狼疮等自身免疫性疾病应用糖皮质激素可缓解症状。② 在荨麻疹、血管神经性水肿、支气管哮喘等过敏性疾病的治疗中,可应用糖皮质激素作为辅助治疗,抑制抗原 – 抗体反应引起的组织损害和炎症过程。吸入型糖皮质激素类药物已作为治疗支气管哮喘的一线用药,效果较好且安全可靠,副作用小。③ 对异体器官移植手术后所产生的免疫性排斥反应,可使用糖皮质激素预防,使用时须与免疫抑制剂合用。

5. 血液病 ① 治疗儿童急性淋巴细胞性白血病,目前采取与抗肿瘤药物联合的多药并用方案;② 治疗再生障碍性贫血、粒细胞减少症、血小板减少症和过敏性紫癜等,但停药后易复发;③ 治疗急性非淋巴细胞性白血病的效果较差。

6. 防止某些炎症的后遗症 应用本类药物可以减少炎性渗出,减轻愈合过程中纤维组织过度增生,减轻或防止脑膜、胸膜、腹膜、心包、关节以及眼部等重要器官炎症损害的后遗症的发生,以及修复时产生的粘连、阻塞和瘢痕形成造成的功能障碍。眼科疾病如角膜炎、虹膜炎、视网膜炎和视神经炎等眼炎,应用本类药物后可迅速消炎止痛,防止角膜浑浊和瘢痕粘连的发生,但角膜溃疡者禁用。此外,糖皮质激素类药物也用于脑创伤、脑出血、蛛网膜下腔出血等的治疗。

7. 局部应用 用于治疗接触性皮炎、湿疹、肛门瘙痒、牛皮癣等皮肤病。鼻腔局部应用本类药物可治疗变应性鼻炎、鼻息肉以及伴发鼻息肉的鼻窦炎。

【不良反应及防治】

1. 长期大剂量应用的不良反应 单剂量使用一般不产生有害反应,长期大量应用易产生各种不良反应。

(1) 药源性肾上腺皮质功能亢进症:又称类肾上腺皮质功能亢进症,是长期大剂量使用糖皮质激素引起脂质和水盐代谢紊乱的结果。表现为满月脸、水牛背、皮肤变薄、多毛、浮肿、低血钾、高血压、糖尿病、骨质疏松等,停药后症状可自行消失,必要时可对症治疗。

(2) 诱发和加重感染:糖皮质激素能降低机体防御功能,长期应用可诱发感染或机体内潜在感染病灶扩散,特别是因患有白血病、再生障碍性贫血、肾病综合征等疾病使抵抗力降低的患者更容易发生。故对体内已有感染病灶的患者,使用糖皮质激素时应加用有效抗菌药物。无有效药物可以控制的感染,如病毒感染,应慎用或禁用。在结核病治疗中,长期应用糖皮质激素常可诱发感染或使体内潜在病灶或静止结核病灶扩散、恶化,风险随治疗剂量和持续时间呈线性增加。

(3) 诱发或加重溃疡:糖皮质激素可以刺激胃酸或胃蛋白酶的分泌,降低胃肠黏膜对胃酸的抵抗力,诱发或者加重胃、十二指肠溃疡,严重时会引发出血或穿孔。本类药物可加快水杨酸盐的消除,降低其疗效,两药合用可加大发生消化性溃疡的危险性。在少数患者中可诱发胰腺炎或脂肪肝。

(4) 骨质疏松、肌肉萎缩、伤口愈合迟缓:糖皮质激素导致的骨质疏松多见于儿童、绝经期妇女及老年人,严重者可有自发性骨折。糖皮质激素促进蛋白分解,抑制蛋白质合成,长期应用可引起肌肉萎缩和伤口愈合迟缓。

(5) 延缓生长发育:糖皮质激素能抑制生长激素分泌和造成负氮平衡,从而影响儿童生长发育。

(6) 引起畸胎:妊娠前三个月期间使用,偶尔引起胎儿畸形。妊娠后期大量使用,可抑制胎儿下丘脑–垂体发育,引起肾上腺皮质萎缩,出生后出现肾上腺皮质功能不全。

(7) 其他:① 长期应用糖皮质激素可引起钠、水潴留,升高血脂,从而引发高血压和动脉粥样硬化,以及引发脑卒中、高血压性心脏病等。② 长期应用导致白内障,儿童更易发生,停药后也不能完全恢复,甚至继续加重,故长期应用时应定期进行裂隙灯检查。还可导致糖皮质激素性青光眼。③ 偶尔还会诱发精神病或癫痫。

2. 停药后的不良反应

(1) 戒断和反跳现象：糖皮质激素的临床应用中，减量过快或突然停用可出现肾上腺皮质功能减退样症状，轻者表现为精神萎靡、乏力、食欲减退、关节和肌肉疼痛，重者可出现发热、恶心、呕吐、低血压等，危重者甚至发生肾上腺皮质危象，称为戒断现象。症状控制之后减量过快或突然停药还可导致原病复发或病情恶化，称为反跳现象。发生原因可能是病人对激素产生了依赖性或病情尚未完全控制，可重新用药或增加剂量再行治疗，待症状缓解后逐步减少药量直至停药。

(2) 医源性肾上腺皮质功能不全症：大剂量糖皮质激素通过负反馈调节作用，引起下丘脑–垂体前叶–肾上腺皮质系统功能减低，ACTH 分泌减少，进而导致肾上腺皮质萎缩和功能不全。停用糖皮质激素以后垂体恢复分泌 ACTH 功能需要 3~5 个月，肾上腺皮质对 ACTH 恢复反应功能需要 6~9 个月或者更久。长期大量使用一旦停药，或停药半年内遇严重应激情况，可出现恶心、呕吐、食欲不振、肌无力、低血糖、低血压、休克等，严重者会危及生命。因此，长期大剂量用药后应逐渐减量停药，不可骤然停药，停药后一年内遇到应激情况时，应及时给予足量的糖皮质激素。

【禁忌证】 有严重精神病史和癫痫，消化性溃疡，新近肠胃吻合术，手术后创伤，骨折或创伤修复期，角膜溃疡，肾上腺皮质功能亢进症，严重高血压，糖尿病，孕妇，抗菌药物不能控制的病毒、真菌等感染，活动性结核病，骨质疏松症等。

【用法与用量】

1. 小剂量替代疗法　适用于急、慢性肾上腺皮质功能不全症、脑垂体前叶（腺垂体）功能减退及肾上腺次全切除术后。一般用维持量可的松 12.5~25 mg/d 或氢化可的松 10~20 mg/d。

2. 大剂量突击疗法　适用于危重急症的抢救，如休克、急性排异反应等，一般不超过 3 天。常用氢化可的松静脉给药，首剂 200~300 mg，一日量可超过 1 g。

3. 一般剂量长期疗程　适用于风湿性关节炎、类风湿性关节炎、肾病综合征等反复发作，以及病变范围广泛的慢性病。常用泼尼松口服，开始每日 10~30 mg，一日 3 次，获得疗效后逐渐减量，每 3~5 天减量一次，直至最小维持量。维持量有两种给药方法：① 每日晨给药法：早晨 7~8 时一次给予短效的可的松或氢化可的松；② 隔晨给药法：每隔一日早晨 7~8 时给药一次，采用中效的强的松、强的松龙。

生理条件下，肾上腺皮质分泌氢化可的松具有昼夜节律(circadian rhythm)，午夜 1~4 时分泌最低，上午 8~10 时最高。早上 7~8 时给药，可使体内外糖皮质激素浓度高峰重合，不会显著抑制下丘脑–垂体激素分泌，同时对肾上腺皮质功能及内源性糖皮质激素的分泌影响最小，可以提高药效和降低不良反应。

第三节　盐皮质激素

盐皮质激素对维持机体正常的水、电解质代谢发挥重要作用，其合成和分泌主要受血浆电解质组成和肾素–血管紧张素系统的调节。本类药物主要包括醛固酮和去氧皮质酮两种。

【生理作用】 促进肾远曲小管 Na^+、Cl^- 重吸收和 K^+、H^+ 分泌,具有明显的留 Na^+、排 K^+、潴水的作用,在维持机体水、电解质正常代谢中起重要作用。

【作用机制】 本类药物潴钠排钾机制与其基因效应有关,可能通过生成醛固酮诱导蛋白(aldosterone-induced protein, AIP),使肾小管上皮细胞上皮钠通道(epithelial sodium channel, ENaC)活性增强,进而促进肾小管细胞膜对钠离子的主动重吸收。醛固酮还可通过与远曲肾小管上皮细胞内特殊受体(醛固酮结合蛋白)相结合,使远曲肾小管中钾离子大量分泌入尿中,从而促进 K^+ 的排泄。

【适应证】 用于慢性肾上腺皮质功能减退症的替代疗法,补充病人因皮质功能减退引起的盐皮质激素分泌不足。

【不良反应】 长期或过量应用会引起水钠潴留,高血压,心脏扩大和低钾血症。

第四节 促皮质素

促皮质素(corticotropin)全名是促肾上腺皮质激素(ACTH),为垂体前叶嗜碱细胞合成并分泌。其合成与分泌受下丘脑促皮质素释放激素(CRH)的调节,对维持机体肾上腺正常形态和功能有重要作用。糖皮质激素对下丘脑及腺垂体起着负反馈抑制作用,使 CRH 和 ACTH 分泌减少,同时 ACTH 对 CRH 的分泌也起着负反馈抑制作用。ACTH 缺乏或减少将引起肾上腺皮质萎缩和分泌功能减退。

ACTH 的主要功能是促进肾上腺皮质分泌糖皮质激素,其中以氢化可的松为主,其作用依赖肾上腺皮质功能完好。ACTH 只能注射使用,但显效慢,不适用于急救。临床上主要用于诊断脑垂体 – 肾上腺皮质功能水平,判断长期皮质激素治疗后的撤停,以防肾上腺皮质功能不全。

第五节 皮质激素抑制剂

皮质激素抑制剂包括抗醛固酮药物中的螺内酯(spironolactone)、米托坦(mitotane)、美替拉酮(metyrapone)、氨鲁米特(aminoglutethimide)等,可抑制所有具有激素活性类固醇的合成;加速某些类固醇的消除,如加速地塞米松的代谢,使其血浆 $t_{1/2}$ 降至 2 h;还能有效减少肾上腺肿瘤和 ACTH 过度分泌时氢化可的松的增多。主要不良反应有嗜睡、乏力、头晕等中枢神经抑制症状。

本章电子课件

 本章小结

本章主要讲述肾上腺皮质激素分泌的调节以及糖皮质激素的生理及药理作用、临床应用、不良反应及禁忌证。同时也介绍了盐皮质激素、促皮质激素、皮质激素抑制剂。要求重点掌握糖皮质激素的生理效应、药理作用、临床应用及不良反应。

？思考题

1. 简述肾上腺皮质激素分泌的反馈调节机制。
2. 简述糖皮质激素的生理效应。
3. 试述糖皮质激素的药理作用、临床应用及主要不良反应。
4. 简述盐皮质激素的药理作用。

[窦建卫,贺建宇(西安交通大学)]

第三十三章　性激素类与避孕药

第一节　生殖生理学

生殖是指生物体生长发育到一定阶段后,能够产生与自己相似的子代个体的功能。人类生殖的过程包括精子和卵子的发生、成熟、排卵、受精、着床、胚胎生长发育、分娩等环节,受到下丘脑－垂体－性腺轴的神经内分泌调控。男性的睾丸(testis),可产生精子,女性的卵巢(ovary),可产生卵子(ovum)。睾丸和卵巢是人类的主要性腺(gonad),具有分泌性激素(gonadal hormone)的功能。

一、睾丸的功能

(一)睾丸的生精作用

睾丸的生精作用是指精原细胞发育成为成熟精子的过程。睾丸由曲细精管与间质细胞组成。曲细精管是生成精子的部位,它由生精细胞和支持细胞构成。原始的生精细胞为精原细胞,紧贴于曲细精管的基膜上,从青春期开始,精原细胞分阶段发育成精子。

生精作用是在睾丸精曲小管上皮生精细胞进行的连续过程。精原细胞经过有丝分裂增殖成为初级精母细胞,精母细胞经过两次减数分裂,前后形成次级精母细胞和精子细胞,精子细胞经过复杂的形态变化,最后变为精子。支持细胞为各级生精细胞提供营养并起到保护与支持作用,维持生精细胞分化和发育所需微环境的相对稳定。新生成的精子释放入曲细精管管腔后,靠小管外周肌样细胞的收缩和管腔液的移动被运送至附睾内。在附睾内精子进一步发育成熟,并获得运动能力。

(二)睾丸的内分泌功能

睾丸的间质细胞分泌雄激素,支持细胞分泌抑制素。雄激素是一类类固醇激素,主要有睾酮(testosterone,T)、脱氢表雄酮(dehydroepiandrosterone,DHEA)、雄烯二酮(androstenedione)等。在胎儿时期到出生后 6 个月由胚胎型间质细胞分泌睾酮,青春期后,由成年型间质细胞分泌睾酮,正常男性在 20~50 岁睾酮分泌量最高,50 岁以上随着年龄的增长,睾酮的分泌量减少。

二、卵巢的功能

(一)卵巢的生卵作用

出生后,两侧卵巢中有约 200 万个原始卵泡,儿童期多数卵泡退化,至青春期,剩下约 30 万个原始卵泡,生育期一般每月发育一批(3~11 个)卵泡,经过募集、选择,其中一般只有 1 个卵泡发育成优势卵泡并成熟,排出其中的卵子。原始卵泡由一个初级卵母细胞和包围它的单层梭形前颗粒细胞构成,初级卵母细胞在胚胎期由卵原细胞分裂分化而来。原始卵泡经历初级卵泡、次级卵泡两个发育阶段,最后形成成熟卵泡。成熟卵泡壁发生破裂,卵子、透明带与放射冠随同卵泡液冲出卵泡,称为排卵(ovulation)。

排卵后,残余的卵泡壁内陷,局部毛细血管破裂,血液进入卵泡腔内形成血体。血液被吸收后,大量新生血管长入,同时,卵泡壁的卵泡颗粒细胞和卵泡内膜细胞向内侵入,周围由结缔组织的卵泡外膜包围,血体转变为一个血管丰富的内分泌细胞团,外观黄色,称为黄体(corpus luteum)。女子在生育年龄,卵泡的生长发育、排卵与黄体形成及退化呈周期性变化,每月 1 次,周而复始,称为卵巢周期(ovarian cycle)。

(二) 卵巢的内分泌功能

卵巢在排卵前由卵泡分泌雌激素,在排卵后由黄体分泌孕激素和雌激素。雌激素主要为雌二醇(estradiol,E_2),孕激素主要为孕酮(progesterone,P)。此外,卵巢还分泌少量的雄激素。

三、子宫周期

自青春期起,在卵巢分泌的雌激素和孕激素的周期性作用下,子宫底部和体部的功能层内膜出现周期性变化,每28 天左右发生一次内膜脱落、出血及修复和增生,称为月经周期(menstrual cycle)。月经周期受到神经内分泌的严格调控(见图 33-1)。每个月经周期是从月经第 1 天起至下次月经来潮前一天止,内膜变化一般分为增生期、分泌期和月经期。

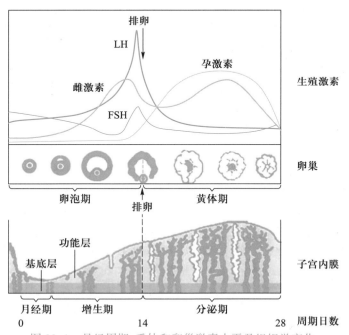

图 33-1　月经周期、垂体和卵巢激素水平及组织学变化

(引自:谢幸,孔北华.妇产科学.9 版.北京:人民卫生出版社,2018.)

增生期(proliferative phase)又称卵泡期(follicular phase),为月经周期的第 5~14 天,也就是月经出血停止到排卵的一段时间。月经期内功能层脱落而暴露出基底层时,内膜的修复即已开始,在雌激素的作用下子宫内膜以增长为主。

分泌期(secretory phase)又称黄体期(luteal phase),为月经周期的第 15~28 天,是排卵后到月经来潮前的一段时间。分泌期内黄体分泌较多的孕酮和雌激素。

月经期(menstrual phase)为月经周期第 1~4 天,即月经来潮第 1 天到停止出血。如果上一月经周期未发生妊娠,卵巢内的黄体退化,激素水平下降,子宫内膜功能层的螺旋动脉发生节律性的收缩和舒张,继而出现逐渐加强的血管痉挛性收缩,导致内膜缺血、组织坏死、剥脱,脱落的子宫内膜碎片和血液流入子宫腔,从阴道排出,形成月经来潮。

四、妊娠

妊娠过程包括受精、着床、妊娠的维持、胎儿的生长以及分娩。

(一)受精

精子通过阴道、宫颈、宫腔才能到达输卵管,与卵子在输卵管壶腹部相遇,精子穿入卵细胞后使两者互相融合,形成受精卵。受精卵在输卵管的蠕动与纤毛运动的作用下,逐渐运行至子宫腔,受精卵在移动中进行细胞分裂,经过胚球和桑椹期,发育为胚泡(blastocyst)。

(二)着床

着床是胚泡植入子宫内膜的过程,有定位、黏着和穿透三个阶段。子宫仅在一个极短的时期内允许胚泡着床,此时期为子宫的敏感期或接受期。着床需要具备的条件有:透明带必须消失;胚泡的滋养层细胞迅速增殖分化,形成合体滋养层细胞;胚泡与子宫内膜必须同步发育与相互配合;体内必须有足够的雌激素和孕激素。

(三)妊娠的维持及激素调节

妊娠的维持有赖于垂体、卵巢和胎盘分泌的各种激素的相互配合。受精与着床之前,在脑垂体促性腺激素的控制下,卵巢黄体分泌大量的孕激素与雌激素,导致子宫内膜发生变化,以适应妊娠的需要。胎盘是妊娠期重要的内分泌器官,它能分泌大量的蛋白质激素、肽类激素和类固醇激素,以适应妊娠的需要和促进胎儿的生长发育。

(四)分娩

成熟的胎儿及其附属物从母体子宫产出体外的过程,称为分娩(parturition)。子宫的节律性收缩是将胎儿及其附属物从子宫内逼出的主要力量,催产素、雌激素和前列腺素等是调节子宫肌肉收缩的重要因素。

第二节   性激素类药

性激素（sex hormone）是性腺分泌的激素，包括雌激素、孕激素和雄激素，基本结构是甾体母核，属于甾体激素（steroid hormone）。性激素除可用于治疗某些疾病外，目前主要应用于避孕，常用避孕药多为雌激素与孕激素的复合制剂。

一、雌激素类药

卵巢分泌的天然雌激素（estrogen）主要包括雌二醇（estradiol，E_2）、雌酮（estrone，E_1）和雌三醇（estriol，E_3），其他雌激素多为雌二醇的肝脏代谢物。临床常用的主要是雌二醇母体的合成衍生物，有炔雌醇（ethinyle estradiol）、炔雌醚（qunestrol）和戊酸雌二醇（estradiol valerate）等，雌三醇的衍生物有尼尔雌醇（nylestriol）等，这些人工合成的衍生物都具有可口服或长效的优点。另有一些化学合成的结构简单的非甾体类激素如己烯雌酚（diethyl stibestrol）和己烷雌酚（hexestrol）等，也具有很强的生物活性。

【生理和药理作用】

1. 女性性器官与第二性征   雌激素可促进未成年女性性器官的发育和成熟，维持女性第二性征。对成熟女性，小剂量可促进排卵，大剂量则作用于下丘脑-垂体系统，通过抑制促性腺激素释放激素（gonadotropin-releasing hormone，GnRH）释放而抑制排卵。此外，雌激素还可促进子宫肌层和内膜增殖变厚，和孕激素共同作用形成月经周期。小剂量能刺激乳腺导管及腺泡的生长发育，大剂量能抑制催乳素对乳腺的刺激作用，减少乳汁的分泌。

2. 其他   雌激素能激活肾素-血管紧张素系统，使醛固酮分泌增加，能促进肾小管对水、钠的重吸收，导致轻度的水钠潴留，使血压升高；可增加凝血因子 Ⅱ、Ⅶ、Ⅸ、Ⅹ 的活性，促进血液凝固。

【体内过程】   天然雌激素口服首过消除率高，生物利用度低，需注射给药。雌二醇口服吸收后，在血液中大部分与性激素结合球蛋白（SHBG）结合。在肝脏内代谢为雌酮和雌三醇，代谢物大部分以葡萄糖醛酸酯或硫酸酯形式从尿液排出，小部分从胆汁排出，形成肝肠循环。人工合成的炔雌醇、炔雌醚、己烯雌酚在肝脏内代谢缓慢，口服疗效高，作用较持久。

【临床应用】

1. 激素替代疗法   围绝经期妇女卵巢功能降低，雌激素分泌减少，而促性腺激素分泌增多，引起内分泌平衡失调而出现一系列症状，主要有潮热、出汗、失眠、情绪不安和烦躁等。使用雌激素替代治疗可反馈性抑制垂体促性腺激素的分泌而减轻各种症状。雌激素也可用于卵巢功能不全或功能低下，雌激素分泌不足引起的子宫、外生殖器和第二性征发育不全、闭经等。

2. 功能失调性子宫出血   对于体内雌激素水平低，子宫内膜创面修复不良引起的持续少量阴道出血，雌激素能促进子宫内膜增生，修复出血创面而止血。

3. 抗骨质疏松的作用   雌激素能增加骨骼钙沉积，可与雄激素合用治疗老年性骨质疏松。雌激素对骨的作用表现出剂量依赖关系，较高剂量雌激素增加骨密度的效果更明显。

4. 乳房肿胀及回乳   部分妇女停止授乳后会出现乳房肿胀，大剂量雌激素可抑制乳汁分泌,减轻肿胀而退乳消痛。

5. 前列腺癌 大剂量雌激素抑制垂体促性腺激素分泌,使睾丸萎缩并抑制雄激素产生,加之其抗雄激素作用,可使症状改善,肿瘤病灶退化。

6. 其他 雌激素可抑制雄激素分泌,治疗由于雄激素分泌过多而产生的青春期痤疮。大剂量雌激素可抑制卵泡刺激素的分泌,起到避孕作用。

【不良反应】 常见厌食、恶心、呕吐及头晕,宜从小剂量开始,逐渐加量。长期大量使用可导致水钠潴留,引起高血压、水肿及加重心力衰竭。可使子宫内膜过度增生,发生子宫出血,患有子宫内膜炎者慎用。有研究表明,更年期雌激素替代疗法可增加子宫内膜癌的发生概率,同时应用孕激素可减少其危险性。另外,妊娠期不宜应用雌激素,以免引起胎儿发育异常。因雌激素可能导致胆汁淤积性黄疸,肝功能不良者不宜使用。

二、孕激素类药

天然孕激素主要指由黄体分泌的黄体酮(progesterone,孕酮),睾丸和肾上腺皮质也能少量分泌。临床应用的孕激素均是人工合成品,按化学结构分为两类:① 17α-羟孕酮类:从黄体酮衍生而来,如甲羟孕酮(medroxyprogesterone,又称安宫黄体酮 medroxyprogesterone acetate)、甲地孕酮(megestrol)、氯地孕酮(chlormadinone)和己酸羟孕酮(hydroxyprogesterone caproate)等;② 19-去甲睾酮类:由炔孕酮(ethisterone,ethinyl testosterone,妊娠素)衍生而来,如炔诺酮(norethisterone,norethindrone)、炔诺孕酮(norgestrel)、醋炔诺酮(norethisterone acetate)、双醋炔诺酮(ethynodiol diacetate)等。

【生理和药理作用】
1. 生殖系统 月经后期,孕激素在雌激素作用的基础上,促进子宫内膜继续增厚、充血、腺体增生并分支,由增生期转为分泌期,有利于受精卵的着床和胚胎发育;妊娠期,孕激素能降低子宫肌对缩宫素的敏感性,抑制子宫活动,使胎儿安全生长;大剂量能抑制腺垂体分泌黄体生成素,抑制卵巢的排卵,有避孕作用。

2. 影响代谢 孕激素与醛固酮结构相似,可竞争性对抗醛固酮,促进 Na^+、Cl^- 的排出而具有利尿作用;可促进蛋白质的分解,增加尿素氮的排泄;此外,黄体酮还是肝药酶诱导剂,可以促进药物的代谢。

3. 对体温的影响 影响下丘脑体温调节中枢,产生轻度升温作用,因此月经周期中期排卵时体温较平时约高 0.5℃,直至月经来潮。

4. 其他 孕激素有中枢抑制和催眠作用,还能增加呼吸中枢对 CO_2 的通气反应,从而降低 CO_2 分压。

【体内过程】 黄体酮可口服及肌内注射给药,主要在肝脏代谢,代谢物多与葡萄糖醛酸结合,经肾脏排出。甲羟孕酮和甲地孕酮的微结晶混悬液、己酸孕酮的油溶液肌内注射,由于局部吸收缓慢而发挥长效作用。

【临床应用】
1. 原发性痛经 月经期可因子宫平滑肌痉挛性收缩而导致痛经。雌、孕激素复合避孕药可抑制排卵和子宫痉挛性收缩,用于治疗痛经。

2. 功能失调性子宫出血 孕激素类药替代治疗可使子宫内膜协调地由增生期转为分泌期,

因此可用于治疗子宫内膜不规则成熟、脱落及子宫出血,并可维持正常月经。

3. 先兆流产和习惯性流产　对黄体功能不足所致的流产,可用天然孕激素保胎治疗。习惯性流产多与免疫因素有关,故使用孕激素疗效不确切。

4. 替代疗法及避孕　孕激素常与雌激素类药合用,用于绝经期后的激素替代疗法以及女性避孕。

5. 子宫内膜异位症与子宫内膜癌　大剂量孕激素可使异位的子宫内膜萎缩、退化,可用于治疗子宫内膜异位症。大剂量孕激素可显著抑制子宫内膜癌患者雌激素分泌,从而抑制癌细胞生长,用于改善子宫内膜癌患者病情。

6. 前列腺肥大和前列腺癌　大剂量孕激素可反馈性抑制腺垂体分泌间质细胞刺激素(ICSH),减少睾酮分泌,促使前列腺腺体萎缩退化,故对前列腺肥大和前列腺癌有一定治疗作用。

【不良反应】　偶见恶心、呕吐、腹胀及头痛等。可致乳房胀痛,长期应用可引起子宫内膜萎缩,月经量减少。有些不良反应,如性欲改变、多毛或脱发、痤疮等,与其具有的雄激素活性有关。大剂量使用 19- 去甲睾酮类孕激素可致肝功能障碍,女性胎儿男性化。

三、抗雌激素类药

本类药物能与雌激素受体结合,有竞争性拮抗雌激素的作用,又称雌激素拮抗剂(estrogen antagonist)或选择性雌激素受体调节药(selective estrogen receptor modulator,SERM)。目前临床上常用的有氯米芬(clomiphene)、他莫昔芬(tamoxifen,三苯氧胺)、雷洛昔芬(raloxifene)等。

(一)氯米芬

本药为三苯乙烯衍生物,结构与己烯雌酚类似,有较强的抗雌激素作用和较弱的雌激素活性。它可在下丘脑水平竞争雌激素受体,阻断雌二醇的负反馈作用,促进垂体前叶分泌促性腺激素,从而诱使排卵。口服有活性,用于无排卵型不育症的治疗,对卵巢和垂体功能完全丧失者无效。长期大量服用可引起卵巢肥大,妇科肿瘤患者和肝肾功能不全者禁用。

(二)他莫昔芬

本药是雌激素受体的部分激动药,有较强的抗雌激素作用,能与雌二醇在乳腺癌细胞内竞争雌激素受体,抑制雌激素依赖的肿瘤细胞生长,可用于治疗乳腺癌。部分患者用药后可发生潮热、恶心、呕吐等轻微不良反应。

四、雄激素类药

天然雄激素(androgen)主要是由睾丸间质细胞分泌的睾酮(testosterone,睾丸素),肾上腺皮质、卵巢和胎盘也分泌少量的睾酮。临床常用的合成睾酮衍生物有甲睾酮(methyltestosterone,甲基睾丸素)、丙酸睾酮(testosterone propionate,丙酸睾丸素)和苯乙酸睾酮(testosterone phenylacetate,苯乙酸睾丸素)等。

【生理和药理作用】

1. 对生殖系统的作用　睾酮可促进男性生殖器官的发育和成熟,形成并维持男性第二性征,促进正常精子的产生和成熟。大剂量可反馈性抑制垂体分泌促性腺激素,对于女性可减少卵巢分泌雌激素,并有直接抗雌激素作用。

2. 提高骨髓造血功能　骨髓造血功能低下时,大剂量的雄激素可促使肾脏分泌促红细胞生成素(erythropoietin),也可以直接刺激骨髓造血功能,使红细胞生成增加。

3. 促进蛋白质合成　雄激素可促进蛋白质合成,减少蛋白质的分解,减少尿素的生成,形成正氮平衡,具有同化作用。

4. 免疫增强作用　睾酮可促进免疫球蛋白的合成,增强机体免疫功能和巨噬细胞的吞噬功能,具有一定的抗感染能力,并且具有糖皮质激素样抗炎作用。

5. 其他　睾酮可通过激活雄激素受体和耦联钾通道,对心血管系统进行调节作用,主要表现为影响脂质代谢,降低胆固醇;调节凝血和纤溶的过程;使血管平滑肌细胞舒张,血管张力降低等。

【体内过程】　睾酮口服易被肝脏破坏,故生物利用度低,一般用其油溶液肌内注射或植入皮下。但甲睾酮不易被肝脏代谢,口服有效。

【临床应用】

1. 睾丸功能不全　对无睾症(两侧睾丸先天或后天缺损)或类无睾症(睾丸功能不足)、男子性功能低下者,可用作替代疗法。

2. 功能失调性子宫出血　通过对抗雌激素的作用,使子宫血管收缩,内膜萎缩,用于功能失调性子宫出血治疗。

3. 晚期乳腺癌　雄激素具有抗雌激素活性,也可通过抑制垂体前叶分泌促性腺激素来减少雌激素的分泌,还有对抗催乳素对癌组织的刺激的作用,故可缓解部分乳腺癌患者的病情。

4. 其他　丙酸睾酮、甲睾酮可提高骨髓造血功能,可用于治疗再生障碍性贫血和其他贫血性疾病。小剂量雄激素可改善各种消耗性疾病、骨质疏松、肌肉萎缩等状况,加快体质恢复。另外,雄激素可明显增加体育比赛成绩,特别是对女运动员,属于体育比赛中禁用的“兴奋剂”。

【不良反应】

(1) 长期用药可引起女性患者出现痤疮、多毛、声音变粗、闭经、乳腺退化、性欲改变等男性化现象。

(2) 甲睾酮等 17α 位有烷基的睾酮类药物对肝脏有一定的毒性,发现黄疸应立即停药。

(3) 因其有水钠潴留作用,肾炎、肾病综合征、高血压及心力衰竭患者慎用。孕妇及前列腺癌患者禁用。

五、同化激素

将睾丸素进行人工结构改造,使其雄性活性大大减弱而蛋白质同化作用保留或增强,称为同化激素(anabolic hormone)。如苯丙酸诺龙(nandrolone phenylpropionate,多乐宝灵)、司坦唑醇(stanozolol,康力龙)及美雄酮(metandienone,去氢甲基睾酮)等。

同化激素临床上主要用于蛋白质同化或吸收不良或损失过多的情况,如营养不良、严重烧伤、贫血、再生障碍性贫血、肿瘤化疗期、手术后恢复期、老年性骨质疏松和慢性消耗性疾病等,用药时应增加食物中的蛋白质成分。本类药物是体育比赛的违禁药物。长期应用会引起水钠潴留及女性轻微男性化现象,有时引起肝脏内毛细胆管胆汁淤积而发生黄疸。肾炎、心力衰竭和肝功能不良患者慎用,孕妇及前列腺疾病患者禁用。

扩展阅读 需提防化妆品中的激素成分

第三节 避 孕 药

生殖过程包含多个环节,阻断其中任何一个环节,都可达到避孕和终止妊娠的目的。避孕药(contraceptive)是指阻碍受孕或防止妊娠的一类药物。女性避孕药应用较广泛,男性避孕药较少。

一、主要抑制排卵的避孕药

本类药物多为复合型甾体激素避孕药,由孕激素与雌激素类药配伍组成,常见甾体避孕药的成分见表 33-1。

表 33-1 常见甾体避孕药的成分

制剂名称	孕激素含量 /mg	雌激素含量 /mg
短效口服避孕片		
复方炔诺酮片(口服避孕片 I 号)	炔诺酮 0.6	炔雌醇 0.035
复方甲地孕酮片(口服避孕片 II 号)	甲地孕酮 1.0	炔雌醇 0.035
复方左炔诺孕酮甲片	炔诺孕酮 0.3	炔雌醇 0.03
长效口服避孕药		
复方炔诺孕酮二号片	炔诺孕酮 12.0	炔雌醚 3.0
复方氯地孕酮片	氯地孕酮 12.0	炔雌醚 3.0
复方次甲氯地孕酮片	16- 次甲氯地孕酮 12.0	炔雌醚 3.0
长效注射避孕药		
复方己酸孕酮注射液(避孕针 I 号)	己酸孕酮 250.0	戊酸雌二醇 5.0
复方甲地孕酮注射液	甲地孕酮 25.0	雌二醇 3.5
探亲避孕药		
甲地孕酮片(探亲避孕 I 号片)	甲地孕酮 2.0	
炔诺酮片(探亲避孕片)	炔诺酮 5.0	
双炔失碳酯片(53 号避孕针)	双炔失碳酯 7.5	

【药理作用】

1. 抑制排卵 卵泡的发育和成熟需要 FSH 和 LH 的共同作用。给予外源性的雌激素和孕激素,通过负反馈机制,干扰下丘脑 - 垂体 - 卵巢轴的正常功能,使垂体分泌 FSH 和 LH 均减少,导致卵泡不能发育和成熟,从而抑制排卵。停药后,垂体恢复产生和释放 FSH 及 LH,卵巢的排卵功能可很快恢复。

2. 改变受孕条件　这类药物可抑制子宫内膜正常增殖,使其萎缩,影响受精卵着床;使宫颈液黏稠度增加,不利于精子进入宫腔;影响子宫和输卵管平滑肌的正常活动,使受精卵不能适时到达子宫;抑制黄体内甾体激素合成。

【临床应用】

1. 短效口服避孕药　由炔雌醇与不同孕激素类药配伍而成,如复方炔诺酮片、复方甲地孕酮片及复方左炔诺孕酮甲片等,服用后可形成人工月经周期,阻止孕卵着床。从月经周期第5天开始,每晚服1片,不间断连服22日,停药2~4天即发生撤退性出血。下次服药仍从月经来潮第5天开始。若停药7天后仍未来月经,应立即服用下一周期的药物。

2. 长效口服避孕药　由长效雌激素类药炔雌醚与不同孕激素类药配伍而成,如复方炔诺孕酮二号片、复方氯地孕酮片、复方次甲氯地孕酮片。从月经来潮当天算起,第5天服第1片,间隔20天后服第2片,以后每隔28~30天服1片。

3. 长效注射避孕药

(1) 单纯孕激素长效注射剂:如甲孕酮(150 mg)微晶水悬液、庚炔诺酮(200 mg)油注射液。甲孕酮微晶水悬液首次于月经来潮第5天注射,以后每3个月注射1次;庚炔诺酮油注射液首次于月经来潮第5天注射,以后每2个月注射1次。

(2) 复方甾体激素长效注射剂:如复方己酸孕酮注射液、复方甲地孕酮注射液。首次于月经来潮第5天及第12天各肌注1支,以后每月注射,每次1支。

4. 缓释系统避孕药　通过一次给药,药物缓慢释放从而维持稳定的血药浓度,如皮下埋植剂、缓释阴道避孕环、微球和微囊缓释避孕针等。

5. 多相制剂　为了模拟正常月经周期雌激素和孕激素的分泌规律,使患者的性激素水平近似正常月经周期水平,减少经期异常出血的发生率,可将避孕药制成多相制剂,如炔诺酮双相片、三相片和炔诺孕酮三相片。

【不良反应】

1. 类早孕反应　用药初期可能出现恶心、呕吐、倦怠、乳房胀痛等类早孕反应,坚持服药,2~3月可减轻或逐渐消失。

2. 突破性出血　多由漏服、迟服、服药方法错误所致,也可由个人体质所致。如出现不规则出血可加服炔雌醇。

3. 闭经或月经减少　有不正常月经史者较易发生,绝大多数可在停药后自然恢复。若连续2个月闭经,应停药。

4. 乳汁减少　部分哺乳期妇女服用后乳汁减少。

5. 凝血功能亢进　少数人发生静脉血栓、肺栓塞、脑血栓等,增加血栓性疾病的危险。

6. 心血管系统损害　能引起轻度高血压,增加缺血性心脏病、心肌梗死的发生率。

7. 其他　可使部分患者对胰岛素的耐受性增高,糖耐量降低,但并不增加糖尿病的发病率;长期用药可能出现痤疮、皮肤色素沉着及乳房肿块等。

【禁忌证】　严重心血管疾病、肝病、肾炎、血液病或血栓性疾病、糖尿病、宫颈癌、乳腺癌等禁用。哺乳期内禁用。

【药物相互作用】　肝药酶诱导剂如苯巴比妥、苯妥英钠,可加速本类避孕药在肝脏内代谢,影响避孕效果,甚至导致突破性出血;长期口服广谱抗生素如氨苄西林,可妨碍雌激素肠道重吸收,影响避孕效果。

| 扩展阅读 | **多相制剂的服用方法** | |

二、抗着床避孕药

此类药物也称探亲避孕药,在药物的直接或间接影响下,子宫内膜可发生各种形态和功能的变化,阻碍受精卵着床,从而产生避孕效果。我国多用大剂量炔诺酮(5 mg/次)或甲地孕酮(2 mg/次)或双炔失碳酯(7.5 mg/次)。一般于同居当晚或房事后服用 1 片,14 日内必须连服 14 片,如超过 14 天应接服 1 号或 2 号避孕药。

三、男性避孕药

棉酚(gossypol)是棉花根、茎和种子中所含的一种黄色酚类物质。棉酚作用于睾丸生精上皮,使精子数量减少,直至无精子,从而起到抗生育作用。停药后可逐渐恢复。该类药物还可用于功能失调性子宫出血、子宫肌瘤及子宫内膜异位症等疾病。其不良反应主要有乏力、嗜睡、食欲减退、恶心、呕吐、性欲减退、心悸和低血钾、肝功能轻度改变,并有可能引起不可逆性精子生成障碍。临床常用的制剂为复方醋酸棉酚片。

| **本章电子课件** | |

◆ **本章小结**

本章介绍了生殖系统生理,重点讲述了雌激素类、孕激素类、雄激素类药和避孕药的药理作用及临床应用。具体要求如下:① 掌握:雌激素类、孕激素类及雄激素类药的生理和药理作用。② 熟悉:避孕药的分类和作用机制。③ 了解:睾丸和卵巢的功能及月经周期。

? 思考题

1. 简述睾丸、卵巢的功能。
2. 简述子宫内膜周期与性激素的关系。
3. 试述雌激素类、孕激素类及雄激素类药的生理和药理作用及临床应用。
4. 试述主要抑制排卵作用避孕药的种类及药理作用。

[窦建卫,贺建宇(西安交通大学)]

第三十四章 甲状腺激素及抗甲状腺药

甲状腺激素(thyroid hormone)由甲状腺腺泡上皮细胞分泌,是维持机体正常代谢和生长发育所必需的激素,分泌过少或过多都会引发疾病。甲状腺功能亢进症(hyperthyroidism),简称甲亢,是由多种病因导致甲状腺激素分泌过多引起代谢紊乱为特征的临床综合征,其中毒性弥漫性甲状腺肿(Graves disease,GD)最为常见,临床治疗包括手术治疗和内科治疗,暂时缓解或长期消除甲状腺功能亢进的症状。甲状腺功能不足称为甲状腺功能减退或甲状腺功能低下(hypothyroidism),简称甲减或甲低,可由很多病因引起,需补碘或给予甲状腺激素治疗。

第一节 甲状腺激素

甲状腺是人体最大的内分泌器官,甲状腺的基本结构单位为甲状腺腺泡,腺泡腔内胶质中的主要成分为含有甲状腺激素的甲状腺球蛋白(thyroglobulin,TG),是生成和分泌甲状腺激素的场所。甲状腺激素包括甲状腺素($3,5,3',5'$-tetraiodothyronine,thyroxine,T_4,四碘甲状腺原氨酸)和三碘甲状腺原氨酸($3,5,3'$-triiodothyronine,T_3),都是含碘酪氨酸衍化物,T_3活性约为T_4的4倍。

【甲状腺激素的合成、贮存、分泌和调节】

1. 碘的摄取　血液循环中的碘化物通过甲状腺腺泡细胞膜上的碘泵主动摄取进入腺泡,正常情况下,甲状腺中碘化物的浓度为血药浓度的20~50倍,甲亢时则大幅度增加,可达血药浓度的250倍。摄碘率是甲状腺功能指标之一。碘化物转运系统受促甲状腺激素(thyrotropin,TSH)刺激和自控机制调节,当甲状腺内I^-少时,摄取会增加,反之,则减少。

2. 合成　分为两步:碘的活化和酪氨酸碘化、耦联。首先,在过氧化物酶(peroxidase,POD)作用下,I^-氧化成活性碘(I^0,I^+),随即碘化TG上的酪氨酸,使之成为一碘酪氨酸(MIT)或二碘酪氨酸(DIT)。在过氧化物酶作用下,两分子DIT耦联生成T_4,一分子DIT和一分子MIT则耦联成T_3。T_4、T_3的比例决定于碘的供应情况,正常时T_4较多,缺碘时则T_3所占比例增大。

3. 释放　已合成的T_4和T_3仍在TG上,贮存于腺泡腔内胶质中。在蛋白水解酶作用下,TG裂解释放出T_4和T_3,经基底膜进入血液循环(图34-1)。血液循环中的T_4可在肝脏、肾脏、心脏、肌肉等组织中经$5'$脱碘酶作用转变成活性更强的T_3。

4. 调节　受下丘脑-垂体-甲状腺轴调节。下丘脑分泌促甲状腺激素释放激素(TRH),促进腺垂体分泌TSH,刺激甲状腺合成、分泌甲状腺激素,使血液中T_4、T_3浓度升高。血液中游离T_4、T_3浓度增高时,又可对下丘脑TRH和腺垂体TSH的合成和释放产生负反馈调节作用。下丘脑-垂体-甲状腺调节环路可维持甲状腺激素分泌的相对恒定。

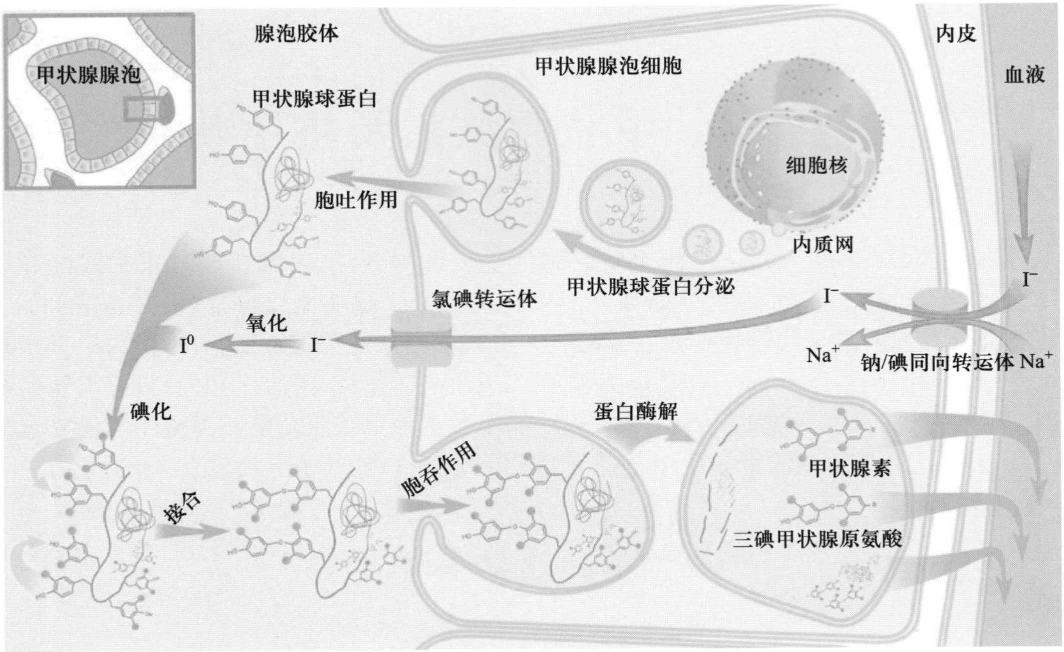

图 34-1　甲状腺激素的合成与代谢

(引自：宋烨琼. 甲状腺激素的合成与代谢〔EB/OL〕.)

【药理作用】

1. 维持生长发育　甲状腺激素为人体维持正常生长发育所必需，能促进蛋白质合成及骨骼、中枢神经系统的生长发育。在脑发育期缺碘、母体应用抗甲状腺药物或甲状腺功能先天缺陷而致甲状腺功能不足时，可使胚胎神经细胞形成发生障碍，导致智力低下。甲状腺激素在小儿生长发育中起着重要作用，其缺乏可引起骨骼不能形成，生长停滞，由此产生身材矮小为特征的呆小病（cretinism，克汀病）。成人甲状腺功能低下者，可引起水钠潴留，细胞间液增加，产生黏液性水肿（myxedema），表现出中枢神经兴奋性降低，记忆力减退。

2. 促进代谢　① 糖代谢：促进小肠单糖吸收，促进肝糖原分解，可使血糖升高；② 脂肪代谢：加速脂肪分解，促进胆固醇氧化，使血清胆固醇下降；③ 蛋白质代谢：正常量使蛋白质合成增加，促进生长发育，大剂量反而会促进蛋白质分解；④ 水代谢：甲减时因淋巴循环迟缓，蛋白质积聚于细胞间液，出现黏液性水肿。

3. 产热效应　甲状腺激素可促进物质氧化，增加氧耗，提高基础代谢率，使机体产热增多。因此甲亢时，患者表现出怕热、多汗等症状。甲减时，新陈代谢降低，氧耗量降低，患者怕冷，皮肤干燥无汗。

4. 对心血管的作用　甲状腺激素可提高机体对儿茶酚胺的反应性，因而在甲亢时出现神经过敏、急躁、震颤、心率加快、心排出量增加及血压增高等现象；甲减时可出现心动过缓、外周血管阻力增高、心排出量减少、脉压差变小等现象。

【作用机制】　甲状腺激素的作用是通过甲状腺激素受体介导的，该受体是具有结合 DNA 能力的非组蛋白。T_4、T_3 可与膜上受体结合，也可被动转运入胞内，与胞浆结合蛋白（cytosol binding protein，CBP）结合并与游离的 T_4、T_3 形成动态平衡。核受体对 T_3 的亲和力比 T_4 大 10 倍，T_3 占此受体结合激素的 85%~90%,故这种受体又叫 T_3 受体。它与 T_3 结合后所形成的复合物与靶基因 DNA 特殊序列甲状腺激素反应元件(thyroid hormone response element)结合,调节基因转录。T_4 与受体亲和力低,也未观察到改变基因转录情况,故 T_4 似为"原激素"(prohormone)。此外,甲状腺激素还有"非基因作用",通过与核蛋白体、线粒体和细胞膜上的受体结合,增加 mRNA 和蛋白质的合成,影响转录后的过程、能量代谢以及膜的转运功能,增加葡萄糖、氨基酸等摄入细胞内,使多种酶和细胞活性加强。

【体内过程】　口服易吸收,T_4、T_3 生物利用度分别为 50%~75% 和 90%~95%,T_3 的吸收速率较 T_4 恒定。与血浆蛋白结合率均可达到 99% 以上,T_4 游离型仅约 0.03%;T_3 约 0.3%,是 T_4 游离量的 10 倍。其消除过程主要在肝、肾线粒体脱碘,并和葡萄糖醛酸或硫酸结合而经肾脏排泄。T_3 的半衰期为 1~2 天,T_4 为 6~7 天。T_4、T_3 可通过胎盘和进入乳汁,故妊娠期和哺乳期慎用。

【临床应用】

1. 呆小病　甲状腺功能减退始于胎儿或新生儿,若尽早诊治,发育仍可正常。若治疗过晚,躯体虽可发育正常,但智力仍然低下。

2. 黏液性水肿　剂量大小依据病情和病程而定。服甲状腺片由小剂量开始,逐渐增至足量。黏液性水肿昏迷患者必须立即静脉注射大剂量 T_3,苏醒后改为口服。

3. 单纯性甲状腺肿　由缺碘所致者应补碘,以含碘食盐、食物预防为主。未发现明显原因者可给予适量甲状腺激素。

4. T_3 抑制实验　对摄碘率高的患者作鉴别诊断。单纯性甲状腺肿患者,其摄碘抑制率应超过服 T_3 前的 50% 以上,而甲亢患者其抑制率低于 50%。

【不良反应】　一般不产生不良反应,过量时可出现心悸、手震颤、多汗、体重减轻、失眠等甲亢症状,严重时可出现腹泻、呕吐、发热、肌肉震颤、脉搏快而不规则,甚至发生心绞痛、心力衰竭、心肌梗死等。一旦发生,应立即停用甲状腺激素,并用 β 受体阻断药对抗。

第二节　抗甲状腺药

抗甲状腺药是治疗甲状腺功能亢进的一种主要手段。目前常用的抗甲状腺药(antithyroid drug)有硫脲类、碘和碘化物、放射性碘及 β 受体阻断药。

一、硫脲类

硫脲类(thioureas)是最常用的抗甲状腺药,包括两类:一类是硫氧嘧啶类(thiouracils),如甲硫氧嘧啶(methylthiouracil)、丙硫氧嘧啶(propylthiouracil);另一类是咪唑类(imidazoles),如甲巯咪唑(thiamazol,他巴唑)、卡比马唑(carbimazole,甲亢平)等。

【药理作用】

1. 抑制甲状腺激素合成　硫脲类如甲巯咪唑对过氧化物酶并没有直接的抑制作用,其抑制甲状腺激素合成的机制是夺去碘化反应中的活性氧(本身被氧化),同时使氧化碘不能结合到甲状腺球蛋白上,从而影响酪氨酸的碘化及耦联,抑制甲状腺激素的生物合成。本类药物对碘的摄取、T_4 和 T_3 的释放无影响,也不能直接对抗甲状腺激素,对已合成的激素无效,只有等合成的激素被消耗到一定程度后才能生效。一般用药后需 2~3 周症状开始减轻,1~3 个月基础代谢率恢复正常。

2. 抑制外周组织中 T_4 转化为 T_3 丙硫氧嘧啶能迅速控制血清中生物活性较强的 T_3 水平,故在重症甲亢、甲亢危象时可列为首选。

3. 免疫抑制作用   应用硫氧嘧啶类后,血中甲状腺刺激性免疫球蛋白(thyroid-stimulating immunoglobulin,TSI)水平降低,有一定的甲亢病因性治疗作用。

【体内过程】   口服迅速吸收,20~30 min 起效,2 h 血药浓度达峰值,生物利用度为 80%。血浆蛋白结合率约 75%,分布于全身各组织,以甲状腺浓集较多。主要在肝脏代谢灭活,约 60% 被破坏,部分结合葡萄糖醛酸后排出。丙硫氧嘧啶作用快而短,半衰期约 2 h;甲巯咪唑作用慢而持久;卡比马唑则需在体内转化成甲巯咪唑后才能起效,作用更慢。

【临床应用】

1. 甲亢的内科治疗   适用于轻症和不宜手术或放射性碘治疗者,如儿童、青少年、术后复发、中重度患者以及年老体弱兼有心脏、肝脏、肾脏、出血性疾病的患者。

2. 甲状腺手术前准备   对需作甲状腺次全切的患者,手术前服用硫脲类,如丙硫氧嘧啶或甲硫氧嘧啶 300~600 mg/d,连续服用至甲状腺功能恢复正常,以减少麻醉和手术后的并发症及术后甲状腺危象的产生。由于用硫脲类后 TSH 分泌增多,使腺体增生,组织脆而充血,不利于手术,须在术前两周左右加服大剂量碘剂。

3. 甲状腺危象辅助治疗   某些诱因使甲状腺激素大量释放入血,可出现高热、焦虑、虚脱、心力衰竭、肺水肿等急性症状。除采用支持疗法和给予大剂量硫脲类做辅助治疗外,应给予大剂量的碘。与 β 受体阻断药配合使用效果更佳。

【不良反应】

1. 一般反应   多为胃肠道反应,表现为厌食、呕吐、腹痛、腹泻等;还有头痛、关节痛和眩晕等。

2. 过敏反应   最为常见,主要表现为皮肤瘙痒、药疹,少数伴有发热,应密切观察,一般不需停药也可消失。

3. 粒细胞缺乏症   为最严重的不良反应,易发生于老年人或大剂量用药者,一般在用药后 2~3 个月出现,应定期检查血象。发生咽痛、发热等反应时应立即停药,可恢复正常。

4. 甲状腺肿和甲状腺功能减退   长期用药可使血清甲状腺激素水平呈显著下降,反馈性增加 TSH 分泌而引起腺体代偿性增生,腺体肿大、充血,甲状腺功能减退。

【药物相互作用】   硫脲类可使口服抗凝药作用增强。锂盐、磺胺类、对氨基水杨酸、保泰松、巴比妥类、酚妥拉明、磺酰脲类、维生素 B_{12} 等药物都能不同程度地抑制甲状腺功能,如与硫脲类同用,可能增加抗甲状腺效应。应用碘剂时,会延长本类药物的疗效,一般不合用。

二、碘及碘化物

治疗甲状腺疾病常用的碘及碘化物有碘化钾(potassium iodide)、碘化钠(sodium iodide)和复方碘溶液(compound iodine solution,又称卢戈液,Lugol's solution)。

【药理作用】   不同剂量的碘化物对甲状腺功能可产生不同的作用。

1. 小剂量碘促进甲状腺激素合成 当碘摄入不足时,甲状腺激素合成减少,反馈性使 TSH 分泌增多,刺激甲状腺组织增生肥大,称为单纯性甲状腺肿。碘剂可作为合成原料,补充摄入不足,用于单纯性甲状腺肿的防治。

2. 大剂量碘有抗甲状腺作用 大剂量的碘通过抑制甲状腺球蛋白水解酶,使甲状腺激素不能和甲状腺球蛋白解离,从而抑制甲状腺激素的释放,还能拮抗 TSH 促进激素释放的作用;其次,可通过抑制过氧化物酶,影响酪氨酸碘化和碘化酪氨酸的缩合,使 T_4、T_3 合成减少。大剂量的碘作用快而强,用药后 1~2 天起效,10~15 天达最大效应,此时若继续用药,细胞内碘离子浓度高到一定程度,细胞摄碘自动降低,胞内碘离子浓度下降,从而失去抑制激素合成的效应,甲亢症状又可能复发。

【临床应用】

1. 防治单纯性甲状腺肿 小剂量的碘,即在食盐中按 $1:100\ 000 \sim 1:10\ 000$ 加入碘化钾或碘化钠能预防单纯性甲状腺肿。

2. 大剂量碘治疗甲亢 在手术前 2 周给予复方碘溶液,通过抑制 TSH 使甲状腺组织退化,血管减少,腺体缩小、变韧,利于手术进行及减少出血。将碘化物加入 10% 葡萄糖溶液中做静脉滴注可治疗甲状腺危象,也可用复方碘溶液,同时配合应用硫脲类药物、普萘洛尔等药物。

【不良反应】

1. 过敏反应 给药后立即或几小时内发生,表现为皮疹、药物热、皮炎、血管神经性水肿。

2. 慢性碘中毒 表现为口腔及咽喉烧灼感、齿龈疼痛、唾液分泌增加,以及呼吸道刺激、眼刺激等慢性碘中毒的症状,通常停药后数日内消失。

3. 诱发甲状腺功能紊乱 长期或过量服用碘剂可能诱发甲亢、甲状腺功能减退和甲状腺肿。碘还可通过胎盘屏障和进入乳汁,能引起新生儿和婴儿甲状腺功能异常或甲状腺肿,故妊娠期及哺乳期妇女应慎用。

三、放射性碘

放射性碘(radioiodine)的同位素有 ^{131}I、^{125}I、^{123}I 等,临床应用的放射性碘是 ^{131}I,其半衰期为 8 天,56 天内放射性消除 99% 以上。口服或静脉注射 ^{131}I 溶液,被甲状腺摄取浓集后,释放出 β 射线(占 99%),在组织内的射程仅 0.5~2 mm,因此辐射损伤仅限于甲状腺内。因增生组织对射线更敏感,故 β 射线主要破坏甲状腺实质,很少波及周围组织。此外,^{131}I 还产生 γ 射线(占 1%),射程远,在体外可测得,可用于测定甲状腺摄碘功能。

放射性碘适用于长期药物治疗无效、不宜手术或术后复发的甲亢患者。其作用缓慢,一般用药一个月见效。本品剂量较难掌握,易致甲状腺功能减退,故应严格掌握剂量。一旦发生甲状腺功能减退,可补充甲状腺激素治疗。由于放射性碘可能对遗传产生影响,对儿童可能有致癌作用,因此 20 岁以下患者、妊娠期及哺乳期妇女不宜使用。

四、β 受体阻断药

β 受体阻断药通过阻断 β 受体,减轻甲亢患者交感－肾上腺系统兴奋症状,改善甲亢伴有的心动过速、焦虑、震颤等症状,是甲亢和甲状腺危象时有价值的辅助治疗药物。此外尚能部分阻断外周组织 T_4 脱碘转化为 T_3,但对甲亢的蛋白质代谢紊乱等无明显影响。该类药物不降低血中甲状腺刺激性免疫球蛋白水平,也不能预防甲亢危象的产生,但静注能帮助病人渡过甲状腺危象的危险期。

　　应用大剂量 β 受体阻断药不会致腺体增大变脆,且不干扰硫脲类对甲状腺的作用,两周后即可手术,可与硫脲类联合做甲状腺术前准备。

本章电子课件	

 本章小结

　　本章主要介绍了甲状腺激素的合成、分泌、调节及其生理作用,并重点介绍了几种抗甲状腺药的作用机制、临床应用和不良反应。具体要求如下:① 熟悉:甲状腺激素的生物合成过程、主要生理作用及临床应用。② 掌握:几种抗甲状腺药的药理作用、临床应用和不良反应。

? 思考题

1. 简述甲状腺激素的生理作用。
2. 试述硫脲类抗甲状腺药的代表药物及主要药理作用。
3. 试述碘及碘化物的主要药理作用。

[窦建卫,贺建宇(西安交通大学)]

第三十五章　胰岛素和口服降血糖药

第一节　胰腺内分泌与糖尿病

一、胰岛的构成与功能

胰腺由外分泌腺和具有内分泌功能的胰岛构成,胰岛内分泌细胞按形态学特征以及分泌的激素至少有五种:分别为 α 细胞、β 细胞、D 细胞、H 细胞和 PP 细胞。α 细胞约占胰岛细胞的 25%,分泌胰高血糖素(glucagon);β 细胞的数量最多,占胰岛细胞的 60%~70%,分泌胰岛素(insulin);D 细胞约占胰岛细胞的 10%,分泌生长抑素(somatostatin);PP 细胞和 H 细胞的数量很少,分别分泌胰多肽(pancreatic polypeptide)和血管活性肠肽(vasoactive intestinal peptide,VIP)。其中胰岛素是降血糖的主要激素,胰高血糖素则具有升高血糖的作用,它们共同调节和维持血糖水平。

二、胰岛的分泌调节

血糖水平是影响胰岛素和胰高血糖素分泌的重要因素。血糖降低时,胰高血糖素分泌增加;血糖升高时,胰高血糖素分泌减少,胰岛素分泌增加。氨基酸也能影响两者的分泌。当血中氨基酸增多时,一方面可促进胰岛素分泌,使血糖降低;另一方面还能刺激胰高血糖素分泌,对防止低血糖有一定生理意义。胰岛素通过降低血糖间接刺激胰高血糖素的分泌,但 β 细胞分泌的胰岛素和 D 细胞分泌的生长抑素可直接作用于邻近的 α 细胞,抑制胰高血糖素的分泌。

三、糖尿病的发生与类型

糖尿病(diabetes mellitus,DM)是一组由多病因引起的以慢性高血糖为特征的代谢性疾病,是由于胰岛素分泌和(或)利用缺陷所引起。长期碳水化合物以及脂肪、蛋白质代谢紊乱可引起多系统损害,导致眼、肾脏、神经、心脏、血管等组织器官慢性进行性病变、功能减退及衰竭;病情严重或应激时可发生急性严重代谢紊乱,如糖尿病酮症酸中毒(DKA)、高渗高血糖综合征。糖尿病病因和发病机制尚未完全阐明,遗传、环境、自身免疫等因素及其相互作用可能参与发病过程。胰岛 β 细胞合成和分泌胰岛素,经血液运输到靶细胞,再与靶细胞特异性结合,通过信号转导影响细胞内物质代谢,这个过程中任何环节出现异常,均可能导致糖尿病。WHO 将糖尿病分成 4 大类型,临床常见的是 1 型糖尿病(insulin-dependent diabetes mellitus,IDDM,胰岛素依赖型糖尿病)及 2 型糖尿病(non insulin-dependent diabetes mellitus,NIDDM,非胰岛素依赖型糖尿病)。

(1) 1 型糖尿病:自身免疫反应导致 β 细胞损害,胰岛素分泌绝对不足,需终身使用外源性胰岛素治疗。

(2) 2 型糖尿病:占糖尿病患者总数的 90% 以上,系胰岛 β 细胞功能低下导致胰岛素分泌减少或 / 和胰岛素抵抗导致胰岛素利用障碍等原因所致,大多数用口服降血糖药治疗即可,20%~30% 的患者需合用胰岛素治疗。

(3) 其他特殊类型糖尿病:包括 8 种糖尿病类型,即胰岛 β 细胞功能遗传缺陷引起的糖尿病、胰岛素作用遗传缺陷所致的糖尿病、胰腺外分泌疾病引起的糖尿病、内分泌疾病引起的糖尿病、药物或化学物质诱发的糖尿病、病毒感染引起的糖尿病、免疫介导的罕见类型的糖尿病、其他遗传综合征伴随的糖尿病。

(4) 妊娠糖尿病(gestational diabetes mellitus,GDM):指在妊娠期间发生或者妊娠前可能已有糖代谢异常而未被发现的糖尿病或葡萄糖耐量递减的妊娠患者。

近年来糖尿病发生率逐年上升,已成为继心脑血管疾病、肿瘤之后第三位严重危害人类健康的非传染性疾病。根据国际糖尿病联合会(IDF)数据显示,2021 年全世界约有 5.37 亿成年糖尿病患者,我国现有约 1.4 亿糖尿病患者。对糖尿病发病机制、预防、治疗等的研究,是医学界的重大课题之一。

第二节 胰岛素及胰岛素类似物

一、胰岛素

胰岛素是由胰腺胰岛 β 细胞分泌的小分子酸性蛋白质,由含 21 个氨基酸残基的 A 链和含 30 个氨基酸残基的 B 链通过二硫键相连。人胰岛素相对分子质量为 5808,药用品多由猪、羊、牛等胰腺中提得。基因工程重组的人胰岛素,是 FDA 批准的第一个投放市场的生物工程蛋白质药物。另外,人胰岛素亦可由半合成法制得,即用酶或微生物法,将猪胰岛素 B 链第 30 位的丙氨酸用苏氨酸取代。

【体内过程】 胰岛素口服无效,因易被消化酶破坏。皮下注射吸收快,但作用快慢与持续时间长短存在个体差异,血浆蛋白结合率为 1%~10%,血浆半衰期约 10 min。主要经肝脏、肾脏灭活,经谷胱甘肽转氨酶还原二硫键成巯基,使 A、B 两链分开而灭活,再由蛋白水解酶水解成短肽或氨基酸,也可被肾胰岛素酶直接水解。起效为 0.5~1 h,1.5~4 h 作用达高峰,持续 5~8 h。静脉注射作用出现快,但消失也快,血浆半衰期 5~10 min。

为延长胰岛素的作用时间,可加入碱性蛋白质(如精蛋白)使胰岛素的等电点接近体液的 pH,降低溶解度,在皮下注射部位形成沉淀,使作用时间延长,成为中效、长效制剂。加入微量的锌可使制剂的稳定性增加。几种常见胰岛素制剂的药动学特点见表 35–1。

表 35-1　几种常见胰岛素制剂的药动学特点

类别	制剂	注射途径	起效时间 /h	峰时间 /h	作用维持时间 /h
短效	普通胰岛素	静脉注射	立即	0.5	2
	（正规胰岛素）	皮下注射	0.5~1	2~4	6~8
中效	珠蛋白锌胰岛素	皮下注射	2~4	6~10	12~18
	低精蛋白锌胰岛素	皮下注射	3~4	8~12	18~24
长效	精蛋白锌胰岛素	皮下注射	3~6	14~20	24~36

【药理作用】

1. 糖代谢　胰岛素使血液中葡萄糖来源减少,去路增加,从而降低血糖。① 促进肌肉、脂肪组织等的细胞膜葡萄糖载体将葡萄糖转运入细胞,促进组织细胞对葡萄糖的摄取;② 促进葡萄糖的酵解和氧化,诱导肝内葡萄糖激酶,使肝内葡萄糖转化为 6- 磷酸葡萄糖;③ 诱导丙酮酸脱氢酶、磷酸果糖激酶和丙酮酸激酶等活性,使葡萄糖的酵解和氧化加速;④ 加速糖原合成,抑制糖原分解;⑤ 阻抑糖异生中的关键酶,拮抗胰高血糖素、肾上腺素及糖皮质激素的糖异生作用。因此胰岛素不足时,可引起血糖增加,当高于肾阈值时,就会发生尿糖。

2. 脂肪代谢　① 促进脂肪酸进入细胞,促进肝脏等部位脂肪合成;② 抑制脂肪酶活性,减少脂肪分解生成游离脂肪酸和酮体;③ 抑制肾上腺素、生长激素和胰高血糖素的脂肪分解作用;④ 增加脂肪酸和葡萄糖的转运,使其利用增加。

3. 蛋白质代谢　可增加氨基酸转运,促进蛋白质合成,同时又抑制蛋白质的分解。

4. 钾离子转运　促进 K^+ 内流入细胞,增加细胞内 K^+ 浓度,故有降血钾的作用。

5. 影响心血管　可加速心率,增强心肌收缩能力和减少肾血流量。

【作用机制】　胰岛素属多肽类激素,分子较大,一般认为它不易进入靶细胞而只作用于靶细胞膜受体,通过第二信使而产生生物效应。胰岛素受体是由 2 个相对分子质量为 13.5 万的 α 亚单位和 2 个相对分子质量为 9 万的 β 亚单位组成的大分子蛋白复合物。α 亚单位位于细胞膜外,含胰岛素结合部位,β 亚单位为跨膜蛋白,含酪氨酸蛋白激酶,行使接受与传递信息的功能。① 胰岛素与靶细胞 α 亚单位上的胰岛素受体结合后,引起 β 亚单位形变,激活酪氨酸蛋白激酶,并使酪氨酸残基磷酸化,引起细胞内信号级联放大,产生一系列降血糖作用;② 当胰岛素与细胞膜上的受体结合后,使葡萄糖转运体(glucose transporter,GLUT)从胞内重新分布到细胞膜,增加转运体的合成并提高其活性,从而加速葡萄糖的摄取,使其利用增加。

【临床应用】

1. 糖尿病　适用于胰岛素缺乏的各型糖尿病。主要用于:① 1 型糖尿病;② 2 型糖尿病经饮食和口服降血糖药治疗未获得良好控制者,或 2 型糖尿病需迅速降低血糖至正常水平者的初始治疗;③ 糖尿病酮症酸中毒、高血糖高渗性昏迷和乳酸性酸中毒伴高血糖等急性或严重并发症的糖尿病;④ 合并重症感染、消耗性疾病、高热、妊娠、创伤及手术的各型糖尿病。

2. 高钾血症与细胞内缺钾　由于胰岛素及葡萄糖进入细胞转变为糖原时,可将 K^+ 带入细胞,因此可将胰岛素加入葡萄糖液内静滴治疗高钾血症。临床上将葡萄糖、胰岛素、氯化钾合用

(GIK 极化液),可促进钾内流纠正细胞内缺钾,提供能量,防治心肌梗死时的心律失常。

【不良反应】

1. 低血糖 最为常见,多为胰岛素用量过大或未按时进食所致。早期表现为饥饿感、出汗、心跳加快、焦虑、震颤等症状,严重者可引起昏迷、休克及脑损伤,甚至死亡。为防止低血糖带来的严重后果,应教会患者熟知反应症状,以便及早发现,及时摄食和饮用糖水。严重者应立刻静脉注射 50% 葡萄糖。

2. 过敏反应 多为使用动物来源胰岛素所致。一般轻微而短暂,如荨麻疹、血管神经性水肿,偶见过敏性休克。可改用高纯度制剂,或用人胰岛素。

3. 胰岛素耐受 也称胰岛素抵抗,是指在无酮症酸中毒及其他内分泌疾病引起继发性糖尿病情况下,每日胰岛素用量超过 200 U。急性耐受性可由创伤、感染、手术、情绪激动等引起,可能与血中具有抗胰岛素作用的肾上腺皮质激素增多有关,只要正确处理诱因,调整酸碱、水电解质平衡,加大胰岛素剂量常可取得良好疗效。慢性耐受性指无并发症的糖尿病,临床每日需用胰岛素 200 U 以上的现象。可能与体内产生抗胰岛素受体抗体或靶细胞膜上胰岛素受体数量减少有关,处理方法是换用高纯度胰岛素或人胰岛素,并适当调整剂量。

4. 其他 皮下注射可局部出现红肿、硬结和皮下脂肪萎缩等,所以注射部位应有计划地顺序转换。此外,尚可出现体重增加、眼晶状体屈光不正等不良反应。

二、胰岛素类似物

胰岛素类似物(insulin analogue)是通过应用 DNA 重组技术合成并对其氨基酸序列进行修饰而成,其也能与胰岛素受体结合,控制血糖的能力与人胰岛素相似,但在模拟生理性胰岛素分泌和减少低血糖发生风险方面优于人胰岛素。目前已有多种不同氨基酸序列及作用特性的胰岛素类似物,可提供符合临床需要的速效、长效和预混制剂。

(一)速效胰岛素类似物

1. 赖脯胰岛素(insulin lispro) 将胰岛素 B 链 28 位的脯氨酸(Pro)与 29 位的赖氨酸(Lys)次序互换。

2. 门冬胰岛素(insulin aspart) 胰岛素 B 链 28 位的脯氨酸被门冬氨酸(Asp)取代。

3. 谷赖胰岛素(insulin glulisine) 胰岛素 B 链 3 位的天冬酰胺被赖氨酸(Lys)替代、29 位赖氨酸被谷氨酸(Glu)替代。

上述改变使胰岛素分子自我聚合能力减弱,能保持单聚体或二聚体状态,使皮下注射后的吸收加快,通常 15 min 起效,30~60 min 达到高峰,持续 2~5 h,更符合进餐时的生理需求。速效胰岛素类似物可于进餐前注射。

(二)长效胰岛素类似物

1. 甘精胰岛素(insulin glargine) 胰岛素 A 链 21 位的门冬氨酸换成甘氨酸。并在 B 链 C 末端加两分子精氨酸使等电点偏向酸性,在生理 pH 体液中溶解度降低,皮下注射后,局部形成沉淀缓慢分解吸收。

2. 地特胰岛素(insulin detemir) 在胰岛素 B 链 29 位赖氨酸上接一个游离脂肪酸侧链,切去第 30 位苏氨酸,经修饰后可与血浆白蛋白结合而延长其作用。

3. 德谷胰岛素(insulin degludec)　去掉其 B 链第 30 位氨基酸,再通过 1 个谷氨酸连接子将 1 个 16 碳脂肪二酸的侧链连接到 B 链第 29 位上,其制剂中添加了苯酚锌,使各个六聚体相互作用结合形成稳定的多六聚体,从而达到缓慢释放进入血液循环的目的。

长效胰岛素类似物提供的基础胰岛素水平较稳定,血糖控制较好,低血糖发生减少。

(三)预混胰岛素类似物

预混胰岛素类似物是指将速效胰岛素类似物(赖脯胰岛素或门冬胰岛素)与鱼精蛋白胰岛素类似物按一定比例混合而成的胰岛素制剂,兼顾患者对基础和餐时胰岛素的需求。常用的有预混门冬胰岛素 30(30% 可溶性门冬胰岛素及 70% 精蛋白门冬胰岛素)和预混门冬胰岛素 50(包含 50% 可溶性门冬胰岛素和 50% 精蛋白门冬胰岛素)。

> **扩展阅读**　常用胰岛素制剂的构成与作用
>
>

第三节　口服降血糖药

人工合成的口服降血糖药口服有效,使用方便,是治疗 2 型糖尿病的主要手段。临床常用的主要有磺酰脲类(sulfonylureas)和双胍类(biguanides)。此外还有 α- 葡萄糖苷酶抑制剂(α-glucosidase inhibitor)、胰岛素增敏剂(insulin action enhancer)等其他新型的口服降血糖药。

一、促胰岛素分泌药

(一)磺酰脲类促胰岛素分泌药

磺酰脲类促胰岛素分泌药是应用最早、品种最多、临床应用也最广泛的口服降血糖药,共同结构是苯磺酰脲,只是两端侧链结构不同。第一代药物有甲苯磺丁脲(tolbutamide)、醋磺己脲(acetohexamide)、妥拉磺脲(tolazamide)和氯磺丙脲(chlorpropamide);第二代药物有格列本脲(glyburide,优降糖)、格列吡嗪(glipizide,美吡达)、格列美脲(glimepiride,亚莫利)、格列喹酮(gliquidone,糖适平)等;第三代药物有格列齐特(gliclazide,达美康)。第一代产品已经逐渐退出市场,第二代和第三代磺酰脲类降血糖药的不良反应较轻,药效稳定。

【体内过程】　该类药物口服在胃肠道吸收迅速而完全,与血浆蛋白结合率高,多数药物在肝脏内氧化成羟基化合物,从尿液中排出。但格列喹酮 95% 经肝脏代谢,仅 5% 经肾脏排泄,适用于肾功能不全患者。常见磺酰脲类的药代动力学参数见表 35-2。

表 35-2　常见磺酰脲类的药代动力学参数

药　物	起效时间 /h	作用持续时间 /h	$t_{1/2}$/h	代谢 / 消除
甲苯磺丁脲	1	6~12	5.6	肝脏代谢失活,经肾脏排出
醋磺己脲	1	10~14	5	肝脏代谢,代谢物活性与原形相同或更强
妥拉磺脲	4~6	10~14	7	肝脏代谢,代谢物活性较原形弱,经肾脏排出
氯磺丙脲	1	72	35	肝脏代谢,部分原形经肾脏排出
格列本脲	1.5	18~24	2~4	肝脏代谢,50% 经肾脏排出
格列吡嗪	1	10~24	3~7	肝脏代谢失活,经肾脏排出
格列美脲	2	18~28	4~6	肝脏代谢失活
格列喹酮	1	8	1.5	95% 肝脏代谢失活,5% 经肾脏排出
格列齐特	0.5	10~20	10~12	肝脏代谢失活,经肾脏排出

【药理作用】

1. 降血糖作用　磺酰脲类药物能降低正常人和胰腺功能尚未完全丧失的糖尿病患者的血糖,胰岛中至少存在 30% 正常 β 细胞是其产生作用的必要条件,对严重糖尿病或完全切除胰腺的糖尿病患者则无效。其作用机制是:① 磺酰脲类与胰岛 β 细胞表面的磺酰脲受体结合,使 ATP 敏感性 K^+ 通道关闭,引起细胞膜去极化,使电压 ATP 敏感性 Ca^{2+} 通道开放,Ca^{2+} 内流增加,引起 Ca^{2+} 依赖性的胰岛素释放增加;② 抑制胰岛素代谢,提高靶细胞对胰岛素的敏感性,增加胰岛素受体的数目和亲和力,使胰岛素的作用增强;③ 促进生长抑素释放,从而抑制胰高血糖素的分泌。

2. 其他　格列本脲和氯磺丙脲能促进抗利尿激素分泌,增加水的重吸收。第三代磺酰脲类格列齐特具有抑制血小板黏附、刺激纤溶酶原合成和恢复纤溶活性的作用,还能降低微血管对血管活性胺类的敏感性,可能对预防和减轻糖尿病微血管并发症有一定作用。

【临床应用】

用于胰腺功能尚存且经饮食控制无效的 2 型糖尿病。可增强胰岛素的作用,合用该类药物,可减少胰岛素用量。

【不良反应】

1. 低血糖　磺酰脲类药物可诱发低血糖,较严重的是持久性低血糖。饮食不当、使用剂量过大、使用长效药物或同时使用能增加磺酰脲类作用的药物时易发生低血糖,老年人和肝肾功能不全的患者使用长效磺酰脲类药物尤易发生。

2. 胃肠道反应　常见恶心、呕吐、胃痛、厌食和腹泻,多与剂量有关。偶可引起胆汁淤积性黄疸、肝功能损害,以氯磺丙脲多见。

3. 中枢神经系统反应　剂量过大可出现头痛、头晕、感觉异常、嗜睡、耳鸣、视力减退、震颤、共济失调等症状。

4. 其他　少数病人可出现红疹或红斑、瘙痒等过敏反应,以及白细胞、血小板、粒细胞减少、再生障碍性贫血、溶血性贫血等血液系统反应。

【药物相互作用】　磺酰脲类血浆蛋白结合率高,表观分布容积小,因此水杨酸类、磺胺类、保泰松、双香豆素类和甲氨喋啶等与血浆蛋白结合率较高的药物,可使本类药物游离型增多,作用增强而诱发低血糖。消耗性疾病患者血浆蛋白水平低,黄疸患者血浆胆红素水平高,也可与之竞争结合血浆蛋白,这些患者使用本类药物更易发生低血糖反应。氯丙嗪、糖皮质激素、噻嗪类利尿药、口服避孕药均可降低磺酰脲类的降血糖作用。肝药酶诱导剂和抑制剂可影响本类药物的作用,从肾小管分泌排泄的有机酸可与氯磺丙脲竞争而增强其作用。

(二) 非磺酰脲类促胰岛素分泌药

非磺酰脲类促胰岛素分泌药有瑞格列奈(repaglinide)、那格列奈(nateglinide)和米格列奈(mitiglinide),为苯甲酸类衍生物,也是通过刺激胰岛素分泌而发挥作用。与磺酰脲类药物相比,具有吸收快、起效快和作用时间短的特点,可有效模拟生理性胰岛素分泌,因此又被称为"餐时血糖调节剂"。常用于对磺酰脲类药物过敏或老年性糖尿病患者。

1. **瑞格列奈** 主要通过与胰岛 β 细胞膜上 ATP 依赖性 K^+ 通道结合,阻滞 K^+ 通道,抑制细胞内 K^+ 外流,使细胞膜去极化,进而引起 Ca^{2+} 通道开放,Ca^{2+} 内流增加,促进胰岛素分泌而起作用。口服吸收迅速,1 h 内血浆药物浓度达峰值,血浆半衰期约为 1 h,这个特点允许多次餐前用药。临床用于 2 型糖尿病的治疗。主要不良反应为低血糖反应。严重肝肾功能不全者禁用。

2. **那格列奈** 为 D- 苯丙氨酸衍生物,作用方式类似于瑞格列奈,但作用更为迅速而短暂。餐前 1~10 min 口服给药,用于控制 2 型糖尿病的餐后高血糖。由于本品可减少胰岛素的总释放量,减弱餐后的葡萄糖波动,因而诱发低血糖反应的危险性较小。

二、双胍类

双胍类药物化学结构由双胍核加侧链所构成。国内常用的有二甲双胍(metformin,甲福明)、苯乙双胍(phenformin,苯乙福明)等。

【体内过程】 二甲双胍口服后吸收迅速,约 2 h 血药浓度达峰值,不经肝脏代谢,作用时间短,主要以原形经肾脏排出,半衰期 3 h。苯乙双胍口服可吸收 50%~70%,2~4 h 血药浓度达高峰,蛋白结合率为 20%,1/3 在肝脏代谢,其余原形经肾脏排出。半衰期为 3 h,作用可持续 4~6 h。

【药理作用】 双胍类能促进骨骼肌摄取和利用葡萄糖,增加肌肉组织中糖的无氧酵解,减少葡萄糖在肠道的吸收,减少肝脏糖异生,抑制胰高血糖素的释放。因此,无论胰岛功能是否丧失的糖尿病患者应用双胍类均具有降低血糖作用,但对正常人血糖无影响。此外,双胍类还可降低低密度脂蛋白和极低密度脂蛋白,降低血小板聚集性,增加纤溶系统活性,抑制动脉壁平滑肌细胞和成纤维细胞生长,可能有助于延缓或改善糖尿病血管并发症。

【临床应用】 可单独用于饮食控制无效的轻、中度 2 型糖尿病患者,尤其是有胰岛素耐受的肥胖患者。对于不稳定型糖尿病患者,可使血糖波动性下降,有利于血糖的控制。与磺酰脲类降血糖药作用机理互补,合用或复方制剂可以更好地控制血糖,使疗效增强,副作用降低,胰岛素用量减少。二甲双胍不增加体重且能够在降低血糖的同时减少糖尿病心脑血管危险因素及其引发的不良事件,是 2 型糖尿病起始治疗的首选药物。

【不良反应】 有口苦、金属味、厌食、恶心、呕吐、食欲下降、腹泻或疲倦、体重减轻等反应;偶见皮肤红斑、荨麻疹等过敏反应;还可抑制维生素 B_{12} 经肠道吸收,引起巨幼红细胞性贫血。该类药物有使肝肾功能进一步恶化的危险,肝肾功能不良者慎用。

本类药物可增加糖酵解,使乳酸产生增多。尤其是苯乙双胍易引起乳酸性酸中毒,即乳酸血症,通常发生在合并严重心肺和肾功能受损,或者老年以及用药剂量过大的患者。此类药物单独使用不会导致低血糖,但与胰岛素或促胰岛素分泌药合用可增加低血糖发生的危险性。

三、α - 葡萄糖苷酶抑制剂

目前临床使用的有阿卡波糖(acarbose)、伏格列波糖(voglibose)、米格列醇(miglitol)等。

【药理作用】 α- 葡萄糖苷酶抑制剂在小肠黏膜刷状缘竞争性抑制各种 α- 葡萄糖苷酶,阻止 1,4- 糖苷键水解,减慢淀粉类分解为麦芽糖进而分解为葡萄糖的速度以及蔗糖分解为葡萄糖的速度,减少淀粉、糊精和双糖在小肠中的吸收,控制餐后血糖的升高,而不增加胰岛素的分泌。

【临床应用】 可用于各型糖尿病,降血糖作用较弱,主要用于轻症,通常与其他降血糖药物联合应用。对采用磺酰脲类药物餐后高血糖控制不理想的 2 型糖尿病患者,加用本类药物可明显降低餐后血糖。对于胰岛素治疗而血糖波动大的 1 型糖尿病患者,合用本药后可改善血糖控制,使餐后血糖峰值降低,血糖波动减少。

【不良反应】 主要是胃肠道反应,表现为腹胀、嗳气、肠鸣、肛门排气增多等。少数患者有腹痛、便秘或腹泻。服药从小剂量开始,逐渐加量可减少上述反应。溃疡病患者慎用。个别患者可出现低血糖反应,治疗时需使用葡萄糖或蜂蜜,而食用蔗糖或淀粉类食物纠正低血糖的效果差。

四、胰岛素增敏剂

胰岛素增敏剂能改善胰岛素抵抗,纠正相关糖及脂质代谢紊乱,对 2 型糖尿病及其心血管并发症有明显的疗效。这类药物属于噻唑烷二酮类(thiazolidinedione)化合物,临床应用的有罗格列酮(rosiglitazone)、环格列酮(ciglitazone)、吡格列酮(pioglitazone)、恩格列酮(englitazone)等。

【药理作用】 该类药物对胰岛素分泌无影响,需要有胰岛素存在时,才能产生效应。主要通过增强靶组织对胰岛素的敏感性,减轻胰岛素抵抗而发挥降血糖作用。

1. 改善胰岛素抵抗 本类药物改善胰岛素抵抗及降血糖的机制与竞争细胞核过氧化物酶体增殖物激活受体 γ(peroxisome proliferator activated receptor-γ,PPAR γ),调节胰岛素反应性基因的转录有关。PPAR γ 激活后可通过下列途径改善胰岛素抵抗:① 促进脂肪分化产生小脂肪细胞,增加脂肪细胞数量;② 增强胰岛素的信号传递;③ 增加外周组织葡萄糖转运体的转录和蛋白质合成;④ 降低肿瘤坏死因子 α(TNF-α)的表达,因为 TNF-α通过干扰胰岛素受体酪氨酸磷酸化等作用,可引起胰岛素抵抗。

2. 改善胰岛 β 细胞功能 能增加患者胰岛的面积、密度和胰岛中胰岛素含量而对胰岛素的正常分泌无影响,可通过减少细胞死亡来阻止胰岛 β 细胞的衰退。

3. 改善脂代谢紊乱,防治血管并发症 能纠正胰岛素抵抗病人的脂质代谢异常,降低 2 型糖尿病患者三酰甘油水平,增加总胆固醇和高密度脂蛋白水平。还可抑制血小板聚集、炎症反应和内皮细胞的增生,从而抗动脉粥样硬化。

【临床应用】 可单独应用,也可与胰岛素或其他口服降血糖药物合用。对尚有一定胰岛功能、以胰岛素抵抗为主的患者和其他降血糖药疗效不佳的 2 型糖尿病患者,单独使用有效。尤其适合于合并高血压、血脂异常的患者。对于胰岛功能已经严重损害、不能分泌胰岛素的糖尿病患者,如 1 型糖尿病、2 型糖尿病胰岛严重损害者,单独使用无效。

【不良反应】 主要有嗜睡、水肿、体重增加、头痛、肌肉和骨骼痛以及胃肠道刺激症状,与胰岛素合用时较为明显。单独使用不导致低血糖,但与胰岛素或促胰岛素分泌药联用时低血糖发生率增加。对已有潜在心衰危险的患者可以诱导或加重心衰,尤以罗格列酮为甚。女性患者有增加骨折的风险。活动性肝病和血清转氨酶增高者禁用。

五、其他口服降血糖药

(一)二肽基肽酶抑制剂

二肽基肽酶抑制剂(dipeptidyl peptidase 4 inhibitor,DPP-4i)在国内上市的有西格列汀(sitagliptin)、沙格列汀(saxagliptin)、维格列汀(vildagliptin)、利格列汀(linagliptin)、阿格列汀(alogliptin)。

【药理作用】 二肽基肽酶-4(DPP-4)可参与胰高血糖素样肽1(glucagon like peptide 1,GLP-1)、葡萄糖依赖性胰岛素释放多肽(glucose-dependent insulinotropic peptide,GIP)等的降解。DPP-4i通过抑制DPP-4阻断GLP-1快速降解,延长GLP-1完整分子结构保持时间,促进葡萄糖依赖的胰岛素分泌增加,减少胰高血糖素分泌,提高人体自身降低高血糖水平的能力。DPP-4i不仅可以提高胰岛素水平,降低血糖,还可以保护胰岛细胞、促进胰岛β细胞再生和增殖,降低食欲,在对2型糖尿病的治疗中能起到较为显著的作用。

西格列汀在刺激胰岛素分泌的同时,能减轻饥饿感,不增加体重,单药治疗可显著降低糖化血红蛋白,改善胰岛素抵抗,恢复β细胞功能。

【体内过程】 西格列汀相对吸收速度较快,不受饮食影响,生物利用度达87%,平均达峰时间1~4 h,与血浆蛋白结合率较低,主要经肾脏排出。

【临床应用】 单药使用,或与其他口服降血糖药或胰岛素联合应用治疗2型糖尿病。对磺酰脲类药物失效的患者仍有显著的降血糖作用。肾功能不全患者使用西格列汀、沙格列汀、阿格列汀和维格列汀时,应注意按照药物说明书来减少剂量。肝肾功能不全的患者使用利格列汀则不需要调整剂量。

【不良反应】 偶见上呼吸道感染、鼻咽炎、乏力、头痛和咽喉痛。西格列汀不引起低血糖反应和水肿现象。

(二)钠-葡萄糖协同转运蛋白2抑制药

钠-葡萄糖协同转运蛋白2(sodium-dependent glucose transporter 2,SGLT2)抑制药(SGLT2i)在国内上市的有达格列净(dapagliflozin)、恩格列净(enpagliflozin)、卡格列净(canagliflozin)和艾托格列净(ertugliflozin)。

【药理作用】 肾脏对葡萄糖的重吸收在糖代谢方面发挥着非常重要的作用。葡萄糖在肾小球滤过,并在肾近曲小管借助于细胞膜上的葡萄糖转运蛋白来重吸收。钠-葡萄糖协同转运蛋白(SGLT)是一类在小肠黏膜和肾近曲小管中发现的转运基因家族,其中SGLT2在葡萄糖的肾小管重吸收中起主要作用。当肾小球滤过液流经近端小管时,葡萄糖和钠离子(Na⁺)与上皮细胞刷状缘的SGLT结合,Na⁺顺电化学梯度进入细胞,提供能量将葡萄糖同向转运入细胞。进入管腔上皮细胞后,通过易化扩散进入组织间液,再被重吸收入血液。SGLT2转运肾重吸收葡萄糖的 90%，SGLT1 只转运其余的 10%。正常人的尿液几乎不含葡萄糖，说明滤过的葡萄糖在肾小管内几乎全部被重吸收回血液。SGLT2i 可以抑制肾脏对葡萄糖的重吸收，使过量的葡萄糖从尿液排出，从而降低血糖。

【临床应用】 SGLT2i 单药治疗不增加低血糖风险，但与胰岛素或促胰岛素分泌药联用时则增加低血糖风险。因此，SGLT2i 与胰岛素或促胰岛素分泌药联用时应下调胰岛素或促胰岛素分泌药的剂量。中度肾功能不全患者可以减量使用，重度肾功能不全患者不建议使用。

【不良反应】 常见泌尿系统和生殖系统感染及与血容量不足相关的不良反应，罕见不良反应包括糖尿病酮症酸中毒(DKA)、急性肾损伤、骨折风险和足趾截肢(见于卡格列净)。DKA 可发生在血糖轻度升高或正常时，多存在于 DKA 诱发因素或属于 DKA 高危人群。此外，用药过程中还应警惕急性肾损伤。

(三) 胰高血糖素样肽 -1 受体激动剂

胰高血糖素样肽 -1 受体激动剂(GLP-1RA)依据药代动力学分为短效的贝那鲁肽(benaglutide)、艾塞那肽(exenatide)、利司那肽(risnatide)和长效的利拉鲁肽(liraglutide)、艾塞那肽周制剂、度拉糖肽(dulaglutide)和洛塞那肽(loxenatide)。

【药理作用】 胰高血糖素样肽 -1(GLP-1) 是人体内存在的一种多肽，是由人胰高血糖素基因编码，并由肠道 L 细胞分泌的一种肠促胰素。GLP-1 以葡萄糖依赖方式作用于胰岛 β 细胞，促进胰岛素基因的转录，增加胰岛素的合成和分泌；刺激 β 细胞的增殖和分泌，抑制 β 细胞凋亡，从而增加胰岛 β 细胞数量；抑制胰高血糖素的分泌；抑制食欲，延缓胃排空等。这些作用均有利于降低餐后血糖，并使血糖维持在稳定水平。GLP-1 受体广泛分布于胰岛细胞、胃肠道、肺、脑、肾脏、下丘脑、心血管系统、肝脏、脂肪细胞和骨骼肌等。GLP-1 受体激动剂通过激活 GLP-1 受体以葡萄糖浓度依赖的方式刺激胰岛素分泌和抑制胰高糖素分泌，同时增加肌肉和脂肪组织对葡萄糖的摄取，抑制肝葡萄糖的生成而发挥降血糖作用，并可抑制胃排空，抑制食欲。

利拉鲁肽是一种 GLP-1 类似物，在天然 GLP-1 分子结构上更换一个氨基酸，并增加一个 16 碳棕榈酰脂肪酸侧链，能够激动 GLP-1 受体。利拉鲁肽仅需每日 1 次注射就能起到良好降血糖作用，由于具有葡萄糖依赖性降血糖机制，患者出现低血糖反应的概率非常低。本药能改善 β 细胞功能，降低血压，可以延缓糖尿病进展并减少心血管并发症。在体内自然分解，不依赖于肾脏排泄。

艾塞那肽为人工合成的 GLP-1 类似物，含有 39 个氨基酸，可结合并激活 GLP-1 受体，但其 N 端不易被 DPP-4 降解，半衰期为 2.4 h。具有葡萄糖依赖性的促胰岛素分泌作用，可恢复 2 型糖尿病患者的胰岛素第一时相分泌，并可通过抑制胰高血糖素分泌、减慢胃排空以及降低食欲等作用，发挥降血糖效应。

【临床应用】 GLP-1RA 采用注射给药，可单独使用或与其他降血糖药联合使用。口服降血糖药二甲双胍和(或)磺酰脲类治疗失效后，加用 GLP-1RA 可进一步改善血糖。基础胰岛素的复方制剂，如甘精胰岛素利司那肽复方制剂(iGlarLixi)、德谷胰岛素利拉鲁肽注射液(IDegLira)，在胰岛素使用剂量相同或更低的情况下，降血糖效果优于基础胰岛素，并且能减少低血糖风险，避免胰岛素治疗带来的体重增加等不良反应。

【不良反应】 常见轻、中度的胃肠道反应，包括腹泻、恶心、腹胀、呕吐等。多见于治疗初期，随着使用时间延长,不良反应逐渐减轻。

(四) 胰淀粉样多肽类似物

胰淀粉样多肽(amylin)是体内除胰岛素外的另一种降糖激素,是一种由 37 个氨基酸残基构成的多肽激素,在餐后由胰岛 β 细胞分泌,作用于下丘脑,产生饱食效应,从而控制进食。并延缓胃排空,使小肠吸收葡萄糖速度变慢,吸收入血时间延长,进而降低餐后血糖和抑制餐后胰高血糖素分泌高峰。然而天然胰淀粉样多肽具有易水解、黏度大、易凝聚等缺点,不适用于治疗。

普兰林肽(pramlintide)是一种变更了蛋白质一级结构的胰淀粉样多肽类似物,保留了胰淀粉样多肽的生理作用,而改变了其不可溶及易于聚集的性质,避免了淀粉样沉积的形成。美国 FDA 已于 2005 年批准普兰林肽作为 1 型及 2 型糖尿病的辅助用药。皮下注射绝对生物利用度 30%,达峰时间为 20 min,主要经肾脏排泄,反复注射未见累积效应。用药初期有恶心、厌食及呕吐等胃肠道反应,偶见头痛等。应加强血糖监测,以防低血糖发生。

本章电子课件

本章小结

本章主要介绍了胰腺的内分泌和胰岛素的药理作用及不良反应,重点介绍了几类口服降血糖药的作用机制和不良反应。具体要求如下:① 掌握:几种口服降血糖药的作用机制和主要临床应用。② 熟悉:胰岛素的生理效应、药理作用、临床应用和主要不良反应。③ 了解:胰腺的内分泌功能。

思考题

1. 简述胰岛素的药理作用和临床应用。
2. 试述磺酰脲类降血糖药的代表药物及药理作用机制。
3. 试述双胍类降血糖药的药理作用和临床应用。
4. 简述 α- 葡萄糖苷酶抑制剂的降血糖机制。
5. 简述胰岛素增敏剂的降血糖机制。

[窦建卫,贺建宇(西安交通大学)]

第六篇

抗病原微生物药物药理

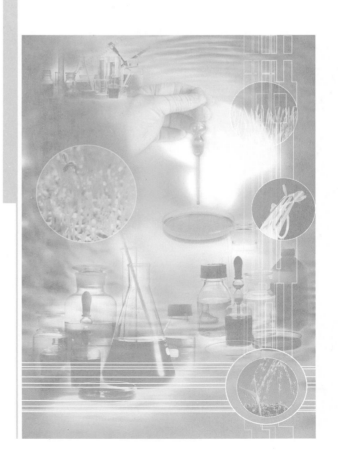

第三十六章　抗病原微生物药概述

抗病原微生物药物用于治疗各类病原微生物引起的感染,包括抗生素、人工合成抗菌药、抗真菌药、抗病毒药和抗结核病药。感染性疾病中以各种革兰氏阴性杆菌和葡萄球菌为最多见,真菌(主要为念珠菌属)也有增多趋势。免疫缺陷者合并的感染可由病毒或原虫等多种病原体引起。目前,一些病原微生物对多种抗病原微生物药物产生耐药,影响了感染性疾病的治疗。抗病原微生物药物研发主要集中在针对耐药病原微生物,扩大抗病原微生物范围,以及降低毒副作用等方面。有关病毒学相关知识见第四十四章　抗病毒药。

第一节　微生物学相关知识

微生物(microorganism)是存在于自然界中的一大群微小生物,包括细菌、支原体、螺旋体、放线菌、衣原体、立克次体、病毒及真菌等。微生物在自然界的分布非常广泛。在人类、动物和植物的体表及人类和动物呼吸道、消化道等腔道中也有大量的微生物存在。根据细胞结构特点可将微生物分为三种类型:以真菌为代表的真核细胞型属真菌界;以细菌为代表的原核细胞型属原核生物界;以病毒为代表的非细胞型属病毒界。本节介绍原核微生物的基础知识。

一、细菌

细菌(bacterium)有广义和狭义之分。广义的细菌即为原核生物,是指一大类细胞核无核膜包裹,只存在核区(nuclear region)或称为拟核的裸露 DNA 的原始单细胞生物,包括细菌、放线菌、衣原体、支原体、立克次体和螺旋体等各类原核细胞型微生物,特点是有细胞壁、原始核质、以二分裂方式繁殖、对于抗菌药敏感。狭义的细菌是指一类形状细短,结构简单,多以二分裂方式进行繁殖的原核生物,生物学性状具有代表性,在自然界分布最广、个体数量最多,是大自然物质循环的主要参与者,能够引起多种疾病。

(一) 细菌的形态与类型

1. 球菌(coccus)　外形为球形或近似球形,大多数球菌直径约 1.0 μm,依据细菌分裂的平面和细菌体之间排列方式又分为双球菌、链球菌和葡萄球菌等。

2. 杆菌(bacillus)　外形为杆状,大小不一,大杆菌如炭疽芽孢杆菌长为 4~10 μm;中等杆菌如大肠埃希菌(大肠杆菌)长为 2~3 μm;小杆菌如布鲁斯菌长为 0.6~1.5 μm。有的杆菌较短,称为球杆菌。

3. 螺形菌(spirala bacterium)　菌体为弯曲状,依据菌体的弯曲形状可分弧菌和螺菌。① 弧菌:菌体弯曲呈弧形,如霍乱弧菌;② 螺菌:菌体有多个弯曲,如鼠咬热螺菌;也有的菌体弯曲成螺旋形,称为螺杆菌,如幽门螺杆菌。

(二)细菌的基本结构

细菌有细胞壁(cell wall)、细胞膜(cell membrane)、细胞质(cytoplasm)和核质(nucleoplasm)等构成,如图 36-1 所示。

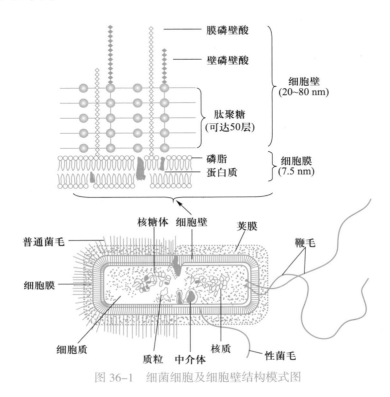

图 36-1 细菌细胞及细胞壁结构模式图

1. 细胞壁 革兰氏阳性菌细胞最外层结构为细胞壁,包绕在细胞膜周围,是一种膜状结构。革兰氏阴性菌细胞壁外侧还有细胞外膜。不同细菌其组成有所不同,如革兰氏阳性菌和革兰氏阴性菌的细胞壁均有肽聚糖组分,但各自有其特殊的成分。

(1) 肽聚糖(peptidoglycan):又称为黏肽(mucopeptide),是细菌细胞壁的主要化学成分。革兰氏阳性菌肽聚糖由聚糖骨架、四肽侧链和五肽交联桥三部分组成,革兰氏阴性菌的肽聚糖则由聚糖骨架和四肽侧链两部分组成。聚糖骨架由 $N-$ 乙酰葡萄糖胺和 $N-$ 乙酰胞壁酸交替间隔排列,由 β-1,4 糖苷键联结而成。四肽侧链的组成随细菌不同而异。革兰氏阳性菌如葡萄球菌细胞壁的四肽侧链的氨基酸依次为 L- 丙氨酸、D- 谷氨酸、L- 赖氨酸和 D- 丙氨酸;L- 赖氨酸又通过由五个甘氨酸组成的交联桥连接到相邻聚糖骨架四肽侧链末端的 D- 丙氨酸上,构成三维立体结构。革兰氏阴性菌如大肠埃希菌细胞壁的四肽侧链中,第三位氨基酸是二氨基庚二酸(diaminopimelic acid,DAP),DAP 与相邻四肽侧链末端的 D- 丙氨酸直接连接,没有五肽交联桥,只形成单层平面的二维结构。

(2) 革兰氏阳性菌特殊成分:该类细菌的细胞壁较厚(20~80 nm),除有肽聚糖结构外,大多数还有磷壁酸(teichoic acid),少数是磷壁醛酸。磷壁酸是由核糖醇或甘油残基以磷酸二酯键连接而成的多聚物,其结构中少数基团被氨基酸或糖所取代,多个磷壁酸分子组成长链穿插于肽聚糖层中。

(3) 革兰氏阴性菌特殊成分:该类细菌细胞壁较薄(10~15 nm),除含 1~2 层肽聚糖结构外,还有外膜,约占细胞壁干重的 80%。外膜由脂蛋白、脂质双层和脂多糖(lipopolysaccharide,LPS)组成。脂蛋白位于肽聚糖层和脂质双层之间,其蛋白质部分与肽聚糖侧链的 DAP 相连,其脂质成分与脂质双层非共价结合,使外膜和肽聚糖层构成一个整体。

2. 细胞膜　位于细胞壁内 / 外侧,厚约 7.5 nm,柔韧致密,富有弹性,由磷脂和多种蛋白质组成,但不含胆固醇。细菌细胞膜与真核细胞膜的结构基本相同。

3. 细胞质　细菌细胞膜包裹的溶胶状物质为细胞质,由水、蛋白质、脂类、核酸及少量糖和无机盐组成。

4. 核质　细菌为原核细胞,无核、核膜、核仁和有丝分裂器。细菌的遗传物质称为核质,具有染色质功能,控制细菌的各种遗传形状,故称为细菌染色体。

(三) 细菌生理

细菌生理活动包括摄取和合成营养物质,进行生长繁殖及新陈代谢。细菌细胞代谢十分活跃,繁殖速度很快。

1. 摄取和合成营养物质　各类细菌的酶系统不同,代谢活性各异,因此对营养物质的需要也不同。依据细菌所利用的能源和碳源不同,将细菌分为两大营养类型。

(1) 自养菌(autotroph):以无机物为原料,如利用 CO_2、CO_3^{2-} 作为碳源,利用 N_2、NH_3、NO_2^-、NO_3^- 等作为氮源,合成菌体成分。所需能量来自无机物氧化的细菌称为化能自养菌;通过光合作用获得能量的细菌称为光能自养菌。

(2) 异养菌(heterotroph):以多种有机物如蛋白质、糖类等为原料,才能合成菌体成分并获得能量。异养菌包括腐生菌和寄生菌。腐生菌以动植物尸体、腐败食物等作为营养物质;寄生菌寄生于活体内,从宿主的有机物获得营养。所有的病原菌都是异养菌,大部分属寄生菌。

2. 生长繁殖　营养物质、能量及适宜的环境是细菌生长繁殖的条件。细菌的生长繁殖主要表现在细菌的组分和数量的增加。细菌以二分裂方式进行无性繁殖,速度很快,一般细菌约 20 min 分裂一次。当细菌繁殖一定数量后,由于营养物质逐渐耗竭,有害代谢物逐渐积累,活菌增长率随之下降并趋于停滞。

3. 新陈代谢　指细菌细胞内分解代谢与合成代谢的总和,由底物分解和转化为能量的过程称为分解代谢;所产生的能量用于细胞组分的合成称为合成代谢。代谢过程以胞外酶水解外环境中的大分子营养物质开始,产生亚单位分子如单糖、短肽、脂肪酸,再经主动或被动转运机制进入胞内。亚单位分子在一系列酶的催化作用下,经一种或多种途径转变为共同的中间产物丙酮酸,再将丙酮酸进一步分解,产生能量或合成新的碳水化合物、氨基酸、脂类和核酸。

(四) 细菌的致病性

细菌侵入宿主机体后,进行生长繁殖、释放毒性物质等引起的病理过程,称为细菌感染。能使宿主致病的为致病菌或病原菌,不能造成宿主感染的为非致病菌或非病原菌。有些细菌在正常情况下并不致病,但当在某些条件改变的特殊情况下可以致病,这类菌称为条件致病菌或机会致病菌。

1. 正常菌群   人类与自然环境接触密切,因而正常人的体表和同外界相通的口腔、鼻咽腔、肠道、泌尿生殖道等腔道中都寄居着不同种类和数量的微生物。如葡萄球菌、白喉棒状杆菌、放线菌、螺旋体、产气肠杆菌、非致病性分枝杆菌等。当人体免疫功能正常时,这些微生物对宿主无害,有些对人还有利,被称为正常菌群,对体内生态平衡起着重要作用。

(1) 生物拮抗:致病菌侵犯宿主,先穿过皮肤和黏膜的生理屏障进入体内,而体内正常菌群通过受体和营养竞争,以及产生有害代谢物等方式抵抗致病菌,使之不能定植或被杀死。

(2) 营养作用:正常菌群参与宿主的物质代谢、营养转化和合成。如肠道中的大肠埃希菌能合成维生素 K 等,除供菌自需外,尚有多余为宿主吸收利用。

(3) 免疫作用:正常菌群能促进宿主免疫器官的发育,可刺激其免疫系统发生免疫应答,产生的免疫物质对具有交叉抗原组分的致病菌有一定程度的抑制或杀灭作用。

(4) 抗衰老作用:肠道正常菌群中的双歧杆菌有抗衰老作用。健康乳儿肠道中,双歧杆菌约占肠道菌群的98%。成年后,这类菌数量减少,代之以其他菌群。进入老年后,芽孢杆菌菌类增多,产生 H_2S 和吲哚等一些有害物质,吸收后可加速机体的衰老过程。

(5) 抑瘤作用:正常菌群可能有一定的抑瘤作用,主要通过转化某些致癌物质呈非致癌性,以及激活巨噬细胞等免疫功能而实现。

2. 条件致病菌   正常菌群与宿主间的生态平衡在某些情况下可被打破,形成生态失调而导致疾病,这样不致病的正常菌群就成了条件致病菌。改变条件并造成致病的因素有:

(1) 寄居部位的改变:如大肠埃希菌从原寄居的肠道进入泌尿道,或手术时通过切口进入腹腔、血流等。

(2) 免疫功能低下:应用大剂量糖皮质激素、抗肿瘤药或放射治疗等,可造成免疫功能降低,从而使一些正常菌群在寄居原位穿透黏膜等屏障,进入组织或血流,出现各种病症,严重的可导致败血症而死亡。

(3) 菌群失调:宿主某部位正常菌群中各菌种间的比例发生较大变化而超出正常范围的状态,可产生感染性疾病,称为菌群失调症或菌群交替症(modification of the flora)。如长期或大量应用抗菌药后,大多数正常菌群被杀灭或抑制,而原来处于少数的菌群或外来耐药菌趁机大量繁殖,引起二重感染(suprainfection 或 superinfection)。

二、衣原体

衣原体(chlamydia)是一类在真核细胞内寄生,有独特发育周期,能通过细菌滤器的原核细胞型微生物。衣原体广泛寄生于人、哺乳动物及禽类,仅少数能致病。衣原体通过创面侵入机体后,吸附于黏膜上皮细胞并在其中繁殖,也能进入单核吞噬细胞繁殖。细胞内溶酶体如能与吞噬体融合,溶酶体内的水解酶则可将衣原体杀灭。衣原体能产生类似革兰氏阴性细菌内毒素的毒性物质,抑制宿主细胞代谢,直接破坏宿主细胞。引起人类疾病的衣原体主要有两类,即沙眼衣原体和肺炎衣原体。

三、立克次体

立克次体(rickettsia)是一类细胞内寄生的原核细胞微生物,形态结构、化学组成及代谢方式等与细菌类似。人类感染立克次体通过节肢动物如人虱、鼠蚤、蜱或螨的叮咬而传播。人虱、鼠蚤在叮咬处排出含有立克次体的粪便而污染伤口侵入人体;以蜱、螨为媒介的传播途径是在叮咬处立克次体直接进入人体;Q 热立克次体经接触、呼吸道或消化道途径感染人类。立克次体的致病物质有内毒素和磷脂酶 A 两类。立克次体感染引起斑疹伤寒、恙虫病、Q 热等传染病。

四、支原体

支原体(mycoplasma)是一类没有细胞壁的原核细胞型微生物,因没有细胞壁,能形成丝状与分枝形状,故称为支原体。支原体在自然界中广泛分布,如人、家畜和禽类,大多不致病。对人致病的主要有肺炎支原体、生殖器支原体、穿透支原体和人型支原体等几种,可引起原发性非典型肺炎、泌尿生殖系统感染、不育症等疾病。

五、螺旋体

螺旋体(spirochete)是一类细长、柔软、螺旋状、运动活泼的原核细胞型微生物。结构与细菌相似,有细胞壁、原始核质,以二分裂方式繁殖。螺旋体在自然界和动物体内广泛存在,种类很多。根据螺旋体的大小以及螺旋数目、规则程度及螺旋间距等,螺旋体可分为两个科,即螺旋体科和钩端螺旋体科。螺旋体科又分 5 个属,而钩端螺旋体科分 2 个属。7 个菌属中,密螺旋体、疏螺旋体和钩端螺旋体 3 个菌属能引起人类疾病。

六、放线菌

放线菌(actinomycete)是与细菌相似的原核细胞型微生物,多数不致病。对人致病的放线菌有放线菌属和诺卡菌属。放线菌常存在于人口腔等与外界相通的腔道,属正常菌群。当机体抵抗力减弱,口腔卫生不良,拔牙或口腔黏膜受损时,可引起内源性感染。诺卡菌属广泛分布于土壤中,不属于人体正常菌群,不致内源性感染,常由创伤或呼吸道引起外源性感染,对人致病的有星形诺卡菌和巴西诺卡菌。放线菌可生物合成多种抗生素,如氨基糖苷类、蒽环类、β- 内酰胺类、大环内酯类等。

第二节　化学治疗概念

一、常用术语

1. 化学治疗(chemotherapy)　化学治疗药物简称化疗药物,是指对病原微生物感染、寄生虫病及恶性肿瘤有治疗作用的化学药物。理想的化疗药物应对病原微生物、寄生虫和肿瘤细胞具有高度的选择性抑制或杀灭作用,而对机体无毒或毒副作用小。

2. 化疗指数(chemotherapeutic index,CI)　CI 是评价化疗药物安全性的指标。化疗指数高表明药物的毒性低,疗效高,使用药物安全度大。但化疗指数高者并不是绝对安全,如青霉素几乎无毒性,但可引起过敏性休克。化疗指数以动物半数致死量(LD$_{50}$)和治疗感染动物的半数有效量(ED$_{50}$)之比,或者以 5% 致死量(LD$_5$)和 95% 有效量(ED$_{95}$)之比来衡量。

$$化疗指数 = \frac{LD_{50}}{ED_{50}} 或 \frac{LD_5}{ED_{95}}$$

3. 抗菌药(antibacterial drug)   是对细菌具有抑制和杀灭作用,用于防治细菌感染性疾病的药物。仅有抑制病原菌生长繁殖而无杀灭作用的药物,称抑菌药(bacteriostatic),如磺胺类、四环素类等抗菌药;不仅能抑制病原菌生长繁殖,而且具有杀灭作用的药物,称杀菌药(bactericide),如青霉素类、氨基糖苷类等抗生素。

4. 抗菌谱(antibacterial spectrum)   是指抗菌药的抗菌范围。某些抗菌药仅对单一菌种或菌属有作用,称为窄谱抗菌药,如异烟肼只对结核杆菌有作用。另一些药物抗菌范围广泛,不仅对革兰氏阳性、阴性细菌有效,而且对衣原体、肺炎支原体、立克次体等也有抑制作用,如四环素类、氯霉素、半合成青霉素类及头孢菌素类等,称为广谱抗菌药。

5. 抗菌活性(antibacterial activity)   是指抗菌药抑制或杀灭病原体的能力。可用体外和体内两种方法来测定。在体外试验中,能够抑制培养基内细菌生长的最低浓度称为最低抑菌浓度(minimum inhibitory concentration,MIC);能够杀灭培养基内细菌的最低浓度称为最低杀菌浓度(minimum bactericidal concentration,MBC)。

6. 抗生素后效应(post-antibiotic effect,PAE)   是指细菌在接触抗生素后,虽然抗生素血清浓度降至 MIC 以下或已消失,但对细菌的抑制作用依然能够维持一段时间。它可能与抗菌药引起细菌非致死性损伤,从而使其靶位恢复正常功能及细菌恢复再生长时间延长有关。PAE 是近年来评价抗菌药药效学的一项新指标,可为合理使用抗菌药提供新的科学依据。

(1) 时间依赖性抗菌药:是指抗菌药的杀菌作用主要取决于血药浓度高于细菌 MIC 的时间,即细菌的暴露时间,而峰值浓度并不重要。药物浓度在一定范围内与杀菌活性有关,通常在药物浓度达到对细菌 MIC 的 4~5 倍时,杀菌速率达饱和状态。药物浓度继续增高时,其杀菌活性及速率并无明显改变,但杀菌活性与药物浓度超过细菌 MIC 时间的长短有关。血液或组织内药物浓度低于 MIC 时,细菌可迅速重新生长繁殖。此类药物通常无明显的 PAE。

(2) 浓度依赖性抗菌药:是指抗菌药的杀菌作用具有浓度依赖性,药物峰值浓度越高,对致病菌的杀伤力越强,杀伤速度越快。细菌活性随抗菌药的浓度升高而增强,当血药浓度超过致病菌 MIC 的 8~10 倍时,抑菌活性强;血药浓度低于 MIC 时,对致病菌仍有一定的抑菌作用。此类药物有较显著的 PAE。

7. 二重感染   是指广谱抗生素长期使用,使敏感菌受到抑制,不敏感菌(如真菌等)趁机在体内繁殖生长,造成的继发反应(secondary reaction),又称菌群交替症。合并应用肾上腺糖皮质激素、抗代谢或抗肿瘤药更易引发二重感染。

二、机体、抗菌药及病原微生物的关系

在使用抗菌药治疗感染性疾病时,要注意机体、病原微生物与抗菌药三者之间的相互关系

（图 36-2）。感染性疾病的罹患与康复是机体与病原微生物相互斗争的过程。病原微生物在疾病发生中固然起着重要作用，但机体的反应性、免疫状态和防御功能对疾病的发生、发展与康复也有重要影响。当防御功能占主导地位时，机体能抵抗病原微生物，使其不能致病或发病后迅速康复。抗菌药可抑制或杀灭病原微生物，阻止疾病发展，促使疾病痊愈。但在某种条件下，病原微生物可产生耐药性，使药物失去抗菌效果。另外，由于抗菌药使用不合理而发生不良反应，导致患者健康损害和治疗失败。

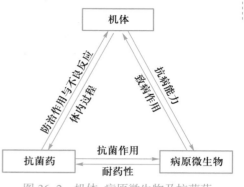

图 36-2　机体、病原微生物及抗菌药相互作用关系

第三节　抗菌药作用机制

抗菌药主要是抑制细菌细胞壁合成或干扰病原菌的生化代谢过程，引起其结构与功能改变，从而失去生长繁殖能力而达到抑制或杀灭病原菌的作用（图 36-3）。依据对细菌结构及功能的影响，抗菌药的作用机制有以下几个方面。

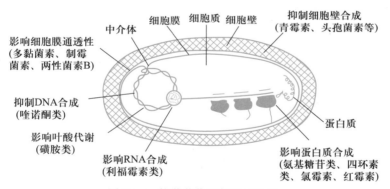

图 36-3　抗菌药作用部位示意图

一、抑制细菌细胞壁合成

细胞壁主要作用是保持细菌固有形态，抵抗胞内外较大的渗透压差，使细菌自身免受渗透压改变的损害，维持细菌的正常结构和功能。细菌细胞壁的基础成分是黏肽，由 N- 乙酰葡萄糖胺及与十肽相连的 N- 乙酰胞壁酸重复交叉联结而成。黏肽的生物合成始于细胞质内，经细胞膜而终于细胞膜外。

多种抗菌药影响细胞壁生物合成的不同环节，而起到抑菌或杀菌作用。磷霉素主要阻止 N- 乙酰胞壁酸的形成，而环丝氨酸则是通过抑制 D- 丙氨酸的消旋酶和合成酶而阻碍 N- 乙酰胞壁酸五肽的合成，均可阻碍细胞质内黏肽前体的生成。万古霉素阻止细胞膜上 N- 乙酰葡萄糖胺和 N- 乙酰胞壁酸五肽的聚合物与五个甘氨酸结合形成十肽聚合物，或阻止此十肽聚合物转运到细胞膜外与受体结合。杆菌肽则通过抑制焦磷酸酶,从而阻碍十肽聚合物中焦磷酸化合物的脱磷酸化反应,影响细胞膜的磷脂循环。青霉素类和头孢菌素类作用于细胞膜上的青霉素结合蛋白(penicillin-binding protein,PBP),抑制转肽酶的作用,阻止 N– 乙酰葡萄糖胺和 N– 乙酰胞壁酸十肽聚合物的交叉联结,影响黏肽的合成,造成细胞壁缺损,由于菌体内的高渗透压,水分由胞外不断渗入,使细胞膨胀、变形,在自溶酶的影响下,细胞破裂溶解而死亡。

二、影响细菌细胞膜通透性

细菌细胞膜的结构与真核细胞基本相同,由磷脂和多种蛋白质组成,但不含胆固醇,具有渗透屏障和运输物质的功能。影响细菌细胞膜功能的抗菌药主要有作用于革兰氏阴性菌的多肽类抗生素(如多黏菌素 B、E)和多烯类抗菌药(如制霉菌素、两性霉素 B)。多肽类抗生素具有表面活性作用,选择性地与革兰氏阴性菌细胞膜中的磷脂结合;而多烯类抗菌药则与真菌细胞膜上的固醇类物质结合,从而使细胞膜的通透性增加,菌体内的主要成分如蛋白质、氨基酸、核苷酸、磷脂等外漏,导致细菌死亡。

三、抑制细菌蛋白质合成

细菌为原核细胞,核糖体为 70S,由 30S 与 50S 亚基组成,而真核细胞的核糖体为 80S,由 40S 与 60S 亚基组成。抗菌药对细菌核糖体有高度选择性,对人体核糖体影响较小。多种抗菌药能影响蛋白质合成的不同环节而发挥抗菌作用。如大环内酯类抗生素能与细菌核糖体 50S 亚基结合,可逆性抑制蛋白质合成;四环素类抗生素能与核糖体 30S 亚基结合,阻止氨基酰 tRNA 与 30S 亚基的 A 位结合,从而抑制蛋白质合成;氨基糖苷类抗生素可作用于蛋白质合成过程的多个环节,因而具有杀菌作用。

四、影响细菌叶酸代谢

叶酸在脱氧胸苷酸合成过程中发挥一碳单位传递体的作用,叶酸缺乏可阻碍核酸的合成,从而使细菌生长繁殖受到抑制。磺胺类药物和甲氧苄啶可分别抑制二氢蝶酸合酶与二氢叶酸还原酶,影响叶酸的代谢。

五、抑制细菌核酸代谢

喹诺酮类药物抑制 DNA 回旋酶,阻止 DNA 复制,导致细菌繁殖受阻,甚至死亡。利福霉素类药物能特异性与依赖 DNA 的 RNA 多聚酶形成稳定的结合物,抑制其活性,使转录过程受阻,从而影响 mRNA 的形成。

第四节 细菌耐药性及其产生机制

1935 年发现了磺胺药,1940 年青霉素作为第一个抗生素问世,以后又不断发现各类新的抗菌药,使许多感染性疾病得到有效治疗,同时也出现了细菌的耐药性问题,并日趋严重。如青霉素的广泛应用,使金黄色葡萄球菌耐药菌株逐年上升。有些细菌同时耐受多种抗菌药。还有细菌变异后产生了药物依赖性,如痢疾志贺菌链霉素依赖性菌株,没有链霉素反而不能生长。

一、细菌耐药性

一些细菌与抗菌药反复接触后,敏感性下降或消失,引起抗菌药对细菌感染的疗效降低或无效。这种细菌对抗菌药产生的相对抵抗力称为耐药性(drug resistance),以药物对细菌的 MIC 判断。有效药物治疗剂量在血清中浓度大于 MIC 为敏感,有效药物治疗剂量在血清中浓度小于 MIC 则为耐药。从遗传学的角度,细菌耐药性有固有耐药性和获得耐药性两种类型。

1. 固有耐药性　是指细菌对某些抗菌药的天然不敏感,也称天然耐药性。固有耐药性是由细菌种属特性决定的,如革兰氏阴性菌具有外膜通透性屏障,决定这类细菌对多种药物不敏感。

2. 获得耐药性　是指由于细菌 DNA 的改变导致其获得耐药性的表型。获得耐药性发生有三种因素。① 染色体突变(chromosomal mutation)介导的耐药性。所有的细菌群体都会经常发生自发的随机突变,只是频率很低,其中有些突变使细菌产生耐药性。突变的频率与抗菌药使用无关,如链霉素的作用靶位是细菌核糖体 30S 亚基上的 P10 蛋白,当细菌染色体上的 *str* 基因突变后,P10 蛋白变构为 S12 蛋白,使药物不能与其结合而产生耐药性;② 质粒介导耐药性(plasmid mediated resistance);③ 转座因子介导耐药性(transposable element mediated resistance)。

二、细菌耐药性产生机制

1. 细菌产生灭活酶　灭活酶分为水解酶和合成酶(钝化酶)两类。

(1) 水解酶:如 β- 内酰胺酶,能使青霉素类和头孢菌素类抗生素的 β- 内酰胺环水解裂开而灭活。此酶由染色体或质粒介导,其产生可分为构成性(组构酶)或诱导性(诱导酶)。β- 内酰胺酶有青霉素型和头孢菌素型。青霉素型主要水解青霉素类,对头孢菌素类作用微弱,因此产生此酶的葡萄球菌对青霉素类耐药而对头孢菌素类仍敏感;头孢菌素型主要水解头孢菌素类,对青霉素类也能水解,故产生此酶的葡萄球菌对青霉素类与头孢菌素类有交叉耐药性。

(2) 氨基糖苷类钝化酶(aminoglycoside modified enzymes):耐药菌株产生磷酸转移酶(phosphotransferase),使链霉素、卡那霉素等氨基糖苷类药物羧基磷酸化而失活。已发现的氨基糖苷类钝化酶有 22 种之多,因此类抗生素结构相似,所以易出现交叉耐药现象。

(3) 氯霉素乙酰转移酶(chloramphenicol acetyl transferase):该酶由质粒编码,使氯霉素乙酰化而失去抗菌活性。乙酰辅酶 A 为辅酶,可使链霉素、卡那霉素等抗生素乙酰化,造成完全失活。

(4) 甲基化酶:金黄色葡萄球菌携带的耐药性质粒产生一种甲基化酶,可使 50S 亚基中的 23S rRNA 的嘌呤甲基化,产生对红霉素的耐药性。

2. 细菌细胞膜和细胞壁通透性的改变　细菌可通过各种方式阻止抗菌药透过细胞膜进入菌体内。如革兰氏阳性杆菌的细胞外膜具有天然屏障作用,青霉素不能透过;铜绿假单胞菌和其他革兰氏阴性菌细胞壁水孔或外膜非特异性通道功能改变,导致对某些广谱青霉素、头孢菌素类(包括第三代头孢菌素)产生耐药;对四环素的耐药菌株是由所带耐药质粒诱导产生三种新的蛋白质,阻塞细胞壁的水孔,使药物无法通过;对氨基糖苷类耐药的革兰氏阴性杆菌除产生钝化酶外,也可因细胞壁水孔改变,药物不易渗透到菌体内而产生耐药。

耐药菌株也可通过改变细胞壁通透性和主动外排机制而产生耐药性。① 改变细胞壁通透性:某些革兰氏阴性菌对结构互不相同的药物(如 β- 内酰胺抗生素、喹诺酮类药物、氯霉素、四环素等)产生非特异性的耐药性,是通过改变细胞壁通透性实现的;② 主动外排机制:如铜绿假单胞菌能将四环素、β-内酰胺抗生素和喹诺酮类药物从细胞内排出细胞外。已发现铜绿假单胞菌存在 nalB、nfxB 和 nfxC 三型不同的外排系统,各型的耐药谱有一定差异。

3. 细菌体内靶位结构的改变

(1) 链霉素耐药菌株的核糖体 30S 亚基上链霉素靶蛋白 P10 蛋白发生构象变化,使链霉素不能与之结合而产生耐药。

(2) 利福平的耐药是细菌 RNA 多聚酶的 β 亚基结构发生改变,使得与药物结合能力降低而造成耐药。

(3) 由质粒介导的对林可霉素和红霉素的耐药是由于细菌核糖体 23S 亚基的腺嘌呤甲基化,使药物不能与细菌结合而产生。

(4) 某些肺炎球菌、淋球菌对青霉素 G 的耐药以及金黄色葡萄球菌对甲氧西林的耐药,是因经突变引起 PBP 改变,使药物不易与之结合,这种耐药株对其他青霉素类(苯唑西林或邻氯西林)和头孢菌素类也耐药。

(5) 细菌 DNA 回旋酶为 Ⅱ 型拓扑异构酶,由 2 个 A 亚基和 2 个 B 亚基组成四聚体,分别由 *gyrA* 和 *gyrB* 编码。大肠埃希菌 *gyrA* 基因发生突变引起酶结构改变,阻止喹诺酮类药物进入靶位,造成对该类药物的交叉耐药性。

(6) 细菌能改变体内的二氢蝶酸合酶,使酶与磺胺药的亲和力大为降低,造成对磺胺药的耐药性。

4. 质粒介导耐药性 质粒存在于细菌细胞质中,为双股闭合环状 DNA 分子,是染色体外的基因,具有自我复制的能力。决定细菌耐药性的质粒叫 R 质粒,广泛存在于革兰氏阳性和革兰氏阴性菌中,它们在菌体之间可以通过接合和转导等方式进行传递。另外转座子的参与可加速 R 质粒的演化过程。R 质粒在肠道杆菌中以接合方式转移,使耐药性在同一种属细菌或不同菌属之间传播,造成耐药菌株不断增加。

5. 转座因子介导耐药性 转座因子是细菌 DNA 的一段核苷酸序列,能在质粒之间或质粒与染色体之间自行转移位置,是菌体内可移动的遗传物质,包括插入序列(insertion sequence, IS)和转座子(transposon, Tn)等。其中转座子常带有耐药基因,转座子转移位置插入某一基因时,可使细菌产生耐药性。

6. 细胞代谢途径改变 细菌对磺胺类的耐药也可由于对药物具有拮抗作用的底物对氨基苯甲酸(para-aminobenzoic acid, PABA)产生增多,或者改变了对代谢物的需要等途径所致。

本章电子课件

◆ 本章小结

本章介绍微生物学相关知识、化学治疗基本概念、抗菌药作用机制以及细菌耐药性产生机制。具体要求如下:① 掌握:化学治疗、化疗指数、抑菌药、抗菌谱、抗菌活性、杀菌药、最低抑菌浓度、最低杀菌浓度、抗生素后效应、时间依赖性抗菌药、浓度依赖性抗菌药、二重感染等基本概念,抑制细菌细胞壁合成、影响细胞膜通透性、抑制蛋白质合成、影响叶酸代谢和抑制核酸代谢的药物作用机制,以及细菌耐药性的类型和产生机制。② 熟悉:机体、抗菌药及病原微生物三者之间的相互作用关系。③ 了解:细菌的形态、结构、生理特性和其致病性以及其他微生物的形态、结构特点和致病性。

？思考题

1. 机体、病原微生物与抗菌药三者之间有何关系?

2. 抗菌药的作用机制有哪几类?

3. 细菌是通过什么方式产生耐药性的?

4. 名词解释:化学治疗、化疗指数、抗菌谱、杀菌药、最低抑菌浓度、最低杀菌浓度、抗生素后效应、时间依赖性抗菌药、浓度依赖性抗菌药、二重感染、耐药性、固有耐药性、获得耐药性、质粒介导耐药性、转座因子介导耐药性。

[孙懿(北京大学)]

第三十七章　人工合成抗菌药

人工合成抗菌药主要有喹诺酮类、磺胺类、硝基呋喃类、硝基咪唑类、噁唑烷酮类等。其中，磺胺类为最早问世的人工合成抗菌药，而喹诺酮类是临床应用最为广泛、发展最为迅速的抗菌主力药物之一。20世纪80年代发展起来的噁唑烷酮类是一种具有全新抗菌机制的人工合成抗菌药，临床主要用于治疗由耐药革兰氏阳性菌引起的感染性疾病。

第一节　喹诺酮类

一、概述

喹诺酮类（quinolones）是化学合成抗菌药，该类药物的基本结构以 4- 喹诺酮为母核。根据药物的化学结构、抗菌作用特点等可分为第一代、第二代、第三代和第四代。

【发展史】　1962 年合成的第一代喹诺酮类药物是萘啶酸（nalidixic acid），由于抗菌谱窄，只对大肠埃希菌、变形杆菌属、沙门菌属、志贺菌属的一部分菌株具有抗菌作用，且作用较弱。

1974 年合成了第二代的代表药物吡哌酸（pipemidic acid），对沙门菌属、志贺菌属等肠杆菌的抗菌作用强于萘啶酸，口服后少量吸收，尿液中浓度较高，主要用于尿路和肠道感染的治疗，但由于口服吸收差、不良反应多等原因，现已被淘汰。

第三代是通过对喹诺酮母核化学修饰的一系列氟取代的 4- 喹诺酮类结构类似物。1979 年合成了氟哌酸（诺氟沙星），以后又合成一些含氟的喹诺酮类衍生物。在化学结构上，基本母环的 3 位有一个羧基，6 位通常被氟取代，多数 7 位有一个哌嗪环，有的在 8 位引入第二个氟，可提高肠道吸收，延长半衰期。氟喹诺酮类（fluoroquinolones）不仅口服易吸收，分布广，且扩大了抗菌谱，增强了抗菌活性。该类药物发展迅速，已有许多新产品应用于临床，如诺氟沙星（norfloxacin）、依诺沙星（enoxacin）、培氟沙星（pefloxacin）、环丙沙星（ciprofloxacin）、氧氟沙星（ofloxacin）、左氧氟沙星（levofloxacin）、洛美沙星（lomefloxacin）、托氟沙星（tosufloxacin）、氟罗沙星（fleroxacin）、司氟沙星（sparfloxacin）、那氟沙星（nadifloxacin）、曲伐沙星（trovafloxacin）等。

第四代是 20 世纪 90 年代后期至今研制的新氟喹诺酮类药物，如莫西沙星（moxifloxacin）、吉米沙星（gemifloxacin）、非那沙星（finafloxacin）、加替沙星（gatifloxacin）等。与前三代药物相比，无论是抗菌作用还是药动学性能都有显著改善。既保留了抗革兰氏阴性菌的高活性，又显著提高了抗革兰氏阳性菌活性，而且对厌氧菌、支原体、衣原体等也有一定作用。第四代喹诺酮类药物对目前耐药性最严重的肺炎链球菌有较显著疗效，因而也称为"呼吸道喹诺酮类药物"。

【共同特点】　① 抗菌谱广，对革兰氏阴性杆菌作用强；② 体内分布广，特别是在组织液中药物浓度高；③ 使用方便，多数为口服制剂，半衰期较长，可以减少服药次数。因此，氟喹诺酮类广泛用于临床,对多重耐药革兰氏阴性杆菌感染有很好的作用。但近年来细菌对该类药物的耐药性明显升高,特别是大肠埃希菌的耐药。

【抗菌作用】　第三代喹诺酮类与第一、二代相比,其抗菌谱广,抗菌作用强,对革兰氏阴性菌,如大肠埃希菌、痢疾杆菌、伤寒杆菌、产气杆菌、变形杆菌、流感杆菌、淋病奈瑟菌等作用较强;对革兰氏阳性球菌,如金黄色葡萄球菌、链球菌等也有效。其中托氟沙星、司氟沙星、环丙沙星抗革兰氏阳性菌作用强,环丙沙星、托氟沙星、氧氟沙星对铜绿假单胞菌有效,托氟沙星、司氟沙星对厌氧菌作用强,司氟沙星对支原体、衣原体、分枝杆菌等作用最强。那氟沙星、曲伐沙星对革兰氏阴性和阳性及厌氧菌都有效,曲伐沙星对军团菌、支原体、衣原体等也有较强作用。洛美沙星体内抗菌活性优于诺氟沙星。格帕沙星抗肺炎球菌作用强,对流感杆菌、卡他球菌优于环丙沙星。左氧氟沙星是氧氟沙星光学左旋异构体,作用强一倍。氧氟沙星和环丙沙星对结核分枝杆菌和其他分枝杆菌有抗菌作用,对沙眼衣原体、肺炎支原体、解脲支原体(*Ureaplasma urealyticum*)也有作用。第四代在第三代的基础上抗菌谱进一步扩大,对部分厌氧菌、革兰氏阳性菌和铜绿假单胞菌的抗菌活性明显提高,并具有明显 PAE。细菌对本类抗菌药与其他抗菌药间无交叉耐药性。

【抗菌作用机制】　喹诺酮类作用机制主要是抑制细菌 DNA 回旋酶和拓扑异构酶Ⅳ(topoisomerase Ⅳ),阻断 DNA 复制而导致细菌死亡。

DNA 回旋酶与革兰氏阴性菌 DNA 超螺旋状态和复制等重要功能有关。大肠埃希菌的 DNA 回旋酶是由 2 个 A 亚单位与 2 个 B 亚单位组成的四聚体酶,酶的 A 亚单位使 DNA 的双链打开形成切口。该过程需要具有 ATP 酶活性的 B 亚单位催化 ATP 水解,提供能量,继之在 A 单位参与下切口再重新连接形成负超螺旋。喹诺酮类是 A 亚单位抑制剂,通过形成药物-DNA-酶复合物而抑制酶反应,从而抑制 DNA 回旋酶对 DNA 的断裂和再连接功能,阻碍 DNA 复制,使细菌死亡(图 37-1)。哺乳动物细胞内也含有生物活性与细菌 DNA 回旋酶相似的酶,称为拓扑异构酶Ⅱ(topoisomerase Ⅱ),治疗浓度的喹诺酮对人体细胞中此酶影响很小,不会干扰人体细胞的生长代谢。

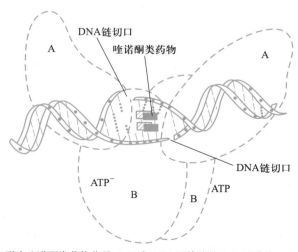

图中实心和斜线长方形为喹诺酮类药物分子,A、B 为 DNA 回旋酶的 A、B 亚单位。在 DNA 回旋酶作用下,
DNA 双链打开,而药物分子嵌入双链,与非配对碱基结合,阻碍 DNA 双链封口

图 37-1　DNA 回旋酶结构模式图与药物作用位点

拓扑异构酶Ⅳ是喹诺酮类药物抗革兰氏阳性菌的重要作用靶点,具有解除 DNA 结节、解开 DNA 环连体和松弛 DNA 超螺旋等作用。喹诺酮类药物通过抑制拓扑异构酶Ⅳ而干扰革兰氏阳性菌 DNA 复制。

此外,喹诺酮类药物还存在其他抗菌机制,如诱导菌体 DNA 的 SOS 修复,引起 DNA 错误复制而致细胞死亡;高浓度药物尚可抑制细菌 RNA 和蛋白质合成。

【药动学】 特点是:① 多数口服吸收良好,血药浓度相对较高;② 半衰期较长,为 3~20 h;③ 与血浆蛋白结合率低,多数为 10%~30%,表观分布容积值较大;④ 体内分布广,可进入骨、关节、前列腺等,组织中的药物浓度常等于或大于血药浓度;⑤ 药物通过肝脏代谢,由肾脏排泄差异较大。氧氟沙星和左氧氟沙星、洛美沙星、氟罗沙星主要由肾脏排泄;诺氟沙星、环丙沙星和依诺沙星等部分由肾脏和肝脏途径消除;培氟沙星和司氟沙星由肾脏排出较少。氟喹诺酮类药物的药动学参数见表 37-1。

表 37-1　氟喹诺酮类药物的药代动力学参数

药物	单次口服剂量 /mg	生物利用度 /%	半衰期 /h	峰浓度 mg·L^{-1}	分布容积 /L	尿液中原形药物的百分数 /%	血浆蛋白结合率 /%
诺氟沙星	400	35~45	3~4	1.6	>100	30~39	10
环丙沙星	500	60~80	3.3~4.9	1.2~2.8	307	29~44	14~25
依诺沙星	400	80	3.3~5.8	2.8~3.6	175	52	35
氧氟沙星	400	85~95	5.0~7.0	3.5~5.3	90	70~90	25
左氧氟沙星	200	90~100	5.1~7.1	2.0	119	80~86	30~40
氟罗沙星	400	90~100	9.1~13	4.4~6.8	110	50~65	32
洛美沙星	400	90~100	6.3	3.7	127	70~86	14~25
培氟沙星	400	90~100	7.5~11	3.8~5.6	139	11	20~30
托氟沙星	300	—	4.7	1.9	69	45	37
司帕沙星	200	77	16~20.0	0.62	160	12	37~42

【耐药性】 对喹诺酮类药物产生耐药的菌株有大肠埃希菌、铜绿假单胞菌、肺炎球菌、表皮葡萄球菌、金黄色葡萄球菌等。产生耐药的原因主要是细菌编码 DNA 回旋酶的基因发生突变,使回旋酶的结构发生改变,影响了喹诺酮类药物与回旋酶的结合。另外,细菌外膜脂多糖及外膜蛋白变异,可改变其通透性,使细菌对药物摄取减少,也可导致耐药。

【不良反应】 常见胃肠道反应,如恶心、呕吐、食欲下降、腹痛、腹泻,与使用剂量相关,发生率为 3%~5%。少数出现中枢兴奋症状,如焦虑、烦躁、神经过敏、失眠、步态不稳,严重时出现惊厥,其原因是药物易透过血脑屏障进入脑组织,阻断 γ- 氨基丁酸(GABA)与受体结合。过敏反应如药疹、瘙痒、红斑及光敏反应,用药期间应避免阳光直射皮肤,以免发生光敏性皮炎。由于对幼年动物可引起关节病,在儿童中引起关节痛及肿胀,因此儿童和孕妇不宜使用。

第三代氟喹诺酮类药物在临床中应用最为广泛,但随着其大量应用,一些新的不良反应逐渐被认识到,包括不可逆周围神经病变、重症肌无力加重、肌腱炎和肌腱断裂、肝损伤、严重心律失常等,某些品种还可以导致糖尿病患者血糖控制异常。

【应用注意事项】

(1) 喹诺酮类可致幼年动物软骨损害,所以不宜用于孕妇和骨骼系统未发育完全的幼儿。氟喹诺酮类可分泌至乳汁中,哺乳期妇女服用药物时需停止哺乳。

(2) 本类药物对神经系统有不良反应,对有神经系统疾病及癫痫病史的患者不宜使用。

(3) 氟喹诺酮类可抑制茶碱类、咖啡因及抗凝药(华法林)在肝脏的代谢,使药物代谢减少,血药浓度升高而引起不良反应。特别是依诺沙星与上述药物合用时,应监测血中茶碱浓度或凝血酶原时间。

(4) 含镁、钙、铝等金属离子的抗酸药可与氟喹诺酮类络合而减少肠道吸收,应避免合用。

(5) 氟喹诺酮类不宜与抗疟药阿的平(acrichine)或 H_2 受体阻断药合用。

(6) 肾功能减退时使用主要经肾脏排出的该类药物应注意酌减剂量。

(7) 氟喹诺酮类有神经肌肉阻断活性并可能加剧重症肌无力患者肌无力症状,可能导致死亡或需要辅助呼吸,重症肌无力患者应慎用此类药品。

(8) 老年人及肾、心脏、肺移植者或者同时应用激素治疗者,应用氟喹诺酮类更容易发生肌腱炎或肌腱断裂,应尽量避免使用。

(9) 洛美沙星、莫西沙星、氧氟沙星等氟喹诺酮类药物有引起血糖异常的风险,糖尿病患者应避免使用。

二、常用氟喹诺酮类药物

1. **诺氟沙星**　是第一个氟喹诺酮类药物。口服后部分吸收,血药浓度低,但尿、肠道浓度高。特点是抗菌谱广,抗菌作用强。对大肠埃希菌和各种沙门菌、志贺菌、肠杆菌属、弯曲菌和奈瑟菌有强效抗菌作用,对衣原体、支原体、军团菌、布鲁杆菌和分枝杆菌也有抑制作用。对革兰氏阴性菌和阳性球菌引起的泌尿道感染疗效较好。另外,可用于肠道感染,对急性淋病等有效。

2. **氧氟沙星**　口服吸收快而完全,血药浓度高而持久,在痰、尿液及胆汁中浓度高。抗菌谱较诺氟沙星、依诺沙星广而强,敏感细菌包括葡萄球菌、化脓性链球菌、溶血性链球菌、肺炎球菌、肠球菌、淋病奈瑟菌、大肠埃希菌、肺炎杆菌、变形杆菌、铜绿假单胞菌等,对结核杆菌也有抗菌作用。用于泌尿生殖系统、下呼吸道、软组织及肠道等感染。与抗结核药联合应用能有效治疗结核病。先静滴后口服用药可治疗重症感染,如败血症和泌尿道感染。

3. **左氧氟沙星**　是氧氟沙星的左旋光学异构体,对大多数临床分离菌的抗菌活性为氧氟沙星的 2 倍。对多数肠杆菌科细菌,如大肠埃希菌、克雷伯菌属、变形杆菌属、沙门菌属、志贺菌属和流感嗜血杆菌、嗜肺军团菌、淋病奈瑟菌等革兰氏阴性菌有较强的抗菌活性。对金黄色葡萄球菌、肺炎链球菌、化脓性链球菌等革兰氏阳性菌和肺炎支原体、肺炎衣原体也有抗菌作用,但对厌氧菌和肠球菌的作用较差。目前临床常用于敏感菌引起的泌尿生殖系统感染、呼吸道感染、胃肠道感染等,还可以用于伤寒、骨和关节感染、皮肤软组织感染以及败血症等全身感染。

4. **依诺沙星**　口服吸收好,血液及组织中浓度比诺氟沙星高,但可明显减少氨茶碱清除。体内抗菌作用略强于诺氟沙星。用于治疗淋病、泌尿道感染、肺部感染等。

5. **环丙沙星**　口服生物利用度高,血药浓度较低,抗菌谱广,是临床使用喹诺酮类中抗菌最强者。对革兰氏阴性菌作用强,对大肠埃希菌、痢疾杆菌、变形杆菌、流感杆菌、军团菌、弯曲菌、铜绿假单胞菌、产酶淋病奈瑟菌及耐药金黄色葡萄球菌等有较好作用,但对多数厌氧菌无效。本药对氨基糖苷类、第三代头孢菌素耐药的革兰氏阴性和阳性菌仍敏感。

6. 氟罗沙星 口服吸收好,生物利用度高,口服同剂量(400 mg)血药浓度比环丙沙星高 2~3 倍,体内分布广,维持时间长。抗菌谱广,虽体外抗菌稍弱于环丙沙星,但体内抗菌活性强。

7. 洛美沙星 口服吸收好,抗菌谱广,生物利用度高,血液及尿液中药物浓度高。体外抗菌作用与诺氟沙星、氧氟沙星相似,但体内抗菌活性强。

8. 莫西沙星 于1999年批准用于临床。对多数革兰氏阳性和阴性菌、厌氧菌、结核分枝杆菌、衣原体和支原体作用强;对肺炎链球菌、金黄色葡萄球菌、支原体和衣原体作用明显强于环丙沙星。用于治疗呼吸道、泌尿道和皮肤软组织感染。常见不良反应为恶心、呕吐、腹痛、腹泻等胃肠道反应,以及嗜睡、眩晕、头痛等中枢神经系统症状,部分病人会出现肝酶升高,光敏性皮炎低于左氧氟沙星。

9. 吉米沙星 为具有广谱抗菌活性的第四代氟喹诺酮类抗菌药,其同时作用于细菌 DNA 回旋酶和拓扑异构酶Ⅳ,从而提高了抗菌活性,且减少耐药性的产生。吉米沙星除了保持对革兰氏阴性菌的强大抗菌活性外,对包括多重耐药性肺炎链球菌在内的革兰氏阳性菌也有良好的抗菌活性。临床主要用于治疗由肺炎链球菌、嗜血杆菌、副流感嗜血杆菌、黏膜炎莫拉菌、肺炎支原体、肺炎衣原体、克雷伯菌属等敏感菌引起的慢性支气管炎急性发作、社区获得性肺炎、急性鼻窦炎等,也用于厌氧菌所致的泌尿生殖道、消化道、皮肤和软组织感染。

10. 非那沙星 是近年来批准上市的氟喹诺酮类药物,酸性环境下抗菌作用强。临床用于治疗铜绿假单胞菌和金黄色葡萄球菌导致的急性外耳炎。在安全性研究中,未观察到氟喹诺酮类药物典型的不良反应,如心电图改变、神经毒性或低血糖。

第二节 磺 胺 类

一、概述

1935 年磺胺类药物开始用于临床,至今已有将近90年的历史。由于许多高效、低毒的抗生素和氟喹诺酮类药物的出现,磺胺类药物的使用逐渐减少。但是磺胺类药物对某些感染性疾病,如流行性脑脊髓膜炎、鼠疫等仍具有较好的疗效,而且使用方便,价格低廉,性质稳定,所以到目前为止仍在使用。

【分类】

(1) 口服易吸收的磺胺类药物:如磺胺甲噁唑(sulfamethoxazole,SMZ)、磺胺异噁唑(sulfisoxazole,SIZ)、磺胺嘧啶(sulfadiazine,SD)、磺胺甲氧吡嗪(sulfamethoxypyridazine,SMPZ)、磺胺多辛(sulfadoxine,SDM)。

(2) 口服不易吸收的磺胺类药物:如柳氮磺吡啶(sulfasalazine,salicylazosulfapyridine,SASP)。

(3) 局部应用的磺胺类药物:如磺胺嘧啶银(sulfadiazine sliver)、醋酸磺胺米隆(mafenide acetate)、磺胺醋酰钠(sulfacetamide sodium,SA-Na)等。

【构效关系】　磺胺类药物的基本结构为对氨基苯磺酰胺(图 37-2),其中对位氨基为抗菌活性必需基团。

如磺酰胺基上的 R_1 被杂环取代,作用可增强,并且口服易吸收,如磺胺嘧啶、磺胺异噁唑、磺胺甲噁唑等,见表 37-2。R_2 部位被取代,则得到口服难吸收的药物如柳氮磺吡啶常用于肠道感染,磺胺米隆用于局部感染。

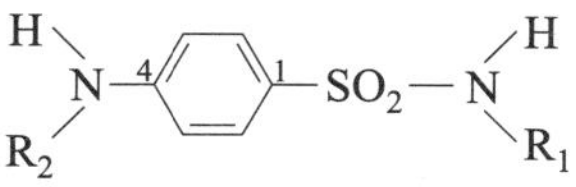

图 37-2　磺胺类药物的基本结构

表 37-2　R_1 部位被取代的磺胺类药物

磺胺嘧啶	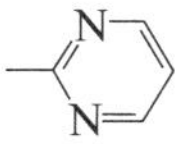	磺胺甲噁唑	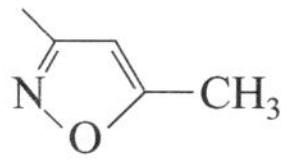
磺胺异噁唑	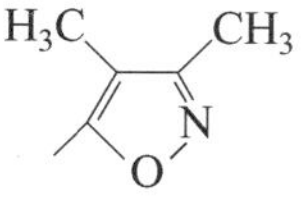	磺胺二甲噁唑	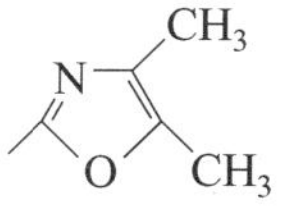
磺胺噻唑	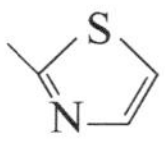	磺胺二甲嘧啶	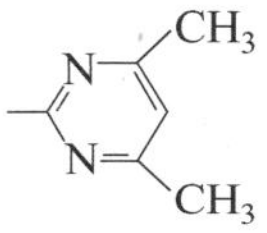
磺胺甲二氧异噁唑	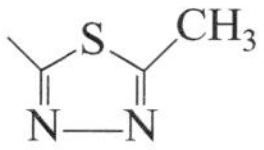	磺胺甲氧吡嗪	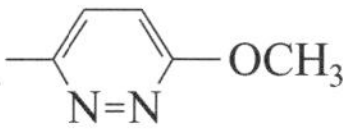

【抗菌作用】　磺胺类药物抗菌谱广,对其敏感的革兰氏阳性菌包括溶血性链球菌、肺炎球菌;对其敏感的革兰氏阴性菌有脑膜炎球菌、淋病奈瑟菌、鼠疫杆菌和流感杆菌等,其次对大肠埃希菌、痢疾杆菌、变形杆菌、肺炎杆菌及沙眼衣原体、放线菌、疟原虫等也有效。此外,磺胺甲噁唑对伤寒杆菌,磺胺米隆和磺胺嘧啶银对铜绿假单胞菌有抑制作用。

【抗菌作用机制】　对磺胺类药物敏感的细菌在生长繁殖过程中需要叶酸参与,由于不能直接利用周围环境中的叶酸,只能以对氨基苯甲酸(para-aminobenzoic acid,PABA)和二氢蝶啶为原料,在菌体内经二氢蝶酸合酶的催化合成二氢叶酸,再经二氢叶酸还原酶还原为四氢叶酸,进一步形成活化型四氢叶酸,后者作为一碳转移酶,参与核酸合成。磺胺类药物与 PABA 化学结构相似,与 PABA 竞争二氢蝶酸合酶,使二氢叶酸合成受阻,影响核酸的生成而抑制敏感细菌的生长繁殖(图 37-3)。

【耐药性】　细菌对磺胺类药物的耐药性可通过染色体或质粒介导。耐药性机制包括:① PABA 生成过多;② 磺胺类药物对二氢蝶酸合酶的亲和力降低;③ 细菌外膜对药物的通过性减弱。磺胺类药物之间有交叉耐药性。

【药动学】　胃肠易吸收的磺胺类药物,吸收后分布于全身组织和体液中,以肝脏、肾脏浓度较高,部分与血浆蛋白结合,结合率低者如磺胺嘧啶易透过血脑屏障,在脑脊液中浓度高。磺胺类药物主要经肝脏乙酰化代谢而失效。90% 以上的磺胺类药物及其代谢物主要经肾脏消除,除肾小球滤过外,肾小管的主动转运对磺胺类的排泄也起作用,尤其对 N-4- 乙酰化代谢物和结合物的排出,因此 N-4- 乙酰化代谢物的肾清除率比原形药物高。药物消除过程中,pH 影响肾小管的重吸收而影响磺胺类药物肾脏清除率。乙酰化物在尿液中溶解度较小,尤其在酸性尿液中易析出结晶造成肾脏损害。

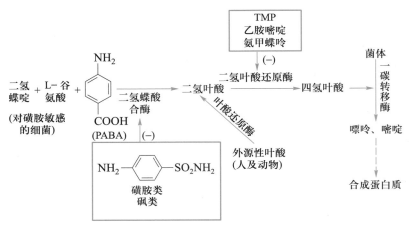

图 37-3   磺胺类及某些化疗药物作用机制图

肠道难吸收的磺胺类药物主要随粪便排出,柳氮磺吡啶在肠内释放出磺胺吡啶和 5- 氨基水杨酸,前者有抗菌作用,后者有抗炎作用。磺胺类药动学参数见表 37-3。

表 37-3   磺胺类药物药代动力学参数

药物	$t_{1/2}$/h	血浆蛋白结合率 /%	表观分布容积 / $(L·kg^{-1})$	尿液中原形药物的百分数 /%
磺胺嘧啶	10~15	50	0.36	27~34
磺胺噻唑	4	82	0.18	73~87
磺胺异噁唑	4~6	84~90	0.16	67
磺胺二甲噁唑	10.6	73~87	—	73~87
磺胺甲噁唑	10~12	65	0.17	10~36[*]
磺胺甲噻二唑	2	85	0.35	95
磺胺二甲嘧啶	1.5（F）	90	0.35	1~13[*]
磺胺甲氧吡嗪	37.9	80~95	—	10~15[*]
磺胺间二甲氧嘧啶	37.9	80~99	—	5~19[*]

注:* 与 pH 有关;F:快乙酰化物。

【不良反应】

1. 泌尿系统损害   主要是引起结晶尿、血尿、管型尿,以磺胺嘧啶较常见,大量长期使用磺胺甲噁唑也有发生。通过服用等量碳酸氢钠以提高尿液 pH,能够增加磺胺类药物及其乙酰化物的溶解度,同时多饮水降低尿液中药物浓度,可减轻肾脏损害。

2. 过敏反应   如皮疹、药物热,偶见剥脱性皮炎和多形性红斑等。多数药疹在用药 1 周后出现,有过敏史者出现较早,同时伴有发热、不适、瘙痒。磺胺异噁唑发生药物热比例约 3%。局部用药易发生过敏反应,且磺胺类药物之间有交叉过敏反应,用药前需询问过敏史。

3. 造血系统反应　偶见粒细胞减少、再生障碍性贫血及血小板减少症,对葡萄糖 –6- 磷酸脱氢酶(G-6-PD)缺乏者可致溶血性贫血。

4. 其他　如头痛、头晕、恶心、呕吐、全身乏力等,因此驾驶员、高空作业者忌用。磺胺类药物可使抗凝药、抗糖尿病药和苯妥英钠从血浆蛋白结合部位置换出来,增强这些药物的作用。

二、常用磺胺类药物

1. 磺胺嘧啶　口服易吸收,血浆蛋白结合率较低,易透过血脑屏障,以乙酰化形式由尿液排出。碱化尿液、多饮水可加速药物排泄。主要适用于流行性脑脊髓膜炎、奴卡菌病。目前因耐药株的出现,很少使用磺胺嘧啶治疗细菌性脑膜炎。与乙胺嘧啶合用可治疗弓形体病。

2. 磺胺异噁唑　吸收快、排泄快,药物经肝脏代谢为乙酰化物,主要由肾脏以原形或乙酰化形式排出,尿液中药液浓度高,不易析出结晶。因此,临床可用于敏感菌的尿路感染,也可用于奴卡菌病的治疗。

3. 磺胺甲噁唑　口服易自胃肠道吸收,吸收率为 90%,易透过血脑屏障,广泛分布于肝脏、肾脏、消化道、脑等组织。主要从肾小球滤过排泄。常用于葡萄球菌等敏感菌株引起的尿路感染、流感杆菌所致中耳炎等疾病的治疗。还用于由脑膜炎球菌所致的脑膜炎的预防。

4. 磺胺多辛　属长效磺胺类药物,半衰期较长,抗菌作用弱,3~7 日服用一次。可与乙胺嘧啶合用预防和治疗对甲氟喹耐药的恶性疟疾。

5. 柳氮磺吡啶　口服吸收较少,由肠道细菌作用分解释出活性磺胺吡啶后吸收,在尿液中排泄。对肠道炎症有效,用于溃疡性和局限性结肠炎。G-6-PD 缺乏者,磺胺吡啶易发生急性溶血性贫血、粒细胞缺乏症、药物热、药疹等不良反应。

6. 磺胺米隆　对革兰氏阳性和阴性细菌有广泛的抗菌作用。常局部使用,用于大面积烧伤后的感染,不适用于深部感染。

7. 磺胺嘧啶银　在体外能抑制所有的致病菌、真菌及对其他磺胺类药物耐药菌的生长。因此,局部应用可减少细菌集群(colonization)现象和烧伤面积的感染率,用于预防烧伤感染,不适用于深度感染。

第三节　其他人工合成抗菌药

(一)甲氧苄啶(trimethoprim,TMP)

甲氧苄啶(trimethoprim,TMP)与磺胺类药物不同,其化学结构为二氨基嘧啶类。

【抗菌作用】　TMP 抗菌谱与磺胺类药物相似,抗菌作用比 SMZ 强 20~100 倍。对大肠埃希菌、奇异变形杆菌、肺炎杆菌、痢疾杆菌、伤寒杆菌等革兰氏阳性和阴性细菌均有抗菌作用,对脑膜炎球菌、淋病奈瑟菌、产碱杆菌属作用不明显,对铜绿假单胞菌无效。

【抗菌作用机制】　可选择性抑制二氢叶酸还原酶的活性,使二氢叶酸不能还原成四氢叶酸,阻止细菌核酸的合成(见图 37-2)。TMP 与磺胺药合用,能双重阻断四氢叶酸合成,增强其抗菌作用达几倍至几十倍,可达到杀菌作用。另外,TMP还能增强多种抗菌药如四环素、庆大霉素的抗菌作用。因此,本药适用于大肠埃希菌、奇异变形杆菌等敏感株引起的尿路感染、呼吸道感染。由于单独应用易产生耐药性,临床以磺胺增效剂或抗菌增效剂使用,常与磺胺类药物合用或做成复方制剂,增强抗菌效果,扩大应用范围,延缓耐药性产生。

【药动学】　口服吸收迅速而完全,给药量的100%均可吸收,到达血药峰浓度约为2 h。广泛分布于全身组织和体液,易透过血脑屏障达到脑脊液中,在肝脏、肾脏、脾、肺、肌肉、支气管分泌物、唾液、前列腺组织及腺液中的浓度均超过血药浓度,尿中浓度可高出血液浓度近100倍。主要经肾小球滤过和肾小管分泌,80%~90%以原形药物排出。

【不良反应】　毒性较小,常出现胃肠道反应如恶心、呕吐、腹泻及过敏性皮疹。大剂量或长期应用可造成叶酸缺乏,引起粒细胞减少、血小板减少、巨幼红细胞性贫血。TMP可增加SMZ的造血系统毒性。动物实验证明,TMP可致畸胎,乳汁中药物浓度高,所以妊娠期及哺乳期禁用。另外,肝脏、肾脏及血液系统疾病患者也应慎用。

(二) 硝基呋喃类

硝基呋喃类(nitrofurans)药物抗菌谱广,细菌不易产生耐药性,口服后血药浓度低,常用药物有呋喃妥因(nitrofurantoin)和呋喃唑酮(furazolidone,痢特灵)。

1. 呋喃妥因　又名呋喃坦啶(furadantin)。对多数革兰氏阳性和阴性菌有较强作用,对铜绿假单胞菌无效。口服迅速吸收,50%在组织内破坏,其余部分以原形经肾脏排出,血药浓度很低,不适用于全身感染治疗。尿液中浓度高,在酸性尿液中抗菌作用可增强,主要用于泌尿系统感染。常见不良反应为胃肠道反应,饭后服用可减轻。偶见皮疹、药物热等过敏反应。剂量大或肾功能不全者,可引起周围神经炎。G-6-PD缺乏者可引起溶血性贫血。

2. 呋喃唑酮　口服吸收少,肠内浓度高,主要用于肠炎、菌痢等肠道感染,也可用于伤寒、霍乱等。治疗幽门螺杆菌所致胃溃疡效果较好。不良反应与呋喃妥因相似,但轻而少见。

(三) 硝基咪唑类

硝基咪唑类(nitroimidazoles)的作用与用途见第四十六章　抗阿米巴药及抗滴虫药。

(四) 噁唑烷酮类

噁唑烷酮类(oxazolidinones)是20世纪80年代逐步发展起来的一类新型全合成抗菌药,在化学结构上均有一噁唑烷二酮母核。该类药物具有全新的抗菌机制,其结合于核糖体50S亚基靠近氯霉素、林可霉素结合的位置,并且靠近与30S亚基接触的界面,妨碍了30S起始复合物与50S亚基结合形成70S起始复合物,从而抑制细菌蛋白质的合成。噁唑烷酮类对革兰氏阳性球菌具有和万古霉素相似的抗菌活性,特别是对多重耐药的革兰氏阳性球菌,具有较强的抗菌活性;对大多数革兰氏阴性菌缺乏有效的抗菌活性;对部分厌氧菌的抗菌活性与克林霉素、甲硝唑相近;对结核分枝杆菌的抗菌活性与异烟肼和/或利福平相似或较弱。与其他药物不存在交叉耐药现象。患者对该类药物具有良好耐受性,最常见不良反应为恶心、腹泻、头疼。其中利奈唑胺(linezolid)于2000年4月获美国FDA批准上市,雷德唑胺(radezolid)和特地唑胺(torezolid)进入临床研究阶段。

本章电子课件

本章小结

　　本章主要介绍人工合成抗菌药氟喹诺酮类、磺胺类、甲氧苄啶、硝基呋喃类、硝基咪唑类和噁唑烷酮类。具体要求如下：① 掌握：氟喹诺酮类、磺胺类和甲氧苄啶的抗菌谱、作用机制、细菌耐药机制及用药后可能引起的主要不良反应。② 熟悉：临床常用喹诺酮类、磺胺类、硝基呋喃类药物的作用特点。③ 了解：各类药物的药动学特性和构效关系，以及硝基咪唑类药物的用途和噁唑烷酮类药物的研究进展。

？ 思考题

　　1. 第三代喹诺酮类药物的化学结构特点是什么？

　　2. 第三代喹诺酮类药物抗菌作用及作用机制是什么？

　　3. 使用喹诺酮类药物有哪些注意事项？

　　4. 磺胺类药物的化学结构特点是什么？

　　5. 试述 TMP 的抗菌作用特点及其机制。

　　6. 磺胺类药物 SMZ 与 TMP 的组方原理是什么？

　　7. 噁唑烷酮类药物的抗菌机制和主要用途是什么？

[**孙懿**（**北京大学**）]

第三十八章 β-内酰胺类抗生素

自从 20 世纪 40 年代初青霉素问世以来,20 世纪 60 年代又通过天然的化学结构物修饰,成功地进行了半合成青霉素的人工合成,使抗生素的发展进入了快速增长的时代。β-内酰胺类抗生素(β-lactam antibiotic)是化学结构中具有 β-内酰胺环的一类抗生素,包括青霉素类(penicillins)、头孢菌素类(cephalosporins)、非典型 β-内酰胺类(atypical β-lactams)等。该类抗生素具有抗菌活性强、毒性低、疗效好的特点,在临床上得到广泛应用。

第一节 概　　述

一、抗菌作用类型

β-内酰胺类药物进入菌体与细菌细胞膜上的青霉素结合蛋白(penicillin-binding protein,PBP)结合,阻止细菌黏肽的合成而发挥抗菌作用。由于各种 β-内酰胺类药物的脂溶性不同,它们透过革兰氏阳性菌的细胞壁或革兰氏阴性菌的脂蛋白外膜(第一道穿透屏障)的难易程度、对 β-内酰胺酶(第二道酶水解屏障)的稳定性,以及与靶点 PBP 结合的亲和力大小也有差异。因此,β-内酰胺类药物抗革兰氏阳性、阴性菌的作用可分为 6 类。

Ⅰ类:青霉素 G(penicillin G)及口服青霉素 V 易透过革兰氏阳性菌黏肽层,不能通过革兰氏阴性菌的脂蛋白外膜,只对革兰氏阳性菌有效,属于窄谱抗生素。

Ⅱ类:氨苄西林(ampicillin)、羧苄西林(carboxybenzylpenicillin)、阿洛西林(aloxicillin)、美洛西林(mezlocillin)、亚胺培南(imipenem)及头孢菌素类能透过革兰氏阳性菌黏肽层,对革兰氏阴性菌的脂蛋白外膜穿透性也很好,属于广谱抗生素。

Ⅲ类:青霉素类药物易被革兰氏阳性菌胞外的 β-内酰胺酶(青霉素酶)破坏灭活,出现对产酶菌明显不敏感的耐药性。

Ⅳ类:异噁唑青霉素类、一代与二代头孢菌素、亚胺培南等药物,对青霉素酶稳定,对革兰氏阳性产酶菌敏感,但因细菌染色体突变可导致胞膜上 PBP 结构改变,与药物结合的亲和力下降或消失而失去作用。

Ⅴ类:酰脲类青霉素(阿洛西林、美洛西林等)、羧苄西林及一代与二代头孢菌素,当革兰氏阴性菌胞膜外间隙的 β-内酰胺酶少量存在时具有抗菌作用,大量存在时则被破坏失效。

Ⅵ类:三代头孢菌素、氨曲南(azteronam)、亚胺培南等药物,对 β-内酰胺酶十分稳定,有大量酶存在时仍然有效,但因细菌染色体突变导致胞膜上 PBP 结构改变则无效。此类变异细菌对氨基糖苷类抗生素也无效。

二、抗菌作用机制

各种 β-内酰胺类药物都能抑制细菌细胞壁黏肽合成酶,影响细胞壁黏肽的合成,使细菌胞壁缺损,菌体膨胀裂解,如具有触发细菌自溶酶活性的作用,则可杀灭细菌。由于哺乳动物细胞无细胞壁,β-内酰胺类药物对机体的毒性小。细菌细胞壁黏肽合成酶是位于细菌细胞膜上的特殊蛋白,即 PBP,它是 β-内酰胺类药物的作用靶点。各种细菌细胞膜上的 PBP 数目、相对分子质量不同,对 β-内酰胺类药物敏感性也不同,但分类学上相近的细菌,其 PBP 类型及生理功能则是相似的。如大肠埃希菌有 7 种 PBP,PBP_{1A}、PBP_{1B} 与细菌细胞延伸有关,青霉素、氨苄西林、头孢噻吩等与其有高度亲和力,可抑制细菌生长繁殖和延伸,导致细菌溶解死亡。PBP_2 与维持细菌细胞外形有关,美西林、亚胺硫霉素能选择性地与其结合,使繁殖中的细菌从杆状形成圆形,最后停止分裂,引起肿胀溶菌。多数青霉素类或头孢菌素类药物主要与 PBP_1 和(或)PBP_3 结合,使细菌形成丝状体和球形体,发生变形萎缩,溶解死亡。$PBP_1 \sim PBP_3$ 是细菌存活、生长繁殖所必需,而 $PBP_4 \sim PBP_6$ 与 D-丙氨酸羧肽酶的活性有关,不影响细菌生长繁殖,即使 β-内酰胺类药物与其结合,对细菌也无明显影响。

三、细菌耐药性机制

细菌对 β-内酰胺类药物产生耐药性的机制有以下几种方式。

1. 产生水解酶　细菌产生的 β-内酰胺酶(青霉素酶、头孢菌素酶等)能使 β-内酰胺类药物水解,β-内酰胺环断开而失去活性,产生耐药。

2. 酶与药物牢固结合　广谱青霉素和第二、三代头孢菌素对革兰氏阴性菌产生的 β-内酰胺酶较稳定,不易被水解而裂环,耐药性的产生是由于 β-内酰胺酶与此类药物迅速牢固的结合使其滞留于细胞膜外间隙中而不能到达靶位(PBP)发挥抗菌作用,这种 β-内酰胺酶的非水解屏障机制产生的耐药性称之为"牵制机制(trapping mechanism)"。

3. PBP 靶位与药物亲和力降低　耐甲氧西林金黄色葡萄球菌(methicillin resistant staphylococcus aureus,MRSA)具多重耐药性是由于 PBP 改变,PBP_2 与 PBP_3 之间产生一种新的 $PBP_{2\alpha}$ 而使其具高度耐药性,而且该细菌也能使 PBP 的合成量增多,或与甲氧西林结合的亲和力降低而产生低中度的耐药性。

4. 菌胞壁和外膜通透性改变　革兰氏阴性菌的脂蛋白外膜是限制 β-内酰胺类药物进入菌体的屏障。药物是通过外膜的非特异性与特异性两种通道进入菌体,通道是由外膜孔道蛋白(outer membrane protein,OMP)所组成。如大肠埃希菌 K_{12} 外膜上有 OmpF 与 OmpC 两个孔道蛋白组成的亲水性非特异通道,为亲水性抗菌药的通道。抗菌药分子越大所带负电荷越多,疏水性越强,则不易通过细菌外膜。许多 β-内酰胺类药物大多经直径仅 1 nm 的 OmpF 通道进入菌体,而仅含微量 OmpF 与 OmpC 的大肠埃希菌突变株,头孢噻吩、头孢唑林的透入显著减少而出现耐药;缺少 OmpF 与 OmpC 的鼠伤寒杆菌突变株,是由于头孢菌素的透入减少而产生耐药;铜绿假单胞菌外膜因缺少非特异性孔道蛋白而对 β-内酰胺类药物产生耐药;外膜缺失特异性孔道蛋白 OprD 的铜绿假单胞菌突变株对亚胺培南耐药。

5. 缺少自溶酶　青霉素类药物对某些金黄色葡萄球菌具有抑菌作用,但杀菌作用差,被认为细菌对青霉素类药物有耐药性,其原因是细菌缺少自溶酶(autolytic enzyme)。细菌因为缺少自溶酶对青霉素类药物耐药时,对头孢菌素类药物也耐药。

第二节 青霉素类

青霉素类药物的基本结构由母核 6- 氨基青霉烷酸(6-aminopenicillanic acid,6-APA)和侧链 $\left(R-C\overset{O}{}\right)$ 组成,而 6-APA 由一个噻唑环连接 β- 内酰胺环组成,母核中的 β- 内酰胺环对抗菌活性起着重要的作用。侧链上 R 经化学结构修饰接上不同基团,形成各种半合成青霉素类药物。由于半合成青霉素类药物的侧链结构不同,所以抗菌活性有很大差别,并分别有耐酸、耐酶、广谱的特点。

一、天然青霉素

青霉素是从青霉菌培养液中提取,但青霉菌培养液中至少含有 5 种青霉素,其中以青霉素 G 的性质较稳定,其干燥粉末在室温下保持数年仍有抗菌活性。但于水溶解后极不稳定,易被酸、碱、醇、氧化剂、金属离子等分解破坏,且不耐热,在室温下放置 24 h 后大部分降解。因此,在临床应用时宜临时配制。青霉素产量高,毒性低,价格低廉,故目前仍是治疗敏感菌引起的各种感染的首选药物。

青霉素 G 也被称为苄青霉素(benzyl penicillin),是因在侧链中的 R 为苄基 $\left(\langle\!\langle\;\rangle\!\rangle-CH_2-\right)$ 取代而得名,常用其钠盐或钾盐。

【抗菌作用及临床应用】 青霉素对革兰氏阳性球菌和杆菌、革兰氏阴性球菌以及各种螺旋体均有很强的杀灭作用,对放线菌及部分拟杆菌也有作用。但对革兰氏阴性杆菌的抗菌作用较弱,需要大剂量时才有效。

青霉素 G 对革兰氏阳性球菌如溶血性链球菌、肺炎球菌、草绿色链球菌等作用强,但对肠球菌的作用较差,不产生 β- 内酰胺酶的金黄色葡萄球菌及多数表皮葡萄球菌对青霉素 G 亦敏感。革兰氏阳性杆菌如白喉杆菌、炭疽杆菌及革兰氏阳性厌氧杆菌如产气荚膜杆菌、破伤风杆菌、难辨梭菌、丙酸杆菌、真杆菌、乳酸杆菌等均对青霉素 G 敏感。革兰氏阴性球菌中脑膜炎球菌和淋病奈瑟菌,以及革兰氏阴性杆菌中百日咳杆菌对青霉素 G 亦敏感。能致病的梅毒螺旋体、钩端螺旋体对青霉素 G 高度敏感。但大多数革兰氏阴性杆菌对青霉素 G 不敏感。青霉素对阿米巴原虫、真菌及病毒无效。

青霉素主要用于溶血性链球菌感染引起的咽炎、扁桃体炎、败血症等,对青霉素敏感葡萄球菌感染、草绿色链球菌感染引起的心内膜炎、肺炎球菌感染引起的大叶肺炎以及革兰氏阳性杆菌引起的白喉、破伤风、炭疽,鼠咬热和螺旋体病等治疗,均为首选药。青霉素 G 对脑膜炎双球菌所致的脑膜炎也有效。与抗毒素合用治疗破伤风、白喉。

【抗菌作用机制】 主要是抑制细菌细胞壁的黏肽合成。所有细菌均具有细胞壁,结构成分是黏肽(mucopeptide),或称肽聚糖(peptidoglycan)。在黏肽的交联合成过程中需要转肽酶和羧肽酶等参与。几乎所有细菌以及衣原体等的细胞膜上均具有一些能与青霉素和其他 β- 内酰胺类抗生素结合的蛋白,即 PBP。青霉素与 PBP 结合,使转肽酶失活,从而影响黏肽形成,导致胞壁缺损,使水分易于向高渗的胞质内渗透,使细菌菌体膨胀变形,裂解死亡。另外,β-内酰胺类也能取消对自溶酶的抑制作用,导致细胞壁在自溶酶的作用下溶解破裂而死亡。

由于革兰氏阳性菌和革兰氏阴性菌细胞壁结构有很大不同,因此对青霉素的敏感性不同。革兰氏阳性菌细胞壁黏肽含量高(占胞壁质量的 60%~95%),外层为磷壁酸,青霉素易透过,胞质的渗透压很高,所以青霉素对其有很强的杀菌作用。革兰氏阴性菌细胞壁黏肽含量只有 10%,其外层是脂蛋白、磷脂和脂多糖,青霉素不易通过,胞质渗透压也低,因此对青霉素敏感性较低。另外,繁殖期细菌需要合成大量的细胞壁黏肽,而非繁殖期细胞壁黏肽已形成,故青霉素对繁殖旺盛的细菌作用强,而对非繁殖期细菌影响较小。

【药动学】 口服青霉素易被胃酸分解,吸收少而不规则。肌内注射后吸收迅速,约 30 min 血药浓度即达高峰,主要分布在细胞外液,而不易透过细胞膜与血脑屏障。脑脊液中浓度低,但脑膜炎时,透入量可明显增加。青霉素除少量从胆汁及其他途径排出外,大部以原形迅速通过肾脏排泄,其中少量经肾小球滤过,90% 从肾小管主动分泌排出。血浆半衰期为 0.5~1.0 h。有效浓度可维持 4~6 h。青霉素自肾小管分泌,可被丙磺舒(probenecid)竞争性抑制,从而延缓青霉素的排泄,提高其血药浓度,延长半衰期。

为了延长青霉素的作用时间,可采用难溶制剂,如普鲁卡因青霉素(procaine benzyl penicillin)和苄星青霉素(benzathine benzyl penicillin)。由于它们是水悬剂或油悬剂,从注射部位吸收缓慢,达到的血药浓度低,但可维持较长时间。普鲁卡因青霉素一次肌内注射 40 万单位可维持 24 h,而苄星青霉素一次肌内注射 120 万单位可维持 15 天。因血药浓度低,此类制剂只适用于轻度患者,或急性发作已被控制的维持治疗。

【不良反应】 最常见的不良反应为过敏反应。有过敏性休克、药疹、血清病型反应、溶血性贫血及粒细胞减少等,其原因是由降解产物青霉噻唑蛋白、青霉烯酸、青霉素 G 或 6-APA 高分子聚合物所致。为防止各种过敏反应,应采取如下措施:① 详细询问病史、用药史、药物过敏史及家族过敏史,并进行青霉素 G 皮肤过敏试验;② 用青霉素 G 及皮试时应做好急救准备,如肾上腺素注射液、氢化可的松等药物及注射器材,以便在发生过敏性休克时能及时抢救治疗。

青霉素 G 的毒性很低,除钾、钠盐大量静脉注射易引起高血钾、高血钠和钾盐肌内注射引起的局部疼痛外,青霉素 G 肌内注射局部可发生周围神经炎。另外,青霉素 G 在治疗梅毒或钩端螺旋体病时,有症状加剧现象,称赫氏反应(Herxheimer reaction)。常发生于治疗后的 6~8 h,于 12~24 h 消失。主要表现为全身不适、发热、寒战、咽痛、肋痛、心跳加快等,可危及生命。这可能与螺旋体抗原与相应抗体形成免疫复合物或螺旋体释放内毒素有关。

二、半合成青霉素类

青霉素 G 具有杀菌力强、毒性低等优点,但青霉素 G 也有不耐酸、不耐青霉素酶、抗菌谱窄、易引起过敏反应等缺点。1959 年以来,以青霉素母核 6-APA 为原料,在 R 位连接不同侧链合成了许多半合成青霉素。半合成青霉素类各有不同特点,可分为耐酸、耐酶、广谱类。这些药物口服吸收后广泛分布于全身组织和关节液、胸膜液、心包液、胆汁等分泌液中,在前列腺液、脑组织液、眼组织液中浓度很低。该类药物均由肾小球过滤和肾小管分泌排出。化学结构与药动学参数见表 38-1。

表 38-1   青霉素类侧链化学结构与药代动力学参数

侧链 R	药物	血浆蛋白结合率 /%	尿液排出量 /%	$t_{1/2}$/h 正常	$t_{1/2}$/h 无尿
（苯甲基 —CH₂—）	青霉素 G	46~67	60~80	0.5	6~12
（苯氧甲基 —OCH₂—）	青霉素 V	80	20~40	1~2	6~10
（2,6-二甲氧基苯基 OCH₃／OCH₃）	甲氧西林	40	50~70	0.5	4~6
（苯基异恶唑-CH₃）	苯唑西林	90	40~55	0.4~0.7	1~2
（邻氯苯基异恶唑-CH₃，Cl）	氯唑西林	95	55~62	0.6	0.8~3
（二氯苯基异恶唑-CH₃，Cl,Cl）	双氯西林	96	60	0.8	1~2
（氯氟苯基异恶唑-CH₃，Cl,F）	氟氯西林	95	55	0.4~0.75	
（苯基-CH-NH₂）	氨苄西林	20	60~80	1~1.3	8~12
（HO-苯基-CH-NH₂）	阿莫西林	20	45~68	1~1.3	5~7
（苯基-CH-COONa）	羧苄西林	50	76~90	1.0	12~16
（苯基-CH-SO₃Na）	磺苄西林		60~80		
（苯基-CH-NH-CO-脲-呋喃基）	呋苄西林	90	25	1.2	

续表

侧链 R	药物	血浆蛋白结合率/%	尿液排出量/%	$t_{1/2}$/h	
				正常	无尿
(噻吩基-CH(COO-苯基-CH$_3$)结构)	替卡西林	45	92	1.3	
(苯基-CH-NH-CO 咪唑烷二酮结构)	阿洛西林	16~42	8~22	1.3	
(苯基-CH-NH-CO，C$_2$H$_5$-N 哌嗪三酮结构)	哌拉西林	16	50~70	1.3	3.3
(哌啶基-N-CH=N-结构)	美西林	27	70		

(一)耐酸青霉素类

青霉素 V(penicillin V)和非奈西林(phenethicillin)口服吸收好、耐酸、不耐酶。抗菌谱与青霉素 G 相同,但抗菌活性比青霉素 G 弱,对大多数金黄色葡萄球菌无效,不适用于严重感染。

(二)耐酶青霉素类

本类包括苯唑青霉素类[苯唑西林(oxacillin)、氯唑西林(cloxacillin)、双氯西林(dicloxacillin)、氟氯西林(flucloxacillin)]和萘夫西林类。苯唑青霉素类对革兰氏阳性菌作用不如青霉素 G,对革兰氏阴性肠道杆菌或肠道球菌无明显作用;主要用于耐青霉素 G 的金黄色葡萄球菌感染的治疗,双氯西林作用最强,其次为氟氯西林、氯唑西林和苯唑西林。苯唑青霉素类除了耐酶,还可耐酸,可以口服用药,胃肠吸收以双氯西林最好,苯唑西林最差。萘夫西林(nafcillin)抗菌作用与苯唑青霉素类相似,但对肺炎链球菌和溶血性链球菌作用较强,耐酶,耐酸较差,口服吸收不规则。

(三)广谱青霉素类

主要是氨基青霉素类,对革兰氏阳性和阴性菌均有杀菌作用。耐酸,可口服,但不耐酶,不能用于葡萄球菌感染。

1. 氨苄西林　可口服、肌内注射给药。肌内注射后的血药浓度和尿药浓度比口服高 1 倍,与血浆蛋白结合率较低(约 24%),除分布于肝脏、肾脏外,其他组织的浓度均低于血药浓度,经肾脏排泄快。对革兰氏阳性菌的作用略弱于青霉素 G;对革兰氏阴性菌,如伤寒杆菌、大肠埃希菌、变形杆菌感染均有效。临床主要用于伤寒、副伤寒的治疗,也用于尿路和呼吸道感染。有轻微的胃肠道反应,皮疹发生率高,与青霉素 G 有交叉过敏反应。

2. 阿莫西林（amoxicillin） 耐酸，口服吸收较好。抗菌谱和抗菌活性与氨苄西林相似，对肺炎双球菌与变形杆菌的杀菌作用较氨苄西林强。血药浓度较高，易进入支气管分泌液中，对慢性支气管炎的疗效强于氨苄西林。

3. 匹氨西林（pivampicillin） 为氨苄西林的双酯，口服吸收较氨苄西林好，吸收后迅速水解为氨苄西林发挥抗菌作用。除了对志贺菌作用比氨苄西林差外，其他作用与氨苄西林相似。

（四）抗铜绿假单胞菌广谱青霉素类

本类药物包括羧基青霉素类［羧苄西林、磺苄西林（sulbenicillin）、替卡西林（ticarcillin）及其同系物］和脲基青霉素类［呋苄西林（furbenicillin）、美洛西林、哌拉西林（piperacillin）］。羧基青霉素类用于铜绿假单胞菌、变形杆菌等对氨基青霉素类耐药菌引起的感染。脲基青霉素类对铜绿假单胞菌、克雷伯菌有较强的抗菌作用。

1. 羧苄西林 不耐酸、不耐酶，肌内注射 1 h 后达血药峰浓度，与血浆蛋白的结合率约为50%，分布与青霉素 G 相近，80% 经肾脏排泄。抗菌谱与氨苄西林相似，但对铜绿假单胞菌及变形杆菌作用较强，对肾脏的毒性也较小，适用于烧伤患者铜绿假单胞菌感染的治疗，也用于大肠埃希菌、变形杆菌引起的各种感染。

2. 磺苄西林 抗菌谱与羧苄西林相似，抗菌活性较强。对铜绿假单胞菌有一定的抑制作用，但需浓度高。口服无效，肌内注射后 0.5 h 到达血药峰浓度，胆汁中药物浓度为血药浓度的 3倍，尿液中浓度高，用于治疗泌尿道及呼吸道感染。不良反应为胃肠道反应，偶有皮疹、发热等。

3. 替卡西林 口服不吸收，肌内注射后 0.5~1.0 h 达血药峰浓度，分布较广，胆汁中药物浓度高，大部分经肾脏排泄。抗菌谱与羧苄西林相似，但抗铜绿假单胞菌活性较其强 2~4 倍，对革兰氏阳性球菌的作用不及青霉素 G，主要用于铜绿假单胞菌所致的各种感染。

4. 呋苄西林 抗铜绿假单胞菌的作用较羧苄西林强 6~10 倍；对金黄色葡萄球菌、链球菌、痢疾杆菌也有较强的抗菌作用。主要用于铜绿假单胞菌感染。不良反应与羧苄西林基本相似。

5. 阿洛西林 抗菌谱与羧苄西林相似，抗菌作用强于羧苄西林。对铜绿假单胞菌、多数肠杆菌科细菌及肠球菌均有较强的抗菌作用，对耐羧苄西林和庆大霉素的铜绿假单胞菌也有较好作用。用于治疗铜绿假单胞菌、大肠埃希菌及其他肠杆菌科细菌所致的感染。

6. 哌拉西林 抗菌谱与羧苄西林相似，抗菌作用较强，对各种厌氧菌也有抗菌作用。对铜绿假单胞菌和某些脆弱拟杆菌科细菌与氨基糖苷类抗生素合用具协同作用。除产酶金黄色葡萄球菌外，对其他革兰氏阴性球菌和炭疽杆菌等均敏感。不良反应少，又可供肌内注射和静脉注射，因此广泛应用于临床。

7. 美洛西林 抗菌谱与阿洛西林基本相似，对包括铜绿假单胞菌的大多数革兰氏阴性菌、阳性菌和厌氧菌均有抗菌作用，对多数肠杆菌科细菌作用强于阿洛西林，但对铜绿假单胞菌的作用较阿洛西林弱 2~4 倍。对脑膜炎球菌、淋病奈瑟菌、流感杆菌、部分脆弱拟杆菌也有较好的抗菌作用。用于治疗铜绿假单胞菌、多数肠杆菌科细菌、嗜血杆菌、奈瑟菌、厌氧杆菌和厌氧球菌感染。不良反应以变态反应为多见，少数患者有胃肠道反应。

（五）作用于革兰氏阴性菌的青霉素类

1. 美西林和匹美西林 匹美西林（pivmecillinam）是美西林（mecillinam）双酯化合物，口服吸收好，在体内迅速水解为具有抗菌活性的美西林。主要用于革兰氏阴性菌，对一些肠杆菌科细菌也有较强作用。对大肠埃希菌的抗菌作用比氨苄西林强十倍到数十倍。临床主要用于尿路感染，治疗肺炎、败血症、脑膜炎等疾病常与其他抗菌药联合应用。少数患者可出现胃肠道不良反应，个别患者出现皮疹、嗜酸性粒细胞增多等。

2. 替莫西林（temocillin） 对多数大肠埃希菌、克雷伯菌属、肠杆菌属、变形杆菌、沙雷菌属等均有抗菌作用，对产酶流感杆菌、淋病奈瑟菌、脑膜炎球菌和卡他莫拉菌也有效。主要用于尿路感染，特别是女性生殖系统感染有很高疗效。不良反应较少，偶有过敏反应。

第三节　头孢菌素类

【化学结构】 头孢菌素类是由支顶头孢菌培养液中的有效成分头孢菌素 C，经水解得到的活性母核 7- 氨基头孢烷酸（7-aminocephalosporanic acid，7-ACA），在 3 位和 7 位上接上不同的侧链结构，得到一系列半合成头孢菌素。其基本结构如图 38-1 所示。

这些药物对 β- 内酰胺酶稳定，具有抗菌谱广、抗菌作用强、毒副作用小、过敏反应少等特点。从 20 世纪 80 年代初以来，头孢菌素类的发展比较快，进入临床的新品种最多。根据合成时间前后及抗菌特点分为一、二、三、四、五代头孢菌素。头孢菌素各代抗菌谱和抗菌活性特点与克服上代药物的缺点以及细菌流行病学、耐药性情况密切相关，因此代数的增加并不表示新一代产品各方面均优于上代药物。临床选药应根据病原菌种类及细菌药敏试验结果、抗菌药物特点和患者情况综合考虑后决定。半合成头孢菌素类药物的侧链结构和特点见表 38-2。

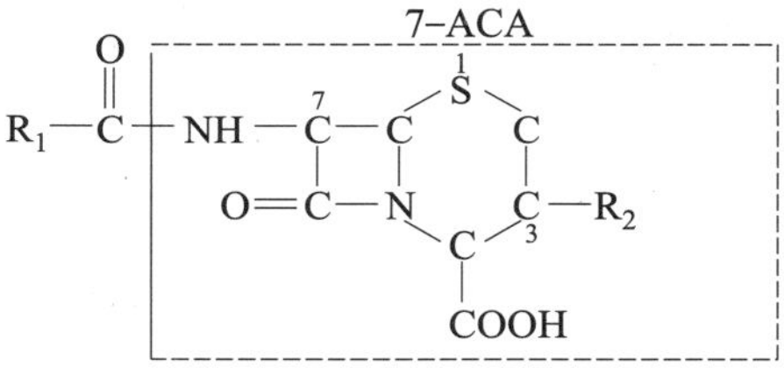

图 38-1　头孢菌素类药物的基本结构

表 38-2　半合成头孢菌素类药物的侧链结构及特点

药物	R_1	R_2	特点：酶稳定性 G^+	特点：酶稳定性 G^-	特点：$t_{1/2}$/h	特点：严重感染成人剂量
第一代						
头孢噻吩 cefalotin	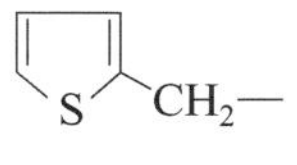	$-CH_2OC(O)CH_3$	+++	–	0.6	1~2 g/4 h
头孢唑林 cefazolin	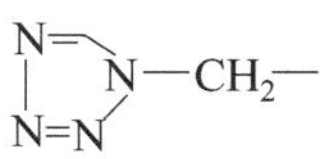	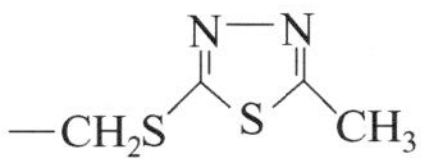	+++	–	1.8	1~1.5 g/6 h
头孢氨苄 cefalexin	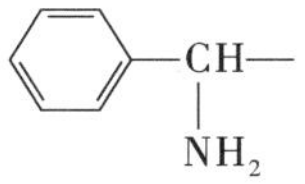	$-CH_3$	+++	–	0.9	1 g/6 h

续表

药物	R₁	R₂	特点			
			酶稳定性		$t_{1/2}$/h	严重感染成人剂量
			G⁺	G⁻		
头孢羟氨苄 cefadroxil	HO—⟨⟩—CH—NH₂	—CH₃	+++	−	1.1	1 g/12 h
第二代						
头孢孟多 cefamandole	⟨⟩—CH—OH	—CH₂S—[四氮唑-N-CH₃]	+++	−	0.8	2 g/4~6 h
头孢西丁 cefoxitin（属头霉素类，第7位上有—OCH₃）	⟨S⟩—CH₂—	—CH₂OC(=O)NH₂	+++	+++	0.7	2 g/4 h 或 3 g/6 h
头孢克洛 cefaclor	⟨⟩—CH—NH₂	—Cl	+++	+++	0.7	1 g/8 h
头孢呋辛 cefuroxime	⟨O⟩—C(=N—OCH₃)—	—CH₂OC(=O)NH₂	+++	+++	0.7	3 g/8 h
头孢呋辛酯（新菌灵） cefuroxime axetil						500 mg/12 h
罗拉卡贝 loracarbef（罗拉碳头孢）为碳头孢烯类，为第1位的S被C取代	⟨⟩—CH—NH₂	—Cl	+++	+++	1.1	200~400 mg/12 h
头孢尼西 cefonicid	⟨⟩—CH—OH	—CH₂S—[四氮唑-N-CH₂SO₃]	+++	+++	4.4	2 g/d
第三代						
头孢噻肟 cefotaxime	H₂N—[噻唑]—C(=N—OCH₃)—	—CH₂OC(=O)CH₃	+++	+++	1.1	2 g/4~8 h

续表

药物	R₁	R₂	特点			
			酶稳定性		t₁/₂/h	严重感染成人剂量
			G⁺	G⁻		
头孢泊肟酯 cefpodoxime proxetil	（2-氨基噻唑-甲氧肟基结构）	—CH₂OCH₃	+++	+++	2.2	200~400 mg/12 h
头孢唑肟 ceftizoxime	（2-氨基噻唑-甲氧肟基结构）	—H	+++	+++	1.1	2 g/12~24 h
头孢曲松 ceftriaxone	（2-氨基噻唑-甲氧肟基结构）	—CH₂S—（三嗪酮结构）	+++	+++	8	2 g/12~24 h
头孢哌酮 cefoperazone	（对羟基苯基-哌嗪二酮酰胺结构）	—CH₂S—（N-甲基四唑结构）	+++	+++	2.1	1.5~4 g/6~8 h
头孢他啶 ceftazidime	（2-氨基噻唑-CO(CH₃)₂COOH 肟基结构）	—CH₂N⁺（吡啶基）	+++	+++	1.8	2 g/8 h
第四代						
头孢吡肟 cefepime	（2-氨基噻唑-甲氧肟基结构）	—CH₂N⁺（甲基吡咯烷基）	+++	+++	2.0	2 g/12 h

【抗菌作用】　第一代头孢菌素的抗菌范围与青霉素 G 相似,对革兰氏阳性菌作用比第二、三代强,对某些革兰氏阴性菌如大肠埃希菌和克雷伯菌属有抗菌作用,但较弱,对螺旋体也有效。对金黄色葡萄球菌产生的 β－内酰胺酶(青霉素酶)较稳定,但对其他 β－内酰胺酶的稳定性不如第二、三代,可用于耐青霉素金黄色葡萄球菌所引起的感染,也用于一些敏感阴性杆菌的感染。常用的有头孢噻吩、头孢氨苄、头孢唑林(cefazolin)和头孢拉定(cephradine)等,主要用于轻、中度呼吸道和尿路感染。

第二代头孢菌素的抗菌谱比第一代广,对部分厌氧菌也有效,除了对革兰氏阳性菌有作用外,对革兰氏阴性菌也有较强的作用。如对大肠埃希菌、克雷伯菌、变形杆菌、流感嗜血杆菌、卡他菌属有效。用于治疗大肠埃希菌、克雷伯菌属及部分变形杆菌所致的肺炎、胆道感染、尿路感染、败血症及其他组织感染。常用的有头孢呋辛、头孢西丁和头孢孟多。头孢呋辛毒性较低,为相对安全的药物。头孢西丁抗厌氧菌作用较好。

第三代头孢菌素对革兰氏阳性菌的抗菌活性不及第一、二代,但对各种 β- 内酰胺酶的稳定性高,抗菌谱比第二代扩大。现在常用头孢噻肟、头孢哌酮、头孢曲松和头孢他啶等,主要用于耐药菌引起的尿路或胆道感染、铜绿假单胞菌感染及一些严重的肺炎、败血症或脑膜炎等。头孢他啶对铜绿假单胞菌的作用最强,也可用头孢哌酮。头孢噻肟对金黄色葡萄球菌、化脓性链球菌作用最强。

第四代头孢菌素如头孢吡肟、头孢匹罗(cefpirome),其特点是对细菌细胞膜的穿透性更强,抗菌谱更广,对革兰氏阳性球菌的作用增强,对革兰氏阴性菌的作用优于第三代,对第二代头孢菌素的革兰氏阴性杆菌耐药株仍有效,对多种 β- 内酰胺酶稳定。临床用于治疗敏感菌所致的败血症、肺炎和脑膜炎等严重感染。

第五代头孢菌素如头孢洛林(ceftaroline)、头孢吡普(ceftobiprole),其特点是抗菌谱主要针对MRSA 和多重耐药的肺炎链球菌等革兰氏阳性菌,对革兰氏阴性菌的作用与第四代相似;作用靶点为 PBP2a;对大部分 β- 内酰胺酶稳定,但可被超广谱 β- 内酰胺酶或金属 β- 内酰胺酶分解;主要用于 MRSA 或耐万古霉素金黄色葡萄球菌(VRSA)引起的感染,如社区获得性肺炎、糖尿病足感染在内的复杂性皮肤和软组织感染。

【作用机制】 头孢菌素类的抗菌作用机制与青霉素类相似,也是与细菌细胞膜上不同的PBP 结合,抑制黏肽链的交叉联结,影响细胞壁的合成,从而起到杀菌作用。

【耐药性】 细菌对头孢菌素类与青霉素类之间有部分交叉耐药现象。

【药动学】 头孢氨苄、头孢羟氨苄、头孢克洛、头孢呋辛酯、头孢泊肟酯可经肠道吸收,能口服,多数头孢菌素均需注射给药。吸收后分布较广,可通过胸膜及心包膜,也能进入胎盘和关节腔。头孢呋辛、头孢噻肟、头孢哌酮、头孢曲松及拉氧头孢可透过血脑屏障。第三代头孢菌素多能进入前列腺及眼房水。多数经肾脏排泄,但头孢哌酮主要从胆汁排出(80%),头孢曲松和头孢他啶也有部分从胆汁排泄,故胆汁中浓度较高,第一代的头孢唑啉及第二代的头孢孟多胆汁中浓度也比较高。第一代的半衰期一般较短,第二、三代的半衰期有延长趋势,较突出的是第三代中的头孢曲松,半衰期长达 8 h,故有“长效头孢”之称。

【不良反应】 口服的头孢菌素可引起恶心、呕吐及腹泻等胃肠道反应。头孢哌酮与头孢曲松虽注射给药,也有患者发生腹泻,可能由于从胆汁排泄较多之故。因抗菌谱广,可引起二重感染,较严重的是肠道白色念珠菌感染。第一代头孢菌素有一定肾毒性,可使血尿素氮和肌酐升高,与氨基糖苷类抗生素或强效利尿药合用则更为显著。头孢噻啶肾毒性最重,现已少用,头孢噻吩与头孢氨苄次之,头孢拉定最轻。第二代肾毒性较轻,第三代则基本无毒,但当肾功能不全时,仍应注意体内蓄积。某些头孢菌素使用剂量过大,伴有肾功能不全或有出血倾向的患者,可引起出血并发症,其原因是药物引起的凝血酶原减少或血小板减少所致。老年人、营养不良或肾功能不全者使用拉氧头孢时需慎重。

头孢菌素可引起过敏反应,但发生率及严重程度低于青霉素,一般为药物热、哮喘、皮疹或血清病样反应,偶见过敏性休克。头孢菌素类之间及与青霉素类之间可能发生交叉过敏反应,故应重视其过敏试验。第四代头孢菌素如头孢吡肟,以皮疹、药物热等过敏反应多见。

第四节　非典型 β- 内酰胺类

一、β- 内酰胺酶抑制药

β- 内酰胺酶的产生是细菌对 β- 内酰胺类抗菌产生耐药的主要原因。通过抑制 β- 内酰胺酶，可消除细菌对该类药物产生的耐药性。目前，已应用的 β- 内酰胺酶抑制药包括克拉维酸 (clavulanic acid)、舒巴坦(sulbactam，青霉烷砜)和他唑巴坦(tazobactam)等。

1. 克拉维酸　是从链霉菌的培养液中分离得到，为广谱抗生素，但抗菌活性低。对金黄色葡萄球菌产生的的 β- 内酰胺酶和存在于肠杆菌科细菌、流感杆菌、奇异变形杆菌、普通变形杆菌和脆弱拟杆菌所产生的 β- 内酰胺酶均有抑制作用。通过对 β- 内酰胺酶的抑制作用，可使氨苄西林、阿莫西林、替卡西林、头孢噻啶等不耐酶抗生素的抗菌谱扩大，抗菌作用加强。主要用于尿路感染和呼吸道感染，有效率分别为 88% 和 74%。对产生 β- 内酰胺酶的金黄色葡萄球菌和表皮葡萄球菌以及肠球菌属所致的感染有效，也用于妇产科、耳鼻喉科、眼科和口腔科感染性疾病。不良反应主要表现在胃肠道，如恶心、腹泻。

2. 舒巴坦　为半合成 β- 内酰胺酶抑制药。对淋病奈瑟菌和脑膜炎球菌有较强抗菌作用，对金黄色葡萄球菌和多数革兰氏阴性菌产生的 β- 内酰胺酶有很强的抑制作用。对 Ⅱ、Ⅲ、Ⅳ 和 Ⅴ 型 β- 内酰胺酶的抑制作用极强，但对 Ⅰ 型 β- 内酰胺酶无作用。用于临床的舒巴坦制剂有三种，即氨苄西林 – 舒巴坦(unasyn)、头孢哌酮 – 舒巴坦(sulperazon)和舒他西林(sultamicillin)。氨苄西林 – 舒巴坦用于产 β- 内酰胺酶的流感杆菌、淋病奈瑟菌、卡他莫拉菌、肠杆菌科细菌、金黄色葡萄球菌、表皮葡萄球菌、肠球菌属等感染。头孢哌酮 – 舒巴坦可增强头孢哌酮对葡萄球菌属、假单胞菌属、脆弱拟杆菌的抗菌活性。舒他西林对呼吸道、耳、尿路、皮肤软组织、淋病、妇产科等感染均有效，有效率达 80%。

二、头霉素类

头霉素(cephamycin)是从链霉菌获得的 β- 内酰胺类抗生素，有 A、B、C 三型，C 型作用最强，抗菌谱广，对革兰氏阴性菌作用较强，对头孢噻吩耐药的革兰氏阴性菌也有作用，且对多种 β- 内酰胺酶稳定。头霉素基本化学结构与头孢菌素相仿，在母核 7 位上多一个氧甲基。头霉素类包括头孢西丁、头孢美唑、头孢替坦。目前临床广泛使用的是头孢西丁(cefoxitin)，抗菌谱广，对革兰氏阴性菌产生的 β- 内酰胺酶有较高的抵抗性，故对革兰氏阴性菌作用较强，对革兰氏阳性菌的作用较头孢噻吩弱，对厌氧菌包括脆弱拟杆菌有良好的作用。适用于盆腔感染、妇科感染及腹腔等需氧与厌氧菌混合感染。不良反应与头孢菌素类抗生素相仿。

三、碳青霉烯类

碳青霉烯类是一类新型 β- 内酰胺类抗生素。优点是抗菌谱广，对革兰氏阳性和阴性菌、需氧菌和厌氧菌有很强的抗菌作用，对 β- 内酰胺酶稳定。缺点为易受肾脏去氢酞酶水解灭活，半衰期短。本类药物包括硫霉素(thienamycin)、亚胺培南、帕尼培南(panipenem)和美罗培南

（meropenem）。

硫霉素是从链霉菌的发酵液中分离得到的一种新型 β- 内酰胺抗生素，母核为碳青霉烯。硫霉素的脒基衍生物为亚胺培南，抗菌谱很广，抗菌活性较强，对革兰氏阴性和阳性需氧菌、厌氧菌及多重耐药或产生 β- 内酰胺酶的细菌均有较好的抗菌活性。临床用于败血症、尿路感染、妇科感染、呼吸道感染、腹腔内感染等疾病的治疗。常见的不良反应有恶心、呕吐等胃肠道反应，以及药疹、静脉炎、血清转氨酶暂时升高、血小板增多等。

四、氧头孢烯类

拉氧头孢（latamoxef）又名羟羧氧酰胺菌素（moxalactam），抗菌谱广，对革兰氏阳性、阴性菌及厌氧菌，尤其是脆弱拟杆菌的作用强，对多种 β- 内酰胺酶稳定，半衰期长，有效血药浓度维持时间长。用于尿路、呼吸道、妇科、胆道感染及脑膜炎、败血症等的治疗。不良反应发生率为2%~3%，以皮疹多见，尚有药物热、嗜酸性粒细胞增多，以及肝药酶活性升高。

五、单环 β- 内酰胺类

氨曲南具有抗革兰氏阴性菌作用强、对多种 β- 内酰胺酶稳定、不良反应少等特点，对大肠埃希菌、变形杆菌属、伤寒杆菌、副伤寒杆菌、鼠伤寒杆菌、志贺菌属等肠杆菌科细菌均有抗菌活性。主要用于败血症、呼吸道感染、腹腔内感染、妇科感染、皮肤软组织感染。不良反应主要表现为皮疹、胃肠道反应、肌内注射局部疼痛。极少数患者出现血清转氨酶升高，嗜酸性粒细胞、血小板增多。

本章电子课件

本章小结

青霉素类由主核 6- 氨基青霉烷酸及其侧键 R—CO—所组成。青霉素 G 是强效杀菌药，对生长繁殖旺盛的细菌作用强，对静止期细菌无作用；主要用于革兰氏阳性和阴性球菌、革兰氏阳性杆菌、螺旋体和放线菌等引起的各种感染性疾病；机制是与 PBP 结合，使转肽酶失活，阻碍细菌细胞壁黏肽的合成，达到杀灭细菌作用。具体要求如下：① 掌握：青霉素的抗菌作用、作用机制、临床应用、过敏性休克及其防治措施。② 了解：半合成青霉素类有耐酸青霉素，可口服；耐酶青霉素类主要用于耐青霉素 G 的金黄色葡萄球菌感染的治疗；广谱青霉素类主要是对革兰氏阳性和阴性菌均有杀菌作用。

头孢菌素的活性母核为 7- 氨基头孢烷酸，其抗菌作用机制与青霉素相似。具体要求如下：① 掌握：各代头孢菌素的作用特点。② 了解：非典型 β- 内酰胺类抗菌药的种类、作用性质、抗菌范围与临床应用。

? 思考题

1. β- 内酰胺类药物的抗菌作用机制是什么？

2. 青霉素的抗菌作用有哪些？半合成青霉素类药物有什么特点？

3. 试述青霉素的主要不良反应和发生机制，应如何防治？

4. 头孢菌素类在化学结构、抗菌作用等方面与青霉素类有什么异同？

5. 第四、五代头孢菌素的特点是什么？

6. 非典型 β- 内酰胺类有哪些，它们各有何特点？

[孙懿（北京大学）]

第三十九章　氨基糖苷类与多黏菌素类抗生素

第一节　细菌蛋白质合成及抗菌药作用靶位

【细菌蛋白质合成】　细菌蛋白质的合成过程与哺乳动物相似,分为始动阶段、肽链延伸阶段和终止阶段,如图39-1所示。

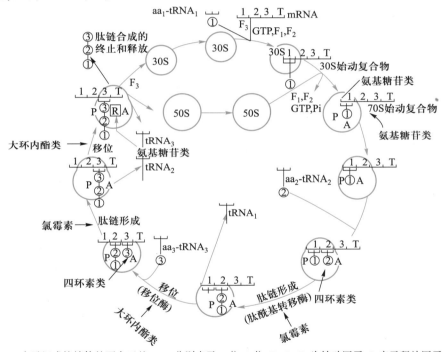

30S、50S 表示组成核糖体的两个亚基;A、P 分别表示 A 位、P 位;F_1、F_2、F_3 为始动因子;R 表示释放因子;aa_1、aa_2、aa_3-tRNA 表示 tRNA1、2、3 携带三种不同的活化氨基酸;⊔ 表示 tRNA,上面三个小点表示反密码,它能翻译 mRNA 上相应的密码;mRNA 上的 1、2、3、T 表示四个密码,T 为终止密码,即停止合成的密码,T 前可能有许多密码,为图示简便,仅顺序标出在 T 前的三个密码,每个密码包括三个核苷酸,称为三联密码。

图 39-1　细菌蛋白质合成及抗菌药作用靶位

1. 始动阶段　由 DNA 转录成的 mRNA 与核糖体(rRNA)的 30S 亚基和被作为"运输工具"的 tRNA 上的反密码,"阅读"或"翻译"mRNA 的密码,然后 tRNA 运入相应的活化氨基酸 aa_1-tRNA,形成核糖体 30S 亚基始动复合物。在 F_1、F_2 因子参与及 GTP 供能下,再与核糖体 50S 亚基组成核糖体 70S 始动复合物。

2. 肽链延伸阶段　在 GTP 延伸因子参与下,首先核糖体 30S 亚基 A 位上的 mRNA 在移位酶的作用下移至 P 位,A 位上的活化氨基酸 aa_1-$tRNA_1$ 亦移至 P 位,空出的 A 位可再接受新的氨基酸 aa_2-$tRNA_2$,然后在肽酰基转移酶的作用下,将 P 位的 aa_1 转移到 A 位的 aa_2-$tRNA_2$ 上,形成肽链,并释放出 $tRNA_1$,A 位上的肽链再经移位酶的作用移至 P 位,如此反复,使肽链不断延长。

3. 终止阶段　当 mRNA 上出现终止密码(T)时,则肽链释放因子(R)进入 A 位,使肽链释放,核糖体 70S 解离,进入新的肽链合成的核糖体循环。

【作用靶位】　氨基糖苷类(aminoglycosides)主要作用于细菌胞内的核糖体,抑制细菌蛋白质合成。作用位点包括:① 抑制核糖体 70S 始动复合物的形成;② 选择性地与核糖体 30S 亚基上的靶蛋白(P10 蛋白)结合,造成 A 位歪曲,从而使 mRNA 的密码错译,导致异常的无功能蛋白质合成;③ 阻止肽链释放因子(R)进入 A 位,使已合成的肽链不能释放,并阻止 70S 核糖体解离,导致核糖体循环受阻,最终蛋白质合成受到抑制。

氨基糖苷类使细菌合成异常蛋白质,异常蛋白质结合进入细菌细胞膜,使细胞膜通透性改变,细胞内钾离子、腺嘌呤、核苷酸等物质外漏,导致细菌迅速死亡。

第二节　氨基糖苷类

氨基糖苷类的结构中都有一个氨基醇环和多个氨基糖分子通过糖苷键相连接。从链霉菌属细菌培养液中分离得到的包括链霉素(streptomycin)、新霉素(neomycin)、卡那霉素(kanamycin)、妥布霉素(tobramycin)、核糖霉素(ribostamycin)等。从小单孢菌属细菌培养液中得到的包括庆大霉素(gentamicin)、西索米星(sisomicin)、小诺霉素(micronomicin)等。半合成的氨基糖苷类有阿米卡星(amikacin)、奈替米星(netilmicin)等。

一、共性

【一般特性】
(1) 水溶性好,性质稳定。
(2) 抗菌谱广,对葡萄球菌属、需氧革兰氏阴性杆菌、结核分枝杆菌及其他分枝杆菌有很好的抗菌活性,特别是在碱性环境中作用较强。
(3) 抗菌作用机制主要是抑制细菌蛋白质合成。
(4) 不良反应中主要表现在不同程度的肾毒性、耳毒性、神经肌肉接头的阻滞作用及过敏反应。
(5) 细菌对不同药物之间有部分或完全交叉耐药性。
(6) 胃肠道吸收差,与血浆蛋白结合率低(<10%),大部分由肾脏以原形排出。
【抗菌作用】　氨基糖苷类对需氧革兰氏阴性杆菌如大肠埃希菌、克雷伯菌属、肠杆菌属、变形杆菌属等有很强的抗菌作用,对结核杆菌作用较强,对流感杆菌和肺炎支原体有中等作用,对沙雷菌属、产碱杆菌属、布鲁杆菌、沙门杆菌、痢疾杆菌及嗜血杆菌也有抗菌作用,铜绿假单胞菌、产青霉素酶的耐青霉素金黄色葡萄球菌对其中某些品种亦敏感;但对大多数革兰氏阳性菌和革兰氏阴性球菌如淋病奈瑟菌、脑膜炎球菌的作用较差。各型链球菌、肠球菌及各种厌氧菌对氨基糖苷类易产生耐药性。

氨基糖苷类是速效杀菌剂,对繁殖和静止期细菌都有较强作用。庆大霉素和西索米星较卡那霉素、妥布霉素、奈替米星、阿米卡星的抗菌活性稍强。

【耐药机制】 细菌对氨基糖苷类可呈自然或获得性耐药,耐药机制主要有:

1. 产生钝化酶 许多革兰氏阴性杆菌、金黄色葡萄球菌和肠球菌属对氨基糖苷类都可产生耐药,主要原因是细菌产生钝化酶,如磷酸转移酶使其结构中的游离羟基磷酸化;核苷酸转移酶使药物结构中的游离羟基核苷化。不同氨基糖苷类抗生素可被同一种酶所钝化,而同一种抗生素又可被多种钝化酶所钝化。如庆大霉素和妥布霉素分别被 5 种或 6 种酶所钝化。目前已知 12 种氨基糖苷类钝化酶,每种酶中又有多种异构酶,共有 20 余种。

2. 通透性改变 如铜绿假单胞菌对链霉素的耐药,是因链霉素不能与细菌在细胞外结合而不能进入细菌细胞内发挥作用。而细菌对阿米卡星的耐药,是因细菌细胞壁屏障的作用,使阿米卡星不能通过细胞壁进入胞内。由于细菌对氨基糖苷类的摄取是一个需氧耗能的主动转运过程,因而氨基糖苷类对厌氧菌无作用。

3. 作用靶位改变 肠球菌属和结核杆菌突变株对链霉素耐药是因为作用靶位的改变。这种耐药机制在氨基糖苷类其他抗生素中很少出现。

【药动学】

1. 吸收 氨基糖苷类是强极性化合物,水溶性大而脂溶性小,在胃肠不吸收或很少吸收(<1%),因此口服后血药浓度很低,肌内注射吸收迅速而完全,给药后 30~90 min 达峰浓度;静脉内给药后的血药浓度随剂量而不同,静脉滴注 20~30 min 后,血浆中药物浓度与肌内注射相近。除链霉素外,与血浆蛋白结合很少,多数结合率小于 10%。

2. 分布 多数主要分布于细胞外液,如胸腔液、腹腔液及心包液等,由于极性强而在组织细胞内药物浓度较低,如肺中浓度不到血药浓度的 50%,脑脊液则不到 1%,脑膜炎时虽透入增加,但仍达不到有效浓度;在胆汁、痰液、眼房水中浓度较低;胎儿血药浓度相当于母体血药浓度的 25%,肾皮质内部药物浓度可超过血药浓度 10~50 倍。

3. 消除 该类药物约 90% 以原形经肾小球滤过排泄,故尿液药物浓度高,为血药峰浓度的 25~100 倍,即使停药,尿药浓度仍可维持有效水平数天,肾皮质内蓄积的药物半衰期长达 112~693 h,蓄积浓度越高,对肾脏毒性越大。此类抗生素可进入内耳外淋巴液,浓度与用药量成正比,其半衰期较血浆半衰期长 5~6 倍,肾功能低时其半衰期还将延长。氨基糖苷类抗生素的药代动力学参数见表 39-1。

表 39-1 常用氨基糖苷类抗生素的药代动力学参数

抗生素	肌内注射血药浓度达峰时间 /h	$t_{1/2}$/h		24 h 尿液排出 /%	血浆蛋白结合率 /%
		正常	少尿		
链霉素	0.5~1.5	2.0~3.0	50~110	80	35
庆大霉素	0.75~1.0	1.7~2.3	48~72	70~80	很少

续表

抗生素	肌内注射血药浓度达峰时间 /h	$t_{1/2}$/h		24 h 尿液排出 /%	血浆蛋白结合率 /%
		正常	少尿		
妥布霉素	0.33~0.75	2.0~2.8	56~60	80~90	很少
卡那霉素	0.75~1.0	2.1~2.4	60~96	84~90	0
阿米卡星	0.75~2.0	2.2~2.5	56~150	81~98	0~0.35
西索米星	0.75~1.0	2.0~2.3	35~37	85~87	—
奈替米星	0.5~1.0	2.2	33	80~90	很少
异帕米星	0.2	2.5	—	100	

【不良反应】

1. 耳毒性　本类药物能在内耳外淋巴液中蓄积,且半衰期长,故可引起前庭功能障碍和耳蜗神经损害。前庭功能障碍表现为眩晕、恶心、呕吐、眼球震颤和平衡障碍,其发生率依次为新霉素>卡那霉素>链霉素>西索米星>庆大霉素>妥布霉素>奈替米星。耳蜗神经损害主要表现为听力减退或耳聋,其发生率依次为新霉素>卡那霉素>阿米卡星>西索米星>庆大霉素>妥布霉素>链霉素。许多耳毒性患者自觉症状并不明显,只能通过仪器监测显示"亚临床耳毒性"反应,发生率可达 10%~20%,首先影响高频听力,然后波及低频部分。这是由于药物损害内耳柯蒂器内、外毛细胞的糖代谢和能量利用,导致内耳毛细胞中钠泵发生障碍,从而使耳毛细胞功能受损害。为防止和减少耳毒性的发生,使用本类药物时应经常询问患者有无耳鸣、眩晕等早期症状,并进行听力监测和根据肾功能情况调整用药剂量。还应避免与增加耳毒性的其他药物合用,如万古霉素、镇吐药、呋塞米、依他尼酸及甘露醇等,以及避免与能掩盖其耳毒性的苯海拉明、美克洛嗪、布可立嗪等抗组胺药合用。

2. 肾毒性　由于本类药物主要经肾脏排泄和在肾皮质内蓄积,可出现蛋白尿、管型尿,严重者可发生氮质血症及无尿等,其发生率依次为新霉素>卡那霉素>妥布霉素>链霉素,奈替米星肾毒性很低。年老、剂量过高以及与两性霉素 B、杆菌肽、第一代头孢菌素、环丝氨酸、多黏菌素 E、多黏菌素 B 或万古霉素联合应用时可增加肾毒性的发生。

3. 神经肌肉接头阻滞　氨基糖苷类能与突触前膜钙结合部位结合,阻止钙离子参与乙酰胆碱的释放,引起神经肌肉接头阻滞作用,导致心肌抑制、周围血管扩张性血压下降和呼吸衰竭。此类不良反应与剂量及给药途径有关,如静脉滴注速度过快或同时使用肌肉松弛药、全身麻醉药时易发生,重症肌无力患者易发生,可致呼吸停止。这种毒性虽少见,但有危险性,可用新斯的明静脉注射对抗,并补充钙剂。

4. 过敏反应　氨基糖苷类可引起嗜酸性粒细胞增多,各种皮疹、发热等过敏症状,严重者也可引起过敏性休克,尤其是链霉素,其发生率仅次于青霉素 G,故链霉素注射前也应先做皮试,阴性者方可使用。一旦发生严重过敏反应可静脉注射葡萄糖酸钙或者皮下或肌内注射肾上腺素进行救治。

二、常用的氨基糖苷类药物

（一）链霉素

链霉素是 1944 年从放线菌属的灰链丝菌培养滤液中提取得到。所用制剂为硫酸盐,易溶于水,遇酸、碱后水解失去抗菌活性,一些离子如钙、镁及氯化物、磷酸盐、乳酸盐、枸橼酸盐等都可使链霉素抗菌活性降低或消失。

【抗菌作用】 对结核分枝杆菌有很强的作用,对许多革兰氏阴性杆菌如大肠埃希菌、肺炎杆菌、肠杆菌属、沙门菌属、志贺菌属、布鲁菌属等,以及脑膜炎球菌和淋病奈瑟菌也有抗菌作用。链霉素是治疗鼠疫与兔热病的首选药;与青霉素合用治疗草绿色链球菌、肠球菌引起的感染性心内膜炎;与氨苄西林合用预防常发的细菌性心内膜炎及呼吸、胃肠及泌尿系统手术后的感染;与四环素合用治疗布鲁菌病,疗效较好。结核病的治疗必须与其他抗结核药联合应用,以延缓耐药性的产生。

【不良反应】 主要是对第八对脑神经的损害,以前庭功能损害为常见。少数患者可引起迟发性的耳蜗神经损害,主要症状为耳鸣、听力下降,严重者可导致永久性耳聋。链霉素还可引起过敏反应如皮疹、荨麻疹、血管性水肿等,过敏性休克发生率比青霉素 G 少,但死亡率高。对肾脏的毒性比其他氨基糖苷类少而轻。

（二）庆大霉素

庆大霉素是从放线菌属小单孢菌的发酵液中提取得到,1969 年开始用于临床,常用其盐酸盐,粉末状,易溶于水,对温度和酸、碱均稳定。

【抗菌作用】 抗菌范围广,革兰氏阳性菌如金黄色葡萄球菌、表皮葡萄球菌、炭疽杆菌、白喉杆菌、放线菌属对庆大霉素敏感,对溶血性链球菌、草绿色链球菌和肺炎球菌作用较差。对革兰氏阴性菌如肠道杆菌及铜绿假单胞菌有良好的抗菌作用,对奈瑟菌和流感杆菌、布鲁杆菌、肺炎支原体等也有作用,但普罗维登斯菌、沙雷菌属和大多数假单胞菌属对其耐药。对结核分枝杆菌、真菌、阿米巴原虫无作用。主要用于严重的革兰氏阴性杆菌感染如败血症、骨髓炎、肺炎、脑膜炎的治疗,为首选;与羧苄西林合用治疗铜绿假单胞菌感染,如铜绿假单胞菌心内膜炎,但不宜混合滴注,以免抗菌活力下降;与羧苄西林、头孢菌素合用可治疗革兰氏阴性杆菌混合感染。庆大霉素口服还可作肠道术前准备与治疗肠道感染。

【不良反应】 耳毒性主要表现在对前庭神经的影响较大,对耳蜗神经的损害较小。少数患者可引起肾毒性,表现为管型、蛋白尿,血尿素氮增高。还可引起胃肠道反应如恶心、食欲减退、呕吐、腹胀。

（三）卡那霉素

卡那霉素是从链丝菌培养液中提取得到,用其硫酸盐,易溶于水,性质稳定。抗菌谱与链霉素相似,对多数肠杆菌科细菌如大肠埃希菌、肺炎杆菌、肠杆菌属、变形杆菌属等病原菌有很好抗菌作用。因毒性及耐药性较多见,已不作为细菌性感染治疗的常用药,也很少用于结核病的治疗,其应用已为庆大霉素、妥布霉素、阿米卡星所替代。不良反应以耳蜗神经损害为多见,比链霉素、庆大霉素和妥布霉素大,但低于新霉素;肾毒性仅次于新霉素。

(四) 阿米卡星

阿米卡星是卡那霉素半合成衍生物,常用硫酸盐。抗菌谱较广,对各种革兰氏阴性菌、阳性菌、铜绿假单胞菌等具有较强抗菌作用。常用于对其他氨基糖苷类耐药菌株所引起的感染,如对庆大霉素、卡那霉素耐药菌所致的尿路、肺部感染,以及铜绿假单胞菌、变形杆菌所造成的败血症。与羧苄西林或头孢噻吩合用,治疗中性粒细胞减少或其他免疫缺陷者感染。产生耐药的原因是革兰氏阴性菌产生的乙酰转移酶使其钝化,也可因细胞壁屏障作用,影响其透入菌体内而发生耐药。不良反应主要是耳毒性,引起耳蜗神经损害,也可在少数患者中出现前庭功能损害。对肾脏的毒性与庆大霉素相似。

(五) 妥布霉素

妥布霉素是从链丝菌培养液中提取得到,也可由卡那霉素 B 脱氧制成。用其硫酸盐,易溶于水,性质稳定。抗菌作用与庆大霉素相似,对大多数肠杆菌科细菌、铜绿假单胞菌及葡萄球菌具有良好的抗菌作用,对铜绿假单胞菌的作用较庆大霉素强 2~4 倍,即使是耐药株也有效,对肺炎杆菌、肠杆菌属与变形杆菌的作用较庆大霉素强,但对沙雷菌属、沙门杆菌的作用差。临床应用与庆大霉素相同,主要用于治疗铜绿假单胞菌感染,如菌血症、心内膜炎、骨髓炎与肺炎等,也用于各种严重的革兰氏阴性菌感染,但不作为首选药。妥布霉素可引起耳毒性和肾毒性,耳毒性低于庆大霉素。

(六) 奈替米星

奈替米星为西索米星半合成的衍生物。抗菌谱广,对革兰氏阴性杆菌,如大肠埃希菌、克雷伯杆菌、沙雷杆菌、各型变形杆菌和铜绿假单胞菌都具有较强的抗菌活性,对嗜血流感杆菌、沙门杆菌、志贺菌和奈瑟菌也有作用,对某些耐氨基糖苷类的革兰氏阴性杆菌和耐青霉素类的金黄色葡萄球菌也有效。用于尿路、肠道、呼吸道、皮肤软组织、骨和关节、腹腔及创口部位的感染。耳、肾毒性较低。

第三节　多黏菌素类

多黏菌素 B(polymyxin B)和多黏菌素 E(polymyxin E)统称多黏菌素类(polymyxins),是从多黏杆菌培养液中分离出的一类抗生素。其特点是抗菌谱窄,抗菌作用强,属杀菌剂。由于静脉给药毒性严重,特别是肾脏的毒性,临床上常作为局部用药。

【抗菌作用】　对大肠埃希菌、肺炎克雷伯杆菌、嗜血杆菌、肠杆菌属、沙门杆菌、志贺菌、百日咳杆菌、铜绿假单胞菌等有强大的抗菌作用,特别是对铜绿假单胞菌作用最强,多黏菌素 B 的抗菌活性较多黏菌素 E 略强。两者具有表面活性作用,带阳电荷的游离氨基能与革兰氏阴性菌细胞膜的磷脂中带负电荷的磷酸根结合,使细菌细胞膜通透性增加,细胞内的磷酸盐、核苷酸等成分外漏,导致细菌死亡。对繁殖期和静止期的细菌都有作用,属慢效杀菌药。

【临床应用】 曾用于铜绿假单胞菌和其他革兰氏阴性杆菌引起的感染,如败血症、心内膜炎等疾病治疗,现已被其他抗生素替代。目前主要局部用于敏感菌的眼、耳、皮肤、黏膜感染,烧伤后铜绿假单胞菌感染。与磺胺药、TMP、利福平等药物联合使用,治疗多重耐药革兰氏阴性杆菌引起的院内感染。

【不良反应】 本品毒性较大,主要是对肾脏的损害,表现为蛋白尿、血尿等,肾功能不全患者应减量使用。也可发生神经系统方面的损害,如眩晕、乏力、共济失调等,停药后可消失。大剂量、快速静脉滴注由于神经肌肉的阻滞可导致呼吸抑制。还可发生变态反应如瘙痒、皮疹、药物热。少数患者出现白细胞减少与肝毒性等。

本章电子课件

◆ 本章小结

　　氨基糖苷类为静止期杀菌剂,但在低浓度时为抑菌作用。具体要求如下:掌握:该类药物的共同特点,即口服难吸收,肌内注射吸收完全,抗菌谱主要是对革兰氏阴性杆菌和结核杆菌作用较强,作用机制是对细菌蛋白质合成的三个阶段均有明显的影响,产生耐药的最重要原因是细菌产生多种钝化酶,主要不良反应有耳毒性、肾毒性、过敏反应和神经肌肉接头阻滞。常用氨基糖苷类抗生素包括链霉素、庆大霉素、阿米卡星、奈替米星等。多黏菌素类曾用于铜绿假单胞菌和革兰氏阴性杆菌引起的感染,由于静脉给药毒性严重,目前临床上主要作为局部用药。

? 思考题

　　1. 氨基糖苷类有哪些共同特点?
　　2. 氨基糖苷类抗菌作用机制是什么?
　　3. 链霉素抗菌作用特点及不良反应是什么?
　　4. 庆大霉素的临床应用及不良反应特点是什么?
　　5. 氨基糖苷类与其他药物联合应用时应注意哪些事项?
　　6. 多黏菌素类抗菌作用特点、临床应用及不良反应是什么?

[孙懿(北京大学)]

第四十章 大环内酯类、林可霉素类及糖肽类抗生素

第一节 大环内酯类

一、概述

大环内酯类(macrolides)抗生素是一类由一个多元碳的大环内酯环附着一个或多个脱氧糖构成的具有相似抗菌作用的化合物。红霉素(erythromycin)是大环内酯类的第一代产品,其对敏感革兰氏阳性球菌有良好的抗菌活性,被广泛用于治疗呼吸道、泌尿生殖系统、皮肤、胆管、牙周组织等感染性疾病。但由于抗菌谱相对较窄,生物利用度低,应用剂量较大,在酸性环境中易失去抗菌活性,且不良反应亦多见,因此临床应用受到了一定程度的限制。

【发展史】 20世纪70年代后期的研究发现,红霉素及其衍生物不仅对某些日益流行的致病原如支原体、衣原体、军团菌、弯曲杆菌有效,而且对一些棘手的新致病原如弓形体、分枝杆菌、包柔螺旋体也有活性,因此,对以红霉素为基础的大环内酯类抗生素的结构改造再度受到重视。20世纪90年代第二代产品相继问世,主要有罗红霉素(roxithromycin)、阿奇霉素(azithromycin)、克拉霉素(clarithromycin)、地红霉素(dirithromycin)和氟红霉素(flurithromycin),这些新品种具有口服不受胃酸影响、吸收良好、血药浓度高、体内分布广、组织液浓度高、半衰期长等优点,但其与红霉素有交叉耐药性。

第三代衍生物为酮基内酯类(ketolides)抗生素,大环内酯环的3位改为酮基,不仅可使其在酸性环境(如胃酸)中高度稳定,还对多重耐药性肺炎链球菌、金黄色葡萄球菌、流感嗜血杆菌、黏膜莫拉菌及肺炎衣原体、军团菌等具有显著抗菌活性,克服了与红霉素交叉耐药的问题。主要产品有泰利霉素(telithromycin)和赛红霉素(cethromycin)等。

【分类】 常用的大环内酯类抗生素可分为天然和半合成两类。

1. 天然大环内酯类 包括:① 14元环大环内酯类,如红霉素;② 16元环大环内酯类,如螺旋霉素(spiramycin)、乙酰螺旋霉素(acetylspiramycin)、麦迪霉素(medemycin)。

2. 半合成大环内酯类 包括:① 14元环大环内酯类,如克拉霉素、罗红霉素、地红霉素;② 15元环大环内酯类,如阿奇霉素;③ 16元环大环内酯类,如罗他霉素(rokitamycin)、米欧卡霉素(miokamycin)、交沙霉素(josamycin)。

【抗菌作用机制】 大环内酯类作用于细菌核糖体50S亚单位,抑制转肽作用和mRNA位移,从而阻碍细菌蛋白质合成而达到抑菌作用。红霉素在细菌核糖体50S亚基上的结合位点与

林可霉素、克林霉素和氯霉素相同或相近,与这些药合用时可能发生拮抗作用。

【耐药性】 大部分金黄色葡萄球菌对红霉素可产生耐药性。耐药原因:① 临床分离菌常因 23S 核糖体 RNA 上的腺嘌呤残基转录后的甲基化,而造成对红霉素的耐药;② 可能细菌阻止红霉素透过细胞膜或某些菌株能灭活红霉素而发生耐药。

二、常用药物

(一) 红霉素

红霉素是 1952 年从红链霉菌代谢物中发现的抗生素,其性质稳定,易溶于有机溶剂,盐类易溶于水,在酸性环境下易被破坏,碱性条件下抗菌作用增强。

【体内过程】 红霉素经肠道吸收,但不耐酸,易被胃酸破坏,口服吸收少。为避免口服时受胃酸的破坏,可制成肠溶片、肠溶胶囊,或制成酯类及酯化合物的盐类。口服红霉素肠溶片和依托红霉素(erythromycin estolate,无味红霉素)后药物在十二指肠内溶解,在小肠上部吸收,前者 4 h,后者 2 h 达血药峰浓度,可维持 6~12 h,半衰期约 2 h。食物可增加胃肠道酸度而延缓吸收。硬脂酸红霉素(erythromycin stearate)在十二指肠水解出具有活性的红霉素,口服后 3~4 h 达血药峰浓度。琥乙红霉素(erythromycin ethylsuccinate)吸收后在体内释出红霉素,口服后 0.5~2.5 h 达血药峰浓度。乳糖酸红霉素(erythromycin lactobionate)可供静脉滴注,1 h 左右达血药峰浓度。

红霉素广泛分布至不同组织和体液中,如扁桃体、唾液、乳汁、胸腔积液、腹水、前列腺和精液等,可达有效浓度,还可透过胎盘屏障进入胎儿血循环,但难以进入脑脊液。主要在肝脏代谢,经胆汁分泌排泄,可形成肝肠循环,胆汁中浓度高,肝功能不全者药物排泄较慢。仅少量由尿液排泄。

【抗菌作用】 红霉素对革兰氏阳性菌有强大的抗菌作用,如金黄色葡萄球菌、肺炎球菌、白喉杆菌、梭状芽孢杆菌等,但大部分金黄色葡萄球菌对红霉素可产生耐药性;对革兰氏阴性菌如脑膜炎球菌、淋病奈瑟菌、流感杆菌、百日咳杆菌、布鲁杆菌等及军团菌也有很强的作用,但肠道阴性杆菌不敏感;对除脆弱拟杆菌和梭杆菌属以外的各种厌氧菌亦具有相当的抗菌作用;对螺旋体、肺炎支原体及螺杆菌、立克次体、衣原体也有抑制作用。

【临床应用】 主要用于耐青霉素金黄色葡萄球菌感染及对青霉素过敏的患者,其作用比青霉素差,而且易产生耐药性,但停药数月后,细菌又可恢复对其敏感性。也可用于肺炎球菌所致的大叶肺炎,溶血性链球菌引起的扁桃体炎、猩红热、咽炎、丹毒、急性中耳炎或鼻窦炎。治疗军团菌病、弯曲杆菌所致败血症或肠炎、支原体肺炎、沙眼衣原体所致的婴儿肺炎及结肠炎、白喉带菌者为首选药。还可替代青霉素治疗炭疽、气性坏疽、放线菌病、梅毒等。还可用于非典型病原体(如肺炎支原体、肺炎衣原体、解脲支原体)导致的呼吸道、泌尿生殖系统感染,其他非典型病原体所引起的回归热、鹦鹉热、结膜炎,以及厌氧菌引起的口腔感染等。

【不良反应】 口服大剂量可引起胃肠道反应,如恶心、呕吐、腹痛或腹泻,也可引起伪膜性肠炎。依托红霉素或琥乙红霉素可引起肝损害,如转氨酶升高、肝大及胆汁淤积性黄疸等,一般于停药数日后即可恢复。静脉注射乳糖酸盐可发生血栓性静脉炎。红霉素及其酯化物对药物代谢酶有抑制作用,使甲氢泼尼松、茶碱、华法林等药物清除率下降,地高辛还原减少,增加其生物利用度。因此,与上述药物合用时应注意减少合用药物的剂量。

(二) 克拉霉素

克拉霉素又称甲红霉素,为甲氧基取代红霉素内酯环 6 位羟基的新大环内酯类抗生素。

【体内过程】 对胃酸稳定,口服后由胃肠道迅速完全吸收,不受食物的影响,但首过消除明显,生物利用度仅有 55%。体内分布广泛,在扁桃体、鼻黏膜、肺组织、皮肤中浓度高,为同期血药浓度的 2~6 倍,$t_{1/2}$ 为 6 h。其主要代谢物是具有大环内酯类活性作用的 14- 羟基克拉霉素。

【抗菌作用】 对革兰氏阳性菌(如金黄色葡萄球菌、链球菌、肺炎球菌等)有抑制作用,其抗菌活性为大环内酯类抗生素中最强者,对金黄色葡萄球菌和化脓性链球菌的抗生素后效应(PAE)比红霉素长 3 倍,而且其代谢物 14- 羟基克拉霉素与克拉霉素具有协同抗菌活性。对部分革兰氏阴性菌(如流感杆菌、百日咳杆菌、淋病奈瑟菌、军团菌)和部分厌氧菌(如脆弱拟杆菌、消化链球菌、痤疮丙酸杆菌等)也有抑制作用。此外,对支原体也有抑制作用。

【临床应用】 主要用于呼吸道感染、皮肤软组织感染、泌尿生殖系统感染的治疗。对呼吸道感染治疗的有效率达 90% 以上。与阿莫西林、奥美拉唑联合应用于幽门螺杆菌感染,有效率为 90% 以上。

【不良反应】 主要有口腔异味,腹痛、腹泻、恶心、呕吐等胃肠道反应。偶有头痛、血清转氨酶水平短暂升高。静脉给药时对血管的刺激性强。

(三) 罗红霉素

【体内过程】 口服吸收好,生物利用度较高(72%~85%),血药浓度在大环内酯类中最高,食物可使其生物利用度下降约 50%。体内分布广,在扁桃体、中耳、肺、痰、前列腺及泌尿生殖道组织中的药物浓度均可达到有效治疗浓度。主要以原形及代谢物自胆道、肺及尿液排出。半衰期较长,为 8.4~15.5 h。

【抗菌作用】 对革兰氏阳性菌和厌氧菌的作用与红霉素相仿,对肺炎支原体、衣原体有较强的作用,但对流感杆菌的作用较红霉素弱,对军团菌的作用略强于红霉素。

【临床应用】 适用于化脓性链球菌引起的咽炎及扁桃体炎;敏感菌所致的皮肤软组织感染、鼻窦炎、中耳炎、急性支气管炎、慢性支气管炎急性发作;肺炎支原体或衣原体所致的肺炎;沙眼衣原体引起的尿道炎和宫颈炎。

【不良反应】 主要为胃肠道反应,但发生率明显低于红霉素。偶见皮疹、皮肤瘙痒、头痛、头昏等。少数患者出现肝功能异常,肝硬化者慎用。

(四) 阿奇霉素

【体内过程】 口服后迅速吸收,生物利用度为 37%。体内分布广泛,在扁桃体、肺及前列腺、泌尿生殖系统组织的药物浓度远高于血药浓度,达到有效浓度。在组织中消除缓慢,半衰期可长达 2~3 天。大部分以原形经胆道排泄,小部分由尿液排出。

【抗菌作用】 抗菌谱与红霉素相仿,对军团菌、流感杆菌、支原体、衣原体抗菌活性强于红霉素,对革兰氏阴性菌具有更强的抗菌活性,对包柔螺旋体作用也较红霉素为强,对肺炎支原体的作用则为大环内酯类中最强者,也具有明显的抗生素后效应。

【临床应用】 用于呼吸道感染、沙眼衣原体及解脲支原体引起的泌尿道感染和单纯性淋病的治疗。

【不良反应】 服药后可出现腹痛、腹泻、上腹部不适、恶心、呕吐等胃肠道反应,发生率较红霉素低。偶可出现头昏、头痛及发热、皮疹、关节痛等过敏反应,过敏性休克和血管神经性水肿、胆汁淤积性黄疸极为少见。偶可见肝功能异常与外周白细胞下降等。

(五) 泰利霉素

泰利霉素是第一个酮内酯类抗生素,由酮基取代红霉素内酯环 3 位上红霉支糖半合成而得的 14 元环大环内酯类。

【体内过程】 口服吸收良好,不受食物干扰,组织和细胞穿透力强,主要在肝脏代谢,是 CYP3A4 可逆性抑制剂,可经胆道和尿路排泄。

【抗菌作用与临床应用】 抗菌谱与红霉素相似,但抗菌作用强于阿奇霉素。特别是其酮内酯结构使得其对某些细菌核糖体的结合力高于其他大环内酯类,分别为红霉素和克拉霉素的 10 倍和 6 倍,且不易成为与细菌耐药相关的主动外排泵的底物,对许多耐大环内酯类的菌株,包括对 MLS(大环内酯类、林可霉素类及链阳霉素类)耐药的菌株仍然有效。抗肺炎链球菌的活性为红霉素、阿奇霉素、罗红霉素和克拉霉素的 100 倍,可用于治疗耐大环内酯类的肺炎链球菌引起的感染。

【不良反应】 耐受性好,主要为腹泻、恶心、头痛。

第二节 林可霉素类

林可霉素(lincomycin)和克林霉素(clindamycin)的化学结构与大环内酯类不同。林可霉素是由链霉菌培养液中取得的一种林可胺类碱性抗生素,克林霉素是以氯离子取代林可霉素分子中第 7 位的羟基半合成而得的衍生物,又称氯林可霉素或氯洁霉素(化学结构如图 40-1 所示)。两药的抗菌作用机制相同,能与核蛋白体 50S 亚基结合,抑制肽酰基转移酶的活性,使肽链延伸受阻而抑制细菌蛋白质合成。由于该类药物在细菌核糖体 50S 亚基上的结合位点与红霉素和氯霉素相同或相近,相互竞争同一结合部位而呈药理性拮抗作用,故不宜合用。

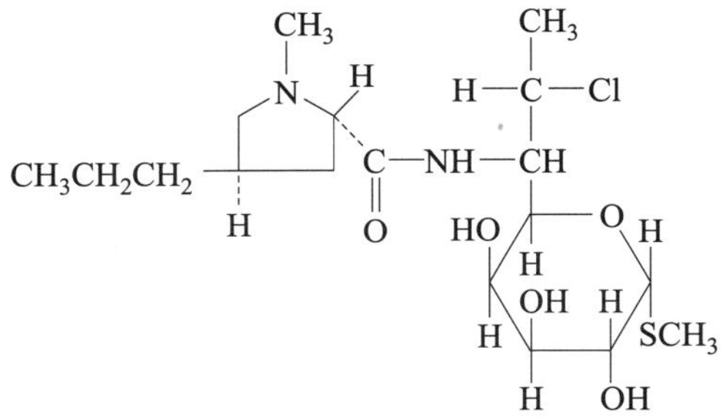

图 40-1 克林霉素的化学结构

(一) 林可霉素

【体内过程】 口服吸收差,易受进食影响,血浆蛋白结合率为 77%~82%。体内分布广泛,骨组织中可达更高浓度,但不能透过正常血脑屏障。主要在肝脏代谢,半衰期为 4~6 h。

【抗菌作用】 对革兰氏阳性、革兰氏阴性厌氧菌有效,是抗厌氧菌抗生素中抗菌活性较强的药物之一,对革兰氏阴性需氧菌无效。与大环内酯类有交叉耐药性,不宜与红霉素合用。

【临床应用】 主要用于敏感菌所致呼吸道、胆道感染及败血症等,对慢性骨髓炎,尤以凝固酶阳性的葡萄球菌所致慢性骨髓炎疗效更佳。也用于厌氧菌感染。外用治疗革兰氏阳性菌引起的化脓性感染。

【不良反应】 主要有胃肠道反应。长期应用出现二重感染,可用万古霉素或去甲万古霉素与甲硝唑治疗。偶见过敏反应和肝功能异常、黄疸等。大剂量快速静脉给药可引起血压下降和心电图改变,使用时注意禁止静脉直接推注。禁用于孕妇、新生儿和哺乳期妇女,慎用于深部真菌感染、糖尿病、免疫功能低下、恶性肿瘤转移者及肝功能不良患者。

(二)克林霉素

【体内过程】 口服吸收迅速而完全,且不受食物的影响,血浆蛋白结合率为 92%~94%。在体内分布较广泛,大多数组织、胸腔积液、腹水、唾液、痰液中均可达到有效浓度,骨组织中浓度最高,乳汁中的药物浓度与血浆浓度相当,能透过胎盘屏障进入胎儿血内,但不能透过正常的血脑屏障,脑膜炎时克林霉素渗入脑脊液约为血药浓度的 40%。主要在肝脏代谢,经胆汁和粪便排泄,故在胆汁中的药物浓度高。半衰期为 2~2.5 h。但注射给药停药后,其在粪便中的抗菌活性可持续 5 天之久,在结肠中对克林霉素敏感细菌的生长抑制可持续 2 周。

【抗菌作用】 抗菌谱与林可霉素相似,抗菌活性比林可霉素强 4~8 倍。对革兰氏阳性菌有较强的抗菌作用,如耐青霉素 G 金黄色葡萄球菌、各型链球菌、肺炎球菌和白喉杆菌等均较敏感;对各种厌氧菌包括脆弱拟杆菌有良好的抗菌作用;人型支原体、沙眼衣原体也敏感;对恶性疟原虫和弓形体亦有一定作用。但革兰氏阴性菌对其耐药。

【临床应用】 基本上取代林可霉素,主要用于各种厌氧菌及金黄色葡萄球菌等革兰氏阳性菌感染。克林霉素是金黄色葡萄球菌骨髓炎的首选治疗药物,对各种肺炎(包括小儿吸入性肺炎)、腹腔、女性盆腔厌氧菌感染、褥疮引起的败血症均有效。与庆大霉素合用对肠穿孔导致的腹腔内感染也有效。

【不良反应】 口服或肌内注射均可引起胃肠道反应,口服较常见,主要表现是胃纳差、恶心、呕吐、胃部不适和腹泻。也可发生严重的伪膜性肠炎,与难辨梭状芽孢杆菌大量繁殖和产生外毒素有关,主要表现为发热、腹痛、腹胀、腹泻,可用万古霉素与甲硝唑治疗。还可引起轻度皮疹、药物热、中性粒细胞减少、血小板减少和嗜酸性粒细胞增多、转氨酶升高。

第三节 糖 肽 类

(一)万古霉素

万古霉素(vancomycin)属糖肽类抗生素,从东方链球菌培养液中提取得到。抗菌机制为作用于细菌细胞壁,与黏肽侧链结合形成复合物,阻碍胞壁蛋白质合成,抑制细胞壁形成。对胞质中的 RNA 合成也有抑制作用。

【体内过程】 口服难以吸收,不能肌内注射,多采用静脉滴注。可广泛分布到组织、体腔和体液及脑膜炎时的脑脊液中并达有效浓度。血浆蛋白结合率约 55%,药物在体内很少代谢,90% 以上经肾小球滤过由肾脏排泄,其 $t_{1/2}$ 约为 6 h,肾脏功能受损时延长至 7.5 天。

【抗菌作用】 对革兰氏阳性菌有效,特别是对革兰氏阳性球菌具有强大作用,属快速杀菌剂。其中对其他抗生素耐药和疗效差的金黄色葡萄球菌、表皮葡萄球菌以及溶血性链球菌、草绿色链球菌及肠球菌等均有显著杀菌效果,对炭疽杆菌、白喉杆菌及厌氧的难辨梭状芽孢杆菌也有较好抗菌活性。

【临床应用】 不作常规使用,仅用于严重革兰氏阳性球菌感染。

(1) 适用于耐青霉素、耐头孢菌素的革兰氏阳性菌所致严重感染,尤其对耐甲氧西林金黄色葡萄球菌(MRSA)和耐甲氧西林表皮葡萄球菌(MRSE)感染、耐青霉素肺炎球菌感染效果好,是治疗 MRSA 感染的首选药。

(2) 治疗对青霉素类和头孢菌素类过敏患者的严重葡萄球菌感染,但杀菌速度慢于对葡萄球菌敏感的 β- 内酰胺类抗生素。

(3) 对青霉素联合氨基糖苷类抗生素耐药或治疗失败的肠球菌、链球菌心内膜炎也能奏效,若与庆大霉素合用可增强疗效。

(4) 口服给药绝大部分经粪便排泄,可用于治疗难辨梭状芽孢杆菌性伪膜性结肠炎。

【不良反应】

(1) 一般反应:口服时可引起恶心、呕吐和眩晕,静脉注射时偶见注射部位发生血栓性静脉炎和疼痛。

(2) 变态反应:可引起斑块皮疹、药物热和过敏性休克,也出现寒战及高热。快速静脉输注时,后颈部、上肢及上身出现极度皮肤潮红、红斑、荨麻疹、心动过速和低血压等特征性症状,称为"红人综合征(red man syndrome)"或"红颈综合征"。可能与静脉注射万古霉素速度过快引起的组胺释放有关,可用抗组胺药和肾上腺糖皮质激素治疗。

(3) 耳毒性:服用常规剂量很少发生耳毒性,但肾功能不全患者或用药剂量过大可致听力减退,甚至耳聋,及早停药可恢复正常。通常是在血药浓度超过 60 μg/mL 时发生,应避免同服氨基糖苷类抗生素、呋塞米或依他尼酸等具有耳毒性的药物。

(4) 肾毒性:发生率为 14.3%,常见于与氨基糖苷类等其他肾毒性的药物合用时。主要表现为肾小管损伤,轻者为蛋白尿和管型尿,重者则出现少尿、血尿,甚至肾功能衰竭。

(二) 去甲万古霉素

去甲万古霉素(norvancomycin)是我国生产的抗生素,在万古霉素结构中少一个甲基而被命名为去甲万古霉素。其抗菌谱、抗菌作用与万古霉素基本相同,作用稍强于万古霉素。对革兰氏阳性菌、厌氧菌敏感,是抗脆弱拟杆菌作用最强的抗生素。对大多数革兰氏阴性菌耐药。与其他抗生素间无交叉耐药性。一般不作为一线药应用,主要在其他常用抗生素无效或发生伪膜性肠炎时应用。

(三) 替考拉宁

替考拉宁(teicoplanin)是由浮游放线菌经发酵后提取得到的一种糖肽类抗生素,与万古霉素化学结构相近、抗菌谱相似、作用机制相同,但抗菌活性更强,对表皮葡萄球菌的作用与万古霉素相似,对大多数金黄色葡萄球菌的作用强于万古霉素,对难辨梭状芽孢杆菌性伪膜性结肠炎的疗效更好。

替考拉宁口服难吸收,肌内注射吸收良好,血浆蛋白结合率高达 90%~95%,$t_{1/2}$ 长达 45~72 h。毒性较万古霉素小,主要不良反应有注射部位痛、皮疹、瘙痒、肝功能异常等,没有万古霉素静脉注射引起的危险性组胺释放作用。与万古霉素有交叉过敏反应。

本章电子课件

本章小结

红霉素为窄谱抗生素,细菌易产生抗药性,主要作用于革兰氏阳性菌,用于耐青霉素、耐四环素的金黄色葡萄球菌及对青霉素过敏的呼吸道感染的治疗。第二代产品罗红霉素、阿奇霉素、克拉霉素等具有口服不受胃酸影响、吸收良好、血药浓度高、体内分布广、组织液浓度高、半衰期长等优点,但其与红霉素有交叉耐药性。第三代衍生物为酮基内酯类抗生素,主要产品有泰利霉素等,在酸性环境中高度稳定,对多重耐药性肺炎链球菌、金黄色葡萄球菌等具有显著的抗菌活性,与红霉素无交叉耐药性。

林可霉素与克林霉素属于林可胺类碱性抗生素,抗菌作用机制与大环内酯类相同,抗菌谱相似,特别对革兰氏阳性菌有较强的抑制作用,对厌氧链球菌、梭状芽孢杆菌、拟杆菌等作用尤强。主要用于各种厌氧菌及金黄色葡萄球菌等革兰氏阳性菌感染,克林霉素还是金黄色葡萄球菌所致骨髓炎的首选治疗药物。万古霉素、去甲万古霉素和替考拉宁为糖肽类抗生素,不良反应严重,故仅用于耐青霉素金黄色葡萄球菌和对 β- 内酰胺类抗生素过敏的严重革兰氏阳性球菌感染,尤其是克林霉素引起的伪膜性肠炎。

思考题

1. 红霉素的抗菌机制及临床用途是什么?
2. 大环内酯类包括哪些常用的抗生素?
3. 新大环内酯类抗生素的作用特点是什么?
4. 红霉素的主要不良反应有哪些?
5. 林可霉素和克林霉素的抗菌作用与红霉素相比有什么不同?
6. 试述万古霉素的抗菌作用、作用机制、临床应用及主要不良反应。

[季辉,李婷婷(中国药科大学)]

第四十一章　四环素类抗生素与氯霉素

第一节　四环素类

一、概述

【分类】　四环素类(tetracyclines)抗生素包括从链霉菌发酵液中提取的天然品和半合成品两大类。这些抗生素都具有氢化骈四苯母核,只是在5、6、7位上的取代基不同,见表41-1。

(1) 天然品:有四环素(tetracycline)、土霉素(oxytetracycline,氧四环素)、金霉素(chlortetracycline,氯四环素)、去甲金霉素(demethylchlortetracycline,去甲基氯四环素,地美环素)等。

(2) 半合成品:有多西环素(doxycycline,强力霉素)、米诺环素(minocycline,二甲胺四环素)、美他环素(metacycline,甲烯土霉素),抗菌作用优于天然四环素,特点是半衰期长,口服吸收好,用药次数少,不良反应轻,耐药菌株少。

表 41-1　四环素类的化学结构

四环素母核			

抗生素	R_1	R_2	R_3	R_4
天然品				
四环素	H	OH	CH_3	H
土霉素	OH	OH	CH_3	H
半合成品				
美他环素	OH		$=CH_2$	H
多西环素	OH	H	CH_3	H
米诺环素	H	H	H	$N(CH_3)_2$

【抗菌作用机制】　此类药物能与细菌核糖体30S亚基结合,阻止蛋白质合成始动复合物的形成,并且能抑制氨基酰tRNA进入A位,从而阻止肽链延伸,最终抑制细菌蛋白质合成。四环素还可引起细菌细胞膜通透性改变,使胞内核苷酸及其他重要成分外漏,从而抑制DNA复制。

【耐药机制】　近年来,天然四环素类的耐药菌株逐渐增多,而且有交叉耐药性。细菌对四环素类的耐药机制主要有三种。

(1) 外排泵蛋白:革兰氏阳性菌和革兰氏阴性菌耐药菌株表达四环素抗性的 tet 外排泵基因,编码膜结合外排泵蛋白。外排泵蛋白可以逆浓度差将四环素 – 阳离子复合物泵出胞外,降低细胞内药物浓度,从而保护胞内核糖体,产生耐药性。这种耐药性由四环素类诱导产生,因为细菌体内存在一种抑制因子,对外排蛋白表达进行负调控,而四环素类能与该抑制因子结合并使之失去活性,从而导致外排蛋白大量表达,促使药物被排出细胞外。

(2) 核糖体保护蛋白:已知细菌细胞质中存在有核糖体保护蛋白,可与核糖体结合,并由 GTP 水解提供能量而引起核糖体构型改变,但并不改变或阻止蛋白的合成,仅使四环素不能与其结合,从而保护核糖体免受四环素的作用。

(3) 灭活酶或钝化酶:已发现厌氧拟杆菌转座子上携带有唯一通过产生灭活四环素的酶而耐药的 tet(X) 基因,可产生一种小分子胞浆蛋白,在氧和 NADPH 存在时可化学修饰四环素类。

二、天然四环素类

天然四环素类包括四环素、土霉素、金霉素、去甲金霉素等。近年来,由于该类药物对一些常见致病菌作用较弱,耐药菌株日益增多,现土霉素已不用,金霉素限外用,四环素仅用于立克次体、支原体和衣原体引起的感染性疾病。

【体内过程】　口服经胃和小肠吸收,四环素、土霉素的吸收率为 60%~80%,金霉素为 25%~30%。四环素的吸收比土霉素好,口服后 2~4 h 可达血药峰浓度,半衰期为 8.5 h;土霉素血药浓度低,半衰期为 9.6 h。四环素能与多价阳离子如 Mg^{2+}、Ca^{2+}、Fe^{2+}、Al^{3+} 等形成难吸收的络合物,因此含有这些阳离子的药物如抗酸药、抗贫血药及牛奶制品等均可影响其吸收。胃内 pH 增加,也会使该类药物吸收减少。

该类药物组织分布广,吸收后可广泛分布于体内各种组织并进入细胞内,主要集中在肝脏、肾脏、脾、皮肤、骨骼、牙齿的釉质与牙质中,易进入胸腔、腹腔、胎儿循环及乳汁中,但不易通过血脑屏障。药物经肝脏浓缩排入胆汁,进入肠道后可被重吸收,形成肝肠循环,胆汁中药物浓度为血药浓度的 10~20 倍。主要以原形由肾小球滤过排出,故尿液中药物浓度高,小部分从粪便排出。

【抗菌作用】　抗菌谱较广,能快速抑制细菌生长,高浓度时有杀菌作用。对常见的革兰氏阳性菌(如肺炎球菌、溶血性链球菌、草绿色链球菌及部分葡萄球菌、破伤风杆菌和炭疽杆菌等)、革兰氏阴性需氧菌(如脑膜炎球菌、痢疾杆菌、大肠埃希菌、流感杆菌、巴氏杆菌属、布鲁杆菌等)和厌氧菌(如拟杆菌、梭形杆菌等),以及肺炎支原体、衣原体、立克次体、螺旋体、放线菌,甚至阿米巴原虫等均有对抗作用。对革兰氏阳性菌的抗菌活性强于革兰氏阴性菌。

【临床应用】

(1) 立克次体感染:对斑疹伤寒、鼠型斑疹伤寒、再燃性斑疹伤寒、立克次体病和恙虫病等均可作为首选药物。对柯克斯立克次体引起的非典型肺炎也具有很好的疗效。

(2) 衣原体感染:对鹦鹉热衣原体引起的鹦鹉热、肺炎衣原体引起的肺炎以及沙眼衣原体引起的非特异性尿道炎、子宫颈炎、性病淋巴肉芽肿、包涵体结膜炎和沙眼等,无论口服或局部应用均有较好的疗效。

（3）支原体感染：对肺炎支原体引起的非典型肺炎和解脲支原体引起的非特异性尿道炎具有良好的疗效。

（4）螺旋体感染：是治疗伯氏疏螺旋体引起的慢性游走性红斑和回归热螺旋体引起的回归热最有效的药物。

（5）细菌性感染：四环素治疗肉芽肿鞘杆菌引起的腹股沟肉芽肿、霍乱弧菌引起的霍乱和布鲁杆菌引起的布鲁菌病均为首选药物。也可作为次选药物治疗革兰氏阴性球菌和杆菌感染、革兰氏阳性杆菌感染及放线菌引起的颈面部、腹腔、胸腔感染等。

【不良反应】

（1）胃肠道反应：可出现恶心、呕吐、上腹不适、腹胀、腹泻等症状。减少用量、少量多次服用或与食物同服，可减轻此症状。

（2）肝脏、肾脏损害：长期大量口服或静脉给予大剂量可引起严重肝损害。对肾功能下降者可加剧原有的肾功能不全，影响氨基酸代谢，从而增加氮质血症。大多数严重病例发生于孕妇，故孕妇尤其伴有肾功能不全者应禁用四环素。

（3）对骨骼、牙齿生长的影响：由于四环素类抗生素能与新形成的骨骼、牙齿中所沉积的钙相结合，妊娠 5 个月以上的孕妇服用这类药，出生的幼儿乳牙可出现荧光、变色、牙釉质发育不全、畸形或生长抑制。2 个月至 8 岁的幼儿服用四环素可能造成恒牙黄染。四环素也能沉积在胚胎和幼儿的骨骼中。因药物可从乳汁分泌，通过胎盘影响胎儿生长、骨骼发育。故妊娠 5 个月以上的孕妇、哺乳期妇女及 8 岁以下的儿童禁用。

（4）变态反应：可引起药物热和皮疹等变态反应，较多见的是荨麻疹、多形性红斑、湿疹样红斑等；血管神经性水肿、丘疱疹、固定性红斑及轻度剥脱性皮炎少见。

（5）二重感染：常见有① 真菌病，致病菌以白色念珠菌居多，表现为鹅口疮、肠炎，可用抗真菌药物治疗；② 难辨梭状杆菌引起的伪膜性肠炎，由于耐四环素的厌氧难辨梭状杆菌产生毒性较强的外毒素，引起肠壁坏死，体液渗出，剧烈腹泻，导致失水或休克症状，甚至死亡。可用万古霉素类抗生素与甲硝唑治疗。

（6）其他：可引起光敏反应以及前庭反应如头昏、恶心、呕吐等。

三、半合成四环素类

（一）多西环素

多西环素是在土霉素的 6 位碳上去氧而得。水溶性好，遇光不稳定。

【体内过程】　口服吸收快而完全，不受食物影响。口服后 2 h 达血药峰浓度，半衰期约为 20 h。血浆蛋白结合率为 80%~95%，药物经胆汁排入肠道形成肝肠循环。小部分由肾脏排泄，大部分代谢物由粪便排出。

【抗菌作用】　具有强效、速效、长效的特点，抗菌谱与四环素类似，但抗菌作用比四环素强 2~10 倍。对四环素、土霉素耐药的金黄色葡萄球菌及脆弱拟杆菌也有抗菌作用。

【临床应用】　已取代天然四环素类作为各种适应证的首选药物或次选药物，主要用于慢性支气管炎、肺炎、麻疹、泌尿系统感染、胆道感染等疾病的治疗。对肾脏无明显毒性，也可用于肾功能不全患者肾外感染的治疗。

【不良反应】　刺激性大,常有胃肠道反应,如厌食、恶心、呕吐、腹泻、舌炎、口腔炎、肠炎及肛门和生殖器的炎性损伤,宜饭后服用。对肠道菌群影响较小,二重感染少见。皮疹罕见,易致光敏反应。静脉注射给药可引起舌麻和口腔内特殊气味。偶有食管炎和食管溃疡,多发生于服药后立即卧床的患者,故应以大量水送服,并保持直立体位 30 min。

(二) 米诺环素

米诺环素是在四环素结构的 7 位碳上加一个二甲胺基,故又称为二甲胺四环素。

【体内过程】　脂溶性高,口服吸收完全,很少受食物影响,但较其他四环素类易受钙、镁、铝等金属离子的影响,与金属离子形成络合物,从而减少吸收。抗酸药使胃内 pH 增高而使米诺环素吸收减少。血浆蛋白结合率约80%。在体内分布广,可透入肺、肾脏、肝脏、甲状腺等组织,也可透过血脑屏障,在脑脊液和脑组织中的浓度比其他四环素类高。大部分在肝脏内代谢,主要由肾脏和胆汁排出,故在尿液和胆汁中的浓度较血液中高 10 倍以上。排泄缓慢,排泄率明显低于其他品种,在体内可长时间滞留于脂肪组织,$t_{1/2}$ 为 16~18 h。

【抗菌作用】　抗菌谱与四环素相似,抗菌作用最强,属长效、高效的半合成四环素类抗生素。对敏感金黄色葡萄球菌、肺炎球菌、溶血性链球菌、草绿色链球菌、淋病奈瑟菌、流感杆菌等的作用比四环素强 2~4 倍,对四环素耐药菌及耐青霉素的部分金黄色葡萄球菌、粪肠球菌和大肠埃希菌也有一定抗菌活性;但对耐药的肺炎球菌、变形杆菌、克雷伯菌属、沙门菌属和志贺菌属常无效。此外,对胎儿弯曲菌、衣原体、肺炎支原体、立克次体、霍乱弧菌等亦有作用。

【临床应用】　主要用于上述各种敏感病原体所致的尿路感染、呼吸道感染、胃肠道感染、骨髓炎、脑膜炎、胆囊炎、乳腺炎等疾病的治疗,对沙眼衣原体所致的性病、淋病以及奴卡菌病和疟疾也有疗效。因为米诺环素极易穿透皮肤,特别适合于治疗痤疮和酒渣鼻。

【不良反应】　主要可引起前庭功能障碍,表现为恶心、呕吐、眩晕、耳鸣、眼花及共济失调等,呈剂量依赖性,女性多见,给药后可很快出现,一般停药 24~48 h 后可恢复。长期服药者还可出现皮肤色素沉着,需停药后几个月才能消退。

(三) 美他环素

美他环素是在土霉素的 6 位碳上接上甲烯基而得,故别名甲烯土霉素。

【体内过程】　口服可吸收,血浆蛋白结合率为80%,在体内分布较广,$t_{1/2}$ 为 16 h。50% 以原形自尿液排泄,72 h 内经粪便排泄者仅占 5%。

【抗菌作用】　抗菌谱与四环素基本相同。其特点是对某些四环素或土霉素的耐药菌株仍有效,许多立克次体属、支原体属、衣原体属、某些非典型分枝杆菌属、螺旋体对本品敏感,但肠球菌属对其耐药。其他如放线菌属、炭疽杆菌、单核细胞增多性李斯特菌、梭状芽孢杆菌、奴卡菌属、弧菌、布鲁菌属、弯曲杆菌、耶尔森菌等对本品亦敏感。对淋病奈瑟菌也有一定的抗菌活性,但耐青霉素的淋病奈瑟菌对美他环素也耐药。

【临床应用】　主要用于衣原体感染、立克次体病、支原体肺炎、回归热等非细菌性感染及敏感细菌所致的胃肠道、泌尿系统、呼吸系统、皮肤软组织感染等。

【不良反应】
(1) 胃肠道反应:可出现恶心、呕吐、上腹不适、腹胀、腹泻等症状,偶有胰腺炎等。

（2）肝毒性：通常为脂肪肝变性，妊娠期妇女、原有肾功能损害的患者易发生，亦可发生于并无上述情况的患者。本品所致胰腺炎也可与肝毒性同时发生，患者并不伴有原发性肝脏病。

（3）变态反应：多为斑丘疹和红斑，此外可见荨麻疹、血管神经性水肿、过敏性紫癜、心包炎及系统性红斑狼疮皮损加重。偶有表皮剥脱性皮炎、过敏性休克和哮喘发生。某些患者日晒时可能有光敏现象，建议不要直接暴露于阳光或紫外线下，一旦皮肤有红斑应立即停药。

（4）血液系统：偶可引起溶血性贫血、血小板减少、中性粒细胞和嗜酸性粒细胞减少。

（四）替加环素

替加环素（tigecycline）是在米诺环素 9 位碳原子上添加叔丁基甘氨酰胺基团而衍生的一种新型四环素类抗生素。

【体内过程】　口服难吸收，生物利用度低，在体内分布广泛，$t_{1/2}$ 约为 36 h。59% 以原形经胆汁由粪便排泄，经尿液排泄约占 22%。

【抗菌作用】　抗菌谱较其他四环素类抗生素更加广泛，能克服或限制由核糖体保护蛋白和主动外排泵所导致的四环素类耐药性，对常见致病菌或多重耐药菌保持较好的抗菌活性。除假单胞菌属、变形杆菌属对替加环素不敏感外，多数菌属对其敏感。对耐甲氧西林金黄色葡萄球菌、喹诺酮类耐药大肠埃希菌、青霉素耐药肺炎链球菌、耐万古霉素肠球菌等也有较好的抗菌活性。因此，替加环素被认为是一种具有高效、广谱抗菌活性的抗生素。

【临床应用】　临床可用于 18 岁及以上由敏感菌株引起的复杂性腹腔内感染、复杂性皮肤及软组织感染和社区获得性细菌性肺炎等。由于替加环素在尿液中浓度较低，因此不推荐用于泌尿系统感染的治疗。

【不良反应】　最常见的不良反应为恶心、呕吐。

第二节　氯　霉　素

氯霉素（chloramphenicol）是 1947 年从委内瑞拉链霉菌培养液中分离提取的一种广谱抗生素。该药水中溶解度小，易溶于有机溶剂，酸性和中性溶液中稳定，碱性溶液中易分解。口服制剂有氯霉素和氯霉素棕榈酸酯（choramphenicol palmitate），注射剂为氯霉素琥珀酸酯（chloramphenicol succinate），后两者为前体药物，经水解释放出有抗菌活性的氯霉素。

【体内过程】　口服后胃肠吸收迅速而完全，为给药量的 80%~90%。1~2 h 可达血药峰浓度，有效血药浓度可维持 6~8 h。广泛分布于全身组织和体液，在肝脏、肾脏组织中浓度较高，其余依次为肺、脾、心肌、肠和脑。可透过血脑屏障，脑脊液中浓度为同期血药浓度的 35%~65%。也可透过血眼屏障进入房水、玻璃体液，并可达到治疗浓度。还可通过胎盘进入胎儿体内，及分泌至乳汁、唾液、腹水、胸腔积液以及滑膜液中。

在肝脏内 90% 的游离药物与葡萄糖醛酸结合为无活性的氯霉素单葡萄糖醛酸酯。在 24 h 内 5%~10% 以原形经肾小球滤过排泄，80% 以无活性的代谢物经肾小管分泌排泄。成人 $t_{1/2}$ 为 1.5~4 h，新生儿因葡萄糖醛酸转移酶活性较低，使氯霉素在体内的消除过程明显减慢，$t_{1/2}$ 延长。此药为肝药酶抑制剂，可使某些合用药物的血药浓度异常增高；若与肝药酶诱导剂合用，则可加速氯霉素在肝脏内代谢而降低其血药浓度。

【抗菌作用】　为广谱抗生素,低浓度时抑制细菌生长,高浓度时具有杀菌作用,对革兰氏阴性菌的作用比革兰氏阳性菌强。对革兰氏阴性菌中的淋病奈瑟菌、脑膜炎球菌、流感杆菌、百日咳杆菌、大肠埃希菌、肺炎杆菌、产气杆菌、痢疾杆菌,包括伤寒杆菌的沙门菌属、布鲁杆菌和霍乱弧菌,以及革兰氏阳性菌中的葡萄球菌、表皮葡萄球菌、溶血性链球菌、肺炎球菌、草绿色链球菌及肠球菌、白喉杆菌、炭疽杆菌、破伤风杆菌、产气荚膜杆菌、放线杆菌属、乳酸杆菌均有抗菌作用;对厌氧菌如拟杆菌属特别是脆弱拟杆菌、梭形杆菌及梅毒螺旋体、钩端螺旋体、衣原体、肺炎支原体、立克次体等也敏感。

【抗菌机制】　通过与细菌核糖体 50S 亚基结合,抑制肽酰基转移酶,阻止肽链延伸,从而抑制蛋白质的合成。

【耐药机制】　大肠埃希菌、痢疾杆菌、变形杆菌等很多细菌对氯霉素都可产生耐药性。原因有① 基因突变:过程缓慢,可自动消失;② 耐药因子的转移:获得耐药因子的细菌产生乙酰转移酶使氯霉素钝化而失效;③ 铜绿假单胞菌的耐药是因细菌细胞壁通透性改变,使药物不能进入胞内而产生。

【临床应用】　再生障碍性贫血和灰婴综合征等严重的毒性反应使其应用受到限制,目前临床上已不作为一线药物使用。但由于其脂溶性高,可以进入细胞内对胞内菌发挥作用,仍可作为治疗伤寒、副伤寒等某些特殊感染的首选药,对立克次体感染(如 Q 热)也有较好疗效。另外,氯霉素具有较强的组织、血脑屏障和血眼屏障穿透力,对多种细菌性脑膜炎、脑脓肿有效,也用于治疗敏感菌引起的眼内炎及全眼球炎症。

【不良反应】

(1) 骨髓抑制:可逆性血细胞减少,表现为白细胞、粒细胞、血小板减少等,与剂量和疗程有关,上述反应一旦出现应及时停药,可以恢复。另外尚有与剂量和疗程无直接关系的不可逆性再生障碍性贫血,虽然发生率较低,但死亡率很高。因此必须使用氯霉素的患者应密切注意血象变化。

(2) 灰婴综合征:主要发生在早产儿和新生儿,因氯霉素超高浓度所引起。由于新生儿的肝脏发育不完全,肾脏排泄能力又差,使氯霉素的代谢和解毒过程缓慢,导致药物在体内蓄积引起中毒。表现为用药 24 h 内出现呕吐、呼吸不规则、紫绀、腹部膨胀,继之出现虚脱、皮肤苍白、体温降低和休克,死亡率为 40%。因此婴幼儿使用氯霉素时应进行血药浓度监测。

(3) 神经系统反应:少数患者可出现末梢神经炎、视神经炎、失眠、幻听、幻视等症状。

(4) 变态反应:偶见各种皮疹、药物热、血管神经性水肿、接触性皮炎等。

(5) 胃肠道反应:口服偶尔可引起恶心、腹泻、口角炎等症状,长期服用可因肠道菌群被抑制而使维生素 K 合成受阻,诱发出血倾向。

(6) 其他:肾功能损害及肝硬化、腹水及黄疸患者的 $t_{1/2}$ 明显延长,应避免使用氯霉素,必须应用时应减少药量并监测血药浓度,以防毒性反应。

本章电子课件

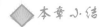 **本章小结**

　　四环素类抗生素化学结构相近,有共同的氢化骈四苯母核,口服吸收易受多种因素的影响。通过作用于 70S 核糖体的 30S 亚基,抑制始动复合物的形成,阻止氨基酰 tRNA 进入 A 位结合,从而阻止蛋白质合成。其抗菌谱广,抗菌作用较弱,为快速抑菌剂,高浓度时可杀菌。是立克次体感染、斑疹伤寒、支原体肺炎、衣原体感染、回归热、霍乱等疾病治疗的首选药物。常见的不良反应有胃肠道刺激、对骨骼和牙齿生长的影响、肝损害及长期服用后造成二重感染。临床应用的半合成四环素类主要为多西环素和米诺环素。

　　氯霉素对革兰氏阴性菌的作用比革兰氏阳性菌强,尤其是对伤寒杆菌、副伤寒杆菌、流感杆菌等有较强的作用,主要是通过与细菌核糖体 50S 亚基结合,抑制肽酰基转移酶,阻止肽链延伸,从而抑制敏感菌蛋白质的合成。再生障碍性贫血及灰婴综合征等严重的不良反应,限制了其在临床的应用。

 思考题

　　1. 四环素类药物的体内过程有哪些特点?
　　2. 天然四环素与半合成四环素的结构特征、抗菌作用有何不同?
　　3. 四环素与氯霉素的抗菌作用机制有何不同?
　　4. 氯霉素的主要用途、不良反应、应用时的注意事项有哪些?

[季辉,李婷婷(中国药科大学)]

第四十二章　抗结核药与抗麻风药

第一节　分枝杆菌属概述

分枝杆菌属(*Mycobacterium*)是一类细长或略带弯曲的杆菌,常有分枝生长的趋势。此菌属的特点是需氧生长、无鞭毛、无芽孢、无荚膜,具有多层细胞壁的结构,在细胞壁中含有丰富的复杂脂类。分枝杆菌属可分为四组。① 结核分枝杆菌(*M.tuberculosis*):俗称结核杆菌(tubercle bacillus);② 非典型分枝杆菌:包括引起人类结核样病变的类结核杆菌(tuberculoid bacillus)和引起牛慢性病的副结核杆菌(*M.paratuberculosis*);③ 腐物寄生性分枝杆菌:如草分枝杆菌、耻垢分枝杆菌等;④ 麻风分枝杆菌:人麻风杆菌和鼠麻风杆菌。

一、结核分枝杆菌

结核分枝杆菌于 1882 年由德国微生物学家科赫(Robert Koch)发现。对人类致病的有人型、牛型和非洲型等,是引起人和动物结核病的病原菌。我国 1949 年前结核病流行极为严重,以肺结核最为普遍。新中国成立后积极开展群防群治,儿童普遍接种卡介苗,使结核病的发病率和死亡率大大降低。但近年来,由于多药耐药菌株的出现以及获得性免疫缺陷综合征(AIDS)的全球流行,结核分枝杆菌和鸟型结核分枝杆菌引起的感染有明显增加,结核病疫情又呈死灰复燃之势。据世界卫生组织(WHO)报道,2005 年全球近 1/3 的人口(20 亿人)感染了结核分枝杆菌,使得结核病在临床上仍然十分重要,对该病的防治不容懈怠。

(一)生物学性状

1. **菌体成分与抗原结构**　结核杆菌胞壁成分含有脂类、多糖和蛋白质复合物,其中脂类占胞壁干重的 60%。这种富含脂类的胞壁是激发机体迟发型变态反应和抗感染免疫的物质基础,也是一种良好的免疫佐剂。结核杆菌的脂类主要有磷脂、脂肪酸和蜡质三种成分,都与蛋白、多糖相结合。

(1)磷脂:能刺激机体内大单核细胞增生,并能增强菌体蛋白的致敏作用,引起结核结节(tubercle)形成,产生干酪样坏死。

(2)脂肪酸:其中的结核菌酸(phthioic acid)亦有促进机体形成结核结节的作用。

(3)蜡质:在脂类中所占比例最大,系由数种成分组成,其中分枝菌酸(mycolic acid)与此菌的抗酸性有关。有毒株在液体培养基中能形成索状因子(cord factor),其成分为 6,6′-双分枝菌酸海藻糖酯(trehalose-6,6′-dimycolate),与结核杆菌毒力有密切关系,能抑制白细胞游走和引起慢性肉芽肿。蜡质中的肽糖脂能引起动物迟发型变态反应,当与结核杆菌蛋白结合后引起的反应更强烈。

2. 抵抗力　结核杆菌的细胞壁可防止菌体水分的丢失,故对干燥的抵抗力较强,但对湿热、紫外线和酒精敏感。在阴暗处能活数周,在干燥痰中却能存活 6~8 个月。紫外线照射 10 min、日光照射 2~4 h、70%~75% 酒精数分钟,均可杀死结核杆菌。

3. 变异性　结核杆菌有菌落、毒力和耐药性等方面的变异。卡介苗(Bacillus Calmette-Guérin,BCG)菌株即为牛型结核杆菌的减毒菌株,毒力极弱,不能使人致病,但仍保持免疫原性。接种后,人体能抵抗有毒结核杆菌的感染。结核杆菌易发生耐药性,耐药菌株的毒力有所减弱,尤其耐异烟肼菌株更为显著。

(二) 致病性与免疫性

1. 致病性　结核杆菌致病性与细菌在组织细胞内大量繁殖引起炎症、菌体成分及代谢物的毒性,以及机体对菌体成分产生的免疫损伤有关。

2. 入侵途径和致病类型　结核杆菌主要通过呼吸道、消化道和受损的皮肤侵入易感机体。人型结核杆菌能引起多脏器组织的结核病,其中以肺结核占多数。根据感染的情况及机体免疫状态不同,肺结核可有原发感染和继发感染两种类型。

3. 机体免疫力　人类结核感染率很高,但发病率很低,表明人体对结核杆菌有相当强的免疫力。机体感染结核分枝杆菌后,虽能产生多种抗体,但无保护作用。抗结核免疫主要是细胞免疫,且属于感染免疫(infection immunity),即只有当机体内存在结核杆菌时才有免疫力,一旦体内结核杆菌或其成分消失后,则免疫力也随之消失。在机体形成抗结核杆菌特异性免疫的同时,也形成相应的迟发型超敏反应,故可用结核菌素试验检测机体对结核杆菌有无超敏反应来推测机体对结核杆菌有无免疫力。

二、麻风分枝杆菌

麻风分枝杆菌或称麻风杆菌(M.leprae),是麻风的病原菌。麻风是一种慢性传染病,主要侵犯皮肤、黏膜和外周神经组织。晚期还可侵犯深部组织和器官。麻风杆菌虽早在 1878 年由 Hansen 发现,但体外培养问题尚未完全解决,控制和消灭麻风仍是一项十分艰巨的任务。

(一) 形态与染色

麻风杆菌的形态与结核杆菌相似,但较粗短,属革兰氏阳性菌,无芽孢、无荚膜、无鞭毛,可用抗酸染色法染色,常着色均匀呈束状或球状排列。有时可在泡沫细胞(即麻风细胞)中找到麻风杆菌。

(二) 致病性与免疫性

人类是麻风杆菌唯一宿主,也是唯一传染源。麻风分为两型(瘤型、结核样型)和两类(界线类、未定类)。瘤型和界线类麻风患者的皮肤和黏膜常可查见大量麻风杆菌,密切接触可导致传染。患者的鼻黏膜分泌物为传染源,呼吸道可能是一个重要传染途径。麻风病发生慢、病程长,发病类型取决于麻风杆菌与患者机体免疫力的相互关系。在缓慢病程中,可突然症状加剧,病情恶化,此现象称为麻风反应,是一种变态反应,可由气候、生理现象(如月经、妊娠)、各种刺激(如饮酒)及抗麻风药等引起。

1. 瘤型　占麻风病例的 20%~30%。麻风杆菌侵犯皮肤、黏膜及各种器官,形成肉芽肿病变,其中有组织细胞和泡沫细胞(由组织细胞演化而来)。该型麻风病含菌甚多,传染性强,为开放性麻风。本型患者可能因 T 细胞免疫功能缺损,导致细胞性免疫低下,巨噬细胞活化功能减低,因而麻风杆菌得以在细胞内寄生和繁殖。麻风菌素反应阴性,血清中抗体含量较高,有免疫复合物沉积,导致出现典型肉芽肿病变,形成结节性红斑或疣状结节(如狮面)。神经组织受累较晚。

2. 结核样型　占麻风病例的 60%~70%。侵犯真皮浅层或近乳头层,早期病变是小血管周围浸润,以淋巴细胞为主;随着病变发展,可有数量不等的上皮样细胞与多核巨细胞浸润。本型患者由于淋巴细胞与巨噬细胞协同作用,活化巨噬细胞的杀菌能力,因此除少数病例外,很少检出麻风杆菌,故传染性小,为闭锁性麻风。麻风菌素反应阳性,细胞免疫性较强,侵犯外周神经组织,最终可导致感觉或运动功能障碍,损害也可自行消退。本型较稳定,不会演变为瘤型,有良性麻风之称。

3. 界线类与未定类　系介于上述两型麻风之间的少数患者。界线类兼有瘤型和结核样型的特点,能向两型演变;未定类为麻风病的前期病变,大多数病例转化为结核样型。

第二节　抗 结 核 药

结核病(tuberculosis)是由结核分枝杆菌引起的慢性传染病,可累及全身各个器官和组织,如肺、肾脏、脑、肠、骨等,其中肺结核最常见。结核分枝杆菌有三种繁殖态势:位于空洞损害组织中的快速繁殖菌、干酪样病灶组织中的间断缓慢繁殖菌、巨噬细胞或单核细胞中的缓慢繁殖菌。理想的抗结核药(antituberculotic drug)应对三种繁殖态势的细菌均有杀灭或抑制作用。

目前,根据药物疗效、不良反应和患者耐受情况的不同,将疗效高、不良反应少、患者较易接受的称为一线药物,包括异烟肼(isoniazid,INH)、利福平(rifampicin)、链霉素(streptomycin)、乙胺丁醇(ethambutol)和吡嗪酰胺(pyrazinamide),绝大多数的结核患者用一线药物可以达到治愈的目的;将疗效相对较差,或不良反应较多、较重,用于对一线药物耐药或者不良反应不能耐受的称为二线药物,为抗结核的次选药,包括对氨基水杨酸(para-aminosalicylic acid,PAS)、阿米卡星(amikacin)、卡那霉素(kanamycin)、乙硫异烟胺(ethionamide)、卷曲霉素(capreomycin)等。近几年开发出一些疗效好、毒副作用相对较小的新一代抗结核药,在耐多药结核病(MDR-TB)的治疗中起着重要作用,包括利福喷汀(rifapentine)、利福定(rifandin)、氟喹诺酮类(fluoroquinolones)、新大环内酯类(macrolides)等。由于结核病是一种慢性病,需要长期用药,加上药物的毒副反应及多重耐药菌株的出现,治疗中患者的依从性较差,使得结核病的治疗比较复杂。结核杆菌的高耐药性问题已成为新世纪结核病控制的三大难题之一。

一、一线药物

(一)异烟肼

异烟肼又名雷米封(rimifon),是异烟酸的肼类衍生物,性质稳定,易溶于水。具有疗效高、毒性小、口服方便、价廉等优点,是治疗异烟肼敏感菌株而患者又能够耐受的结核病的首选药物。

【体内过程】

(1) 吸收:口服吸收快而完全,吸收率可达 90%。1~2 h 血药浓度达峰值,含铝盐的抗酸剂可干扰其吸收。

(2) 分布:吸收后广泛分布于全身各体液和组织器官中,脑膜炎时,脑脊液中的浓度可与血浆药物浓度相近。穿透力强,可渗入关节腔、胸腹水以及纤维化或干酪化的结核病灶中,也易透入细胞内,作用于已被吞噬的结核分枝杆菌。

(3) 代谢与排泄:大部分在肝脏内代谢为乙酰异烟肼和异烟酸,最后与少量原形药一起由肾脏排出。异烟肼乙酰化的速度有明显的种族和个体差异,分为快代谢型和慢代谢型。慢代谢型者肝脏中乙酰化酶活性低,服药后异烟肼血药浓度较高,$t_{1/2}$ 延长(2~3 h),显效较快。而快代谢型者 $t_{1/2}$ 较短(0.5~1.5 h),血药浓度较低。中国人中慢代谢型者约占 25.6%,快代谢型者约占 49.3%。白种人中慢代谢型者占 50%~60%。由于代谢快慢的不同,临床用药时也应注意调整给药方案。

【抗菌作用与机制】　异烟肼抗菌作用强大(最低抑菌浓度为 0.025~0.05 μg/mL)。易穿透入细胞内,对细胞内、外的结核杆菌均有效。对静止期细菌表现为抑菌作用,而对处于三种繁殖态势的细菌皆有杀菌作用。

异烟肼能被分枝杆菌的过氧化氢 – 过氧化物酶(catalase-peroxidase)激活,成为活化型异烟肼。活化型异烟肼通过共价键与细菌的 β – 酮脂酰载体蛋白合成酶(β-ketoacyl carrier protein synthetase)形成复合体,抑制结核杆菌分枝菌酸的合成。使细菌丧失耐酸性、疏水性和增殖力而死亡。分枝菌酸是结核分枝杆菌细胞所特有的重要成分,故异烟肼对结核分枝杆菌有高度选择性,而对其他细菌无作用。

【耐药性】　单用时结核分枝杆菌易产生耐药性,耐药菌的致病能力降低,但与其他抗结核药之间无交叉耐药性。与其他抗结核药联合应用可延缓耐药性的产生,增强疗效。

【临床应用】　为目前治疗各种类型结核病的首选药,临床上常与其他抗结核药联合应用,预防用药时可单独使用。

【不良反应】　治疗量时较少,大剂量时或慢代谢型患者较易出现不良反应,发生率约为 5.4%。

(1) 神经系统毒性:剂量较大时可见外周神经炎,表现为手、脚震颤及四肢感觉麻木、共济失调等,严重时出现昏迷、惊厥、精神错乱等中枢神经系统毒性反应,偶见中毒性脑病或中毒性精神病。多发生于维生素 B_6 缺乏及慢代谢型患者,同服维生素 B_6 可治疗及预防此反应。其机制是因为异烟肼的化学结构与维生素 B_6 相似,维生素 B_6 在体内参与抑制性神经递质的合成,异烟肼能竞争性抑制维生素 B_6 的生物作用,并促进维生素 B_6 的排泄,从而产生神经毒性。

(2) 肝毒性:以 35 岁以上及快代谢型患者较多见,可有暂时性转氨酶升高、黄疸、多发性肝小叶坏死等表现。用药期间应定期检查肝功能,肝病患者慎用。本药与利福平合用时可增加肝毒性。

(3) 变态反应:发热、皮疹、狼疮样综合征等。

【药物相互作用】　异烟肼是肝药酶抑制剂,可抑制苯妥英钠羟化而导致苯妥英钠中毒,慢代谢型患者更常见。

（二）利福平

利福平又名甲哌利福霉素（rifampin，RFP），为半合成的利福霉素类衍生物，橘红色结晶粉末。具有高效低毒、口服方便等优点，与异烟肼一样，均为目前治疗结核病的最有效药物。

【体内过程】

（1）吸收：口服吸收快而完全，吸收率可达 90% 以上，2~4 h 后血药浓度达峰值，但个体差异大。食物可减少其吸收，故应空腹服药。对氨基水杨酸可延缓其吸收，所以两药合用时，应间隔 8~12 h 给药。

（2）分布：吸收后分布于全身各组织，血浆蛋白结合率为 80%~90%。穿透力强，能进入细胞、结核空洞、痰液中，杀灭细胞内、外的结核杆菌和敏感细菌。脑膜炎时，脑脊液中浓度可达血药浓度的 20%。也可穿透胎盘屏障，进入胎儿血液循环。

（3）代谢：主要在肝脏内代谢成去乙酰利福平，代谢物仍保留一定的抗菌活性。利福平的 $t_{1/2}$ 约为 4 h，因其有肝药酶诱导作用，可促进自身代谢，故多次用药可使 $t_{1/2}$ 缩短，如服药 2 周时利福平的 $t_{1/2}$ 可缩短 40% 左右。

（4）排泄：利福平及其代谢物可经多种途径排出，约 60% 从粪便排出，约 30% 随尿液排泄，也可经乳汁分泌。经胆汁排泄时，胆汁中原形药物浓度较高，可形成肝肠循环。尿液、粪便、泪液、痰液等排泄物均可染成橘红色，应事先告知患者。

【抗菌作用与机制】 利福平为高效广谱抗菌药，对结核分枝杆菌、麻风杆菌和革兰氏阳性球菌特别是耐药性金黄色葡萄球菌都有很强的抗菌作用，对革兰氏阴性菌、某些病毒和沙眼衣原体也有抑制作用。抗结核作用与异烟肼相当，对繁殖期和静止期的细菌均有效，也可透入吞噬细胞而杀灭细胞内的结核杆菌。

利福平的抗菌机制为特异性地抑制细菌 DNA 依赖性 RNA 多聚酶，阻碍 mRNA 合成，对动物细胞的 RNA 多聚酶则无影响。

【耐药性】 结核分枝杆菌对利福平极易产生耐药性，耐药性的产生与其作用靶点 DNA 依赖性 RNA 多聚酶基因突变有关，故不宜单用。利福平与其他抗结核药之间无交叉耐药性，与异烟肼、乙胺丁醇等合用有协同作用，并能延缓耐药性的产生并增强疗效。

【临床应用】 利福平是目前治疗结核病最有效的药物之一，可用于各种类型的结核病，常与其他抗结核药合用以增强疗效，防止或延缓耐药性的产生。还可用于治疗耐药性金黄色葡萄球菌及其他细菌所致的感染，对严重的胆道感染也有效。还是目前治疗麻风病的重要药物之一。

【不良反应】

（1）胃肠道刺激症状：常见恶心、呕吐等。

（2）肝损害：少数患者可出现黄疸，原有慢性肝病者、酒精成瘾者或与异烟肼合用时易发生严重肝损害，用药期间应定期检查肝功能，禁用于严重肝功能不全、胆道阻塞者。

（3）变态反应：如皮疹、药物热、血小板和白细胞减少等，多见于大剂量间歇疗法，应避免此种给药方法。

（4）对动物有致畸胎作用，妊娠早期妇女慎用。

【药物相互作用】 利福平可诱导肝药酶，加速自身及经肝脏代谢药物的消除，如地高辛、奎尼丁、酮康唑、普萘洛尔、环孢素、茶碱、皮质激素、口服避孕药、双香豆素和甲苯磺丁脲等，降低这些药物的临床疗效。

(三) 乙胺丁醇

乙胺丁醇是人工合成的化合物,水溶性好,对热稳定。

【体内过程】 口服吸收良好,吸收率约 80%,2~4 h 血药浓度达峰值。吸收后体内分布广泛,脑膜炎时脑脊液中浓度可达血药浓度的 40%。约 20% 的药物从粪便排出,75% 以原形由肾脏排出,$t_{1/2}$ 为 3~4 h。肾功能不全时可引起蓄积中毒,宜慎用。

【抗菌作用与机制】 该药仅对结核杆菌有效,作用比异烟肼、利福平弱,对其他微生物几无作用。单用可产生耐药性,但较缓慢,与其他抗结核药之间无交叉耐药现象,对大多数耐异烟肼和链霉素的结核分枝杆菌仍有效。

乙胺丁醇的抗菌机制可能是其与二价离子 Mg^{2+} 结合,干扰细菌的 RNA 合成。

【临床应用】 主要与利福平或异烟肼等合用,治疗各种类型的结核病。由于不良反应发生率低,容易为患者所接受,基本上取代了对氨基水杨酸的地位,成为一线抗结核药。

【不良反应】 常用量较少,发生率低于 2%。视神经炎是最严重的毒性反应,多发生在服药后 2~6 个月内,表现为视力下降、视野缩小、红绿色盲等,具有剂量依赖性及可逆性改变的特点,及时停药可自行恢复。此外,有胃肠道不适、恶心、呕吐及肝损害等,少数患者可出现皮疹、药物热等变态反应。约半数患者用药后血中尿酸盐水平增高。

(四) 链霉素

链霉素为最早用于抗结核的药物。对快速繁殖菌有效,为抑菌药,作用弱于异烟肼和利福平。由于药物极性高,不易透过细胞膜,主要对细胞外结核杆菌有效;也不易透入结核的纤维化、干酪样化及厚壁空洞等病灶内,因而不易对这些病灶中的结核杆菌发挥抗菌作用;不易透过血脑屏障,对结核性脑膜炎效果差。

单用毒性较大且易产生耐药性,与其他药物合用可减小用量从而使不良反应发生率降低,并能减少耐药性的发生。现仍作为一线药物应用。主要用于治疗各种严重的或危及生命的结核分枝杆菌感染,特别是粟粒性结核和重要器官的结核感染。

(五) 吡嗪酰胺

【体内过程】 口服迅速吸收,2 h 血药浓度达峰值。体内分布广泛,血浆 $t_{1/2}$ 为 8~11 h,经肝脏代谢为吡嗪酸,约 70% 经尿液排泄。

【抗菌作用与机制】 吡嗪酰胺为烟酰胺的吡嗪同系物,在中性 pH 环境下无活性,在偏酸性(pH 为 5.5)环境中,具有抑菌或杀菌作用。该药可被巨噬细胞或单核细胞摄取,在细胞内的酸性环境中被分枝杆菌的吡嗪酰胺酶(pyrazinamidase)代谢为具有抗菌活性的吡嗪酸(pyrazinoic acid),从而发挥抗菌作用。

【临床应用】 单用易产生耐药性,与异烟肼和利福平合用有显著的协同作用,与其他抗结核药之间无交叉耐药现象。目前临床常采用在抗结核联合用药(三联或四联)时加用吡嗪酰胺,治疗对其他抗结核药疗效不佳的结核病患者。

【不良反应】 高剂量、长疗程应用常见肝损害和因抑制尿酸的排泄而诱发痛风等不良反应,一般采用低剂量、短疗程的治疗方法,不良反应可明显减轻。肝功能异常者禁用,有痛风病史者慎用。

二、二线药物

(一) 对氨基水杨酸

【体内过程】　在水中溶解度低,主要用其钠盐和钙盐。口服吸收快而完全,可延缓利福平的吸收,故二药不能同时服用。吸收后分布于全身组织、体液及干酪样病灶中,但不易透入脑脊液及细胞内,在脑膜炎时可达治疗浓度。大部分在体内代谢成乙酰化代谢物,$t_{1/2}$ 为 1 h。

【抗菌作用与机制】　对结核分枝杆菌只有抑菌作用,抗菌活性较异烟肼、利福平及链霉素弱。其抗菌机制可能与抑制结核分枝杆菌的叶酸代谢和分枝杆菌素(分枝杆菌生长素,mycobactin)的合成有关。

【临床应用】　单用无临床价值。耐药性出现缓慢,与其他抗结核药合用,可以延缓耐药性的发生并增强疗效。

【不良反应】　最常见胃肠道反应,饭后服药或服抗酸药可以减轻。对氨基水杨酸的乙酰化代谢物溶解度低,在尿液中浓度较高,少数患者可在肾脏析出结晶而损伤肾组织,加服碳酸氢钠可以减轻。还可干扰甲状腺对碘的摄取,使腺体肿大,停药后可恢复正常。

(二) 乙硫异烟胺

乙硫异烟胺结构与异烟肼相似,主要抑制分枝菌酸的合成而发挥抗结核作用,但抗结核活性较低。与异烟肼无交叉耐药性,对异烟肼、链霉素耐药的菌株对乙硫异烟胺仍然敏感。在一线药物无效或不能应用时,乙硫异烟胺可与其他药物联合应用。不良反应较多,可引起严重的胃肠刺激以及神经症状。

(三) 卷曲霉素

属于多肽类抗生素,适用于结核分枝杆菌所致的肺结核病,临床用于复治的结核患者。不良反应与链霉素相似,但较链霉素轻。

三、新一代药物

(一) 利福喷汀和利福定

利福喷汀和利福定为利福霉素衍生物,抗菌谱和抗菌机制与利福平相同,抗菌效力分别比利福平强 8 倍与 3 倍以上,与其他抗结核药,如异烟肼、乙胺丁醇等有协同抗菌作用。利福喷汀剂量与利福平相同,但每周只需用药 1~2 次。利福定的治疗剂量仅为利福平的 1/3~1/2。二者的 $t_{1/2}$ 均较利福平长。细菌对利福平和这两种药物之间存有交叉耐药性。

(二) 氟喹诺酮类

常用于耐多药结核病(MDR-TB)治疗的氟喹诺酮类药物主要包括左氧氟沙星、莫西沙星和加替沙星,能显著改善成年人利福平耐药结核病(RR-TB)及 MDR-TB 患者的疗效。在 MDR-TB 化学治疗方案中氟喹诺酮类药物疗效最好。

第三节   抗 麻 风 药

麻风病(leprosy)是由麻风杆菌引起的慢性传染性疾病。目前,麻风病发病率明显降低,但世界上仍有数百万麻风病患者。抗麻风药(antileprosy drug)主要为氨苯砜(dapsone,DDS)、利福平(rifampin)和氯法齐明(clofazimine,氯苯吩嗪)等,多采用联合疗法,以减少耐药性的发展及缩短疗程。

(一)氨苯砜

氨苯砜又称对氨基双苯砜,属砜类(sulfones)化合物,此类药物还有苯丙砜(solasulfone)、醋氨苯砜(acedapsone),后两种药须在体内转化为氨苯砜或乙酰氨苯砜而显效。

【体内过程】

(1)吸收与分布:口服吸收快而完全,吸收率为 93%,2~8 h 达到峰浓度。血中 $t_{1/2}$ 长达 20~30 h,有效抑菌浓度可持续 10 天左右,血浆蛋白结合率为 70%。吸收后可分布于全身组织和体液中,皮肤病变部位的浓度远高于正常部位,在皮肤、肌肉,特别是肝肾沉积,停药后 3 周在上述组织器官仍可检测到药物。

(2)消除:经肝脏乙酰化代谢,由肾脏排泄,并有肝肠循环,消除缓慢,故易蓄积,宜周期性短暂停药。丙磺舒可减少本药由肾小管分泌,利福平可促进该药经肝脏代谢转化,合用时需注意调整剂量。

【抗菌作用与机制】   选择性地作用于麻风杆菌,对麻风杆菌有较强的直接抑制作用,为抑菌剂,对其他微生物几无作用。其抗菌机制与磺胺类相似,通过抑制细菌的二氢蝶酸合酶(dihydropteroate synthase),干扰叶酸的合成,从而发挥抑制细菌生长繁殖的作用。

【临床应用】   为治疗各型麻风病的首选药,通常采用联合疗法。患者服用 3~6 个月后,症状即可改善,黏膜病变好转,细菌逐渐消失;对结核样型或界线类麻风病患者,治疗需持续 6 个月 ~3 年;瘤型患者则需终身用药。

【耐药性】   麻风杆菌对氨苯砜可产生耐药性,称为继发性耐药。多药合并治疗可延缓耐药性的产生并缩短疗程。

【不良反应】

(1)溶血反应:较为常见,大剂量或 G-6-PDH 缺乏者尤易发生。

(2)氨苯砜综合征:药疹多发生在用药后 5~6 周,表现为麻疹样或猩红热样皮疹,严重者出现高热、剥脱性皮炎、肝细胞坏死性黄疸、淋巴结肿大、蛋白尿等,称为氨苯砜综合征。一旦发现应立即停药并积极治疗。

(3)麻风反应:治疗早期或增量过快,患者可发生麻风症状加剧的反应。一般认为是机体对菌体裂解产生的磷脂类颗粒的变态反应。麻风反应常见于瘤型麻风病患者的治疗过程中,患者病情突然加剧,出现结节性红斑、神经痛、虹膜睫状体炎,原有的皮疹、发热等症状加重。可用沙利度胺或肾上腺皮质激素防治。

(4) 其他：还有胃肠刺激症状、头痛、失眠、中毒性精神病及过敏反应。剂量过大还可引起肝损害及剥脱性皮炎。

(二) 利福平

利福平对麻风杆菌包括对氨苯砜耐药菌株有快速杀菌作用，用药数日至数周可使菌体碎裂呈粒变现象。临床应用 600 mg 或 1200 mg 后，在 4 天内即可杀灭 99.9% 的活菌，但仍需坚持长期治疗，是治疗麻风病联合疗法中的必要组成药物。单独使用易致耐药性，需与其他抗麻风药联合应用。

(三) 氯法齐明

【体内过程】　口服后吸收率为 50%~70%，吸收程度与药物的粒度、晶形和剂型有关。在体内分布广泛，组织药物浓度高于血药浓度，其消除 $t_{1/2}$ 长达 70 天。

【抗菌作用与机制】　对麻风杆菌的杀菌作用较弱，其作用机制可能与干扰核酸代谢、抑制菌体蛋白合成有关。

【临床应用】　作用较氨苯砜缓慢，常作为氨苯砜的替代药。与其他抗分枝杆菌药合用对结核分枝杆菌、溃疡分枝杆菌亦有效。本药还有抗炎作用，对治疗和预防 II 型麻风反应结节性和多形性红斑均有效。

【不良反应】　主要为皮肤及角膜色素沉着，使沉着部位呈红色。用药者的尿液、痰液和汗液也呈红色。

(四) 沙利度胺

沙利度胺(thalidomide)又称反应停，是 20 世纪 50 年代由德国研制的非巴比妥类中枢镇静药，最初用于治疗早孕反应，20 世纪 60 年代初期因著名的"反应停事件"而被停用。近年来的基础研究和临床试验均证实，沙利度胺具有免疫调节、稳定溶酶体膜及非特异性抗炎作用，对麻风反应及某些皮肤病有效。

【体内过程】　口服吸收好，2 h 可达血药峰浓度，血浆蛋白结合率低，主要靠 pH 依赖性的自身水解作用被消除，平均 $t_{1/2}$ 约为 5 h。

【药理作用】　本药对麻风病并无治疗作用，主要与抗麻风药合用以减少麻风反应。作用机制可能与其免疫调节作用有关，通过稳定溶酶体膜，抑制中性粒细胞趋化性，产生非特异性抗炎作用。另有研究表明，该药尚有抗前列腺素、组胺及 5- 羟色胺的作用。

【临床应用】　适用于各型麻风反应如发热、结节红斑、淋巴结肿大、关节肿痛等，以及光敏性皮肤病如多形性日光疹、日光性痒疹。也可用于结节性痒疹、盘状红斑狼疮、白塞病、泛发扁平苔藓、坏疽性脓皮病等皮肤病的治疗。

【不良反应】　该药有强的致畸作用，妊娠早期服用可致海豹肢畸形，故孕妇禁用。其他不良反应有胃肠道不适、头昏、倦怠，偶有过敏反应而发生药疹，可引起多发性神经炎，严重者需停药并给予对症治疗。能增强其他中枢抑制药，尤其是巴比妥类药物的作用。

本章电子课件

 本章小结

一线抗结核药可用于结核病的初治或复治,具有疗效高、毒性低、应用方便的特点。其中异烟肼具有穿透力强、疗效好、价格低的优点;利福平为广谱抗菌药,对结核病和麻风病都有效;乙胺丁醇对耐其他药物的结核菌有效。二线抗结核药在细菌对一线药物耐药或复发时应用,结核杆菌不易对其抗药。新一代的抗结核药疗效好、毒副作用相对较小,在耐多药结核病的治疗中起着重要作用。砜类是抗麻风病的常用药,作用强、疗效可靠,以氨苯砜和苯丙砜为其代表。沙利度胺可与抗麻风药合用以减轻麻风反应。

思考题

1. 一线抗结核药和二线抗结核药分别有哪些?
2. 比较异烟肼与利福平的体内过程、抗菌作用、抗菌机制及不良反应的异同。
3. 一线抗结核药中哪些药物有肝损害作用? 如何避免其肝毒性?
4. 抗麻风药有哪些? 各有什么不良反应?
5. 氨苯砜抗麻风病的作用特点是什么?

[**季辉,李婷婷**(中国药科大学)]

第四十三章 抗 真 菌 药

第一节 概 述

一、真菌类型与致病性

真菌(fungus)是一种真核生物,在自然界分布广泛,对人类致病的真菌分为浅部真菌和深部真菌,因此,一般将真菌感染(fungal infections)分为浅部真菌感染和深部真菌感染两大类。

1. 浅部真菌感染 常由各种皮肤癣菌引起,主要侵犯皮肤、毛发、指(趾)甲等,引起手足癣、体癣、股癣、叠瓦癣、甲癣、头癣等。浅部真菌感染发病率高,治疗药物主要为抗浅部真菌感染药和外用(局部应用)抗真菌药。

2. 深部真菌感染 是由真菌引起的深部组织和内脏器官感染,如肺、胃肠道、泌尿道等感染,严重者可引起心内膜炎、脑膜炎和败血症等。深部真菌感染多由白假丝酵母菌(白色念珠菌)、新型隐球菌、粗球孢子菌、荚膜组织胞浆菌和皮炎芽生菌等引起。条件致病性真菌感染多为内源性,如假丝酵母菌病和曲霉病等。

近年来,深部真菌感染的发病率呈持续上升趋势,且病情严重,死亡率高。尤其在严重全身性疾病(如糖尿病、恶性肿瘤、获得性免疫缺陷疾病等)时,机体免疫功能明显下降,或长期应用广谱抗生素、免疫抑制药、肾上腺糖皮质激素等药物时更易发生。治疗药物主要有两性霉素 B (amphotericin B)、氟胞嘧啶(flucytosine)及唑类等抗深部真菌感染药。

二、真菌结构与药物作用机制

真菌的基本结构有细胞壁、细胞膜、细胞核、内质网、线粒体等。根据作用机制抗真菌药可以分为如下四类。

(一) 作用于真菌细胞壁

细胞壁作为真菌与周围环境的分界面,起着保护和定型的作用,其主要成分包括几丁质、β-(1,3)-D- 葡聚糖和甘露糖蛋白。抑制细胞壁组分的合成或破坏其结构,可以达到抑制、杀灭真菌的目的。由于哺乳动物无细胞壁,因此真菌细胞壁抑制剂具有选择性,对机体影响较小。根据作用靶位,又可分为:① β-(1,3)-D- 葡聚糖合成酶抑制剂,以棘白霉素类(echinocandins)为代表;② 几丁质合成酶抑制剂;③ 甘露糖蛋白抑制剂。

（二）作用于真菌细胞膜

真菌细胞膜与哺乳动物细胞膜比较相似，含有磷脂、鞘脂、固醇和蛋白质。

1. 作用于麦角固醇　麦角固醇是真菌细胞质膜的重要成分，能稳定细胞膜结构，减少流动性。细菌的细胞质膜上无类固醇，故作用于麦角固醇的抗真菌药对细菌无效。

（1）唑类（azoles）：包括咪唑类（imidazoles）和三唑类（triazoles），通过咪唑环上未被取代的氮原子与血红素卟啉基上的铁络合，抑制 14α - 去甲基酶（14α-demythylase，14-DM），造成固醇前体的积累和麦角固醇的耗尽，导致真菌质膜结构和功能的改变。

（2）多烯类（polyenes）：如制霉菌素（nystatin）、两性霉素 B、那他霉素（natamycin）和美帕曲星（mepartricin），分子的疏水部分（即大环内酯的多烯）与麦角固醇结合，形成中空圆柱状固醇 - 多烯复合物，破坏细胞膜的渗透性。分子的亲水部分（即大环内酯的多醇部分）则在细胞膜上形成水孔，导致真菌细胞因电解质和基质外漏而死亡。除了在细胞膜上形成孔道以外，两性霉素 B 还抑制细胞膜上的酶（如白色念珠菌的质子 ATP 酶）并且通过细胞膜的脂质过氧化作用导致细胞的氧化损坏。

（3）烯丙胺类（allylamines）：是另一类麦角固醇合成抑制剂，代表药物有萘替芬（naftifine）、特比萘芬（terbinafine）、布替萘芬（butenafine）等，可逆、非竞争性抑制真菌角鲨烯环氧化酶（squalene epoxidase，SE），也是哺乳动物细胞 SE 的竞争性抑制剂。真菌与哺乳动物中 SE 氨基酸序列的差异可能是其选择性的分子基础。药物的萘环部分和酶的角鲨烯结合位点作用，侧链部分和酶的亲脂性位点结合，造成酶构象改变而失活，引起角鲨烯的积累和麦角固醇的缺乏。由于角鲨烯积累使细胞膜渗透性增加，导致真菌细胞死亡。

2. 作用于鞘脂　鞘脂在真菌细胞膜中的比例很少，但对于细胞功能是必不可少的。虽然真菌的鞘脂生物合成途径与人类有很多相似之处，但某些酶是真菌所特有的，如肌醇磷酰神经酰胺（inositol phosphatidyl ceramide，IPC）合成酶。天然化合物金担子素（巴西芬净，aureobasidin）、鲁司米星（rustmicin）和 Khafrefungin 能够抑制 IPC 合成酶，造成生长期真菌细胞内神经酰胺积累，最终导致细胞膜和微管结构破坏。

（三）抑制真菌蛋白质合成

1. 粪壳菌素类　通过稳定真菌的非核糖体蛋白的延长因子（elongation factor 2，EF2）- 核糖体复合物，阻断移位，进而抑制蛋白质合成。

2. 顺戊霉素类（cispentacins）　顺戊霉素及其衍生物是不常见的环状 β- 氨基酸，具有双重作用机制：① 通过主动转运，在真菌细胞内迅速积累，干扰氨基酸转运和代谢；② 同时还是异亮氨酸 -tRNA 合成酶的低亲和抑制剂，干扰蛋白质合成。

3. 氮氧杆菌素（azoxybacilin）　是带有氮化偶氮基侧链的脂肪族氨基酸，不直接改变蛋白质合成，而影响 SO_4^{2-} 同化途径中真菌独有的酶。SO_4^{2-} 同化途径对于真菌自身合成含硫氨基酸是必需的，而且该途径还包含了 SO_4^{2-} 至 H_2S 的转化过程，而 H_2S 是合成半胱氨酸和蛋氨酸所必备的。

（四）抑制真菌核酸代谢

5- 氟胞嘧啶（5-flucytosine，5-FC）在渗透酶的辅助下进入真菌细胞，细胞内胞嘧啶脱氨基酶将其转化为 5- 氟尿嘧啶(5-FU)。5-FU 在尿嘧啶磷酸核糖基转移酶(URTase)的作用下转化为氟尿苷酸(FUND),氟尿苷酸被进一步磷酸化并结合到 RNA 上,使蛋白质合成中断。5-FU 还可以转化为 5- 氟脱氧尿嘧啶单磷酸(FUMP),它是参与 DNA 合成和核酸分裂的胸苷酸合成酶(thymidylate synthetase)的强力抑制剂。因此,5-FC 通过干扰真菌细胞的嘧啶代谢,即阻断 RNA、DNA 和蛋白质合成而发挥作用。哺乳动物的细胞不能进行此种转化,故本药对真菌有选择性作用。

第二节　全身性抗真菌药

一、抗深部真菌感染药

(一) 两性霉素 B

两性霉素 B 是一种多烯类抗生素(polyene macrolide antibiotics),由链丝菌(*Streptomyces nodosus*)培养液中提取得到,含 A、B 两种成分,因其 B 成分抗菌作用强而用于临床,故称两性霉素 B,国产者又名庐山霉素(fungilin)。两性霉素 B 不溶于水和乙醇,临床所用制剂为两性霉素 B 和脱氧胆酸钠的复合物,在水中形成胶体,可用作静脉注射。

【体内过程】 口服及肌内注射均难吸收,且局部刺激性大,临床常采用缓慢静脉滴注给药,单次静脉滴注,有效浓度可维持 24 h 以上。进入体内后药物从脱氧胆酸钠复合物中游离出来,90% 以上与血浆蛋白结合,不易透过血脑屏障。血浆 $t_{1/2}$ 约 24 h。体内消除缓慢,停药 2 个月尿液中仍可检出微量药物。碱化尿液可增加药物排泄。两性霉素 B 的脂质体制剂多分布于肝脏、脾和肺等网状内皮组织,减少了药物在肾脏的分布,可减轻两性霉素 B 的毒副作用。

【抗菌作用】 为广谱抗真菌药,敏感真菌包括新型隐球菌、白假丝酵母菌、皮炎芽生菌、荚膜组织胞浆菌、球孢子菌、孢子丝菌等,对细菌、立克次体、病毒等均无抗菌活性。部分曲菌属对本药耐药,皮肤和毛发癣菌则大多呈现耐药。

【临床应用】 治疗深部真菌感染的首选药物。可缓慢静脉滴注或鞘内、腹膜内和胸膜内给药,用于治疗敏感真菌引起的内脏或全身性感染,如曲霉菌病、新型隐球菌脑膜炎及假丝酵母菌引起的肺部、尿路感染和败血症等。由于本药对真菌细胞膜通透性的影响,使一些药物(如氟胞嘧啶和唑类抗真菌药)易于进入真菌细胞内,产生协同抗菌作用。

口服给药仅用于胃肠道真菌感染,局部外用治疗眼科、皮肤科和妇科的真菌感染。两性霉素 B 脂质体静脉给药可用于全身性真菌感染。

【不良反应】 静脉滴注不良反应较多,常见寒战、高热,多出现在静脉滴注开始后 1~2 h。寒战的产生与本药使白细胞介素 1(IL-1)和肿瘤坏死因子(TNF)从单核细胞释放有关。静脉注射过快可致惊厥、心律失常。长期大剂量用药,可出现肾毒性,约 80% 患者可发生氮质血症,为剂量依赖性及一过性。此外,还可见血压下降、眩晕、低血钾、低血镁等,偶见血小板减少、粒细胞减少。用药期间应注意心电图、肝肾功能及血象的变化。

【药物相互作用】 与其他具有肾毒性的药物(如氨基糖苷类、抗肿瘤药、多黏菌素类、万古霉素等)合用,可使肾脏的毒性增强;与肾上腺糖皮质激素类药物合用可使低钾血症发生率增高;本药所诱发的低钾血症可增加强心苷类药物的毒性,增强神经肌肉阻断药的作用;尿液碱化药能促进本药排出,可防止或缓解肾小管酸中毒。

(二)氟胞嘧啶

氟胞嘧啶又称 5-氟胞嘧啶,为化学合成的抗深部真菌感染药,其化学结构与化疗药物 5-氟尿嘧啶相似。

【体内过程】 口服吸收迅速而完全,生物利用度达 80% 以上。口服后 2~3 h 血药浓度达峰值。血浆蛋白结合率低,药物分布广泛,可透过血脑屏障,炎症脑脊液中药物浓度可达血药浓度的 65%~90%。血浆 $t_{1/2}$ 为 3~5 h,约 80% 以原形自肾脏排出,肾功能不全患者 $t_{1/2}$ 可延长至 200 h。

【抗菌作用与机制】 本药为抑菌剂,高浓度时具有杀菌作用。抗菌谱窄,只对新型隐球菌、假丝酵母菌和着色真菌具有较强的抗菌活性。

【临床应用】 主要与两性霉素 B 合用,治疗假丝酵母菌、隐球菌引起的脑膜炎,还可用于假丝酵母菌引起的泌尿道感染。单独应用时真菌对其易产生耐药性。

【不良反应】 有骨髓抑制作用,可致白细胞或血小板减少;其他还有恶心、呕吐、腹痛、腹泻等消化道反应和皮疹、嗜酸性粒细胞增多等变态反应。严重者可出现肝毒性反应,停药后可恢复。动物实验表明本药有致畸作用,孕妇及哺乳期妇女不宜使用。

(三)唑类

【分类】 按其化学结构又分为咪唑类和三唑类两类。

(1)咪唑类:有克霉唑(clotrimazole)、咪康唑(miconazole)、益康唑(econazole)、酮康唑(ketoconazole)、布康唑(butoconazole)和硫康唑(sulconazole)等,主要作为局部用药。

(2)三唑类:在咪唑环引入一个氮原子,即为三唑类,如氟康唑(fluconazole)和伊曲康唑(itraconazole),可作全身用药。

【共同特点】

(1)抗菌谱广,对浅部真菌感染和深部真菌感染均有效。

(2)抗菌机制相同,能选择性地抑制真菌细胞色素 P450 酶依赖性的 14-α-脱甲基酶,使14-α-甲基固醇蓄积,麦角固醇合成受阻,细胞膜通透性改变,使细胞内一些重要物质外漏,导致真菌死亡。此外,14-α-甲基固醇还作用于细胞膜上结合的 ATP 酶,干扰真菌的正常代谢。

(3)真菌对唑类抗真菌药很少产生耐药性。

(4)在肝脏代谢,均可不同程度地抑制人的细胞色素 P450 酶系,从而干扰肾上腺皮质激素和性腺激素的生物合成,使用药者出现男子乳腺发育、妇女不孕、月经异常等,也可影响其他药物代谢。

(5)主要不良反应有贫血、胃肠道反应、皮疹、肝功能异常等。

1. 酮康唑 为人工合成的第一个可口服的咪唑类广谱抗真菌药,对多种浅部和深部真菌均有抗菌活性。

【体内过程】 口服吸收好,生物利用度个体差异大。因酸性环境有助于药物溶解吸收,餐后服用可使吸收增加。血浆蛋白结合率在 80% 以上。难于穿透血脑屏障,但在角化细胞可达有效浓度。经肝脏代谢,由胆汁和肾脏排泄。血浆 $t_{1/2}$ 为 6.5~9 h。

【作用与用途】 临床可用于多种浅部和深部真菌感染,如皮肤真菌感染、指甲癣、阴道白色念珠菌病、胃肠道霉菌感染等,以及白色念珠菌、粪孢子菌、组织胞浆菌等引起的全身性感染。治疗深部真菌感染时,疗程长、起效慢,可用氟康唑或伊曲康唑替代。

【不良反应】 常见的有恶心、厌食和呕吐,与服用剂量有关,与食物同服、睡前或分次服用可减轻。过敏性皮疹发生率约 4%。大剂量能抑制睾丸素和肾上腺皮质激素合成,约 10% 女性患者出现月经紊乱,男性则可引起乳房发育和性欲减退。肝毒性是最严重的不良反应,偶可发生严重肝坏死,用药期间应定期查肝功能。对动物有致畸作用,孕妇慎用。

【药物相互作用】 降低胃液酸度的药物(如胃酸中和药、H_2 受体阻断药、质子泵抑制药等)可减少酮康唑的吸收。利福平、苯妥英钠等可通过诱导肝药酶而加速本药代谢。酮康唑对肝药酶(CYP3A4)有抑制作用,可提高华法林、三唑仑、环孢素 A、苯妥英钠、洛伐他汀等药物的血药浓度。

2. 伊曲康唑 属三唑类抗真菌药,对浅部、深部真菌感染均有抗菌活性,与咪唑类相比,三唑类在体内代谢较慢,对真菌细胞色素 P450 酶的选择性较咪唑类高,抗菌谱更广,疗效较好,对人的毒性作用较小。

【体内过程】 脂溶性高,与食物同服可增加药物吸收。血浆蛋白结合率大于 90%。体内分布广泛,在脂肪丰富的组织中药物浓度远高于血药浓度,但在脑脊液中浓度低。主要经肝脏代谢为有抗菌活性的羟基伊曲康唑。单次给药后血浆 $t_{1/2}$ 为 15~20 h。

【作用与用途】 伊曲康唑是治疗暗色孢科真菌、孢子丝菌及不危及生命的芽生菌和组织胞浆菌属感染(不包括感染重危者及病变累及脑膜者)的首选药物;另外,治疗侵入性曲霉菌病作用明显,也可用于治疗口腔、食道及阴道等处的假丝酵母菌感染;口服伊曲康唑可治疗皮肤癣病,停药后药物仍可在甲床处保持良好的抗生素后效应长达 6 个月之久,因此治疗甲癣效果较好。

【不良反应】 较酮康唑少,每日口服 200 mg 时,耐受性较好。剂量过大(每日 400 mg)时可出现胃肠道反应、头痛、皮肤瘙痒等,偶见肝毒性。停药后上述症状可消退。

3. 氟康唑 属三唑类广谱抗真菌药,抗菌谱与酮康唑相似,在唑类药物中对肝药酶的抑制作用最轻。

【体内过程】 口服吸收迅速而完全,不受食物或胃酸 pH 的影响。血浆蛋白结合率低,仅为 12%。穿透力强,体内分布广泛,在阴道组织、唾液、皮肤和甲板等处均可达杀菌浓度,并可透入正常或炎症的脑脊液中,浓度达血药浓度的 50%~90%。在肝脏代谢量极少,90% 以原形由肾脏排出,$t_{1/2}$ 为 25~30 h,肾功能不良者 $t_{1/2}$ 明显延长。

【作用与用途】 氟康唑体外抗真菌作用不及酮康唑,但体内活性比酮康唑强 10~20 倍。临床上用于治疗口咽部、食道或阴道的假丝酵母菌感染;对多数真菌(隐球菌、粗球孢子菌和假丝酵母菌等)性脑膜炎可能成为首选,与氟胞嘧啶合用效果更好;对荚膜组织胞浆菌病、皮炎芽生菌、申克孢子丝菌病和癣病也有效,但略逊于伊曲康唑,可作为不能应用伊曲康唑者的替代药物。因氟康唑以高浓度原形药从尿液中排出,治疗念珠菌尿路感染有良效。

【不良反应】 较少、较轻,患者多可耐受。有轻度恶心、呕吐、腹痛、腹泻等消化道反应,少数患者出现头痛、头晕、失眠等症状,偶见脱发和一过性血尿素氮、肌酐及转氨酶升高。

(四) 棘白霉素类

棘白霉素类是一新型的多肽类抗真菌药,目前国外已上市的有卡泊芬净(caspofungin)、米卡芬净(micafungin)和阿尼芬净(anidulafunngin),其中卡泊芬净和米卡芬净已在国内上市。该类药物通过非竞争性抑制 β-(1,3)-D- 葡聚糖合成,损坏真菌细胞壁,对于念珠菌属及曲霉菌属均有效,具有广谱、低毒、高效的特性,主要缺点是相对分子质量大,口服生物利用度低,对新型隐球菌活性低。

【体内过程】 口服不吸收,需要静脉给药。血浆蛋白结合率高达 97%。在肾脏、肝脏、脾、肺等组织浓度高,脑组织内药物浓度低。药物通过水解和 N- 乙酰化作用缓慢代谢,与 P450 酶无关,与其他药物之间相互作用少,但环孢素可使其血药浓度增加。该类药物为多相排泄,β相半衰期 7~11 h,多次给药有蓄积作用。主要以代谢物形式经尿液和肠道排泄(分别为 41%、35%),仅约 1.4% 以原形药形式从尿液中排出。

【作用与用途】 体外药理研究显示,卡泊芬净对多种致病性曲霉菌属和念珠菌属真菌具有抗菌活性,但对隐球菌、结合菌(毛霉菌)、镰刀菌无效。临床上可作为对其他治疗无效或不能耐受的侵袭性曲霉菌病和念珠菌病的备选治疗药物,也可用于全身性曲霉菌病的急救治疗,其疗效优于两性霉素 B。

【不良反应】 最常见发热、输液反应、头痛、恶心、静脉炎、肝脏转氨酶升高和组胺类反应。动物实验发现,卡泊芬净能通过胎盘屏障。

二、抗浅部真菌感染药

(一) 特比萘芬

特比萘芬为烯丙胺类合成抗皮肤真菌药。首先应用于临床的是萘替芬(naftifine),仅供局部外用,口服无效;将其侧链上苯基改变为特丁乙炔基即制成口服有效的特比萘芬。作用机制为选择性抑制真菌合成麦角固醇的关键酶——角鲨烯环氧化酶(SE)的活性,抑制细胞膜麦角固醇的合成,影响真菌细胞膜的形成,从而发挥抑菌或杀菌效应。

【体内过程】 口服吸收良好,但首过消除明显,进入血循环的量仅为 40%。血浆蛋白结合率高达 99%。亲脂性极强,在体内分布广泛,并很快弥散和聚集于皮肤、指(趾)甲和毛发等处,缓慢释放和消除。连续服药,皮肤中药物浓度比血药浓度高 75%,且停药后在毛囊、毛发和甲板等处可维持长时间的高浓度,如甲板高浓度可达 3 个月。主要在肝脏代谢,对肝药酶无明显影响。代谢物主要经肾脏排泄。开始用药时 $t_{1/2}$ 约为 12 h,达稳态血药浓度时其 $t_{1/2}$ 大为延长,可达 200 h 以上;肝肾功能不全者 $t_{1/2}$ 延长。

【作用与用途】 对浅部真菌如皮肤真菌、曲霉菌、皮炎芽生菌、荚膜组织胞浆菌有杀菌作用,但对假丝酵母菌无效。体外抗皮肤真菌活性比酮康唑高 20~30 倍,比伊曲康唑高 10 倍。可外用也可口服,对皮肤癣菌引起的甲癣、体癣、股癣、手癣、足癣疗效较好。用特比萘芬治疗指甲真菌感染 12 周,治愈率可达 90%。

【不良反应】 发生率为 5%~10%,且较轻微。主要为恶心、胃痛等胃肠刺激症状和过敏性皮肤刺激症状,偶见肝胆疾病、味觉丧失、中性粒细胞计数下降、肾功能障碍、腮腺肿大等,均较轻微且多为可逆性,停药后 6 个月内大多恢复。小鼠实验未见致畸作用。

(二) 灰黄霉素

灰黄霉素(griseofulvin)从灰黄青霉培养液中提取制备而得,为窄谱抗浅表真菌抗生素。其化学结构类似于鸟嘌呤,能竞争性抑制鸟嘌呤进入 DNA 分子中,从而干扰真菌 DNA 合成;还能阻止微管蛋白聚合而破坏有丝分裂时纺锤体的形成,抑制其生长。

【体内过程】 口服吸收少,吸收程度与原料粉末颗粒大小有关,如制成微粒型颗粒则吸收较完全,脂肪食物可促进其吸收。进入体内后分布于全身各组织,易沉积在皮肤角质层和新生的毛发、指(趾)甲角质部分。染有真菌的角质蛋白代谢脱落后,即被新的正常组织取代。大部分药物在肝脏代谢,血浆 $t_{1/2}$ 约 24 h,但药物在皮肤的存留时间长。该药对表皮角质穿透力差,外用无效。

【作用与用途】 敏感真菌包括所有皮肤真菌,如小孢子癣菌、毛癣菌、表皮癣菌等,但对深部真菌和细菌无效。主要口服用于治疗上述皮肤真菌所致的头癣、体癣、股癣、甲癣等,尤对头癣疗效显著,疗程 2~3 周,有效率可达 90% 以上,为首选药。治疗甲癣时,疗程长,且需不断刮除病甲以去除病灶并刺激新甲生长。因毒性较大,现已少用。

【不良反应】 多见。可有头痛、恶心、腹泻、皮疹;也见周围神经炎、共济失调、昏睡、眩晕、晕厥、视觉模糊等神经系统反应;有肝毒性;动物实验证明大剂量有致畸、致癌作用。

第三节 外用抗真菌药

外用抗真菌药可用于多种浅部真菌感染,如皮癣病、白假丝酵母菌病、杂色曲菌癣和真菌性角膜炎。除新型抗真菌药阿莫罗芬外,多数外用抗真菌药对指(趾)甲癣和发癣(头癣)无效。

(一) 克霉唑

克霉唑是最早用于临床的广谱抗真菌药,对浅部真菌及某些深部真菌均有抗菌作用。对浅部真菌感染疗效与灰黄霉素相似,但对头癣无效;对深部真菌作用不及两性霉素 B。口服吸收差,静脉给药不良反应重且多,故仅局部用于治疗浅部真菌感染、皮肤黏膜或阴道假丝酵母菌感染。完整皮肤对药物的吸收率低于 0.5%,阴道吸收率为 3%~10%,阴道内抗菌浓度可持续 3 天。

(二) 阿莫罗芬

阿莫罗芬(amorolfine)为吗啉类抗真菌药,能选择性抑制 14 位还原酶和 7-8 位异构酶,阻止 14- 去甲基羊毛固醇合成为麦角固醇,导致麦角固醇缺乏而发挥抗真菌作用。临床用于治疗皮肤癣菌、假丝酵母菌和霉菌所致的指(趾)甲癣、阴道假丝酵母菌病和各种皮肤感染。不良反应少,主要表现为局部轻微的烧灼感。

(三) 制霉菌素

制霉菌素系由链丝菌或放线菌所产生的多烯类抗真菌药,其化学结构、体内过程和抗菌作用与两性霉素 B 基本相同,但作用较弱,毒性更大,不作注射用。口服难吸收,对全身真菌感染无治疗作用,但可用于防治免疫缺陷或肿瘤患者的肠道假丝酵母菌病。局部用药刺激性小,用于口腔、皮肤、阴道假丝酵母菌感染的治疗。口服较大剂量可致食欲不振、恶心、呕吐、腹泻等胃肠道反应。

(四) 咪康唑

咪康唑又称双氯苯咪唑,为咪唑类广谱抗真菌药。全身用药不良反应较多,故主要制成霜剂或洗剂局部外用。对浅部真菌和深部真菌均有抗菌作用,可局部用于治疗皮肤癣菌或假丝酵母菌引起的皮肤黏膜真菌感染,药物易进入皮肤角质层,疗效优于克霉唑和制霉菌素。局部外用可引起皮肤瘙痒、皮疹、烧灼感等皮肤刺激性,应避免接触眼睛。

本章电子课件

本章小结

两性霉素 B 抗真菌谱广、抗菌活性强,是治疗深部真菌感染最有效的药物,但因毒性大而限制了其应用。氟胞嘧啶抗菌谱窄,单独应用时易产生耐药性,主要与两性霉素 B 合用,治疗假丝酵母菌、隐球菌引起的脑膜炎。三唑类抗真菌药氟康唑、伊曲康唑,对人体细胞色素 P450 酶的亲和力低,对肝脏药物代谢酶影响小,与咪唑类抗真菌药相比,半衰期长、药动学特性好、抗真菌作用强、毒性低,已逐渐取代咪唑类,是目前国内外开发研究的热点。特比萘芬属于烯丙胺类抗真菌药,是近年来研制的真菌角鲨烯环氧化酶抑制剂,具有抗真菌谱广、杀菌作用强、毒性小、与其他药物相互作用小等特点。棘白霉素类抗真菌药卡泊芬净和米卡芬净是一类新型抗真菌药,通过非竞争性抑制 β-(1,3)-D-葡聚糖合成酶,破坏真菌细胞壁糖苷的合成,显示了良好的开发应用前景。

思考题

1. 简述棘白霉素类、唑类、多烯类、烯丙胺类和氟胞嘧啶的抗真菌作用机制。
2. 常见的真菌病分哪几类? 分别可选择哪些药物治疗? 应注意哪些问题?
3. 试述两性霉素 B 的主要不良反应。
4. 比较氟康唑、伊曲康唑、酮康唑和氟胞嘧啶的作用特点。

[季辉,李婷婷(中国药科大学)]

第四十四章 抗病毒药

第一节 概　述

一、病毒的类型与致病性

病毒(virus)是微生物中最小的生命实体,为非细胞生物,仅含有一种核酸(DNA 或 RNA),缺乏完整的酶系统,不能独立进行代谢活动,必须寄生在活细胞中才能增殖。

(一)病毒的结构与分类

病毒主要由核酸核心和蛋白外壳构成,其增殖需要利用宿主细胞来完成。① 根据遗传物质的不同,将病毒分为 DNA 病毒、RNA 病毒和蛋白质病毒;② 根据基因组不同可分为双链 DNA 病毒、单链 DNA 病毒、单正链 RNA 病毒、单负链 RNA 病毒、双链 RNA 病毒及逆转录病毒;③ 根据宿主类型的不同又分为噬菌体(细菌病毒)、植物病毒(如烟草花叶病毒)、动物病毒(如禽流感病毒、天花病毒、人类免疫缺陷病毒等)。

(二)病毒的复制周期

从病毒进入细胞,经基因组复制到子代病毒的释放,被称为一个复制周期(replicative cycle),包括吸附、穿入、脱壳、生物合成、组装成熟和释放(图 44-1)。病毒感染的基本过程是,通过注射侵入、细胞内吞、膜融合等方式进入宿主细胞,脱壳后感染核酸,并利用宿主细胞的代谢系统,按照病毒的遗传信息进行病毒核酸和蛋白质的生物合成,在细胞核内或细胞浆内病毒颗粒装配成熟,最后从宿主细胞释放出,再感染新的细胞。

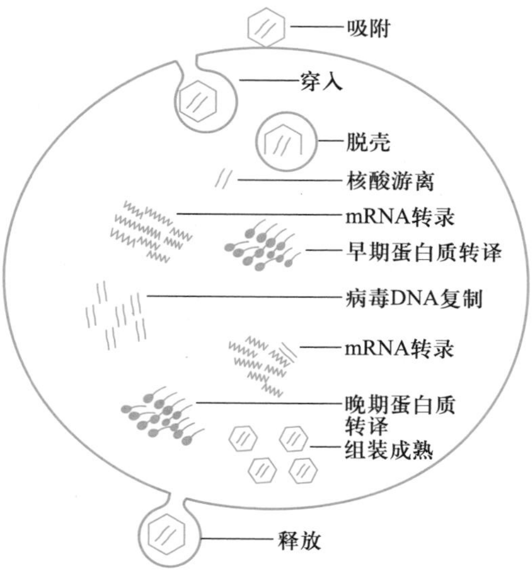

图 44-1　病毒的复制周期

(三)病毒的致病性

病毒在复制过程中阻断或抑制宿主细胞的正常代谢,导致细胞损伤,裂解并释放出大量子代病毒。由于病毒基因组小,复制周期短,病毒在复制过程中变异率高,生存力强,因此病毒感染具有发病率高、流行广、传播快、致病性强等特点。感染疾病中有 80% 为病毒引起,如流感、麻疹、传染性腮腺炎、小儿麻痹症、疱疹性角膜炎、肝炎、艾滋病、某些肿瘤等。

二、抗病毒药的研究进展

抗病毒药的发展较慢，从 20 世纪 50 年代最初发现碘苷（idoxuridine，IDU，疱疹净）对某些 DNA 病毒有抑制作用，直至 70 年代末第一个安全有效的抗病毒药无环鸟苷（acyclovir）的问世，抗病毒治疗才有了较大的进展。20 世纪 90 年代初，艾滋病（acquired immunodeficiency syndrome，AIDS）的广泛传播，促进了人类免疫缺陷病毒（human immunodeficiency virus，HIV）逆转录酶抑制药的研究，包括核苷类似物逆转录酶抑制药、非核苷类似物逆转录酶抑制药及 HIV 蛋白酶抑制药。

从理论上讲，抗病毒药可通过阻止复制周期中的任何一个环节而达到抑制病毒增殖的目的。病毒依赖宿主细胞进行复制繁殖而致病，抗病毒药对病毒有杀灭作用，不可避免地会影响机体细胞。但由于病毒严格的胞内寄生特性及病毒复制时依赖于宿主细胞的许多功能，因此有效的抗病毒药应能深入宿主细胞，抑制病毒复制的同时不损害宿主细胞的功能。随着对病毒复制机制研究的不断深入，表明在核酸水平上抑制病毒复制比在翻译水平上更有效，因此，反义核苷酸的设计合成，或通过重组质粒导入体内使细胞内持续表达反义 RNA，阻断病毒的复制，已成为研究抗病毒药的热点。但就目前而言，多数病毒尚无特殊的治疗药物，又无有效的疫苗，病毒感染依然对人类健康危害极大。

第二节　抗疱疹病毒药

一、疱疹病毒的类型与致病性

疱疹病毒（herpes virus）是一群中等大小的双链 DNA 病毒，根据理化性质不同分为 α、β、γ 三个亚群。

1. **α 疱疹病毒**　有单纯疱疹病毒（herpes simplex virus，HSV）Ⅰ 型（HSV-Ⅰ）、Ⅱ 型（HSV-Ⅱ）和水痘－带状疱疹病毒（varicella-zoster virus，VZV），其特点是增殖速度快，可引起细胞病变。如 HSV-Ⅰ 引起口唇疱疹、口腔溃疡及疱疹性角膜炎；HSV-Ⅱ 引起外生殖器及腰部以下皮肤疱疹、宫颈癌；在儿童期初次感染 VZV 引起水痘，治愈后病毒可潜伏于脊髓后根神经节或脑神经的感觉神经节中，当机体受到某些刺激或免疫功能低下时，潜伏的病毒可被激活，病毒沿感觉神经轴索下行到达该神经所支配的皮肤内增殖，在皮肤上沿着感觉神经通路发生串联的形似带状的水疱疹，称为带状疱疹，多发生于腰部和面部，有剧痛。

2. **β 疱疹病毒**　如巨细胞病毒（cytomegalovirus，CMV），生长周期长，感染细胞形成巨细胞。巨细胞病毒经胎盘侵袭胎儿，可导致新生儿病毒血症、畸胎。

3. **γ 疱疹病毒**　如爱泼斯坦－巴尔病毒（Epstein-Barr virus，EBV），感染的靶细胞是淋巴细胞，可致淋巴增生，引起传染性单核细胞增多症、鼻咽癌。

二、常用药物

(一)阿昔洛韦

阿昔洛韦(acyclovir,ACV,无环鸟苷)是人工合成的鸟嘌呤核苷类抗 DNA 病毒药,是目前最有效的抗 HSV 药之一。

【体内过程】 口服吸收差,生物利用度为 20%,血浆蛋白结合率低,约 15%。易透过生物膜,可分布于全身各组织,包括脑和皮肤,也可进入胎盘和乳汁。部分经肝脏代谢,主要以原形从肾脏排出。血浆 $t_{1/2}$ 为 2.9 h。局部用药可在用药部位达到较高浓度。

【抗病毒作用与机制】 抗 HSV 的活力比碘苷强 10 倍,比阿糖胞苷强 160 倍。对乙型肝炎病毒也有一定作用。阿昔洛韦在感染细胞内被 HSV 的胸苷激酶及宿主细胞的激酶磷酸化,生成三磷酸无环鸟苷,一方面竞争性抑制病毒 DNA 多聚酶,另一方面也可掺入病毒 DNA 中,使病毒 DNA 合成受阻。阿昔洛韦与 HSV 胸苷激酶有高度亲和力,因此对病毒复制有高度选择性抑制作用,而对宿主细胞影响较少。其耐药性的产生与病毒的胸苷激酶或病毒的 DNA 多聚酶的基因突变有关。

【临床应用】 为 HSV 感染的首选治疗药。制成滴眼液和软膏制剂局部应用治疗疱疹性角膜炎、单纯疱疹和带状疱疹。静脉注射可降低疱疹性脑炎死亡率 50%;在免疫缺陷和免疫抑制患者(如器官移植后接受免疫抑制药处理或癌症化疗者),可预防 HSV 和水痘、带状疱疹病毒感染的发生;与免疫调节药(α-干扰素)联合应用治疗乙型肝炎有效。

【不良反应】 较少。滴眼及外用可有局部轻微疼痛,静脉滴注偶有肾损伤。口服几乎无毒,偶有发热、头痛、皮疹等。静脉滴注时漏出血管可致局部炎症或溃疡。

伐昔洛韦(valaciclovir)为阿昔洛韦的前体药,口服后在体内水解为 ACV,其吸收较 ACV 好,生物利用度提高约 5 倍,减少了给药次数。抗病毒活性、作用机制、耐药性与 ACV 相同。

喷昔洛韦(penciclovir,PCV)为阿昔洛韦的代谢物,能缓解疱疹症状、减轻疼痛、缩短病毒感染期,适用于严重带状疱疹患者。

(二)更昔洛韦

更昔洛韦(ganciclovir,GCV)结构与阿昔洛韦相似,在侧链上增加了羟甲基。

【抗病毒作用与机制】 对 HSV 及 VZV 的抑制作用与阿昔洛韦相似,而对 CMV 的抑制作用强于阿昔洛韦。更昔洛韦三磷酸盐在受 CMV 感染的细胞内浓度较未感染细胞高 10 倍以上,在受 CMV 感染的细胞内浓度也比阿昔洛韦高 10 倍以上。作用机制为进入感染细胞内首先被激活为更昔洛韦三磷酸,后者与鸟苷三磷酸(GTP)竞争相应的酶,从而抑制病毒 DNA 合成。

【临床应用】 口服吸收差,多采用静脉滴注给药,临床用于防治免疫缺陷和免疫抑制患者的巨细胞病毒感染性肺炎、肠炎及视网膜炎。CMV 常可作为条件致病病原体感染艾滋病患者或器官及骨髓移植接受者,可用更昔洛韦预防和治疗。

【不良反应】 较为严重。可诱发骨髓抑制,并有潜在的致癌作用,偶见中枢神经系统毒性反应。

(三) 磷甲酸钠

【体内过程】 磷甲酸钠(foscarnet sodium)口服难吸收,胃肠道刺激性较强,故临床多采用静脉注射给药。脑脊液的药物浓度可达稳态血药浓度的一半左右,血浆清除半衰期为4.5~6.8 h,主要经肾脏排泄。约30%的药物可沉积于骨组织,在体内存留数月之久。

【抗病毒作用与机制】 磷甲酸钠为无机焦磷酸盐衍生物,能与病毒多聚酶的焦磷酸盐解离部位结合,抑制焦磷酸从三磷酸脱氧核苷上解离下来,从而抑制酶活性。可竞争性抑制人类疱疹病毒和CMV的DNA多聚酶、流感病毒的RNA多聚酶和非竞争性地抑制HIV逆转录酶等。由于对病毒DNA多聚酶具有较高的选择性,故对人体细胞毒性小。

【临床应用】 治疗CMV引起的视网膜炎和阿昔洛韦耐药或无效的单纯疱疹病毒感染;还可局部外用治疗疱疹病毒所致的皮肤与黏膜感染;与齐多夫定合用可抑制HIV复制。

【不良反应】 剂量依赖性的肾毒性和低血钙是本药最主要的不良反应,50%患者可出现血肌酐升高,不可与两性霉素B或环孢素合用,以免加重肾毒性。还可引起头痛、乏力、肝功能异常及电解质紊乱现象。

(四) 碘苷

碘苷为人工合成的脱氧尿嘧啶核苷类抗病毒药,其化学结构与胸腺嘧啶核苷相似。

【抗病毒作用与机制】 是早期抗疱疹病毒药的代表,对单纯疱疹病毒、牛痘病毒等DNA病毒均有效,但对流感病毒、副流感病毒、埃可(ECHO)病毒等RNA病毒无效。作用机制是经体内磷酸化后,与去氧尿嘧啶核苷酸竞争磷酸化酶和DNA多聚酶,从而阻碍病毒DNA的合成;也可取代胸腺嘧啶核苷酸掺入病毒DNA,从而干扰病毒DNA的复制。

【临床应用】 碘苷作用的选择性差,全身应用对宿主正常细胞毒性大,故仅局部外用治疗HSV和VZV引起的角膜炎、结膜炎。

【不良反应】 较为严重。除脱发、脱甲、骨髓抑制及肝毒性外,尚有致畸胎、致突变作用,孕妇忌用。

(五) 阿糖腺苷

【体内过程】 阿糖腺苷(vidarabine,Ara-A)在体内迅速脱氨形成阿糖次黄嘌呤核苷,可广泛分布于组织,在肝脏、肾脏、脾中的药物浓度较高,脑及脑脊液中的药物浓度也较高,约为血药浓度的1/3。阿糖次黄嘌呤核苷$t_{1/2}$约为3 h。主要以代谢物的形式经肾脏排泄。

【抗病毒作用与机制】 具有广谱抗病毒活性,对HSV-Ⅰ、HSV-Ⅱ和VZV均有抑制作用。阿糖腺苷为嘌呤核苷类的同系物,在细胞内经磷酸化转变为阿糖腺苷三磷酸,后者掺入病毒DNA中,通过抑制DNA聚合酶而干扰DNA的合成。对HSV聚合酶的抑制作用大于对宿主细胞DNA聚合酶的抑制作用,故治疗浓度的药物对宿主细胞毒性较低。

【临床应用】 可静脉滴注给药,主要用于治疗HSV脑炎、新生儿单纯疱疹、艾滋病患者合并带状疱疹等,但目前多数已被更安全有效的阿昔洛韦所取代。局部用药可治疗HSV角膜炎。

【不良反应】 静脉注射较多,有骨髓抑制作用,出现白细胞和血小板减少,偶见震颤、眩晕、共济失调等神经系统反应。局部应用有刺激性,如疼痛、畏光、流泪和结膜充血。动物实验有致畸胎或致突变作用。

(六) 曲氟尿苷

曲氟尿苷（trifluridline）为卤代嘧啶核苷,在细胞内磷酸化成三磷酸曲氟尿苷活化形式,掺入病毒 DNA 分子后,抑制病毒增殖。主要抑制 HSV-Ⅰ、HSV-Ⅱ、牛痘病毒和一些腺病毒。治疗疱疹性角膜炎和上皮角膜炎,为目前广泛局部应用药物。对阿糖腺苷和碘苷治疗无效者仍有效。局部应用时,可引起浅表眼部刺激,甚至出血。

(七) 福米韦生

福米韦生（formivirsen）是美国 FDA 批准的第一个反义寡核苷酸抗病毒药,由 21 个硫代脱氧核苷酸组成。通过与人类 CMV 的 mRNA 互补碱基序列相结合,干扰其转录翻译,抑制 CMV 的复制,发挥特异而强大的抗病毒作用,而不干扰人体正常基因的功能。主要用于常规治疗无效或不能耐受的艾滋病患者并发的 CMV 性视网膜炎的局部治疗,疗效持久,给药次数少。不良反应轻,主要为眼内压升高、虹膜炎或玻璃体炎,发生率约 25%,肾上腺糖皮质激素可减轻之。

(八) 多可沙诺

多可沙诺（docosanol）为 C_{22} 烷醇化合物,可能通过阻止病毒包膜与细胞膜融合发挥作用,对 HSV、VZV、CMV 均有抑制作用,与阿昔洛韦等核苷类似物有协同作用,且不增加细胞毒性。主要用于口面部疱疹的局部治疗,10% 多可沙诺软膏是 FDA 批准的第一个治疗唇疱疹的非处方药。

第三节 抗艾滋病病毒药

艾滋病病毒又称人类免疫缺陷病毒,是一种逆转录病毒（retrovirus）,以人体免疫系统的 T4 淋巴细胞为攻击目标,最终导致患者的免疫功能缺陷,称为获得性免疫缺陷综合征（acquired immunodeficiency syndrome,AIDS,简称艾滋病）。目前发现可引起艾滋病的病毒有 HIV-1 和 HIV-2 两型,HIV-1 流行于全世界,HIV-2 主要局限于非洲西部地区。

HIV 在复制过程中发挥重要作用的酶有:逆转录酶（reverse transcriptase）、蛋白酶（protease）和整合酶（integrase）。目前已批准用于临床的抗 HIV 药主要有核苷类逆转录酶抑制药（nucleotide reverse transcriptase inhibitor,NRTI）、非核苷类逆转录酶抑制药（non-nucleotide reverse transcriptase inhibitor,NNRTI）、蛋白酶抑制药（protease inhibitor,PI）和整合酶抑制药（integrase inhibitor）,分别通过抑制上述重要的靶酶发挥抗艾滋病作用。临床常用方案为 2 种 NRTI 药物和 1 种 PI 药物或 NNRTI 药物联合应用。

一、核苷类逆转录酶抑制药

NRTI 为嘧啶和嘌呤类似物,均为天然核苷酸人工合成药。此类药物一般首先必须在宿主细胞胞浆内某些激酶的作用下发生磷酸化,形成活性代谢物——三磷酸核苷类似物,继而在逆转录酶的作用下被掺入病毒 DNA 链中,而 NRTI 缺乏 3'- 羟基,作为酶的底物竞争性抑制病毒逆转录酶,终止病毒 DNA 链的延长。由于逆转录过程是病毒复制的早期关键环节,因而 NRTI 对防止高危和易感细胞的感染效果较突出。

(一) 齐多夫定

齐多夫定(zidovudine,ZDV)为脱氧胸苷衍生物,是核苷类逆转录酶抑制药中第一个(1987 年)被美国 FDA 批准上市的药物。

【体内过程】 口服吸收快,1 h 即可达到血浆峰浓度,生物利用度为 52%~75%。体内分布广,可透过血脑屏障,给药后 4 h 脑脊液中的药物浓度可以达到血浆药物浓度的 50%~60%,血浆蛋白结合率为 34%~38%。经肝脏代谢,主要在肝脏内形成葡萄糖醛酸结合物(GAZT),以原形药和代谢物的方式经肾脏排出。血浆 $t_{1/2}$ 约 1 h,其活性代谢物 $t_{1/2}$ 可达 3 h。

【抗病毒作用与机制】 齐多夫定在 HIV 感染的细胞内经胸苷激酶的磷酸化作用转化为活性三磷酸体,后者以假底物形式竞争 HIV 逆转录酶,并掺入正在合成过程中的单链 DNA 中,终止病毒 DNA 链的延伸,阻碍病毒的复制和繁殖。本品对 HIV-1 和 HIV-2 均有抑制作用,在活化细胞内的抗 HIV 作用强于静止细胞。对人体细胞 DNA 聚合酶的影响小,因而不抑制人体细胞的增殖。

【临床应用】 为艾滋病感染治疗的首选药物。治疗艾滋病主张联合用药疗法(鸡尾酒治疗法),可显著提高疗效,减少 HIV 耐药性的产生,延缓疾病的进程,延长患者的存活期,并减轻药物的毒性反应。一般采用三联疗法,如齐多夫定与拉米夫定和阿波卡韦合用,或齐多夫定与拉米夫定和蛋白酶抑制药合用。

【不良反应】 主要为骨髓抑制,可出现巨细胞性贫血及中性粒细胞和血小板减少等,用药期间应定期检查血象。治疗初期常出现头痛、恶心、呕吐、肌痛,继续用药可自行消退。剂量过大可引起焦虑、精神错乱和震颤。

(二) 拉米夫定

拉米夫定(lamivudine)为胞嘧啶衍生物,抗病毒作用与机制同齐多夫定,对 HIV(包括对齐多夫定耐药的 HIV)及乙肝病毒(HBV)均有抗病毒作用,细胞毒性低于齐多夫定。单用易产生耐药性,常与齐多夫定合用治疗 HIV 感染。也能有效治疗慢性 HBV 感染。其活性代谢物在 HIV-1 感染的细胞内 $t_{1/2}$ 可达 11~16 h,在 HBV 感染的细胞内可达 17~19 h。以原形经肾脏排泄。不良反应为头痛、失眠、疲劳及胃肠道不适。

(三) 扎西他滨

扎西他滨(zalcitabine)为脱氧胸苷衍生物。单用时疗效不及齐多夫定,常与齐多夫定和一种蛋白酶抑制药三药合用,临床用于 AIDS 及其相关综合征。口服生物利用度大于 80%,血浆蛋白结合率低,脑脊液中药物浓度约为血药浓度的 1/5。经肾脏排泄,血浆 $t_{1/2}$ 仅 2 h,但细胞内的 $t_{1/2}$ 长达 10 h。与食物、抗酸药同服可减少其吸收。主要不良反应为剂量依赖性外周神经炎,停药后能逐渐恢复。也可引起胰腺炎。

（四）司他夫定

司他夫定（stavudine）为脱氧胸苷衍生物，对 HIV-1 和 HIV-2 均有抗病毒活性，适用于不能耐受齐多夫定或齐多夫定治疗无效的患者。因齐多夫定能减少本药的磷酸化，故不能与其合用，但与拉米夫定合用可产生协同效果。口服生物利用度与扎西他滨相似。主要不良反应为外周神经炎，与扎西他滨合用时此不良反应明显加重，故不可同用。也可引起胰腺炎、关节炎、血清转氨酶升高。

二、非核苷类逆转录酶抑制药

NNRTI 和 NRTI 与病毒逆转录酶的结合位点不同，NNRTI 结合于逆转录酶活性区域附近，改变该酶构象而抑制其活性。此类药物的特点有：① NNRTI 本身具有抗病毒活性，无需在细胞内激活，也不与三磷酸核苷竞争病毒的逆转录酶；② 特异性地抑制 HIV-1 的复制，对 HIV-2 无效；③ 被细胞色素 P450 酶代谢，对肝药酶有抑制作用，易引起药物相互作用；④ 单用治疗艾滋病时易产生耐药性，且本类药物间有交叉耐药现象，但与 NRTI 或蛋白酶抑制药之间无交叉耐药现象。

目前用于临床的 NNRTI 包括第一代的奈韦拉平（nevirapine）、地拉韦啶（delavirdine）、依法韦仑（efavirenz），第二代的依曲韦林（etravirine）、利匹韦林（rilpivirine），以及最新一代艾诺韦林（ainuovirine）等。这类药物常与 NRTI 合用，治疗病情恶化的艾滋病患者。奈韦拉平还可单独用于 HIV 感染的临产孕妇和新生儿，防止母亲将 HIV 传染给新生儿。

三、蛋白酶抑制药

HIV-1 型病毒能编码蛋白酶，HIV 的 *Gag* 基因编码的前体蛋白需要在蛋白酶催化下裂解为成熟蛋白。PI 主要通过抑制 HIV 蛋白酶的活性，阻止前体蛋白的裂解，使被感染的宿主细胞产生不成熟且无感染性的 HIV 病毒颗粒，从而产生抗病毒作用。此类药物的共同特点有：① 选择性抑制 HIV 蛋白酶，对 HIV-1 病毒复制具有很强的抑制作用，对人细胞蛋白酶的亲和力很弱；② 干扰病毒复制的晚期，与 NRTI 合用可产生协同作用，抗病毒效力显著增强；③ 病毒易产生耐药性，但较 NNRTI 慢；④ 被细胞色素 P450 酶代谢，可使很多药物的血药浓度明显增高或降低，因而易引起明显而复杂的药物相互作用；⑤ 不良反应有身体脂肪重新分布（出现水牛背、躯干肥胖、面部和外周萎缩）、胰岛素抵抗、高血脂、恶心、呕吐、腹泻和感觉异常等。

已进入临床的 PI 包括沙奎那韦（saquinavir）、利托那韦（ritonavir）、英地那韦（indinavir）、奈非那韦（nelfinavir）和安普那韦（amprenavir）等。这些药物均存在着生物利用度较低、不良反应明显、易产生耐药性且单用治疗效果不佳，以及药物相互作用等缺陷，故临床用于鸡尾酒疗法，与核苷类逆转录酶抑制药联合使用。

四、整合酶抑制药

HIV-1 整合酶是由 HIV 病毒编码的 HIV 病毒复制的必需酶之一，催化病毒 DNA 整合入宿主染色体 DNA。整合酶抑制药能通过阻止病毒 DNA 整合入宿主 DNA，阻止病毒复制和感染新的细胞，更有效地抑制病毒的早期复制，从而阻止病毒库的产生。临床上主要与其他抗逆转录病毒药联合,用于已接受过治疗但病毒仍在复制,且对多种抗反转录病毒药耐药的 HIV-1 感染的成年患者。人类细胞中没有 HIV 整合酶的类似物,理论上抑制整合酶对人体不良反应很少。因此,HIV-1 整合酶成为继 HIV-1 蛋白酶、逆转录酶后治疗艾滋病的富有吸引力的理想靶标。

雷特格韦(raltegravir,拉替拉韦)是第一个 FDA 批准进入临床的整合酶抑制药,与其他抗反转录病毒药有协同作用,安全性、耐受性较好,主要用于对其他抗病毒药耐药的患者。

埃替拉韦(elvitegravir)是第二个 FDA 批准上市的整合酶抑制药,也是首个喹诺酮类抗 HIV 药,可对病毒产生快速和持续的抑制作用,具有良好的耐受性。

五、CC 型趋化因子受体 5 抑制药

CC 型趋化因子受体 5(CC chemokine receptor 5,CCR5)是趋化因子受体的一种亚型,主要表达在单核细胞、T 细胞等白细胞上,为细胞膜蛋白。CCR5 在 HIV 感染的黏膜和静脉传播中起重要作用。曾接受过其他抗艾滋病病毒药治疗的患者中,有 50%~60% 的患者血中带有亲 CCR5(CCR5-tropic)HIV-1 病毒(R5 病毒)。CCR5 抑制药通过阻断其重要的进入途径——CCR5 共同受体,来阻止 HIV 病毒进入未受感染的细胞,临床上主要用于其他药物治疗效果不佳的艾滋病病毒感染者。

马拉维若(maraviroc)是 FDA 批准的第一个 CCR5 抑制药,也是首个口服的艾滋病治疗药物,与其他抗反转录病毒药联用,治疗成人亲 CCR5 型的艾滋病患者。常见的不良反应是咳嗽、发热、上呼吸道感染、药疹、肌肉骨骼症状、腹痛和眩晕等。

六、融合抑制药

融合抑制药(infusion inhibitor)通过阻止病毒与 T 细胞等免疫细胞的接触融合,干扰 HIV-1 进入 T 细胞,发挥防止艾滋病患者的免疫系统遭受病毒破坏的作用。这一新的作用机制使得它可与蛋白酶抑制药和/或逆转录酶抑制药联用,干扰病毒生命周期的不同阶段,能更有效地抑制 HIV-1 复制,减少血液中 HIV 数量,增加 CD4 细胞的数目,使免疫系统保持正常功能,对已产生抗药性的艾滋病病毒变种更为有效。并减少耐药病毒的出现,有利于维持患者的治疗。

恩夫韦地(enfuvirtide)是 FDA 批准的第一个融合抑制药,价格昂贵,一般只用于没有其他治疗选择的患者。

第四节 抗流感病毒药

流行性感冒(influenza)简称流感,是由流感病毒(influenza virus)引起的急性呼吸道传染病,能引起心肌炎、肺炎、支气管炎等多种并发症。流感病毒分为甲、乙、丙三型,其中甲型流行规模最大,乙型次之,丙型极少引起流行。流感病毒的抗原性可因核酸的复制、装配等因素而发生变异,由于这些变异流感病毒就可以有效地逃避宿主的免疫消除。

(一)奥司他韦

奥司他韦(oseltamivir,达菲)是一种神经氨酸酶的特异性抑制药,2000 年在美国获准用于预

防流感病毒感染。

【体内过程】 口服 30 min 后被胃肠道迅速吸收,经肝脏和肠壁酯酶迅速转化为活性代谢物(奥司他韦羧酸盐),75% 进入体循环,而未成盐的只有 5% 进入血液循环。2~3 h 后血药浓度达峰值,分布容积约 23 L,可定向分布至肺、支气管、鼻窦、中耳等部位,达到有效血药浓度。消除半衰期为 6~10 h,由肾脏排泄。

【抗病毒作用与机制】 为选择性的流感病毒神经氨酸酶抑制药。神经氨酸酶是病毒表面的一种糖蛋白,其活性对新形成的病毒颗粒从被感染的细胞中释放和感染性病毒在人体内进一步播散至关重要。奥司他韦的活性代谢物能抑制甲型和乙型流感病毒的神经氨酸酶活性,从而抑制流感病毒的复制和播散。

【临床应用】 是目前防治流感病毒较为有效的药物,对由 H1N1、H5N1、H9N2 等亚型流感病毒引起的流行性感冒有治疗和预防作用。可用于成人和 1 岁以上儿童甲型和乙型流感的治疗。

【不良反应】 主要为消化道反应,包括恶心、呕吐、腹泻、腹痛等;其次是呼吸系统,包括支气管炎、咳嗽等;此外还有中枢神经系统的不良反应,如眩晕、头痛、失眠、疲劳等。1 岁以内幼儿血脑屏障发育不完全,可能造成幼儿脑内药物浓度过高,暂不推荐使用。

(二) 利巴韦林

利巴韦林(ribavirin,病毒唑)属核苷类药物,化学结构与尿苷相似。抗病毒谱较广,对甲型和乙型流感病毒、副流感病毒、呼吸道合胞病毒、沙粒病毒、副黏液病毒、麻疹病毒、甲型肝炎病毒、乙型脑炎病毒、流行性出血热病毒、腺病毒等均有抑制作用。对宿主细胞核酸合成也有一定作用,因此选择性不高。

气雾吸入用于治疗幼儿呼吸道合胞病毒感染性肺炎和支气管炎,还可治疗甲型或乙型流感病毒引起的感染性疾患。气雾剂对结膜和呼吸道有一定的刺激性。口服或静脉给药时,部分患者可出现头痛、腹泻、乏力等。大量长期使用可致贫血、白细胞减少。孕妇禁用。

(三) 扎那米韦

扎那米韦(zanamivir)用于甲型和乙型流感的预防和治疗,对金刚烷胺和金刚乙胺耐药的病毒仍有抑制作用。其抑制流感病毒的神经氨酸酶,使病毒难以从感染细胞释放,从而阻止病毒在呼吸道扩散。用药宜早,预防用药可使感染率下降。口服无效,一般采用鼻内给药或吸入用药。可引起恶心、呕吐和支气管痉挛,对哮喘或支气管慢性阻塞性疾病的患者可出现肺功能状态恶化。与中枢兴奋药合用可加强中枢神经系统的兴奋性,严重者可引起惊厥和心律失常。

(四) 阿比多尔

阿比多尔(arbidol)是一种防治甲型和乙型流感病毒及其他急性呼吸道病毒感染的非核苷类药,具有较强的抗流感病毒活性,通过抑制流感病毒脂膜和宿主细胞的融合而阻断病毒的复制,兼有直接抑制病毒和诱导内源性干扰素的双重作用。口服后吸收迅速,在体内分布广,肝脏中浓度最高,其次是胸腺、肾脏和脑。不良反应主要表现为恶心、腹泻、头昏和血清转氨酶升高,发生率约为 6.2%。

（五）金刚烷胺和金刚乙胺

金刚烷胺（amantadine）系饱和三环癸烷的氨基衍生物，是 20 世纪 60 年代在美国批准上市的第一种抗病毒药，其 α- 甲基衍生物即为金刚乙胺（rimantadine）。

【体内过程】 口服易吸收，口服给药 3~4 h 血药浓度达到峰值。体内分布广，易透过生物膜，脑脊液中的浓度为血浆浓度的 60%，鼻部分泌物及唾液中药物浓度接近于血药浓度。血浆 $t_{1/2}$ 为 12~18 h。在体内不被代谢，几乎全部以原形由尿液排出。

【抗病毒作用与机制】 金刚烷胺作用于病毒复制早期，能选择性作用于具有离子通道的包膜蛋白 M2，阻断该蛋白的通道功能，抑制病毒的复制过程；另外，还能干扰病毒进入细胞，阻止病毒脱壳及其核酸的释出，也可改变血凝素的构型而抑制病毒装配。金刚烷胺特异性地抑制甲型流感病毒。金刚乙胺抗病毒作用比金刚烷胺强 4~10 倍。

【临床应用】 用于预防和治疗甲型流感，对乙型流感则无效。应在发病后 24~48 h 内服用，可缩短病程，减轻症状，并有明显的退热作用。在流行期用药可防止 50%~90% 接触者发病。

【不良反应】 常见中枢神经系统和胃肠道反应，包括头晕、失眠、共济失调、恶心等。严重者可出现精神错乱、癫痫样症状，甚至昏迷。有致畸作用。孕妇、哺乳期妇女、癫痫病及精神病患者禁用。金刚乙胺不良反应的发生率和严重程度均低于金刚烷胺。

第五节 抗肝炎病毒药

病毒性肝炎是由多种肝炎病毒（hepatitis virus）引起的常见传染病，具有传染性强、传播途径复杂、发病率高等特点。肝炎病毒通常分为甲、乙、丙、丁、戊五型，除乙型肝炎病毒为 DNA 病毒外，其余均为 RNA 病毒。我国主要流行乙型肝炎，西方国家以丙型肝炎为最多。目前抗病毒药对乙型肝炎只能达到抑制病毒的目的，对丙型肝炎可达到根治作用。临床上治疗慢性病毒性肝炎的药物主要有干扰素（interferon，IFN）、利巴韦林等；治疗乙型肝炎的为核苷类药，如恩替卡韦（entecavir）、拉米夫定、阿德福韦酯（adefovir dipivoxil）、替诺福韦（tenofovir）；直接作用于丙肝病毒的药物，如博赛匹韦（boceprevir）、特拉匹韦（telaprevir）、索非布韦（sofosbuvir）。

（一）干扰素

干扰素是机体感染病毒时所产生的一类糖蛋白，具有抗病毒、抗肿瘤和免疫调节作用（见第 50 章 影响免疫功能的药物）。可分为 I 型（IFN-α、IFN-β、IFN-ω）和 II 型（IFN-γ），IFN-α 是被 FDA 批准的第一个抗肝炎病毒药。其作用机制包括抑制肝炎病毒的复制直接发挥抗病毒作用，同时通过调节机体对病毒的免疫应答协助其抗病毒效应。IFN 具有广谱抗病毒活性，临床上除了用于慢性病毒性肝炎的治疗，也用于其他病毒性感染疾病如流感、流行性腮腺炎、病毒性心肌炎、带状疱疹等，亦用于治疗肿瘤。IFN-α 与利巴韦林合用效果更好。口服无效，需要注射给药。不良反应主要是发热、疲乏、肌痛、头痛等流感样症状，其次是轻度骨髓抑制，少数有肝肾功能异常。

（二）阿德福韦酯

阿德福韦酯为嘌呤类衍生物，是单磷酸腺苷酸类似物阿德福韦的前药，在体内通过细胞激酶作用被磷酸化为具有活性的二磷酸阿德福韦，抑制乙型肝炎病毒（HBV）DNA 多聚酶或逆转录酶，抑制 HBV 的复制。临床用于肝功能代偿的成年慢性乙型肝炎患者，特别是对拉米夫定耐药的患者。不良反应有虚弱、乏力、头痛、恶心、流感样症状等，发生率 10% 左右，大多可耐受；较大剂量时有一定的肾毒性。

（三）恩替卡韦

恩替卡韦为鸟嘌呤核苷类似物，在体内通过磷酸化成为具有活性的三磷酸恩替卡韦，抑制 HBV 的 DNA 复制，发挥强效抗病毒作用，疗效优于拉米夫定，且耐药率低。适用于病毒复制活跃，血清丙氨酸氨基转移酶（ALT）持续升高或显示有活动性病变的慢性成人乙型肝炎的治疗。

（四）替诺福韦

替诺福韦是目前抗乙型肝炎病毒最强的药物，耐药率极低，对拉米夫定或其他抗病毒药治疗效果欠佳的患者都有效，也可用于妊娠期妇女和各种耐药慢性乙型肝炎患者的治疗。长期服用有可能引起轻微的肾毒性及血磷降低导致的骨软化症等，应定期检查肾功能、电解质和监测骨密度。

（五）索非布韦

索非布韦是首个口服抗丙肝病毒（HCV）药，为核苷酸前药，在体内形成的活性代谢物尿苷三磷酸类似物，能够抑制 HCV NS5B RNA 聚合酶，此酶是 HCV 从单链 RNA 合成双链 RNA 所必需的关键酶，对于 HCV 复制必不可少。该药联合聚乙二醇干扰素或利巴韦林可用于治疗慢性丙型肝炎。不良反应较少，常见的有头痛、乏力、恶心和血液学异常。

本章电子课件

◆ **本章小结**

抗疱疹病毒药有阿昔洛韦、更昔洛韦、碘苷、阿糖腺苷、曲氟尿苷、磷甲酸盐和福米韦生等。抗 HIV 药有核苷类逆转录酶抑制药如齐多夫定、拉米夫定、司他夫定、扎西他滨，非核苷类逆转录酶抑制药如奈韦拉平、地拉韦定、依法韦伦，蛋白酶抑制药如沙奎那韦、利托那韦、英地那韦、奈非地韦，整合酶抑制药如雷特格韦。抗流感病毒药有奥司他韦、利巴韦林、扎那米韦、金刚烷胺和金刚乙胺。抗肝炎病毒药有干扰素、阿德福韦酯、恩替卡韦、拉米夫定、替诺福韦、索非布韦。

？思考题

1. 阿昔洛韦的用途及不良反应有哪些？
2. 抗 HIV 的核苷类逆转录酶抑制药有哪些？其抗病毒机制如何？
3. 非核苷类逆转录酶抑制药和蛋白酶抑制药分别具有哪些特点？
4. 奥司他韦的抗病毒作用与机制是什么？
5. 治疗慢性病毒性肝炎的药物有哪些？

[季辉，李婷婷（中国药科大学）]

第七篇

抗寄生虫病
药物药理

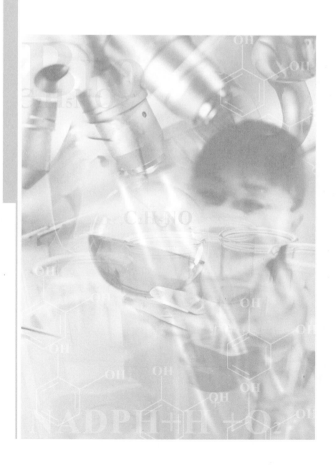

第四十五章 抗 疟 药

第一节 疟原虫的生活史及耐药性

疟疾是由疟原虫属寄生虫所致,通过受感染的蚊虫叮咬或输入带疟原虫的血液而感染。其中婴儿、五岁以下儿童、孕妇和艾滋病病毒感染者/艾滋病患者为高风险人群。临床上主要表现为间歇性寒战、高热、出汗和脾肿大、贫血等症状,早期症状较轻,如果不予以治疗,可能发展成严重疾病,甚至死亡。抗疟药(antimalarial drug)是用来预防和治疗疟疾的药物,是防治疟疾的重要手段。现有抗疟药中尚无一种能对疟原虫生活史的各个环节都有杀灭作用。因此,必须了解各种抗疟药对疟原虫生活史不同环节的作用,以便根据不同目的正确选择药物。

一、疟原虫的生活史和抗疟药的作用环节

根据致病疟原虫的不同,将疟疾分为间日疟、三日疟、恶性疟和卵形疟四种,其中卵形疟较罕见。间日疟、三日疟分别由间日疟原虫和三日疟原虫引起,两者合称良性疟;恶性疟由恶性疟原虫引起,病情较严重,甚至危及生命。疟原虫的生活史可分为人体内的无性生殖阶段和雌性按蚊体内的有性生殖阶段(图45-1)。

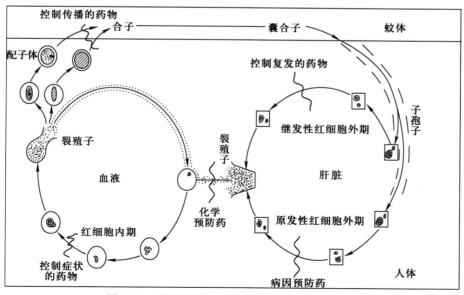

图 45-1 疟原虫生活史和各类抗疟药的作用部位

(一) 人体内的无性生殖阶段

1. **原发性红细胞外期**   受感染的按蚊叮咬人时,将其唾液中的子孢子输入人体。在 30 min 内子孢子即侵入肝细胞中开始其红细胞前期的发育和增殖。经过 10~14 天,生成大量裂殖子。此期不发生症状,为疟疾的潜伏期。乙胺嘧啶和磺胺类药物通过杀灭该期的疟原虫,可以发挥病因性预防作用。

2. **红细胞内期**   原发性红细胞外期在肝细胞内生成的大量裂殖子破坏肝细胞而进入血液,侵入红细胞,经滋养体发育成裂殖体,并破坏红细胞,释放出大量裂殖子及其代谢物,再加上红细胞破坏产生的大量变性蛋白,共同刺激机体,引起寒战、高热等症状。从红细胞内逸出的裂殖子又重复进入红细胞进行发育,如此周而复始,每完成一个无性生殖周期,引起一次症状发作。不同种的疟原虫完成无性生殖周期所需时间不同:恶性疟 36~48 h,间日疟 48 h,三日疟 72 h。氯喹、奎宁和青蒿素等药物通过杀灭红细胞内期的裂殖体,中断疟原虫的无性生殖周期,起到控制症状发作和症状抑制性预防作用。

3. **继发性红细胞外期**   间日疟原虫在进行红细胞内期无性生殖时,在肝细胞内仍有疟原虫生长、发育。此时肝细胞内疟原虫的来源尚无定论。有认为来源于原发性红细胞外期生成的裂殖子。但近又证明,间日疟原虫的子孢子在遗传学上有不同的两个类型,即速发型子孢子和迟发型子孢子。它们同时进入肝细胞,速发型子孢子完成原发性红细胞外期后,即全部由肝细胞释放,进入红细胞内期。而迟发型子孢子则在相当长的时间内处于休眠状态(称休眠子),然后才开始并完成其红细胞外期的增殖,并向血液释放裂殖子,引起间日疟复发。伯氨喹等药物通过杀灭间日疟继发性红细胞外期的子孢子,起到控制疟疾复发的作用。恶性疟和三日疟原虫无继发性红细胞外期,故无须用药进行根治。

(二) 雌性按蚊体内的有性生殖阶段

红细胞内期的疟原虫一方面不断进行裂体增殖,同时也产生雌、雄配子体。按蚊在吸血时,雌、雄配子体随血液进入蚊体。二者结合成合子,进一步发育产生子孢子,移行至唾液腺内,成为感染人的直接传染源。乙胺嘧啶通过抑制雌、雄配子体在蚊体内发育,发挥控制疟疾传播和流行的作用。伯氨喹通过杀灭人体内各种疟原虫的配子体,可以起到控制疟原虫传播的作用。

二、疟原虫的耐药性

当前防治疟疾所遇到的最大困难是恶性疟原虫对于抗疟药,特别是对氯喹,其次是对奎宁、乙胺嘧啶等产生耐药性,而且耐氯喹的虫株常对乙胺嘧啶和周效磺胺等有交叉耐药性。恶性疟是流行最广、对人类危害性最大的一种按蚊传染性寄生虫病。因此亟须寻找新型抗疟药。近来国外报道钙拮抗药(包括粉防己碱)与氯喹合用,能部分恢复疟原虫对氯喹的敏感性。

第二节 常用抗疟药

一、主要用于控制症状的抗疟药

(一) 氯喹

氯喹(chloroquine)是人工合成的 4- 氨基喹啉类衍生物。

【体内过程】 口服吸收快而完全,抗酸药可干扰其吸收。血药浓度达峰时间为 3~5 h,$t_{1/2}$ 数天至数周,并随用药剂量增大而延长。氯喹的血浆蛋白结合率为 55%,广泛分布于全身组织,在肝脏、脾、肾脏、肺组织中的浓度常达血浆浓度的 200~700 倍,红细胞内的浓度比血浆浓度高 10~20 倍,而在被疟原虫入侵的红细胞中的浓度又比正常红细胞高出 25 倍。因分布容积非常大,在治疗急性发作时必须给予负荷量才能达到有效杀灭裂殖体的血药浓度。50% 的药物在肝脏代谢,原形及其代谢物主要从尿液中排出,酸化尿液可促进其排泄。

【药理作用与临床应用】

1. 抗疟作用 氯喹对间日疟和三日疟原虫,以及敏感的恶性疟原虫的红细胞内期的裂殖体有杀灭作用,能迅速治愈恶性疟,有效地控制间日疟的症状发作,也可用于症状抑制性预防。其特点是疗效高、生效快、作用持久。多数病例在用药后 24~48 h 内临床症状消退,48~72 h 内血中疟原虫消失。氯喹具有在红细胞内尤其是被疟原虫入侵的红细胞内浓集的特点,有利于杀灭疟原虫。此药在体内代谢和排泄都很缓慢,加之在内脏组织中的分布量大,停药后可逐渐释放入血,故作用持久。氯喹也能预防性抑制疟疾症状发作,在进入疫区前 1 周和离开疫区后 4 周期间,每周服药一次即可。对间日疟和三日疟的配子体也有效,有助于防止疟疾传播,但对恶性疟的配子体无效。氯喹对红细胞外期疟原虫无效,不能用于病因性预防,也不能根治间日疟。其本身毒性小,与伯氨喹合用时不增加后者的毒性。

氯喹抗疟作用机制复杂,目前认为可能机制如下:① 应用氯喹后,疟原虫溶酶体内药物的含量高出宿主溶酶体一千倍以上,由此认为疟原虫有浓集氯喹的特异机制;② 氯喹可插入疟原虫 DNA 双螺旋结构中,形成稳固的 DNA- 氯喹复合物,影响 DNA 复制和 RNA 转录,并使 RNA 断裂,从而抑制疟原虫的分裂繁殖;③ 疟原虫在消化血红蛋白时释放血红素(高铁卟啉Ⅸ),血红素具有膜溶解作用,可溶解疟原虫细胞膜。氯喹能抑制血红素聚合酶活性,使血红素的生物转化受阻,血红素堆积于细胞膜内表面,细胞膜溶解破裂而导致疟原虫死亡;④ 氯喹为弱碱性药物,能升高食物泡内 pH,形成对蛋白酶不利的环境,降低蛋白酶的活性,从而减弱疟原虫利用宿主血红蛋白的功能,导致必需氨基酸缺乏,从而干扰疟原虫的繁殖。

氯喹易产生耐药性。疟原虫对氯喹耐药性的发生可能与其从体内排出药物增加和代谢加速有关。研究证明,氯喹敏感株与耐药株疟原虫体内药物的积聚速度相同,但耐药株药物排泄速度是敏感株的 40~50 倍。

2. 抗肠道外阿米巴病作用 氯喹对阿米巴痢疾无效。但由于它在肝脏组织内分布的浓度比血药浓度高数百倍,对阿米巴肝脓肿有效。详见第四十六章。

3. 其他作用　大剂量氯喹能抑制免疫反应,偶尔用于类风湿性关节炎,也用于系统性红斑狼疮。但对后者的疗效尚无定论,而且用量大,易引起毒性反应。

【不良反应】　氯喹用于治疗疟疾时,不良反应较少,常见的有头痛、头晕、胃肠道反应、耳鸣、烦躁、皮肤瘙痒等,停药后可消失。长期大剂量应用可见角膜浸润,表现为视力模糊,少数影响视网膜,可引起视力障碍,应定期进行眼科检查。大剂量或快速静脉给药时,可致低血压、心功能受抑、心电图异常、心脏骤停等,给药剂量大于 5 g 可致死。有致畸作用,可引起胎儿脑积水、四肢畸形及耳聋,孕妇禁用。葡萄糖 -6- 磷酸脱氢酶(glucose-6-phosphate dehydrogenase,G-6-PD)缺乏者易发生溶血。儿童对此药的毒性特别敏感。本药可使银屑病(psoriasis)发作加重或促使有银屑病史者再发作。因氯喹及其同类药物在肝脏内蓄积,肝病患者应用时需谨慎。

(二) 青蒿素

青蒿素(artemisinin)是中国中医科学院女药物学家屠呦呦教授根据中医“青蒿截疟”的记载而发掘出的新型抗疟药,由于其对耐氯喹虫株感染有效,已成为治疗恶性疟的首选药,为此屠呦呦教授获得 2015 年诺贝尔生理学或医学奖,开创了我国自然科学界问鼎诺贝尔奖的先河。屠呦呦本人也因此获得国家最高荣誉——共和国勋章。值得特别指出的是,青蒿素是从黄花蒿(*Artemisia annua L.*)及其变种大头黄花蒿中提取的一种倍半萜内酯过氧化物,应将黄花蒿与同属另一植物青蒿(*A.apiacea*)相区别,后者不含青蒿素,无抗疟作用。

【体内过程】　口服吸收快而完全,广泛分布于各组织。因其脂溶性高,易通过血脑屏障,故对脑型疟有效。体内代谢快,代谢物经肾脏排泄也快,有效血药浓度维持时间短,不利于杀灭疟原虫,复发率高,$t_{1/2}$ 约为 4 h。

【药理作用与临床应用】　对红细胞内期滋养体有杀灭作用,对红细胞外期无效。可能是作用于疟原虫红细胞裂殖体增殖过程中的环形体和早期滋养体,而其他大多数抗疟药作用于后期滋养体,故青蒿素能快速、有效杀灭各种红细胞内期疟原虫,48 h 内疟原虫从血中消失,用于治疗间日疟和恶性疟,其症状控制率可达 100%。与氯喹只有低度交叉耐药性,用于耐氯喹虫株感染仍有良好疗效。青蒿素可透过血脑屏障,对凶险的脑型疟疾有良好抢救效果。青蒿素与奎宁合用抗疟作用相加,与甲氟喹合用为协同作用,与氯喹或乙胺嘧啶合用则表现为拮抗作用。

抗疟作用机制尚未完全阐明,可能是血红素或 Fe^{2+} 催化青蒿素形成自由基破坏疟原虫表膜和线粒体结构,导致疟原虫死亡。青蒿素也可诱发耐药性,但比氯喹为慢。与周效磺胺或乙胺嘧啶合用,可延缓耐药性的发生。其最大缺点是复发率高,口服给药时近期复发率可达 30% 以上,可能与其在体内消除快、代谢物无抗疟活性有关。与伯氨喹合用,可使复发率降至 10%左右。

【不良反应】　少数患者出现食欲减退、恶心、呕吐、腹泻等胃肠道反应,但不严重。偶有血清转氨酶轻度升高、四肢麻木感和心动过速。未见对重要内脏有损害作用。动物实验应用大剂量时,曾见骨髓抑制和肝损害,另外还发现有胚胎毒性,孕妇慎用。

蒿甲醚(artemether)是青蒿素的脂溶性衍生物,而青蒿琥酯(artesunate)是青蒿素的水溶性衍生物。前者溶解度大,可制成油针剂注射给药。后者可经口、静脉、肌肉、直肠等多种途径给药。两药抗疟作用机制同青蒿素,抗疟效果强于青蒿素,近期复发率比青蒿素低(8%),与伯氨喹合用,可进一步降低复发率。与青蒿素相比,蒿甲醚的不良反应较轻。

双氢青蒿素（dihydroartemisinin）为上述三种青蒿素及其衍生物的有效代谢物。近年来已将其发展为抗疟药。治疗有效率为100%，复发率约为2%。不良反应少，少数病例出现皮疹、一过性网织红细胞下降等。

（三）奎宁

奎宁（quinine）是最古老的抗疟药，为奎尼丁的左旋体，是从金鸡纳树皮中提取的一种生物碱。金鸡纳树原产南美洲，自古当地居民即用其树皮治疗疟疾，1820年分离出奎宁后，迅即用于临床，曾是治疗疟疾的主要药物。自合成氯喹等药后，奎宁已不作首选抗疟药用。但当今氯喹的耐药性问题日趋严重，因而奎宁又被重视。

【体内过程】 口服迅速吸收，分布于肝脏、肾脏中。大部分在肝脏中被氧化分解后失效。奎宁及其代谢物经肾脏迅速排泄，24 h后几乎全部消除。

【药理作用与临床应用】 奎宁对各种疟原虫的红细胞内期滋养体有杀灭作用，能控制临床症状，但疗效不及氯喹而毒性较大。主要用于耐氯喹或耐多药的恶性疟，尤其是严重的脑型疟。对间日疟和三日疟的配子体也有效，但对恶性疟的配子体无效，对红细胞外期疟原虫亦无明显作用。奎宁在肝脏内迅速氧化失活并由肾脏排出，加之毒性较大，因此不用于症状抑制性预防。

奎宁另有减弱心肌收缩能力，减慢传导，延长不应期，兴奋子宫平滑肌，抑制中枢神经系统和微弱的解热镇痛作用。

【不良反应】

1. 金鸡纳反应　奎宁及从金鸡纳树皮中提取的其他生物碱，治疗剂量时可引起一系列反应，称为金鸡纳反应（cinchonism），表现为耳鸣、头痛、恶心、呕吐、腹痛、腹泻、视力和听力减退等，甚至发生暂时性耳聋，多见于重复给药时，停药一般能恢复，个别患者小剂量单用即可出现金鸡纳反应。

2. 心血管反应　奎宁降低心肌收缩能力、减慢传导和延长心肌不应期，但不及其D-异构体奎尼丁的作用明显。用药过量或静脉滴注速度过快时可致严重低血压和致死性心律失常。因而，奎宁静脉滴注时应慢速，并密切观察患者心脏和血压变化。

3. 特异质反应　少数恶性疟尤其是缺乏G-6-PD的患者，即使应用很小剂量也能引起急性溶血，发生寒战、高热、背痛、血红蛋白尿（黑尿）和急性肾功能衰竭，甚至死亡。某些过敏患者可出现皮疹、瘙痒、哮喘等。

4. 子宫兴奋作用　奎宁对妊娠子宫有兴奋作用，故孕妇忌用，月经期慎用。

5. 中枢神经抑制作用　有微弱的解热镇痛作用，也可引起头晕、精神不振等症状。

6. 低血糖反应　奎宁能刺激胰岛β细胞，使血中胰岛素浓度增高，引起低血糖。

（四）甲氟喹

甲氟喹（mefloquine）和奎宁都属喹啉-甲醇衍生物。鉴于奎宁对耐多药虫株至少还保留部分抗疟作用，通过改造奎宁的结构而获得甲氟喹。

【药理作用与临床应用】 甲氟喹也是一种杀灭疟原虫红细胞内期滋养体的药物，用于控制症状，起效较慢。主要用于耐氯喹或对多种药物耐药的恶性疟，与长效磺胺和乙胺嘧啶合用可增强疗效、延缓耐药性的发生。在某些地区已发现恶性疟对此药产生耐药性,但与奎宁和氯喹之间并无必然的交叉耐药关系。由于在体内有肝肠循环,其血浆半衰期较长(约 30 天),可用于症状抑制性预防,每两周给药一次。

【不良反应】 常见恶心、呕吐、腹痛、腹泻、焦虑、眩晕,呈剂量相关性。半数患者可出现神经精神系统不良反应,如眩晕、共济失调、视力或听力紊乱、忧虑、失眠、幻觉、偶见精神病等,通常较轻微,与血药浓度高低无关。有神经精神病史者禁用。动物实验可致畸、影响发育,孕妇、2 岁以下幼儿禁用。

二、主要用于控制复发和传播的抗疟药

伯氨喹(primaquine)是人工合成的 8- 氨喹啉类衍生物。

【体内过程】 口服在肠道内吸收迅速、完全,2 h 血药浓度达峰值。主要分布于肝脏、肺、心脏、脑等脏器。肝脏浓度最高,有利于杀灭肝内疟原虫,$t_{1/2}$ 为 6~8 h。主要在肝脏内代谢,服药后 24 h 大部分以代谢物的形式经尿液排泄,原形药物仅占 1% 左右。

【药理作用与临床应用】 伯氨喹主要对间日疟红细胞外期(或休眠子)和各种疟原虫的配子体有较强的杀灭作用,是根治间日疟和控制疟疾传播最有效的药物。对红细胞内期无效,不能控制疟疾症状的发作,通常均需与氯喹等合用。伯氨喹抗疟原虫作用的机制可能是其损伤线粒体及代谢物 6- 羟衍生物促进氧自由基生成或阻碍疟原虫电子传递而发挥作用。疟原虫对此药很少产生耐药性。

【不良反应】 治疗量可引起头晕、恶心、呕吐、紫绀、腹痛等,停药后可消失。偶见轻度贫血、发绀、白细胞增多等。大剂量(60~240 mg/d)时上述症状加重,多数患者可致高铁血红蛋白血症。

伯氨喹毒性较大,但目前尚无适当药物可以取代。严重的反应是少数特异质者发生的急性溶血性贫血和高铁血红蛋白血症。现已查明,此反应的本质是红细胞内缺乏 G-6-PD,这是一种性联染色体遗传缺陷。因为伯氨喹的氧化代谢物能引起氧化应激(oxidative stress),产生高铁血红蛋白、自由基、过氧化物及氧化型谷胱甘肽(GSSG)。正常时,在 G-6-PD 催化下,可迅速补充 NADPH,后者使 GSSG 还原为谷胱甘肽(GSH)。GSH 对红细胞膜、血红蛋白和红细胞内某些含巯基的酶有保护作用,使之免受伯氨喹氧化代谢物引起的氧化应激反应的损害。但红细胞内缺乏 G-6-PD 的个体不能迅速补充 NADPH,因此不能保护红细胞而发生溶血;另一方面,也不能将高铁血红蛋白还原为血红蛋白,引起高铁血红蛋白血症。

三、主要用于病因性预防的抗疟药

(一) 乙胺嘧啶

【体内过程】 乙胺嘧啶(pyrimethamine)口服在肠道吸收缓慢而完全,4 h 血药浓度达峰值。主要分布于肝脏、肾脏、脾、肺等组织。代谢物经肾脏缓慢排泄,$t_{1/2}$ 约为 4 天。

【抗疟作用机制】 疟原虫不能利用环境中的叶酸和四氢叶酸,必须自身合成叶酸并转变为四氢叶酸后,才能在合成核酸的过程中被利用。乙胺嘧啶对疟原虫的二氢叶酸还原酶有较大的亲和力,并能抑制其活性,从而阻止四氢叶酸的生成,阻碍核酸的合成。与二氢蝶酸合酶抑制剂

磺胺类或砜类合用,在叶酸代谢的两个环节上起双重抑制作用,可收协同作用之效,且可延缓耐药性的发生。

【药理作用与临床应用】 对恶性疟和间日疟某些虫株的原发性红细胞外期有抑制作用,是目前用于病因性预防的首选药。乙胺嘧啶作用持久,服药 1 次,预防作用可维持 1 周以上。对红细胞内期的疟原虫仅能抑制未成熟的裂殖体,对已发育成熟的裂殖体则无效,常需在用药后第二个无性增殖期才能显效,故控制临床症状起效缓慢。此药并不能直接杀灭配子体,但含药血液随配子体被按蚊吸入后,能阻止疟原虫在蚊体内的孢子增殖,起阻断传播的作用。

【不良反应】 治疗剂量毒性小,偶可致皮疹。长期大剂量服用可能干扰人体叶酸代谢,引起巨细胞性贫血、粒细胞减少,及时停药或用甲酰四氢叶酸治疗可恢复。乙胺嘧啶过量引起急性中毒,表现为恶心、呕吐、发热、发绀、惊厥,甚至死亡。严重肝肾功能损伤患者慎用。动物实验有致畸作用,孕妇禁用。

(二)磺胺类和砜类

磺胺类(sulfonamides)和砜类(sulfones)与对氨基苯甲酸(PABA)竞争二氢蝶酸合酶,从而抑制疟原虫二氢叶酸的合成。单用时效果较差,仅抑制红细胞内期疟原虫,主要用于耐氯喹的恶性疟。对红细胞外期无效。与乙胺嘧啶或 TMP 等二氢叶酸还原酶抑制剂合用,可增强疗效。常用制剂为周效磺胺和氯苯砜,与半衰期相近的乙胺嘧啶合用。但近年已发现耐氯喹恶性疟原虫对乙胺嘧啶–周效磺胺合剂有交叉耐药性。

本章电子课件

本章小结

各种抗疟药分别对疟原虫在宿主体内不同增殖阶段发挥作用,从而产生不同的防治效果。如主要作用于原发性红细胞外期的乙胺嘧啶和磺胺类药物,发挥病因性预防作用;主要作用于红细胞内期的氯喹、青蒿素和奎宁,发挥控制症状发作和症状抑制性预防作用;主要作用于继发性红细胞外期的伯氨喹,起到控制疟疾复发的作用;乙胺嘧啶通过抑制雌、雄配子体在蚊体内发育,发挥控制疟疾传播和流行的作用;伯氨喹通过杀灭各种疟原虫的配子体,可以起到控制疟原虫传播的作用。因此根据疟疾的感染情况,相应地选用一种或多种药物,可以达到控制症状、预防和根治的目的。具体要求如下:① 掌握:氯喹、青蒿素、奎宁、伯氨喹、乙胺嘧啶等抗疟药的作用特点和临床应用。② 熟悉:其作用机制及主要不良反应。③ 了解:疟原虫的生活史及抗疟药的合理应用。

思考题

1. 氯喹、伯氨喹、乙胺嘧啶抗疟作用的机制是什么?
2. 氯喹、伯氨喹、乙胺嘧啶抗疟作用的环节及用途有何不同?

3. 试述青蒿素类的作用特点及临床应用。

4. 氯喹与伯氨喹合用有什么意义？

5. 特异质反应发生的本质是什么？

[**杨波，丁玲(浙江大学)**]

第四十六章 抗阿米巴药及抗滴虫药

第一节 抗阿米巴药

阿米巴病（amebiasis）是由溶组织内阿米巴原虫引起的一种传染性的结肠感染。绝大多数感染者无症状，有症状者可以从轻微的腹泻至发生痢疾。阿米巴病的致病过程与溶组织阿米巴原虫在人体的生活史密切相关。抗阿米巴药（amebicide）通过阻断其生活史中相应环节而起作用。

一、阿米巴原虫的生活史和抗阿米巴药的选用

溶组织内阿米巴原虫有两个发育时期：包囊和滋养体，包囊为感染阶段。阿米巴病经口传播，阿米巴包囊经消化道进入小肠下段，包囊壁被肠液破坏，虫体脱囊而出并迅速分裂成小滋养体，寄居在回盲部，在肠液中与细菌共生。一部分移向结肠，形成新的包囊，此时被感染者无症状，称为排包囊者，是阿米巴病的传染源。当人体免疫力低下或肠壁受损时，小滋养体侵入肠壁组织，发育成大滋养体，不断破坏肠壁黏膜和黏膜下层组织，引起肠阿米巴病。滋养体也可随肠壁血液或淋巴迁移至肠外组织肝脏、肺、脑等，引起肠外阿米巴病，如阿米巴肝脓肿、阿米巴肺脓肿、阿米巴脑脓肿等。

抗阿米巴药的选用主要根据感染部位和类型。急性阿米巴痢疾和肠外阿米巴病首选甲硝唑，而依米丁和氯喹只在甲硝唑无效或禁忌时偶可使用。对于排包囊者肠腔内的小滋养体和阿米巴痢疾急性症状控制后肠腔内残存的小滋养体，则宜选用主要分布于肠腔内的二氯尼特，偶可考虑应用卤化喹啉类、巴龙霉素和四环素等。

二、作用于肠内、外阿米巴病的药物

（一）甲硝唑

甲硝唑（metronidazole）又称灭滴灵（flagyl），为人工合成的 5- 硝基咪唑类化合物。

【体内过程】 口服吸收迅速而完全，血药浓度达峰时间为 1~3 h，生物利用度 95% 以上，血浆蛋白结合率为 20%。分布广泛，渗入全身组织和体液，可通过胎盘和血脑屏障，脑脊液中药物也可达有效浓度。主要在肝脏中代谢，代谢物与原形药主要经肾脏排泄，亦可经乳汁排泄。$t_{1/2}$ 为 8~10 h，通常 8 h 给药一次。

【药理作用与临床应用】

1. 抗阿米巴作用　对肠内、肠外阿米巴滋养体有直接杀灭作用，治疗急性阿米巴痢疾和肠外阿米巴感染效果显著，但对肠内阿米巴原虫则无明显作用。因此，单用甲硝唑治疗阿米巴痢疾

时,复发率颇高,须再用肠内抗阿米巴药继续治疗。同理,甲硝唑不适用于排包囊者。其作用机制可能与抑制阿米巴原虫氧化还原反应,使原虫氮链发生断裂有关。

2. 抗滴虫作用　对阴道滴虫亦有直接杀灭作用。其机制未明。口服后可分布于阴道分泌物、精液和尿液中,故对女性和男性泌尿生殖道滴虫感染都有良好疗效。治疗剂量对阴道内正常菌群无影响。偶有耐药虫株出现。

3. 抗贾第鞭毛虫作用　是目前治疗贾第鞭毛虫病最有效的药物,治愈率在 90% 以上。

4. 抗厌氧菌作用　甲硝唑对革兰氏阳性或革兰氏阴性厌氧杆菌和球菌都有较强的抗菌作用,对脆弱拟杆菌感染尤为敏感。其抗菌作用机制可能是硝基被还原成一种毒性物质,抑制细菌脱氧核糖核酸的合成,从而干扰细菌的生长繁殖,最终导致细菌死亡。而耐药菌往往缺乏硝基还原酶。常用于革兰氏阳性或革兰氏阴性厌氧球菌和杆菌引起的产后盆腔炎、败血症、骨髓炎及气性坏疽等的治疗,也可与抗菌药合用防止口腔手术、妇科手术、胃肠外科手术时的厌氧菌感染。较少引起耐药性,长期应用不诱发二重感染。

【不良反应】　较少而轻。常见的有头痛、恶心、呕吐、口干、金属味感,偶有腹痛、腹泻。少数患者出现荨麻疹、红斑、瘙痒、白细胞减少等,极少数患者出现头昏、眩晕、惊厥、共济失调和肢体感觉异常等神经系统症状,一旦出现,应立即停药。甲硝唑可干扰酒精的氧化过程,引起体内乙醛蓄积,患者可出现腹部痉挛、恶心、呕吐、头痛和面部潮红等症状。急性中枢疾病者禁用,肝、肾疾病者应酌情减量。动物实验证明,长期、大量口服有致癌、致突变作用,人体中尚未证实,但妊娠早期禁用,以防引起胎儿畸形。

(二) 替硝唑

替硝唑(tinidazole)也为咪唑衍生物,是甲硝唑的更新换代产品,药理作用相同。与甲硝唑相比,其 $t_{1/2}$ 较长(12~24 h),口服一次,有效血药浓度可维持 72 h。对阿米巴痢疾和肠外阿米巴病的疗效与甲硝唑相当而毒性略低,也用于阴道毛滴虫病,以及各种厌氧菌感染。

【临床应用】

1. 治疗肠内及肠外的阿米巴病、阴道毛滴虫病、贾第鞭毛虫病等,可作为治疗阿米巴肝脓肿的首选药。

2. 治疗各种厌氧菌感染,如败血症、骨髓炎、腹腔感染、盆腔感染、肺支气管感染、肺炎、鼻窦炎、皮肤蜂窝组织炎、牙周感染及术后伤口感染,也作为结直肠手术、妇产科手术及口腔手术的术前预防用药。

3. 作为甲硝唑的替代药,用于幽门螺杆菌所致胃窦炎及消化性溃疡的治疗。

【不良反应】　少见而轻微,主要为恶心、呕吐、上腹痛、食欲下降及口腔金属味,可有头痛、眩晕、皮肤瘙痒、皮疹、便秘及全身不适。此外还可有中性粒细胞减少、双硫仑样反应(disulfiram-like reaction)及黑尿。大剂量时也可引起癫痫发作和周围神经病变。

【禁忌证】　对本品或甲硝唑等硝基咪唑类、吡咯类药物过敏者,有活动性中枢神经疾病和血液病者,以及孕妇及哺乳期妇女禁用。

(三) 依米丁和去氢依米丁

依米丁(emetine)又称吐根碱,为茜草科头九节属植物提取的异喹啉生物碱。去氢依米丁

(dehydroemetine)为其衍生物,药理作用相似,毒性略低。

【体内过程】 因口服可引起强烈的恶心、呕吐,故只能采用深部皮下或肌内注射。吸收良好,分布于肝脏内的浓度高,所以治疗阿米巴肝脓肿疗效最好。肠壁内分布较少,但可杀灭黏膜下层的滋养体,对急性阿米巴痢疾作用快,故可控制症状。但肠内达不到杀灭滋养体的浓度,停药后半数以上复发或转为慢性。

【药理作用与临床应用】 两种药物对溶组织内阿米巴滋养体均有直接杀灭作用,治疗急性阿米巴痢疾与阿米巴肝脓肿,能迅速控制临床症状。因毒性大,仅限于甲硝唑治疗无效或禁用者。对肠内阿米巴滋养体无效,不适用于症状轻微的慢性阿米巴痢疾及无症状的阿米巴包囊携带者。其作用机制为阻止肽酰基 tRNA 的移位,抑制肽链的延伸,阻碍蛋白质合成,从而干扰滋养体的分裂与繁殖。

【不良反应与应用注意】 本药选择性低,也能抑制真核细胞蛋白质的合成,且易蓄积,毒性大,已逐渐为甲硝唑、氯喹等所取代。① 心毒性:常表现为心前区疼痛、心动过速、低血压、心律失常,甚至心力衰竭;心电图改变表现为 T 波低平或倒置,Q-T 间期延长;② 神经肌肉阻断作用:表现为肌无力、疼痛、震颤等;③ 局部刺激:注射部位可出现肌痛、硬结或坏死;④ 胃肠道反应:恶心、呕吐、腹泻等。治疗应在医生监护下进行。孕妇、儿童和有心、肝、肾疾病者禁用。

三、主要作用于肠内阿米巴病的药物

本类药物主要用于治疗肠内阿米巴病,尤其是轻型痢疾及无症状带虫者,而对组织内阿米巴原虫无效。

(一)卤化喹啉类

包括喹碘方(chiniofon)、双碘喹啉(diiodohydroxyquinoline)和氯碘羟喹(clioquinol)。此类药物有直接杀阿米巴作用,口服吸收较少,在肠腔内达到高浓度,并在此释放出碘而产生抗阿米巴作用,曾广泛用作肠内抗阿米巴药,用于排包囊者,或与甲硝唑合用于急性阿米巴痢疾。毒性较低,但可致腹泻。每日量超过 2 g、疗程较长、或为儿童患者,则危险性较大。禁用于严重肝、肾疾病及碘过敏者。在日本曾引起亚急性脊髓 – 视神经病,可致视神经萎缩和失明。许多国家已禁止或限制其应用。

(二)二氯尼特

二氯尼特(diloxanide)为二氯乙酰胺类衍生物,通常用其糠酸酯(diloxanide furoate),是目前最有效的杀包囊药。口服后主要靠其未吸收部分杀灭阿米巴原虫的囊前期,也可直接杀灭阿米巴滋养体,单用对无症状的排包囊者有效,也可用于治疗慢性阿米巴痢疾。对于急性阿米巴痢疾,单用二氯尼特疗效不佳;但在甲硝唑控制症状后再用二氯尼特肃清肠腔内的小滋养体,可有效地预防复发。对肠外阿米巴病无效。本品对脊椎动物无明显作用,不良反应轻微,偶尔出现恶心、呕吐和皮疹等。大剂量时可致流产,但无致畸作用。

(三)巴龙霉素

巴龙霉素(paromomycin)为氨基糖苷类抗生素,口服吸收少,肠道浓度高。通过抑制蛋白质

合成,直接杀灭阿米巴滋养体;也可通过抑制共生菌群的代谢,间接抑制肠道阿米巴原虫的生存与繁殖。临床用于治疗急性阿米巴痢疾。

四、主要作用于肠外阿米巴病的药物

氯喹(chloroquine)为抗疟药(见第四十五章),也有杀灭阿米巴滋养体的作用。口服吸收迅速完全,肝脏中药物浓度比血浆药物浓度高数百倍,而肠壁的分布量很少。对肠内阿米巴病无效,常用于甲硝唑无效或禁忌的阿米巴肝炎或肝脓肿,应与肠内抗阿米巴药合用,以防止复发。

第二节　抗滴虫药

阴道毛滴虫病是妇科常见病,也可寄生于男性尿道。抗滴虫药用于治疗阴道毛滴虫所引起的阴道炎、尿道炎和前列腺炎。目前认为口服甲硝唑是治疗滴虫病最有效的药物,并且简便、经济、安全。偶遇抗甲硝唑株滴虫感染时,可考虑改用乙酰胂胺局部给药。临床上强调夫妇同时治疗,以保证疗效。治疗过程中也必须注意个人卫生,每日洗换内裤,消毒洗具。

(一)甲硝唑

对阴道滴虫有很强的杀灭作用。体外实验,甲硝唑在 2.5 mg/L 浓度下,24 h 内可杀灭 99% 阴道滴虫。治疗量不影响阴道正常菌群的生长。口服一个疗程,90% 的患者可治愈,失败者间隔 5~6 周,再进行第二个疗程,约 90% 仍有效。

(二)替硝唑

为甲硝唑的衍生物。口服易吸收,用药后 6 h 血药浓度达峰值,$t_{1/2}$ 为 13 h,该药药理作用、临床应用及不良反应均与甲硝唑相似,但抗原虫作用强于甲硝唑,而且疗程短。

(三)乙酰胂胺

乙酰胂胺(acetarsol)为五价砷剂,直接杀灭滴虫。偶遇耐甲硝唑株滴虫感染时,可考虑改用乙酰胂胺局部给药。此药有轻度局部刺激作用,可使阴道分泌物增多。

本章电子课件	

◆ 本章小结

溶组织内阿米巴原虫的滋养体可寄生于大肠内,亦可侵入肝脏、肺等组织,分别引起肠内阿米巴病和肠外阿米巴病。卤化奎宁、巴龙霉素等仅对肠内阿米巴病有效;甲硝唑、依米丁、去氢依米丁对肠内及肠外阿米巴病都有效;氯喹主要适用于肠外阿米巴病。临床治疗常采用两种以

上药物交替应用,以达根治效果。抗滴虫药以甲硝唑效果最佳,为临床常用首选药。乙酰胂胺治疗阴道毛滴虫病也有较好疗效。具体要求如下:① 掌握:甲硝唑的药理作用和临床应用。② 熟悉:其他抗阿米巴和抗滴虫药的作用特点及合理应用。

？ *思考题*

    1. 常用的抗阿米巴药有哪些,其特点有何不同?

    2. 试述替硝唑的药理作用和临床应用。

    3. 常用抗滴虫药有哪些?

[**杨波,丁玲(浙江大学)**]

第四十七章　抗血吸虫药和抗丝虫药

第一节　抗血吸虫药

血吸虫病防治较困难,有赖于粪便的卫生管理,使用灭螺剂,供应洁净的用水及药物治疗。长期以来,酒石酸锑钾(antimony potassium tartate)是治疗血吸虫病的主要特效药,但具有毒性大、疗程长、必须静脉注射等缺点。20 世纪 70 年代发现的吡喹酮(praziquantel)具有高效、低毒、疗程短、口服有效等优点,是血吸虫病防治史上的一个突破,现已完全取代酒石酸锑钾。

一、血吸虫的生活史和致病性

血吸虫的人体感染是由接触生活在水中的尾蚴后,很快侵入皮肤,到达肝门静脉系统,经 1~3 个月由童虫发育为成虫。成虫雌雄异体,合抱后逆流至肠系膜下静脉等处,定居后产卵,卵随血流至全身,但主要进入肝脏及结肠。到达肠壁小血管的卵,卵内的毛蚴分泌的毒素破坏肠壁组织,造成出血、坏死、脱落,卵随之落入肠腔,由粪便排出体外。另一部分卵在肝脏沉积,引起坏死及炎症反应。

寄生于人体内的血吸虫有日本血吸虫、曼氏血吸虫、埃及血吸虫等。在我国流行的血吸虫病主要是日本血吸虫感染所致,淡水钉螺是其中间宿主。日本血吸虫病曾在我国长江流域和长江以南 13 个省、自治区、直辖市严重流行,中华人民共和国成立初期估计有患者千余万人,是我国危害最严重的寄生虫病。中华人民共和国成立后政府开展了大规模的防治工作,流行情况得到基本控制,积极开展防治工作至今仍很有必要。

二、常用药物

吡喹酮属吡嗪异喹啉衍生物,为广谱抗吸虫药和驱绦虫药,对寄生于人体内的埃及、曼氏、日本血吸虫具有高效驱杀作用。对线虫和原虫感染无效。

【体内过程】　口服吸收迅速而完全,1~2 h 内血药浓度达峰值。因首过消除明显,限制了其生物利用度。迅速分布于组织,以肝脏、肾脏中含量最高。在肝脏内迅速代谢为羟基化合物,经肾脏排出,24 h 内排出用药量的 90%。$t_{1/2}$ 为 1~1.5 h,晚期血吸虫病患者则明显延长。

【作用机制】　吡喹酮的作用机制可能是增加虫体细胞膜对 Ca^{2+} 的通透性,使 Ca^{2+} 大量内流,导致虫体 Ca^{2+} 大量增加,产生痉挛性收缩而致死。除去培养液中的 Ca^{2+} 或加入 Mg^{2+},则可取消上述作用。由于虫体发生痉挛性麻痹,使其不能附着于血管壁,被血流冲入肝脏,即出现肝移。在肝脏内由于失去完整体被的保护,更易被吞噬细胞所消灭。吡喹酮损伤虫体表膜也可引起一系列生化变化,如谷胱甘肽 S- 转移酶、碱性磷酸酶活性降低,抑制葡萄糖的摄取、转运等。吡喹酮的作用有高度选择性,对哺乳动物细胞膜则无上述作用。

【药理作用与临床应用】 吡喹酮除对血吸虫有杀灭作用外,对其他吸虫,如华支睾吸虫、姜片虫、肺吸虫,以及各种绦虫感染和其幼虫引起的囊虫病、包虫病都有不同程度的疗效。在体外实验中,吡喹酮能为血吸虫迅速摄取。在最低有效浓度(0.2~1.0 μg/mL)时,可使虫体兴奋、收缩和痉挛。浓度略高时,则可使血吸虫虫体形成空泡和破溃,粒细胞和吞噬细胞浸润,终至虫体死亡。吡喹酮口服后,不仅能使血吸虫成虫、童虫虫体产生痉挛性收缩,并失去一切活动能力,几乎全部进行肝移,在肝脏中被网状内皮系统所消灭。整体实验结果表明,用药后数分钟内,肠系膜静脉内 95% 的血吸虫向肝脏转移,并在肝脏内死亡。吡喹酮目前为临床治疗日本、埃及和曼氏血吸虫病的首选药,对单一感染或混合感染均有良好疗效,对急性血吸虫病,有迅速退热和改善全身症状的作用,远期疗效也可达 85% 以上。对心脏、肝脏等并发症的晚期患者,亦可完成治疗。

【不良反应】 少且短暂。口服后可出现腹部不适、腹痛、腹泻、头痛、眩晕、嗜睡等,服药期间避免驾车和高空作业。偶见发热、瘙痒、荨麻疹、关节痛、肌痛等,与虫体杀死后释放异体蛋白有关。少数患者出现心电图异常。未发现该药有致突变、致畸和致癌作用,但大剂量时使大鼠流产率增高,孕妇禁用。

第二节 抗丝虫药

一、丝虫的生活史和致病性

丝虫病是由丝状线虫所引起的一种流行性寄生虫病。我国流行的主要为班氏丝虫病和马来丝虫病,两者在长江流域和长江以南都有流行,而在长江以北、黄河以南则只流行班氏丝虫病。班氏丝虫和马来丝虫的生活史基本相似,都需要经过两个发育阶段,即幼虫在中间宿主蚊体内的发育及成虫在终末宿主人体内的发育。

1. 在蚊体内的发育 当蚊叮吸带有微丝蚴的患者血液时,微丝蚴随血液进入蚊胃,经 1~7 h,脱去鞘膜,穿过胃壁经体腔侵入胸肌,在胸肌内经 2~4 天,虫体活动减弱,缩短变粗,形似腊肠,称腊肠期幼虫。其后虫体继续发育,又变为细长,内部组织分化,其间蜕皮 2 次,发育为活跃的感染期丝状蚴。丝状蚴离开胸肌,进入蚊体腔,其中大多数到达蚊的下唇,当蚊再次叮人吸血时,幼虫自蚊下唇逸出,经吸血伤口或正常皮肤侵入人体。在蚊体寄生阶段,幼虫仅进行发育并无增殖。

2. 在人体内的发育 感染期丝状蚴进入人体后的具体移行途径,至今尚未完全清楚。一般认为,幼虫可迅速侵入附近的淋巴管,再移行至大淋巴管及淋巴结,幼虫在此再经 2 次蜕皮发育为成虫。雌雄成虫常互相缠绕在一起,以淋巴液为食。成虫交配后,雌虫产出微丝蚴,微丝蚴可停留在淋巴系统内,但大多随淋巴液进入血循环。

丝虫病的发病和病变主要由成虫及传染期幼虫引起。传染期幼虫经蚊叮咬侵入人体后,在淋巴系统内发育成为成虫,幼虫和成虫代谢物及丝虫子宫排泄物引起全身变态反应与局部淋巴系统的组织反应。表现为急性期的丝虫热、淋巴结炎和淋巴管炎。由于淋巴系统炎症反复发作则导致慢性期淋巴管阻塞症状、淋巴管曲张、乳糜尿、象皮肿等。

二、常用药物

乙胺嗪（diethylcarbamazine）的枸橼酸盐称海群生（hetrazan）。

【体内过程】 口服吸收迅速，1~2 h 内血药浓度达峰值。$t_{1/2}$ 为 8 h，均匀分布于各组织，大部分在体内氧化失活，原形药物及代谢物主要经肾脏排泄，4%~5% 经肠排泄。反复给药无蓄积性，酸化尿液促进其排泄，碱化尿液减慢其排泄，增高血浆浓度与延长半衰期，因此在肾功能不全或碱化尿液时需要减少用量。

【药理作用与临床应用】 对班氏丝虫和马来丝虫的成虫和微丝蚴均有杀灭作用。服用乙胺嗪后，班氏丝虫和马来丝虫的微丝蚴迅速从患者血液中减少或消失。对淋巴系统中的成虫也有毒杀作用，但需较大剂量或较长疗程。在体外，乙胺嗪对两种丝虫的微丝蚴和成虫无直接杀灭作用，表明其杀虫作用依赖于宿主防御机制的参与。乙胺嗪分子中的哌嗪部分可使微丝蚴的肌组织超极化，产生弛缓性麻痹而从寄生部位脱离，迅速肝移，并易被网状内皮系统捕获。乙胺嗪也可破坏微丝蚴表膜的完整性，暴露抗原，使其易遭宿主防御机制的破坏。

【不良反应】 药物本身引起的不良反应轻微，常见厌食、恶心、呕吐、头痛、乏力等，通常在几天内均可消失。但因成虫和微丝蚴死亡释出大量异体蛋白，引起的变态反应则较明显，表现为皮疹、淋巴结肿大、血管神经性水肿、畏寒、发热、哮喘、肌肉关节酸痛、心率加快及胃肠功能紊乱等，用地塞米松可缓解症状。因本药对成虫作用弱，必须数年内反复用药才能治愈。

本章电子课件

◆ 本章小结

抗血吸虫药用于血吸虫病的防治，可杀灭虫体，消除传染源，恢复患者健康。锑剂对血吸虫病疗效较高，但毒性较大，现已少用。吡喹酮的疗效较佳，毒性小。抗丝虫药以乙胺嗪为常用，疗效高、毒性小、口服有效为其特点。具体要求如下：① 掌握：吡喹酮和乙胺嗪的药理作用和临床应用。② 熟悉：吡喹酮和乙胺嗪的作用机制与主要不良反应。③ 了解：血吸虫和丝虫的生活史及致病性。

？ 思考题

1. 吡喹酮的主要药理作用、临床应用和不良反应是什么？
2. 试述乙胺嗪的药理作用与临床应用，应用过程中应注意哪些不良反应？

[杨波，丁玲（浙江大学）]

第四十八章 抗肠道蠕虫药

寄生在人体肠道的寄生虫称为肠蠕虫,主要包括绦虫、钩虫、蛔虫、蛲虫、鞭虫和姜片虫等。凡能驱除或杀灭肠蠕虫,并使其排出体外的药物称为驱肠道蠕虫药。不同肠蠕虫对不同药物的敏感性不同,因此,必须针对不同的肠蠕虫感染正确选药。近年来不断有广谱、高效的驱肠蠕虫药问世,使选药更为方便易行,使多数肠蠕虫病得到有效治疗和控制,而且有些药物对由肠蠕虫病引起的组织型感染也有效。肠道寄生的肠蠕虫分为三大类:肠道线虫、肠道绦虫和肠道吸虫,在我国肠蠕虫病以肠道线虫感染最为普遍。

第一节 抗线虫药

一、线虫的生活史和分类

线虫是无脊椎动物中一个很大的类群,不但种类多,而且数目也极大。依赖寄生方式存活的只是其中很少的种类,常见的寄生于人体导致严重疾患的线虫有 10 余种,重要的有蛔虫、钩虫、丝虫、旋毛虫等。线虫的基本发育过程分为虫卵、幼虫和成虫三个阶段。线虫的幼虫在发育中最显著的特征为蜕皮。幼虫的发育一般分为四期,共蜕皮四次,逐渐发育成熟。

某些种类的线虫虫卵在适宜的条件下,能在外界环境中发育成熟孵化出幼虫,并进一步发育为蚴后才感染人体,如钩虫;某些虫种的虫卵在外界只能发育至感染期卵,当其进入人体内后,在肠道特殊环境条件下,才孵化出幼虫,如蛔虫;一些直接产幼虫的虫种,其幼虫需在中间宿主体内发育为感染期蚴后,通过中间宿主再感染人体,如丝虫。

根据生活史中有无中间宿主,可将线虫发育过程分为两种类型:生活史中无中间宿主者,称为直接发育型,其过程较简单,寄生肠道的线虫多属此型,如钩虫。生活史中有中间宿主者,称为间接发育型,其过程较复杂,寄生组织内的线虫多属此型,如丝虫。寄生线虫机械性破坏和毒性作用对人体的危害程度与虫种、寄生数量、发育阶段、寄生部位及人体对寄生虫的防御能力与免疫反应等因素有关。

二、常用药物

(一) 甲苯达唑

甲苯达唑(mebendazole)为苯并咪唑类广谱抗肠蠕虫药。

【体内过程】 几乎不溶于水和多种溶媒,口服吸收极少,首过消除明显,肠腔内以药物原形保持较高的浓度,药物在 24~48 h 内大部分随粪便排出。

【药理作用与临床应用】　甲苯达唑为一高效、广谱抗肠蠕虫药,对蛔虫、蛲虫、鞭虫、钩虫、绦虫都有较好疗效,常在 90% 以上,尤其适用于上述蠕虫的混合感染,甚至对丝虫病和囊虫病也有一定效果。它选择性地使线虫的体被和细胞中的微管消失,抑制虫体对葡萄糖的摄取,减少糖原量,减少 ATP 生成,妨碍虫体生长发育,对多种线虫的成虫和幼虫均有杀灭作用。由于甲苯达唑显效缓慢,给药后数日才能将虫排尽。另外,本品对钩虫卵、蛔虫卵和鞭虫卵具杀灭作用,有控制传播的意义。

【不良反应】　少数病例可见短暂腹痛、腹泻。大剂量时偶见过敏反应、脱发、粒细胞减少等。大鼠实验发现有致畸胎和胚胎毒作用,故孕妇忌用。肝肾功能不全者禁用。2 岁以下儿童和对本品过敏者不宜使用。

(二) 阿苯达唑

阿苯达唑(albendazole)是继甲苯达唑之后研制成功的又一同类药,别名肠虫清,具有广谱、高效、低毒的特点。

【体内过程】　口服吸收迅速,在体内很快代谢为仍有活性的丙硫咪唑砜和亚砜,24 h 大部分代谢物随尿液排出,少量从粪便排出。

【药理作用与临床应用】　阿苯达唑对肠道寄生虫,如线虫类的蛔虫、蛲虫、钩虫、鞭虫和粪类圆线虫,绦虫类的猪肉绦虫、牛肉绦虫、短膜壳绦虫等的驱杀作用及其机制基本同甲苯达唑。但因其口服后吸收迅速,血药浓度比口服甲苯达唑后高出 100 倍,肝脏、肺等组织中均能达到相当高的浓度,并能进入棘球蚴囊内,因而对肠外寄生虫病,如棘球蚴病(包虫病)、囊虫病、旋毛虫病,以及华支睾吸虫病、肺吸虫病等也有较好疗效,为甲苯达唑所不及。对于脑囊虫病,也有较缓和的治疗作用,比吡喹酮较少引起颅内压升高和癫痫发作等严重反应,但仍应住院治疗,随时警惕脑疝等反应的发生。对华支睾吸虫病的疗效则稍逊于吡喹酮,疗程也稍长。

【不良反应】　本品副作用轻,一般耐受良好。每日 400 mg 时,20%~30% 的病例可出现消化道反应和头晕、思睡、头痛等,多在数小时内自行缓解。每日 800 mg 时,初期有 30% 出现白细胞减少,5~6 个月后可恢复。少数可见肝功能障碍,1~2 周内恢复。

治疗囊虫病和包虫病时,所用剂量较大,疗程很长,但也多能耐受。主要反应系由猪囊尾蚴解体后释出异体蛋白所致。可见头痛、发热、皮疹、肌肉酸痛。脑囊虫病时则可引起癫痫发作、视力障碍、颅内压升高,甚至脑水肿和脑疝。治旋毛虫病时也可发生发热、肌肉酸痛和水肿加重等反应。

(三) 哌嗪

哌嗪(piperazine)为常用驱蛔虫药,临床常用其枸橼酸盐,称驱蛔灵。对蛔虫、蛲虫具有较强的驱虫作用。其驱虫作用机制主要是通过改变虫体肌细胞膜对离子的通透性,引起膜超极化,阻断神经 – 肌肉接头处传递,导致虫体弛缓性麻痹,虫体随粪便排出体外;也能抑制琥珀酸合成,干扰虫体糖代谢,使肌肉收缩的能量供应受阻。本品对虫体无刺激性,可减少虫体游走移行,主要用于驱除肠道蛔虫,治疗蛔虫所致的不完全性肠梗阻和早期胆道蛔虫病。

本药不良反应轻,大剂量时可出现恶心、呕吐、腹泻、上腹部不适,甚至可见神经症状如嗜睡、眩晕、眼球震颤、共济失调、肌肉痉挛等。动物实验有致畸作用,孕妇禁用。有肝肾功能不全和神经系统疾病者禁用。

(四)左旋咪唑

左旋咪唑(levamisole)为咪唑的左旋异构体。对多种线虫有杀灭作用,其中对蛔虫的作用较强。左旋咪唑作用机制为抑制虫体琥珀酸脱氢酶活性,阻止延胡索酸还原为琥珀酸,减少能量生成,使虫体肌肉麻痹,失去附着能力而排出体外。用于治疗蛔虫、钩虫、蛲虫感染,对丝虫病和囊虫病也有一定疗效。

本药治疗剂量偶有恶心、呕吐、腹痛、头晕等。大剂量或多次用药时,个别病例出现粒细胞减少、肝功能减退等。妊娠早期、肝肾功能不全者禁用。

(五)噻嘧啶

噻嘧啶(pyrantel)为人工合成四氢嘧啶衍生物,为广谱抗肠蠕虫药。噻嘧啶抑制虫体胆碱酯酶,使神经肌肉接头处乙酰胆碱堆积,神经肌肉兴奋性增强,肌张力增高,随后虫体痉挛性麻痹,不能附壁而排出体外。对钩虫、绦虫、蛲虫、蛔虫等均有抑制作用,用于蛔虫、钩虫、蛲虫单独或混合感染,常与另一种抗肠道蠕虫药奥克太尔(oxantel)合用,增强疗效。

本药治疗剂量时不良反应较少,偶有发热、头痛、皮疹和腹部不适。少数患者出现血清转氨酶升高,故肝功能不全者慎用。孕妇及2岁以下儿童禁用。因与哌嗪有拮抗作用,不宜合用。

(六)恩波维铵

恩波维铵(pyrvinium embonate)为青铵染料,口服不吸收,胃肠道药物浓度高,曾作为蛲虫单一感染首选药。抗虫作用机制为选择性干扰虫体呼吸酶系统,抑制虫体需氧代谢,同时抑制虫体运糖酶系统,阻止虫体对外源性葡萄糖的利用,从而减少能量生成,导致虫体逐渐衰弱和死亡。不良反应少,仅见恶心、呕吐、腹痛、腹泻等。服药后粪便呈红色,需事先告知患者。

第二节　抗绦虫药

一、绦虫的生活史和致病性

绦虫(tapeworm,cestode)是一种巨大的肠道寄生虫,包括多种类型,如牛肉绦虫、猪肉绦虫、鱼绦虫、阔节裂头绦虫、短膜壳绦虫等,其中以带状的猪肉绦虫和牛肉绦虫最为常见,成虫在肠道内可存活10~20年。猪肉绦虫长2~4 m,牛肉绦虫可长达4~8 m,全身可分三节。头节有吸附能力,颈节能不断长出节片(每天能长7~8个节片),体节可分为未成熟节和成熟节。成熟节有雌雄两套生殖器官,子宫内储有10多万虫卵,这些节片可随时脱落,随粪便排出体外。绦虫没有消化道,体表有许多绒毛,靠绒毛吸取肠道营养以供自身需要。绦虫病(cestodiasis)是猪肉绦虫或牛肉绦虫寄生于人体小肠引起的疾病,在我国分布较广。猪肉绦虫散发于华北、东北、西北一带,地方性流行区仅见于云南;牛肉绦虫于西南各省及西藏、内蒙古、新疆等自治区均有地方性流行。

绦虫病的流行和饮食习惯及猪、牛饲养方法不当有密切关系。绦虫妊娠节片和虫卵随人的粪便排出体外,污染周围环境,如果猪或牛吃了这些虫卵,经过 48~72 h,卵壳被肠液消化,虫卵六钩蚴就会在其肠道内脱壳而出,穿过肠壁进入血液,随血流到达全身各处,经过数月发育成囊尾蚴。囊尾蚴可在猪体内生存 3~5 年。当人吃了生的或未熟透的含有囊尾蚴的猪肉或牛肉,在小肠液的作用下,囊尾蚴头节翻出来,吸附在肠壁上,经 2~3 个月发育成成虫,寄生于人体小肠上段,将头端嵌入肠壁吸取营养,影响到人体健康。人们也可能吃下被虫卵污染过的食物,绦虫卵在肠道内脱壳,孵化出六钩蚴,六钩蚴穿过肠壁,随血流到达全身各组织,发育成囊尾蚴,引起囊虫病(cysticercosis)。其中脑囊虫病(cerebral cysticercosis)约占囊虫病的 80% 以上,是猪肉绦虫的囊尾蚴寄生于人体脑组织形成包囊所引起的疾病,可导致严重后果。

二、常用药物

(一) 氯硝柳胺

氯硝柳胺(niclosamide)为水杨酰胺类衍生物,原为杀钉螺药,对血吸虫尾蚴和毛蚴也有杀灭作用,用于血吸虫病的预防。后发现对牛肉绦虫、猪肉绦虫、鱼绦虫、阔节裂头绦虫和短膜壳绦虫感染都有良好疗效,尤以对牛肉绦虫的疗效为佳。

本药主要抑制绦虫线粒体内 ADP 的无氧磷酸化,阻碍产能过程,也抑制葡萄糖摄取,从而杀死其头节和近端节片,但不能杀死节片中的虫卵。已死头节可被部分消化而在粪便中难以辨认。如欲急于考核疗效,应在服药 1~3 h 内,即在头节未被消化前服泻药一剂。猪肉绦虫死亡节片被消化后,释出的虫卵逆流入胃及十二指肠,有引起囊虫病的危险,故应在服用氯硝柳胺前先服用镇吐剂,服用抗绦虫药后 2 h 再服用硫酸镁导泻。

口服不易吸收,也无直接刺激作用,不良反应少,少数患者有恶心、呕吐、腹痛、腹泻等,但很快就消失。偶尔有过敏、肌肉痉挛。本品为深红色,可染红粪便和衣服。

(二) 吡喹酮

吡喹酮(praziquantel)除抗血吸虫作用外,还是一广谱抗肠蠕虫药,但对线虫和原虫感染无效。

【抗肠蠕虫作用】　吡喹酮对牛肉绦虫、猪肉绦虫、阔节裂头绦虫和短膜壳绦虫都有良好的疗效。10 mg/kg 或 25 mg/kg 顿服的治愈率高于氯硝柳胺。对于囊虫病,皮下－肌肉型用总量 120 mg/kg 4 天疗法;脑囊虫病用总量 180 mg/kg 的 9 天疗法;间隔 3~4 个月再进行第 2 疗程,共 3 个疗程。疗效不低于阿苯达唑,而杀虫作用迅速,但引起颅内压升高的反应较重。

包虫病(hydatid disease)是棘球绦虫的幼虫寄生在人体所致的一种人兽共患寄生虫病,应用吡喹酮虽不能获得寄生虫学治愈,但可杀灭已生成的原头蚴或使其感染能力明显降低,用于术前准备以防术中棘球蚴扩散。这点与阿苯达唑直接杀死棘球蚴不同,不宜手术者应采用阿苯达唑。

吡喹酮对华支睾吸虫病(clonorchiasis sinensis)、其他肝吸虫病和肺吸虫病也有效。姜片虫对吡喹酮甚为敏感,5~15 mg/kg 一剂疗法即有效。

本章电子课件	

◆ 本章小结

　　抗线虫药包括阿苯达唑、甲苯咪唑、噻苯唑、左旋咪唑、噻嘧啶等。哌嗪主要用于驱蛔虫。常用的抗绦虫药有氯硝柳胺和吡喹酮。抗肠道蠕虫药是在肠内发挥局部作用的药物,故应在肠道内不易吸收,能保持肠内高浓度,或虽有吸收,但对宿主毒性小,常用抗肠道蠕虫药多具此特点。具体要求如下:① 掌握:甲苯咪唑、阿苯达唑和氯硝柳胺、吡喹酮的药理作用和临床应用。② 熟悉:其他抗肠道蠕虫药的作用特点和机制。③ 了解:线虫和绦虫的生活史及致病性。

？ 思考题

　　1. 抗线虫药有哪些? 其药理作用、临床应用与不良反应是什么?
　　2. 主要的抗绦虫药有哪些,各有何特点?

[**杨波,丁玲(浙江大学)**]

第八篇

抗肿瘤药物与影响免疫功能药物药理

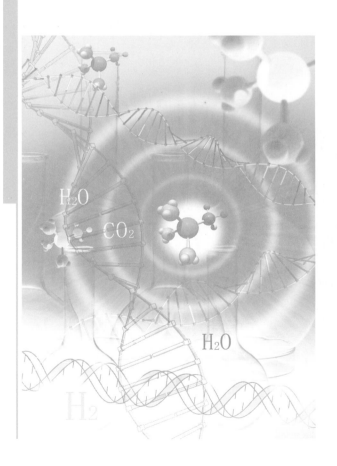

第四十九章 抗肿瘤药

第一节 概 述

恶性肿瘤又称癌症,是一组严重威胁人类健康的常见病、多发病。抗肿瘤药(antineoplastic drug)或称抗癌药(anticancer drug),有狭义和广义之分。狭义的是指对肿瘤细胞有直接杀伤作用的细胞毒性药物(cytotoxic drug),即肿瘤化疗药物;广义的还包括激素类(如糖皮质激素、性激素)、肿瘤细胞诱导分化剂(如维 A 酸),生物应答调节剂(biological response modifier,BRM;如干扰素)等,临床使用的抗癌药达 70 种之多。

化学治疗(chemotherapy,简称化疗)和外科手术、放射治疗是治疗恶性肿瘤的三大主要手段。自从 1943 年 Gilman 等首先将氮芥应用于淋巴瘤的治疗,揭开了现代肿瘤化疗学的序幕,此后肿瘤的基础和临床研究取得长足进步,化疗已从仅仅作为缓解症状的姑息疗法,或手术、放射治疗的辅助疗法向根治水平过渡,部分恶性肿瘤已有可能通过化疗得到治愈,而大部分恶性肿瘤的治疗仍未达到满意的疗效。

近 20 多年来,随着细胞增殖动力学、药代动力学与免疫学等方面研究的迅猛发展,以及细胞生物学、分子生物学的崛起,抗癌药的研究进入分子水平,已经从传统的细胞毒类药物向针对发病机制多环节作用的新型药物发展,机制新颖的抗癌药不断进入临床,如抑制微管蛋白解聚的紫杉醇和紫杉特尔、抑制拓扑异构酶 I 的拓扑替康和伊立替康、酪氨酸激酶抑制剂如伊马替尼和吉非替尼、生物反应调节剂、肿瘤细胞诱导分化剂、抗肿瘤侵袭及转移药、新生血管生成抑制剂、肿瘤耐药性逆转剂及肿瘤免疫治疗药物等。与此同时,肿瘤内科学(medical oncology)的进步促进了肿瘤的治疗向综合治疗方向发展,即根据患者的机体状况、肿瘤的病理类型、侵犯范围(分期)和发展趋向等,合理、有计划地综合应用现有的治疗手段(如免疫治疗),以期较大幅度地提高肿瘤治愈率和改善患者的生活质量。

第二节 肿瘤细胞增殖动力学

增殖是指细胞通过分裂而生成与本身相同的细胞群体,是所有细胞延续生命的普遍形式。正常组织细胞分裂、增殖受着严密的调控。若正常细胞分裂、增殖失去调控,则将形成癌变,故癌变就是正常细胞被解除增殖受控性的过程,肿瘤也就是失去了调控的细胞群体。因此几乎所有的肿瘤细胞都具有一个共同的特点,即与细胞增殖有关的基因被开启或激活,而与细胞分化有关的基因被关闭或抑制,从而使肿瘤细胞表现为不受机体约束的无限增殖状态。从细胞生物学角度,诱导肿瘤细胞分化,抑制肿瘤细胞增殖或者导致肿瘤细胞死亡的药物均可发挥抗肿瘤作用。

　　肿瘤组织由肿瘤细胞和细胞间质构成。肿瘤组织中的肿瘤细胞包括三大群体,即增殖细胞群、静止细胞群(G_0 期)和无增殖能力细胞群。增殖细胞群是瘤体中不断分裂增殖的肿瘤细胞,它与全部肿瘤细胞群之比称生长比率(growth fraction,GF)。肿瘤细胞生长比率对肿瘤细胞群体的扩张速度起决定性作用。GF 高的肿瘤,瘤体增生迅速,对化疗药物的敏感性亦高。

　　肿瘤细胞增殖周期是指细胞从一次分裂结束到下一次分裂结束所经历的全过程,历经 4 个时期:DNA 合成前期(G_1 期)、DNA 合成期(S 期)、DNA 合成后期(G_2 期)和有丝分裂期(M 期)。这一全过程所需的时间称为细胞周期时间(TC=G_1+S+G_2+M)。

　　G_0 期:在细胞分裂完毕后进入 G_1 期还存在一个持续时间长短不同的阶段,并不一定立即进入 G_1 期,这一阶段的细胞为 G_0 期细胞。G_0 期是暂不增殖的后备细胞,无旺盛的合成活动,胞质成分没有增加,体积一般较小。但 G_0 期细胞具有增殖潜能,在适当信息刺激时,则可进入细胞周期而进行分裂增殖。此期的肿瘤细胞对化疗药物敏感性低,是肿瘤复发的根源。

　　G_1 期:G_0 期细胞存在着调节点,在接受特定的信号后,即可进入 G_1 期。细胞进入 G_1 期表明细胞已进入增殖状态,使细胞开始进行细胞基质基本结构物质的合成。随着时间的延续,胞质成分合成增多,表现为多聚核蛋白体含量增多,DNA 和蛋白质含量也增多,细胞体积增大。因此,G_1 期为向 S 期过渡作物质上的准备,其时间长短在不同肿瘤细胞的差异较大,可由数小时到数日。

　　S 期:即 DNA 合成期。肿瘤细胞要分裂繁殖,需以蛋白质为原料,要合成蛋白质就首先要复制 DNA,然后以 DNA 为模板转录合成 RNA,再翻译合成蛋白质。在 S 期,细胞合成 DNA,使 DNA 含量增加一倍。细胞一旦进入 S 期,细胞大部分活动相对独立,不依赖于细胞外因素的调控,对外界不利因素(如低剂量射线照射)有一定的耐受性。S 期时间在 2~30 h,多数为 10 h 左右。某些抗肿瘤药(如氟尿嘧啶等)可以干扰 DNA 合成过程。

　　G_2 期:G_2 期细胞处于分裂前阶段,主要进行分裂前分子水平上的生物学变化,如染色质发生螺旋化变成染色体、中心体复制和膜解体等。在 G_2 期,中心体的 2 个中心粒相分离,向两极移动,形成两个中心体。中心体能聚合 α、β 两种微管蛋白,组装成微管,众多的微管形成纺锤体,纺锤体是使染色体发生运动的结构。染色体的运动是被动的,由两种微管通过聚合和滑动作用形成推力和拉力,向两极移行,使染色体完成分配运动。G_2 期持续时间为 2~4 h。

　　M 期:即有丝分裂期。该期细胞主要活动是完成遗传物质的分配,其主要变化是细胞通过前、中、后、末四期,将细胞分成均等的两份,最终形成两个新的子细胞。M 期不仅完成细胞物质的分配,而且仍然有合成活动,染色体的装配和中心粒的复制在 M 期才彻底完成。细胞分裂全程时间为 30~60 min。肿瘤细胞 M 期持续时间与正常细胞相同,并没有缩短。

第三节　抗肿瘤药的作用及分类

一、按药物化学结构和来源分类

抗肿瘤药根据药物化学结构和来源可分为:

1. 烷化剂　氮芥类、乙烯亚胺类、亚硝脲类、甲烷磺酸酯类等。

2. 抗代谢物　叶酸、嘧啶、嘌呤类似物等。

3. 抗肿瘤抗生素　蒽环类抗生素、丝裂霉素、博来霉素类、放线菌素类等。

4. 抗肿瘤植物药　长春碱类、喜树碱类、紫杉醇类、三尖杉生物碱类、鬼臼毒素衍生物等。

5. 激素　肾上腺皮质激素、雌激素、雄激素及其拮抗药。

6. 其他　铂类配合物和酶等。

二、按药物抗肿瘤作用的生化机制分类

根据药物作用于肿瘤细胞的生化机制,可分为以下几种类别(见图49-1):

1. 干扰核酸生物合成　药物分别在不同环节阻止 DNA 的生物合成,属于抗代谢药。根据药物主要干扰的生化步骤或所抑制靶酶的不同,可进一步分为:① 二氢叶酸还原酶抑制剂,如氨甲蝶呤等;② 胸苷酸合成酶抑制剂,如氟尿嘧啶等;③ 嘌呤核苷酸互变抑制剂,如巯嘌呤等;④ 核苷酸还原酶抑制剂,如羟基脲等;⑤ DNA 聚合酶抑制剂,如阿糖胞苷等。

2. 直接影响 DNA 结构与功能　药物分别破坏 DNA 结构或抑制拓扑异构酶活性,影响 DNA 复制和修复功能。① DNA 交联剂,如氮芥、环磷酰胺和噻替派等烷化剂;② 破坏 DNA 的铂类配合物,如顺铂;③ 破坏 DNA 的抗生素,如丝裂霉素和博来霉素;④ 拓扑异构酶抑制剂,如喜树碱类和鬼臼毒素衍生物。

3. 干扰转录过程和阻止 RNA 合成　药物可嵌入 DNA 碱基对之间,干扰转录过程,阻止 mRNA 的形成,属于 DNA 嵌入剂。如多柔比星等蒽环类抗生素和放线菌素 D。

4. 干扰蛋白质合成与功能　药物可干扰微管蛋白聚合功能、干扰核蛋白体的功能或影响氨基酸供应。① 微管蛋白活性抑制剂,如长春碱类和紫杉醇类等;② 干扰核蛋白体功能的药物,如三尖杉生物碱类;③ 影响氨基酸供应的药物,如 L- 门冬酰胺酶。

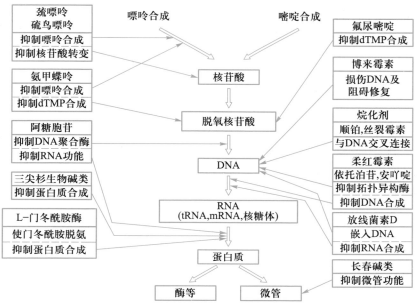

图 49-1　抗肿瘤药的作用部位示意图

5. 影响激素平衡 药物通过影响激素平衡从而抑制某些激素依赖性肿瘤。如糖皮质激素、雌激素、雄激素等激素类或其拮抗药。

三、按药物作用于细胞增殖周期的特异性分类

细胞周期 G_1/S 期、S/G_2 期和 G_2/M 期的交界存在控制点（check point）。细胞周期的运行与否，能否按序完成细胞周期生化事件，受控于精密的细胞周期调控机制。抗肿瘤药通过影响细胞周期的生化事件或细胞周期调控，对不同周期或时相的肿瘤细胞产生细胞毒作用并延缓细胞周期的时相过渡。依据药物作用的周期或时相特异性，大致将药物分为两大类（见图 49-2、图 49-3）。

1. 细胞周期非特异性药物（cell cycle nonspecific agents，CCNSA） 是能杀灭处于增殖周期各时相的细胞甚至包括 G_0 期细胞的药物，如直接破坏 DNA 结构及影响其复制或转录功能的药物（烷化剂、抗肿瘤抗生素及铂类配合物等）。此类药物对恶性肿瘤细胞的作用往往较强，能迅速杀死肿瘤细胞，呈剂量依赖性，对肿瘤细胞的杀伤率与剂量成正比，剂量反应曲线接近直线，剂量增加疗效亦提高，故大剂量间歇给药是发挥 CCNSA 疗效的最佳选择。

2. 细胞周期（时相）特异性药物（cell cycle specific agents，CCSA） 是仅对增殖周期的某些时相敏感而对 G_0 期细胞不敏感的药物，如作用于 S 期的抗代谢药，作用于 M 期的长春碱类药物。此类药物对肿瘤细胞的作用往往较弱，具有时间依赖性，需要一定时间才能发挥其杀伤作用，其杀伤率亦与剂量成正比，剂量反应曲线是一条渐进线，小剂量时类似于直线，但达到一定剂量后，即使剂量再增加杀伤力不再升高。因此小剂量持续给药为该类药物最佳的给药方式。

无论 CCNSA 或 CCSA 对肿瘤细胞的杀伤都服从一级动力学原理，即只能按一定的比例而不能全部杀灭恶性肿瘤细胞。但这种分类并非绝对，如放线菌素 D 是一个细胞周期非特异性的抗肿瘤抗生素，但小剂量时对 S 期最敏感，大剂量又对 G_1 期较敏感，故某些化疗药物是很难被截然划分是属于细胞特异性还是非特异性。化疗药物的特异性只是针对细胞周期而言，并无只杀伤肿瘤细胞而不伤害正常细胞的含义。

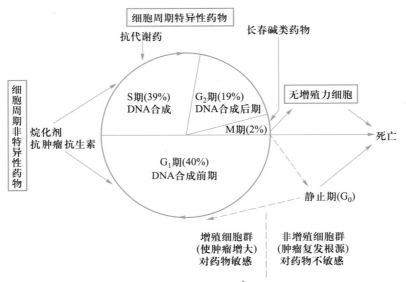

图 49-2　细胞增殖周期及药物作用示意图

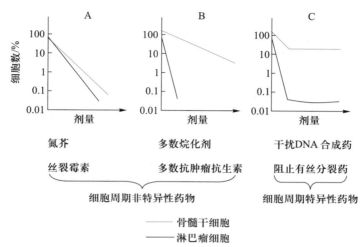

图 49-3 各类抗肿瘤药杀灭小鼠骨髓干细胞及淋巴瘤细胞的量效曲线

第四节 肿瘤细胞的耐药性机制

在化疗过程中,肿瘤细胞对抗肿瘤药不敏感的现象称为耐药性,它是肿瘤化疗失败的重要原因,亦是肿瘤化疗急需解决的难题。有些肿瘤细胞对某些抗肿瘤药具天然耐药性(natural drug resistance),即有对药物一开始就不敏感现象,如处于非增殖的 G_0 期肿瘤细胞一般对多数抗肿瘤药不敏感。亦有的肿瘤细胞对于原来敏感的药物,治疗一段时间后才产生不敏感现象,称之为获得性耐药性(acquired drug resistance)。其中表现最突出、最常见的耐药性是多药耐药性(multidrug resistance,MDR)或称多向耐药性(pleiotropic drug resistance)。多药耐药性是指肿瘤细胞在接触一种抗肿瘤药后,产生了对多种结构不同、作用机制各异的其他抗肿瘤药的耐药性。根据药物特性和肿瘤类型设计联合化疗方案,不但可以提高疗效、降低毒性,而且可以延缓耐药性的产生。某些肿瘤耐药性逆转剂如维拉帕米、环孢素对减缓耐药性可能起到一定作用。

耐药性产生的原因十分复杂,不同药物其耐药机制不同,同一种药物存在着多种耐药机制。耐药性的遗传学研究已证明,肿瘤细胞在增殖过程中有较固定的突变率,每次突变均可导致耐药性瘤株的出现。因此,分裂次数越多(即肿瘤越大),耐药性瘤株出现的机会越大。耐药性的生化机制可有多个方面,例如肿瘤细胞内活性药物减少(摄取减少、活化降低、灭活增加和外排增加)、药物作用的受体或靶酶的改变,利用更多的替代代谢途径和肿瘤细胞的 DNA 修复增加等。

多药耐药性多出现于天然来源的抗肿瘤药,如长春碱类、鬼臼毒素衍生物、紫杉醇类、蒽环类抗生素、丝裂霉素和放线菌素 D 等。其共同特点是:① 一般为亲脂性的药物,分子量在 300~900 Da;② 药物进入细胞是通过被动扩散;③ 药物在耐药细胞中的积聚比敏感细胞少,结果细胞内的药物浓度不足而未能致细胞毒作用;④ 耐药细胞膜上多出现一种称为 P- 糖蛋白(P-glycoprotein,P-gp)的跨膜蛋白,P-gp 依赖 ATP 介导药物转运,降低细胞内药物浓度,又称为药物外排泵(drug efflux pump)。研究表明,多药耐药性的形成除与多药耐药性基因 *mdr* 1 过度表达 P-gp 有关外,多药耐药相关蛋白(multidrug resistance associated protein)、谷胱甘肽及谷胱甘肽 S- 转移酶、蛋白激酶 C(PKC)和拓扑异构酶 II 等亦起重要作用。

第五节 影响核酸生物合成的药物

此类药又称抗代谢药,是模拟正常代谢物质,如叶酸、嘌呤碱、嘧啶碱等的化学结构所合成的类似物,与有关代谢物质发生特异性的拮抗作用,从而干扰核酸,尤其是 DNA 的生物合成,阻止肿瘤细胞的分裂繁殖。它们是细胞周期特异性药物,主要作用于 S 期。该类药物对肿瘤组织的选择性作用较小,但其抑制酶系不同,作用特点各异,故各药物之间一般无交叉耐药性,与其他治疗药物之间亦无交叉耐药性。其主要不良反应是对造血系统、消化道黏膜、毛发、肝脏和肾脏的损害,有时可能出现延迟性毒性。

根据抗代谢药主要干扰细胞代谢的步骤或作用靶酶的不同可分为 6 类(见图 49-4):

1. 二氢叶酸还原酶抑制剂,如氨甲蝶呤。
2. 胸苷酸合成酶抑制剂,如氟尿嘧啶。
3. 嘌呤核苷酸互变抑制剂,如巯嘌呤。
4. 核苷酸还原酶抑制剂,如羟基脲。
5. DNA 聚合酶抑制剂,如阿糖胞苷。
6. 其他干扰核酸合成的药物,如氮杂胞苷。

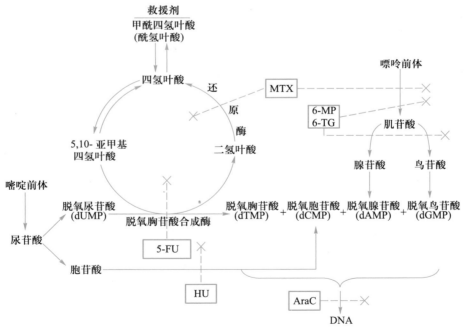

MTX:氨甲蝶呤;6-MP:巯嘌呤;5-FU:氟尿嘧啶;
HU:羟基脲;6-TG:硫鸟嘌呤;AraC:阿糖胞苷

图 49-4 几种药物阻断 DNA 合成的作用环节

一、二氢叶酸还原酶抑制剂

四氢叶酸(FH_4)是叶酸的活性型,为核酸及某些氨基酸(如甲硫氨酸、丝氨酸等)生物合成过程中一碳单位的运载体。在细胞内二氢叶酸(FH_2)转变成 FH_4 的过程中,需要二氢叶酸还原酶的参与。本类药物以竞争的方式抑制二氢叶酸还原酶,导致嘌呤及胸腺嘧啶核苷酸合成所需的 FH_4 生成不足,从而抑制 DNA、RNA 和蛋白质的合成,造成细胞死亡。

氨甲蝶呤(methotrexate,MTX)又名甲氨蝶呤(amethopterin),化学结构与叶酸相似,为抗叶酸药。

【体内过程】 口服吸收良好,大剂量时则吸收不完全。1 h 内血中浓度达峰值,3~7 h 后已不能测到。与血浆蛋白质结合率为 50%;$t_{1/2}$ 约 2 h。由尿液中排出的原形约 50%,少量通过胆道随粪便排出。MTX 不易透过血脑屏障。

【药理作用】 对二氢叶酸还原酶有强大而持久的抑制作用,使 5,10- 甲撑四氢叶酸不足,脱氧胸苷酸(dTMP)合成受阻,影响 DNA 合成;也可阻止嘌呤核苷酸的合成,因为嘌呤环上的第 2 和第 8 碳原子是由 FH_4 携带的一碳基团(如—CHO—、═C—)所供给,故能干扰 RNA 和蛋白质的合成。近年发现癌细胞可对 MTX 产生耐药性,主要是基因扩增产生更多二氢叶酸还原酶所致,也与 MTX 进入细胞减少等有关。

【临床应用】 用于儿童急性白血病和绒毛膜上皮癌,鞘内注射可用于中枢神经系统白血病的预防和缓解症状。

【不良反应】 较多。可致口腔及胃肠道黏膜损害,如口腔炎、胃炎、腹泻、便血甚至死亡。骨髓抑制可致白细胞、血小板减少以致全血象下降。也有脱发、皮炎等。孕妇可致畸胎、死胎。大剂量长期用药可致肝脏、肾脏损害。甲酰四氢叶酸能拮抗 MTX 治疗中的毒性反应,现主张先用很大剂量 MTX,以后再用甲酰四氢叶酸作为救援剂,以保护骨髓正常细胞,对成骨肉瘤等有良效。

二、胸苷酸合成酶抑制剂

氟尿嘧啶(fluorouracil,5-FU)是尿嘧啶 5 位的氢被氟取代的衍生物,为抗嘧啶药。

【体内过程】 口服吸收不规则,常采用静脉给药。分布于全身体液,肝脏和肿瘤组织中的浓度较高,易进入脑脊液内。主要在肝脏代谢灭活,变为 CO_2 和尿素分别由肺和肾脏排出。一般静脉给药的 $t_{1/2}$ 为 10~20 min。在缓慢静脉滴注时,其分解代谢比快速注射明显,毒性降低,疗效提高。

【药理作用】 5-FU 在细胞内转变为 5- 氟尿嘧啶脱氧核苷酸(5F-dUMP)而抑制脱氧胸苷酸合成酶,阻止脱氧尿苷酸(dUMP)甲基化为脱氧胸苷酸(dTMP),从而影响 DNA 的合成。另外,5-FU 在体内转化为 5- 氟尿嘧啶核苷(5-FUR)后,也能掺入 RNA 中干扰蛋白质合成,故对其他各期细胞也有作用。

【临床应用】 5-FU 对多种肿瘤有效,特别是对消化道癌症(食管癌、胃癌、肠癌、胰腺癌、肝癌)和乳腺癌疗效较好;对卵巢癌、宫颈癌、绒毛膜上皮癌、膀胱癌、头颈部肿瘤等也有效。

【不良反应】 5-FU 对骨髓和消化道毒性较大,出现血性腹泻应立即停药,可引起脱发、皮肤色素沉着、共济失调等,偶见肝、肾损害。因刺激性可致静脉炎或动脉内膜炎。

三、嘌呤核苷酸互变抑制剂

巯嘌呤(mercaptopurine,6-MP)是腺嘌呤 6 位上的—NH_2 被—SH 所取代的衍生物,为抗嘌呤药。

【体内过程】 口服吸收良好。分布到各组织,部分在肝脏内经黄嘌呤氧化酶催化为无效的硫尿酸(6-thiouric acid),与原形物一起由尿液排泄。静脉注射的 $t_{1/2}$ 约为 90 min。抗痛风药别嘌醇可干扰 6-MP 变为硫尿酸,故能增强 6-MP 的抗肿瘤作用及毒性,合用时应注意减量。

【药理作用】 6-MP 在体内先经酶催化变成硫代肌苷酸,竞争性阻止肌苷酸转变为腺苷酸和鸟苷酸,干扰嘌呤代谢,阻碍核酸合成,对 S 期细胞作用最为显著,对 G_1 期有延缓作用。肿瘤细胞对 6-MP 可产生耐药性,是耐药性细胞中 6-MP 不易转变成硫代肌苷酸或产生后迅速降解之故。

【临床应用】 因起效慢,主要用于急性淋巴细胞白血病的维持治疗,大剂量对绒毛膜上皮癌和恶性葡萄胎亦有较好疗效。

【不良反应】 多见胃肠道反应和骨髓抑制,少数患者可出现黄疸和肝功能障碍。偶见高尿酸血症。

四、核苷酸还原酶抑制剂

核苷酸还原酶在核酸代谢中占有重要地位,它是一种别构酶,是唯一受到调控的酶系统。该酶的变构调控,至少涉及 4 种不同的三磷酸核苷的变构,其中 dATP 最为重要。由药物引起的细胞内 dATP 大量聚积,可明显抑制去氧核苷酸合成;某些抗代谢药可代谢为三磷酸衍生物,模拟 dATP 的作用而抑制核苷酸还原酶。

(一)羟基脲

羟基脲(hydroxycarbamide,hydroxyurea,HU)又称羟基尿素、氨甲酰羟基脲,是一种核苷二磷酸还原酶抑制剂。

【体内过程】 口服吸收较好,血中药物浓度不到 1 h 即达峰值,其后迅速下降,6 h 消失。HU 能透过红细胞膜和血脑屏障,主要经肾脏排出。

【药理作用】 能抑制核苷酸还原酶,阻止胞苷酸转变为脱氧胞苷酸,干扰嘌呤及嘧啶碱基的生物合成,选择性阻碍 DNA 复制,部分抑制核糖核苷酸转化为脱氧核糖核苷酸。属于选择性作用于 S 期的抗肿瘤药。

【临床应用】 对慢性粒细胞白血病有显著疗效,也可用于急性患者。对转移性黑色素瘤也有暂时缓解作用。用药后可使肿瘤细胞集中于 G_1 期,故常作为同步化药物以提高肿瘤对化疗或放疗的敏感性。

【不良反应】 具有骨髓抑制作用,并有轻度胃肠道反应。肾功能不良者慎用。可致畸胎,故孕妇忌用。

（二）吉西他滨

吉西他滨（gemcitabine, dFdC）又名双氟脱氧阿糖胞苷，是一种破坏细胞复制的二氟核苷类抗代谢药，为脱氧胞苷的水溶性类似物。

【体内过程】　dFdC 静脉注射后 5 min 血药浓度达峰值，分布在肝脏、肾脏、血液和其他组织中，迅速被胞苷脱氨酶代谢为 dFdC 单体及其二、三磷酸盐。$t_{1/2}$ 达 20 h 以上，不到 10% 的原形药物自尿液中排泄。

【药理作用】　dFdC 是核糖核苷酸还原酶抑制剂，在细胞内经过核苷激酶的作用转化成具有活性的二磷酸核苷（dFdCDP）与三磷酸核苷（dFdCTP），后者可显著抑制核糖核苷酸还原酶活性，致使合成 DNA 所必需的三磷酸脱氧核苷的产生受到抑制，尤其是 dCTP；dFdCTP 可与 dCTP 竞争性掺入 DNA 链中，小部分 dFdC 还可掺入 RNA 中。dFdC 为细胞周期特异性药物，主要作用于 S 期，其细胞毒作用呈剂量与时间依赖性。

【临床应用】　dFdC 主要用于不能手术的晚期或转移性胰腺癌，对局部进展性或转移性非小细胞肺癌总有效率为 30%~51%。

【不良反应】　dFdC 具有骨髓抑制作用。胃肠道反应发生比例较高，30% 患者可发生恶心呕吐，20% 患者需治疗。约 60% 患者可有转氨酶升高，但多为轻度、非进行性损害，无需停药。50% 患者可出现轻度蛋白尿和血尿，但极少有临床症状。可发生皮疹、瘙痒等过敏反应，严重的出现呼吸困难和支气管痉挛。对本品过敏者及孕妇、哺乳期妇女禁用。

五、DNA 聚合酶抑制剂

抑制 DNA 聚合酶是阿糖胞苷（cytarabine, AraC）等药物作用的主要机制。本类药物与胞嘧啶脱氧核苷酸之间存在着竞争性抑制，易进入细胞内部，阻滞 DNA 合成，使肿瘤细胞产生不可逆的损伤。

阿糖胞苷

【体内过程】　AraC 不稳定，口服易破坏。静脉注射（5~10 mg/kg）20 min 后多数患者血中已测不到。主要在肝脏中被胞苷酸脱氨酶催化为无活性的阿糖尿苷，迅速由尿液排出。

【药理作用】　AraC 在体内经脱氧胞苷激酶催化成二或三磷酸胞苷，进而抑制 DNA 多聚酶的活性而影响 DNA 合成；也可掺入 DNA 中干扰其复制，使细胞死亡。S 期细胞对之最敏感，属细胞周期特异性药物。

【临床应用】　AraC 是治疗成人急性粒细胞或单核细胞白血病的有效药物，对慢性粒细胞白血病、头颈部肿瘤也有效，对实体瘤单独应用疗效不满意。与常用抗肿瘤药无交叉耐药性。

【不良反应】　AraC 对骨髓的抑制作用可引起白细胞及血小板减少。久用后胃肠道反应明显。对肝功能有一定影响，出现转氨酶升高。静脉注射可致静脉炎。

六、其他干扰核酸合成的药物

其他常用抗代谢药见表 49-1。

表 49-1　其他常用抗代谢药

药名	作用特点	不良反应
替加氟（tegafur；呋喃氟尿嘧啶，ftorafur，FT-207）	为 5-FU 的衍生物，在肝脏内活化为氟尿嘧啶而起作用，主要用于胃癌、直肠癌、结肠癌、肝癌、乳腺癌等	与 5-FU 相似，较轻
安西他滨（ancitabine；环胞苷，cyclocytidine，cyclo-C）	为 AraC 脱水衍生物，在体内逐渐水解释放出 AraC 而显效，抗瘤谱广，$t_{1/2}$ 较长。用于急性白血病、恶性淋巴瘤等	骨髓抑制，较轻；可有体位性低血压，腮腺痛及流涎
6-硫鸟嘌呤（tioguanine，6-thioguanine，6-TG）	与 6-MP 相似，主要用于急性白血病，与 AraC 联合应用对缓解急性粒细胞或单核细胞白血病疗效较好	骨髓抑制和胃肠道反应，较 6-MP 轻
溶癌呤（tisupurine，AT-1438）	为 6-MP 的磺酸钠盐，易溶于水，在体内分解为 6-MP 而显效，作用快，不易通过血脑屏障，用于急性白血病、绒癌和恶性葡萄胎较好	骨髓抑制，胃肠道反应

第六节　直接破坏 DNA 并阻止其复制的药物

一、烷化剂

烷化剂（alkylation agent）又称烃化剂，具有一个或两个烷基，分别称为单功能或双功能烷化剂，是一类高度活泼的化合物。它们所含烷基能与细胞的 DNA、RNA 或蛋白质中亲核基团起烷化作用（见图 49-5），常可形成交叉连接或引起脱嘌呤，使 DNA 链断裂，在下一次复制时，又可使碱基配对错码，造成 DNA 结构和功能的损害，严重时可致细胞死亡。属于细胞周期非特异性药物。目前常用的烷化剂有氮芥类如氮芥、环磷酰胺等，乙烯亚胺类如塞替派，亚硝脲类如卡莫司汀，甲烷磺酸酯类如白消安。

（一）氮芥

氮芥（chlormethine，nitrogen mustard，mechlorethamine，HN₂）是最早应用的烷化剂，选择性低，局部刺激性强，必须静脉注射。作用迅速而短暂（数分钟），但对骨髓等抑制的后果却较久。目前主要利用其速效的特点，作为纵隔压迫症状明显的恶性淋巴瘤的化学治疗，以及区域动脉内给药或半身化疗（压迫主动脉阻断下身循环），治疗头颈部等肿瘤，以提高肿瘤局部的药物浓度和减少毒性反应。可有恶心、呕吐、眩晕、视力减退、脱发、黄疸、月经失调和皮疹等不良反应。

（二）环磷酰胺

环磷酰胺（cyclophosphamide，endoxan，cytoxan，CTX）为氮芥与磷酰胺基结合而成的化合物。

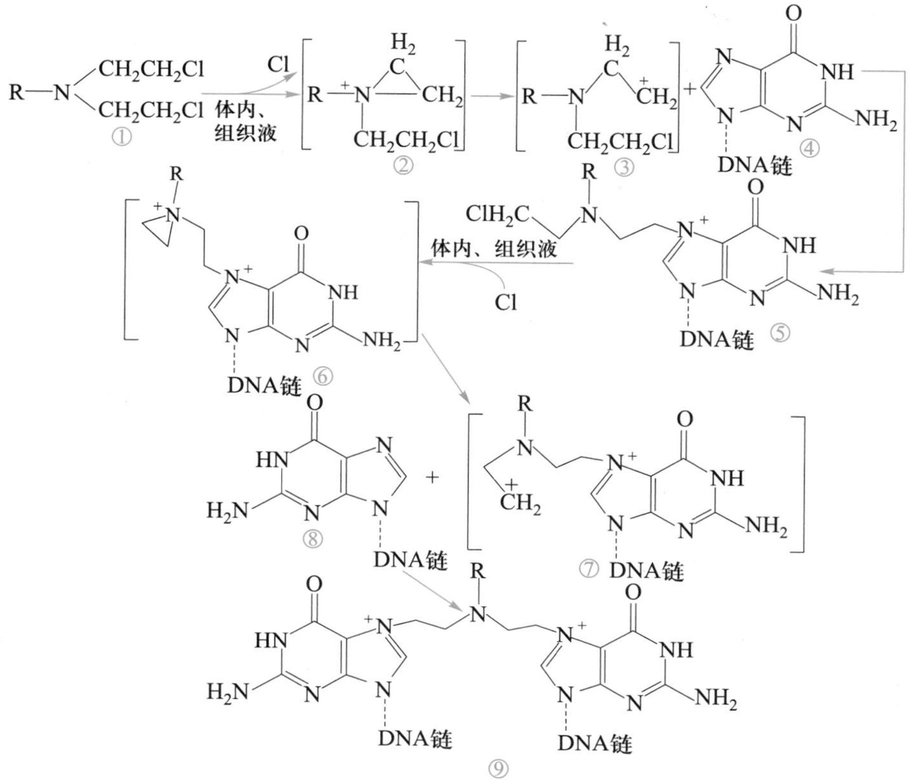

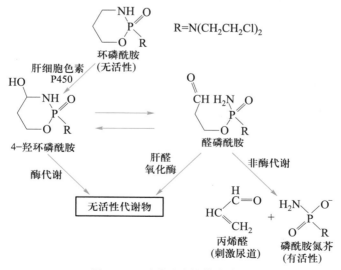

氮芥为一双（氯乙）胺化合物（R=CH₃）①，经释放 Cl、分子间环化，形成不稳定的乙撑亚胺离子（叔胺）②后，即刻打开环链而形成具有活性的碳鎓（carbonium）离子③，随即与 DNA– 鸟嘌呤④的 N–7 反应生成 7– 烷鸟嘌呤⑤，N–7 则可再转变为季胺 N。具有双功能基团的烷化剂尚可进行第二个环化⑥再产生一个碳鎓离子⑦，与另一条互补 DNA 链上的鸟嘌呤⑧形成链间交叉连接⑨。

图 49–5　氮芥为例的烷化作用和 DNA 交叉连接示意图

图 49–6　环磷酰胺的体内代谢

【体内过程】　口服吸收良好,1 h 后血药浓度达峰值,17%~31% 的药物以原形由粪便排出。30% 以活性型由尿液排出,对肾脏和膀胱有刺激性。静脉注射 6~8 mg/kg 后,血浆 $t_{1/2}$ 约为 6.5 h。在肝脏及肝癌组织中分布较多。

【药理作用】　可口服或注射,在体外无活性,在体内经肝细胞色素 P450 氧化、裂环生成中间产物醛磷酰胺(aldophosphamide),它在肿瘤细胞内分解出具有强大烷化作用的磷酰胺氮芥(phosphoramide mustard)(见图 49-6),才与 DNA 发生烷化,形成交叉连接,可杀伤各期细胞,抑制肿瘤细胞的生长繁殖,属细胞周期非特异性药物。

【临床应用】　抗瘤谱较广,对恶性淋巴瘤疗效显著。对多发性骨髓瘤、急性淋巴细胞白血病、卵巢癌、乳腺癌等也有效。也常用作免疫抑制剂治疗自身免疫性疾病。

【不良反应】　恶心、呕吐反应较轻,静脉注射大剂量时仍多见;脱发发生率较其他烷化剂高,为 30%~60%,多发生于服药 3~4 周后;抑制骨髓,对粒细胞的影响更明显;代谢物丙烯醛对膀胱黏膜有刺激性,可致血尿、蛋白尿;偶可影响肝功能,导致黄疸;还致凝血酶原减少;久用可致闭经或精子减少。用药期间补充足量液体或巯乙基磺酸钠(sodium mercaptoethyl sulfonate)可减轻其毒性。

(三) 塞替派

塞替派(thiotepa,triethylene thiophosphoramide,TSPA)结构中含三个乙撑亚胺基,能形成有活性的碳三离子与细胞内 DNA 的碱基结合,影响肿瘤细胞的分裂。其选择性较高,抗瘤谱较广,主要用于乳腺癌、卵巢癌、肝癌和恶性黑色素瘤等。对骨髓有抑制作用,引起白细胞和血小板减少,但较氮芥轻。胃肠道反应少见,局部刺激小,可作静脉注射、肌内注射及动脉内给药与胸(腹)腔内给药。

(四) 白消安

白消安(busulfan)又名马利兰(myleran),属磺酸酯类,在体内解离后起烷化作用。小剂量即可明显抑制粒细胞生成,对慢性粒细胞白血病疗效显著(缓解率 80%~90%)。剂量提高可抑制全血象。对慢性粒细胞白血病急性病变及急性白血病无效,对其他肿瘤疗效不明显。口服吸收良好,静脉注射后 2~3 min 内 90% 药物自血中消失,绝大部分代谢成甲烷磺酸由尿液排出。本药的胃肠道反应少,对骨髓有抑制作用。久用可致闭经或睾丸萎缩,偶见出血、再生障碍性贫血及肺纤维化等严重反应。

其他常用烷化剂见表 49-2。

表 49-2　其他常用烷化剂

药名	作用特点	不良反应
氮甲(N-formylsarcolysin,N-F)	对精原细胞瘤、多发性骨髓瘤疗效较明显,对恶性淋巴瘤亦有效。	骨髓抑制及胃肠道反应
消卡芥(nitrocophac,消瘤芥,AT-1258)	对肺癌、乳腺癌、鼻咽癌、喉癌等均有效	骨髓抑制及胃肠道反应

续表

药名	作用特点	不良反应
卡莫司汀（carmustine，卡氮芥，BCNU）	脂溶性大，能透过血脑屏障进入脑组织，用于原发性脑瘤、脑转移瘤、脑膜白血病等	骨髓抑制及胃肠道反应
罗莫司汀（lumustine，环己亚硝脲，CCNU）及司莫司汀（semustine，甲环亚硝脲，meCCNU）	均较 BCNU 为优，对静止细胞的杀灭作用较强，能延长 S 期，多用于肺癌、肠癌，对脑瘤和肺癌脑转移、骨转移亦有效	骨髓抑制及胃肠道反应，肝功能不良者慎用
丙卡巴肼（procarbazine，甲基苄肼，PCZ）	对霍奇金病、淋巴瘤有效	骨髓抑制及胃肠道反应，肾萎缩
达卡巴嗪（dacarbazine，甲氮咪唑胺，DTIC）	对黑色素瘤、脑瘤、淋巴瘤类有效	胃肠道反应
六甲蜜胺（altretamine，hexamethylmelamine，HMM）	抑制核酸合成，对小细胞肺癌、卵巢癌、乳腺癌有效	胃肠道反应
美法仑（melphalen）	对乳腺癌、卵巢癌、慢性淋巴细胞和粒细胞白血病、恶性淋巴瘤、多发性骨髓瘤有效	胃肠道反应，骨髓抑制

二、破坏 DNA 的铂类配合物

金属配合物抗肿瘤作用的研究从发现顺铂开始，它对多种恶性肿瘤有显著疗效，但因胃肠道反应及肾毒性较大几乎被束之高阁，后因高效止吐剂的出现及水化疗法的应用，方使其在临床上得以推广，迄今仍是肿瘤化疗最常用的药物之一。新一代铂类药物（如卡铂、草酸铂等）的胃肠道反应及肾毒性均显著减少，在临床上已得到广泛应用。抗肿瘤金属配合物除铂类配合物外，还有镓、锗、钛、锑等配合物，因其抗肿瘤作用不如铂类配合物，故临床应用较少。

（一）顺铂

顺铂（顺氯氨铂，cisplatin，DDP）是中心以二价铂同两个氯原子和两个氨分子结合的金属配合物。

【体内过程】 口服无效，静注后在体内主要聚积于肝脏、肾脏及膀胱。血浆蛋白结合率约90%，1 h 后血浆中的铂不足 10%，主要以原形从肾脏排出，排出较慢。

【药理作用】 DDP 先将所含之氯解离，然后与 DNA 上的鸟嘌呤、腺嘌呤和胞嘧啶形成DNA 单链内两点的交叉连接，也可能形成双链间的交叉连接，从而破坏 DNA 的结构和功能。对RNA 和蛋白质合成的抑制作用较弱。属细胞周期非特异性药物。

【临床应用】 抗瘤谱广。对睾丸肿瘤与博来霉素（BLM）及长春碱（VLB）联合化疗，可以根治；对卵巢癌、肺癌、鼻咽癌、淋巴瘤、膀胱癌等也有效。

【不良反应】 主要为肾毒性，恶心、呕吐的发生率较高，还能致听力减退及神经症状。

(二) 卡铂

卡铂(carboplatin,CBP)为第二代铂类配合物,抗癌作用与顺铂相似,但抗恶性肿瘤活性较强,毒性较低。用于治疗小细胞肺癌、头颈部鳞癌、卵巢癌及睾丸肿瘤等。主要不良反应为骨髓抑制。

新型铂类抗肿瘤药奥沙利铂(oxaliplatin,草酸铂)具有高效和低毒的特点,用于氟尿嘧啶治疗无效的结直肠癌,单独或与氟尿嘧啶联合使用;可单药或联合治疗晚期卵巢癌。

三、破坏 DNA 的抗生素类

抗肿瘤抗生素是微生物产生的具有抗肿瘤活性的化学物质,因其化学结构多种多样,作用机制也各不相同,但主要作用于遗传信息传递的不同环节,甚至生物大分子本身,最终抑制 DNA、RNA 及蛋白质的生物合成。其中博来霉素和丝裂霉素 C 可直接与 DNA 结合,干扰 DNA 复制;放线菌素 D 和阿霉素等与 DNA 发生嵌入作用,阻断依赖于 DNA 的 RNA 产生,抑制转录过程,从而抑制蛋白质的合成(见第七节　干扰转录过程阻止 RNA 合成的药物);嘌呤霉素类作用于核糖体水平,直接抑制蛋白质的合成。

(一) 丝裂霉素 C

丝裂霉素 C(mitomycin C,MMC)是从链霉菌培养液中分离得到,属亚甲基亚胺类抗生素。

【体内过程】　口服能吸收,但血中浓度只能达到静脉给药的 1/20,一般采用静脉给药。静脉注射后,迅速从血中消失,在肌肉、心脏、肺、肾脏的浓度高,很少进入中枢神经系统,在数小时内 30% 由尿液排出。

【药理作用】　MMC 化学结构中有乙撑亚胺及氨甲酰酯基团,具有烷化作用,能与 DNA 的双链交叉连接。可抑制 DNA 复制,也能使部分 DNA 断裂,属细胞周期非特异性药物。

【临床应用】　抗瘤谱广,用于胃癌、肺癌、乳腺癌、慢性粒细胞白血病、恶性淋巴瘤等。

【不良反应】　主要为明显而持久的骨髓抑制,其次为胃肠道反应,偶有心、肝、肾毒性及间质性肺炎发生。注射局部刺激性大。偶见心毒性。

(二) 博来霉素

博来霉素(平阳霉素,bleomycin,BLM)为多种糖肽抗生素的混合物,共有 13 种成分,A_2 为主要成分。

【体内过程】　给药后广泛分布到各组织,以肺及鳞癌较多,在该处不易被灭活,而其他组织的水解酶能使之迅速灭活。肉瘤使其灭活较癌瘤快。主要由肾脏排泄。

【药理作用】　BLM 能与铜或铁离子络合,使氧分子转成氧自由基,从而使 DNA 单链断裂,阻止 DNA 复制,干扰细胞分裂繁殖。属细胞周期非特异性药物,作用于 G_2 及 M 期,并延缓 S/G_2 边界期及 G_2 期时间。

【临床应用】　主要用于鳞状上皮癌(头、颈、口腔、食管、阴茎、外阴、宫颈等)。与 DDP 及 VLB 合用治疗睾丸肿瘤,可达根治效果。也用于淋巴瘤的联合治疗。

【不良反应】　对骨髓和免疫的抑制及胃肠道反应均不严重;约有 1/3 患者用药后可有发热、

脱发等。少数患者可有皮肤色素沉着。最严重是肺纤维化,与剂量有关。

四、拓扑异构酶抑制剂

真核细胞 DNA 的拓扑结构由两类关键酶——DNA 拓扑异构酶 Ⅰ（DNA-topoisomerase Ⅰ,TOPO Ⅰ）和 DNA 拓扑异构酶 Ⅱ（TOPO Ⅱ）调节,这两类酶在 DNA 复制、转录及修复中,以及在形成正确的染色体结构、染色体分离浓缩中发挥重要作用。其中喜树碱类药物的作用靶点主要为 TOPO Ⅰ,鬼臼类的主要作用靶点为 TOPO Ⅱ。

（一）喜树碱

喜树碱（camptothecine,CPT）是从我国特有的植物喜树中提取的一种生物碱。10-羟基喜树碱（10-hydroxycamptothecine,10-OH-CPT）为喜树碱羟基衍生物。拓扑替康和伊立替康为新型喜树碱的人工合成衍生物。属细胞周期特异性药物,主要作用于 S 期细胞。

（二）拓扑替康

拓扑替康（topotecan,TPT）为喜树碱类衍生物,在 CPT 的 9 位上为二甲基胺甲基取代,10 位上为羟基取代,是 TOPO Ⅰ 抑制剂。

【体内过程】 静脉给药后分布迅速而广泛,在肝脏、肾脏、胆汁中浓度较高。血浆蛋白结合率为 30%。在血浆中,内酯结构和羧化结构之间存在着动态平衡,内酯结构是 TPT 抗肿瘤的活性部分。TPT 大部分经肾脏排泄,肝功能不全患者对本药的代谢和毒性无明显差异。

【药理作用】 TPT 与 TOPO Ⅰ 和 DNA 形成三元复合物,与复制酶相互作用时产生双链 DNA 的损伤,其细胞毒作用主要在 DNA 合成期,为 S 期细胞周期特异性药物。

【临床应用】 TPT 具有很强的抗肿瘤活性和广泛的抗瘤谱,临床上主要用于小细胞肺癌及化疗失败后晚期转移性卵巢癌的治疗。

【不良反应】 骨髓抑制是 TPT 的剂量限制性毒性,可出现白细胞和血小板减少、贫血等。与其他细胞毒药物联合应用时,可加重骨髓抑制。可见恶心、呕吐、腹泻等胃肠道反应,有时出现转氨酶升高。静脉给药时,若药液溢出血管外,皮肤可出现红斑、青紫。

（三）伊立替康

伊立替康（irinotecan,CPT-11）是喜树碱的水溶性衍生物。

【体内过程】 静脉给药后,$t_{1/2}$ 为 4~6 h,而其活性代谢物 SN-38 的 $t_{1/2}$ 为 11~18 h。给药 72 h 几乎完全从血浆中消失。CPT-11 的代谢通过酯酶的作用,一部分转化为 SN-38,与葡萄糖醛酸结合,30% 从尿液中排出;胆汁中的葡萄糖醛酸结合物在肠管内解脱结合,70% 从粪便排出。

【药理作用】 CPT-11 在体内受羧酸酯酶作用转变成代谢物 SN-38 而发挥抗肿瘤作用,SN-38 对肿瘤细胞的作用比 CPT-11 强 100 倍。CPT-11 抑制 DNA 的 TOPO Ⅰ 而阻碍 DNA 合成。

【临床应用】 可用于小细胞肺癌、非小细胞肺癌、子宫颈癌、卵巢癌、结直肠癌、恶性淋巴瘤、急性粒细胞白血病、急性淋巴细胞白血病等的治疗。

【不良反应】 骨髓抑制是 CPT-11 的剂量限制性毒性。可出现食欲不振、恶心、呕吐、腹痛、腹泻、肠麻痹、口腔炎等胃肠道反应,重症腹泻可致水电解质紊乱,循环衰竭。在用药 24 h 内可出现乙酰胆碱综合征,表现为多汗多泪、唾液分泌增多、视物模糊、痉挛性腹痛,轻者可自行缓解,重者可给予阿托品解救。SN-38 在尿液中易形成大量结晶,可诱发肾损害。

(四) 依托泊苷和替尼泊苷

依托泊苷(etoposide,VP16)和替尼泊苷(teniposide,VM-26)为植物西藏鬼臼的有效成分鬼臼毒素(podophyllotoxin)的半合成衍生物。鬼臼毒素能与微管蛋白相结合,抑制微管聚合,从而破坏纺锤丝的形成。但 VP16 和 VM-26 则不同,主要抑制 DNA 拓扑异构酶Ⅱ活性,从而干扰DNA 结构和功能。属细胞周期特异性药物,主要作用于 S 期和 G₂ 期细胞。临床用于治疗肺癌及睾丸肿瘤,有良好效果。也用于恶性淋巴瘤治疗。VM-26 对脑瘤亦有效。不良反应有骨髓抑制及胃肠道反应等。

第七节 干扰转录过程阻止 RNA 合成的药物

一、放线菌素 D

放线菌素 D(dactinomycin,DACT)是多肽类抗肿瘤抗生素,国产品称更生霉素。

【体内过程】 口服疗效差。静脉注射后 2 min 内迅速分布到组织内,肝脏、肾脏中药物浓度较高。24 h 内,有 10%~20% 由尿液排出,50%~90% 由胆汁排泄。

【药理作用】 放线菌素 D 能嵌入 DNA 双螺旋链中相邻的鸟嘌呤和胞嘧啶(G-C)碱基对之间,与 DNA 结合成复合体,阻碍 RNA 聚合酶的功能,阻止 RNA 特别是 mRNA 的合成,从而妨碍蛋白质合成而抑制肿瘤细胞生长。属细胞周期非特异性药物,但对 G₁ 期作用较强,且可阻止 G₁ 期向 S 期的转变。

【临床应用】 抗瘤谱较窄。对恶性葡萄胎、绒毛膜上皮癌、霍奇金病和恶性淋巴瘤、肾母细胞瘤、横纹肌肉瘤及神经母细胞瘤等的疗效较好。与放疗联合应用,可提高肿瘤对放射线的敏感性。

【不良反应】 常见胃肠道反应如恶心、呕吐、口腔炎等。骨髓抑制先呈血小板减少,后出现全血细胞减少。有局部刺激作用,可致疼痛和脉管炎。少数患者可出现脱发、皮炎、畸胎等。

二、多柔比星和柔红霉素

多柔比星(doxorubicin;阿霉素,adriamycin,ADM)和柔红霉素(daunorubicin,DRN)是波赛链霉菌(*Streptomyces peucetius*)的发酵产物。化学结构有一个蒽环平面,通过糖苷键附着于一个柔红糖胺上,属醌类抗生素。

【体内过程】 ADM 静脉给药,在血浆中迅速消失,广泛分布于肝脏、脾、肾脏、肺和心脏中,主要在肝脏代谢,大约一半通过胆汁排出,其余 30% 以结合物的形式排出,从尿液排出的只有 5%。

DRN 静脉滴注给药,$t_{1/2}$ 为 30~50 h,转化为醇的形式通过尿液排出,也有相当部分通过胆汁排泄。

【药理作用】 两种抗生素都具有一个蒽环平面,可通过它嵌入 DNA 碱基对之间,阻止转录过程,抑制 RNA 合成,也阻止 DNA 复制。属细胞周期非特异性药物,细胞毒作用可发生于各期中,但 S 期细胞对其更敏感。

【临床应用】 ADM 抗瘤谱广,疗效高,可用于多种联合化疗。主要用于对常用抗肿瘤药耐药的急性淋巴细胞白血病或粒细胞白血病、恶性淋巴肉瘤、乳腺癌、卵巢癌、小细胞肺癌、胃癌、肝癌及膀胱癌等。

DRN 主要用于治疗急性淋巴细胞白血病或急性粒细胞白血病,诱导白血病缓解。

【不良反应】 ADM 有骨髓抑制及口腔炎,尤应注意其心毒性,早期可出现各种心律失常,积累量大时可致心肌损害或心力衰竭,最严重的毒性反应为可引起心肌退行性病变和心肌间质水肿。应将总量限制在 550 mg/m^2 以下。心毒性的发生可能与 ADM 生成自由基有关,右雷佐生(dexrazoxane)作为化学保护剂可预防心毒性的发生。此外,还有骨髓抑制、胃肠道反应、皮肤色素沉着及脱发等不良反应。

DRN 的特殊毒性反应主要是心毒性,低剂量(<550 mg/m^2 时)则很少发生心毒性。

第八节　影响蛋白质合成的药物

一、微管蛋白活性抑制剂

微管由微管蛋白 A 和 B 的双聚体纵行组合并环状排列而成,若干微管聚积形成纺锤体。纺锤体使复制的染色体向两极移动,平均分配到两个子细胞,对细胞的有丝分裂起至关重要的作用。微管蛋白活性抑制剂主要有两大类,一是抑制微管聚合而促进其解聚的药物,如长春碱类;二是促进微管聚合而抑制其解聚的药物,如紫杉醇类,两者作用机制正好相反。

(一) 长春碱类

长春碱类(vinblastines)主要有长春碱(vinblastin, VLB)及长春新碱(vincristin, VCR),为夹竹桃科长春花(*Vinca rosea* L.)植物所含的生物碱。

【体内过程】 VLB 静脉注射在血中迅速消失,部分与血小板结合,在肝脏代谢,通过胆汁排泄,尿液中排出量低于 5%。

VCR 静脉注射后进入肝脏,在肝脏内代谢,通过胆汁排泄。

【药理作用】 长春碱类可使细胞有丝分裂停止于中期。对有丝分裂的抑制作用,VLB 较VCR 强,但后者的作用不可逆。作用机制在于药物与纺锤丝微管蛋白结合,使其变性,从而影响微管装配和纺锤丝的形成,属于作用于 M 期的细胞周期特异性药物。

【临床应用】 VLB 主要用于急性白血病、霍奇金病及绒毛膜上皮癌。

VCR 对小儿急性淋巴细胞白血病疗效较好,起效较快,常与强的松合用作诱导缓解药。对淋巴瘤类也有效,并常与其他类型抗肿瘤药合用于多种肿瘤的治疗。

【不良反应】 VLB 可引起骨髓抑制、白细胞及血小板减少,也有脱发、恶心等,偶有外周神经症状,静脉注射因刺激导致血栓性静脉炎。

VCR 对骨髓抑制不明显,主要引起神经症状,表现为指、趾麻木,腱反射迟钝或消失,外周神经炎等。

(二) 紫杉醇

紫杉醇(paclitaxel,taxol)是由短叶紫杉或我国红豆杉的树皮中提取的有效成分,由于其独特的作用机制和对耐药肿瘤细胞也有效,是近年来受到广泛重视的抗肿瘤新药。

【体内过程】 紫杉醇在整个 6 h 或 24 h 输注中,血药浓度增加。输注停止,血药浓度即开始下降,从血浆中迅速清除,广泛与蛋白结合(88%~98%)。该药不易透过血脑屏障,通过肝脏代谢,肾脏排泄。

【药理作用】 能促进微管聚合,同时抑制微管的解聚,从而使纺锤体失去正常功能,细胞有丝分裂停止。

【临床应用】 对卵巢癌和乳腺癌有独特疗效,对肺癌、食管癌、大肠癌、黑色素瘤、头颈部肿瘤、淋巴瘤、脑瘤也都有一定疗效。

【不良反应】 主要有骨髓抑制、神经毒性、心毒性和过敏反应。过敏反应可能与赋形剂聚氧乙基蓖麻油有关。

(三) 紫杉特尔

紫杉特尔(taxotere,docetaxel)是由植物欧洲红豆杉(*Taxus baccata*)针叶中提取巴卡丁(baccatin)并经半合成改造而成,其基本结构与紫杉醇相似,但来源较易,水溶性较高。在体外本药对若干癌细胞株的作用强于紫杉醇,其抑制微管解聚作用亦比紫杉醇强 2 倍,二药间无完全的交叉耐药性。临床上用于抗铂卵巢癌,有效率达 30%,对乳腺癌初治者有效率达 70% 到 75%,至少与紫杉醇相当,对经治病例,如用过 ADM 者,有效率能在 60% 左右。另对头颈部肿瘤、非小细胞肺癌、黑色素瘤等亦有效。不良反应亦包括过敏、骨髓抑制及神经毒性三方面,与紫杉醇相似但较少;另外,可引起液体潴留,甚至胸腔积液。

二、干扰核蛋白体功能的药物

三尖杉酯碱(harringtonine)和高三尖杉酯碱(homoharringtonine)是从三尖杉属植物的枝、叶和树皮中提取的生物碱。可抑制蛋白合成的起始阶段,并使核蛋白体分解,释出新生肽链,但对 mRNA 或 tRNA 与核蛋白体的结合无抑制作用。属细胞周期非特异性药物,对 S 期细胞作用明显。

三尖杉酯碱对急性粒细胞白血病疗效较好,也可用于急性单核细胞白血病及慢性粒细胞白血病、恶性淋巴瘤等的治疗。不良反应包括骨髓抑制、胃肠道反应、脱发等,偶有心毒性等。

三、影响氨基酸供应的药物

L- 天冬酰胺(L-asparagine)是重要氨基酸,某些肿瘤细胞不能自行合成,需从细胞外摄取。L- 天冬酰胺酶可将血清天冬酰胺水解而使肿瘤细胞缺乏门冬酰胺供应,生长受抑。正常细胞能合成天冬酰胺,受影响较少。主要用于急性淋巴细胞白血病,缓解率约 60%,但不持久。常见的不良反应有胃肠道反应及精神症状,也可有血浆蛋白低下及出血,偶见过敏反应,应作皮试。

第九节　调节体内激素平衡的药物

乳腺癌、前列腺癌、甲状腺癌、宫颈癌、卵巢肿瘤及睾丸肿瘤等均与相应的激素失调有关,因此应用某些激素或其拮抗药,改变失调状态,可以抑制这些肿瘤生长,且无骨髓抑制等不良反应。但激素作用广泛,使用不当也有害。

一、糖皮质激素类

糖皮质激素类(GC)能抑制淋巴组织,使淋巴细胞溶解。对急性淋巴细胞白血病及恶性淋巴瘤的疗效较好,作用快,但不持久,易产生耐药性;对慢性淋巴细胞白血病,除减低淋巴细胞数目外,还可降低血液系统并发症(自身免疫性溶血性贫血和血小板减少症)的发生率或使其缓解。常与其他抗肿瘤药合用,治疗霍奇金及非霍奇金淋巴瘤。对其他恶性肿瘤无效,而且可能因抑制机体免疫功能而助长恶性肿瘤的扩展。仅在恶性肿瘤引起发热不退、毒血症状明显时,可少量短期应用以改善症状。临床上常用的主要为泼尼松(prednisone)和泼尼松龙(prednisolone)等。

二、雌激素类

雌激素类(estrogen)抑制下丘脑及垂体,减低促间质细胞激素的分泌,从而减少睾丸间质细胞分泌睾酮及肾上腺皮质分泌雄激素,用于前列腺癌的治疗。还可用于绝经 7 年以上的乳腺癌而有内脏或软组织转移者。

三、雄激素类

雄激素类(androgens)可抑制促卵泡激素的分泌,对抗催乳素的肿瘤细胞促进作用,不利于乳腺癌生长。对晚期乳腺癌,尤其是骨转移者效佳。

四、甲羟孕酮酯

甲羟孕酮酯(medroxyprogesterone acetate,MPA;乙酸羟甲孕酮,甲孕酮)为合成的黄体酮衍生物,作用类似天然黄体酮,主要用于肾癌、乳腺癌、子宫内膜癌,并增强患者的食欲,改善一般状况。

五、他莫昔芬

他莫昔芬(tamoxifen)为抗雌激素类药,在靶组织上可拮抗雌激素的作用。某些乳腺癌细胞的生长有赖于雌激素,且在乳腺癌组织上已检出雌激素受体,故可用于治疗晚期乳腺癌。与雄激素的疗效相当,但无后者的男性化副作用。

六、氨鲁米特

氨鲁米特(aminoglutethimide,AG;氨基导眠能,氨格鲁米特)为镇静催眠药格鲁米特的衍生物,能特异性地抑制雄激素转化为雌激素的芳香化酶,从而阻止雄激素转变为雌激素。绝经期妇女的雌激素主要来源是雄激素,这样 AG 可以完全抑制雌激素的生成。本品还能刺激肝脏混合功能氧化酶系,促进雌激素的体内代谢,加速在血中的清除。用于绝经后晚期乳腺癌。因具有抑制肾上腺皮质激素合成的作用,可用于库欣综合征(Cushing syndrome,CS),也可代替肾上腺切除术或垂体切除术,对术后无效者,仍可能有效。

第十节 其他抗肿瘤药

一、肿瘤细胞诱导分化剂

细胞分化是指由同源细胞逐渐发育为具备稳定形态结构、生理功能和生化特征的另一类型细胞的过程。在高等生物中,细胞一旦分化为某一稳定类型后,就不能逆转到未分化状态。肿瘤细胞最显著的生物学特征是无限制增长和不良分化,一般认为肿瘤的发生与分化异常有关。随着维甲酸类药物和三氧化二砷在临床肿瘤治疗上的成功应用,诱导分化已经成为肿瘤治疗的途径之一。

(一)维甲酸

维甲酸(retinoic acid,RA)由维生素 A(包括视黄醇、视黄醛、视黄酸)的 CH_2OH 被羧基取代后衍生而成。它由环己烯环、侧链和极性基团三部分组成。由于极性基团及侧链部分不同,维甲酸包括多种同分异构体。其中,最重要的是 13-顺式维甲酸(13-CRA)、全反式维甲酸(ATRA)和9-顺式维甲酸(9-CRA)。

目前 ATRA 诱导分化治疗已经成为临床治疗急性早幼粒细胞白血病(acute promyelocytic leukemia,APL)的首选手段,对原发性肝癌、头颈部肿瘤、皮肤癌、恶性黑色素瘤、膀胱癌等恶性肿瘤及光化性角化症、角化棘皮瘤、白斑病等良性肿瘤也有一定疗效。维甲酸不仅可以治疗癌症及癌前病变,其中 13-CRA 对高发的遗传性癌和环境致癌有明显的预防作用。

长期大量服用维甲酸类可引起维生素 A 过多症。临床上可能出现的副作用有:口唇及皮肤干燥、头痛、骨关节痛、肝功能受损,常见于 ATRA。严重者可发生维甲酸综合征,血栓形成可引起死亡。

(二)三氧化二砷

20 世纪 70 年代我国学者首次将三氧化二砷(arsenic trioxide,AsT,As_2O_3)应用于治疗急性早幼粒细胞白血病(APL),取得了显著疗效。国内外学者对其抗肿瘤作用机制进行了广泛而深入的研究,证明 AsT 可以促进细胞分化,诱导肿瘤细胞凋亡。不仅对 APL 有效,而且对多数其他肿瘤(包括实体瘤)也有抑制作用。不良反应有皮疹、心电图异常变化、胃肠道反应、谷丙转氨酶升高、皮肤色素沉着等。该药为剧毒药,应用不当可引起砷中毒,应在医生指导下使用。

扩展阅读 分子靶向抗肿瘤药物的作用与分类

二、酪氨酸激酶抑制剂

酪氨酸激酶(tyrosine kinase,TK)是一类催化 ATP 上 γ- 磷酸转移到酪氨酸残基上的激酶,能催化多种底物蛋白质的酪氨酸残基发生磷酸化,进而调控细胞生长、增殖及分化等过程。由于基因突变、易位或过表达导致的 TK 异常活化可能导致恶性肿瘤的发生、进展、侵袭和转移,故 TK 的功能与肿瘤的发生、发展密切相关。酪氨酸激酶抑制剂(tyrosine kinase inhibitor,TKI)可有效阻断酪氨酸激酶活性,抑制细胞信号转导,从而达到抑制肿瘤细胞生长和增殖的效果。目前已开发出多种具有单一或多个靶点的 TKI,其作用靶点包括表皮生长因子受体(EGFR)、间变性淋巴瘤激酶(ALK)、肉瘤致癌因子受体酪氨酸激酶(ROS1)、人表皮生长因子受体 2(HER2)、神经营养性酪氨酸受体激酶(NTRK)、血管内皮生长因子受体(VEGFR)、肝细胞生长因子受体(MET)、成纤维生长因子受体(FGFR)、血小板衍生生长因子受体(PDGFR)及干细胞因子受体(Kit)等。此外,同一个 TK 既开发有小分子抑制剂,也有抗体药物(图 49-7),目前均已广泛应用于多种血液系统肿瘤和实体瘤的临床治疗。

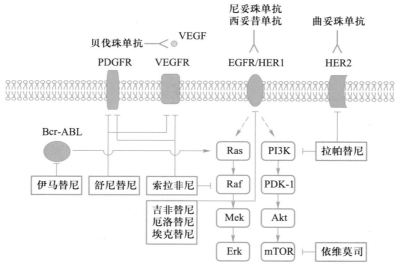

图 49-7 TKI 的作用靶点及常用药物

(引自:朱依谆,殷明.药理学.8 版.北京:人民卫生出版社,2016.)

(一)伊马替尼

伊马替尼(imatinib)为 2- 苯基氨基嘧啶类化合物,是一种特异性很强的酪氨酸激酶抑制剂,1992 年人工合成,2001 年通过 FDA 批准,开创了通过抑制肿瘤细胞增殖的信号转导通路达到抗肿瘤效果的新途径。

【药动学】　口服吸收迅速,生物利用度可达 98%。在 25~1 000 mg 剂量范围内,其平均曲线下面积(AUC)与剂量成正比关系。高脂饮食可轻微降低其吸收率。血浆蛋白结合率约为 95%,绝大多数是与白蛋白结合,少部分与 α- 酸性糖蛋白结合,只有极少部分与脂蛋白结合。体内的总体分布浓度较高,表观分布容积为 4.9 L/kg,但红细胞内分布比例较低。消除 $t_{1/2}$ 为 18 h,其活性代谢物的 $t_{1/2}$ 为 40 h,7 天内药物排泄量 81%。

【药理作用】　约 95% 的慢性粒细胞白血病患者 9 号染色体的原癌基因 ABL 异位到 22 号染色体的一段称为断裂点成簇区(breakpoint clustering region,BCR)的癌基因上,两种基因融合形成 BCR-ABL,其编码的融合蛋白 p-210 具有较高的酪氨酸激酶活性,可刺激白细胞增殖,导致白血病。伊马替尼对 p-210 具有很强的抑制活性,能选择性抑制 BCR-ABL 阳性细胞的增殖,用于治疗慢性粒细胞白血病。

【临床应用】　主要用于慢性粒细胞白血病急变期、加速期或对 α- 干扰素耐药的慢性期患者、不能切除或发生转移的恶性胃肠道间质瘤患者。

【不良反应】　主要有恶心、呕吐、腹泻、肌肉痉挛、水肿、头痛、头晕等。

(二) 舒尼替尼

舒尼替尼(sunitinib)是一种新型小分子多靶点受体酪氨酸激酶抑制剂(RTKI)。

【体内过程】　口服后 6~12 h 达到血药峰浓度,舒尼替尼及其主要活性代谢物的血浆蛋白结合率分别为 95% 和 90%,消除 $t_{1/2}$ 分别为 40~60 h 和 80~110 h。主要通过粪便(61%)和肾脏(16%)排泄,总清除率为 34~62 L/h。每日重复给药后,舒尼替尼蓄积 3~4 倍,其主要代谢物蓄积 7~10 倍,在 10~14 天内达稳态浓度(62.9~101 ng/mL)。

【药理作用】　舒尼替尼及其体内代谢物可抑制 PDGFR-α/β、VEGFR1/2/3、Kit、FLT-3、CSF-1R 和 RET 等一众靶点介导的肿瘤细胞生长,以及 PDGFRβ 和 VEGFR2 依赖的肿瘤血管新生作用,从而产生抗肿瘤作用。

【临床应用】　适用于甲磺酸伊马替尼治疗失败或不能耐受的胃肠间质瘤、无法手术的晚期肾细胞癌、转移性肾细胞癌和晚期胰腺神经内分泌肿瘤。

【不良反应】　严重不良反应有肝毒性、左心室功能障碍、QT 间期延长、出血、高血压、甲状腺功能障碍、肾上腺功能损伤、静脉血栓。常见不良反应有疲劳、乏力、腹泻、恶心、呕吐、便秘、皮疹、头痛、关节四肢疼痛和咳嗽等。

【药物相互作用】　CYP3A4 强抑制剂如酮康唑,可增加舒尼替尼的血浆浓度;CYP3A4 诱导剂如利福平,可降低舒尼替尼的血浆浓度。

(三) 吉非替尼

吉非替尼(gefitinib)为苯胺喹唑啉衍生物,是第一代选择性的 EGFR 抑制剂。

【体内过程】　口服后 3~7 h 可达血药峰浓度。血浆蛋白结合率约为 90%,稳态时表观分布容积为 1 400 L。主要在肝脏代谢,与 CYP3A4 酶活性相关,有 5 种代谢物,仅 O- 去甲基吉非替尼化合物具有药理活性。单次口服 10 日后,90% 主要随粪便排泄,随尿液排泄者不足 4%,消除 $t_{1/2}$ 为 6~49 h。

【药理作用】　吉非替尼竞争性结合 EGFR,阻断 EGF 与 EGFR 的结合及由 EGFR 介导的下游信号转导通路,从而抑制肿瘤细胞增殖,诱导分化,促进细胞凋亡,抑制肿瘤血管生成,增强放化疗疗效。

【临床应用】 适用于既往接受过化疗或不适于化疗的局部晚期或转移性非小细胞肺癌,主要用于铂类和多烯紫杉醇疗效不佳的非小细胞肺癌,而与铂类和多烯紫杉醇联用,并不能提高疗效。

【不良反应】 最常见为胃肠道和皮肤反应,如腹泻、呕吐、皮疹、瘙痒、罕见过敏反应如荨麻疹,一般见于服药后的第一个月内,通常是可逆性的。大约 8% 的患者出现严重的药物不良反应。

(四)厄洛替尼

厄洛替尼(erlotinib)是一种选择性 EGFR 抑制剂,可有效抑制细胞内 EGFR 的磷酸化。临床上用作两个或两个以上化疗方案失败的局部晚期或转移性非小细胞肺癌的三线治疗。常见不良反应有皮疹、腹泻、乏力和食欲不振等。

(五)埃克替尼

埃克替尼(icotinib)是一种选择性 EGFR 抑制剂,只对 EGFR 野生型及其突变型有明显的抑制作用,对其他激酶均无抑制作用。口服吸收迅速,主要通过肝细胞色素 P450 酶系的 CYP2C19 和 CYP3A4 代谢。适用于治疗既往接受过至少一个化疗方案失败后的局部晚期或转移性非小细胞肺癌,既往化疗主要是指以铂类为基础的联合化疗。常见不良反应有皮疹、腹泻和氨基转移酶升高等。

(六)索拉非尼

索拉非尼(sorafenib)是一种多靶点激酶抑制剂,可显著抑制 PDGFR、VEGFR 及 Raf 的激酶活性,能有效抑制肿瘤生长和血管生成。临床用于治疗不能手术的晚期肾细胞癌、无法手术或远处转移的肝细胞癌及局部复发或转移的进展性的放射性碘难治性分化型甲状腺癌。常见不良反应有腹泻、乏力、脱发、感染、手足皮肤反应和皮疹等。

(七)拉帕替尼

拉帕替尼(lapatinib)是一种可口服的 EGFR 和 HER2 的小分子抑制剂。临床主要用于联合卡培他滨治疗 HER2 过度表达,既往接受过包括蒽环类、紫杉醇、曲妥珠单抗治疗的晚期或转移性乳腺癌。常见不良反应有恶心、腹泻、口腔炎和消化不良等。

(八)依维莫司

依维莫司(everolimus)是 mTOR 的小分子抑制剂,具有抗肿瘤和抑制血管的双重作用,能有效抑制肿瘤细胞增殖、代谢及血管生成。在晚期实体瘤患者中,口服 1~2 h 后血药浓度达峰值,两周后达稳态浓度,脂肪类食物会减少其吸收。临床用于治疗晚期胰腺神经内分泌肿瘤、伴结节性硬化的肾血管平滑肌脂肪瘤、伴结节性硬化的室管膜下巨细胞型星形细胞瘤、晚期激素受体阳性 HER2 阴性的乳腺癌及舒尼替尼或索拉非尼治疗失败的晚期肾细胞癌。常见不良反应有口腔炎、肺炎和呼吸困难,严重不良反应有急性呼吸衰竭、感染、急性肾衰。

（九）贝伐珠单抗

贝伐珠单抗（bevacizumab）为重组人源化单克隆抗体，是美国第一个获批上市的抑制肿瘤血管生成的药物。贝伐珠单抗选择性地与 VEGF 结合，抑制 VEGF 与其位于内皮细胞上的受体 Flt-1 和 KDR 相结合，减少肿瘤的血管生成，抑制肿瘤生长与转移。临床主要是与含 5- 氟尿嘧啶方案联用治疗转移性结直肠癌，与卡铂和紫杉醇联用治疗转移性非鳞状非小细胞肺癌，与干扰素 -α 联合治疗转移性肾癌、进展期恶性胶质瘤。常见不良反应有高血压、疲劳或乏力、腹泻和腹痛，严重不良反应有胃肠道穿孔、出血、动脉血栓栓塞。

（十）尼妥珠单抗

尼妥珠单抗（nimotuzumab）是首个 EGFR 单抗药物，能够特异性竞争结合 EGFR，临床主要适用于与放疗联合治疗 EGFR 表达阳性的 III/IV 期鼻咽癌。不良反应有发热、头晕、头痛、恶心、皮疹、呕吐、吞咽困难、口干、潮红、心前区痛、嗜睡、肌肉痛、血尿、转氨酶升高等。

（十一）西妥昔单抗

西妥昔单抗（cetuximab）同样是抗体药物，可与 EGFR 特异结合而抑制受体的功能，从而抑制肿瘤生长和转移。适用于 EGFR 表达型结直肠癌、EGFR 表达型晚期非小细胞肺癌和转移性或复发性头颈部鳞状细胞癌。主要不良反应有头痛、结膜炎、呼吸系统反应、胃肠道反应、皮肤反应、输液反应及过敏反应等。

（十二）曲妥珠单抗

曲妥珠单抗（trastuzumab）是 DNA 重组人源化单克隆抗体，主要与 HER2 受体结合，干扰其自身磷酸化，从而拮抗生长信号的传递，下调 HER2 基因的表达，并加速 HER2 蛋白受体的内化和降解，下调血管内皮生长因子和其他血管生长因子的活性，恢复 E- 钙粘连素的表达水平，抑制肿瘤转移。同时通过抗体依赖性细胞的细胞毒性作用，增强免疫细胞攻击和杀伤肿瘤靶细胞的能力。临床主要用于治疗 HER2 过度表达的转移性乳腺癌、已接受过 1 个或多个化疗方案的转移性乳腺癌、与紫杉醇类药物联合用于治疗未接受过化疗的转移性乳腺癌。不良反应主要有胸痛、腹泻、肌肉痛、水肿、呼吸困难、心肌收缩能力减弱等。

三、免疫检查点抑制剂

免疫检查点（immune checkpoint）是指免疫细胞产生抑制自身的蛋白质小分子，即程序性死亡受体及其配体。这些"检查点"在正常情况下，能抑制 T 细胞的功能。肿瘤细胞利用这种机制，抑制免疫细胞，可从人体免疫系统中逃脱存活下来，形成免疫逃逸。免疫检查点抑制剂通过抑制程序性死亡受体与其配体的结合，可解除这种抑制作用，让免疫细胞重新激活，从而提高宿主免疫系统对肿瘤细胞的攻击性，消灭肿瘤细胞。免疫检查点抑制剂分为 CTLA-4 单抗和 PD-1/PD-L1 单抗两种。

程序性死亡受体 1（PD-1）是表达在 T 细胞表面的免疫抑制跨膜蛋白，有两个配体，PD-L1 和 PD-L2，生理情况下主要表达于造血细胞和上皮细胞等非造血细胞。肿瘤细胞能表达 PD-L1 和 PD-L2，两者与 PD-1 的结合会导致 PD-1 胞内结构域的酪氨酸磷酸化，并招募酪氨酸磷酸酶

SHP-2,从而减少 TCR 信号通路磷酸化,降低其下游的激活信号及 T 细胞的激活和细胞因子的生成,形成免疫抑制,使得肿瘤细胞可以逃避免疫细胞的杀伤作用。针对这一原理开发的 PD-1 单克隆抗体能阻断 PD-1 与 PD-L1 的结合,解除免疫抑制,恢复 T 细胞对肿瘤细胞的杀伤作用(图 49-8)。PD-1 单克隆抗体在黑色素瘤及非小细胞肺癌等肿瘤的临床治疗中疗效显著。

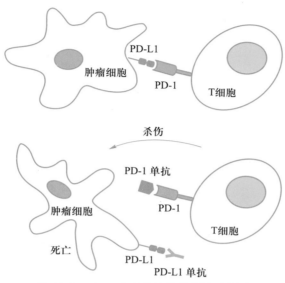

图 49-8 PD-1 单克隆抗体的作用示意图

[引自:Mario Sznol,Lieping Chen.Antagonist Antibodies to PD-1 and B7-H1(PD-L1)in the Treatment of Advanced Human Cancer.Clin Cancer Res,2013.]

(一)纳武利尤单抗

纳武利尤单抗(nivolumab,opdivo)是靶向 PD-1 的人源化单克隆抗体。

【体内过程】 该药的药代动力学特征在 0.1~10 mg/kg 的剂量范围内呈线性,其代谢途径尚不明确,一般认为通过代谢途径降解为小肽和氨基酸,消除 $t_{1/2}$ 为 25 天。

【药理作用】 T 细胞中表达的 PD-1 受体与其配体 PD-L1 和 PD-L2 结合,可以抑制 T 细胞增殖和细胞因子生成。部分肿瘤细胞的 PD-1 配体上调,可抑制激活的 T 细胞对肿瘤的免疫监视。该药可与 PD-1 受体结合,阻断其与 PD-L1 和 PD-L2 之间的相互作用,阻断 PD-1 通路介导的免疫抑制反应,包括抗肿瘤免疫反应。

【临床应用】 适用于治疗 EGFR 基因突变阴性和 ALK 阴性、既往接受过含铂方案化疗后疾病进展或不可耐受的局部晚期或转移性非小细胞肺癌成人患者。

【不良反应】 常见不良反应为疲劳、皮疹、瘙痒、腹泻和恶心,可引起包括间质性肺炎、结肠炎和肝功能异常等一系列免疫相关性不良反应。

(二)帕博利珠单抗

帕博利珠单抗(pembrolizumab,keytruda)是靶向 PD-1 的人源化单克隆抗体。

【体内过程】 该药采用静脉途径给药,作用迅速。在稳态时表观分布容积较小,不以特殊方式与血浆蛋白结合,终末 $t_{1/2}$ 的几何平均值为 22 天(CV%:32%)。

【药理作用】 T 细胞表达的 PD-1 受体与其配体 PD-L1 的结合可以抑制 T 细胞的活性并诱导其凋亡,肿瘤细胞通过表达 PD-L1,抑制 T 细胞对肿瘤细胞的杀伤作用,促进肿瘤免疫逃逸。该药通过阻断 PD-1 的活性恢复 T 细胞功能,促进机体的抗肿瘤免疫。

【临床应用】 适用于经一线治疗失败的不可切除或转移性黑色素瘤及检测评估肿瘤 PD-L1 表达阳性的非小细胞肺癌、食管癌和头颈部淋巴癌患者治疗。

【不良反应】 最常见为疲乏、瘙痒、腹泻、食欲减退、皮疹、发热、咳嗽和呼吸困难等,也可引起较为严重的免疫相关不良反应和重度输液相关反应。

扩展阅读	四、嵌合抗原受体 T 细胞疗法	

本章电子课件		

◆ **本章小结**

按照药物对细胞增殖动力学影响的不同,可将抗肿瘤药分为两大类,即细胞周期特异性药物和细胞周期非特异性药物。前者对肿瘤细胞的杀伤作用具有剂量依赖性,后者在一定剂量的基础上还具有时间依赖性。抗肿瘤药的作用机制可分为:影响核酸生物合成的药物;直接破坏 DNA 并阻止其复制的药物;干扰转录过程阻止 RNA 合成的药物;影响蛋白质合成的药物;调节体内激素平衡的药物;酪氨酸激酶抑制剂和免疫检查点抑制剂等。具体要求如下:① 掌握:各类常用抗肿瘤代表药物的药理作用、临床应用和主要不良反应。② 熟悉:肿瘤细胞增殖动力学及抗肿瘤药的分类。③ 了解:一些抗肿瘤药研究的新进展。

? 思考题

1. 抗肿瘤药的作用机制有哪些方面? 举例说明。
2. 什么是细胞周期特异性药物和细胞周期非特异性药物? 举例说明。
3. 什么是抗代谢药? 举例说明。
4. 长春碱类药物和紫杉醇类药物在作用机制上有何异同?
5. 何谓肿瘤细胞诱导分化剂? 酪氨酸激酶抑制剂的抗癌机制是什么?
6. 分子靶向抗肿瘤药的作用机制是什么? 与细胞毒类药物相比有什么优势?
7. 免疫检查点抑制剂的作用机制是什么? 与其他抗肿瘤药相比有何独特之处?

[杨波,丁玲(浙江大学)]

第五十章 影响免疫功能的药物

影响免疫功能的药物亦称为免疫调节剂(immunomodulator),是指通过影响机体的免疫应答反应和免疫病理反应而增强或抑制机体的免疫功能,用于防治免疫功能异常所致疾病的一类药物。一般将提高机体免疫反应的药物称为免疫增强药(immunopotentiator),在抗感染、抗肿瘤及免疫缺陷病治疗方面广泛应用;免疫抑制药(immunosuppressant)为降低机体免疫反应的药物,在抑制器官移植的排斥反应、治疗自身免疫性和变态反应性疾病方面具有重要意义。

第一节 免疫学基础知识

一、免疫系统的构成与功能

参与免疫反应的各种细胞、组织和器官,如胸腺、骨髓、淋巴结、脾、扁桃体及分布于全身组织中的淋巴细胞和浆细胞等构成机体的免疫系统,这些组分及其正常功能是机体免疫功能的基础。正常的免疫功能对机体的防御反应、自我稳定及免疫监视等诸方面是必不可少的。免疫系统的主要生理功能是识别、破坏和清除异物,以维持机体的内环境稳定。

免疫反应可分为特异性免疫和非特异性免疫。非特异性免疫为先天具有,由吞噬细胞、补体、干扰素等组成,参与吞噬作用、清除异物、介导和参与特异性免疫的杀伤反应。特异性免疫包括细胞免疫和体液免疫,分别由 T 细胞和 B 细胞介导,并有多种与免疫系统功能有关的细胞因子参与。任何因素的异常都可导致免疫功能障碍。当免疫功能异常时,可出现免疫病理反应,包括变态反应、自身免疫性疾病、免疫缺陷病和免疫增殖病等,严重的甚至死亡。

二、免疫应答反应

机体免疫系统在抗原刺激下所发生的一系列变化称为免疫应答反应,可分为如下三期。

(1) 感应期:是处理和识别抗原的阶段。抗原进入机体后,先由巨噬细胞吞噬和处理,在胞浆内降解和消化,露出活性部位而与巨噬细胞 mRNA 结合形成复合体,使 T 细胞或 B 细胞得以识别。

(2) 增殖分化期:是免疫活性细胞被抗原激活后,分化增殖并产生免疫活性物质的阶段。B 细胞被激活后,增殖分化为浆细胞,可合成多种免疫球蛋白:IgG、IgM、IgA、IgD、IgE 等抗体;T 细胞则增殖分化为致敏小淋巴细胞,分别对相应抗原起特异性作用。

(3) 效应期:致敏淋巴细胞或抗体与相应靶细胞或抗原再次接触,可产生细胞免疫或体液免疫效应。抗原与抗体结合,直接或在补体协同下破坏抗原的过程称为体液免疫。致敏小淋巴细胞再次受抗原刺激时,可直接杀伤或释放淋巴毒素、炎症因子等免疫活性物质,使抗原所在细胞受到破坏或发生异体器官移植的排斥反应等,称为细胞免疫。体液免疫和细胞免疫最终的效果都是消除对机体有害的抗原或带有抗原的靶细胞,保护机体(见图 50-1)。

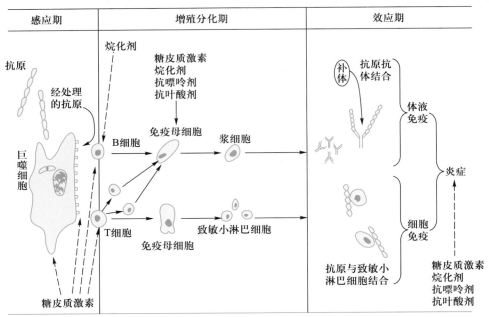

T 细胞主要有两个亚群:辅助性 T 细胞(helper T cell,Th)能促进 B 细胞增殖分化,
抑制性 T 细胞(suppressor T cell,Ts)能抑制 B 细胞分化。

图 50-1 免疫反应的基本过程和药物作用环节

三、免疫病理反应

免疫系统对抗原的适当应答是机体执行免疫防御所必需,但免疫应答过程中任一环节的功能障碍都会导致免疫病理反应,包括变态反应、自身免疫性疾病、免疫缺陷病及免疫增殖病。变态反应又称过敏反应,是由于抗原物质和抗体免疫反应的异常,造成对自身组织的损伤;自身免疫性疾病是因免疫功能亢进,机体对自身组织成分产生特殊的抗体或致敏淋巴细胞的变态反应,造成对自身组织的损伤;免疫缺陷病是免疫功能低下;免疫增殖病则因免疫球蛋白过度产生所致。

第二节 免疫抑制药

免疫抑制药是对机体的免疫反应具有抑制作用的药物,主要通过抑制免疫细胞的增殖和功能发挥免疫抑制作用。免疫抑制药的共同特点是缺乏选择性和特异性,多数免疫抑制剂既能抑制病理免疫反应,也能抑制正常免疫反应,抑制细胞免疫的同时也抑制体液免疫。故长期应用会降低机体抵抗力而诱发感染或增加肿瘤发生率。近年来,随着新型免疫抑制剂的成功研制,免疫抑制药从低选择性高毒性向高选择性低毒性发展。

（一）环孢素

环孢素（cyclosporin）又名环孢菌素 A（cyclosporine A，CsA），是由真菌的代谢物中提取得到含 11 个氨基酸组成的环状多肽，现已能人工合成。

【体内过程】　口服吸收慢而不完全，生物利用度 20%~50%，3~4 h 血药浓度达峰值。在血液中约 50% 被红细胞摄取，30% 与血红蛋白结合，4%~9% 结合于淋巴细胞，血浆中游离药物仅 5%，$t_{1/2}$ 为 14~17 h。主要在肝脏代谢，自胆汁排出，有明显的肝肠循环。体内过程有显著的个体差异。

【药理作用】　CsA 免疫抑制作用的主要特点是选择性抑制 T 细胞活化，使辅助性 T 细胞（Th）明显减少并降低 Th 与抑制性 T 细胞（Ts）的比例。对 B 细胞的抑制作用弱，对巨噬细胞的抑制作用不明显，对自然杀伤（natural killer，NK）细胞活力无明显抑制作用，但可间接通过产生干扰素（interferon-γ，INF-γ）而影响 NK 细胞的活力。

CsA 能进入淋巴细胞和环孢素结合蛋白（cyclophilin）结合形成复合体，抑制钙调磷酸酶（calcineurin），阻止细胞浆 T 细胞激活核因子（nuclear factors of activated T cell）的去磷酸化，妨碍信息核转导，从而抑制 T 细胞活化及 IL-2、IL-3、IL-4、TNF-α、INF-γ 等细胞因子的基因表达。此外，环孢素还可增加 T 细胞内转化生长因子（transforming growth factor，TGF-β）的表达，TGF-β 对 IL-2 诱导 T 细胞增殖有强大的抑制作用，也能抑制抗原特异性的细胞毒性 T 细胞（Tc）的产生。

【临床应用】
1. 器官移植　CsA 为异体器官或骨髓移植时抗排异反应的首选药，已广泛用于肾移植、肝移植、胰腺移植、心脏移植、肺移植、皮肤移植、角膜移植及骨髓移植，防止排异反应。
2. 自身免疫性疾病　可应用于治疗其他药物无效的难治性自身免疫性疾病，如类风湿性关节炎、系统性红斑狼疮、银屑病、皮肌炎等。

【不良反应】　发生率较高，其严重程度、持续时间均与剂量、血药浓度相关，为可逆性。最常见的为肾毒性，发生率 70%，可致血清肌酐和尿素氮水平呈剂量依赖性升高；其次为肝毒性，多见于用药早期，一过性肝损害。在应用过程中应检测肝肾功能。继发感染也较为常见，多为病毒感染。继发肝肿瘤发生率约为一般人群的 30 倍，以淋巴瘤和皮肤瘤多见。此外还有胃肠道反应、过敏反应、牙龈增生等。

（二）他克莫司

他克莫司（tacrolimus，FK506）是从链霉菌属灰孢链霉菌（*Streptomyces tsukubaensis*）分离提取的二十三元环大环内酯类抗生素。作用机制与环孢素相似，与他克莫司细胞内结合蛋白（FK506 binding protein，FKBP）形成复合物，抑制 IL-2 基因转录，产生强大免疫抑制作用。他克莫司口服吸收很快，生物利用度在 25% 左右，达峰时间 1~2 h，$t_{1/2}$ 为 5~8 h，经肝脏代谢后排出体外。主要用于肝移植、肾移植、心脏移植及骨髓移植。不良反应与环孢素相似。

（三）肾上腺皮质激素

肾上腺皮质激素（adrenocortical hormone）作用于免疫反应的各期，对免疫反应多个环节都有抑制作用。能抑制巨噬细胞对抗原的吞噬和处理,抑制白介素 -1(IL-1)的合成和分泌;抑制淋巴细胞 DNA 合成和有丝分裂,破坏淋巴细胞,使外周淋巴细胞数量减少;抑制辅助性 T 细胞和 B 细胞,使抗体生成减少;抑制细胞因子如 IL-2、IL-6、INF-γ 和 TNF-α 等的基因表达,减轻效应期的免疫性炎症反应等。用于器官移植的排斥反应和自身免疫性疾病,常用的药物有泼尼松(prednisone)、泼尼松龙(prednisolone)和地塞米松(dexamethasone)等。

(四)抗代谢药

硫唑嘌呤(azathioprine,Aza)、氨甲蝶呤(methotrexate,MTX)与 6- 巯嘌呤(6-mercaptopurine,6-MP)等是常用的抗代谢药(antimetabolite)。其中 Aza 最常用,它是 6- 巯嘌呤的衍生物,在体内缓慢分解出 6- 巯嘌呤而发挥作用。Aza 主要作用于 S 期细胞,干扰嘌呤代谢的所有环节,抑制嘌呤核苷酸合成,进而抑制细胞 DNA、RNA 及蛋白质的合成而发挥抑制 T、B 两类细胞及 NK 细胞的效应,故能同时抑制细胞免疫和体液免疫反应,但不抑制巨噬细胞的吞噬功能。T 细胞较 B 细胞对该类药物更为敏感,但不同亚群 T 细胞敏感性有差别。主要用于肾移植的排异反应和类风湿性关节炎、系统性红斑狼疮等多种自身免疫性疾病的治疗。不良反应主要有骨髓抑制、胃肠道反应、口腔食管溃疡、肝损害等。

(五)烷化剂

环磷酰胺(cyclophosphamide,CTX)是一种常用的烷化剂(alkylation agent)。它通过与 DNA 双链的交叉联结来破坏 DNA 的结构,抑制淋巴细胞的分裂增殖,不仅杀伤增殖期淋巴细胞,而且亦影响某些静止细胞,故使循环血中淋巴细胞数目减少。B 细胞较 T 细胞对 CTX 更为敏感,因而能选择性地抑制 B 淋巴细胞。还可明显降低 NK 细胞的活性,从而抑制初次和再次体液与细胞免疫反应。但在免疫抑制剂量下不影响已活化巨噬细胞的细胞毒性。CTX 对骨髓抑制作用相对较小,免疫抑制作用强而持久,临床常用于防止排斥反应与移植物抗宿主反应和糖皮质激素不能长期缓解的多种自身免疫性疾病。不良反应有骨髓抑制、肠道反应、出血性膀胱炎及脱发等。

(六)抗淋巴细胞球蛋白

抗淋巴细胞球蛋白(antilymphocyte globulin,ALG)是直接抗淋巴细胞的抗体,现已能用单克隆技术生产,特异性强,安全性高。ALG 是采用人淋巴细胞或胸腺细胞、胸导管淋巴细胞或培养的淋巴母细胞来免疫动物(马、羊、兔等),获得抗淋巴细胞血清,经提纯得到抗淋巴细胞球蛋白。其中用人的胸腺细胞免疫动物得到的制品,又称抗胸腺细胞球蛋白(antithymocyte globulin,ATG)。

【药理作用】 ALG 选择性地与 T 淋巴细胞结合,在血清补体参与下,使外周血淋巴细胞裂解,对 T、B 细胞均有破坏作用,但对 T 细胞的作用较强。另一方面,ALG 结合到淋巴细胞表面,封闭淋巴细胞表面受体,使受体失去识别抗原的能力。能有效抑制各种抗原引起的初次免疫应答,对再次免疫应答作用较弱。

【临床应用】 防治器官移植的排斥反应,可与硫唑嘌呤或糖皮质激素等合用预防肾移植排斥反应。临床还适用于白血病、多发性硬化症、重症肌无力及溃疡性结肠炎、类风湿性关节炎和系统性红斑狼疮等疾病。多在其他免疫抑制药无效时应用。

【不良反应】 常见的有寒战、发热、血小板减少、关节疾病和血栓性静脉炎等。静脉注射可引起血清病及过敏性休克,还可引起血尿、蛋白尿,停药后消失。

(七) 霉酚酸酯

霉酚酸酯(mycophenolate mofetil)是霉酚酸(mycophenolic acid,MPA)的酯类衍生物,在体内水解为 MPA,而 MPA 是次黄嘌呤单核苷磷酸脱氢酶(inosine 5-monophosphatedehydrogenase,IMPDH)的抑制剂。免疫抑制作用的主要机制与 MPA 选择性、可逆性地抑制 IMPDH,从而抑制经典途径中嘌呤的合成,导致鸟嘌呤减少有关。MPA 可抑制 T 细胞和 B 细胞的增殖和抗体生成;能快速抑制单核巨噬细胞的增殖,减轻炎症反应;减少细胞黏附分子,抑制血管平滑肌的增生。

该药口服迅速吸收,生物利用度较高,血浆药物浓度在 1 h 左右达峰值,有明显的肝肠循环,$t_{1/2}$ 为 16~17 h。主要用于肾移植和其他器官的移植。其不良反应为腹泻,减量或对症治疗可消除。无明显的肝、肾毒性。

(八) 来氟米特

来氟米特(leflunomide)是一个具有抗增生活性的异噁唑类免疫抑制药。口服吸收后,在肠道和肝脏内迅速转化为活性代谢物 A771726,通过 A771726 抑制二氢乳清酸脱氢酶(DHODH)的活性,阻断嘧啶的从头合成途径,影响 DNA 和 RNA 的合成,使活化的淋巴细胞处于 G_1/S 交界处或 S 期休眠。还可以阻断活化的 B 细胞增殖,减少抗体生成。不仅有免疫抑制作用,还有明显的抗炎作用。半衰期较长(约 9 天),血药浓度较稳定,生物利用度较高。临床主要用于治疗类风湿性关节炎、抗移植排斥反应及其他自身免疫性疾病。不良反应少,主要有腹泻、可逆性转氨酶升高、皮疹。

(九) 莫罗单抗

莫罗单抗(muromonab-CD3)是鼠源性单克隆抗体,可特异性结合 T 细胞表面 CD3 糖蛋白,阻止抗原结合,抑制 T 细胞活化及细胞因子的释放,从而抑制 T 细胞的功能。莫罗单抗主要用于防止肝、肾、心脏移植时的排异反应,特别是急性排异反应。常见不良反应有细胞因子释放综合征、类变态反应、中枢神经毒性等。

(十) 达克珠单抗

达克珠单抗(daclizumab)是人源性 IL-2Rα 单克隆抗体,与 IL-2R 的 α 亚单位高度亲和,阻滞 IL-2 介导的淋巴细胞增殖,发挥免疫抑制作用。临床上多用于防止肾移植后的急性排异反应,治疗效果好。该药不会引起广泛和长期的免疫细胞耗竭。

第三节 免疫增强药

免疫增强药又称免疫兴奋剂(immunostimulator)或免疫刺激剂(immunostimulant),临床主要用其免疫促进作用,治疗免疫缺陷疾病和慢性感染性疾病,也常作为肿瘤的辅助治疗药物。

(一) 干扰素

干扰素(interferon,IFN)可分为 IFN-α、IFN-β、IFN-γ,是免疫系统产生的细胞因子,现采用 DNA 重组技术生产重组人干扰素 α-2a、α-2b,重组人干扰素 γ。

【体内过程】　肌肉或皮下注射 IFN-α 在 4~8 h 达峰浓度。IFN-γ 吸收不稳定,全身给药后,可再分布至呼吸道分泌物、脑脊液、眼和脑;IFN-α、IFN-β 和 IFN-γ 血浆消除 $t_{1/2}$ 分别为 2 h、1 h 和 0.5 h,主要在肝脏和肾脏发生生物转化。

【药理作用与临床应用】

1. 免疫调节作用　IFN-γ 具有免疫调节作用,能活化巨噬细胞,表达组织相容性抗原,介导局部炎症反应。小剂量的 IFN 对细胞免疫和体液免疫都有增强作用,可激活巨噬细胞产生细胞毒作用,增强 NK 细胞、Tc 细胞和淋巴因子激活的杀伤(lymphokine activated killer,LAK)细胞的活性。大剂量则产生抑制作用。

2. 广谱抗病毒作用　IFN-α 和 IFN-β 的抗病毒作用强于 IFN-γ,其机制可能是作用于蛋白质合成阶段。临床应用于疱疹性结膜炎、带状疱疹等皮肤疾病及慢性乙型肝炎。IFN-γ 试用于艾滋病(AIDS),对患者合并的卡波西肉瘤有一定的抑制作用,并能抑制人类免疫缺陷病毒。

3. 抗肿瘤作用　IFN 既可直接抑制肿瘤细胞生长,又可通过免疫调节发挥作用,对多种肿瘤如肾细胞癌、某些类型的淋巴瘤、黑色素瘤、乳腺癌有效,特别是对毛细胞白血病效果好。

【不良反应】　主要有发热、流感样症状及神经系统症状(嗜睡、精神紊乱)、皮疹、肝功能损害。大剂量可致可逆性白细胞和血小板减少等。5% 患者用后产生抗 IFN 抗体,原因不明。

(二) 白细胞介素 –2

白细胞介素 –2(interleukin-2,IL-2)也称 T 细胞生长因子,系 Th 产生的细胞因子,现已能应用基因工程生产,称人重组白细胞介素 –2。

IL-2 的主要功能是可诱导 Th、TC 细胞增殖,激活 B 细胞产生抗体,活化巨噬细胞,增强 NK 细胞和 LAK 细胞的活性,诱导干扰素的产生。临床主要用于治疗恶性黑色素瘤、肾细胞癌、霍奇金淋巴瘤等,可控制肿瘤发展,减小肿瘤体积及延长生存时间。本品也适用于免疫缺陷病、自身免疫性疾病及抗衰老。IL-2 不良反应较常见,如发热、寒战、厌食、肌肉痛及关节痛、神经系统症状。

(三) 依他西脱

依他西脱(entanercept)是由肿瘤坏死因子(tumor necrosis factor,TNF)受体的 P75 蛋白的膜外区与人 IgG 的 Fc 段融合构成的二聚体。依他西脱与血清中可溶性 TNF-α 和 TNF-β 有较高的亲和力,可阻断二者与细胞表面的 TNF 受体结合,抑制由 TNF 受体介导的异常免疫反应及炎症过程。依他西脱含 934 个氨基酸,相对分子质量为 1.5×10^5,$t_{1/2}$ 为 115 h。皮下注射 10~25 mg,每周 2 次,主要用于治疗类风湿性关节炎。不良反应主要是局部注射的刺激反应,其他仍有待于进一步观察。

(四) 转移因子

转移因子(transfer factor,TF)是从健康人白细胞提取的一种多核苷酸和低分子量多肽,无抗原性,不被胰蛋白酶、RNA 酶和 DNA 酶破坏,可皮下注射或口服。TF 可以将供体的细胞免疫信息转移给未致敏受体,使之获得供体样的特异和非特异的细胞免疫功能,其作用可持续 6 个月。本品可起佐剂作用,但不转移体液免疫,不起抗体作用。临床用于先天性和获得性免疫缺陷病的治疗,也适用于难以控制的病毒和霉菌感染及肿瘤辅助治疗。

(五)胸腺素

胸腺素(thymosin)是从胸腺分离的一组活性多肽,少数已提纯,现已成功采用生物合成。胸腺素可诱导 T 细胞分化成熟,还可调节成熟 T 细胞的多种功能,从而调节胸腺依赖性免疫应答反应。用于治疗胸腺依赖性免疫缺陷病(包括艾滋病)、肿瘤及某些自身免疫性疾病和病毒感染。少数出现过敏反应。

(六)卡介苗

卡介苗(Bacillus Calmette-Guerin,BCG)是牛型结核杆菌的减毒活菌苗,为非特异性免疫增强剂。具有免疫佐剂作用,能增强巨噬细胞的吞噬功能,促进 IL-1 产生,促进 T 细胞增殖,增强抗体反应和抗体依赖性淋巴细胞介导的细胞毒性,增强天然杀伤细胞的活性。除用于预防结核病外,主要用于肿瘤的辅助治疗,如白血病、黑色素瘤和肺癌。近年来,也用于膀胱癌术后灌洗,可预防肿瘤的复发。不良反应包括接种部位红肿、溃疡形成、过敏反应。瘤内注射偶见过敏性休克,甚至死亡。

(七)左旋咪唑

左旋咪唑(levamisole,LMS)是一广谱驱虫药,1971 年发现有免疫增强作用,其结构中的咪唑环与含硫部分为主要活性部分。

【药理作用】 LMS 是一种口服有效的免疫调节药物。对正常人和动物几乎不影响抗体的产生,但对免疫功能低下者,促进抗体生成。可使低下的细胞免疫功能恢复正常,如增强或恢复免疫功能低下或缺陷者的迟发型皮肤过敏反应,促进植物血凝素(phytohemagglutinin,PHA)诱导的淋巴细胞增殖反应等;还能增强巨噬细胞的趋化和吞噬功能。其机制可能与提高淋巴细胞内环鸟苷酸(cGMP)水平、降低环腺苷酸(cAMP)水平有关。

【临床应用】 主要用于免疫功能低下者,可恢复免疫功能,增强机体抗病能力,以减少感染的发病率、严重程度和对于抗菌药的依赖性。与抗癌药合用治疗肿瘤,可巩固疗效,减少复发或转移,延长缓解期,降低肿瘤死亡率。还可改善多种自身免疫性疾病如类风湿性关节炎、系统性红斑狼疮等免疫功能异常症状。

【不良反应】 主要有恶心、呕吐、腹痛等,少数有发热、头痛、乏力等现象,偶见肝功能异常、白细胞及血小板减少等。

(八)异丙肌苷

异丙肌苷(isoprinosine,IPI)为肌苷与乙酰基苯甲酸和二甲胺基异丙醇酯以 1:3:3 组成的复合物,其生物活性需依赖复合物形式,组成复合物的单一成分无效或效差。

【药理作用】 具有免疫增强作用,可诱导 T 细胞分化成熟,并增强其功能;增强单核巨噬细胞和 NK 细胞的活性,促进 IL-1、IL-2 和干扰素的产生,恢复低下的免疫功能;对 B 细胞无直接作用,但可增加 T 细胞依赖性抗原的抗体产生。此外,IPI 兼有抗病毒作用。

【临床应用】　用于急性病毒性脑炎和带状疱疹等病毒性感染及某些自身免疫性疾病;还可用于肿瘤的辅助治疗;改善艾滋病患者的免疫功能。

【不良反应】　较少,安全范围较大,是一安全而有效的新型免疫调节药。

本章电子课件

本章小结

　　影响免疫功能的药物对机体免疫应答过程具有抑制、增强和调节作用,并对免疫损伤过程中过敏介质的形成、释放和效应有一定的影响。临床用药主要有两个目的,一是消除超常的病理免疫反应,二是提高已降低的免疫功能。前者属免疫抑制药,主要用于防止器官移植排斥反应和治疗自身免疫性疾病;后者为免疫增强药,主要用于病毒性疾病的治疗和恶性肿瘤的辅助治疗。具体要求如下:① 掌握:常用免疫抑制药环孢素和免疫增强药干扰素的药理作用、临床应用和不良反应。② 熟悉:其他药物的作用特点和临床用途。③ 了解:免疫系统的构成与功能及免疫应答反应和免疫病理反应。

思考题

1. 免疫应答反应和免疫病理反应有何不同?
2. 免疫抑制药和免疫增强药各有什么用途?
3. 主要免疫抑制药有哪几种? 简述它们的药理作用和用途。
4. 免疫增强药有哪些? 有何临床应用?

[杨波,丁玲(浙江大学)]

中 文 索 引

英 文 索 引

antithymocyte globulin, ATG 534

antithyroid drug 375

antituberculotic drug 451

antitumor pharmacology 5

antitussive 325

anxiety 162

anxiolytic drug 148

apolipoprotein 253

apparent volume of distribution,
  V_d 24, 46

approximate lethal dose 59

aqueous diffusion 12

arachidonic acid, AA 194, 262

aramine 99

arbidol 475

area under the curve, AUC 22, 59

arfonad 92

arginine vasopressin, AVP 192,
  223

aripiprazole 155

arotinolol 113

arrestin 224

arrhythmia 209

arsenic trioxide, AsT, As$_2$O$_3$ 524

artane 170

artemether 484

Artemisia annua L. 484

artemisinin 484

arterial blood pressure, ABP 267

artesunate 484

arvin, ancrod 300

aspirin induced asthma 198

aspirin 197, 248, 301

astemizole 332

atenolol 112, 244, 272

atherosclerosis, AS 252

atorvastatin 250, 256

atosiban 340

atracurium 93

atrial natriuretic peptide, ANP 224

atromid-S 259

atropine 87

attention deficit hyperactivity
  disorder, ADHD 330

atypical β-lactams 414

aureobasidin 460

autacoid 329

autocrine 346

autolytic enzyme 415

autonomic nervous system 65

autotroph 395

axoplasmic transport 70

azathioprine, Aza 534

azithromycin 435

azoles 460

azoxybacilin 460

azteronam 414

B

Bacillus Calmette–Guerin Vaccine,
  BCG 450, 537

bacillus 393

bactericide 398

bacteriostatic 398

bacterium 393

bambuterol 322

barbiturates 126, 134

basophils 329

beclomethasone dipropionate,
  BDP 323

bemegride 190

benactyzine 92

benaglutide 388

bench to bedside 8

bendroflumethiazide 286

benproperine 326

benserazide 167

benzamides 149

benzathine benzyl penicillin 417

benzbromarone 204

benzodiazepines, BZ 127, 131,
  145, 162

benzonatate 326

benzyl penicillin 416

bepridil 246

betaloc 112

betamethasone 355

betaxolol 272

bethanidine 279

bevacizumab 528

bezafibrate 259

bifemelane 177

biguanides 383

bile acid binding resins 258

bile acid 253

bioavailability 23, 52, 59

biochemical antagonism 52

biochemical pharmacology 5

bioequivalence test 60

bioequivalence 61

biological product, biologicals 55

biological response modifier,
  BRM 505

biomarker 52

biomembrane 10

biotransformation 4, 10

bipolar disorder 161

bipolar mania 161

bismuth potassium citrate 315

bisoprolol 244, 272

blastocyst 365

bleomycin, BLM 518

blood clotting factor 291

blood coagulation 291

blood pressure, BP 267

blood-brain barrier 16

blood-eye barrier 16

boceprevir 476

bradykinin, BK 274

brain derived neurotrophic factor,
  BDNF 177

brain natriuretic peptide, BNP 224

breakpoint clustering region,
  BCR 526

breast cancer resistance protein,
  BCRP 14

brofaromine 160

bromhexine 327

bromocriptine 167

bucindolol 113, 234

budesonide, BUD 323

bumetanide 232, 284

读者意见反馈

为收集对教材的意见建议，进一步完善教材编写并做好服务工作，读者可将对本教材的意见建议通过如下渠道反馈至我社。

咨询电话　400-810-0598

反馈邮箱　hepsci@pub.hep.cn

通信地址　北京市朝阳区惠新东街 4 号富盛大厦 1 座

　　　　　高等教育出版社理科事业部

邮政编码　100029

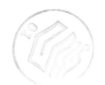